AF901083

H. Kretschmer, G. Kusch, H. Scherbaum

Reisemedizin

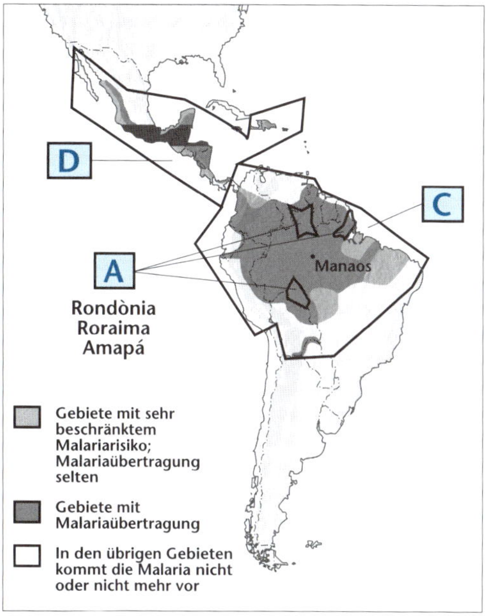

A	Mefloquin (Lariam®), alternativ Atovaquon/Proguanil (Malarone®) oder Doxycyclin* zur Chemoprophylaxe *für diese Indikation in Deutschland nicht zugelassen
B	Atovaquon/Proguanil (Malarone®) oder Doxycyclin* zur Chemoprophylaxe *für diese Indikation in Deutschland nicht zugelassen
C	Keine Chemoprophylaxe empfohlen, Mefloquin (Lariam®) oder alternativ Atovaquon/Proguanil (Malarone®) oder alternativ Artemether/Lumefantrin (Riamet®) zur Notfalltherapie
D	Keine Chemoprophylaxe empfohlen, Chloroquin zur Notfalltherapie
E	Keine Chemoprophylaxe empfohlen, Atovaquon/Proguanil (Malarone®) oder alternativ Artemether/Lumefantrin (Riamet®) zur Notfalltherapie

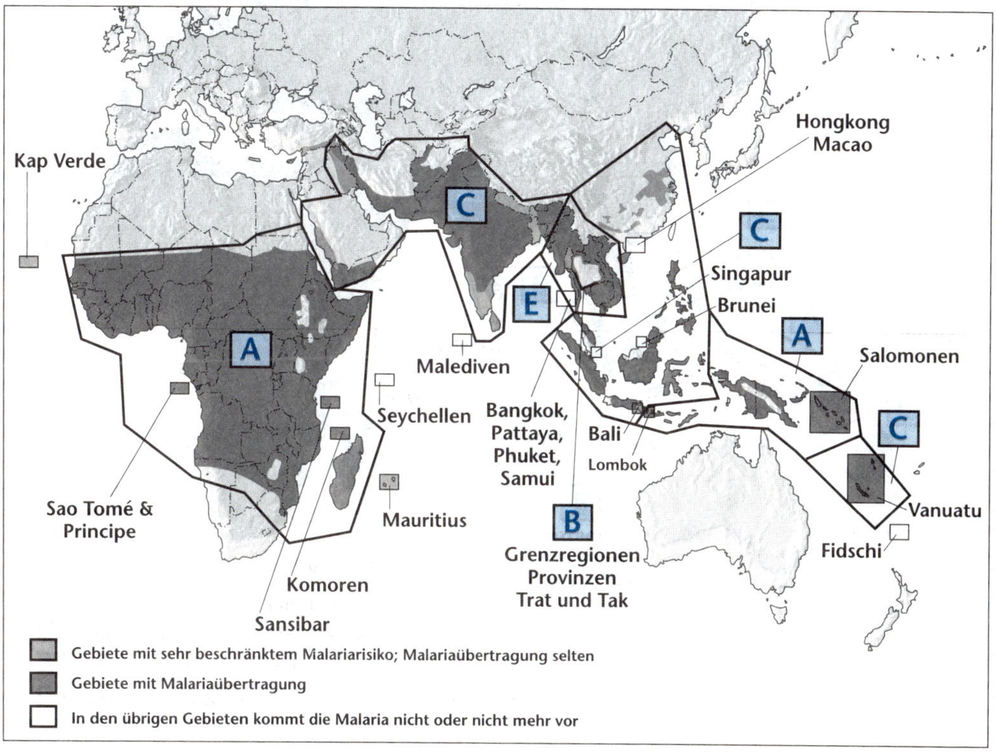

Kretschmer/Kusch/Scherbaum (Hrsg.)

Reisemedizin

Beratung in der ärztlichen Praxis

Mit Beiträgen von
Christoph Benn, Franz Berghold, Mauro Bodio, Gerhard Boecken, Gerd Dieter Burchard, Gabriele Döller, Peter Claus Döller, Andreas Fabricius, Elisabeth Fries, Michael Groening, Stefanie Gsell, Christoph Hatz, Else Heidemann, Hans-Christian Heitkamp, Klaus Hoffmann, Gottfried Huss, Helmut Jäger, Harro Jenss, Thomas Junghanss, Gesche Keding, Volker Klauß, Jürgen Knobloch, Herwig Kollaritsch, Harald Kretschmer, Ursula Kretschmer, Reinhard Krippner, Gottfried Kusch, Gunther von Laer, Walter Mautsch, Georg Neff, Hugo Partsch, Peter Platiel, Karl-Michael Reinauer, Teut Risler, Werner Rudin, Martin Schabet, Johannes Schäfer, Wolfgang Schaffert, Ulrich-Christoph Schaller, Helmut Scherbaum, Thomas Schlunk, Albrecht von Schrader-Beielstein, Hans-Eugen Schulze, Hans Schwöbel, Jörg Siedenburg, Robert Steffen, August Stich, Stefan Walther, Michael Wolf

2., neu bearbeitete und erweiterte Auflage
Mit 149 Abbildungen und 180 Tabellen

ELSEVIER
URBAN & FISCHER

URBAN & FISCHER
München • Jena

Zuschriften und Kritik an:
Elsevier GmbH, Urban & Fischer Verlag, Lektorat Medizin, Karlstraße 45, 80333 München
E-Mail: medizin@elsevier.com

Herausgeber:
Dr. med. Harald Kretschmer, D.T.M. & H. (Liv.)
Dr. med. Gottfried Kusch
Dr. med. Helmut Scherbaum, D.T.M. & H. (Lon.), M.Sc.C.H.D.C. (Lon.)
Tropenklinik Paul-Lechler-Krankenhaus, Paul-Lechler-Str. 24, 72076 Tübingen

Wichtiger Hinweis für den Benutzer
Die Erkenntnisse in der Medizin unterliegen laufendem Wandel durch Forschung und klinische Erfahrungen. Herausgeber und Autoren dieses Werkes haben große Sorgfalt darauf verwendet, dass die in diesem Werk gemachten therapeutischen Angaben (insbesondere hinsichtlich Indikation, Dosierung und unerwünschten Wirkungen) dem derzeitigen Wissensstand entsprechen. Das entbindet den Nutzer dieses Werkes aber nicht von der Verpflichtung, anhand der Beipackzettel zu verschreibender Präparate zu überprüfen, ob die dort gemachten Angaben von denen in diesem Buch abweichen, und seine Verordnung in eigener Verantwortung zu treffen.

Wie allgemein üblich wurden Warenzeichen bzw. Namen (z.B. bei Pharmapräparaten) nicht besonders gekennzeichnet.

Bibliografische Information Der Deutschen Bibliothek
Die Deutsche Bibliothek verzeichnet diese Publikation in der Deutschen Nationalbibliografie; detaillierte bibliografische Daten sind im Internet unter http://dnb.ddb.de abrufbar.

1. Auflage März 1999
2. Auflage September 2005

Der Urban & Fischer Verlag ist ein Imprint der Elsevier GmbH.

Um den Textfluss nicht zu stören, wurde bei Patienten und Berufsbezeichnungen die grammatikalisch maskuline Form gewählt. Selbstverständlich sind in diesen Fällen immer Frauen und Männer gemeint.

Planung und Lektorat: Dr. Aleksandra Klevinghaus und Elke Klein, München
Redaktion: Dr. Vera Pedersen, München
Herstellung: Dietmar Radünz, München
Satz: Kösel, Krugzell
Druck und Bindung: Krips BV. Meppel, Niederlande
Umschlaggestaltung: Spieszdesign Büro für Gestaltung, Neu-Ulm

ISBN 3-437-21511-6

Aktuelle Informationen finden Sie im Internet unter www.elsevier.com und www.elsevier.de

Vorwort zur 2. Auflage

Seit Erscheinen der ersten Auflage dieses Buches hat eine Reihe wichtiger, teilweise schrecklicher Ereignisse den internationalen Reiseverkehr und damit auch die Reisemedizin entscheidend verändert: terroristische Anschläge, die SARS- und Vogelgrippe-Epidemien, die Neufassung der „International Health Regulations“ zum Schutz vor Seuchen und die Tsunami-Katastrophe, die auf furchtbare Weise die Grenzen jeglicher Präventionsstrategien aufzeigte. Für den reisemedizinisch tätigen Arzt, dessen wesentliche Aufgaben darin bestehen, dem Reisenden durch geeignete Vorkehrungen ein weitgehend „gesundes Reisen“ zu ermöglichen und nach Rückkehr Gesundheitsproblemen wirksam zu begegnen, gab es während der letzten Jahre zahlreiche wichtige Entwicklungen: Neue Prophylaxe-Optionen, verbesserte Verfahren zur Diagnostik und Behandlung von Infektionskrankheiten, so z. B. neue Wirkstoffe gegen Malaria und Leishmaniose, sowie nicht zuletzt verbesserte Möglichkeiten, mittels Internet aktuelle Informationen über Therapiestandards oder Krankheitsausbrüche in Reiseregionen abzurufen. Während es zu vielen reisemedizinisch relevanten Fragen weiterhin an solider epidemiologischer Forschung mangelt, konnten einzelne Studien dazu beitragen, reiseassoziierte Risiken und die Wirksamkeit bestimmter präventiver Maßnahmen besser einzuschätzen. So wurde die Bedeutung von „cook it, boil it, peel it“-Hinweisen relativiert, und auf dem Nutzen-Risiko-Prüfstand wurden frühere, sehr großzügige allgemeine Empfehlungen einer medikamentösen Malariaprophylaxe an Gegebenheiten in den jeweiligen Ländern angepasst.

Diesen neuen Fragestellungen und Schwerpunktsetzungen versucht die zweite Auflage dieses Buches gerecht zu werden. Für neue Themenbereiche und für Beratungsinhalte, die in eigenen Kapiteln ausführlich erörtert werden, konnten Autoren aus Österreich und der Schweiz hinzugewonnen werden. Als besonders wichtig erschien es, auf praktische Aspekte der Reisemedizin in Ambulanzen tropenmedizinischer Institutionen und in Praxen niedergelassener Ärzte genauer einzugehen. Hierbei galt es, mittels Übersichtstabellen, Checklisten sowie Verweisen auf geeignete Informationsquellen ein rasches Nachschlagen zu ermöglichen und Antworten auf häufige Fragen zu geben.

Ein neues Kapitel am Ende dieses Buches wurde der Betreuung von Migranten und Flüchtlingen gewidmet, da bei dieser Personengruppe Erkrankungen im Zusammenhang mit Besuchen von Freunden und Angehörigen in den Herkunftsländern vergleichsweise häufig auftreten. Gleichzeitig werden wir mit besonderen Anliegen und Problemen konfrontiert, auf die in diesem Zusammenhang besonders eingegangen wird.

Wir hoffen, dass auch die zweite Auflage dieses Buches sowohl als Nachschlagewerk wie auch zum Vertiefen von Kenntnissen für in der Reisemedizin Tätige hilfreich sein wird. Für die Überarbeitung der bisherigen Kapitel und die wertvollen neuen Beiträge möchten wir allen Autoren herzlich danken, ebenso wie den vielen Kollegen, Freunden und Familienangehörigen, die uns ideenreich und ermutigend zur Seite standen. Unser besonderer Dank gilt Herrn Dr. Hahn und Frau Carbone für ihre Unterstützung in der Tropenklinik Paul-Lechler-Krankenhaus sowie den Mitarbeiterinnen des Verlages Elsevier, Urban & Fischer, Frau Dr. Klevinghaus, Frau Klein und Frau Dr. Pedersen für die gute Zusammenarbeit.

Tübingen,
im Juli 2005

Harald Kretschmer
Gottfried Kusch
Helmut Scherbaum

Inhaltsverzeichnis

I Einleitung

II Beratung vor der Reise

III Gesundheitsprobleme während der Reise

IV Gesundheitsprobleme nach der Reise

V Gesundes Reisen

VI Informationsteil

Autorinnen und Autoren

Dr. med. Christoph Benn, D.T.M. & H. (Liv.), M.P.H., M.A. (theol.)
Arzt und Theologe
Globaler Fonds zur Bekämpfung von AIDS, TB und Malaria
Avenue Louis Casai
CH-1216 Genf

Prof. Dr. med. Franz Berghold
Arzt
Präsident der Österreichischen Gesellschaft für Alpin- und Höhenmedizin
A-5710 Kaprun 130

Dr. phil. Dipl.-Biol. Mauro Bodio
Schweizerisches Tropeninstitut
Socinstr. 57
CH-4002 Basel

Dr. med. Gerhard Boecken, M.Sc.
Allgemeinarzt, Tropenmediziner, Betriebsmediziner, Flottillenarzt
Schifffahrtsmedizinisches Institut
Kopperpahler Allee 120
24119 Kronshagen

Prof. Dr. med. Gerd Dieter Burchard
Internist, Tropenmediziner
Bernhard-Nocht-Institut für Tropenmedizin
Bernhard-Nocht-Str. 74
20359 Hamburg

Dr. rer. nat. Gabriele Döller
Virologin
Dekanat Medizin der Universität
Geissweg 5
72076 Tübingen

Dr. med. Dr. rer. nat. Peter Claus Döller
Mikrobiologe, Infektionsepidemiologe
Tropenklinik Paul-Lechler-Krankenhaus
Paul-Lechler-Str. 24
72076 Tübingen

Andreas Fabricius, M.Sc.Int.Health
Medizinisch-Technischer Assistent
Missionsärztliches Institut
Hermann-Schell-Str. 7
97074 Würzburg

Dr. med. Elisabeth Fries, D.T.M. & H. (Liv.)
Pädiaterin
Refugio e.V.
Weißenburgstr. 13
70180 Stuttgart

Michael Groening
Arzt, Tauchmediziner
Schillerstr. 47
22763 Hamburg

Stefanie Gsell, M.A.
Islamwissenschaftlerin
Venloer Str. 877
50829 Köln

PD Dr. med. Christoph Hatz
Internist, Tropenmediziner
Schweizerisches Tropeninstitut
Socinstr. 57
CH-4002 Basel

Prof. Dr. med. Else Heidemann
Internistin, Hämatologin, Onkologin
Diakonie-Klinikum
Rosenbergstr. 38
70176 Stuttgart

Prof. Dr. med. Hans-Christian Heitkamp
Institut für Sportmedizin der Universität
Silcherstr. 5
72076 Tübingen

Dr. med. Klaus Hoffmann
Psychiater, Psychoanalytiker
Psychiatrisches Landeskrankenhaus
Feurersteinstr. 55
78479 Reichenau

Dr. med. Gottfried Huss, D.T.M. & H.(Lon.)
Pädiater, Tropenmediziner
Deutsche Botschaft San Salvador
Auswärtiges Amt
Werderscher Markt 1
11020 Berlin

Dr. med. Helmut Jäger
Gynäkologe, Geburtshelfer
Bernhard-Nocht-Institut für Tropenmedizin
Bernhard-Nocht-Str. 74
20359 Hamburg

Dr. med. Harro Jenss
Internist, Gastroenterologe
Spital Waldshut
Kaiserstr. 95–97
79761 Waldshut-Tiengen

PD Dr. med. Thomas Junghanss, M.Sc.P.H.D.C. (Lon.)
Internist, Tropenmediziner
Institut für Tropenhygiene und Öffentliches Gesundheitswesen der Universität
Im Neuenheimer Feld 324
69120 Heidelberg

Gesche Keding
Diplom-Psychologin, Redakteurin
ELM in Niedersachsen
Georg-Haccius-Str. 9
29320 Hermannsburg

Prof. Dr. med. Volker Klauß
Ophthalmologe, Tropenmediziner
Augenklinik der Universität
Mathildenstr. 8
80336 München

Prof. Dr. med. Jürgen Knobloch
Internist, Tropenmediziner
Institut für Tropenmedizin der Universität
Keplerstr. 15
72076 Tübingen

Prof. Dr. med. Herwig Kollaritsch
Tropenmediziner
Institut für Spezifische Prophylaxe und Tropenmedizin
Kinderspitalgasse 15
A-1095 Wien

Dr. med. Harald Kretschmer, D.T.M.& H. (Liv.)
Internist, Tropenmediziner
Christophstr. 30/1
72072 Tübingen

Ursula Kretschmer
Dipl.-Sozialarbeiterin, Ethnologie
Christophstr. 30/1
72072 Tübingen

Dr. med. Reinhard Krippner, D.T.M.&H. (Liv.), M.Sc.C.T.M. (Lon.)
Internist, Tropenmediziner
Gesundheitsdienst
Auswärtiges Amt
Werderscher Markt 1
11017 Berlin

Dr. med. Gottfried Kusch
Internist, Tropenmediziner
Tropenklinik Paul-Lechler-Krankenhaus
Paul-Lechler-Str. 24
72076 Tübingen

Dr. med. Gunther von Laer
Internist, Tropenmediziner, Betriebsmediziner
Gesundheitsdienst
Auswärtiges Amt
Werderscher Markt 1
11017 Berlin

Dr. med.dent. Walter Mautsch, M.Sc.
Dental Public Health
Zahnarzt
Klinik für Zahnärztliche Prothetik der Medizinischen Fakultät an der RWTH
Pauwelsstr. 30
52057 Aachen

Prof. Dr. med. Georg Neff
Orthopäde
Pfeddersheimer Weg 28
14129 Berlin

Prof. Dr. med. Hugo Partsch
Dermatologe, Angiologe
Baumeistergasse 85
A-1160 Wien

Dr. med. Peter Platiel
Internist, Kardiologe, Psychiater, Psychotherapeut
Gesundheitsdienst
Auswärtiges Amt
Werderscher Markt 1
11017 Berlin

Dr. med. Karl-Michael Reinauer
Internist, Endokrinologe, Diabetologe DDG
Geriatrische Rehabilitationsklinik
Bunsenstr. 120
71032 Böblingen

Prof. Dr. med. Teut Risler
Internist, Nephrologe
Medizinische Klinik und Poliklinik der Universität
Sektion Nieren- und Hochdruckkrankheiten
Otfried-Müller-Str. 10
72076 Tübingen

PD Dr. phil. II Werner Rudin
Biologe
Schweizerisches Tropeninstitut
Socinstr. 57
CH-4002 Basel

Prof. Dr. med. Martin Schabet
Neurologe, Psychiater
Neurologische Klinik
Klinikum Ludwigsburg
Posilipostr. 49
71640 Ludwigsburg

Dr. med. Johannes Schäfer, D.T.M. & H. (Liv.), M.Sc.Inf.Dis. (Lon.)
Allgemeinarzt, Tropenmediziner
Tropenklinik Paul-Lechler-Krankenhaus
Paul-Lechler-Str. 24
72076 Tübingen

Dr. med. Wolfgang Schaffert
Höflinger Weg 2
83313 Siegsdorf

Dr. med. Ulrich-Christoph Schaller
Ophthalmologe
Augenklinik der Universität
Mathildenstr. 8
80336 München

Dr. med. Helmut Scherbaum, D.T.M. & H. (Lon.), M.Sc.C.H.D.C. (Lon.)
Allgemeinarzt, Tropenmediziner, Epidemiologe
Tropenklinik Paul-Lechler-Krankenhaus
Paul-Lechler-Str. 24
72076 Tübingen

Dr. med. Thomas Schlunk
Internist, Spezielle Schmerztherapie
Tropenklinik Paul-Lechler-Krankenhaus
Paul-Lechler-Str. 24
72076 Tübingen

Dr. med. Albrecht von Schrader-Beielstein
Allgemeinarzt, Naturheilverfahren
Hauptstr. 8
82237 Wörthsee

Dr. jur. Hans-Eugen Schulze
Richter am BGH a. D.
Albert-Braun-Str. 10 B
76189 Karlsruhe

Hans Schwöbel
Leopoldring 15
76437 Rastatt

Dr. med. Jörg Siedenburg
Internist, Flugmediziner, Betriebsmediziner
Licensing Division
Central JAA
PO Box 3000
NL-2130 KA Hoofddorp

Prof. Dr. med. Robert Steffen
Reise- und Flugmediziner, Epidemiologe, Internist
Institut für Sozial- und Präventivmedizin der Universität
Hirschgraben 84
CH-8001 Zürich

Dr. med. August Stich
Internist, Tropenmediziner
Missionsärztliche Klinik
Salvatorstr. 7
97074 Würzburg

Dr. med. Stefan Walther
Dermatologe
Centre Médical Baggersee
6, Avenue de Strasbourg
F-67400 Illkirch-Graffenstaden

Dr. med. Michael Wolf
Gynäkologe, Geburtshelfer
Klinikum am Urban
Zentrum für Brusterkrankungen
Dieffenbachstr. 1
10967 Berlin

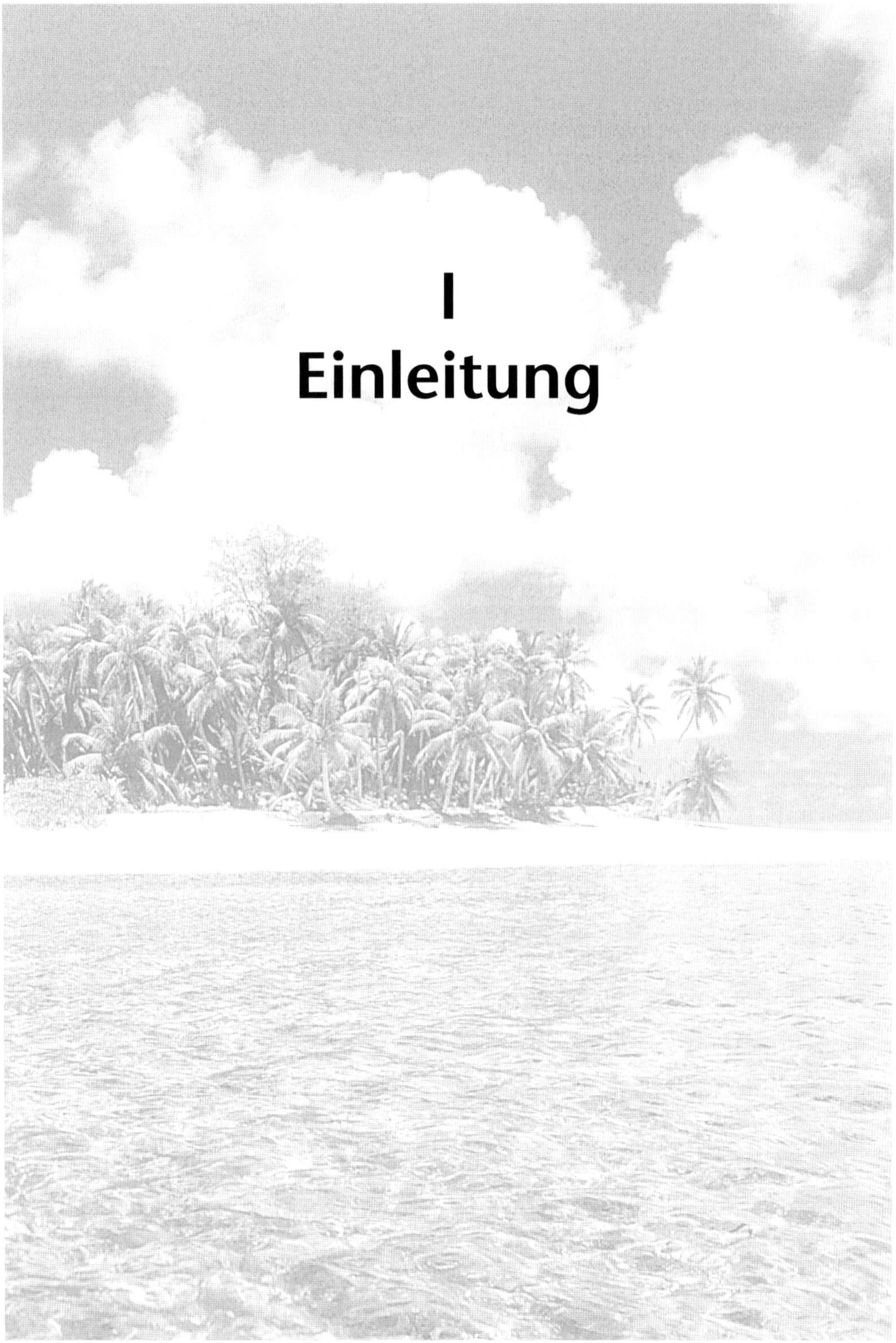

I
Einleitung

Das Reisen, das gleichsam eine höhere
und ernstere Wissenschaft ist,
führt uns zu uns selbst zurück

Albert Camus

Nichts ist in der Ferne exotisch als der Fremde selbst;
doch dieser sieht als bürgerlicher Enthusiast zunächst
gar nicht den Alltag der Fremde,
am wenigsten will er das Elend sehen, das ihm den
Wechsel auf Schönheit nicht einlöst;
er sieht in der Fremde sein persönlich mitgebrachtes
Menschenbild von ihr.

Ernst Bloch

1 Zu diesem Buch – Vorwort zur 1. Auflage

Reisen hat faszinierende und Menschen verbindende, aber auch den Menschen und seine Umwelt belastende Seiten. Das gilt für Kurzreisen im näheren Umkreis des Wohnortes wie für Fernreisen und langfristige Auslandsaufenthalte, für Erholungs- wie für sogenannte Aktivurlaube. Reisen ist in unseren Breiten Folge und Ausdruck unseres Wohlstandes, der auch die Reisemedizin in Europa prägt. Durch die finanziellen Möglichkeiten unterscheidet sich die Reisemedizin fundamental von der medizinischen Versorgung der einheimischen Bevölkerung in vielen der bereisten Länder, besonders in den Tropen und Subtropen, die zu den wirtschaftlich ärmsten Regionen unserer Erde zählen. So kann man die Reisemedizin als „Medizin in Wohlstand" durchaus der Tropenmedizin als „Medizin in Armut" gegenüberstellen. Ärztliche Verantwortlichkeit umfasst sowohl die qualifizierte, individuelle medizinische Beratung und Betreuung von Reisenden vor und nach einer Reise als auch Kenntnis und engagiertes Interesse an der Gesundheits- und Krankheitssituation von Milliarden Menschen in weniger privilegierten Lebensumständen. Dazu bedarf es der Bereitschaft, den Blick über den engen Horizont der reichen Welt hinaus zu wagen. Ob sich Ärztinnen und Ärzte diesen beiden Aufgaben stellen, ist mitentscheidend für die Erhaltung und Wiederherstellung der Gesundheit einzelner Reisender wie auch für das gesundheitliche Wohlergehen weit entfernt lebender Menschen.

Das vorliegende Buch über Reisemedizin soll den beratenden Ärzten Hilfen für die Beratungsarbeit vor und für diagnostische und therapeutische Schritte bei Krankheitserscheinungen nach einer Reise geben. Nicht nur von Urlaubsreisen in die Tropen ist in diesem Buch die Rede, sondern auch von Reisen in gemäßigte und kalte Klimazonen, von Reisen unter besonderen körperlichen Belastungen und von Langzeitaufenthalten. Einen Schwerpunkt bildet die zunehmend wichtiger werdende Beratungsarbeit für Menschen mit Krankheiten oder Behinderungen, die eine Reise planen. Das Buch enthält besonders gekennzeichnete Informationen („Infos für Reisende"), für deren Vervielfältigung und Weitergabe an den Reisenden der Verlag dankenswerterweise sein ausdrückliches Einverständnis gegeben hat.

Die überwiegende Zahl der Autorinnen und Autoren hat längere Zeit ihrer beruflichen Tätigkeit im Ausland verbracht. Eigene Erfahrungen gehen deshalb stark in die einzelnen Kapitel des Buches ein. Dem Versuch, praxisrelevante Schwerpunkte zu setzen, haben wir Vorrang vor dem Versuch gegeben, eine absolute Vollständigkeit zu erreichen. Manche Krankheiten, die weltweit eine überragende Rolle spielen, wie z.B. die Tuberkulose, können wegen ihrer geringen Bedeutung in der Reisemedizin nur kurz abgehandelt werden. Schon daran wird deutlich, dass derselbe Krankheitserreger, derselbe Stich einer krankheitsübertragenden Mücke für den Reisenden und für die einheimische Bevölkerung eine sehr unterschiedliche Gefährdung darstellen, da diagnostische und therapeutische Möglichkeiten sehr ungleich verteilt sind. Wichtig erschienen uns auch Hinweise darauf, dass Reisende eine Verantwortung dem bereisten Land gegenüber haben. Sie können der Bevölkerung durchaus willkommen, bisweilen aber auch eine Last sein.

Herrn Dr. Thomas Hopfe danken wir für die ersten anregenden Diskussionen über Sinn und Ziel dieses Buches, Frau Dr. Sabine Tatò für die sehr hilfreiche und freundliche Begleitung bei dessen Entstehung. Mit viel Engagement schrieb und bearbeitete Frau Brigitte Carbone die Manuskripte, wofür ihr auch an dieser Stelle herzlich gedankt sei. Herr Dr. Volkmer vom Centrum für Reisemedizin Düsseldorf begleitete das Entstehen des Buches von Beginn an mit seinem Interesse und seinen Ratschlägen.

Probleme bereitet bei jedem Buch der Gebrauch weiblicher oder männlicher Formen der Personenbeschreibung (**die** Touristin oder **der** Tourist?). Wir sind uns des Problems bewusst und haben es gewiss nicht zur eigenen und zur Zufriedenheit aller lösen können. Mehr aber noch bewegen uns inhaltliche Fragen bei der Beschreibung der Reiseländer. Sollen wir von „Industrienationen", von „Entwicklungsländern", von „Erster" und „Dritter" Welt, von „Übersee" von „(wirtschaftlich) armen Ländern" reden? Alle Bezeichnungen kommen in diesem Buch vor; das ist Folge der persönlichen Einstellung der Autorinnen und Autoren, aber auch Ausdruck der Unmöglichkeit, komplexe Gegebenheiten einfach unter einen Oberbegriff zu stellen. Schließlich ist es auch Zeichen unserer Hilflosigkeit gegenüber der Ungerechtigkeit in unserer „Einen Welt", die sich bis in die Benennungen und Etikettierungen hineinzieht. Wir hoffen, es wird im gesamten Text deutlich, dass wir sowohl auf der Seite der Reisenden als auch auf der der „Bereisten" stehen.

Tübingen, im Februar 1999

Dr. med. Harald Kretschmer
Dr. med. Gottfried Kusch
Dr. med. Helmut Scherbaum

2 Fremde Länder

URSULA KRETSCHMER

„... Und ich reise gern. Was lockt mich mehr, das Unterwegssein oder ein unbekanntes Ziel? Ich brauche das Gefühl, dass die Welt mir offen steht, und folge bereitwillig jeder Einladung, von wem auch immer, um mich mit dem Zug, dem Flugzeug, dem Auto oder jedem anderen Fortbewegungsmittel ... irgendwohin zu begeben. Mit Gewohnheiten brechen, Zeitenwechsel, Tapetenwechsel, das gefällt mir. Malerische Landschaften entdecken, Abenteuer erleben, unerwarteten Dingen begegnen, in das exotische Leben fast unbekannter Stämme blicken, das ist meine Leidenschaft ...“

Mit diesem Zitat aus der Autobiographie „Alle Flüsse fließen ins Meer“ des jüdischen Schriftstellers und Friedensnobelpreisträgers Elie Wiesel wird ein Motiv für Reisen zusammengefasst, das Reisende in Befragungen immer wieder als ihre eigene Urlaubsmotivation formulieren. Reisen ist ein wesentlicher Teil unserer Lebenswelt geworden, eine nicht mehr wegzudenkende Erfahrung, ein Ausbruch aus dem Alltäglichen. Für manche Menschen ist das Unterwegssein jedoch so alltäglich, dass Urlaub und Ruhe zu Hause für sie die Bedeutung haben, die andere an fernen Traumstränden suchen.

Reisen – ein Phänomen des Industriezeitalters

Der Beginn des Tourismus in seiner heutigen Form fällt nicht zufällig zusammen mit den großen sozialen Umwälzungen ab der Mitte des 19. Jahrhunderts: Die Industrialisierung stellte die notwendigen Fortbewegungsmittel zur Verfügung, vor allem Eisenbahnen und Dampfschiffe. Mechanisierte Arbeitsprozesse ermöglichten breiteren Bevölkerungsschichten die Verfügung über ein Einkommen, das nicht mehr allein zum unmittelbaren Überleben notwendig war. Arbeitnehmer erkämpften einige arbeitsfreie Tage zu selbstgewählter Gestaltung. Naturfreunde und Anhänger der Wandervogelbewegung entdeckten die Wälder der Mittelgebirge und gründeten Übernachtungsheime. Vereinsausflügler und Schulkinder erkundeten unberührte Natur, die als Erfahrung gegen die alltäglichen schwierigen Lebensbedingungen in überfüllten Stadtquartieren ihre besondere Bedeutung gewann.

Reisen – ein uraltes Phänomen

Obwohl der Tourismus zweifellos eine neue Qualität des Reisens darstellt, hat er viele Vorläufer: Permanente Ortswechsel bestimmter Gruppen sind bereits in der Zeit der Jäger und Sammlerinnen üblich gewesen. Händler, Soldaten, Handwerksgesellen oder Eroberer waren seit jeher auf kaum ausgebauten Straßen unterwegs. Pilgergruppen überwanden riesige Entfernungen zu den Heiligtümern ihrer Kultur. Familienverbände befanden sich permanent auf der Suche nach fruchtbareren Gegenden, wenn sie ihre bisherigen Siedlungsgebiete wegen Nahrungsmittelknappheit oder ökologischer Krisen verlassen mussten.

In der Renaissance nahm das Reisen insgesamt zu, doch erst im 18. Jahrhundert wurden Forschungs- und Bildungsreisen populär. Junge adlige Herren – reisende Damen blieben noch für lange Zeit die Ausnahme – begaben sich auf mehrmonatige bis mehrjährige Bildungsreisen, die ihnen Umgang mit fremden Kulturen, Sprachkenntnisse, klassische Bildung und Abenteuer vermittelten. Damit die unerfahrenen jungen Menschen nicht gänzlich ohne Anleitung blieben, wurden ihnen schriftliche Aufzeichnungen über Sehens- und Wissenswertes mitgegeben: Der Reiseführer war geboren. In dieser Zeit entwickelte sich ein Verständnis vom Reisen als Bereicherung des Individuums, als eine Form der Selbsterfahrung, prägnant ausgedrückt in dem Schlagwort „Reisen bildet".

Heute wissen wir aber auch, wie sehr Reisen der Bestätigung eigener Vorurteile dienen kann. Der suchende Blick des Touristen nimmt nur allzu oft wahr, was der Bestätigung der eigenen Vorstellungen und Klischees dient. Allein der Wille, sich auf neue Erfahrungen einzulassen, die Bereitschaft zur unvoreingenommenen Wahrnehmung der Menschen des bereisten Landes führen zu mehr Ein„blick" und zur Erweiterung des eigenen Horizonts. Nur der Vorsatz, Menschen und Situationen offen und unvoreingenommen zu begegnen, beugt der Gefahr von Stereotypenbildung vor.

Reisen – eine völkerkundliche Perspektive

Jede Reise wird charakterisiert durch den Dreischritt: Abschied – Zeit in der Ferne – Rückkehr, mit fließenden oder abrupten Übergängen in den jeweils anderen „Zustand".

Abschied meint das Verlassen der vertrauten Umgebung, das zeitweilige Herauslösen aus bestehenden Bindungen. Er geht einher mit einem Zustand erhöhter Erregung und Nervosität, aber auch mit der Erwartung von Neuem, Außerordentlichem.

Die **Zeit in der Ferne** bietet die Möglichkeit, sich anders als üblich zu verhalten, quasi als Mensch ohne Geschichte zu existieren und sich nur dem Augenblickserleben hinzugeben. Reisende erfüllen sich ohne Rücksicht auf Verständnis oder Unverständnis ihrer eigenen Umgebung einen Lebenstraum: einmal die große Chinesische Mauer, den Regenwald, die Galapagosinseln erleben; trotz schwerer Erkrankung noch einmal wie in den Flitterwochen auf die Bahamas reisen; auf sich allein gestellt in einer Blockhütte leben. Und auch wenn die „Zeit in der Ferne" daheim verbracht wird, auf „Balkonien" oder „Terrassia", wird die Gestaltung der Urlaubszeit sorgfältig geplant und ist nicht einfach eine Weiterführung des Alltags.

Die **Rückkehr** bringt das Wiedereintauchen in die häusliche Sphäre und in die alten Rollen, aber doch verändert und bereichert, mit erweitertem Horizont und neuem Wissen. Ein Ausdruck des Bedauerns und ein leichter „Kulturschock" bleiben meist nicht aus und erschweren die Re-Orientierung zu Hause.

Völkerkundlich verstanden haben Reisen immer einen Aspekt von „Reise an einen heiligen Ort", der Bedeutung für die Reisenden wie für die Daheimgebliebenen hat. Oft ist er durch seine besondere Atmosphäre, seine historische oder individuelle Relevanz oder durch seinen besonderen Ruf gekennzeichnet.

Der Reisende gewinnt Prestige und einen herausgehobenen Status gegenüber dem Daheimgebliebenen, der auch durch die Wahl des Reisezieles mitbestimmt wird. Dem Mekka-Pilger steht nach der Rückkehr der Ehrentitel Hadji zu. Dem Seychellen-Reisenden ist höheres Ansehen gewisser als dem Mallorca-Urlauber. Der Reisende selbst versucht, ein Gefühl innerer Übereinstimmung mit den Symbolen und der Bedeutung des Ortes zu erleben. Dabei spielt die Empfindung des Dortgewesenseins eine wichtige Rolle.

So fremd diese Überlegungen, angewandt auf organisierte Last-minute- oder andere Nichts-wie-weg-Reisen zunächst erscheinen mögen, gewinnen sie doch an Anschaulichkeit und Plausibilität, wenn wir uns die Macht der Sehnsüchte vor Augen führen. Der Wert von Gesundheit etwa als heute sehr hoch geschätztem kulturellen Gut und die Hoffnungen und Wünsche nach Rekreation (der Ausdruck betont das Schöpferische, das in der Erholung liegt), nach Entspannung und physischer Fitness, die mit einer Reise verbunden werden, können geradezu religiöse Formen annehmen. Im Licht der Sehnsucht erscheinen die Unterschiede, die den einen Menschen in einer bedrohlichen Krankheitssituation eine Pilgerfahrt nach Lourdes unternehmen lassen und den anderen zu einem bekannten Arzt in eine entfernte Stadt führen, eher unbedeutend.

Reisen – ein Aspekt modernen Lebens

Die heutige Form der Touristenreise ist noch nicht viel älter als einhundert Jahre. Einer ihrer Vorläufer ist der zunächst in England entwickelte Bädertourismus. Die Seebäder in Brighton und Blackpool, später auch die Bäder an den deutschen Küsten, Rügen etwa oder Norderney, wurden Ziele für die Reisen der gutbürgerlichen Gesellschaft. Die Côte d'Azur, Marienbad und Baden-Baden vermitteln bis in die Gegenwart hinein etwas vom Glanz und der Aura der europäischen Gesellschaft des späten 19. Jahrhunderts, die hier ihre „Sommerfrische" als gesellschaftliches Ereignis inszenierte und genoss. Nach der Öffnung des „Eisernen Vorhangs" und der größeren Verfügbarkeit von Devisen in Osteuropa scheint es sogar so, als könne es manchen großen Bädern gelingen, wieder an ihren Ruf als mondäne Urlaubsorte anzuknüpfen. Dieses Bild kann auch nicht wirklich getrübt werden durch unser Wissen, dass die eleganten Hotels und Geschäfte, die Spielbanken und die Kureinrichtungen heutzutage vor allem von Normaltouristen und sozialversicherten Kurgästen leben.

Reisen – massenhafte Grenzüberschreitung

Erst der wachsende Wohlstand breiter Bevölkerungskreise nach dem Zweiten Weltkrieg führte zu einer Entwicklung, die der Tourismusforscher Krippendorf als „Tourismus-Explosion" bezeichnet und dessen herausragendes Kennzeichen für den Kulturwissenschaftler Bausinger die „Grenzenlosigkeit" ist. Andere Tourismusforscher sprechen sogar von einer neuen Form des Imperialismus.

Grenzenlosigkeit erleben immer mehr Reisende im grenzfreien Europa, aber auch beim Überschreiten von Zeitgrenzen mit dem Flugzeug. Soziale Grenzen spielen auf Reisen kaum noch eine Rolle. Für den Extrem- und Abenteuertourismus ist die Erforschung der individuellen psycho-physischen Grenze ein bedeutendes Motiv. Auch im übertragenen Sinne wird Grenzenlosigkeit deutlich: Kaum ein Bereich des Lebens, kein Fest, kein Tabu und keine Regel im Gastland, die nicht der touristischen Neugier anheim fielen, die nicht in Frage gestellt und häufig übertreten würden. Während die Menschen in den etablierten Touristengebieten in Jahrzehnten gelernt haben, sich Anmaßungen und Verletzungen ihrer Privatsphäre teils rigoros, teils subtil zu widersetzen, werden die Bewohner neuer Feriengebiete regelrecht überrollt und schockiert von der unvorhergesehenen Entwicklung. Dies gilt in besonderem Maße für die Länder der südlichen Hemisphäre, den weniger industrialisierten Teilen unserer Erde.

Tourismus – seine Kultur- und Sozialverträglichkeit

Kulturwandel wird unter anderem durch Reisen angestoßen, durch die Erweiterung des Wissens und der Grenzen der persönlichen Vorstellungskraft. Künstlerische Darstellungen, ob in Musik, Malerei, darstellender Kunst oder Tanz ohne die Einflüsse fremder Welten sind uns schlechterdings nicht mehr vorstellbar, die deutsche Küche ist ohne die Bereicherung aus den verschiedenen Urlaubsländern undenkbar. Der Blick hat sich, freilich häufig ungewollt, sehr erweitert. Dieser erfahrbaren eigenen Veränderung steht der Wunsch entgegen, dass sich im Urlaubsland möglichst nichts ändern möge. Nach Jahren erneut besuchte „idyllische Orte" sind oft nicht wiederzuerkennen: Besucher finden mit Mühe ihr ehemaliges Traumquartier und sind enttäuscht von dessen Einfachheit oder dem inzwischen erfolgten Ausbau zu einer Clubanlage. Wer dann tatsächlich noch einen ehemaligen Angestellten wiedererkennt und mit ihm ins Gespräch kommt, wird schnell über die Veränderungen, die oft als Verschlechterungen wahrgenommen werden, aufgeklärt. Und es stimmt ja: Einheimische zahlen für den Ferienspaß von Touristen mit weniger Wasser in schlechterer Qualität, ihre Äcker und Weidegründe werden zu Ferienanlagen, ihr

Lebensraum zu einer Ressource für Großwildjäger, ihre Kinder und Frauen möglicherweise zu Dienstpersonal oder gar Prostituierten, ihre Heiligtümer zu Anschauungsobjekten Neugieriger, ihre religiöse Andacht zum Fotomotiv.

Diese vorhandenen Auswüchse des Tourismus müssen deutlich benannt und geändert werden, denn die Frage nach seiner Kultur- und Sozialverträglichkeit enthält eine erhebliche Brisanz, wie uns die täglichen Nachrichten lehren. Fehlende kulturelle Sensibilität wird zunehmend von Extremisten und Einzelgängern zur Rechtfertigung ihrer zerstörerischen Handlungen instrumentalisiert.

So ist die touristische Gesamtbilanz zwiespältig: Einheimische begrüßen durchweg das zusätzliche Familieneinkommen, mit dem Schulbildung, medizinische Betreuung und bessere Nahrungsversorgung möglich werden. Weil jeder durch Tourismus verdiente Dollar zunächst mehrmals auf der lokalen Ebene weitergegeben wird, verbessert er dort die Infrastruktur, ehe er an Banken und ausländische Investoren zurückfließt.

Dagegen steht, dass Einzelne enorme Gewinne machen und viele Bevölkerungsgruppen von der Teilhabe ausgeschlossen werden. Kulturell bestimmte Macht- und Prestigestrukturen werden kaum verändert. Traditionell einflussreiche Gruppen wie Chiefs, Großgrundbesitzer oder Leiter von Familienverbänden bleiben auch in der durch den Tourismus veränderten Situation in der Regel mächtig. Sie bestimmen beispielsweise über die Form des ausgeübten Tourismus, über Fragen der Landnutzung oder der umgebungsangepassten Entwicklung von Alternativtourismus mit. Auch Mengen- oder Bauhöhenbegrenzungen von Hotels und Freizeitbauten sind Themen lokaler Entscheidungsprozesse. Unsere von westlichem Denken geprägten Vorstellungen über Chancengleichheit und gleichmäßige Verteilung der durch Tourismus erwirtschafteten Güter bleiben allerdings Projektionen unserer eigenen Wunschvorstellungen.

Reisen – Chance zur Überwindung von Fremdheit

Trotz des Wunsches nach Kontakt zu den Menschen des Reiselandes führen Gefühle von Fremdheit, aber auch Einschränkungen durch fehlende Sprachkompetenz bei vielen Reisenden dazu, sich mit den Menschen, die ihnen weniger fremd vorkommen, zusammenzutun, also in der Regel den eigenen Landsleuten. Gleichzeitig wird damit eine Grenze nach außen, gegen die einheimischen „Fremden", aufgerichtet.

Ein anderes weit verbreitetes Phänomen, gegen das Gefühl von Fremdheit anzukämpfen, besteht darin, sich in einer Reisegruppe weitgehend der landeskundigen Führung anzuvertrauen und auf eigene Autonomie zugunsten einer Art regressiver Abhängigkeit zu verzichten. Hier wirken Reisende, Gruppe und Reiseleitung perfekt zusammen: Abweichungen vom gemeinsamen Weg, vom gegebenen Zeitrahmen, von der Haltung der geduldigen Zuhörerin oder des interessierten Zuhörers werden von der Gruppe nur schwer toleriert und mit stiller Missbilligung bis zum Quasi-Ausschluss durch Isolation sanktioniert. Das Abtreten der Verantwortung an die Leitungspersonen aber ist hinderlich für den Kontakt zu Menschen des Gastlandes und fördert die oben beschriebene Stereotypenbildung auf allen Seiten.

Für eine Kontaktaufnahme zwischen Reisenden und Bereisten gibt es durchaus Chancen, wenn die „Touristensituation" durchbrochen werden kann. Wie das im Einzelnen geschehen kann, ist situations- und personenabhängig. Bewusst gestaltete Begegnungen, wie sie z. B. in Seminaren für Reiseleiter des Studienkreises für Touristik in Starnberg eingeübt werden, sind für Reisegruppen, die sich für Leben und Umfeld der Bereisten interessieren, zukunftsweisend. Äußerungen von Teilnehmern der Seminare betonen die positiven Aspekte eines Perspektivenwechsels und wecken Hoffnung auf zukünftig sensibleren Umgang miteinander: „Ich verstehe meine Urlauber jetzt noch besser, auch wichtige interkulturelle und globale Zusammenhänge. Ich kann meinen Gästen ein differenzierteres Bild von meinem Land vermitteln", oder: „Ich bin problembewusst geworden und kenne auch die Methoden und Ansätze besser, diese Dinge zu vermitteln", sind einige Äußerungen. Toleranz, Humor und die Fähigkeit, sich möglicherweise unklaren Situationen auszusetzen, sind zusätzliche gute Voraussetzungen. Der Kontakt muss aber auch von der Gastgeberseite gewollt sein. Er wird leichter angeboten, wenn der Gast seine eigene Kultur zu relativieren in der Lage ist und die Aura des Wissenden zugunsten der Haltung des interessierten Nichtwissenden ablegen kann.

Tourismus – Chance zur Erweiterung sozialer Rollen

Bei allen kritischen Anfragen ist aber auch anzumerken, dass die neuen Möglichkeiten im Tourismus Frauen und bisher unterprivilegierten Gruppen des Gastlandes Chancen zur Verbesserung ihrer Lebensumstände und Aufwertung ihrer bisherigen Rollen bieten. In Kulturzentren von Alaska bis Hawaii werden alte, längst als altmodisch abgelegte Bräuche und Menschen, die darüber noch Bescheid wissen, aufgewertet und als Träger überlieferten mythischen wie handwerklichen Wissens wieder um Rat gefragt. Indianische Frauen beispielsweise produzieren Teppiche und Webarbeiten, die wegen der überlieferten Techniken interessant sind und hohe Marktpreise erzielen. In der Verschmelzung von traditionellem und neuem Ideengut sind ihre Erzeugnisse nicht nur unter Touristen, sondern auch unter Angehörigen des eigenen Volkes begehrt. Die überall präsente, trivialisierende Souvenir-Industrie mit ihren billigen, schlecht gearbeiteten Erzeugnissen verstellt leicht den Blick dafür, dass manches Kunstgewerbe wegen der fehlenden einheimischen Nachfrage ohne die nach Souvenirs suchenden Touristen längst untergegangen wäre. Mancher Brauch oder überkommene Ritus, der sich nun den Fremden als buntes folkloristisches Element des Urlaubsgebietes darstellt, wäre verschwunden. Kunstschätze haben in armen Ländern erst eine wirkliche Chance, dem natürlichen Verfall oder der Zerstörung zu entgehen, wenn sich ihr Wert als Tourismusmagnet erwiesen hat. Andere aber müssen gerade vor der Überbeanspruchung durch zu viele Besucher geschützt werden, beispielsweise das Grab des ägyptischen Herrschers Tutanchamun oder die Höhlenzeichnungen von Lascaux, die durch die Atemluft der BesucherInnen bleibend geschädigt wurden.

Reisen – ein Fazit

So ist die Bilanz über die Wirkungen des Tourismus auf Kultur und Leben der Bereisten durchaus zwiespältig. Jeder einzelne Reisende entscheidet mit darüber, ob Gewinn und Verlust für die Bewohner seines Reiselandes und für ihn selbst in einem verantwortbaren Verhältnis zueinander stehen. Reisen bleibt eine wunderbare Erfahrung und ermöglicht individuelle, von sozialer Herkunft, Gruppe und üblichem Leben unabhängige Entdeckungen. Erst wenn taktvolle Zurückhaltung des Gastes die Würde der Bereisten und ihrer Werte achtet, können Menschen in den Reiseländern freiwillig und nach ihren eigenen Bedingungen Einblick und Zugang zu ihrer Welt vermitteln.

„In das exotische Leben fast unbekannter Stämme blicken" heißt dann: teilnehmen an Festen und Erfahrungen, an Schwierigkeiten und deren Lösungen, Anteil nehmen und Anteil geben an dem, was uns als Zeitgenossen in der „Einen Welt" bewegt und beschäftigt, erfreut, verblüfft und ängstigt. Das ist es, was Reisende jedes Mal neu auf einer Reise „erfahren" können.

Weiterführende Literatur

Bausinger, H., K. Beyrer, G. Korff: Reisekultur: Von der Pilgerfahrt zum modernen Tourismus. Beck, München 1991.

Forschungsgemeinschaft Urlaub und Reisen e.V. (Herausgeber): Die 35. Reiseanalyse RA 2005. Kiel 2005.

Graburn, N. H. H.: Tourism: The Sacred Journey. In: Smith, V. L. (ed.): Hosts and Guests: The Anthropology of Tourism. University of Pennsylvania Press, Philadelphia 1989.

Lea, J.: Tourism and Development in the Third World. Routledge, London, New York 1988.

MacCannell, D.: Empty Meeting Grounds: The Tourist Papers. Routledge, London, New York 1992.

Nash, D.: Tourism as a Form of Imperialism. In: Smith, V. L. (ed.): Hosts and Guests: The Anthropology of Tourism. University of Pennsylvania Press, Philadelphia 1989.

Smith, V. L. (ed.): Hosts and Guests: The Anthropology of Tourism. University of Pennsylvania Press, Philadelphia 1989.

Sofield, T.: Indigenous Tourism Development. Annals of Tourism Research 20/4 (1993) 729–750.

Urry, J.: The Tourist Gaze: Leisure and Travel in Contemporary Societies. Sage Publications, London, Newbury Park, New Delhi 1990.

Wiesel, E.: Alle Flüsse fließen ins Meer. Autobiographie. Hoffmann & Campe, Hamburg 1995.

Informationen im Internet

Forschungsgemeinschaft Urlaub und Reisen e.V., www.fur.de

Studienkreis für Tourismus und Entwicklung e.V., www.studienkreis.org

3 Tourismus zwischen Markt und Verantwortung

URSULA KRETSCHMER UND HARALD KRETSCHMER

Urlaub und Reisen sind typische Kennzeichen von Industriegesellschaften. Urlaub bringt jährlich Millionen von Menschen in Bewegung und ist bevorzugtes Thema vieler Unterhaltungen und zahlreicher Publikationen in Zeitungen, Zeitschriften oder Lifestyle-Magazinen. Auch Fotobände, Reiseführer und nicht zuletzt das vorliegende Buch leben von der unbändigen Lust am Ortswechsel. Verweigerung von Reisefreiheit hat zum Zusammenbruch totalitärer Regime beigetragen. Das Schaffen und Vermitteln von Urlaubserlebnissen und Urlaubsillusionen hält eine riesige Industrie in Bewegung. Befürworter wie Kritiker des Tourismus finden gleichermaßen ausreichend Material für ihre positiven Bewertungen bzw. ihre begründeten Vorbehalte.

Eine wahrhaft „touristische Völkerwanderung" lässt weltweit Jahr für Jahr viele Millionen Menschen in den Urlaub aufbrechen. Für das Jahr 2010 rechnet die World Tourist Organization (WTO) mit etwa 937 Millionen Reisenden!

Während Reisen bis vor wenigen Jahrzehnten vorwiegend jüngeren, leistungsfähigen Menschen mit höherer Bildung vorbehalten war, ist der Anteil älterer Menschen seither kontinuierlich gewachsen und wird in der Reiseanalyse 2004 als *der* Wachstumsmotor schlechthin benannt. Soziologische Veränderungen wie die wachsende Zahl von Alleinlebenden bei gleichzeitigem Rückgang größerer Familien wirken sich ebenso reisefördernd aus wie etwa die größere Unabhängigkeit von Frauen und das frühe Selbstständigwerden von Jugendlichen.

Kurzfristig gesehen ist der Fremdenverkehrsmarkt außerordentlich labil und von vielerlei Einflüssen, Stimmungen und schwer vorhersehbaren politischen, gesellschaftlichen und wirtschaftlichen Entwicklungen abhängig. In ihm bündeln sich die Interessen von Anbietern, die überschaubare und längerfristige Engagements schätzen, und die Interessen der Nachfragenden mit ihren sich verändernden Wünschen und Bedürfnissen, mit wechselnden Trends bei Sport- und Freizeitaktivitäten und mit Ideen darüber, wie die verfügbare Zeit möglichst erholsam und zugleich erlebnisintensiv zu gestalten ist.

Unausweichlich kommt es dabei auf der Seite der Reisenden zum Konflikt zwischen individuellen Bedürfnissen und Belangen des Umweltschutzes, auf der Seite der Bevölkerung in den Zielländern zum Konflikt zwischen der erwünschten Teilhabe am Wirtschaftsaufschwung und der Bewahrung überkommener kultureller Werte. Ebenso kollidieren die Interessen derjenigen, die über Ressourcen wie gute Luft, Ruhe, unberührte, intakte Natur und scheinbar „ursprüngliches" Leben verfügen, mit den Wünschen und der Suche anderer nach eben diesen Gütern. Oftmals jedoch zerstören Touristen bei ihrer Anreise mit dem Auto oder Flugzeug bereits das, wonach sie suchen. Das Idealbild von der unversehrten Natur und ihrer Bewahrung, gerade auch im Urlaubsland, steht Reisenden wie Bereisten oft gleichermaßen vor Augen.

■ *Gesellschaftliche Rahmenbedingungen*

Die Entwicklung des Reiseverkehrs ist selbstverständlich abhängig von den gesellschaftlichen Rahmenbedingungen. Das Recht auf „freie Entfaltung der Persönlichkeit" und die Trennung von Arbeit und Freizeit, durch die eine begrenzte selbstbestimmte Zeit verfügbar wird, sowie ein Einkommen über das unmittelbar Notwendige hinaus ermöglichen dem Einzelnen erst das Reisen. Aber auch scheinbar so nebensächliche Aspekte wie die Länge und zeitliche Terminierung von Schulferien haben Auswirkungen auf den Reisemarkt.

Im Reiseland müssen Transportmittel und die dafür notwendige Infrastruktur vorhanden sein oder geschaffen werden. Verlässliche gesetzliche Regelungen für die Entwicklung von Wirtschafts- und Verwaltungsstrukturen sind ebenso erforderlich wie die Erschließung und Pflege der Landschaft. Auch stabile politische Verhältnisse sind wünschenswert. Allerdings erweisen sich diese oft eher als Illusion uninformierter Reisender denn als Realität.

Tourismus und Terrorismus

Langfristig gesehen ist der Reisemarkt sehr stabil; er wird aber von Terrorakten und Gewalt durchaus vorübergehend beeinflusst. Terrorakte gegen „weiche Ziele" wie Touristen und andere Zivilisten haben Guerillaangriffe und militärische Auseinandersetzungen mit ungeliebten Staaten oder Regierenden weitgehend abgelöst. Obwohl die persönliche Sicherheit am Urlaubsort für die meisten Urlauber wichtigstes Entscheidungskriterium ist, sind Fragen nach der Gewalt generell und nach Verletzung von Menschenrechten im Gastland nicht völlig aus dem Blickfeld verdrängt. So gaben 78% der Deutschen an, dass eine akzeptable politische und soziale Situation im Gastland für sie wichtig sei. Und gerade politisch relativ wenig informierte Reisende, die in den TV-Nachrichten über Terrorakte in weit entfernten Ländern hören, werden häufig ein unsicheres Gefühl beim Antritt einer Fernreise haben. Eine bereits gebuchte Reise wird allerdings fast immer angetreten, dagegen werden bisher nur geplante Reisen zugunsten sichererer Reiseziele eher aufgegeben.

Erfahrene und kaltblütige Reisende hingegen schätzen und entwickeln nach Berichten des Magazins „Newsweek" sogar eine besondere Form des „reality-tourism". Sie erkunden auf eigenes Risiko die Schönheit und Kultur eines Landes gerade nach Kriegen oder in Zeiten sozialer Umbrüche, erforschen unzugängliche Länder wie Nordkorea oder militärische Sperrgebiete in der Südsee; oder sie besuchen politische Brennpunkte, um sich einen eigenen Eindruck zu verschaffen. Sie schätzen die Ruhe und den zuvorkommenden, umsichtigen Service in üblicherweise überlaufenen Quartieren. Nicht selten werden sie zu Lobbyisten eines vergessenen Volkes oder Problems. Zur Abschätzung des Risikos, ein Opfer von Gewalt zu werden, wird auf das Kapitel III.13.2 hingewiesen.

Reiseindustrie hier und weltweit

Noch im Jahre 1990 unternahmen zwei von drei Deutschen eine oder mehrere Reisen von mindestens fünf Tagen Dauer. Nach Jahrzehnten fast ungebremsten Zuwachses, gesteigert durch die in Teilen Deutschlands neu gewonnene Reisefreiheit nach 1990, blieb der Reisewunsch zwar unverändert bestehen. Notwendig werdende Einsparungen wurden aber bei Länge und Frequenz der Urlaubsreisen, einem gekürzten Urlaubsbudget und bei der bewusst betriebenen Wahl kostengünstiger Alternativen sichtbar. Auch der Wille, eine Fernreise zu unternehmen, wurde von Kosten- und Sicherheitsüberlegungen beeinflusst. Die Preissensibilität hat generell zugenommen, am grundsätzlichen Wunsch, zu verreisen, hat sich jedoch nichts geändert.

Neue Touristengruppen gleichen, weltweit gesehen, Einbußen durch Veränderungen in den traditionellen Reiseländern aus. Zum Beispiel wurde die leichte Einschränkung bei Auslandsreisen mitteleuropäischer Reisender 2003 durch verstärkten Inlandstourismus ausgeglichen. Neue Entwicklungen zeichnen sich auf verschiedenen Feldern ab:

- Die individuelle Buchung einer Urlaubsreise über das Internet ist üblich geworden.

- „Billigflieger" werden zunehmend genutzt, auch von älteren Reisenden.
- Die erhebliche Zunahme des Flugverkehrs ist trotz der dadurch verschärften Umweltbelastungen weitgehend akzeptiert.
- Inlandstourismus wird zunehmend auch von jungen Reisenden praktiziert.
- Die Urlaubsangebote für Familien sind differenzierter geworden. Sie nehmen mehr Rücksicht auf Alter und unterschiedliche Interessen von Kindern und Eltern und bieten attraktive Alternativen.

Im Weltmaßstab bleibt die Reiseindustrie der stärkste Gewerbezweig überhaupt. Die Zahl der in der Reiseindustrie tätigen Arbeitnehmer/innen ist gestiegen und kann dem weiter wachsenden Bedarf kaum nachkommen. Der World Travel and Tourism Council schätzt, dass im Jahr 2005 weltweit etwa 157 Millionen Menschen in der Reisebranche beschäftigt sein werden, sei es in der Gastronomie oder im Übernachtungsgewerbe, im Verkehrswesen, in Reiseagenturen oder in Theatern, Museen, Kunsthandwerkstätten und anderen kulturnahen Berufen.

Hauptreiseziele

Die anhaltende Attraktivität des Reiseziels Europa ist zum einen durch die hohe Wirtschaftskraft, zum anderen durch die lange Reisetradition begründet. Vielfältige kulturelle und gastronomische Angebote in erreichbarer Nähe und ein hoher Grad an äußerer Sicherheit tragen zur Beliebtheit von Reisen innerhalb Europas bei. Zwar erzielten die USA in den letzten Jahren die höchsten Tourismuseinnahmen, von den Besucherzahlen her gehören dagegen sieben der zehn meistbesuchten Länder der Erde zu Europa, mit Frankreich und Spanien als unangefochtenen Spitzenreitern.

Stehen im Zentrum des internationalen Tourismus weiterhin Reisen innerhalb Europas bzw. zwischen USA und Europa, so steigt doch der Anteil der Reisen zwischen den westlichen Industriestaaten und den sogenannten Entwicklungsländern ständig an. Bereits 1990 gab es 95,5 Millionen Touristenreisen in Dritte-Welt-Länder, die für ein Deviseneinkommen von 61 Milliarden US-$ sorgten. Der Dritte-Welt-Tourismus hat steigende Anteile am Reisemarkt, zurückzuführen auch auf neu hinzugekommene touristische Ziele wie zuletzt die Dominikanische Republik, Kuba und China.

Auch als Herkunftsländer von Touristen gewinnen wirtschaftlich aufstrebende Länder des Südens eine immer größere Bedeutung. Diese Entwicklung bestätigt den bereits beschriebenen Zusammenhang zwischen Industrialisierung, wachsendem Wohlstand und daraus folgendem Tourismus.

Neu hinzugekommen ist eine international bisher kaum erlebte Touristengruppe: Mit wachsender Wirtschaftskraft und großem Abstand zur kommunistischen Vergangenheit entdecken junge chinesische Menschen typisch westliche Formen des Reisens, sei es als internationale Touristen, als Bergsteiger oder als Naturliebhaber.

Kritische Anfragen an den Tourismus und dessen Folgen in armen Ländern

Tourismus allgemein, vor allem jedoch Besuche ärmerer Länder, waren immer auch begleitet von kritischen Anfragen und teilweise heftigem Widerstand von Umwelt- und Solidaritätsgruppen im Westen. Diese schon in den 90er Jahren beginnende Entwicklung hat sich sehr verstärkt. Zunehmend artikulieren auch die Bereisten selbst ihr Unbehagen angesichts der ihnen aufgezwungenen Bedingungen durch Tourismusformen, die nicht ihren Vorstellungen entsprechen. Verletzungen ihrer kulturellen Wertvorstellungen dienen zunehmend zur Begründung von religiösem oder politischem Terror. Einheimische wehren sich aber auch aufgrund ganz konkreter Einschränkungen, die ihnen Touristen mit ihren Ansprüchen zumuten. Die Hoffnungen auf eine schnelle wirtschaftliche Angleichung der Lebenswelten haben sich fast durchgängig als illusionär erwiesen. Stattdessen treten die ökologischen und soziokulturellen Schäden einer forcierten Tourismusentwicklung immer deutlicher zutage. Öffentliche Proteste, Streiks oder gesetzliche Einschränkungen gegen einzelne Touristengruppen sind die Folge.

Ernüchterung und enttäuschte Hoffnungen führten andererseits auch in den Hauptherkunftsländern der Touristen zu einer differenzierteren Analyse der Wirkungen von Fernreisen auf die Bereisten. Dabei wurde eine stärkere internationale Verantwortung für Fehlentwicklungen anerkannt und eine Zusammenarbeit gegen Auswüchse des Marktes verabredet, etwa die 1996 in Stockholm vereinbarte weltweite Ächtung der sexuellen Ausbeutung von Kindern durch Touristen. Das Ziel der Kampagne, neben Selbstverpflichtungen der Tourismusindustrie eindeutige gesetzliche Regelungen mit Strafandrohungen in den Touristen-Herkunftsländern zu erzwingen, wurde bereits in einigen Ländern erreicht.

Umweltfragen und Naturschutz

Fragen des Umwelt- und Naturschutzes spielen zwar eine wichtige Rolle in der öffentlichen Diskussion, doch nimmt sich der „Freizeitmensch" kaum als Umweltschädiger wahr. Anders ausgedrückt: Das Bewusstsein für die Verletzlichkeit und den notwendigen Schutz von Natur und Umwelt ist in den industrialisierten Ländern durchaus vorhanden, der Urlaub jedoch und das eigene Verhalten darin wird nicht als Umweltproblem erkannt. Ein Beleg dafür ist die Tatsache, dass mehr als 50% aller Pkw-Fahrten Urlaubsreisen, Wochenendausflügen und spontanem Freizeitverkehr zuzurechnen sind. Und die erhebliche Zunahme des Flugverkehrs durch Billigflieger hat unter Klimaschutz-Gesichtspunkten verheerende Folgen. Nach Feststellungen von „Germanwatch" „schädigt pro zurückgelegtem Personenkilometer ein Flug das Klima um das Mehrfache einer Auto-, Bahn- oder Schiffsreise ... Ohne wirksame Gegenmaßnahmen wird die Klimawirksamkeit des Flugverkehrs bereits in 10 Jahren weltweit so hoch sein wie die des Pkw-Verkehrs ..." Die Taucherparadiese Malediven, Tuvalu und die Koralleninseln der Südsee dürften dann vermutlich bereits akut bedroht sein.

Neben dem Auto- und Flugverkehr führen vor allem Freizeitabfälle, der Landschaftsverbrauch durch Hotel- und Freizeitbauten sowie Wochenend- und Zweitwohnungen zu Umweltbelastungen. Auch die Gefährdung von Flora und Fauna bei der Suche nach unberührter Natur sowie Luft- und Wasserverschmutzung sind schädliche Folgen des Reisens. Dabei sind eine intakte Natur und Umwelt das Grundkapital von Freizeit und Tourismus, das für die Zukunft erhalten und sichergestellt werden muss. Ob allerdings nicht gerade unsere eigenen Kriterien für Umweltverträglichkeit und der Schutz unserer eigenen natürlichen Ressourcen mit dazu beitragen, dass es in den häufig bereisten Ländern der sogenannten Dritten Welt zu verstärkter Nutzung und Ausbeutung der dortigen Lebensgrundlagen kommt, bleibt eine offene Frage – und eine Anfrage!

Zukünftige Trends des Reisemarktes

Einige Trends für das Reiseverhalten in den nächsten Jahren zeichnen sich bereits ab. So werden Touristen ihr Reisebudget immer bewusster einsetzen, nicht unbedingt für billigere Reisen, aber für mehr Qualität zu möglichst „günstigem" Preis. Je nach Lebenssituation und -phase suchen die Verbraucher einerseits das Austauschbare, andererseits das Individuelle. Sie sind vor allem erlebnisorientiert und sparen im Alltag, um sich Qualität oder gar Luxus im Urlaub leisten zu können. Der Zusammenhang zwischen der Art der gewählten Reise und der Gehaltsklasse der Urlauber wird weiter gelockert. Ältere Reisende, die sogenannte Traumurlaubsreise-Gruppe, wollen wie die Jüngeren Spaß und vollen Lebensgenuss bei individueller Ansprache erfahren. Hinweise auf mögliche Einschränkungen wegen fortgeschrittenen Alters oder eingeschränkter Leistungsfähigkeit sind unerwünscht und oft unangebracht. Insgesamt wird das Geschäft mit den „schönsten Wochen des Jahres" bunter, komplizierter und für Reiseveranstalter wie Reisende unüberschaubarer werden. Sicher ist, dass dem Reisenden Verantwortlichkeiten und Haftungsfragen wichtiger werden.

Für Reiseveranstalter werden Interessenkonflikte im Spannungsfeld von Markt und Verantwortung besonders deutlich. Inwieweit sollen potenzielle Kunden auf die Folgen rücksichtslosen Reiseverhaltens, auf Gefährdungen durch politische Unsicherheit und Gewalt, auf Gesundheitsrisiken und andere mögliche Einschränkungen hingewiesen werden? Nachdem sich die Reiseindustrie mit Hinweisen auf mögliche Gefährdungen lange sehr schwer getan hat, sind Reiseveranstalter seit 1999 verpflichtet, auf Gefährdungen und geeignete Vorkehrungen wie reisemedizinische Beratung hinzuweisen. Einen wichtigen Beitrag zur Stärkung der Kooperation von Reisebüros, Ärzten und Apotheken leistet das TravelMED®-Projekt „Gesund und Sicher Reisen", das vom Centrum für Reisemedizin (CRM) und dem Deutschen Reisebüro- und Reiseveranstalterverband e.V. im Jahre 2003 initiiert wurde. Reisebüros werden mit einer Urkunde als TravelMED®-Infopartner ausgezeichnet, wenn sie sich verpflichten, Anregungen zur Gesundheitsvorsorge und Hinweise auf qualifizierte reisemedizinische Beratungsstellen in ihre allgemeine Beratung aufzunehmen. Bis Frühjahr 2004 hatten sich von 20 000 deutschen Reisebüros bereits 750 dem Projekt angeschlossen (www.travelmed.de).

Urlaubsreisen werden mit Sicherheit weiterhin ihren Platz als beliebtestes Freizeitvergnügen behaupten. Die damit auch verbundenen Gesundheitsgefährdungen möglichst gering zu halten, dazu soll das vorliegende Buch den beratenden Ärztinnen und Ärzten eine Hilfe sein.

Weiterführende Literatur

Aderhold, P., D. von Laßberg, M. Stäbler, A. Vielhaber: Tourismus in Entwicklungsländern: Materialien zur Entwicklungspolitik 88. Bundesministerium für Wirtschaftliche Zusammenarbeit und Entwicklung, Bonn 1993.

Forschungsgemeinschaft Urlaub und Reisen e.V. (Herausgeber): Die 35. Reiseanalyse RA 2005. Kiel 2005.

Germanwatch: Zeitung für zukunftsfähige Nord-Süd-Politik, 4/2003 (www.germanwatch.org).

Hahn, H., H.J. Kagelmann et al.: Tourismuspsychologie und Tourismussoziologie: Ein Handbuch zur Tourismuswissenschaft. Quintessenz, München 1993.

Kröger, E.: Das TravelMED-Projekt „Gesund und Sicher Reisen" – eine Initiative zur Verbesserung der reisemedizinischen Beratung und Betreuung von Reisenden. Vortragsmanuskript 2004.

Läpple, K. (Präsident des Bundesverbandes der deutschen Tourismuswirtschaft): Interview Stuttgarter Zeitung 24.9.2003.

Opaschowski, H.W.: Ökologie von Freizeit und Tourismus. Leske und Budrich, Opladen 1991.

Seitz, E., W. Meyer: Tourismusforschung: Ein praxisorientierter Leitfaden für Touristik und Fremdenverkehr. Vahlen, München 1995.

„Travelers of tomorrow". Newsweek May 26, 2003 Special Issue.

Informationen im Internet

Deutschsprachiges Netzwerk tourismuskritischer Organisationen aus Deutschland, Österreich und der Schweiz
www.dante-tourismus.org

Forschungsgemeinschaft Urlaub und Reisen e.V.
www.fur.de

Informationszentrum Dritte Welt
www.iz3w.org

Studienkreis für Tourismus und Entwicklung e.V.
www.studienkreis.org

TourismWatch
Informationsdienst Dritte-Welt-Tourismus
www.tourism-watch.de

Turismovision
www.turismovision.kate-stuttgart.org

Geh in die Welt;
so lange irgendetwas in Indien
anders ist als in Karlsruhe,
muss man sich das ansehen.

André Heller

Was soll ich hier?

Rimbaud in einem Brief
aus Äthiopien an die Seinen

II
Beratung vor der Reise

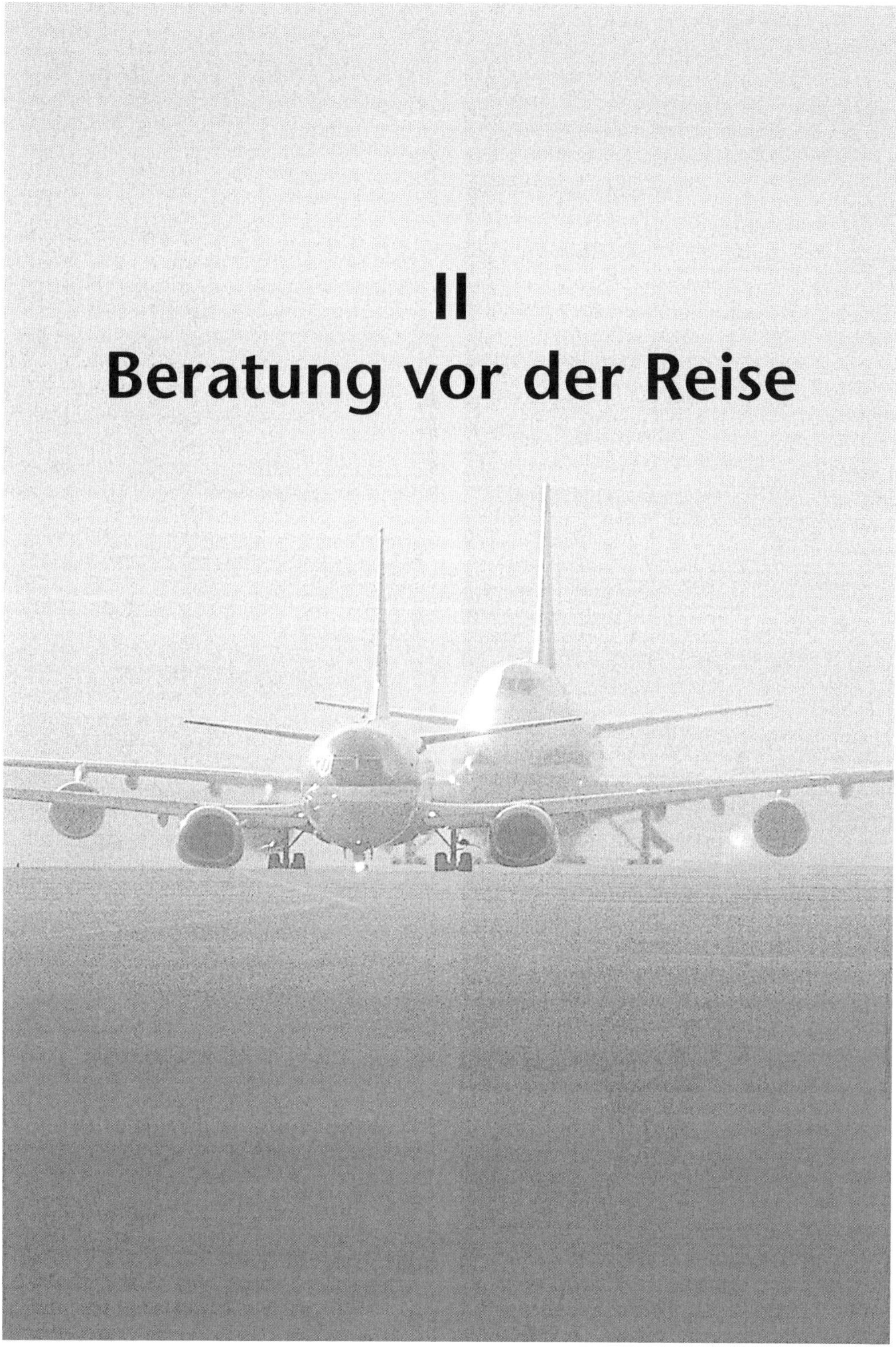

„Travel“: das gleiche Wort wie „travail“ –
körperliche oder geistige Arbeit, Strapaze
besonders schmerzvoller oder grausamer Art,
Anstrengung, Mühsal, Leiden, Eben: „Reise“.

Blake

Wer reisen will, der muss zunächst Liebe
zu Land und Leuten mitbringen,
mindestens keine Voreingenommenheit.
Er muss den guten Willen haben,
das Gute zu finden
anstatt es durch kritische Vergleiche
tot zu machen.

Theodor Fontane

1 Reisetauglichkeit und Risikoabschätzung

1.1 Wer ist „reisetauglich"?

HARALD KRETSCHMER

Ob jemand eine kürzere oder auch längere Reise unternimmt, wird in aller Regel nicht von ärztlichem Rat abhängig gemacht. Wünsche, Träume, finanzielle Möglichkeiten, persönliche Vorlieben, unaufschiebbare Ereignisse und berufliche Notwendigkeiten werden vielmehr im Vordergrund stehen. Gewiss werden dabei auch viele – aus gesundheitlicher Sicht – unvernünftige Entscheidungen getroffen. In den Fällen, in denen ärztlicher Rat eingeholt wird, kann dieser nur individuell gegeben werden. Die saloppe Aussage, reisetauglich sei jeder, der die Gangway eines Schiffes oder Flugzeuges erklimmen könne, stimmt so pauschal sicher nicht. Zwar stehen zur Prüfung von „Leistungsfähigkeit" verschiedene Belastungstests zur Verfügung, jedoch gestattet kein einzelnes Ergebnis solcher Untersuchungen eine absolute Aussage über die „Reisetauglichkeit". Deshalb wird man auch bestimmten Menschen nicht von vornherein von Reisen abraten oder sie besonderen „Problemgruppen" (z.B. Menschen mit Behinderungen, ältere Menschen) zugehörig ansehen dürfen. Wer wäre dann reisetauglich? Ist nicht der terminal krebskranke Patient, der noch einmal das Land seiner Hochzeitsreise besuchen möchte, viel eher „reisetauglich" als der junge, körperlich leistungsfähige „all-inclusive"-Reisende, der schon während des Fluges zu seinem Urlaubsziel durch ungebremsten Alkoholgenuss Mitreisende und Flugzeugcrew belästigt und eventuell sogar gefährdet? Ein solcher Reisender gehört gewiss einer „Problemgruppe" an, anders als viele sehbehinderte, gehörlose oder unter einer chronischen Erkrankung leidende Reisende. Auch stellt sich die Frage der Reisetauglichkeit bei Personen, die während der Beratung erkennen lassen, dass Sextourismus das eigentliche Reisemotiv ist. Ein sorgfältiges Risiko-Assessment (s. Kap. II.1.3) und eine Beurteilung der Risiko-Wahrnehmung bilden sicherlich eine gute Basis, um eine spezifische Beratung über geeignete Vorkehrungen vorzunehmen (s. Kap. V.1).

Allgemeingültige Kriterien für die Beurteilung der „Reisetauglichkeit" sind also schwer zu finden; sie richtet sich nach Reiseart, Aufenthaltsdauer und Gesundheitssituation des Reisenden und besonderen Reiseaktivitäten (s. die entsprechenden Kapitel dieses Buches). Insbesondere Reisen in andere Klimazonen bedürfen einer sorgfältigen und rechtzeitigen Vorbereitung. Die Infektionsgefährdungen sind – bei vielen Gemeinsamkeiten – in Asien durchaus anders als in Afrika südlich der Sahara. Das Spektrum der Gesundheitsgefährdungen, dem der Reisende ausgesetzt ist, unterscheidet sich außerdem sowohl hinsichtlich des gewählten Verkehrsmittels als auch hinsichtlich Reiseart und -aktivitäten. Die Tauglichkeit für eine bestimmte Art und Region der Reise ist also von den Belastungen von außen wie von der individuellen Belastbarkeit des betreffenden Menschen abhängig. Bedacht sollte auch werden, dass ein Reisender, der sich von Seiten des Trainingszustandes oder der Ausrüstung unzureichend auf geplante Reiseaktivitäten vorbereitet hat, Systeme der Gesundheitsversorgung und des Rettungswesens im Reiseland schwer belasten, in einigen Fällen auch gefährden kann (z.B. Rettungsaktionen im Himalaja, Rettungsflüge in der Antarktis). Ähnliches gilt für Reisen in Gebieten mit bekanntem Sicherheitsrisiko (Krisengebiete).

Eine rechtzeitige, sorgfältige, Art und Ziel der Reise sowie die eigenen Möglichkeiten und Grenzen berücksichtigende Reisevorbereitung kann als gutes Kriterium für Reisetauglichkeit gelten.

1.2 Fitness für die Reise

HANS-CHRISTIAN HEITKAMP

Das Risiko, bei Fernreisen zu erkranken, kann in etwa quantifiziert werden. So wird etwa die Hälfte von 1000 Reisenden eine Gesundheitsstörung erfahren, 80 werden einen Arzt konsultieren und einer einen Klinikaufenthalt hinnehmen müssen. Ein großer Teil der Gesundheitsprobleme geht auf Unfälle zurück und ein weiterer Teil auf Erschöpfungszustände aufgrund ungewohnter Belastung. Deshalb ist auf die Fitness des Reisenden ein besonderes Augenmerk zu richten.

Reisetauglichkeitsuntersuchungen werden in erster Linie vorgenommen, um chronische Krankheiten ins Kalkül zu ziehen, dann erst das Alter und letztendlich die körperliche **Leistungsfähigkeit** und die **Belastbarkeit**.

Unter Leistungsfähigkeit versteht man die maximal erreichbare Leistung, während die Belastbarkeit die symptomlimitierte Leistungsfähigkeit beschreibt. Im allgemeinen Sprachgebrauch wird der Begriff „Kondition" synonym für Belastbarkeit verwendet.

Fernreisen mit kurzen Aufenthalten in weniger industrialisierten Gesellschaften führen immer zu einer deutlich höheren muskulären Belastung im Alltag, da viele Annehmlichkeiten der Industriegesellschaft fehlen.

Messung der Leistungsfähigkeit und Belastbarkeit

Die Leistungsfähigkeit sollte bei einer Reisetauglichkeitsuntersuchung bei bestimmten Personengruppen genauer geprüft werden. Dazu gehören Senioren, deren Anteil bei Fernreisen sich in den letzten Jahren verdoppelt hat, und Personen mit chronischen Krankheiten wie koronare Herzkrankheit, Herzinsuffizienz, arterielle Hypertonie, Asthma bronchiale, Lungenemphysem und Diabetes mellitus.

Die Leistungsfähigkeit wird in der Regel auf einem Fahrradergometer unter gleichzeitiger Ableitung eines Belastungs-EKG erhoben. Die maximale Leistungsfähigkeit wird mit „Schulnoten" charakterisiert und die Leistung immer körpergewichtsbezogen ausgedrückt (Tab. 1-1). Für die Leistungsfähigkeit im Alter ist aber eher die Belastbarkeit oder Kondition von Bedeutung. Sie lässt sich bei ergometrischer Belastung mit der Borg-Skala (Abb. 1-1) feststellen, mit der das subjektive Belastungsempfinden ausgedrückt wird. Bei einer Intensität von 13 bis 14 („etwas angestrengt") liegt die Belastung vor, die auch als **anaerobe Schwelle** oder Ausdauerleistungsgrenze bezeichnet wird. Bei körperlicher Belastung besteht eine lineare Korrelation zwischen Herzzeitvolumen und Sauerstoffverbrauch. Bei 50–70% der maximalen Sauerstoffaufnahme wird die anaerobe Schwelle erreicht, bei der die Beziehung zwischen Leistung und Sauer-

Wie angestrengt sind Sie jetzt?	
6 7 8	Sehr, sehr leicht
9 10	Sehr leicht
11 12	Recht leicht
13 14	Etwas angestrengt
15 16	Angestrengt
17 18	Sehr angestrengt
19 20	Sehr, sehr angestrengt

Abbildung 1-1. Borg-Skala, Maß für den subjektiv empfundenen Anstrengungsgrad.

stoffaufnahme nichtlinear wird. Diese anaerobe Schwelle wird bei Gesunden und Trainierten im Vergleich zu Kranken erst bei höheren Leistungen erreicht. Genauer lässt sie sich durch Messung von Milchsäure (Laktatmessung) feststellen. Solche Messungen werden von vielen Sportmedizinern oder in einigen Fitnesszentren angeboten.

Training – ja, aber wie?

Wird eine niedrige Belastbarkeit festgestellt, so ist die Reisefähigkeit für Abenteuerreisen, Trekkingtouren, Mountainbike-Touren, Reiten und andere körperlich belastende Aktivitäten reduziert. Personen, die eine verminderte Belastbarkeit aufweisen oder die körperlich hoch belastende Reisen planen, benötigen deswegen ein Fitnesstraining, welches am effektivsten mit Ausdauersportarten wie Walking oder Jogging durchgeführt werden kann. Auch die Trendsportart Nordic Walking ist geeignet. Natürlich kann der Heimtrainer oder das Radfahren zu einer Konditionsverbesserung herangezogen werden, aber für den gleichen Fitnessgewinn benötigt man etwa doppelt soviel Zeit. Für die Intensitätssteuerung auf dem Fahrrad sei auf Kap. II.3.2.3 verwiesen.

Zur **Trainingssteuerung** müssen die Häufigkeit, die Dauer und die Intensität der gewählten Sportart definiert werden. Gemäß der Dosis-Wirkungs-Beziehung (Abb. 1-2) ist die Zunahme der Kondition optimal, wenn man 3–4 ×/Woche zwischen 20 und 30 Minuten ausdauerorientiert aktiv ist, oder der Kalorienverbrauch pro Einheit 200 bis 300 kcal entspricht. Die Intensität des Trainings ist dabei abhängig vom Fitnessgrad. Sie muss bei hoher Ausgangsfitness höher liegen, um den gleichen Leistungszuwachs zu erzielen wie bei niedriger Ausgangsfitness.

Während Häufigkeit und Dauer leicht zu quantifizieren sind, bestehen gerade für die Intensität unterschiedliche Ansichten und Vorgaben. Günstig ist die Trainingssteuerung anhand des subjektiven Belastungsempfindens mit dem Ziel „etwas angestrengt" (Abb. 1-1). Eine andere Möglichkeit besteht darin, die Atmung als Maß einzusetzen. So gilt die Regel, beim Joggen oder Walken auf jeden vierten Schritt einmal ein- bzw. auszuatmen, bei besser Trainierten auf jeden dritten Schritt. Wenn der Rhythmus dazu fehlt, kann man sich auch an der verbreiteten Leitlinie orientie-

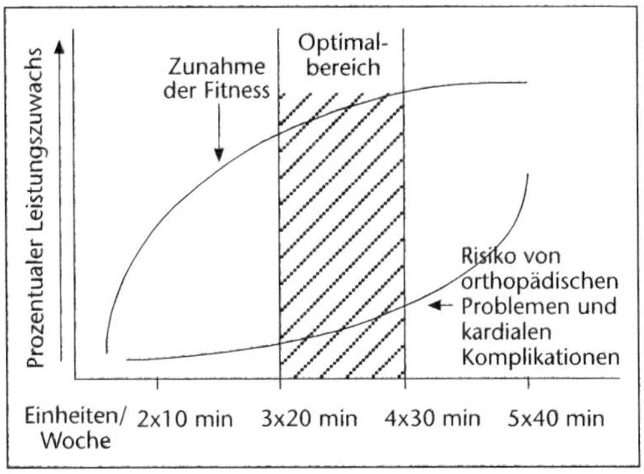

Abbildung 1-2. Effekt von Häufigkeit und Dauer von Trainingseinheiten auf den Leistungszuwachs. Bei zu hohem Trainingsumfang steigt die Komplikationsrate exponentiell. Die Schraffierung markiert die optimale Trainingsgestaltung (modifiziert nach Powers et al.).

ren, dass man sich locker unterhalten können muss.

Ein Beispiel für einen relativ zügigen Trainingsaufbau als essentielle Basis für höher belastende Fernreisen ist das Schema in Tabelle 1-2. Dabei kann je nach Ausgangsniveau und Beschwerden am Stütz- und Bewegungsapparat entweder Jogging oder Walking durchgeführt werden. Insbesondere bei chronischen oder belastungsabhängigen Hüft- und Kniebeschwerden ist Walking vorzuziehen. Am Übergang zum Jogging kann das Nordic Walking stehen, bei dem die Gelenke durch den Armeinsatz systematisch entlastet werden.

Radtouristikfahrten, geführte Radtouren, Mountainbike-Touren und besonders das Trekking sind mit besonderen Anforderungen an die Kondition verbunden. Hierbei sei auf das spezielle Kapitel „Besondere körperliche Belastungen" (s. Kap. II.3.2) verwiesen. Personen, die sich für diese Art von Reiseaktivität interessieren, sollten im ergometrischen Test das Niveau „gut" erreichen (s. Tab. 1-1).

Bei geringer **Grundbelastbarkeit**, also ungenügender Kondition, muss mit einer monatelangen Vorbereitung gerechnet werden, zu der bei der Trekkingvorbereitung auch Rucksacktouren mit einem Rucksack von 5 bis max. 20 kg gehören sollten. Denn gerade bei dieser Beanspruchung reicht die Ausdauer allein nicht, die Kraftkomponente muss gezielt geschult werden; dazu ist auch Krafttraining in einem Fitnessstudio sinnvoll. Dort sollte das Krafttraining mit dem Schwerpunkt auf der Wiederholungsmethode durchgeführt werden; so sind 3 Sätze mit je 25 Wiederholungen für eine Muskelgruppe sinnvoll.

Reisebelastbarkeit bei älteren Menschen: biologisches versus kalendarisches Alter

Ältere Menschen ab dem Rentenalter stellen eine große Gruppe der Fernreisenden dar. Sie bedürfen eines besonderen Beratungsaufwandes und sollten auf ihre physische Belastbarkeit untersucht werden. In Abhängigkeit von der bisherigen körperlichen Aktivität bestehen große Unterschiede im Fitnesslevel. So kann ein 60-jähriger Mann, der regelmäßig Ausdauersport betreibt, die gleiche Fitness aufweisen wie ein 40-Jähriger mit vorwiegend sitzender Tätigkeit. Umgekehrt gilt, dass ein untrainierter 60-Jähriger das biologische Alter eines trainierten 80-Jährigen haben kann (Abb. 1-3).

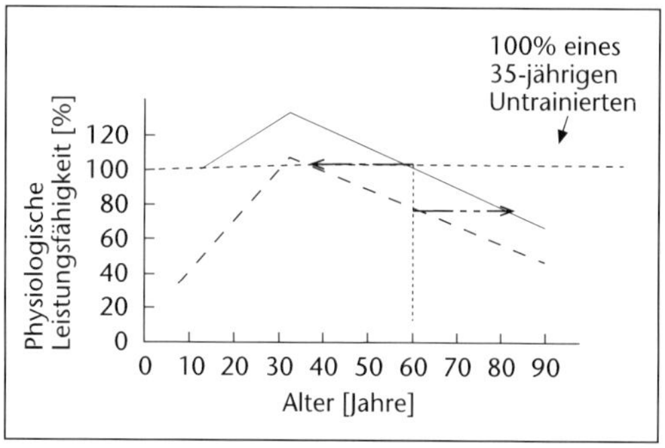

Abbildung 1-3. Allgemeine Veränderung der physiologischen Leistungsfähigkeit mit dem Alter, bezogen auf die Leistungsfähigkeit eines 35-jährigen Untrainierten. Obere durchgezogene Linie entspricht einem Trainierten; untere gestrichelte Linie entspricht einem Untrainierten (modifiziert nach McArdle et al.).

Tabelle 1-1. Einschätzung der Leistungsfähigkeit (Watt/kg Körpergewicht) anhand einer stufenförmigen Fahrradergometrie (modifiziert nach Löllgen).

	sehr gut		**gut**		**ausreichend**	
	♂	♀	♂	♀	♂	♀
20–30 Jahre	5,0	4,0	4,0	3,0	3,0	2,0
30–40 Jahre	4,5	3,5	3,5	3,0	2,5	1,5
40–50 Jahre	4,0	3,0	3,0	2,5	2,0	1,0
50–60 Jahre	3,5	2,5	2,5	2,0	1,5	0,5

Tabelle 1-2. Kurzzeitprogramm für die Fitness. Training zur Verbesserung der Ausdauer, das empfohlene Training sollte 3×/Woche durchgeführt werden.

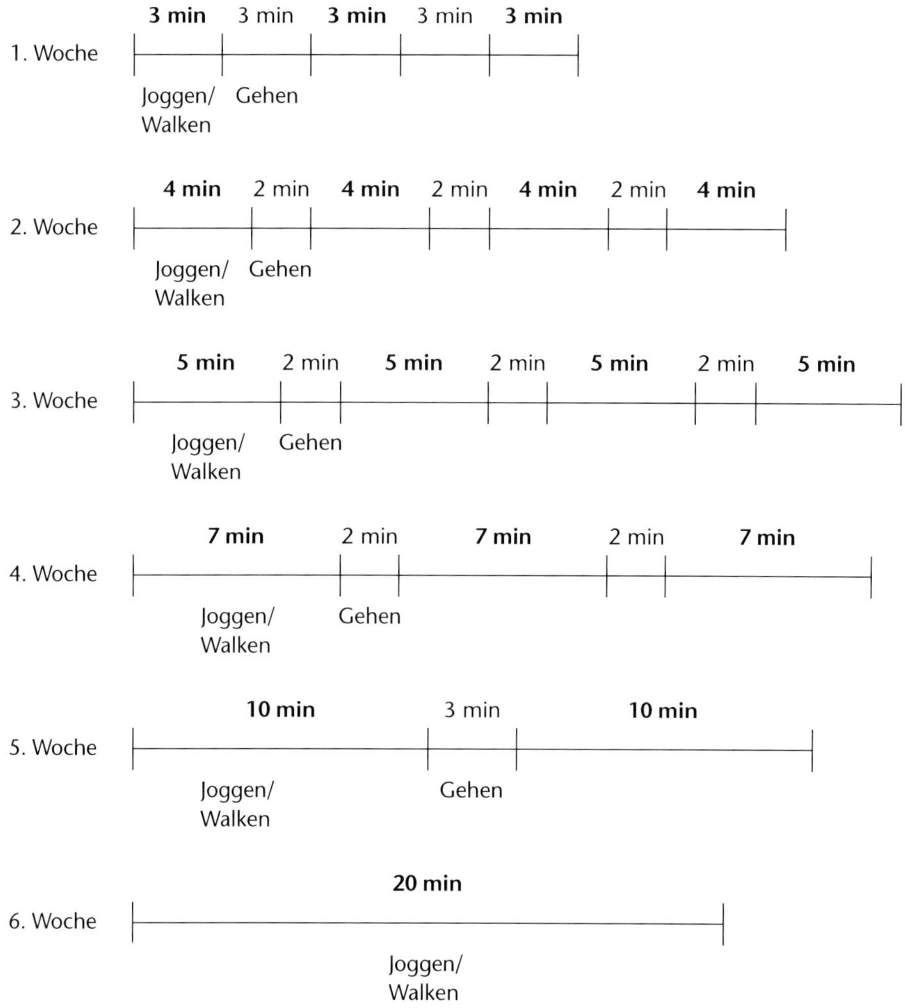

Neben der Bedeutung der Fitness kommt als entscheidende Einflussgröße für die Belastbarkeit das **Vorliegen chronischer Krankheiten** hinzu. So haben nach dem Altersforscher Franke ab dem 65. Lebensjahr mehr als 75% aller Menschen mindestens eine chronische Krankheit, 20% zwei und 30% drei und mehr chronische Krankheiten. Die Aufgabe des beratenden Arztes geht also über die Belastbarkeitsmessung hinaus. Nicht nur durch eine sorgfältig erhobene Anamnese, sondern auch durch gezieltes Forschen nach bis zur Beratung nicht bekannten chronischen Krankheiten können Belastbarkeitseinschränkungen aufgedeckt und gezielt vor der Reise angegangen werden.

Die hohe Dunkelziffer des Diabetes mellitus, dessen Sekundärschäden oft schon bei der Diagnosestellung zutage treten oder der sogar erst durch die Sekundärerkrankung entdeckt wird, weist auf die Bedeutung von Screening-Maßnahmen im Zusammenhang mit einer fundierten Reiseberatung hin.

Weitere chronische Krankheiten, nach denen bei einer Reiseberatung bei älteren Menschen gezielt gefahndet werden sollte, sind Osteoporose und degenerative Gelenk- und Wirbelsäulenerkrankungen. Typische, die Reisefähigkeit und Fitness einschränkende, altersabhängige Funktions- und Organeinschränkungen sowie Einschränkungen der Regulations- und Anpassungsfähigkeit sind im Kapitel „Ältere Reisende" (s. Kap. II.5.4) zusammengefasst.

Geht es um die Risikoabschätzung bei Fernreisen, so kann im Hinblick auf den relativ häufigen Herzinfarkt bei älteren Reisenden ein Belastungs-EKG erforderlich sein. Dieses ist besonders dann durchzuführen, wenn nach Anwendung eines modernen Algorithmus z.B. aus der PROCAM-Studie (Münsterstudie), ein erhöhtes Risiko festgestellt wird.

In Abhängigkeit von den chronischen Krankheiten lässt sich auch im hohen Lebensalter dem Fitnessverlust entgegenwirken. Besonders gut trainierbar sind Ausdauer und Kraft. Geringere und vor allem sehr langsame Fortschritte werden bei koordinativen Leistungen und Beweglichkeit, überhaupt keine bei der Schnelligkeit erwartet. Der in Tabelle 1-2 angegebene Trainingsaufbau muss für ältere Menschen vor allem hinsichtlich der Dauer deutlich ausgedehnt werden, auch die Intensität und die Länge der Erholungspausen in Form von Gehen müssen angepasst werden.

Einfluss von Medikamenteneinnahme auf die Fitness

Für ältere Reisende muss die ab dem 50. Lebensjahr exponentiell zunehmende Einnahme von Arzneimitteln berücksichtigt werden. Es ist Aufgabe des beratenden Arztes, eine sorgfältige Medikamenten-Anamnese zu erheben, denn viele Arzneimittel schränken die kognitive Fähigkeit, die Vigilanz und sogar die Fitness ein. Im Hinblick auf die Reiseberatung kann eine Modifikation der Medikation von präventiver Bedeutung sein.

Trainingsempfehlungen zur Fitnessverbesserung

Art der Aktivität: Ausdauer wie Walking, Nordic Walking, Jogging, Radfahren, Skilanglauf; Krafttraining mit der Körpereigenschwere

Häufigkeit: 3–5×/Woche; **Dauer/Einheit:** 20–30 Minuten; **Intensität:** Herzfrequenz: 70–85% der maximalen Herzfrequenz; subjektives **Belastungsempfinden:** 13–14: „etwas angestrengt" (Abb. 1-1); **Atmung:** lockere Unterhaltung möglich

Weiterführende Literatur

Assmann, G., P. Cullen, H. Schulte: Simple scoring scheme for calculating the risk of acute coronary events based on the 10-year follow-up of the prospective cardiovascular Munster (PROCAM) study. Circulation 105 (2002) 310–315.

Borg, G.: Perceived exertion as an indicator of somatic stress. Scand J Rehabil Med 2 (1970) 92–98.

Löllgen, H.: Kardiopulmonale Funktionsdiagnostik. Wehr 1990.

Mayr, P.: Gesundheitsvorsorge für besondere Risikogruppen bei Tropenreisen. Med Welt 52 (2001) 191–195.

McArdle, W., F.I. Katch, V.L. Katch: Exercise Physiology. S. 868–911. Baltimore 2001.

Pate, R.R., M. Pratt, S.N. Blair et al.: Physical activity and public health. J Am Med Ass 273 (1995) 402–407.

Powers, S.K., E.T. Howley: Exercise Physiology. S. 297–301. New York 2001.

Spira, A.: Preparing the traveller, Lancet 361 (2003) 1368–81.

Informationen im Internet

Deutsche Gesellschaft für Sportmedizin und Prävention, www.dgsp.de

Österreichische Gesellschaft für Sportmedizin, www.sportmedizin.at

Schweizerische Gesellschaft für Sportmedizin, www.sgsm-ssms.ch

Risikoabschätzung bei Reisen

ROBERT STEFFEN UND
HARALD KRETSCHMER
(UNTER MITWIRKUNG VON
MARKUS FREY
UND THOMAS WALKER)

Reisen ist stets mit Risiken verbunden. Vor allem bei Reisenden in Entwicklungsländer wird eine erhöhte Morbidität und Mortalität angetroffen. Es gilt deshalb für den beratenden Arzt zusammen mit dem Reisenden abzuwägen, welche Gesundheitsgefährdungen im Vordergrund stehen und zu welchem Preis sie vermindert oder gar ganz ausgeschlossen werden können.

Zu dieser Abwägung müssen folgende Fragen in Bezug auf die Reise gestellt und beantwortet werden:

- ❑ **Wohin**? Industrie-/Entwicklungsländer, städtische/ländliche Gebiete; übliche Touristenroute/Individualreise „abseits ausgetretener Pfade"
- ❑ **Wann**? Jahreszeit, Regen-/Trockenzeit, Last-minute
- ❑ **Wie lange**? Dauer der Reise
- ❑ **Warum**? Urlaubs-/Geschäftsreise, Familienbesuch („Visiting Friends and Relatives"), militärischer Einsatz, Expedition, Airline-Angestellter
- ❑ **Wie**? Gesundheit des Reisenden, zu erwartender hygienischer Standard.

Häufigste lebensbedrohliche Reiserisiken: Herzinfarkte und Unfälle

Bei 25–80% aller Fernreisenden – unterschiedlich je nach Studie – treten gesundheitliche Beschwerden auf, und zwar nicht nur bei Reisen in Entwicklungsländer, sondern auch bei Reisen über den Nordatlantik. Diese Gesundheitsprobleme sind meist leichterer Natur; nur 8% der Reisenden in Entwicklungsländer konsultieren einen Arzt (Abb. 1-4), weniger als 1% müssen – meist nur für wenige Tage – hospitalisiert werden. Todesfälle treten bei 1:100000 Fernreisenden auf – bei Trekkern in Nepal etwa liegt diese Rate jedoch 15-mal höher.

Lebensbedrohliche Gesundheitsrisiken bei Reisen bestehen nicht vorrangig in schwer verlaufenden Infektionskrankheiten. Dies gilt sowohl für kürzere Urlaubsreisen als auch für Langzeitaufenthalte im Ausland. Fast die Hälfte aller Todesfälle bei internationalen Reisen hat ihre Ursachen in **Erkrankungen des Herz-Kreislauf-Systems**; sie wären bei der hauptbetroffenen Gruppe der über 60-jährigen in einem nicht geringen Teil auch ohne Reise aufgetreten. Auch bei den Todesfällen während Fernflügen überwiegen die Herz-Kreislauf-Erkrankungen (s. Kap. II.3.1.4). Bei einer Million Flugreisenden ist mit fünf oft tödlich endenden Lungenembolien zu rechnen (s. Kap. II.8.4).

An zweiter Stelle stehen mit fast einem Viertel der reiseassoziierten Todesfälle Unfälle, insbesondere **Verkehrsunfälle**. Betroffen sind davon überwiegend Angehörige jüngerer Altersgruppen bei Reisen in Entwicklungsländer. Viele der Verkehrsunfälle, die überlebt werden, führen bei den Betroffenen zu fortbestehenden Behinderungen. Tödliche Unfälle durch **Ertrinken** betreffen ebenfalls eher jüngere Menschen, wobei Alkoholkonsum und unbekannte Strömungsverhältnisse eine wichtige Rolle spielen. Selbst gewaltsame Todesfälle durch **Mord** oder **Selbsttötung** während internationaler Reisen kommen in der Häufigkeit noch vor Todesfällen durch Infektionskrankheiten. **Überfälle** stellen ein nicht zu unterschätzendes Risiko bei Reisen dar (s. Kap. III.13.2). Beim Bergtrekking (s. Kap II.3.2.1) muss bei

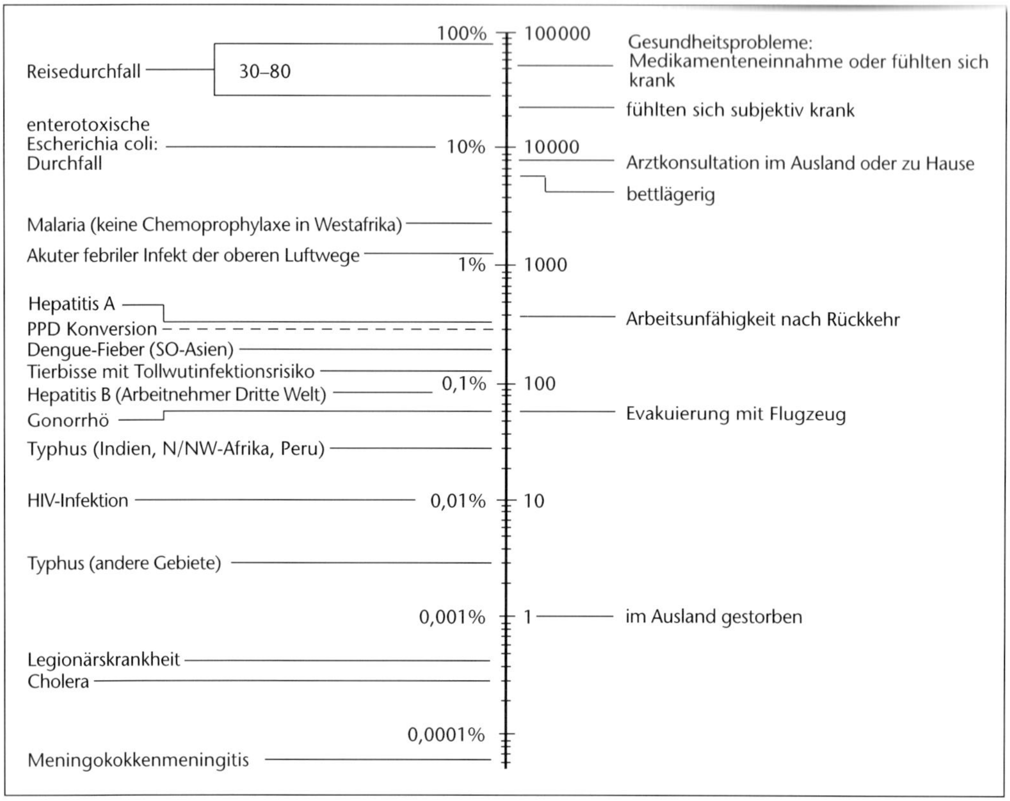

Abbildung 1-4. Spektrum und Stellenwert von Gesundheitsstörungen (Inzidenz während eines einmonatigen Aufenthaltes in einem Entwicklungsland).

einem von 1000 Trekkern mit einem Unfall oder einer schwereren Höhenkrankheit – die in leichterer Form jede Person bei zu raschem Aufstieg in große Höhen betrifft – gerechnet werden (s. Kap. III.3). Todesfälle beim Trekking im Hochgebirge treten viermal häufiger durch Unfälle als durch Höhenkrankheit auf.

Lebensbedrohliche Risiken durch Tiere (Haiangriffe, wilde Tiere bei Safaris, Gifttierunfälle) sind für Reisende von sehr geringer Bedeutung (s. Kap. III.12). Bodypacking von illegalen Drogen im Gastrointestinaltrakt oder in der Vagina können zum Todesfall führen, wenn das gefüllte Päckchen platzt.

Reiserisiken durch Infektionskrankheiten

Malaria

(s. auch Kap. II.8.2, II.8.3.1 und IV.4.1)

Malaria ist sicherlich die häufigste infektiöse Todesursache von Reisenden. Im Zeitraum von 1989 bis 1995 sind 373 Todesfälle in neun europäischen Ländern bekannt geworden und 25 aus den Vereinigten Staaten. Diese Todesfälle waren nahezu ausschließlich auf Infektionen mit P. falciparum zurückzuführen, die Letalität betrug dabei zwischen 0% und 3,6%.

Jedes Jahr werden rund 10000 Malariaerkrankungen bei Reisenden aus Industrieländern gemeldet. Angesichts der unvollständigen Informationslage ist diese Zahl wohl viel zu tief gegriffen; mehr als 50% der importierten Infektionen werden

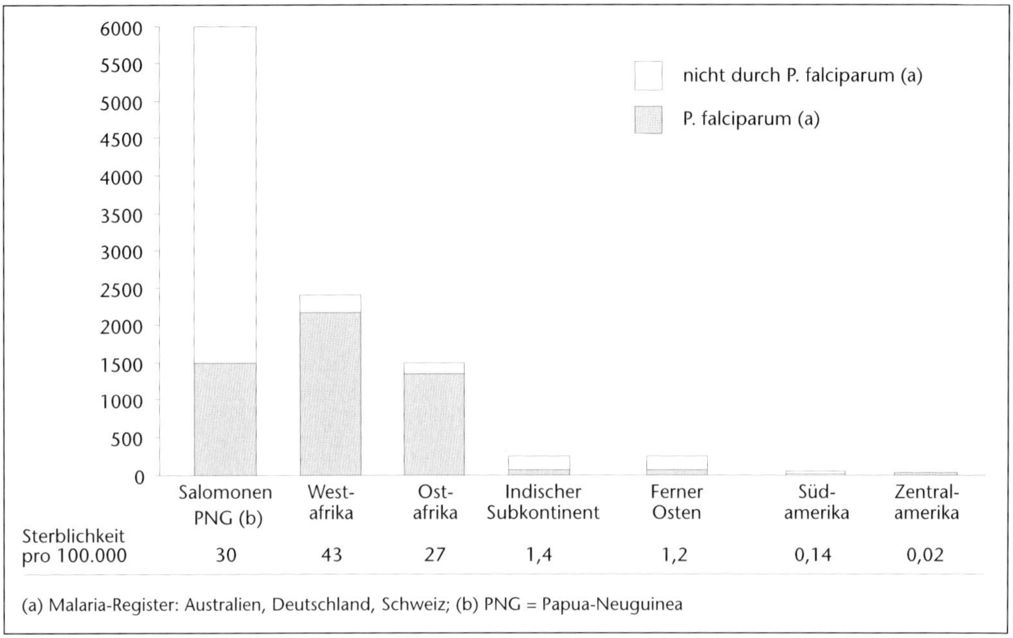

Abbildung 1-5. Erkrankungs- und Sterblichkeitsrisiko an Malaria bei 100 000 nicht-immunen exponierten Reisenden während eines Monats ohne Chemoprophylaxe.

nicht gemeldet, wie u. a. in der Schweiz gezeigt wurde. Auch werden Patienten, die im Ausland behandelt wurden, üblicherweise nicht erfasst. Der Anteil der Infektionen mit P. falciparum variiert abhängig von der Reisedestination (Abb. 1-5). Wie in Abbildung 1-5 gezeigt, ist Malaria eine häufige Diagnose bei Reisenden im tropischen Afrika, wenn keine medikamentöse Prophylaxe durchgeführt wird.

Es gibt verschiedene Möglichkeiten, das Risiko je nach Reisedestination abzuschätzen, jedoch alle mit nur relativer Verlässlichkeit. Die jährliche Ansteckungsrate durch infizierte Mücken zeigt große Differenzen auch innerhalb einzelner Länder. Dies wurde in Kenia gezeigt mit Jahresraten infektiöser Moskitostiche zwischen 0 und 416 (an der Küste bis über 200, entgegen dem Gerücht, dass das Risiko dort niedriger sei). Sogar innerhalb von Städten und Vororten wie in Kinshasa besteht eine Rate von 3 bis 612, letzteres gleichbedeutend mit zwei infektiösen Mückenstichen pro Nacht. Serokonversionsraten sind signifikant höher als die Inzidenzrate von 1,5% per Monat bei Reisenden ohne medikamentöse Prophylaxe. Dies ist ein Hinweis darauf, dass auch asymptomatische Ansteckungen auftreten.

Das Infektionsrisiko ist nicht nur durch die Charakteristik der Destination begründet, sondern auch durch die

- Anzahl (infizierter) Vektoren,
- Bevölkerungsdichte und den Anteil der infizierten Bevölkerung,
- Infrastruktur: Gebäude, Wassermanagement, Mückenkontrolle,
- Wirksamkeit von oder Resistenzen gegen Insektizide,
- Jahreszeiten (Regenzeit/Trockenzeit).

Die Abhängigkeit erstreckt sich auch auf die

- Dauer der Exposition: Das kumulative Risiko einer Malariaansteckung ist proportional zur Dauer des Aufenthaltes im Risikogebiet.
- Compliance: persönliche Schutzmaßnahmen, Chemoprophylaxe.
- Reisecharakteristik: Rucksacktouristen versus Aufenthalte in urbanen Hotels

mit höherem Standard und Klimaanlagen.
- Wirtsfaktoren wie Semiimmunität oder Schwangerschaft.

Hiermit wird deutlich, dass es nur möglich ist, das Übertragungsrisiko für Malaria in einer groben Größenordnung vorauszusagen. Der Reiseberater und auch der Reisende selbst werden oft mindestens einen der Parameter ignorieren. Zudem können ältere Daten in Zukunft aufgrund der globalen Erwärmung obsolet werden: Im ca. 1700 m hoch gelegenen Nairobi, bisher frei von Malaria, wird ein zunehmendes Übertragungsrisiko angenommen. Trotzdem kann man zumindest abschätzen, ob ein Reisender nach einer bestimmten Destination einem hohen oder niedrigen Risiko ausgesetzt ist (Abb. 1-5).

AIDS

Unter den infektiösen Todesursachen nimmt AIDS einen wichtigen Platz ein, obwohl es nicht in den üblichen Statistiken reiseassoziierter Todesursachen erscheint, da es sich um eine späte Konsequenz einer Ansteckung im Ausland handelt. Es wird geschätzt, dass in der Schweiz 10% der HIV-Neuansteckungen im Ausland erworben werden, und in Großbritannien wird das Risiko einer HIV-Ansteckung im Ausland als 300-mal höher eingestuft als während eines Aufenthalts zu Hause. Jeder Reisende ist grundsätzlich einem gewissen Ansteckungsrisiko ausgesetzt; Seeleute und Militärpersonal sind wahrscheinlich gefährdeter als Geschäftsreisende oder gewöhnliche Touristen.

Andere Infektionskrankheiten

Es gibt eine große Anzahl anderer Infektionskrankheiten, welche auch tödlich enden können, vom normalerweise harmlosen Reisedurchfall bis zur nahezu 100% tödlichen Tollwut, aber epidemiologische Daten sind darüber unvollständig oder fehlen. Wie bei Malaria und AIDS kann anderen, potentiell letal verlaufenden Infektionskrankheiten insgesamt gut vorgebeugt werden. Weitere oft tödlich verlaufende Infektionskrankheiten, z.B. durch das Ebolavirus, das West-Nile-Virus etc. tangieren in der Regel Reisende nicht. Ebenso ist kein einziger Reisender im letzten Jahrzehnt Opfer einer bioterroristischen Attacke geworden.

Reisediarrhö

Zu den häufigsten Infektionskrankheiten während einer Reise gehören Reisedurchfälle (s. Kap. III.6). Die klassische Reisediarrhö ist definiert durch drei oder mehr ungeformte Stühle pro 24 Stunden mit mindestens einem Begleitsymptom wie Defäkationsdrang, Bauchkrämpfen, Übelkeit, Erbrechen, Fieber, etc. Auch mildere Formen der Reisediarrhö können zu Einschränkungen der Reisefähigkeit führen.

Es gibt drei Risikostufen für Reisedurchfall: Reisende aus industrialisierten Ländern mit zweiwöchigem Aufenthalt in Kanada oder den Vereinigten Staaten, Nord- und Mitteleuropa, Australien oder Neuseeland haben eine niedrige Inzidenzrate bis 8% pro 2 Wochen Aufenthalt. Mittlere Inzidenzraten (8–20%) können erwartet werden bei Reisenden nach Destinationen wie der Karibik, Südeuropa, Israel, Japan und Südafrika. Die Inzidenzrate von Reisediarrhö bei Reisen in Entwicklungsländer variiert zwischen 20% und über 60% während der ersten zwei Wochen des Aufenthalts (Abb. 1-6). Reisediarrhö ist die häufigste Erkrankung unter Reisenden aus Industrienationen beim Besuch von Entwicklungsländern, während das Erkrankungsrisiko für lokale Bewohner aufgrund einer erworbenen Immunität signifikant kleiner ist. Gruppen mit speziell hohem Erkrankungsrisiko sind Kleinkinder, junge Erwachsene und Personen ohne intakten Säureschutz des Magens. Reisedurchfall zeigt typischerweise lange und schwere Verläufe bei Kleinkindern.

Über die letzten zwei Jahrzehnte ist die Rate von Reisedurchfall bei Besuchen von Entwicklungsländern mehr oder weniger stabil geblieben. Tunesien und die Türkei sind Beispiele der wenigen Reiseländer weltweit, wo Gesundheits- und Tourismusministerium vereinte Anstrengungen unternommen haben, um die Rate der gastrointestinalen Infektionen bei Reisegästen

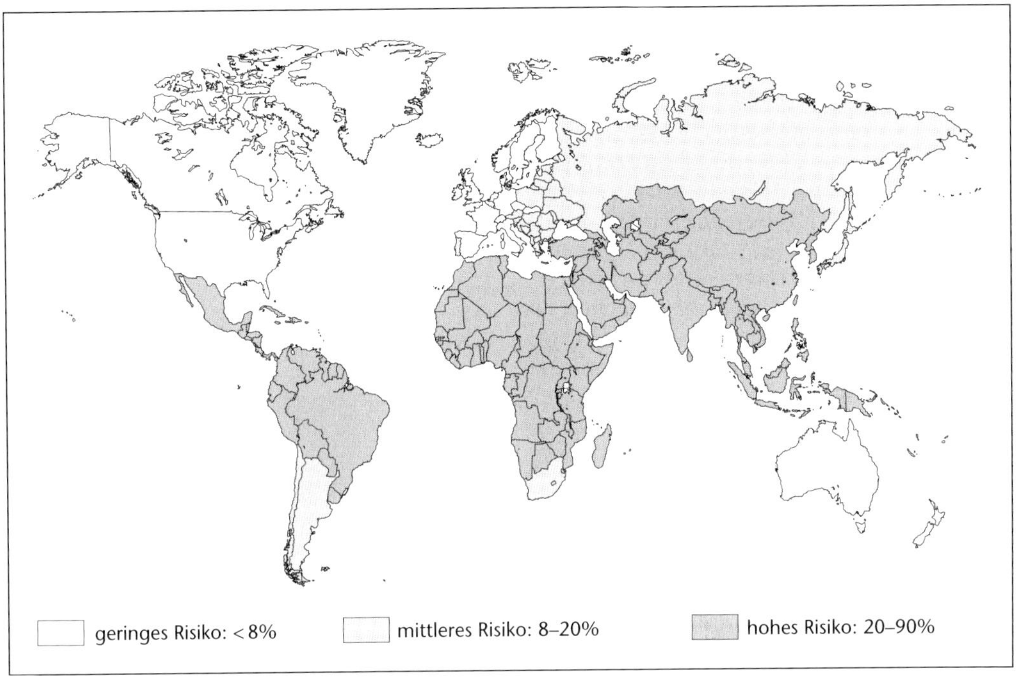

Abbildung 1-6. Risikogebiete für Reisedurchfall.

erfolgreich zu reduzieren. In anderen Ländern ist der fehlende Rückgang gastrointestinaler Infektionen vor allem durch das rapide Wachstum im Tourismussektor zu erklären, ohne dass genügend in Infrastruktur, hauptsächlich in Wasserversorgung und Abwasser- sowie Abfallentsorgung investiert wurde (Abb. 1-7). In Südeuropa wurde die Lage konsolidiert, was sich in niedrigen Inzidenzraten widerspiegelt.

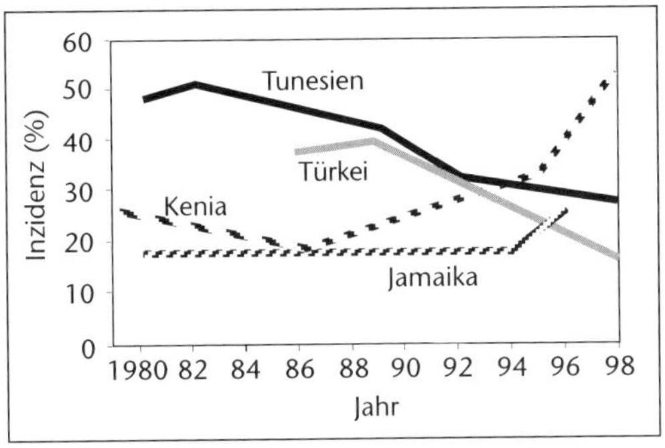

Abbildung 1-7. Entwicklung der Befallsraten bei Reisedurchfall.

Die Symptome von Reisedurchfall bei Touristen starten in der Regel am dritten Tag des Aufenthaltes, mit einem zweiten Höhepunkt nach ungefähr einer Woche, letzteres in ca. 20% der Fälle. Unbehandelt beträgt die durchschnittliche Dauer des Reisedurchfalls ca. vier Tage (Höhepunkt nach zwei Tagen), wohingegen die Symptome in ca. 1% der Fälle bis einen Monat persistieren können. 22% der Erkrankten zeigen Symptome eines Mukosabefalls oder einer entzündlichen Erkrankung mit Fieber und/oder Blut im Stuhl. In diesen Fällen können Leukozyten und okkultes Blut im Stuhl nachgewiesen werden. Reisediarrhö wird in der Regel durch fäkale Kontamination von aufgenommener Nahrung und Flüssigkeit verursacht; auf die ursächlichen Erreger wird an anderer Stelle eingegangen (s. Kap. III.6 und IV.2.2). Durchfälle auf Reisen können auch bei sorgfältigst beachteten Vorbeugemaßnahmen nie ganz verhindert werden.

Minderung von Reiserisiken durch Impfungen (s. Kap. II.8.1)

Durch ein individuelles Impfprogramm, das z. B. vor einer Reise nach Afrika durchschnittlich etwa 200–300 € kostet, sind bis zur Verfügbarkeit weiterer Impfstoffe derzeit nur etwa 5% der drohenden Infektionen zu verhindern. Dennoch sind solche Immunisierungsmaßnahmen dringend anzuraten (s. Kap. II.8.1); der dadurch erreichte Impfschutz hält je nach Impfung zwischen drei Jahren und lebenslang an und ist somit auch bei zukünftigen Reisen wirksam. Unbedingt anzuraten ist auch eine Malariaprophylaxe bei Reisen in malariagefährdete Gebiete. Es ist allerdings bei der Beratung auch zu bedenken, dass der Versuch der Senkung von Gesundheitsrisiken durch eine medikamentöse und Impfprophylaxe selbst Risiken in sich birgt, die leicht und vorübergehend, in sehr seltenen Fällen wie z. B. bei Gelbfieber- und Tetanusimpfung oder manchen Formen der Malaria-Chemoprophylaxe aber auch schwerer Natur sein können. Deshalb ist eine gemeinsam von Arzt und Reisendem vorzunehmende **Nutzen-Risiko-Abschätzung** prophylaktischer Maßnahmen unerlässlich.

Bei den meisten durch Impfungen vermeidbaren Infektionskrankheiten existieren keine neueren Daten betreffend Morbidität und Mortalität; es gibt jedoch Hinweise darauf, dass die aus den 70er und 80er Jahren stammenden Inzidenzraten teilweise im Abnehmen begriffen sind. Es ist ungewiss, in welchem Rahmen dies auf verbesserte hygienische Bedingungen zurückzuführen ist – etwas im Widerspruch mit den mit Reisediarrhö zusammenhängenden Beobachtungen – oder auf Immunisierungen. Es ist unwahrscheinlich, dass das tatsächliche Risiko der Reisenden erforscht werden kann, schon aufgrund der ethischen Unmöglichkeit, eine Kohorte zu Studienzwecken ohne jeglichen Impfschutz einem Ansteckungsrisiko auszusetzen.

Nachstehend werden die epidemiologischen Daten der verschiedenen impfpräventablen Infektionskrankheiten, gemäß Kapitel II.8.1, erforderlichen, routinemäßigen und empfohlenen Impfungen zugeordnet.

Erforderliche Impfungen

Gelbfieber existiert nur im tropischen Afrika und im nördlichen Südamerika (Abb. 1-8), gewöhnlich werden pro Jahr ein paar hundert Fälle gemeldet. Es wird jedoch geschätzt, dass pro Jahr weltweit mehr als 200000 Fälle auftreten. Gelbfieberfälle sind in Asien nie gemeldet worden, obwohl die Vektoren Aedes und Haemagogus dort beobachtet werden. Gelbfieber tritt äußerst selten bei Reisenden auf, jedoch sind in den letzten zehn Jahren einige Fälle bei ungeimpften Reisenden beschrieben worden, obwohl diese Reisenden hätten gegen Gelbfieber geimpft sein sollen. Alle jüngst gemeldeten vier Gelbfiebererkrankungen bei Reisenden endeten tödlich.

Cholera und **Pest** sind die anderen zwei Krankheiten, die der aktuellen internationalen Gesundheitsgesetzgebung unterstellt sind; aber eine Immunisierung ist kaum mehr irgendwo erforderlich (s. u.).

Erkrankungen durch **Meningokokken** werden oft während und nach der Haji- oder Umrah-Pilgerzeit nach Mekka beobachtet (200 auf 100000), aber sie sind enorm selten bei Reisenden, auch wenn sich diese in Hochendemiegebieten aufhalten. Die Letalität unter Reisenden liegt bei knapp über 20%. Nur selten werden Meningokokken auf Langzeitflügen von mehr als 8 Stunden übertragen.

Routineimpfungen

Gemäß unserem Kenntnisstand sind in den letzten Jahren keine **Tetanusfälle** bei Reisenden beobachtet worden. Wie im Rahmen der großen Epidemie in den Staaten der früheren Sowjetunion von 1990 bis 1997 ersichtlich wurde, kann die **Diphtherie** unter speziellen Umständen wieder aufflammen. Aus dieser Epidemie resultierten rund ein Dutzend importierter Fälle in Westeuropa und Nordamerika; mehrere Reisende sind jedoch noch während des Aufenthaltes in Russland verstorben. Weit weniger gravierend verlaufende Fälle von kutaner Diphtherie werden gelegentlich aus Entwicklungsländern importiert.

Poliomyelitis wird selten durch asymptomatische Träger importiert, wie kürzlich in Bulgarien und China gezeigt werden konnte, auch wenn die Krankheit in den meisten Gegenden der Welt in den letzten Jahren eradiziert wurde (Abb. 1-9). Als Krankheit bei Reisenden ist die Poliomyelitis seit 1990 nicht mehr aufgetreten.

Über das Auftreten von **Pertussis**, Erkrankungen mit **Haemophilus influenzae B**, **Masern**, **Mumps** oder **Röteln** bei Reisenden existieren kaum aussagekräftige Daten. Aufgrund ungenügender Durchimpfung sind europäische, afrikanische und asiatische Reisende verantwortlich für Ausbrüche der entsprechenden Krankheiten auf dem amerikanischen Kontinent, wo die Impfdisziplin bedeutend besser ist.

Gemäß längerer Erfahrung ist die **Hepatitis B**, gegen die in vielen Industrieländern routinemäßig geimpft wird, hauptsächlich ein Problem bei ins Ausland ausgewanderten Bürgern, die eng mit der lokalen Bevölkerung zusammenleben, und für Reisende, die essentielle hygienische Grundregeln missachten. Die monatliche Inzidenz beträgt 25:100000 für symptomatische Infektionen und 80 bis zu 420:100000 für alle Infektionen.

Während geringste Virusmengen für eine Übertragung genügen und der genaue Übertragungsmodus oft unbekannt bleibt, kann doch oft von bekannten Risikofaktoren wie flüchtigen sexuellen Kontakten, nosokomialen Übertragungen etc. ausgegangen werden. Studien über das persönliche Verhalten haben ergeben, dass 10 bis 15% der Reisenden sich bewusst oder unbewusst dem Kontakt mit Blut oder anderen Körperflüssigkeiten in Hochrisikoländern aussetzen. Neben den oben erwähnten Risikofaktoren unterzogen sich diese Personen auch der Dentalhygiene, Akupunktur, Schönheitsoperationen, Tattoos, Piercing etc.

Empfohlene Impfungen

Die häufigste durch Impfungen vermeidbare Infektionskrankheit bei nicht-immunen Reisenden ist die **Hepatitis A** mit einer

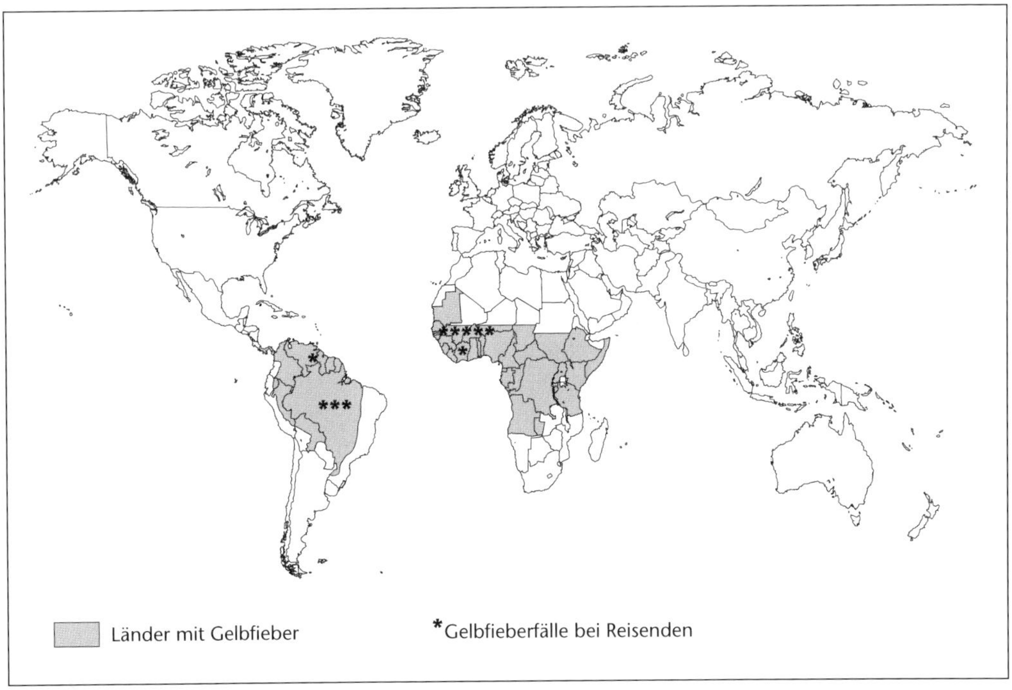

Abbildung 1-8. Gelbfieberrisiko weltweit.

durchschnittlichen Inzidenzrate von 300 pro 100000 (0,3%) pro Monat. Bei Hochrisikoreisenden und Mitarbeitern von Hilfswerken ist die Rate 2000 pro 100000 (2%). In verschiedenen Studien konnte gezeigt werden, dass auch Reisende in Luxusressorts dem Risiko einer Ansteckung ausgesetzt sind.

Abdominaltyphus wird bei Reisenden auf dem Indischen Subkontinent, nach Nord- und Westafrika (außer Tunesien) und nach Peru mit einer Inzidenzrate von 30 pro 100000 pro Monat diagnostiziert; anderswo ist die Rate um den Faktor 10 niedriger. Eine gewisse Anzahl der Ansteckungen erfolgt beim Besuch von Migranten bei ihren Freunden oder Verwandten, aber auch Reisende mit Herkunft in Industrieländern sind betroffen. Die Letalität bei Reisenden beträgt zwischen 0 und 1%.

Das Risiko einer Ansteckung mit **Tollwut** ist speziell hoch in Asien, wo 90% aller Todesfälle beim Menschen auftreten. Als tollwutfrei gelten Australien, Neuseeland, die pazifischen Inseln, Skandinavien, Großbritannien, Irland, Island und die Schweiz. Viele der 0,2 bis 0,4% der Reisenden, die in einem Entwicklungsland von einem Tier gebissen werden, sind einem Tollwutrisiko ausgesetzt. Besonders gefährdet sind diejenigen, die unter einfachen Bedingungen leben, wie Missionare, sowie Fahrradreisende und Personen, die einer Arbeit mit Tieren nachgehen oder Höhlenforscher.

Gemäß den nach Reisen durchgeführten Tuberkulintests liegt die Inzidenzrate einer Ansteckung mit M. tuberculosis bei Reisenden bei ungefähr 3000 pro 100000 Personen pro Monat. 60 von 100000 Reisenden erkranken an einer aktiven **Tuberkulose**. Die Prävalenz einer Übertragung während eines Langstreckenfluges wird auf 5 bis 100 pro 100000 Passagiere geschätzt, in Abhängigkeit von der Reisedestination. Dennoch wurden Ansteckungen auch auf Langzeitflügen und Busreisen nur selten beschrieben. Ein Risiko besteht bei wiederholt engem Kontakt zur Bevölkerung, wie es manchmal bei Langzeitreisenden mit niedrigem Budget oder bei Auswanderern der Fall ist.

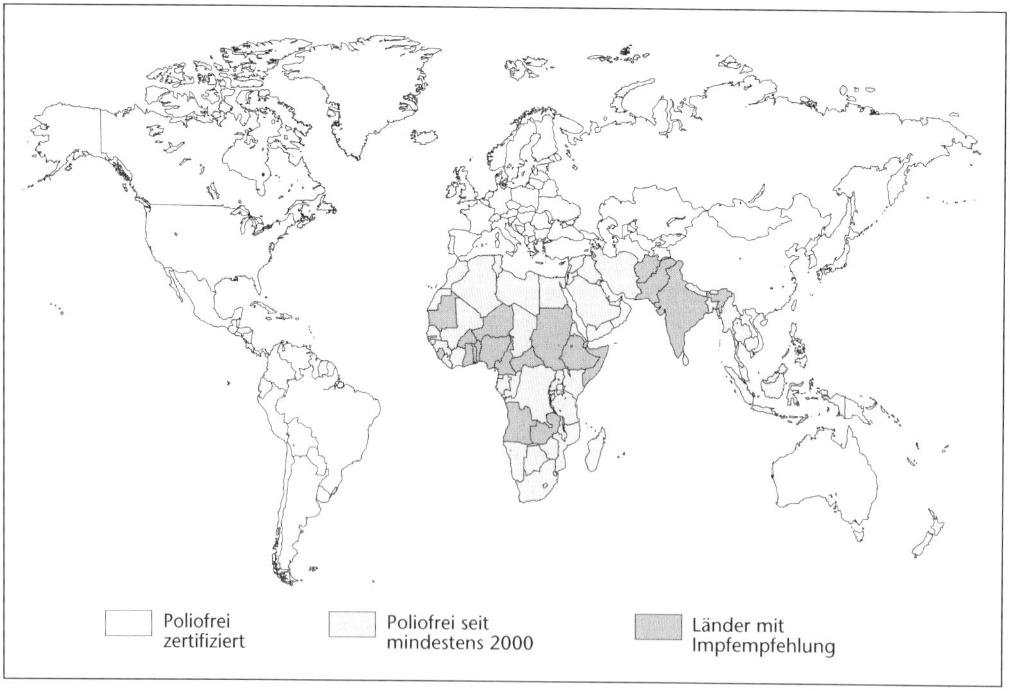

Abbildung 1-9. Poliomyelitisrisiko weltweit.

Das Risiko, an **Cholera** zu erkranken, liegt ungefähr bei 0,2:100000, obwohl asymptomatische oder oligosymptomatische Infektionen durchaus häufiger auftreten können, wie bei japanischen Reisenden gezeigt werden konnte. Die Letalität liegt bei Reisenden bei weniger als 2% der Erkrankten.

Bei einigen durch Impfungen vermeidbaren Infektionskrankheiten liegt das Ansteckungsrisiko bei weniger als 1 pro 1 Million Reisenden. Obwohl rund ein Dutzend Fälle von **Japanischer Enzephalitis** bei nicht-militärisch Reisenden in den letzten 25 Jahren diagnostiziert werden konnten, liegt das Risiko für Reisende, angesichts der enormen Anzahl von Besuchern dieser Gebiete, bei unter 1:1000000. Als Ausnahmefall gilt die kürzlich berichtete Ansteckung eines Kurzzeitreisenden auf Bali. Nur bei zwei internationalen Touristen wurde **Pest** seit 1966 diagnostiziert. Ebenso wenig liegen Daten zur Übertragung von **Enzephalitis** durch Zecken vor, obwohl von einem sporadischen Auftreten bei Wanderern und Campern auszugehen ist.

Über das Auftreten von **Influenza** bei Reisenden gibt es keine genauen Daten, obwohl verschiedene Epidemien auf Kreuzfahrtschiffen oder nach längeren Flügen gemeldet worden sind.

Andere Infektionskrankheiten

Aus verständlichen Gründen kann im folgenden Abschnitt nur auf einzelne weitere Infektionskrankheiten selektiv eingegangen werden; insbesondere müssen Krankheiten mit Fällen von höchstens anekdotischem Wert beiseite gelassen werden.

Erkältungskrankheiten

Diese stellen mit einer Erkrankungsrate von 13% eines der häufigsten gesundheitlichen Probleme bei Kurzzeitreisenden dar, von denen 40% für eine durchschnittliche Zeitdauer von 2,6 Tagen arbeits- bzw. reiseunfähig waren.

Sexuell übertragbare Krankheiten (STD)
(s. Kap. IV.4.7 und 4.8)

4 bis 19% der Reisenden im Ausland haben flüchtige sexuelle Kontakte, davon die Hälfte ohne Schutz mit Kondomen. Daraus resultieren zwangsläufig Ansteckungen mit HIV und anderen sexuell übertragbaren Krankheiten. Die WHO schätzt, dass 75% der HIV-Ansteckungen auf sexuellem Wege erfolgen und dass die Übertragungsrate 0,1 bis 1% pro Sexualkontakt beträgt. Die Übertragungswahrscheinlichkeit wird erhöht durch gleichzeitig vorliegende andere sexuell übertragbare Krankheiten und genitale Läsionen, wie es bei Prostituierten und anderen mit STDs infizierten Personen in Entwicklungsländern häufiger der Fall ist. Typischerweise sind auch 14 bis 25% der Fälle von Gonorrhö und Syphilis in Europa aus dem Ausland importiert.

Dengue-Fieber (s. Kap. IV.4.11)

Die Serokonversionsrate von Dengue-Fieber in Südostasien beträgt 200 pro 100000 Reisenden pro Jahr, jedoch sind Reisende in anderen Weltregionen ebenfalls einem, wenn auch geringerem Risiko ausgesetzt.

Legionellose (s. Kap. IV.4.9.2)

Mit einfacheren verfügbaren diagnostischen Methoden wird eine zunehmende Anzahl von Legionellen-Infektionen an Eurosurveillance gemeldet, mit 289 Fällen im Jahre 1999. Die höchste Rate bei britischen Reisenden zeigte sich nach einem Aufenthalt in der Türkei mit 1 pro 100000 Reisenden, ein Zehnfaches der Rate von Reisenden in die Vereinigten Staaten.

Leishmaniose (s. Kap. IV.4.13)

Diese Erkrankung wurde schon oft bei Reisenden beschrieben, aber entsprechend unseren Kenntnissen sind bisher keine systematisch erhobenen Daten publiziert worden.

Schistosomiasis (s. Kap. IV.4.12.1)

Über die Inzidenzrate bei Reisenden existieren bis heute keine genauen Daten.

Schlafkrankheit (Trypanosomiasis)
(s. Kap. IV.4.14.12)

Die afrikanische Form wurde im zwanzigsten Jahrhundert in den Vereinigten Staaten nur gerade bei 29 Fällen diagnostiziert.

Leichtere Gesundheitsprobleme nicht-infektiöser Genese

Es gibt eine breite Palette leichterer gesundheitlicher Probleme wie Unfälle (s. Kap. III.13) und Erkrankungen, die das Reiseerlebnis aber erheblich einschränken können.

Reisebedingte Gesundheitsprobleme

Allein eine Reise per se kann Stress bewirken, ganz offensichtlich bei Flugangst – am häufigsten beim Start und beim Landen –, aber auch Flugverspätungen können Unruhe verursachen. Seekrankheit befällt rund 80% der Reisenden auf kleinen Schiffen bei rauer See, aber auch einige wenige bei vergleichsweise ruhigen Flügen in einem Jumbo-Jet. Medizinische Notfälle auf Flugreisen treten bei einem pro 11 000 Flugreisenden auf, am häufigsten aufgrund von gastrointestinalen, kardialen, neurologischen, vasovagalen und respiratorischen Ursachen.

Abgesehen von den oben beschriebenen Unfällen können auch leichtere Verletzungen wie Prellungen oder andere Vorkommnisse beim Schwimmen und Verletzungen bei sportlichen Aktivitäten aufgrund von Superinfektionen zu längeren und schwierigeren Heilungsverläufen führen. Fußgelenksdistorsionen und andere Sportverletzungen sind häufig. Insbesondere ältere Reisende haben auch ein erhöhtes Risiko eines Sturzes, z. B. in schlecht beleuchteten Hotels.

Personenbedingte Gesundheitsprobleme

Personen mit vorbestehenden gesundheitlichen Belastungen können eine Verschlimmerung der Situation erleiden. Dies ist insbesondere bei Obstipation, Durchfall und anderen gastrointestinalen Problemen der Fall, wohingegen andere Beschwerden **auch eine Verbesserung** in einem sonnigen und warmen Klima erfahren können wie beispielsweise dermatologische oder degenerative Erkrankungen des muskuloskelettalen Systems. Aber auch neue Erkrankungen, die ebenso gut daheim auftreten können, vermögen auf Reisen erstmals aufzutreten.

Eine Risikominderung bei Reisen kann durch ausreichende physische Fitness erreicht werden, speziell bei Reisen mit besonderen körperlichen Belastungen (s. Kap. II.3.2), durch sorgfältige Auswahl und Prüfung von Kleidung und Ausrüstung, durch eine ausreichende Akklimatisationsphase zur Verhinderung von Schäden durch Klima und Höhe sowie durch verantwortliches Handeln, z. B. zur Vermeidung von sexuell übertragbaren Krankheiten einschließlich HIV-Infektionen (s. Kap. II.5.3, IV.4.7 und 4.8).

Bei der ärztlichen Beratung zur Risikoverminderung sollte durchaus auch von der Option Gebrauch gemacht werden, von einer anstrengenden Reise ganz abzuraten, insbesondere bei Schwangeren, Familien mit kleinen Kindern und bei Personen mit schwerwiegenden gesundheitlichen Risikofaktoren.

Kosten-Nutzen-Abwägung

Auch eine volkswirtschaftliche **Kosten-Nutzen-Abwägung** kann vorgenommen werden. In allen Untersuchungen ist unbestritten, dass eine medikamentöse Malariaprophylaxe, wenn sie von allen Tropenreisenden korrekt durchgeführt würde, weit billiger ist als die Behandlungs- und Arbeitsausfallkosten für die andernfalls auftretenden Malariaerkrankungen. Für viele andere Prophylaxemaßnahmen gilt dies nicht, so z. B. für Hepatitis A und Typhus. Für die Hepatitis A wurde errechnet, dass ein verhinderter Krankheitsfall etwa 300 000,– € an Impfkosten erfordert; für einen einzigen durch Schutzimpfung verhinderten Tollwut-Todesfall sind gar 30 Millionen € an Impfkosten erforderlich. Dort wo – wie in Deutschland – Impfungen nicht als Krankenkassenleistung von der Versichertengemeinschaft, sondern von dem einzelnen Reisenden bezahlt werden, sind aus solchen Berechnungen andere Konsequenzen zu ziehen, als z. B. in Ländern wie England, wo der Nationale Gesundheitsdienst alle Impfkosten trägt und eine derartig hohe finanzielle

Belastung der Allgemeinheit durch Individualtourismus nicht vertretbar erscheint.

Fazit

Gesundheitliche Risiken auf Reisen sind abhängig von Reisedauer, Jahreszeit und Reiseroute sowie von Reisezweck, Lebensstil und Vorerkrankungen.

Kardiovaskuläre Risiken und Unfälle sind die Hauptursachen von Todesfällen auf Reisen. Bei Todesfällen durch Infektionskrankheiten steht die Malaria an erster Stelle. Die häufigste Gesundheitsstörung insgesamt auf Reisen ist die Reisediarrhö.

Alle gesundheitlichen Reiserisiken können durch umsichtiges Verhalten während der Hin- und Rückreise sowie im Reiseland und durch angemessene medikamentöse und Impfprophylaxe deutlich verringert werden. Bei der Finanzierbarkeit solcher Vorbeugemaßnahmen müssen individuelle und volkswirtschaftliche Überlegungen angestellt werden.

Weiterführende Literatur

Ansell J.E.: Air Travel and Venous Thromboembolism – Is the Evidence In? N Engl J Med 345 (2001) 828–829.

Behrens, R.H., J.A. Roberts: Is travel prophylaxis worth while? Economic appraisal of prophylactic measures against malaria, hepatitis A and typhoid in travellers. Br Med J 309 (1994) 918–922.

Bruni, M., R. Steffen: Impact of Travel-Related Health Impairments. J Travel Med 4 (1997) 61–64.

Fenton, K.A., M. Chinouya, O. Davidson, A. Copas: HIV transmission risk among sub-Saharan Africans in London travelling to their countries of origin. AIDS 15 (2001) 1442–1445.

Hargarten, S.W., T.D. Baker, G. Guptill: Overseas fatalities of US-citizen travellers: an analysis of deaths related to international travel. Ann Emerg Med 20 (1991) 622–626.

Hill, D.R.: Health Problems in a Large Cohort of Americans Traveling to Developing Countries. J Travel Med 7 (2000) 259–266.

Kretschmer, H.: Risiken. In: Knobloch, J. (Hrsg.): Tropen- und Reisemedizin, S. 628 ff. Fischer, Jena 1996.

Rieder, H.L.: Risk of Travel-Associated Tuberculosis. Clin Infect Dis 33 (2001) 1393–1396.

Robert-Koch-Institut: Epidemiologisches Bulletin. RKI Berlin – erscheint wöchentlich.

Steffen, R.: Despite Good Tools We Do Not Effectively Reduce Traveler's Hepatitis A.J Travel Med 9 (2002) 1–2.

Steffen, R., F. Collard, N. Tornieporth et al.: Epidemiology, Etiology and Impact of Traveler's Diarrhea in Jamaica. JAMA 281 (1999) 811–817.

von Sonnenburg, F., N. Tornieporth, P. Waiyake, B. Lowe, L.F. Peruskiet Jr., H.L. DuPont, J.J. Mathewson, R. Steffen: Risk and aetiology of diarrhoea at various tourist destinations. Lancet 356 (2000) 133–134.

World Health Organization: International Travel and Health. WHO, Genf 2005.

Wer nicht reist,
kennt den Wert der Menschen nicht.

Maurisches Sprichwort

2 Reisen und Klima

HELMUT SCHERBAUM

Als Klima wird der mittlere Zustand der Atmosphäre über einem Ort sowie der charakteristische durchschnittliche Ablauf des Wetters in diesem Gebiet definiert.

Die Tür des Flugzeuges öffnet sich, und der Urlauber – gestern noch mit klammen Händen Schnee schippend – wird von der Sonne geblendet und von feucht-heißer Luft umfächelt. Ob beim Verlangen, „dem Sommer entgegenzureisen“, oder dem Wunsch nach wirklicher Sommer-„Frische“ im hohen Norden – für die Wahl des Reiseziels ist das „richtige“ Klima meist sehr entscheidend.

In der reisemedizinischen Beratung sollte gesundheitsfördernden und belastenden Klimafaktoren im Reiseland sowie Möglichkeiten einer Akklimatisation genügend Beachtung geschenkt werden. Hierzu werden in diesem Kapitel für die Reiseplanung relevante Zusammenhänge von Klima und Gesundheit aufgezeigt, während auf die Themen Sonne und Hitze sowie Kälteschäden an anderer Stelle (Kap. III.1 bzw. III.2) eingegangen wird.

Klimatische und subjektive Messgrößen

Das Klima einer Region hängt in entscheidender Weise von geographischen (Breitengrad, Höhenlage, Meeresnähe), topographischen und Umweltparametern ab; diese stehen wiederum mit den wesentlichen biometeorologischen Parametern wie Temperatur, Luftfeuchtigkeit und Sonneneinstrahlung sowie den sich einstellenden Wettersystemen in Zusammenhang. Das Zusammenwirken dieser Klimafaktoren kenn-

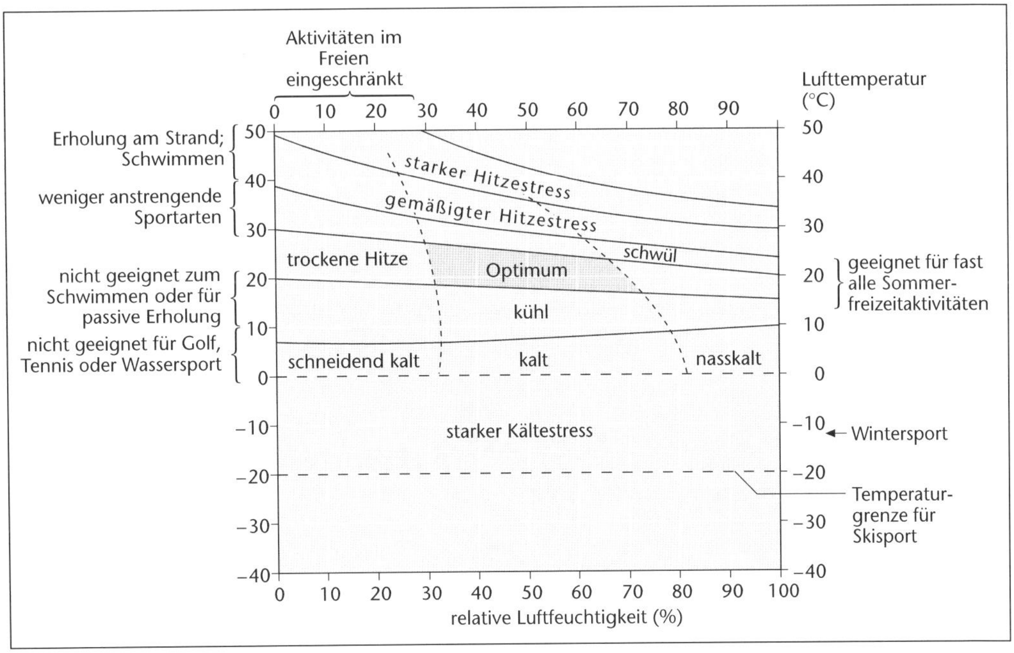

Abbildung 2-1. Reisefreizeitaktivitäten (in Abhängigkeit von Lufttemperatur und relativer Luftfeuchtigkeit) (nach Burton, 1995).

Tabelle 2-1. Wind-Chill-Äquivalenttemperatur (W-CÄT) in Abhängigkeit von Lufttemperatur und Windgeschwindigkeit (nach Steadman, 1994).

Windgeschwindigkeit			**Lufttemperatur (°C)**									
kn	m.p.h	m/s	20	18	16	14	12	10	8	6	4	2
4	5	2	19,5	17,5	15,5	13,5	11,5	9,5	7,5	5,0	3,0	1,0
8	9	4	18,0	16,0	14,0	12,0	9,5	7,5	5,0	3,0	1,0	–1,5
12	13	6	17,0	14,5	12,5	10,5	8,0	5,5	3,5	1,0	–1,0	–3,5
16	18	8	16,0	13,5	11,0	9,0	6,5	3,0	2,0	–0,5	–3,0	–5,5
19	22	10	15,0	12,5	10,5	8,0	5,5	3,0	0,5	–2,0	–5,0	–7,0
23	27	12	14,5	12,0	9,5	7,0	4,5	2,0	–1,0	–3,5	–6,0	–8,5
29	33	15	13,5	11,0	8,5	6,0	3,5	0,5	–2,0	–5,0	–7,5	–10,0
39	45	20	12,5	10,0	7,0	4,5	1,5	–1,5	–4,0	–7,0	–10,0	–12,5

Windgeschwindigkeit			**Lufttemperatur (°C)**								
kn	m.p.h	m/s	0	–5	–10	–15	–20	–25	–30	–35	–40
4	5	2	–1,0	–6,0	–11,0	–16,0	–21,5	–26,5	–31,5	–36,5	–41,5
8	9	4	–3,5	–9,0	–14,5	–20,0	–25,0	–30,5	–36,0	–41,5	–46,5
12	13	6	–6,0	–11,5	–17,5	–23,0	–28,5	–34,0	–40,0	–45,5	–51,5
16	18	8	–8,0	–14,0	–20,0	–25,5	–31,5	–37,5	–43,0	–49,0	–54,5
19	22	10	–9,5	–16,0	–22,0	–28,0	–34,5	–40,0	–46,0	–52,0	–58,0
23	27	12	–11,0	–17,5	–24,0	–30,5	–36,5	–42,5	–49,0	–55,0	–61,0
29	33	15	–13,0	–19,5	–26,5	–33,0	–39,5	–45,5	–52,0	–58,5	–64,5
39	45	20	–15,5	–22,5	–29,5	–36,5	–43,0	–50,0	–56,5	–62,5	–69,5

Zuschlag zu den W-CÄT bei vollem Sonnenschein*

Lufttemperatur (°C)	**Windgeschwindigkeit (m/s)**								
	0	2	4	6	8	10	12	15	20
–40	7,2	6,8	5,7	4,7	4,0	3,2	3,0	2,9	2,4
–20	7,4	7,0	5,9	5,0	4,3	3,6	3,4	3,1	2,7
0	7,4	7,0	6,0	5,2	4,5	3,8	3,6	3,4	3,0
20	8,5	8,3	7,4	6,5	5,5	4,6	4,3	3,8	3,3
30	8,3	8,1	7,2	6,6	6,2	5,9	5,6	5,3	4,9

*Dieser Faktor muss bei vollem Sonnenschein zu dem W-CÄT-Wert addiert werden.

zeichnet die thermischen Umweltbedingungen, denen der Mensch ausgesetzt ist. Zur Erfassung klimatischer Einflüsse wurden meteorologische Parameter zu Komplexgrößen zusammengefasst und diesen das subjektive Empfinden der Klimaverträglichkeit zugeordnet. Auf diese Weise entstanden die Wind-Chill-Äquivalenttemperatur sowie Indizes, die zur Beurteilung von Reisefreizeitaktivitäten unter bestimmten klimatischen Bedingungen hilfreich sein können (Abb. 2-1 und Tab. 2-1).

Die Thermoregulationsfähigkeit des Menschen

Der Organismus vermag mit verschiedenen Regulationsmechanismen ein Gleichgewicht zwischen Wärmeproduktion und -abgabe aufrechtzuerhalten und hierdurch den körperlichen Beanspruchungen unter bestimmten klimatischen Umweltbedingungen gerecht zu werden. Wesentlich beitragen können hierzu auch **willkürliche**, häufig über „Diskomfortempfindungen" ausgelöste Verhaltensmuster, wie z. B. das Aufsuchen von Schattenplätzen, das Einhalten von Ruhephasen während der Mittagshitze und eine regelmäßige Flüssigkeitszufuhr. Um eine konstante Körperkerntemperatur von etwa 37 °C aufrechtzuerhalten, werden auch autonome vasomotorische Regulationsvorgänge wirksam. Hierdurch wird über die Blutzirkulation der Wärmetransport vom Körperkern zur Oberfläche einer steigenden Außentemperatur oder einer vermehrten Wärmeproduktion durch Muskelarbeit angepasst. Mit zunehmender Gefäßdilatation kommt es zu einer vermehrten Hautdurchblutung und Steigerung der Wärmeabgabe mittels Konvektion und Abstrahlung.

Bei hochgradiger Überwärmung des Körpers ist die Schweißsekretion und -verdunstung an der Hautoberfläche einer der wirksamsten Mechanismen, um Wärme abzugeben. Die entstehende Verdunstungskälte bewirkt eine erhebliche Abkühlung der Körperoberfläche, wodurch der Wärmefluss in die Peripherie erleichtert wird. Wird der Wärmeaustausch z. B. durch eine dicht anliegende, luft-undurchlässige Kleidung oder durch einen hohen Wasserdampfgehalt der Umgebungsluft behindert, wird die Schweißverdunstung erheblich erschwert. Dies ist der Grund, weshalb bei hoher Wasserdampfsättigung bereits niedrigere Lufttemperaturen als unangenehm empfunden werden und das Gefühl der Schwüle vermittelt wird. Jenseits bestimmter „Schwülegrenzen" kann eine Abkühlung des Körpers durch Verdunstungseffekte nur durch eine vorhandene Luftbewegung (frischer Seewind, Ventilator, Fächeln) erfolgen (Tab. 2-2). Schweiß, der ohne zu verdunsten von der Haut abtropft, führt dagegen zu keiner Wärmeabgabe.

Die Fähigkeit, Wärme- und Kältestress durch regulative Prozesse zu mindern, kann in bestimmten Lebensphasen unterschiedlich ausgeprägt sein. Bei Frauen besteht in der Schwangerschaft (zum Schutz des Embryos vor Wärmestress) eine Einstellung der Kerntemperatur auf einen um 1°C niedrigeren Sollwert. Dagegen unterliegt die Thermoregulation während der Menopause größeren Schwankungen, so dass körperliche Anstrengungen unter Hitzebedingungen sich besonders belastend auswirken können. Im 7. Lebensjahrzehnt nimmt bei den meisten Menschen die Fähigkeit ab, Hitzeeinwirkungen durch entsprechende Schweißsekretion und einem Kältestress durch metabolische Wärmeproduktion, Kältezittern und Vasokonstriktion entgegenzuwirken.

Tabelle 2-2. Schwülegrenzen in Abhängigkeit von Lufttemperatur und relativer Luftfeuchtigkeit. Jenseits dieser Schwülegrenzen kann eine Abkühlung des Körpers durch Verdunstungseffekte nur durch Luftbewegung erfolgen (nach Amelung W.: Balneologie und Medizinische Klimatologie, Bd. 3. Springer, Berlin–Heidelberg 1986).

Temperatur (°C)	30	28	26	24	22
relative Luftfeuchtigkeit (%)	45	50	65	70	75

Der Wärmeaustausch des Organismus an die Umgebung wird über Strahlungsflüsse, über konvektiven Transport von Verdunstungswärme und in geringem Umfang über Konduktion ermöglicht. Das Ausmaß thermischer Belastungen ist von Klimafaktoren wie Sonnenstrahlung, Lufttemperatur und -feuchtigkeit sowie der Bewegung der Außenluft abhängig. Neben individuellen Faktoren bestimmen auch die Intensität körperlicher Belastungen, die Art der Bekleidung sowie einige Verhaltensmuster die Anforderungen an das Thermoregulationssystem.

Eine Akklimatisation wird durch körperliches Training vor der Reise erleichtert

Die Möglichkeiten einer physiologischen Kälteakklimatisation sind begrenzt und beruhen im Wesentlichen auf einem gesteigerten Energieumsatz (metabolische Adaptation).

Dagegen können unter anhaltender Wärmeeinwirkung Veränderungen im Thermoregulationssystem im Sinne eines ökonomischeren Einsatzes der autonomen Mechanismen beobachtet werden. Hierbei steigt innerhalb eines Expositionszeitraumes von wenigen Tagen bis zwei Wochen die Schweißproduktion bis auf das Doppelte an; mit fortschreitender Akklimatisation kommt es anstelle profuser Schweißausbrüche zu einer gleichmäßigeren Sekretion mit abnehmender Elektrolytkonzentration im Schweiß und einem geringeren Anstieg der Herzfrequenz unter thermischen Belastungen.

Neben einer zunehmenden Zahl aktiver Schweißdrüsen wird eine steigende sekretorische Kapazität und eine vermehrte Rückresorption von NaCl in den Drüsen angenommen. Gleichzeitig werden vasomotorische Regulationsmechanismen bereits bei einer niedrigeren Körperkerntemperatur ausgelöst.

Die gleichen Umstellungen können innerhalb eines ähnlichen Zeitraumes auch durch „künstlichen Hitzestress" als sogenannte Akklimatisation durch tägliche körperliche Belastungen, z. B. am Heimtrainer, erreicht werden.

Durch die Veränderungen der Thermoregulationsmechanismen bei Hitzeakklimatisation kommt es auch bei vermehrten körperlichen Anstrengungen zu einem vergleichsweise geringeren Anstieg der Körpertemperatur. Ebenso nehmen die Kochsalzverluste unter Hitzebelastung ab, und aufgrund kardiovaskulärer Anpassungsvorgänge kommt es seltener zum Hitzekollaps (s. u.). In der Fähigkeit, sich zu akklimatisieren, gibt es geschlechtsspezifische Unterschiede: Frauen können sich meist besser an feucht-warme, Männer an trocken-heiße Bedingungen anpassen. Grundsätzlich sollten Reisende nach Ankunft in einer heißen Klimazone folgende Punkte beachten:

- Abhängig vom Alter, dem individuellen Gesundheitszustand und der Fitness werden ca. 1 bis 2 Wochen für eine ausreichende Akklimatisation an Hitzebedingungen benötigt, wobei hohe Luftfeuchtigkeit die Anpassung erschweren kann.
- Wird unter den örtlichen klimatischen Bedingungen eine Exposition z. B. durch Benützung von Klimaanlagen unterbrochen, wird die Akklimatisation verzögert.
- Eine vermehrte Schwäche, Abgeschlagenheit und das Auftreten von Kopfschmerzen sollten als Warnzeichen einer Überlastung unter Hitzestress verstanden und vermehrt Ruhephasen mit reichlich Flüssigkeitszufuhr eingehalten werden.
- Eine Steigerung körperlicher Aktivitäten ist im weiteren Verlauf der Akklimatisation mit dem subjektiven Befinden abzustimmen.

Nach Verlassen warmer Klimazonen wird erneut ein Zeitraum von 1 bis 2 Wochen für die Deakklimatisation benötigt.

Kenntnisse zu den klimatischen Bedingungen im Reiseland sind Vorbedingung für eine qualifizierte Reiseberatung

Neben der Abbildung 2-2, auf der die geographische Verteilung der fünf **Haupt-Klimazonen** dargestellt ist, sollen in Tabelle 2-3 einige klimatische Charakteristika dieser Zonen aus reisegeographischer

Perspektive aufgezählt werden. In der anschließenden Tabelle 2-4 sind Schon- und Reizfaktoren von drei wichtigen Bioklimaten in gemäßigten Zonen angeführt, die besonders bei Reisenden mit Erkrankungen Beachtung finden sollten.

Informationen zu klimatischen Bedingungen weltweit, Klimadiagrammen etc. bieten: www.wetteronline.de
www.wetterzentrale.de
www.dwd.de
www.klimadiagramme.de
www.boku.ac.at/oegm
www. wmo.ch

Belastungen durch Wettereinflüsse

Im Zusammenhang mit Wetterreizen werden folgende Phänomene unterschieden, die noch unzureichend erforscht sind:

- **Wetterreaktion:** physiologische Anpassungsvorgänge ohne Krankheitswert
- **Wetterfühligkeit:** vor allem bei großen Luftdruckschwankungen auftretende allgemeine Befindlichkeitsstörungen mit Müdigkeit, Kopfschmerzen, Schlafstörungen, depressiver Verstimmung, Jucken alter Narben etc. Frauen und ältere Menschen sind vermehrt betroffen. Auch die **Föhnkrankheit**, die sich besonders in der Vorföhn-Phase bemerkbar machen kann, geht mit psychovegetativen Störungen einher; daneben wurde auch eine Zunahme der Unfallhäufigkeit beschrieben.
- **Wetterempfindlichkeit:** Verschlechterung des Zustandes bei bestehenden Gesundheitsschäden. Während Wetter per se nicht krank macht, kann es Befindensstörungen hervorrufen bzw. einen konditionierenden Faktor bei der Auslösung oder Verschlimmerung bereits bestehender Erkrankungen darstellen.

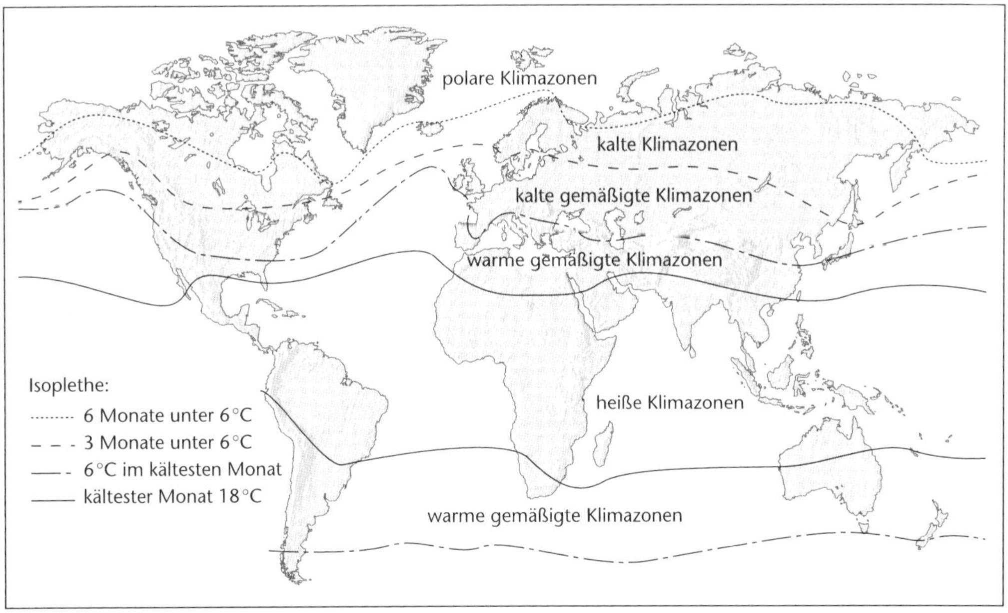

Abbildung 2-2. Klimazonen der Erde (Isoplethe = Verbindungslinie zwischen Orten mit gleichen täglichen und jährlichen Temperaturänderungen) (nach Burton, 1995).

Tabelle 2-3. Die wichtigsten Klimazonen

Klimazonen	Temperaturen	Niederschläge
heiße Klimazonen		
❑ tropisches Regenklima (ca. 24° Nord bis 24° Süd) einschl. Äquatorialklima (10° N–10° S, Amazonas-, Kongobecken, Indonesien)	Jahresdurchschnitt: 24 – 8 °C jährliche Schwankung: 10 °C in **äquatorialen** Tieflandzonen: geringere Jahresamplitude (~2 °C) Schwankung am Tag: 7 °C in **Hochlagen** erhebliche Temperaturschwankungen	600 – 4000 mm/Jahr in **äquatorialen** Zonen > 2000 mm (fast täglich Platzregen, kaum Trockenperioden)
❑ heißes Trockenklima einschl. – Wüstenklima (z. B. Sahara) – Savannenklima (z. B. Sahelzone)	Jahresdurchschnitt im **Wüstenklima**: ~25 °C im heißesten Monat 30 – 35 °C Wärmeschwankungen: 15 – 25 °C im Jahr und 20 °C am Tag im **Savannenklima** geringer ausgeprägte Schwankungen	in **Wüsten** 0 – 150 mm/Jahr (sehr große Schwankungen bezüglich zeitlichem Auftreten und Ausmaß der Niederschläge) in **Savannen** 150 – 600 mm/Jahr. Regenzeiten können auch ausbleiben

klimatische Besonderheiten	Hinweise zu Reiseaktivitäten	Kleidung und Ausrüstung
hohe Schwüle In äquatorialen **Tieflandzonen** (< 800 m) beträgt die relative Luftfeuchtigkeit ganzjährig > 70% kaum nächtliche Abkühlung Zyklone können auftreten in der **warmen Höhenstufe** (800–2000 m) ist die Schwüle erträglich. In der nächsthöheren, der **gemäßigten Stufe** kommt es zu ausgeprägtem Tageszeitenklima	In heißen Tieflandzonen sind körperliche Belastungen aufgrund einer verminderten Wärmeabgabe durch Schweißverdunstung nur begrenzt möglich. Abkühlungseffekte durch Wind ermöglichen auch an Küsten Freizeitaktivitäten. Trockenere Regionen bzw. Trockenperioden sind für verschiedenste Aktivurlaubsformen geeignet. Bevorzugte Besichtigungsziele sind höhergelegene Orte mit tropischem Tageszeitenklima.	Leichte, nicht zu eng anliegende Kleidung aus Natur- oder atmungsaktiver Mikrofaser, Schirme oder Ponchos sind wasserdichten Anoraks vorzuziehen. Auf ausreichende Trinkmengen achten. Bei Reisen in höhergelegene Gebiete sollte die Ausrüstung den oft erheblichen Temperatur-Tagesschwankungen Rechnung tragen.
trockene Hitze mit gelegentlich sehr stürmischen Winden Klare Luft und geringe Wolkendecke führen zu starker Sonneneinstrahlung, nachts ist erhebliche Abkühlung (sogar Frost) möglich Hinzu können deutliche Höhenstufen-Effekte kommen	Wegen extremer Temperaturen (bis 50 °C) sind Reisen in den Sommermonaten sehr belastend. Wüstendurchquerungen und andere Touren mit Expeditionscharakter sollten in den kühleren Wintermonaten erfolgen. Gefahr großer Flüssigkeits-/ Elektrolytverluste sowie von Sonnenschäden. Hauptaktivitäten auf frühe Morgenstunden oder Abende verlegen. Nicht in Wadis campieren (Überflutungsgefahr bei plötzlichem Regen)	Luftige (Baumwoll-) Kleidung, Bedeckung von Kopf, Nacken und Händen, Tuch vor dem Mund reduziert Flüssigkeitsverluste durch die Atemluft, seitlich gut abdichtende Sonnenbrille, Schlafsack bzw. Kleidung mit guter Wärmeisolation für kalte (Wüsten-) Nächte. Wichtig: reichliche Flüssigkeitsversorgung und ausreichende Salzzufuhr.

Fortsetzung Tab. 2-3 nächste Seite ▸

Tabelle 2-3. Die wichtigsten Klimazonen *(Fortsetzung)*

Klimazonen	Temperaturen	Niederschläge
gemäßigte Klimazonen ❑ warmes gemäßigtes Klima – sommertrockenes Mittelmeerklima (meist an den Westseiten der Kontinente) – wintertrockenes Klima (Ostseiten der Kontinente)	monatliche Durchschnittstemperaturen: 10–28 °C	in Gebieten mit Winterregen bis 1000 mm/Jahr in Zonen mit monsunalem Sommerregen > 1000 mm/Jahr (heftige Platzregen)
❑ kühles gemäßigtes Klima (z. B. Mittel-/ Westeuropa, Norden der USA)	monatliche Durchschnittstemperaturen: 0–20 °C	500–2000 mm/Jahr
kalte Klimazonen ❑ boreales Klima (Nadelwaldzonen Skandinaviens, Nordamerikas und Russlands) ❑ subpolares Klima (Tundrazonen) ❑ polares Klima (Polkappen der Arktis und Antarktis, Hochlagen der Gebirge)	im **Norden** abhängig von Meeresströmungseinflüssen jahreszeitliche Gegensätze verschieden stark ausgeprägt. Mitteltemperatur des wärmsten Monats in Tundrazonen: +10 °C im **polaren** Frostklima: 0 °C Temperaturen im Landesinneren der Antarktis: –40 bis –70 °C	in **borealen/arktischen** Zonen mit maritimem Einfluss (z. B. Südgrönland) bis 2500 mm/Jahr in kontinentalen Regionen (Nordgrönland) 125–500 mm im Jahr. Die **Antarktis** zählt zu den niederschlagsärmsten Zonen der Erde (Landesinneres 120 bis 140 mm, Antarktische Halbinsel bis 800 mm Schnee im Jahr)

klimatische Besonderheiten	Hinweise zu Reiseaktivitäten	Kleidung und Ausrüstung
sommertrockenes Klima mit hoher Wärmebelastung und milder bis feucht-kühler winterlicher Witterung wintertrockenes Klima mit intensiver Sommer-Regenzeit	Ganzjährig sind unterschiedliche Erholungs- und Aktivurlaubs-aufenthalte möglich. Frühling und Spätsommer bieten auch für Reisende im Alter und mit bestimmten chronischen Erkrankungen geeignete Bedingungen. In Hochgebirgsstufen herrschen alpine Klimaverhältnisse.	Es gelten die in Mittel-/Südeuropa üblichen Empfehlungen einer den Jahreszeiten und Reiseaktivitäten angepassten Bekleidung.
wechselhafte, oft schwer vorhersehbare Wetterbedingungen in kontinentalen Klimabereichen sommerliche Hitzeperioden und Winterkälte an ozeanischen Westseiten der Kontinente relativ kühle Sommer	Reiseaktivitäten vorwiegend in den Sommermonaten, wobei nicht in allen Küstenabschnitten geeignete Badetemperaturen bestehen. Der Übergangsbereich zwischen ozeanischem und kontinentalem Klima bietet meist die besten Verhältnisse für Wintersport.	Keine besonderen Empfehlungen.
In einigen borealen Zonen herrscht im Winter feucht-kaltes Wetter. Die Sommer sind meist kurz in Gebieten mit Meeresklima (z. B. Island) relativ milde Winter. Kalte Winde können während des ganzen Jahres auftreten. In der Antarktis besteht besonders im hochgelegenen Landesinneren extreme trockene Kälte, verstärkt durch eisige katabatische Winde (die bis 320 km/Stunde Windgeschwindigkeiten erreichen)	Boreales Klima besitzt im Sommer einen hohen Erholungswert. Hauptsaison für den Besuch arktischer Zonen und entsprechender Schiffspassagen ist die Zeit von Ende Juni bis Anfang September (in der noch Mitternachtssonne vorkommen kann). Für Touren mit Hundeschlitten eignen sich die Monate März und April. Das Polarlicht ist am besten um Neujahr zu sehen. Schiffsreisen in die Antarktis werden bevorzugt von Mitte Dezember bis März veranstaltet. Auch Expeditionen in Bergregionen und mit dem Schneemobil werden während des antarktischen Sommers organisiert.	Trotz teilweise sommerlicher Temperaturen sollte auch in boreale Zonen Kleidung mit guter Wärmeisolation mitgenommen werden. Besonders bei Reisen in subpolare und polare Zonen empfiehlt sich eine Bekleidung nach dem „3-Schichten-Prinzip", die den Reiseaktivitäten angepasst ist (s. Kap. III.4). Auf geeignete Handschuhe, Kopfbedeckung, Schuhwerk, Sonnenschutz sowie für extreme Bedingungen Thermokleidung und eine Ausrüstung für Notfälle ist zu achten.

Tabelle 2-4. Bedeutung wichtiger Bioklimate gemäßigter Zonen für Reisende mit bestimmten Gesundheitsproblemen.

Klimazonen	schonende, entlastende Faktoren	reizstarke Faktoren
Meeresküstenklima	❑ Luftreinheit ❑ Allergenreduktion ❑ fehlende Schwüle bei relativ hoher Luftfeuchtigkeit	❑ ganzjährig kühler böiger Wind ❑ maritimes Aerosol in der Brandungszone ❑ relativ niedrige Lufttemperatur ❑ hohe UV-Strahlung
Mittelgebirgsklima (300 bis 1000 m)	❑ geringe Wärmebelastung ❑ selten Schwüle ❑ nächtliche Abkühlung ❑ auf den Kuppen selten Nebel ❑ waldreiche Umgebung mit geringen Temperaturschwankungen ❑ gleichmäßig verteilte Niederschläge ❑ geringe Luftfeuchtigkeitsschwankungen ❑ kontinuierlich leichte Luftzirkulation	❑ auf den Höhen relativ niedrige Lufttemperaturen ❑ erhöhte Windgeschwindigkeiten ❑ vermehrte UV-Strahlung
Mittelgebirgsklima (300 bis 1000 m)	❑ Luftreinheit ❑ Allergenfreiheit ❑ fehlende Wärmebelastung	❑ vermehrte UV-Strahlung ❑ erhöhte Windgeschwindigkeit ❑ erniedrigter Sauerstoff-Partialdruck ❑ reduzierte Lufttemperatur ❑ verminderte Luftfeuchtigkeit

Krankheitszustände bei Reisenden: günstige Auswirkungen	Krankheitszustände bei Reisenden: ungünstige Auswirkungen	Besonderheiten
❑ Prävention von Infekten des Respirationstraktes (Patienten mit chronischer Bronchitis und obstruktiven Erkrankungen der Atemwege) ❑ chronisch-rezidivierende Hauterkrankungen (Psoriasis, Ekzeme, chronische Urtikaria, atopische Neurodermitis)	❑ Status asthmaticus ❑ Herzinsuffizienz ❑ Cor pulmonale ❑ Herzrhythmusstörungen ❑ arterielle Verschlusskrankheit ❑ Hyperthyreose ❑ akute und infektiöse Krankheiten ❑ rheumatische Erkrankungen	Das im Vergleich zur Nordsee mildere Ostseeklima ermöglicht Aufenthalte für Patienten mit koronarer Herzkrankheit und arterieller Hypertonie. Am Mittelmeer kann es im Sommer zu einer erheblichen Wärmebelastung kommen.
❑ Herz-Kreislauf-Erkrankungen verschiedener Schweregrade ❑ Rekonvaleszenz nach akuten Erkrankungen ❑ Herzinfarkt ❑ Hypertonie ❑ periphere arterielle Durchblutungsstörungen ❑ nicht-allergische Atemwegserkrankungen	❑ Atopien wie allergisches Asthma, Neurodermitis, Heuschnupfen	Auf den Luvseiten der Gebirge tritt gehäuft Bewölkung, im Lee höhere Sonneneinstrahlung auf. In bestimmten Talmulden kann eine verminderte Luftqualität bestehen. Wegen des Waldreichtums sind Pollenallergene von Februar bis Mai fast regelmäßig vorhanden.
❑ chronisch-rezidivierende Hauterkrankungen (Psoriasis, Ekzeme, chronische Urtikaria, Akne, atopische Neurodermitis) ❑ chronische Bronchitis, obstruktive Atemwegserkrankungen, Lungenemphysem	❑ Herzinsuffizienz (NYHA III + IV) ❑ Angina pectoris in Ruhe ❑ Hypertonie ab WHO-Stadium IV ❑ arterielle Verschlusskrankheit (Stad. III + IV) ❑ Lupus erythematodes ❑ akute Infektionen ❑ akute psychiatrische Erkrankungen ❑ akute neurologische Erkrankungen	Bei raschem Überwinden größerer Höhenunterschiede, z. B. mittels Seilbahn, kann es besonders bei älteren Menschen zu Problemen (z. B. restriktive Lungenstörungen) kommen.

Es ist unbestritten, dass bei Personen mit rheumatischen Beschwerden ein Anstieg der Schmerzhäufigkeit und -intensität häufig mit einem Wetterumschlag im Sinne eines Kaltlufteinbruchs und zunehmender relativer Luftfeuchtigkeit einhergeht. Auch bei Asthmatikern können – neben Schadstoffen und Allergenen – Inversionen mit Änderungen von Lufttemperatur und -feuchtigkeit zu vermehrter Anfallshäufigkeit führen. Daneben wird bei Personen mit Herz-Kreislauf-Erkrankungen während Hitzewellen meist mit einer Phasenverschiebung von 1–2 Tagen eine deutliche Zunahme der Beschwerden beobachtet. Zur Vorbeugung von Wetterfühligkeit und -empfindlichkeit erwiesen sich gewisse abhärtende Maßnahmen (z. B. Kneipp-Hydrotherapie), geeignete Ausdauertrainingsarten sowie der regelmäßige Aufenthalt in frischer Luft als nützlich.

Beachtung bioklimatischer Gesichtspunkte in der Planung von Auslandsaufenthalten

Neben möglichen Belastungen durch Hitze und Kälte sollten insbesondere in der Beratung von älteren, chronisch kranken oder rekonvaleszenten Reisenden klimatische Reizfaktoren, Schadstoffbelastungen und bestimmte Wettereinflüsse Beachtung finden:

- Bei der zeitlichen Planung von **Flugfernreisen** sind mögliche Anpassungsschwierigkeiten im Zusammenhang mit einem abrupten Klimawechsel zu bedenken. Hierbei sollten insbesondere jahreszeitliche Aspekte (Regen/Trockensaison im Reiseland, ein extremer Klimasprung bei Tropenreisen im Winter und eine erschwerte Deakklimatisation nach Rückkehr während der kalten Jahreszeit) sowie zusätzliche Belastungen durch einen „Jetlag" berücksichtigt werden. Obwohl während **Schiffsreisen** Klima- und Zeitzonen nur sehr langsam überschritten werden, ist eine Akklimatisation für Landaufenthalte in heißen Ländern wegen des besonderen Binnenklimas auf dem Schiff (Klimaanlagen, frischer Seewind auf dem Deck) nur selten möglich.
- Bei Reisen in warme Klimazonen sollte besonders während der ersten Woche Programmstress vermieden werden und ausreichend Zeit für die Akklimatisation mit Ruhepausen (z. B. während Zeiten größter Hitze) zur Verfügung stehen. Der Erholungswert eines Überseeurlaubs mit weiter Anreise muss bei einer Dauer von weniger als 2 bis 3 Wochen sehr in Frage gestellt werden. Zur Präakklimatisation an warme Klimazonen erweist sich eine „kontrollierte Hyperthermie" durch tägliches sportliches Training etwa zwei Wochen vor Reiseantritt als günstig.
- Während beruflicher Auslandsaufenthalte sollte bei vermehrtem klimatischem Stress wegen eines erhöhten Unfall- und Verletzungsrisikos auf die Einhaltung von Sicherheitsstandards am Arbeitsplatz, geeignete Hitzeschutzmittel und ausreichende Erholungsphasen geachtet werden. Die Flüssigkeitszufuhr ist an die vorherrschenden Hitzebedingungen und an die körperliche Beanspruchung anzupassen: bei einer mäßig schweren Tätigkeit liegt beispielsweise der Flüssigkeitsbedarf zwischen 500 ml/Stunde (bei geringer Hitze, im Schatten) und 1,2 l/Stunde (bei Hitze und Sonnenbestrahlung), was der maximalen Absorption von Flüssigkeiten im Darm entspricht.

Haben Sie bei der Beratung auch daran gedacht?

Reiseziel, Reiseart, Reisedauer, Reisezeit	Vermeiden extremer Klimadifferenzen bei Planung des Reisezeitpunktes, Zeit für Akklimatisation klimatische Bedingungen im Reiseland (→Wetterdienste, Klimadiagramme)
Klima	Regen-/Trockenzeiten, Temperaturen (regionale Schwankungen, Tagesschwankungen), Luftfeuchtigkeit, UV-Index, aktuelle Wetterverhältnisse
Meeresküste	Belastung durch vermehrten Wind, UV-Bestrahlung
Hochgebirge	Höhenakklimatisation, Kontraindikationen (chronische Krankheiten)
Mittelgebirge	Allergenbelastung
Städte	Schadstoffe, Ozon, Hitzestau
Hitze	Maßnahmen zur Präakklimatisation, körperliche Belastungen während Akklimatisationszeit, Bekleidung, Sonnenschutz (Kap. III.1), Flüssigkeitszufuhr, Maßnahmen bei Hitzeschäden, Erste-Hilfe-Set
Kälte	Kälteschäden, Bekleidung (Zwiebelprinzip s.Kap. III.2); Beachtung von Windeffekten, evtl. Lawinengefahr
Reiseaktivitäten	Hitzeschäden, Verlegen von Aktivitäten auf Morgen-/Abendstunden, Hitzeschutz bei beruflicher Tätigkeit, Erholungsphasen, Flüssigkeitszufuhr
Alter, Gesundheitszustand	Verzögerte Akklimatisation bei Senioren, Trainingsmaßnahmen (Präakklimatisation), Risiko von Hitzeschäden bei chronischen Erkrankungen (Kap. III.1), Wetterempfindlichkeit, heilklimatische Überlegungen, Hitze-/Kältestabilität von Medikamenten, Beeinträchtigung der Thermoregulation durch Medikamente

Weiterführende Literatur

Burton, R.: Travel Geography. Pitman Publishing, London 1995.

Gutenbrunner, C., G. Hildebrand: Handbuch der Balneologie und medizinischen Klimatologie. Springer, Berlin–Heidelberg–New York 1998.

Hubbard, R.W. et al.: Heat-related illness, pp. 167–206. In: Auerbach, P.S.: Wilderness Medicine. Mosby, St. Louis 2001.

Schuh, A.: Angewandte Medizinische Klimatologie. Sonntag, Stuttgart 1995.

Steadman, R.G., O. Harlfinger: Grundlagen der Bioklimatologie. In: Lösch, R. (Hrsg.): Schutzimpfungen und Reisemedizin, Bd. 1, S. 1–30. Spitta, Balingen 1994.

Alles in allem gibt es nur
zwei Arten von Menschen auf der Welt –
solche, die zu Hause bleiben
und solche, die es nicht tun.

Kipling

Die selben Dinge täglich
bringen uns langsam um.
Neu zu begehren,
dazu verhilft uns die Lust der Reise.

Ernst Bloch

3 Reisearten

Transportmittel

HARALD KRETSCHMER

Die häufigsten schweren Gesundheitsgefährdungen bei Urlaubsreisen und längeren Auslandsaufenthalten hängen nicht mit Infektionserregern zusammen, sondern mit der Wahl des Transportmittels. Das weltweit höchste Verkehrsunfallrisiko besteht erwartungsgemäß in afrikanischen Ländern, in Zentral- und Südamerika sowie in Teilen des Mittleren und Fernen Ostens (Hongkong und Singapur allerdings haben die niedrigsten Verkehrstodesfallsraten der Erde). Hinzu kommen die gegenüber europäischem Standard in vielen Ländern eingeschränkten Möglichkeiten der medizinischen Hilfe bei Unfällen und Auftreten akuter Krankheitszustände. Das betrifft sowohl das oft fehlende Rettungswesen als auch unzureichende ärztliche, insbesondere chirurgische und intensivmedizinische Behandlungsmöglichkeiten in manchen Reiseländern.

3.1.1 Pkw, Omnibus, Motorrad

HARALD KRETSCHMER

■ *Pkw*

Alle für das Heimatland üblichen Empfehlungen für längere Autofahrten (Einlegen regelmäßiger Pausen mit körperlichen Übungen, Aufnahme von Flüssigkeit und leichter Kost, z. B. von Obst) gelten auch für längere Autofahrten ins und im Ausland. Die Kfz-Versicherung des eigenen oder geliehenen Autos sollte auch für das Reiseland Gültigkeit haben. Bei Leihwagen in sogenannten Entwicklungsländern sollte auf einen guten Zustand des Autos geachtet werden, der eher bei größeren, international operierenden Autovermietern gewährleistet ist. Wegen ungewohnter und oft unübersichtlicher Verkehrsverhältnisse ist das konsequente Anlegen der Sicherheitsgurte dringend zu empfehlen, auch wenn dies im Reiseland möglicherweise nicht bindend vorgeschrieben ist. Bei Anmietung eines Autos sollte deshalb auf das Vorhandensein von Sicherheitsgurten geachtet werden. Kindersitze sind oft nicht vorhanden, sie sollten deshalb vorsorglich auf eine Reise mitgenommen werden.

Eine Erhebung in Australien ergab, dass die Rate tödlicher Verkehrsunfälle unter Touristen doppelt so hoch war wie unter der einheimischen Bevölkerung. Hierbei zeigte sich u. a., dass Unfälle internationaler Reisender häufiger im Zusammenhang mit fehlender Orientierung, Übermüdung und Fahren auf der falschen (rechten) Straßenseite auftraten.

Wichtige Empfehlungen an Besucher waren:

- ❑ Vorsicht nach Fernflügen hinsichtlich Wirkung von Medikationen, Alkohol und Jetlag,
- ❑ Ruhephase vor Pkw-Fahrten einlegen,
- ❑ Mit nationalen Verkehrsregeln und -zeichen vertraut machen,
- ❑ Anschnallen,
- ❑ Nur tagsüber fahren,
- ❑ Pausen alle 2 Stunden,
- ❑ Vorteilhaft: Navigationssysteme.

Die Reisegeschwindigkeit sollte den Straßenverhältnissen angepasst sein und Rücksicht auf das plötzliche Auftauchen von – nachts oft unbeleuchteten – Hindernissen nehmen. Nachtfahrten sollten möglichst vermieden werden.

In vielen nicht hochtechnisierten Ländern spielen sich Auto- und Fußgängerverkehr auf demselben Straßenplanum ab; sehr rasch laufen kleine Kinder aus Häusern und Gebüschen plötzlich auf die vorbeiführende Straße. Auch Haustiere gefährden sich und den Autofahrer durch nicht „verkehrskonformes" Verhalten. Besonders unfallträchtig sind Nachtfahrten. Bei Verkehrsunfällen kann es zu großen Schwierigkeiten kommen, auch wenn man selbst keine Schuld hat. Insbesondere bei einem Personenschaden droht dem beteiligten Pkw-Fahrer oftmals Gefahr für Leib und Leben. Zur Klärung der Schuldfrage ist die sofortige Kontaktaufnahme mit der zuständigen Botschaft oder einem Konsulat, am besten rasch per Mobil-Telefon, wichtig.

Unbedingt sollte ein Notfall-Kit im Auto mitgeführt werden. Bei Fahrten in kühlen Klimata sollte auch eine Standheizung vorhanden sein, damit es bei Pannen oder bei Schneestürmen nicht zu Kälteschäden kommt. In warmen Klimata ist ein Hitzestau im Auto zu vermeiden.

Omnibus und (Sammel-)Taxi

Schwere Unfälle mit Omnibussen haben Busreisen auch in Europa in den letzten Jahren ins Gerede gebracht. Betroffen von solchen Unfällen sind Menschen der beiden Altersgruppen, die aus unterschiedlichen Motiven Busfernreisen besonders häufig buchen: Schüler und junge Menschen, die aus Kostengründen (nächtliche) Busfernreisen buchen, und ältere Menschen, die mit einer Busreise das Gefühl der Sicherheit und des Aufgehobenseins in der Gruppe verbinden mit dem Wunsch, möglichst viele Sehenswürdigkeiten zu erleben.

Gruppenreisen in Bussen haben aber neben der sicherlich nicht allzu hoch anzusetzenden Unfallgefahr manche andere Probleme. Auch wenn von den Reiseveranstaltern der Komfort der Busse angepriesen wird, reicht er oft gerade aus Sicht älterer Menschen nicht aus: die Sitze sind eng und nur sehr begrenzt verstellbar, die Einstiegstreppen hoch und steil, die Bordtoilette nur in Notfällen nutzbar, die Klimatisierung oft unzureichend.

Kinetosen mit Erscheinungen wie bei leichter Seekrankheit können auch in Bussen auftreten (s. Kap. II.3.1.3). Durch die Enge im Bus und fehlende Pausen kann es zu Hitzestau mit Hitzschlag (s. Kap. III.1) oder auch zu Durchblutungsstörungen mit Thrombosegefährdung (s. Kap. II.8.4) kommen.

Diese Probleme treten bei älteren Menschen häufiger auf als bei jungen. Ältere Menschen sind auch in fernen Ländern die bevorzugte Klientel organisierter Fahrten von Rotel („Rollendes Hotel")-Bussen, die einen sehr guten Standard haben und bei denen die obengenannten Probleme seltener auftreten. Hier kann jedoch die nächtliche Unterbringung in engen Busanhängerkabinen zum Problem werden, obwohl dies meist als Teil des preiswerten Abenteuers gerne in Kauf genommen wird.

Sind Busreisen in Europa trotz allem Gesagten relativ komfortabel und sicher, gilt dies für viele überseeische Länder keinesfalls. Einheimische Busse sind technisch oft in beklagenswertem Zustand und in aller Regel nach unseren Maßstäben völlig überladen mit Gepäck und Passagieren, die häufig auch noch auf dem Dach transportiert werden (Abb. 3-1).

Eine der unfallträchtigsten Arten des Reisens in Entwicklungsländern ist die Fahrt in Sammeltaxis, die sich oft in technisch katastrophalem Zustand befinden. Diese Minivans sind ebenso wie lokale Busse meist hoffnungslos überladen, auf der Ladefläche der eingesetzten Pickups drängen sich Passagiere und Haustiere. Der meist schlecht bezahlte, oft übermüdete und eventuell unter dem Einfluss aufputschender oder sedierender Drogen stehende Fahrer fährt nicht selten mit höchstmögli-

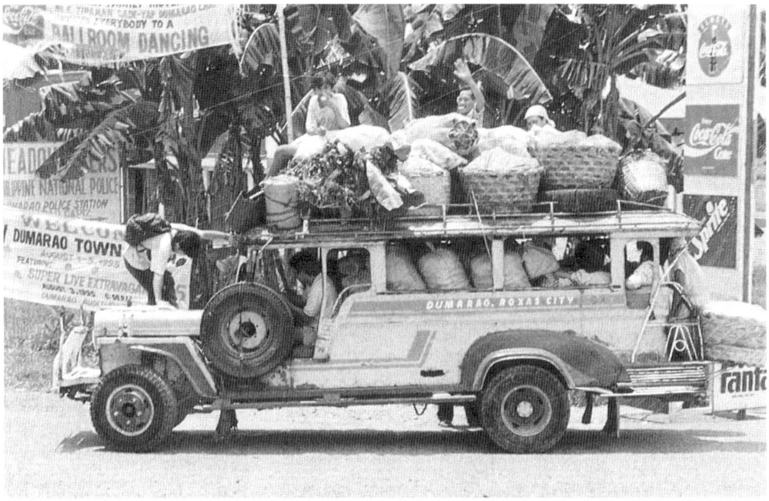

Abbildung 3-1. Überfüllte Busse – geläufigstes Verkehrsmittel auf den Philippinen.

cher Geschwindigkeit. Häufige schwerste Unfälle auf dafür geradezu berüchtigten Strecken (z. B. Nairobi–Mombasa) sind die Folge; zahlreiche Autowracks neben den Straßen weisen auf diese Unfälle hin. Von Fahrten mit solchen Sammeltaxis kann nur mit allem Nachdruck abgeraten werden, auch wenn in letzter Zeit Anstrengungen unternommen werden, die Sicherheitsstandards zu erhöhen. Bei fahrlässigem Fahrverhalten eines Fahrers sollte das Fahrzeug besser verlassen werden.

Motorrad

Motorradfahrer sind sowohl in den Industrienationen als auch in den sogenannten Entwicklungsländern besonderen Gefährdungen durch Unfälle ausgesetzt. In tropischen Ländern sind in aller Regel die Straßenverhältnisse schlechter als in der Heimat. Der Verkehr verläuft chaotischer, und in ländlichen Gebieten stellen Haustiere (Esel, Schafe, Ziegen, Rinder, Hunde etc.) eine ungewohnte, sehr häufige Gefährdung für Fahrzeuge und Fahrer, insbesondere Motorradfahrer, dar. All dies führt zu einem bis 5-fach erhöhten Unfallrisiko für Motorradfahrer in Entwicklungsländern.

Wichtig ist das konsequente Tragen angemessener Motorradbekleidung einschließlich Helm, auch wenn dies in tropischem Klima Überwindung kosten mag.

Ein Integralhelm ist aus Unfallschutzgründen einem offenen Helm vorzuziehen. Getönte Visiere sind bei Fahrten in hellem Sonnenlicht, ungetönte bei Fahrten in der Dämmerung vorzuziehen. Bei längeren Fahrten sollte unbedingt ein Ersatzvisier mitgenommen werden. Viele Leben können durch Beachtung dieser einfachen Maßnahmen gerettet werden. Die spezielle Literatur für Motorradfahrer enthält viele nützliche Hinweise zu Fahrweise, Verhalten bei Wind und Regen, Schonung der Knie- und Handgelenke, Vermeidung von Abkühlung und Ersatz von Flüssigkeitsverlust. Fernflugtouristen sollten sich auch in „Motorrad-Paradiesen" wie etwa Bali nicht dazu verleiten lassen, ohne Führerschein und ausreichende Fahrpraxis Motorrad zu fahren. Auch an nähergelegenen Zielen, z. B. auf Kreta und Korsika, besteht ein hohes Unfallrisiko für Motorroller- und Scooterfahrer.

Weiterführende Literatur

Büttner, B.: Ratgeber für Autofernreisen. Därr, Hohenthann 1993.

Trossmann, T.: Motorradreisen zwischen Urlaub und Expedition, 4. Aufl. Därr, Hohenthann 1994.

3.1.2 Bahn

HARALD KRETSCHMER

In Europa sind Bahnreisen die komfortabelste, am wenigsten anstrengende und neben den Flugreisen auch die sicherste Art des Reisens. Besonders Reisende mit Bandscheibenschäden sollten Bahn-, Schiffs- oder Flugreisen langen Fahrten mit Pkw, Bus oder Motorrad vorziehen (s. Kap. II.6.11). Wegen der relativ hohen Kosten, insbesondere bei Reisen mit mehreren Personen, wird dennoch oft das Auto bevorzugt. Für das Auto spricht auch die größere Unabhängigkeit am Reisezielort. Die Alternative, Autoreisezüge innerhalb Europas zu benutzen oder sich am Zielort einen Leihwagen zu mieten, erhöht die Reisekosten beträchtlich und steht somit auch in Europa meist nur Wohlhabenden offen.

Vom gesundheitlichen Standpunkt aus ist eine Bahnreise – bei längerer Fahrt im Liege- oder Schlafwagen – die schonendste Reiseart. Dies ist insbesondere für ältere und behinderte Reisende wichtig, die in Zügen größere Bewegungsmöglichkeiten als in jedem anderen Verkehrsmittel haben.

Auch in vielen außereuropäischen Ländern einschließlich der sogenannten Entwicklungsländer ist die Bahnfahrt eine angenehme Reiseart. Luxuszüge – auch in Afrika (z. B. Bluetrain in Südafrika) und Asien (z. B. Bangkok–Singapur) – sind sehr teuer und nur begüterten Touristen vorbehalten. Wer aber längere Strecken, z. B. als Rucksacktourist, in einer guten Wagenklasse lokaler Eisenbahnzüge zurücklegt, kann dies für vergleichsweise wenig Geld tun. Das Reisen in der häufig sehr überfüllten billigsten, nicht klimatisierten Wagenklasse kostet nur einen Spottpreis und bietet eine Fülle von Eindrücken über Alltagsleben und Kultur (Abb. 3-2). Die Auswahl von häufig in den Zügen angebotenen Speisen und Getränken sollte mit Sorgfalt und Vorsicht erfolgen. Der Übertragung aerogener Infektionen, in sehr seltenen Fällen bis hin zu Lungentuberkulose, wird durch die Enge Vorschub geleistet. Auch die Kriminalität in überfüllten Zügen, aber auch in den weniger ausgelasteten guten Wagenklassen ist nicht zu vernachlässigen. Die Unfallträchtigkeit von Bahnfahrten in südamerikanischen, afrikanischen und asiatischen Ländern ist gewiss höher als in Europa oder Nordamerika, insgesamt aber verglichen mit anderen Verkehrsmitteln sehr gering. Die weltweit publik gemachten seltenen größeren Eisenbahnunfälle geben einen einseitig negativen Eindruck.

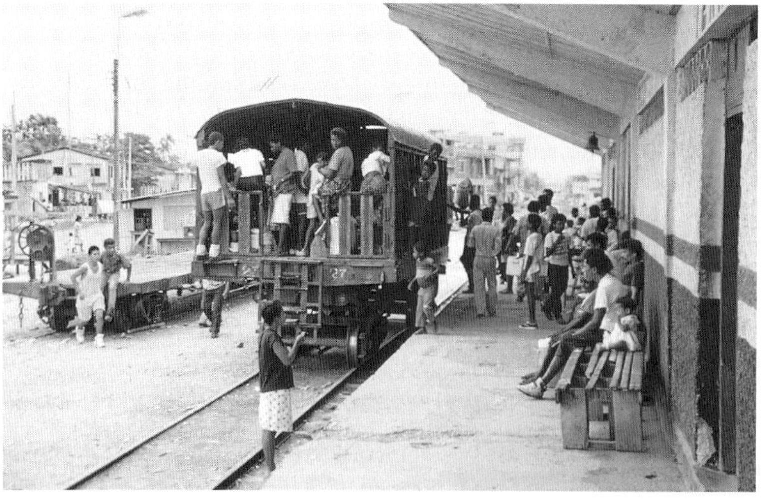

Abbildung 3-2. Schienenbus, San Lorenzo, Ecuador.

Haben Sie bei der Beratung auch daran gedacht?

Verkehrsmittel	Art des Transportmittels, Verkehrsunfallrisiko, Verkehrsmittelsicherheit, Kriminalität, Rettungswesen im Reiseland
Pkw	Führerscheingültigkeit, Kfz-Versicherung, Leihwagenversicherung, Kindersitze, Erste-Hilfe-Kasten, Orientierung auf der Straße, Navigationssystem
Omnibus, Taxi	Kinetosen, Hitzestau, Thrombosegefährdung, Unfallgefahr der einheimischen Busse/Taxis im Reiseland
Motorrad	Motorradbekleidung, Helm, Straßenverhältnisse im Reiseland, Fahrweise
Bahn	Reisende mit Bandscheibenschäden, aerogene Infektionen, Nahrungsmittel, Kriminalität

3.1.3 Schiff

GERHARD BOECKEN UND HARALD KRETSCHMER

Die Gründe, warum sich Menschen heute an Bord von Schiffen aufhalten, haben sich über die Jahrhunderte nicht geändert. Es gibt drei hauptsächliche Beweggründe für Seereisen, die jeweils spezifische Risiken für die Gesundheit bieten: Die zivile und militärische Berufsschifffahrt, die Vergnügungsreise und die Reise mit dem Schiff, um eine Distanz zu überwinden, also die reine Transportreise.

Der Personentransport zur See hat sich innerhalb der vergangenen 40 Jahre durch die Entwicklung des Luftverkehrs stark verändert. Interkontinentale Reisen zu Berufs- oder Urlaubszwecken werden, zumindest zwischen und aus den Industrienationen, mit dem Flugzeug durchgeführt. Die nichtberufsbedingte Seereise in allen ihren Facetten dient heute ausschließlich der Erholung. Dazu gehören Fluss- und Seekreuzfahrten sowie Expeditionsfahrten, Mitfahrten auf Fracht- und Postschiffen, aber auch private oder organisierte Segeltörns.

Gesundheitliche Risiken und medizinische Versorgung an Bord

Das Ausmaß der gesundheitlichen Gefährdung bei Seereisen hängt ganz entscheidend vom „mitgebrachten" Gesundheitszustand der Reisenden und der medizinischen Versorgung an Bord ab. Dazu kommen die seefahrteigentümlichen Risiken und die Gefährdungen in den besuchten Häfen und Ländern.

Das Risiko für einen Passagier mit einer rezidivierenden Angina pectoris ist bei einer Städtereise in den europäischen Meeren auf einem **Kreuzfahrtschiff** mit gut ausgestattetem Schiffslazarett und fachärztlicher Versorgung ein anderes als auf einer Expeditionsreise in die Antarktis. Ältere Menschen und Reisende mit bekannten Vorerkrankungen, die eine Seereise planen, sollten Qualität und Ausstattung der medizinischen Versorgung an Bord im Vorfeld in Erfahrung bringen und sich gegebenenfalls über die Behandlungsmöglichkeiten bei Exazerbation ihrer Grunderkrankung informieren. Es gibt inzwischen Kreuzfahrtschiffe, die sogar eine Dialyse an Bord anbieten, andererseits fehlt bei Billiganbietern oft ein Schiffsarzt. Auch lässt ein hoher Preis nicht immer auf eine gute schiffsärztliche Versorgung schließen.

Bei Notfällen an Bord ist die Qualifikation des Schiffsarztes und die medizinische Ausstattung von entscheidender Bedeutung. Das medizinische Team an Bord muss, anders als bei einem Notfall an Land, unter Umständen über einen längeren Zeitraum die Versorgung eines verunfallten oder erkrankten Passagiers sicherstellen, bevor z. B. über SAR („Search and Rescue")-Leitstellen an Land eine Bergung des Patienten per Helikopter oder das Anlaufen des nächstgelegenen Hafens erfolgen kann. Bestimmte Seegebiete in den zentralen Ozeanbereichen sind überhaupt nicht mit dem Helikopter von Land aus zu erreichen. So gibt es bei der Atlantiküberquerung ein Zeitfenster von 1–2 Tagen (je nach Geschwindigkeit des Schiffes), in dem im Notfall ein Schiffsarzt völlig auf sich alleine gestellt ist. An die Qualifikation dieses Arztes sind daher bei Seereisen außerhalb landgestützter medizinischer Versorgungsmöglichkeiten besondere Anforderungen zu stellen. Dem hat z. B. die Ärztekammer Schleswig-Holstein in Zusammenarbeit mit dem Schifffahrtmedizinischen Institut der Marine seit 2002 Rechnung getragen und bietet ein Zertifikat „Maritime Medizin" als besonderes Qualifikationsmerkmal für Schiffsärzte an (http://www.aeksh.de/Startseite/indexnc. htm).

Frachtschiffmitfahrten sind in aller Regel ohne medizinische Versorgung, so dass hier bei bestimmten Vorerkrankungen eine besonders sorgfältige Risikoabwägung durch den behandelnden Arzt erfolgen sollte.

Mitfahrten auf **Segelschiffen** sind oft sportlich orientiert und erfordern die Mithilfe der Passagiere („Hand gegen Koje"). Solche Reisen setzen eine ausreichende körperliche und seelische Belastbarkeit voraus. Kleinere Verletzungen an Bord von Segelschiffen sind relativ häufig, bei schwerem Seegang kann es auch zu größeren Verletzungen (Knochenbrüche etc.) kommen. Schwerste und lebensbedrohliche Gefahren sind Sturz ins Wasser oder gar Kentern des Bootes, unter anderem mit den Folgen der Immersionshypothermie (s. Kap. III.2). Zusätzlich besteht ein durch den Schiffstyp bedingtes Risiko, da eine Helikopterbergung bei Segelschiffen nicht möglich ist.

Das günstige, reizstoffarme Seeklima wirkt sich häufig vorteilhaft bei Atemwegs- und Hautkrankheiten sowie bei funktionellen Kreislaufstörungen aus. Die Kontraindikationen für eine längere Seereise entsprechen denjenigen bei Fern- und Flugreisen (z. B. instabile Angina pectoris, akute Krankheiten und kurz zurückliegende Operationen, Risikoschwangerschaften; s. Kap. II.3.1.4).

Kreuzfahrten eignen sich durchaus auch für Menschen mit chronischen Krankheiten oder Behinderungen (s. Kap. II.6). Manche Kreuzfahrtschiffe sind gerade auch auf kranke Reisende eingerichtet, z. B. durch Bereitstellen eines Dialyseplatzes (s. Kap. II.6.4).

Kinetosen: Nicht nur „Landratten" sind betroffen

Eine besondere Gesundheitsstörung auf bewegter See ist die **Seekrankheit**, die der Gesamtheit der Kinetosen ihren Namen gibt. Der Begriff Kinetose leitet sich vom griechischen Ausdruck für „bewegen" „kinein" ab. Da sie nicht nur auf Schiffen auftritt, sondern auch in Auto, Bus, Bahn oder Flugzeug, spricht man besser von Reise- oder Bewegungskrankheit (engl.: „motion sickness").

Die persönliche Prädisposition spielt für die Anfälligkeit eine wichtige Rolle. Etwa 5–10% aller Menschen sind sehr empfindlich und 5–15% unempfindlich gegenüber den Bewegungsreizen. Säuglinge leiden nicht darunter, da das Gleichgewichtsorgan noch nicht ausreichend entwickelt ist. Am häufigsten betroffen sind Kinder zwischen dem 2. und 12. Lebensjahr. Nach dem 50. Lebensjahr wird die Seekrankheit seltener, da Degenerationsprozesse die Sensitivität herabsetzen. Frauen sind anfälliger als Männer. Besonders häufig tritt eine Kinetose zu Beginn der Menstruation und während der Schwangerschaft auf. Ängstliche Menschen sind häufiger betroffen, möglicherweise weil sie sich seltener solchen Situationen aussetzen und deshalb die Anpassungsmechanismen weniger trainiert haben. Vermutlich spielt aber die Erwartungshaltung eine große Rolle. Hierfür spricht auch die erstaunlich große Zahl von Menschen, bei denen ein Placebo die Symptome bessert.

Das Einwirken verschiedenster Beschleunigungen auf das Innenohr durch Roll- und Stampfbewegungen des Schiffes, die damit konkurrierenden visuellen und akustischen Informationen sowie die Informationen von den Propriorezeptoren der Muskulatur führen zu Reaktionen des Stammhirns und des vegetativen Nervensystems. Allen Kinetosen liegt letztendlich ein Konflikt zwischen mehreren nicht zusammenpassenden Sinneseindrücken zugrunde.

Zu Beginn und in der harmlosesten Form treten wiederholtes zwanghaftes Gähnen, Kaltschweißigkeit, Müdigkeit, Schläfrigkeit, Zwangsschlucken, Abgeschlagenheit, geistige Leere, Kopfschmerzen, Arbeitsunlust, Desinteresse bis hin zur Lethargie auf. Übelkeit, Schwindel, Erbrechen, Mattigkeit, Hyperventilation, Schweißausbrüche, Herzklopfen bis zu massivem Erbrechen mit Exsikkose führen in Einzelfällen zu gefährlichem Flüssigkeits- und Elektrolytverlust. Bei besonders anfälligen Personen und lange fortgesetzten Bewegungsreizen kann es schließlich zum Kreislaufkollaps kommen.

Zur **Prophylaxe** und **Therapie** werden Antiemetika/Antivertiginosa eingesetzt. Bekannte Wirkstoffe sind Dimenhydrinat (z. B. in Vomex A®, Reisegold®tabs) oder Meclozin (z. B. in Peremesin®). Sie gehören zur Gruppe der H_1-Antihistaminika, blockieren die Wirkung des Histamins und halten damit die Reize vom Gleichgewichtsorgan fern. Dadurch bessern sich der Schwindel und die Übelkeit. Meclozin hat außerdem einen direkt hemmenden Effekt auf das Brechzentrum im Gehirn. Alle Präparate stehen auch als Suppositorien zur Verfügung. Schnell aber nur kurz wirksam ist die Darreichungsform des Dimenhydrinat als Kaugummi-Dragee (Superpep®/forte).

Prophylaktisch kann bei bekannter Empfindlichkeit auch transdermales Scopolamin (Scopoderm®-Pflaster) eingesetzt werden. Wichtig dabei ist, dass es rechtzeitig vor der Exposition aufgeklebt wird, da die Wirkung erst nach ca. 4–6 Stunden einsetzt. Das Pflaster kann mindestens drei Tage belassen werden.

Alle diese Präparate haben Einfluss auf das Reaktionsvermögen und Wechselwirkungen mit Alkohol. Kontraindikationen und Nebenwirkungen müssen deshalb auch unter den besonderen Bedingungen einer Kreuzfahrt und den geplanten Aktivitäten an Bord (z. B. Tauchen) beachtet werden.

Bei manifester Seekrankheit sollte möglichst mittschiffs eine horizontale Lage eingenommen werden. Wenn es möglich ist, sollte in einer Hängematte, die die Rollbewegungen des Schiffes ausgleicht, geschlafen werden. Bei Erbrechen ist Flüssigkeits- und Elektrolytersatz auf oralem, in schweren Fällen auch auf parenteralem Weg zu gewährleisten. Bei mäßiger Seekrankheit genügt die Aufnahme häufiger kleiner Flüssigkeitsmengen und trockener Nahrungsmittel wie Toast oder Salzstangen, um den Magen zu beruhigen.

Hingewiesen sei auch auf das „Mal de débarquement", d. h. die Tatsache, dass bei Ankunft an Land nach einer mehrtägigen Seereise eine kinetose-ähnliche Symptomatik auftreten kann.

Andere Seefahrt-eigentümliche Risiken

Die Gefährdung durch Sonneneinstrahlung ist auf See deutlich höher als an Land. Fehlende Horizonteinschränkung durch Bebauung und wenig Luftverschmutzung führen zu einer Rundum-UV-Bestrahlung (s. Kap. III.1). Einflüsse des (Fahrt)-Windes lassen das Gefühl für die Wärme nicht aufkommen, so dass selbst bei kurzen Aufenthalten am Oberdeck bei fehlenden Protektionsmaßnahmen schnell ein Sonnenbrand auftreten kann. Aufklärung, ein textiler Sonnenschutz und die Mitnahme entsprechend hochwirksamer Lichtschutzmittel sind anzuraten.

Respiratorische und gastrointestinale Erkrankungen stellen an Bord ein besonderes Problem dar, wenn sie leicht übertragbar sind. So werden ständig Ausbrüche von Influenza an Bord von Kreuzfahrtschiffen beobachtet. Influenza-Schutzimpfung und bei über 60-Jährigen auch eine Pneumokokken-Schutzimpfung sollten also immer zum Präventionsprogramm vor Seereisen gehören.

Erreger gastrointestinaler Infektionen, insbesondere Noroviren (Norwalk-like Viren) führten in den letzten Jahren immer wieder zu Massenerkrankungen an Bord und haben sogar den Reiseverlauf betroffener Schiffe beeinflusst. Noroviren sind hochkontagiös und werden fäkal-oral, aber auch durch Tröpfchen (z. B. beim Erbrechen) sowie über kontaminierte Lebensmittel und Wasser übertragen. Warum immer wieder Kreuzfahrtschiffe betroffen sind, ist letztendlich nicht vollständig geklärt. Vermutet wird, dass das relativ enge Zusammenleben von vielen Menschen für eine längere Zeit eine wichtige Rolle spielt. Norovirus-Infektionen sind meistens selbstlimitierend und von kurzer Dauer, stellen aber aus der Sicht der Hygiene im Rahmen der Infektkettenunterberechung eine große Herausforderung dar. Wegen der Bewegungsarmut an Bord zusammen mit reichlicher und häufiger Nahrungsaufnahme kann es zu weiteren Belastungen des Magen-Darm-Traktes kommen (Obstipationsprophylaxe bei Personen mit Neigung zu Obstipation!).

Bei schwerem Seegang kann es auch auf größeren Schiffen für ältere oder behinderte Menschen Probleme durch das Schwanken des Schiffes geben, auch wenn die Stabilisatoren der Kreuzfahrtschiffe größeres Schwanken auszugleichen vermögen. Stürze mit Verletzungen können die Folge sein.

■ Gesundheitliche Risiken bei Landgängen

Diese nur indirekt mit der Seefahrt verbundenen Gefahren müssen bei Kreuzfahrten durchaus berücksichtigt werden, da die Landgänge oft einen wesentlichen Anteil am Gesamtprogramm der Reise haben. Die Touristen sollten vor Antritt der Reise entsprechend aufgeklärt, geimpft und vorbereitet werden.

Die internationalen Impfvorschriften für die Gelbfieberimpfung müssen beachtet werden. Auch wenn viele Länder, in denen es noch eine Gefährdung durch Gelbfieber gibt, keine Impfung bei Einreise verlangen oder zumindest nicht streng kontrollieren, kann das Risiko des Einzelnen sehr wohl auch bei nur kurzer Exposition hoch sein. Dies haben die Todesfälle bei Touristen im Amazonasgebiet in den letzten Jahren deutlich gezeigt. Einige Länder in Asien, in denen Gelbfieber nicht endemisch ist, achten streng darauf, dass Reisende aus Gelbfiebergebieten über einen ausreichenden Impfschutz verfügen. So muss bei kontinentübergreifenden Seereisen der genaue Reiseverlauf bedacht werden und gegebenenfalls eine Immunisierung erfolgen (s. Kap. II.8.1.4).

Auch andere Infektionskrankheiten bei Liegezeiten in Häfen tropischer Länder und in Gebieten mit niedrigen Hygienestandards müssen bedacht und durch geeignete Präventionsmaßnahmen verhindert werden (s. Kap. II.8). So sollten das Malariarisiko und entsprechende Protektionsmaßnahmen bei der Beratung der Reisenden Berücksichtigung finden (s. Kap. II.8.2 und 8.3.1). Die Gefährdung durch Malariamücken besteht zwar nur ab Abenddämmerung und ist oft in den großen Hafenstädten geringer als auf dem Land, dies aber durchaus nicht überall. Auch weiß man aus der Handelsschifffahrt, dass bei ungünstigen Winden und bei Unter-Land-Fahrt Anopheles-Mücken an Bord verdriftet werden können und Seeleute nachts an Oberdeck gefährden. In Japan z. B. treten 5% aller importierten Malariafälle bei Berufsseefahrern auf. In aller Regel reichen aber bei dem typischen Reiseprofil auf Kreuzfahrten in Malariaendemiegebieten die Maßnahmen zur Expositionsprophylaxe aus (s. Kap. II.8.2 und 8.3.1).

Generell ist das Risiko einer Gesundheitsgefährdung durch die Hafenliegezeiten für die Passagiere von Kreuzfahrtschiffen als eher gering einzuschätzen, da der

Reisende seinen Hygienestandard quasi mitbringt, nahezu ausschließlich Bordverpflegung eingenommen wird, Landgänge organisiert und nur von kurzer Dauer sind und nachts an Bord des klimatisierten Schiffes geschlafen wird. Anders ist die Situation bei längeren Liegezeiten von Segelschiffen in Häfen tropischer Länder.

Berufsschifffahrt

Die zivile Berufsschifffahrt ist geprägt durch immer größere Schiffe, immer weniger Besatzungsangehörige und immer kürzere Hafenliegezeiten. Eine medizinische Versorgung auf See wird allenfalls durch eingewiesenes Personal, meist durch Kapitän oder Ersten Offizier, eventuell noch durch funkärztliche Beratung, gewährleistet. Die Besatzungsangehörigen sind durch Arbeitsunfälle an Bord, insbesondere aber durch Erkrankungen gefährdet. Eine Untersuchung über die Todesursachen von Seefahrern in den Jahren 1976 bis 1995 zeigte, dass von 600 Todesfällen 71% durch kardiovaskuläre Ereignisse und 9% durch gastrointestinale Erkrankungen (Ulkusblutung, Pankreatitis, Leberzirrhose) verursacht waren. Die eingeschränkte medizinische Versorgung auf See trug als wichtiger Faktor zur Letalität der Erkrankungen bei. Berufsgenossenschaftliche Vorsorgeuntersuchungen, bei denen potentielle Risiken erfasst werden könnten, finden lediglich bei den nur noch wenigen deutschen Seeleuten auf Schiffen unter deutscher Flagge statt.

Die militärische Schifffahrt in Deutschland ist geprägt durch einen – auch im NATO-Vergleich – der höchsten medizinischen Versorgungsstandards für die Soldaten auf See, durch strenge Kriterien für die Bordverwendungsfähigkeit und einen hohen präventivmedizinischen Aufwand vor Einsatzbeginn. Alle Soldaten der seefahrenden Einheiten der Deutschen Marine werden z. B. grundsätzlich gegen Tetanus, Diphtherie, Poliomyelitis, Hepatitis A und B und MMR geimpft. Dazu kommt einsatzabhängig eine Ergänzung durch Impfungen gegen Gelbfieber, Typhus und Meningokokkenmeningitis. Die deutsche Marine fährt, im Gegensatz zu anderen Marinen grundsätzlich nur mit Schiffs- oder Geschwaderarzt zur See, die begleitenden Schiffsärzte sind in aller Regel gut ausgebildete Allgemeinmediziner mit Zusatzqualifikationen.

Haben Sie bei der Beratung auch daran gedacht?

	Beratungsinhalt
Art des Schiffes	Information über die Qualität und Ausstattung der medizinischen Versorgung
Kreuzfahrtschiffe	besonderes Qualifikationszertifikat für Schiffsärzte, insbesondere zu beachten bei möglichen Notfällen bei Ozeanüberquerungen
Frachtschiffe	ohne medizinische Betreuung
Segelschiff	seelische und physische Belastbarkeit, Risiko von Verletzungen
Klima	Reizklima, günstig bei Atemwegs-, Haut- und funktionellen Kreislauferkrankungen; besonders intensive UV-Strahlung
Leistungsvermögen/ Behinderung	
mit Dialysepflichtigkeit	Kreuzfahrtschiffe mit Dialyseplätzen (s. Kap. II.6.4)
mit chronischen Erkrankungen	s. Kap. II.6
mit Behinderungen	s. Kap. II.6

	Beratungsinhalt
Medikamente	Antiemetika/Antivertiginosa zur Behandlung von Kinetosen, Obstipationsprophylaxe bei Prädisposition
Malariaprophylaxe	Medikamentöse und Expositionsprophylaxe abhängig von Reiseziel, Liegezeit in tropischen Gebieten sowie Dauer und Aktivitäten auf Landgängen
Impfungen	Influenzaimpfung, Pneumokokkenimpfung, evtl. Gelbfieberimpfung
Langzeitaufenthalt/ Berufsschifffahrt	Keine permanente medizinische Betreuung, Arbeitsunfälle, Berufsgenossenschaftliche Vorsorgeuntersuchung, Impfungen

Weiterführende Literatur

DuPont, H.L., R. Steffen: Textbook of Travel Medicine and Health. Decker, Hamilton 1997.

Informationen zum Management von Ausbrüchen durch Noroviren. Epidemiologisches Bulletin Nr. 47, 2002.

Harrison, T.E.: Cruise Medicine. 2nd Ed. Maritime Health Systems Ltd., Millersville 1999.

McIntosh, I.: Health and Safety on Cruise Ships. Travel Medicine International 15, (1997).

Peake, D.E.: Descriptive Epidemiology of Injury and Illness Among Cruise Ship Passengers. Annals of Emergency Medicine 33 (1999).

Robert-Koch-Institut: Informationen zum Management von Ausbrüchen durch Noroviren. Epid. Bull. 47 (2002).

Wichtige Adresse

International Maritime Health Association
Hailíelée 51
B-2000 Antwerpen
Belgium
www.semm.org/IMHA/IMHA.html

3.1.4 Flugzeug

JÖRG SIEDENBURG

Einführung

Die Tourismusbranche verzeichnet seit Jahrzehnten ein deutliches Wachstum. Derzeit verreisen über 60 Millionen Deutsche pro Jahr, davon über 40 Millionen ins Ausland und wiederum mehr als 7 Millionen außerhalb Europas. Mit steigendem Lebensstandard, gesunkenen Flugpreisen, geänderten Freizeit- und Urlaubsgewohnheiten nahmen in den letzten Jahren insbesondere der Ferntourismus und damit Flugreisen zu. Auch nach den Einbrüchen im Anschluss an den Terroranschlag vom 11. September 2001 und durch das Auftreten von SARS wird mit der Fortsetzung dieses Trends gerechnet. Die Anzahl der Flugreisenden versiebenfachte sich seit den sechziger Jahren. Mit dem zunehmenden Anteil von Rentnern an der Bevölkerung ist auch die Zahl älterer Flugreisender stark angewachsen; auch exotische Reiseziele werden von Senioren zunehmend aufgesucht.

Für den reisemedizinisch Tätigen ergeben sich hieraus mehrere Konsequenzen. Zum einen gilt es, den gesunden Reisenden so zu beraten, dass er auf der Reise, etwa durch Infektionskrankheiten, keinen Schaden erleidet. Zum anderen sind vorerkrankte Personen dahingehend zu beraten, ob und – wenn ja – welche Art der Reise für sie geeignet ist. Es gilt insbesondere festzustellen, ob diese Patienten tauglich für eine Flugreise sind. Schließlich kann es erforderlich werden, am Urlaubsort erkrankte Reisende zu repatriieren. Hier liegt zwar der Schwerpunkt der Arbeit von Rettungsflug- und Assistance-Diensten, der Hausarzt ist jedoch oftmals für Angehörige der erste Ansprechpartner. Ferner sind Hinweise auf den Einfluss der Zeitverschiebung auf Medikamenteneinnahme und Wohlbefinden wichtig. Weiterhin sollte bekannt sein, welche Möglichkeiten vorhanden sind, um einen medizinischen Notfall an Bord eines Passagierflugzeuges zu behandeln. Schließlich soll zum Thema Infektionskrankheiten und Flugreisen Stellung genommen werden.

Milieu an Bord von Flugzeugen

Die **flugphysiologischen Umweltbedingungen** an Bord eines Passagierflugzeuges haben vielfältige Einflüsse auf den gesunden und kranken Organismus. Dieses Milieu unterscheidet sich in vieler Hinsicht entscheidend von den Umgebungsbedingungen am Erdboden.

Sauerstoffversorgung und Druckkabine von Passagierflugzeugen

In den Flughöhen von Passagierflugzeugen (zwischen 10000 und 12000 m) herrschen absolut lebensfeindliche Verhältnisse. Es finden sich Temperaturen von −56 °C, Luftdruck und Sauerstoffpartialdruck (pO_2), die sich mit zunehmender Höhe vermindern (Halbierung alle 5500 m), betragen nur noch ein Viertel der Werte in Meereshöhe. Erst durch eine **Druckkabine** sind Flüge in diesen Höhen überhaupt erst ermöglicht worden. Die Triebwerke liefern komprimierte und erhitzte Luft, die dann über Druck- und Temperaturminderer (sog. Packs) und durch eine Klimaanlage auf behagliche Temperaturen und Druck eingestellt wird. In Passagiermaschinen wird der Luftdruck beim Flug auf einer Höhe von 2200–2400 m entsprechend konstant gehalten (maximal zulässig 3000 m). Diese **Kabinendruckhöhe** (die Höhe, die dem in der Kabine herrschenden Druck entspricht) ist für den aktuellen Luftdruck und pO_2 maßgebend. Der maximale Differenzdruck an der Druckkabine (Differenz zwischen Außen- und Innendruck) beträgt dabei 8,25 PSI (0,55 bar entsprechend 5,5 t/m²) (Abb. 3-3).

Der entsprechend einer Kabinendruckhöhe von 2400 m verminderte Umgebungsdruck in der Flugzeugkabine bedingt eine Verringerung des Sauerstoffpartialdrucks ☞

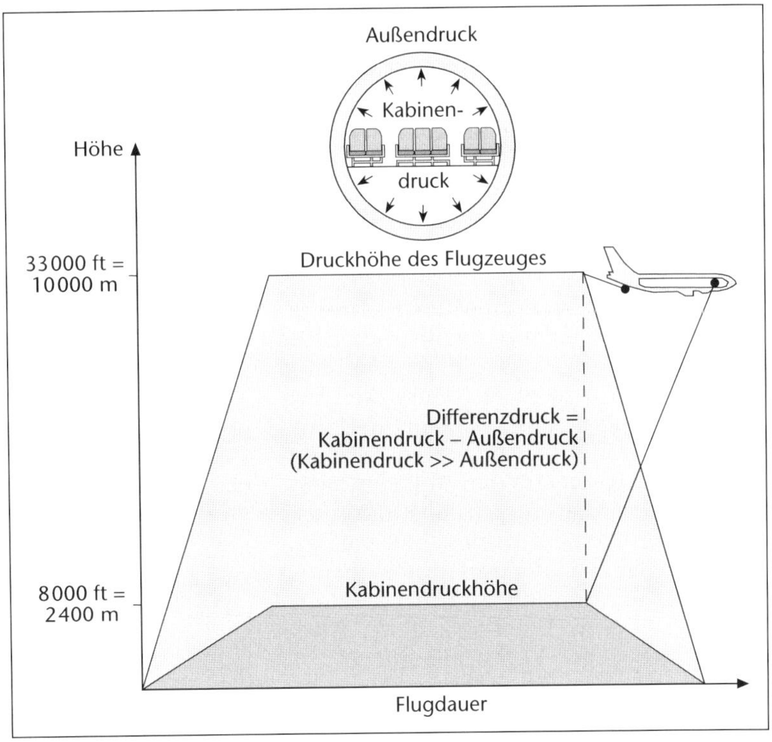

Abbildung 3-3. Verlauf von tatsächlicher Druckhöhe und Kabinendruckhöhe bei Verkehrsflugzeugen.

um ca. 25% und der Sauerstoffsättigung von 97 auf 90% (bei Gesunden), sowie eine Volumenzunahme von in Körperhöhlen eingeschlossener Luft (Nasennebenhöhlen, Mittelohr, Darmgase, aber auch Pneumothorax oder Pneumoperitoneum).

Die normalen Kompensationsmechanismen unter den Luftdruckbedingungen der Kabine bestehen in einer Steigerung des Herzminutenvolumens und einer vertieften und beschleunigten Atmung.

Cabin Air Quality

Luftfeuchtigkeit bezeichnet den Wassergehalt von Luft. In Abhängigkeit von der Temperatur kann Luft eine unterschiedliche maximale Wassermenge aufnehmen – die **maxim**ale Luftfeuchtigkeit. Je geringer die Temperatur, desto weniger vermag die Luft Feuchte aufzunehmen. Die **absolute** Luftfeuchtigkeit bezeichnet die tatsächlich enthaltene Wassermenge. Die **relative** Luftfeuchtigkeit ist der Quotient aus absoluter und maximaler Luftfeuchtigkeit.

Da die Frischluft aus der kalten Außenluft, die sehr wenig Feuchtigkeit enthält, entnommen und außerdem stark erwärmt wird, ist die Luft in der Flugzeugkabine sehr trocken. Es findet sich durchschnittlich eine relative Luftfeuchtigkeit von 10–20%. Je nach Sitzdichte der Passagiere findet sich bei niedriger Sitzdichte eine relative Luftfeuchtigkeit von 5–10%, bei höherer um 15% (als behaglich werden ca. 60% empfunden). Über die Atmung (Sättigung der Atemluft mit Wasserdampf im Körper und Flüssigkeitsverlust über die ausgeatmete Luft) und die Schleimhäute geht aufgrund dessen viel Flüssigkeit verloren. Deshalb ist auf ausreichende Trinkmenge (ca. 250 ml/h) zu achten. Schleimhäute können bei Bedarf mit physiologischer Kochsalzlösung (z. B. Rhinomer®, Mar®) oder Cremes angefeuchtet werden. Aufgrund der Feuchtigkeitsabgabe über die ausgeatmete Atemluft nimmt die Luftfeuchtigkeit je nach der Anzahl der Passagiere im jeweiligen Kompartiment zu.

Die **Klimaanlage** liefert die Frischluft an den Oberkanten der Kabine an, die Luft fließt laminar nach unten und dann am Boden seitwärts wieder aus der Kabine. Die über einer bestimmten Sitzreihe eintretende Luft verlässt die Kabine wieder an der gleichen Sitzreihe. So werden immer Querschnittssegmente der Flugzeugkabine belüftet, horizontale Luftbewegungen (also in Längs- oder Querrichtung) finden sich allenfalls minimal. Es finden ca. 20–30 Luftwechsel pro Stunde statt (zum Vergleich: in öffentlichen Gebäuden sind es nur 5, in klimatisierten Büroräumen ca.12 und in Operationssälen 20 Luftwechsel pro Stunde).

Ein Teil der Luft (ca. 40–50%) wird rezirkuliert, um Treibstoff einzusparen, gleichzeitig wird dadurch die Luftfeuchtigkeit erhöht. Die aus Bordküchen oder Toiletten stammende Luft wird nicht rezirkuliert, sondern unmittelbar nach außen geleitet.

Die der Frischluft wieder zugesetzte Kabinenluft (Rezirkulationsluft) wird über Vorfilter und hocheffiziente HEPA (high efficiency particulate air)-Filter gereinigt. Pilze, Viren und Bakterien werden somit aus der Rezirkulationsluft herausgefiltert. Auch flüchtige organische Verbindungen, CO_2, CO und Gerüche werden aus der Luft entfernt.

Die **CO_2-Konzentration** hängt von der Zahl der Personen in einem Raum und ihrer physischen Aktivität, der Größe des Raumes und der Luftwechselrate ab. Um einen Grenzwert von 2500 ppm (ASHRAE-Empfehlung für nicht bewegte Luft) zu erreichen, wäre eine Frischluftzufuhr von 5 Kubikfuß/min erforderlich, die im Flugzeug deutlich überschritten wird. Als unangenehm empfunden werden bereits Konzentrationen über 1500 ppm. Verschiedene Studien zeigten, dass ein solcher Wert an Bord moderner Verkehrsmaschinen eingehalten wird. Nur während des Getränke-Services (kohlensäurehaltige Getränke) finden sich – insgesamt selten – leicht erhöhte Werte.

In Flughöhen von Passagierflugzeugen finden sich z.T. aus der Ozonschicht herunterragende, gleichsam fingerförmige Zonen erhöhter Ozonkonzentration. Diese führten früher zu messbaren **Ozonkonzentrationen** auch in der Flugzeugkabine und zu Reizerscheinungen bei den Flugzeuginsassen. Durch moderne Katalysator-Technologie kann diese Ozonbelastung mittels Ozon-Konvertern vermieden werden.

Die **Temperatur** an Bord wird durch die elektronisch gesteuerte Klimaanlage im behaglichen Bereich konstant gehalten. Eine Feinregulierung ist durch das Bordpersonal möglich. Aufgrund der Architektur der Belüftung in Querschnittssegmenten (s.o.) können auch unterschiedliche Temperaturen in verschiedenen Kompartimenten gewählt werden. Auf diese Weise ist eine Anpassung an die Zahl von Passagieren in einem bestimmten Rumpfsegment möglich. Da der Mensch Wärme abgibt, muss die Temperatur der zugegebenen Luft bei größerer Sitzdichte geringer sein. Nachts wird die Temperatur oftmals – entsprechend den Bedürfnissen der Passagiere – abgesenkt.

Tabakrauch als Bestandteil der Kabinenluft ist seit Einführung des Rauchverbots an Bord bei fast allen Fluggesellschaften als gesundheitlicher Risikofaktor eliminiert worden.

Auswirkungen des Kabinenmilieus auf Gesunde und Kranke

Wirkung von Luftdruckveränderung auf eingeschlossene Gase

Beim Höhenaufstieg vermindert sich der Umgebungsdruck. Eingeschlossene Gase dehnen sich deshalb aus. Dies trifft auf Mittelohr, Nasennebenhöhlen, Gastrointestinaltrakt, Lunge und Zähne zu. Umgekehrt ist es beim Abstieg. Unter normalen Verhältnissen und nicht zu schnellen Druckänderungen (Auf- oder Abstieg max. ca. 300–500 Fuß/min) treten keine Schwierigkeiten auf.

Das **Mittelohr** ist durch das Trommelfell gegen den äußeren Gehörgang abgedichtet. Durch die Eustachische Röhre besteht eine Verbindung zum Rachenraum. Beim Aufstieg öffnet sich alle 500 bis 1000 Fuß durch den erhöhten Druck im Mittelohr der Verschluss der Tube und es findet ein Druckausgleich statt. Entsprechendes gilt für den Abstieg mit Zunahme des Außendrucks bzw. Entwicklung eines relativen Unterdrucks in den luftgefüllten Hohlräumen. In Kapitel II.6.13 werden Maßnahmen beschrieben, die den Druckausgleich unterstützen. Unkompliziert gestaltet sich der Druckausgleich in **Nasennebenhöhlen** und **Lunge**, wo ja bei gesunden Reisenden stets offene Verbindungen zur Umgebung bestehen. Auch bei gesunden **Zähnen** treten keine Schwierigkeiten auf. Erst der kranke Zahn, die kranke Zahnpulpa bzw. mangelhaft ausgeführte Füllungen führen beim Aufstieg zu Problemen durch Veränderungen der Durchblutung der Pulpa (**Barodontalgie**). Im **Magen-Darm-Trakt** dehnen sich Gase, die sich bei der Verdauung bilden, aus. Deshalb sind blähende Speisen und Getränke (Kohlensäure z.B.) vor und während Flügen zu vermeiden. Nach Darm-OPs sollte aus den gleichen Gründen ein Flug bis zur vollständigen Ausheilung unterbleiben (s. Tab. 3-1).

Ernste Probleme ergeben sich erst bei krankhaften Veränderungen im Nasen-Rachen-Raum, die zur Behinderung des Druckausgleichs mit der Folge eines **Barotraumas** (**Barootitis** media bzw. **Barosinusitis**) führen. Da sich ein Überdruck beim Aufstieg trotz initialer Unannehmlichkeiten meist spontan ausgleicht, kommt es in der Regel erst beim Abstieg zu Problemen durch ein **Unterdruckbarotrauma**. Bei Erkrankungen im HNO-Bereich sollte deshalb rechtzeitig vor einem geplanten Flug eine Beratung durch den Facharzt erfolgen (s. Kap. II.6.13).

Nach Flügen im Anschluss an einen Tauchgang kommt es verstärkt zum Ausperlen von Stickstoffbläschen und zur Provokation einer Dekompressionskrankheit (s. Kap. II.3.2.2). Die Veränderungen reichen von eher harmlosen Hautveränderungen (Taucherflöhe) über Gelenksymptome (bends) und pulmonale Symptome (chokes) bis zu schweren und potenziell lebensbedrohlichen neurologischen Ausfallserscheinungen. Um dies zu vermeiden, sollte nach Tauchgängen für mindestens 24 Stunden nicht geflogen werden, nach dekompressionspflichtigen Tauchgängen noch länger.

Tabelle 3-1. Flugreisetauglichkeit bei verschiedenen Krankheitsbildern (keine Flugreisetauglichkeit für die nachfolgend genannten Zeiträume bzw. zu beachtende Gesichtspunkte).

operative Eingriffe	
Bauchraum	
Appendektomie	10 Tage
Herniotomie	10 Tage
Pneumoperitoneum	6 Wochen
gastrointestinale Blutung	2–3 Wochen
Cholezystektomie	6 Wochen
Gastrektomie	6 Wochen
Darmresektion	6 Wochen
sonstige viszeralchirurg. Eingriffe	10 Tage
Nephrektomie	6 Wochen
TUR (transurethrale Prostataresektion)	3 Wochen
ESWL (Extrakorporale Stoßwellenlithotripsie)	8–10 Tage
diagnostische Laparotomie	3 Tage, kein Restgas intraabdominell (sonographische Kontrolle)
laparoskopische Eingriffe allgemein	mindestens 10 Tage, kein Restgas intraabdominell (sonographische Kontrolle)
endoskopische Polypektomie	1 Woche
Anmerkung: Bei nicht-minimalinvasiven abdominellen Eingriffen sollten für 6–8 Wochen keine Lasten von mehr als 5 kg Gewicht getragen werden (Reisegepäck!)	
Brustraum	
diagnostische Thorakotomie	1 Woche
Lobektomie	12 Wochen
Pneumektomie	6–9 Monate
Angioplastie (Ballondilatation) mit Stent-Einlage	3 Tage
herzchirurgische Eingriffe	
❑ Bypass,	3 (14) Tage
❑ Klappen, Septumdefekte, Transpositionen	2–3 Wochen (ggf. 10 Tage nach Rückfrage beim behandelnden Kardiochirurgen und med. Dienst)
Gefäß-OP	
Aneurysma	6 Wochen
periphere Gefäß-OP	2 Wochen
PTA (periphere Ballondilatation)	3 Tage
Schädel	
Pneumenzephalus (z. B. Liquorfistel)	kein Flug
Tumorexstirpation	6–12 Monate
Angioplastiken	6–12 Monate
SDH/EDH (subdurales oder epidurales Hämatom)	6 Wochen (danach Arztbegleitung)

Tabelle 3-1. Fortsetzung

operative Eingriffe *(Fortsetzung)*	
HNO	
Operationen im Mittelohr-Bereich	10 Tage
Tonsillektomie	2–3 Wochen (Kinder evtl. bereits nach 7 Tagen)
Unterkieferdrahtfixation	nicht flugreisetauglich, ggf. tauglich, wenn Drahtschneider oder Schnelllöse-Vorrichtung
Augen	
Netzhautblutung	1 Monat
❑ schwer	3 Monate
❑ frisch	Beurteilung durch Facharzt
Katarakt-OP	4 Wochen
Netzhautablösung	bei Gasplombe bis zur vollständigen Resorption nicht flugreisetauglich
penetrierende Augenverletzungen	7 Tage
intraokuläre Eingriffe	7 Tage
Frakturen (ggf. individuelle Abwägung je nach Lokalisation und Art der Ruhigstellung)	
Flüge < 2 h	24 h, bei gespaltenem Gips oder Gipsschiene
Flüge > 2 h	48 h, bei gespaltenem Gips oder Gipsschiene
Anämie	
Hb < 9–10	nicht flugreisetauglich, evtl. Auftransfusion, O_2-Gabe während Flug
Sichelzellkrise	10 Tage
Infektionskrankheiten	
allgemein	im akuten Stadium nicht flugreisetauglich
Sinusitis und Otitis media	im akuten Stadium nicht flugreisetauglich
offene Tuberkulose	nicht flugreisetauglich
anbehandelte Tuberkulose	nach Sputumkonversion oder 14 Tage tuberkulostatischer Therapie
Herz-Kreislauf-Erkrankungen	
KHK	
❑ CCS I (keine Beschwerden)	keine Einschränkung
❑ CCS II (Beschwerden bei 30–100 W)	im Allgemeinen flugreisetauglich
❑ CCS III (Beschwerden bei 50 W über 1 min)	bedingt flugreisetauglich, O_2
KHK	
❑ CCS IV (Beschwerden in Ruhe)	ausnahmsweise flugreisetauglich, ärztl. Begleitung, O_2

Fortsetzung Tab. 3-1 nächste Seite ▸

Tabelle 3-1. Fortsetzung

Herz-Kreislauf-Erkrankungen (Fortsetzung)	
❑ instabile Angina pectoris	keine Flugreisetauglichkeit
Myokardinfarkt	6 Wochen
❑ unkompliziert/leicht	ggf. 10 Tage (nach Rücksprache mit behandelndem Kardiologen)
❑ schwer	10 Wochen (wenn ohne Begleitung)
Herzinsuffizienz	
❑ NYHA I (keine Beschwerden)	keine Einschränkung
❑ NYHA II (Beschwerden bei stärkerer körperlicher Belastung	im Allgemeinen flugreisetauglich
❑ NYHA III (Beschwerden bei leichter körperlicher Belastung)	bedingt flugreisetauglich, O_2
❑ NYHA IV (Beschwerden in Ruhe)	nur ausnahmsweise flugreisetauglich, sofern ärztl. Begleitung und O_2
❑ dekompensiert	keine Flugreisetauglichkeit
Cor pulmonale	nur bedingt flugreisetauglich, ggf. O_2
Schrittmacher	flugreisetauglich nach vorheriger Kontrolle, Schrittmacherausweis wegen Sicherheitskontrolle mitführen
AICD (automatic implantable cardioverter defibrillator)	flugreisetauglich nach vorheriger Kontrolle (Firmenniederlassung im Reiseland sollte bekannt sein)
AV-Block Grad III	keine Flugreisetauglichkeit
bradykarde Rhythmusstörungen mit Synkopen	keine Flugreisetauglichkeit
SA-Block; AV-Block < Grad III	bedingt flugreisetauglich je nach Kammerfrequenz (kardiologische Beurteilung),
supraventrikuläre Arrhythmien (SVT, WPW)	bedingt flugreisetauglich, anfallskupierende Medikation griffbereit im Handgepäck
ventrikuläre Rhythmusstörungen	
❑ < Lown IIIb	im Allgemeinen flugreisetauglich (*cave*: Aggravierung durch Hypoxämie! ggf. Hypoxietest)
❑ ≥ Lown IIIb	nicht flugreisetauglich
maligne Arrhythmien	keine Flugreisetauglichkeit
arterieller Hypertonus	je nach Sekundärkomplikationen
❑ RR > 200/120 mmHg	keine Flugreisetauglichkeit
Myokarditis, Endokarditis	bedingt flugreisetauglich je nach Klinik und kardiologischer Beurteilung
Perikarditis	4 Wochen
Vitien/mechanische Bioprothese, Septumdefekte	im Allgemeinen flugreisetauglich, wenn bei leichter Belastung beschwerdefrei

Tabelle 3-1. Fortsetzung

Gefäßerkrankungen	
Varikose mit Thromboseneigung	Thromboseprophylaxe bei längeren Flügen
Z. n. Thrombose	Thromboseprophylaxe bei längeren Flügen
tiefe Beinvenenthrombose (außer Unterschenkel)	
❑ akut	nicht flugreisetauglich
❑ chronisch (nach 2 Wochen)	flugreisetauglich, wenn Quick/INR stabil im therapeutischen Bereich
tiefe Unterschenkelvenenthrombose	bedingt flugreisetauglich (Flüge < 2 h)
periphere AVK	je nach Klinik (Stadien nach Fontaine-Ratschow), *cave:* Hypoxämie
❑ Stadium I (beschwerdefrei)	im Allgemeinen flugreisetauglich
❑ IIa (schmerzfreie Gehstrecke > 200 m)	im Allgemeinen flugreisetauglich
❑ IIb (schmerzfreie Gehstrecke < 200 m)	nur bedingt flugreisetauglich, ggf. in Begleitung
❑ III (Ruheschmerz)	nicht flugreisetauglich, ggf. in Arztbegleitung unter Gabe von Analgetika und O_2
❑ IV (Gangrän, Nekrose)	nur ausnahmsweise flugreisetauglich, Rücksprache beim medizinischen Dienst
Hirnbasisaneurysma	im Allgemeinen flugreisetauglich, Blutdruckspitzen im Rahmen reisebedingten Stresses vermeiden (ggf. leichte Sedierung)
Aortenaneurysma	im Allgemeinen flugreisetauglich (abhängig vom Durchmesser), Blutdruckspitzen im Rahmen reisebedingten Stresses vermeiden (ggf. leichte Sedierung)
Aneurysma dissecans Aorta ascendens	nicht flugreisetauglich
Vaskulitis	
❑ akuter Schub	nicht flugreisetauglich
❑ chronischer Verlauf	im Allgemeinen flugreisetauglich je nach Klinik (wie AVK)
pulmonale Erkrankungen	
respiratorische Partial- oder Globalinsuffizienz, schwere COLD, Cor pulmonale, Emphysem (Ruhe-Dyspnoe, -Zyanose)	nicht flugreisetauglich, wenn während des Fluges O_2-Gabe > 4 l/min erforderlich; wenn unter 4 l/min O_2 pO_2 < 70 mmHg; wenn bei pathologischem pCO_2 (> 45 mmHg) unter O_2-Gabe Zunahme des pCO_2 > 5 mmHg; bei O_2-Dauertherapie > 3 l bereits am Boden
Asthma bronchiale	je nach Klinik, Medikamente im Handgepäck; 48 h nach Anfall
Infektexazerbation	nicht flugreisetauglich
Pneumothorax	6 Wochen (Lunge vollständig entfaltet?)
rezidivierender Spontanpneumothorax	6–8 Wochen (Lunge vollständig entfaltet?)
Schlafapnoe	flugreisetauglich im Wachzustand, Langstreckenflüge vermeiden

Fortsetzung Tab. 3-1 nächste Seite ▸

Tabelle 3-1. Fortsetzung

gastrointestinale Erkrankungen	
Z. n. oberer gastrointestinaler Blutung	abhängig vom endoskopischen Befund 2–3 Wochen bei ausreichendem Hb (> 9–10 mg/dl)
untere gastrointestinale Blutung	2–3 Wochen bei ausreichendem Hb (> 9–10 mg/dl)
Reisediarrhö	je nach Klinik, ggf. Gabe von Loperamid
Gastritis	je nach Klinik, symptomatische Therapie (*cave:* extrapyramidale NW bei Metoclopramid!)
Ileus	keine Flugreisetauglichkeit
HNO	
akute Otitis media	nicht flugreisetauglich
akute Sinusitis	nicht flugreisetauglich
neurologische Erkrankungen	
schwere Commotio	neurologische Beurteilung
Zerebralsklerose	nur mit Begleitperson (*cave:* Ischämie-Reaktion, Desorientiertheit)
apoplektischer Insult	10 Tage bis 6 Wochen nach Primärereignis, je nach Klinik
❑ rezidivierend	keine Flugreisetauglichkeit
Subarachnoidalblutung	10 Tage
zerebrales Anfallsleiden	Attest des behandelnden Arztes nötig, evtl. Sedierung vor Flug, evtl. antiepileptische Medikation steigern
nach Grand-Mal-Anfall	24 h
Multiple Sklerose	je nach Klinik (s. u. Behinderungen)
Querschnittslähmung	nach Rehabilitation abhängig von Residualzustand evtl. flugreisetauglich
❑ Tetraplegie	je nach Klinik (s. u. Behinderungen)
Bandscheibenprolaps	je nach Klinik (s. u. Behinderungen)
psychiatrische Erkrankungen	
Psychose	Arztbegleitung, möglichst Facharzt, ggf. nötige Medikation griffbereit zur Injektion, zusätzlich erfahrenes Pflegepersonal
❑ wenn Entäußerungen nicht auszuschließen	keine Flugreisetauglichkeit
Neurosen	abhängig von Klinik
❑ wenn Entäußerungen nicht auszuschließen	keine Flugreisetauglichkeit

Tabelle 3-1. Fortsetzung

psychiatrische Erkrankungen *(Fortsetzung)*	
Minderbegabung, Demenz etc.	flugreisetauglich, wenn keine Hinweise auf psychotische Veränderungen. Je nach Klinik ggf. Begleitung durch Sanitätspersonal oder Arzt
HOPS (hirnorganisches Psychosyndrom)	je nach Klinik
❑ bei Agitiertheit	keine Flugreisetauglichkeit
Augenerkrankungen	
Glaukom	Medikamente im Handgepäck
Kontaktlinsen	bei Langstreckenflügen evtl. Augentropfen, besser harte Kontaktlinsen
Netzhautblutung	1 Monat
❑ schwer	3 Monate
❑ frisch	Beurteilung durch Facharzt
Netzhautablösung frisch	nicht flugreisetauglich
penetrierende Augenverletzungen	7 Tage
intraokuläre Eingriffe	7 Tage
ausgeprägte proliferative Retinopathie	relative Kontraindikation
Sonstiges	
Schwangerschaft	bei komplikationslosem Verlauf bis zur 36. SSW Flug ohne Einschränkungen möglich
❑ komplizierte Schwangerschaft	bis zur 32. Woche flugreisetauglich
❑ letzter Monat	keine Flugreisetauglichkeit
❑ Risikoschwangerschaft	keine Flugreisetauglichkeit
❑ habituelle Abortneigung	keine Flugreisetauglichkeit
Neugeborene	48 h, wenn komplikationslose Geburt
Frühgeborene	keine Flugreisetauglichkeit
Diabetes mellitus (gute Einstellung)	keine Einschränkung der Flugreisetauglichkeit, bei längeren Flugreisen Zeitverschiebung beachten, entsprechend Insulin-Dosis und Injektionszeitpunkte verändern, Diät kann angefordert werden
diabetisches Fußulkus bei Neuropathie	nach vorheriger Gefäßdiagnostik ggf. flugreisetauglich
ausgeprägte proliferative Retinopathie	relative Kontraindikation
chronische Niereninsuffizienz, dialysepflichtig	letzte Dialyse kurz vor Flug
❑ CAPD (Peritonealdialyse)	Dialysatwechsel nur bei Zwischenlandung möglich

Fortsetzung Tab. 3-1 nächste Seite ▸

Tabelle 3-1. Fortsetzung

Sonstiges *(Fortsetzung)*	
Nephrolithiasis, Blasensteine, Cholezystolithiasis (rez. Koliken)	kein Flug im akuten Stadium
entzündliche Zahnveränderungen	im akuten Stadium Gefahr der Barodontalgie
Antikoagulation	problemlos, wenn INR/Quick stabil
terminale Erkrankungen	individuelle Entscheidung
Behinderungen	individuelle Entscheidung, abhängig von Klinik uneingeschränkte Flugreisetauglichkeit, wenn Patient ohne fremde Hilfe essen, Toilette benutzen, Sitzplatz erreichen und verlassen kann; ansonsten ggf. flugreisetauglich, wenn Vorkehrungen wie Extrasitz, Stretcher, Begleitperson, begleitender Arzt etc.
Tauchen	24 h, bei dekompressionspflichtigen Tauchgängen ggf. länger (s. Tauchtabelle)
Dekompressionskrankheit (DCS) nach Druckkammer-Behandlung (HBO)	
❑ DCS Typ I	24 h
❑ DCS Typ II	48 h
❑ Restsymptome	72 h (ggf. HBO-Therapie fortsetzen, bis symptomfrei)

Infektionen und Flugreisen

Gelegentlich wird angenommen, in Flugzeugen bestünde eine erhöhte Infektionsgefahr. Im Folgenden wird dargestellt, warum dies nicht der Fall ist.

Durch die niedrige Luftfeuchtigkeit werden Mikroorganismen, die in Tropfenform in z.B. ausgehusteten Aerosolen enthalten sein könnten, schnell inaktiviert. In einer bakteriologischen Studie fand sich in Verkehrsflugzeugen keine erhöhte Konzentration von Infektionserregern respiratorischer Infekte, sondern dieselbe wie in Flughafenterminals oder im Freien. Das Übertragungsrisiko von Infekten der oberen Luftwege ist auf Flugreisen geringer als bei Reisen mit anderen Transportmitteln, z.B. bei Busreisen. Es gibt keine Hinweise, dass sich etwa Flugbegleiter an Passagieren infizieren. Die Verwendung von Rezirkulationsluft bewirkt keine Zunahme von Infekten der oberen Luftwege. Das Infektionsrisiko für Flugpassagiere in der Flugzeugkabine ist also minimal und liegt um Größenordnungen unter dem in den Zielländern. Nach Richtlinien der WHO geht man erst nach mindestens 8-stündigem Flug von einer Infektionsmöglichkeit der unmittelbar neben dem Erkrankten sitzenden Personen bei Tbc und Meningokokken-Meningitis aus. In den seltenen Fällen von Tbc-Übertragung an Bord trafen diese Umstände zu. Ähnliches gilt auch für andere Tröpfcheninfektionen wie etwa Masern, Varizellen und Influenza.

Im Rahmen der SARS-Epidemie zwischen März und Juni 2003 ist von ca. 300 Millionen Flugpassagieren weltweit und von ca. 100 Millionen Flugreisenden in Risikogebiete auszugehen. Es kam in dieser Zeit nur zu 27 Infektionen an Bord. Das Infektionsrisiko läge dementsprechend bei 1:4 Millionen. Die Tatsache, dass es auf einem einzigen innerchinesischen Flug allein zu 22 Übertragungen kam, widerspricht der genannten Übertragungswahrscheinlichkeit. Es kann deshalb gemutmaßt werden, dass die Qualität der Klimatisierung und des Infektionsschutzes auf diesem Flug mangelhaft waren. Außerdem waren die international abgestimmten Infektionsschutzmaßnahmen noch nicht implementiert. Bei Nicht-Berücksichtigung dieses Fluges liegt das Infektionsrisiko sogar bei nur 1:20 Millionen und ist vernachlässigbar. Nachdem von Seiten der Flughäfen und Fluggesellschaften Infektionsschutzmaßnahmen wie Temperaturscreening eingeführt worden waren, kam es nach dem 23. März 2003 zu keiner SARS-Übertragung mehr während Flugreisen.

Die Übertragung von Krankheitserregern durch die Klimaanlage oder von einem Passagier auf andere über die Kabinenluft ist aufgrund der aufwändigen Filterung der Luft, der einem laminar-airflow entsprechenden Luftführung in der Kabine und den häufigen Luftwechseln (s. o.) weitgehend ausgeschlossen. Allenfalls direkter Kontakt kommt als Übertragungsmodus in Frage, also eine direkte Übertragung zwischen Sitznachbarn, z. B. durch Anniesen oder Anhusten.

Flugangst

Flugangst ist ein Problem, das sowohl Passagiere als auch Mitglieder von Flugzeugbesatzungen betreffen kann, bei denen Flugangst oftmals ein Tabuthema ist. Flugangst kann primär vorhanden sein („sensible" Menschen, überkritische Persönlichkeit, Personen mit ausgeprägtem Kontrollverhalten, die im Flugzeug plötzlich einer Fremdbestimmung ausgesetzt sind), aber auch durch ein traumatisches Ereignis ausgelöst werden. Insbesondere bei Personen, die im Rahmen der immer globaleren Wirtschaft auf das Verkehrsmittel Flugzeug angewiesen sind, kann Flugangst zu schwerwiegenden beruflichen Problemen führen.

Mögliche begünstigende Faktoren sind ängstliche Grundhaltung, Gefühl des Ausgeliefertseins, mangelnde Erfahrung, unbekanntes Umfeld beim Fliegen, Überforderung, Inkompetenz, Zeitdruck, Frustration, schlechtes Gewissen, umweltbedingte Einflüsse wie Lärm und Turbulenzen. Verstärkt werden diese Grunddispositionen durch Nachrichten von Flugunfällen, die oftmals die realitätsnahe Einschätzung der zu vernachlässigenden Wahrscheinlichkeit solcher Ereignisse verstellen. Ausgehend hiervon finden sich fließende Übergänge zu manifester Angst. Dies kann zum einen zu Vermeidungsverhalten führen mit möglicher Verstärkung der Angst, zum anderen aber – bei Exposition – auch zum Übergang in eine irrationale Panik. Hierbei kommt es zu Kontrollverlust, inadäquatem Verhalten und – zum Teil in der Gruppe – zu archaischen Verhaltensmodellen, wenn kein mentales Modell zur Problemlösung zur Verfügung steht.

In der Praxis ist zu beobachten, dass bei beruflich obligaten Flugreisen oftmals versucht wird, die Flugangst durch Sedativa oder Alkoholgenuss zu „betäuben", was letztlich nur zu erneuten Frustrationserlebnissen und zur Perpetuierung der Flugangst oder sogar zu aggressiven Entgleisungen während des Fluges führt. Lediglich die einmalige Einnahme von Lorazepam wird von einigen Autoren akzeptiert. Zur Ablenkung werden Selbstbeschäftigung durch Lesen, Gespräche mit Sitznachbarn, Musik und Filme aus dem Unterhaltungsprogramm, Schreiben oder andere Aktivitäten empfohlen. Angenehme Phantasievorstellungen und Versuche, sichtbar entspannte Personen in der Umgebung als Vorbilder nachzuahmen, sollen ebenfalls hilfreich sein. In der Akutsituation sollten sich Betroffene eine Farbe, Situationen und/oder eine Umgebung vergegenwärtigen, die sie mit angenehmen Gefühlen assoziieren. Weiterhin können Entspannungstechniken angewandt werden, die zuvor trainiert worden sind. Hierzu gehören Atemübungen, autogenes Training und die progressive Muskelrelaxation. Bei letzterer werden alle Muskelgruppen nacheinander für einige Sekunden angespannt und anschließend wieder entspannt, was zu einer allgemeinen Entspannung führt. Wenn es gelingt, das Gefühl der Entspannung mit bestimmten Signalen zu assoziieren, kann allein schon die Vorstellung dieses Signals zur Entspannung führen.

Flugangstseminare (z. B. Agentur Silvia Texter, Tel. 0049-89-3917 39) und psychotherapeutische Ansätze (Christoph von Dornier-Stiftung in Münster, Tel. 0049-251-4810400) führen in mehr als 90% zum Erfolg und verfolgen einen rationalen Ansatz zum Abbau von Ängsten. Dies geschieht durch behutsame Einführung in die Hintergründe der Fliegerei mit praktischen Demonstrationen und Gesprächen mit Piloten sowie durch Hinweise darauf, dass viel auf den ersten Blick Beunruhigendes während eines Fluges in Wahrheit ganz harmlose Hintergründe hat und dass alle sicherheitsrelevanten Systeme doppelt ausgelegt sind. Unterstützend werden psychologische Maßnahmen wie Coaching, Entspannungs-, Konfrontations- und Desensibilisierungstechniken eingesetzt, ebenso wie Gedanken-Stopp, Modell-Lernen und Wahrnehmungslenkung. Die Seminare enden mit einem Flug zusammen mit der gesamten Seminargruppe.

Zeitverschiebung

Bei transmeridionalen Reisen kommt es zu einer Zeitverschiebung von einer Stunde pro 15° geographischer Länge. Aus Praktikabilitätsgründen folgen die Grenzen der Zeitzonen nicht immer den Meridianen, sondern oft auch geographischen oder politischen Grenzen. Die Zeitzonen wurden ausgehend vom Nullmeridian (verläuft durch das Royal Observatory in Greenwich, London) definiert. Die dazugehörige Zeitzone wurde mit dem Buchstaben „Z“ bezeichnet, die Zeit heute als UTC (Universal Time Coordinated). Nach Osten schließen sich die Zeitzonen „A“, „B“ usw. an, nach Westen „Y“, „X“ etc. Insbesondere bei Fernflügen mit Überqueren mehrerer Zeitzonen hat die Zeitverschiebung eine erhebliche flugmedizinische Bedeutung erlangt.

Jetlag

Jetlag ist eine Störung von Leistungsfähigkeit und Befindlichkeit nach schnellen Reisen über mehrere Zeitzonen. Viele physiologische Vorgänge (z. B. Hormonsekretion, Serumspiegel von Elektrolyten, Enzymen, Metaboliten, Körpertemperatur, Puls und Blutdruck, Atemminutenvolumen, Schlaf- und Essverhalten etc.) sind auf einen Tag-Nacht-Rhythmus eingestellt. Physische und psychische Leistungsfähigkeit, Vigilanz etc. folgen ebenfalls einem zirkadianen Rhythmus. Der natürlicherweise (ohne exogene Zeitgeber) ca. 25 Stunden dauernde Zyklus wird durch äußere Zeitgeber (z. B. Tag-Nacht-Verlauf, Schlaf-Wach-Verhalten) auf einen 24-stündigen Rhythmus synchronisiert.

Bei Überfliegen mehrerer Zeitzonen ergibt sich eine Phasenverschiebung zwischen innerer Uhr und externen Zeitgebern am Zielort, es kommt zur Desynchronisation, zum Jetlag. Dies äußert sich in einer inneren Dissoziation – die verschiedenen internen Zyklen laufen nicht mehr synchron ab – Schlaf- und Verdauungsstörungen, Müdigkeit, Erschöpfung und verminderter Leistungsfähigkeit, Gereiztheit und Depression. Die verschiedenen zirkadianen Zeitgänge resynchronisieren unterschiedlich schnell. So readaptieren Pulsrhythmus, Schlaf-Wach-Rhythmus und Leistungskurve nach 2–3, die Körpertemperatur nach 5 und die Cortisol-Exkretionsrhythmik nach 8 Tagen. Die Readaptation des Cortisol-Serum-Spiegels variiert interindividuell zwischen 2 und 18 Tagen. Folgen einer noch nicht vollständigen Resynchronisation sind suboptimale Leistung bei Sportlern, Geschäftsreisenden und Wissenschaftlern, Unfallgefahren bei komplexen motorischen Tätigkeiten, Erschöpfungszustände und Exazerbationen psychopathologischer Prozesse; auch Veränderungen der Immunabwehr werden diskutiert. Das Ausmaß und das Auftreten des Jetlags sind von der individuellen Disposition, der aktuellen Kondition, dem Ausmaß und der Richtung der Zeitverschiebung sowie den Beanspruchungen am Zielort abhängig. Flüge in westlicher Richtung werden leichter toleriert als solche in Ostrichtung, da die Verlängerung des Tages bei der Westrichtung der Dauer des natürlichen Zyklus eher entgegenkommt. Im Allgemeinen wird jeweils ein Tag benötigt, um ca. 90 Minuten bei West- und 60 Minuten bei Ostflügen auszugleichen.

Verschiedene Rezepte gegen den Jetlag bzw. für eine Beschleunigung der Resynchronisation werden empfohlen. So machen kohlenhydratreiche Speisen eher müde, eiweißreiche eher wach. Externe Zeitgeber sollen bewusst eingesetzt werden: Mahlzeiten, soziale Kontakte, Gespräche, Telephonate, turnusmäßige Aktivitäten während des Tagesablaufs und nicht zuletzt das Tageslicht bei Spaziergängen. Größere physische Belastungen am Ankunftstag sollten vermieden werden, für den zweiten Tag aber ist körperliche Aktivität empfohlen. Gegebenenfalls kann man eine Voradaptation an die Ortszeit des Zielortes bereits zu Hause durchführen, d.h. für einen Flug nach Westen den Tag verlängern und entsprechend weniger schlafen, für Flüge nach Osten eine verkürzte Nacht einschieben. Für Kurzzeitaufenthalte bis maximal 4 Tage ist auch das Beibehalten der Heimatzeit denkbar, sofern sich dies mit den geplanten Aktivitäten am Zielort vereinbaren lässt. Eine weitere Möglichkeit ist eine nur partielle Zeitumstellung, indem man nicht mehr vollständig in der Zeitzone des Abflugortes verbleibt und auch nicht vollständig auf die des Zielortes umstellt und z.B. bei Flügen nach Fernost erst am Nachmittag mit den geplanten Aktivitäten beginnt. Die Regeln zur Schlafhygiene sollten in jedem Fall eingesetzt werden: regelmäßiges Schlafengehen und Aufstehen, Vermeiden schwerer Mahlzeiten vor dem Schlafengehen, bestimmte Schlafrituale einhalten, keine laute Musik oder Fernsehen vor dem Einschlafen, kein Tagschlaf. Entspannungstechniken wie autogenes Training oder progressive Muskelrelaxation sind hilfreich. Von der Benutzung von Hypnotika ist eher abzuraten, gegebenenfalls können kurzwirksame Hypnotika wie Zoplicon oder Zolpidem als Einschlafhilfe für maximal zwei Tage eingesetzt werden.

Der Gebrauch von **Melatonin** (Einnahme von 1–3 mg über 4–5 Tage bei Westflügen um 23:00, bei Ostflügen um 19:00 Uhr) ist umstritten und kann **nicht** allgemein empfohlen werden. Hierzu ist insbesondere zu bemerken, dass das in den USA gehandelte Melatonin dort als Nahrungsergänzungsmittel gilt und nicht als Medikament. Die jeweiligen Produkte sind deshalb nicht standardisiert, und die enthaltenen Melatonin-Konzentrationen schwanken um Zehnerpotenzen.

Zusammenfassend ist zu betonen, dass es kein „Patentrezept" gibt, um eine sofortige Anpassung an eine andere Zeitzone zu erreichen.

Medikamenteneinnahme

Jede medikamentöse Therapie sollte vor einem geplanten Flug überprüft und optimiert werden. Zu beachten ist, dass Bedarfsmedikamente griffbereit im Handgepäck sein müssen.

Bei der Medikamenteneinnahme ist die Zeitverschiebung zu beachten. Langwirksame Präparate sind zu bevorzugen und gewährleisten ausreichende Wirkstoffspiegel. Bei einer Substitutionstherapie mit **Glucocorticoiden** ist bei Reisen nach Westen die Hälfte der Dosis über 5 Tage zusätzlich zu verordnen. Bei besonderen Belastungen ist eine noch stärkere Erhöhung der Cortisondosis zu empfehlen (s. Kap. II.6.3). Zum Thema **Kontrazeption** sei auf Kapitel II.5.1.1 verwiesen. Allgemein ist eine etwas großzügigere Einstellung des **Diabetikers** auf Reisen zu empfehlen. Rechtzeitig vor dem Flug sollte eine Beratung durch einen diabetologisch versierten Arzt erfolgen und eine entsprechende Diät bei der Fluggesellschaft geordert werden (s. Kap. II.6.2).

Luftkrankheit, Kinetose

(s. Kap. II.3.1.3)

Strahlenexposition

Höhenstrahlung beruht auf ionisierender kosmischer Strahlung, die als **Primärstrahlung** von der Sonne (niedrigenergetische solare Strahlung) und vor allem von fernen Sternsystemen (sehr hochenergetische galaktische Strahlung) ausgeht. Letztere besteht vor allem aus Protonen. Durch Zusammenprall dieser ionisierenden Strahlen mit Atomen der Atmosphäre entsteht energieärmere **Sekundärstrahlung** (in einer Kaskade entstehen so aus einem Primärpartikel ca. 1 Million Sekundärpartikel durch Ionisation oder nukleare Interaktionen). Mit abnehmender Höhe nimmt die Strahlung wegen der mit zunehmender Dichte der Atmosphäre höheren Wahrscheinlichkeit von Stoßereignissen und damit Auftreten von Sekundärteilchen zunächst zu, um bei 56 000 Fuß ein Maximum zu erreichen. Die Sekundärstrahlung vermindert sich ab 16 km Höhe durch zunehmende Luftdichte rasch und beträgt am Boden nur noch ca. 30 mrem pro Jahr. Zusätzlich werden die Primär- und Sekundärteilchen durch das Erdmagnetfeld abgeschirmt (am stärksten am magnetischen Äquator) und in Richtung magnetische Pole abgelenkt, so dass in mittleren Breiten kosmische Strahlung den Erdboden größtenteils nicht erreicht (nur Primärteilchen mit Energien höher als 10^{10} eV). In Flughöhen von Verkehrsflugzeugen sind **Neutronen** Hauptbestandteil der kosmischen Strahlung (Neutronen >> Protonen > Elektronen).

Am Äquator ist die Strahlenbelastung nur etwa halb so groß wie in polaren Gegenden. Mit zunehmender **geographischer Breite** steigt die Strahlenexposition beidseits des Äquators ab dem 15. geomagnetischen Breitengrad an, um ca. bei 55° (50–57°) ein Maximum zu erreichen. Neben der geographischen Breite hängt die Strahlenbelastung auch von der **Flughöhe** ab. In 33 000 Fuß beträgt die Strahlenexposition am Äquator 1,65 und bei 55° geomagnetischer Breite 5 µSv/h, in 39 000 Fuß 1,9 bzw. 8 µSv/h. Außerdem ist die Strahlenbelastung von der **Sonnenaktivität**, ausgedrückt als solares Potenzial (HP), abhängig.

Die entscheidende Frage in der Diskussion ist die nach der **Strahlenwirkung**, also dem Effekt der Höhenstrahlung – einer Niedrig-Dosis-Exposition – auf den Menschen. Ionisierende Strahlen können über Ionisation oder Anregung Atome und damit auch chemische und biochemische Funktionen von Zellen verändern. Die Zellschädigung kann durch direkte Beschädigung der DNA erfolgen oder aber indirekt durch Bildung sogenannter freier Radikale aus Wassermolekülen, die wiederum Zellbestandteile oder DNA schädigen. Es ist zu betonen, dass Strahlen nur solche biologischen Wirkungen haben, die in der Natur auch spontan vorkommen. Sie erhöhen lediglich die Wahrscheinlichkeit dieser Wirkungen.

Allgemein wird bei niedrigen Dosen und Dosisleistungen von einer Krebssterblichkeit von 0,05/Sv und einer Inzidenz von genetischen Schäden von 0,01/Sv ausgegangen. Rechnerisch ergibt sich aus der mit dem **Flugdienst** verbundenen Strahlenbelastung nach 40 Berufsjahren und 800 Flugstunden jährlich eine Zunahme der Karzinom-Wahrscheinlichkeit von etwa 1%, wobei das Risiko, im Laufe des Lebens ohne eine berufliche Strahlenexposition irgendwann einmal an einem Karzinom zu erkranken (Spontaninzidenz), ohnehin bereits bei ca. 25% liegt. Die Zunahme der Krebsmortalität liegt also innerhalb der Schwankungsbreite nicht exponierter Personen. Das genetische Risiko nach Exposition eines Elternteiles beträgt 0,0098% (andere Angaben 0,1%), nach Exposition beider Elternteile für alle nachfolgenden Generationen gleichermaßen 0,0196%, wobei das Risiko ohne diese Exposition in der Normalbevölkerung bereits bei 2–3% liegt. Das teratogene Risiko wird als gering eingeschätzt: für die Exposition des Embryos im Mutterleib besteht in der ersten Schwangerschaftswoche das Risiko für ein Absterben der Frucht von 8 pro 10000/mSv, für strukturelle Fehlbildungen in der 3. bis 8. SSW von 5 pro 10000/mSv, für geistige Retardierung wegen der exponentiellen Teilung der Neuroblasten des Gehirns in der 8. bis 16. SSW von 4 pro 10000/mSv. Für **Flugpassagiere** hingegen ist die Belastung zu vernachlässigen. Ein achtstündiger Transatlantikflug führt zu einer Strahlenexposition von ca. 64 µSv, was etwa der Belastung durch eine Röntgen-Thorax-Aufnahme entspricht, jedoch nur einem Hundertstel der Belastung im Rahmen eines Thorax-CT.

Flugreisetauglichkeit

Richtlinien zur Flugreisetauglichkeit

Die Besonderheiten des flugphysiologischen Milieus im Inneren der Flugzeugkabine können bei Kranken Probleme bereiten. So können etwa Patienten mit Ventilationsstörungen oder gestörtem Sauerstofftransfer ebenso wie Patienten mit einer Anämie durch die Verminderung des pO_2 hypoxisch werden. Die Koronarreserve kann sich bei Koronarinsuffizienz bis in den kritischen Bereich vermindern. Außerdem kommt es bei Hypoxie zu einer Erhöhung des Druckes in der Lungenstrombahn, was der Gesunde toleriert, nicht jedoch der Patient mit vorbestehender pulmonaler Hypertonie oder einer Herzinsuffizienz.

Unter Berücksichtigung der flugphysiologischen Gegebenheiten und aus mittlerweile jahrzehntelanger Erfahrung haben sich von flugmedizinischer Seite Entscheidungskriterien zur Flugreisetauglichkeit herausgebildet. Diese spiegeln sich in den Empfehlungen der IATA (**I**nternational **A**ir **T**ransport **A**ssociation) wider, den sich daran orientierenden Angaben der verschiedenen Airlines und von Fachgesellschaften wie der amerikanischen Aerospace Medical Association. Leider werden meist nur allgemeine Empfehlungen und Beschreibungen gegeben und nur selten zu definierten Krankheitsbildern Stellung genommen. Zudem haben sich die Auffassungen über die Belastbarkeit nach bestimmten Erkrankungen wie etwa dem Myokardinfarkt zwischenzeitlich stark gewandelt. Aufgrund der Erfahrungen beim Medizinischen Dienst der Lufthansa, neuen Therapiemodalitäten in den verschiedensten medizinischen Fachgebieten und unter Berücksichtigung der Literatur wurden die folgenden Orientierungspunkte für die Flugreisetauglichkeit erarbeitet. Tabelle 3-1 enthält Informationen über die Flugreisetauglichkeit bei definierten Krankheitsbildern. Zu berücksichtigen ist, dass es im Einzelfall zu abweichenden Beurteilungen kommen kann.

Die letztendliche Entscheidung über die Flugreisetauglichkeit bei Erkrankten trifft der medizinische Dienst der jeweiligen Fluggesellschaft, bei der Lufthansa zusätzlich auch deren Vertragsärzte. Die für die Entscheidung relevanten medizinischen Informationen werden diesem vom behandelnden Arzt über das buchende Reisebüro mittels der international einheitlichen **MEDIF**-Formulare übermittelt (Abb. 3-4). Bei chronischen Behinderungen und häufigeren Flugreisen kann ein sog. **FREMEC**-Formular (Frequent Traveller's Medical Card) beantragt werden, das während des Gültigkeitszeitraumes die Flugreisetauglichkeit für alle Flüge bescheinigt und jeweils bei der Buchung nur vorgelegt zu werden braucht.

Bei der Beurteilung der Flugreisetauglichkeit gilt es, eventuellen Gesundheitsschäden aufgrund der Flugreise und des besonderen flugphysiologischen Milieus an Bord vorzubeugen. Daneben sind evtl. Infektionsrisiko und Gefährdung Mitreisender und der Crew auszuschließen. Ferner ist zu berücksichtigen, ob der Patient den Passagiersitz mit aufrechter Rückenlehne, wie es bei Start und Landung unabdingbar ist, benutzen und sich an Bord selbst versorgen kann (Essen und Trinken, Toilette, Erreichen des Sitzplatzes). Bei der Frage nach der Flugreisetauglichkeit bei bestimmten Vorerkrankungen ist zu klären, ob diese durch das Milieu an Bord eines Passagierflugzeuges negativ beeinflusst wird. Als Orientierung für die Flugreisetauglichkeit kann die Fähigkeit gelten, ohne Unterstützung 50 m zu gehen oder 10 Stufen zu steigen.

Zur Beurteilung der Flugreisetauglichkeit lässt sich der Schweregrad der **Herzinsuffizienz** und der **koronaren Herzkrankheit** mit den Einteilungen nach den Richtlinien der New York Heart Association (NYHA) bzw. der Canadian Cardiovascular Society (CCS) abschätzen. Bei **kardiopulmonalen Vorerkrankungen** sind als Mindestvoraussetzungen für eine Flugreise eine Sauerstoffsättigung SO_2 von 85%, pO_2 von 70 mmHg, eine Vitalkapazität (VK) von 3 l und ein forciertes Exspirationsvolumen in 1 Sekunde (FEV 1) von 70% zu fordern. Werden diese Grenzwerte unterschritten, so muss während des Fluges Sauerstoff ge-

Betreuungshinweis kranker Fluggast

Lufthansa

Auszustellen für alle Fluggäste
- mit Schädel-/Hirnverletzungen, inneren oder großen äußeren Verletzungen (Wunden, Verbrennungen)
- mit multipler Sklerose, einer spastischen Lähmung mit psychischer Behinderung, oder einer Geisteskrankheit
- die früher als 6 Monate nach einem Herzinfarkt oder Schlaganfall fliegen wollen
- die während des Fluges auf besondere Geräte oder Mittel angewiesen sind (Sauerstoff, Beatmungsgerät, Brutkasten, Infusionen o. ä.)
- die nicht auf einem Fluggastsitz mit aufgestellter Rückenlehne reisen können (Beförderung auf Krankentrage).

MEDA

(Die Spalten A und B werden vom Verkaufsbüro ausgefüllt)

A

Name	Geschlecht	Alter

B

Reiseweg von	Nach	Flug	Klasse	Datum

(Die Spalten C bis L werden vom Ärztlichen Dienst ausgefüllt)

C

Diagnose

E

Begleitung während der Reise erforderlich

☐ Nein | ☐ Ja, durch einen Arzt (Name) | ☐ Ja, durch and. geeignete Person (Name)

F

Erforderliche Unterstützung

☐ WCHR	gehfähig aber gehbehindert: Braucht Hilfe im Terminal zum/vom Gate, sowie Rollstuhl o. ä. im Falle Ein-/Aussteigen mittels Fußweg über Vorfeld. Braucht keine Hilfe in einem Vorfeldbus, auf einer Flugzeugtreppe und in der Kabine zum Sitz, zu den Toiletten, bei den Mahlzeiten.
☐ WCHS	gehfähig aber stark behindert: Kann Vorfeldbus nicht benutzen und braucht Hilfe beim Ein-/Aussteigen (z. B. über Flugzeugtreppe). Braucht keine Hilfe in der Kabine (zum/vom Sitz, zu den Toiletten, bei den Mahlzeiten).
☐ WCHS/OWN	wie vorstehend – führt auf der Reise eigenen Rollstuhl mit. Hinzufügen „/BD", falls batteriebetriebener Rollstuhl.
☐ WCHC	gehunfähig: Braucht auch in der Kabine Hilfe zum/vom Sitz, zu den Toiletten und evtl. bei den Mahlzeiten (ggf. Einzelheiten unter H/K angeben).
☐ WCHC/OWN	wie vorstehend, führt auf der Reise eigenen Rollstuhl mit. Zufügen „/BD", falls batteriebetrieben.
☐ BED	muß auf einer Krankentrage befördert werden.

G

Patient wird am Zielort in ein Krankenhaus überführt ☐ Nein ☐ Ja
Name und Adresse des Krankenhauses

☐ AMBULANCE — Ambulanz am Zielort von LH zu Lasten des Patienten bestellen. Für Fahrt vom Flughafen nach

H/K

☐ OXYGEN OCCASIONAL — benötigt während des Fluges gelegentlich Sauerstoff.

☐ OXYGEN CONTINUOUS — benötigt während des Fluges ständig Sauerstoff.

Darüber hinaus erforderliche Unterstützung/Maßnahmen (am Boden, während des Fluges) und/oder vom Arzt getroffene Vorkehrungen

L

☐ FREMEC ausgestellt von (LVG) | gültig bis

Datum	Name des LH-Arztes	Unterschrift des LH-Arztes

Hiermit entbinde ich den von mir für eine Beurteilung meines Gesundheitszustandes gewählten Arzt insoweit von der ärztlichen Schweigepflicht, als ich ihm/ihr gestatte, gegenüber der Deutschen Lufthansa AG die Angaben über meinen Gesundheitszustand zu machen, die der Vertrags- oder Betriebsarzt der Deutschen Lufthansa AG zur Beurteilung meiner Reisefähigkeit in Flugzeugen benötigt.
Der/die Unterzeichnete verzichtet hiermit gegenüber der Deutschen Lufthansa AG, ihrem Personal und ihren Erfüllungsgehilfen auf jeglichen Ersatz von Schäden, die ihm/ihr aus einer Verschlechterung seines/ihres Gesundheitszustandes infolge der Beförderung mit dem Flugzeug erwachsen können, im Streitfalle trägt der/die Unterzeichnete die Beweislast dafür, daß ein Schaden nicht durch seinen/ihren körperlichen Zustand verursacht oder mitverursacht wurde. Der/die Unterzeichnete übernimmt alle durch seine/ihre Beförderung entstehenden zusätzlichen Kosten und die Haftung für alle Schäden, die der Deutschen Lufthansa AG oder Dritten durch diese Beförderung erwachsen. Der/die Unterzeichnete bestätigt, darauf hingewiesen worden zu sein, daß die Deutsche Lufthansa AG keinerlei Verpflichtungen zur Weiterbeförderung bzw. zu einem Rücktransport übernimmt. Im übrigen gelten die Vertrags- und Beförderungsbedingungen der Deutschen Lufthansa AG, insbesondere die darin festgelegten Haftungsbestimmungen.

Datum	Ausstellendes LH-Büro	Unterschrift Fluggast

Form 2868 G-81 (FRA OG 2) Printed in the Federal Republic of Germany

a

Abbildung 3-4 a–c. Medical Information Formular (MEDIF) der International Air Transport Association (IATA), Teil 1 für den buchenden Reiseagenten, Teil 2 für den Patienten (mit freundlicher Genehmigung von U. Stüben, Medizinischer Dienst, Deutsche Lufthansa AG).

Medizinische Angaben des diagnostizierenden Arztes

Lufthansa

Hinweis an den diagnostizierenden Arzt:
Die hierin erbetenen Angaben, die *vertraulich* behandelt werden, sollen dem Ärztlichen Dienst der Luftverkehrsgesellschaft(en) die ihnen obliegende Beurteilung ermöglichen, ob und unter welchen Voraussetzungen der vom Patienten gewünschten Beförderung mit einem Flugzeug nach luftfahrt-medizinischen Erkenntnissen zugestimmt werden kann. Sie werden auch benötigt, damit der Ärztliche Dienst Anweisungen zur Betreuung des Patienten geben kann, die einerseits der Diagnose und andererseits der besonderen Situation der gewünschten Flugreise Rechnung tragen. Es wird gebeten, *alle* Fragen durch Ankreuzen bzw. in Druckbuchstaben zu beantworten.
Vielen Dank.

MEDA 01	Name, Initialen	Geschlecht	Alter
MEDA 02	Diagnostizierender Arzt/Name, Anschrift		Tel. Praxis Tel. Privat
MEDA 03	Medizinische Angaben: Diagnose (Einzelheiten einschließlich lebenswichtiger Indikationen)		
	Tag/Monat/Jahr des Erstauftritts der Symptome	Datum der Diagnose	
MEDA 04	Prognose für die Reise		
MEDA 05	Ansteckende und übertragbare Krankheit? Einzelangaben	☐ Ja	☐ Nein
MEDA 06	**NIL**		
MEDA 07	Kann der Patient einen normalen Fluggastsitz mit aufgerichteter Rückenlehne benutzen?	☐ Ja	☐ Nein
MEDA 08	Kann der Patient im Flugzeug alle für ihn notwendigen Tätigkeiten allein und ohne Hilfe Dritter ausüben (Mahlzeiten, Aufsuchen der Toilette usw.)? Wenn nicht, welche Unterstützung benötigt er?	☐ Ja	☐ Nein
MEDA 09	Soll der Patient mit einer Begleitperson reisen? Wenn ja, welche Art von Begleitung schlagen Sie vor?	☐ Ja	☐ Nein
MEDA 10	Benötigt der Patient während des Fluges eine Versorgung mit Sauerstoff? ______ Liter pro Minute	☐ Ja ☐ ständig?	☐ Nein
	Benötigt der Patient während des Fluges eine (über eine Eigenbehandlung hinausgehende) medizinische Versorgung und/oder besondere Geräte wie z.B. einen Respirator, Brutkasten o.ä.?		
MEDA 11	(a) am Boden auf dem Flughafen ☐ Nein ☐ Ja	Welche?	
MEDA 12	(b) während des Fluges ☐ Nein ☐ Ja	Welche?	
	Ist für den Patienten ein Krankenhausaufenthalt erforderlich? (wenn ja, aber keine Vorkehrungen getroffen, bitte „noch keine" eintragen).		
MEDA 13	(a) bei längerem Aufenthalt oder Übernachtung an Umsteigeorten unterwegs ☐ Nein ☐ Ja	Vorkehrung	
MEDA 14	(b) am Zielort ☐ Nein ☐ Ja	Vorkehrung	
MEDA 15	Weitere Angaben und Hinweise für eine reibungslose und unbeschwerte Beförderung Ihres Patienten	☐ keine	
	Einzelheiten		
MEDA 16	Weitere, vom diagnostizierenden Arzt getroffene Vorkehrungen und Maßnahmen		
	Datum	Ort	Unterschrift des diagnostizierenden Arztes

b

Abbildung 3-4. Fortsetzung

Handling Advice – Handicapped Passenger (Handicap)

Lufthansa

Auszustellen für

- altersbedingt hilfsbedürftige, blinde, taube oder taubstumme Fluggäste
- Fluggäste mit Querschnitt-, Kinder- oder spastischer Lähmung (ohne psychische Beeinträchtigung)
- bei Entwicklungsschaden oder Amputation an Gliedmaßen
- Fluggäste mit ärztlich versorgten Knochenverletzungen, Wunden oder Verbrennungen (ausgenommen Schädel-, Hirn- oder innere Verletzungen sowie Schwerverletzte)

die Hilfe vor/nach dem und beim Ein- und Aussteigen und evtl. während des Fluges benötigen, und einen Fluggastsitz mit aufgestellter Rückenlehne benutzen können.

For passengers

- who are blind or deaf or deaf-mute or handicapped by age
- with paraplegia, poliomyelitis/infantile paralysis, or spasmodic paralysis without impairment of brains
- with amputated or underdeveloped limbs
- with injuries under medical care (such as bone fractures, burns/scalds or wounds) (excluding scull fractures and any internal or heavy injuries)

who need assistance prior to, after and at boarding/deplaning and possibly during flight and who can use a normal passengers seat with the backrest in upright position

Handicapped PAX

A Bei FS Kennbuchstaben angeben
For teletype note identification letters

Name (oder „Group“ und Anzahl Behinderter in der Gruppe) / Name (or "Group" and number of handicapped passengers)	Geschlecht / Sex	Alter / Age

B

Reiseweg von / Routing from	Nach / To	Flug / Flight number	Klasse / Class	Datum / Date

C

Art der Behinderung
Nature of impediment

E

☐ UNACCOMP — Fluggast reist allein / passenger travelling alone

☐ ESCORT — Fluggast reist in Begleitung einer nicht behinderten erwachsenen Person (bei Behindertengruppen Anzahl der Begleitpersonen angeben).
passenger accompanied by non-handicapped adult (for groups of handicapped passengers indicate number of escorting persons).

F

Erforderliche Unterstützung / Required assistance

☐ DEAF — Taubheit / deaf passenger

☐ DEAF/MUTE — Taubstumm / deaf/mute passenger

☐ BLND — Blind / blind passenger

☐ WCHR — gehfähig aber gehbehindert: Braucht Hilfe im Terminal zum/vom Gate, sowie Rollstuhl o. ä. im Falle Ein-/Aussteigen mittels Fußweg über Vorfeld. Braucht keine Hilfe in einem Vorfeldbus, auf einer Flugzeugtreppe und in der Kabine zum Sitz, zu den Toiletten, bei den Mahlzeiten.
ambulant but handicapped in walking: Needs assistance in terminal to/from gate, needs wheelchair or similar when passengers are boarded/deplaned by walking over ramp. Does not need assistance in a ramp bus, on passenger steps and in the aircraft cabin to/from seat, toilets and with meals.

☐ WCHS — gehfähig aber stark behindert: Kann Vorfeldbus nicht benutzen und braucht Hilfe beim Ein-/Aussteigen (z. B. über Flugzeugtreppe). Braucht keine Hilfe in der Kabine (zum/vom Sitz, zu den Toiletten, bei den Mahlzeiten)
ambulant but more severely handicapped in walking: Cannot use a ramp bus and needs assistance in boarding/deplaning (e. g. on passenger steps). Does not need assistancre in the aircraft cabin to/from seat, toilets and with meals.

☐ WCHS/OWN — wie vorstehend – führt auf der Reise eigenen Rollstuhl mit. Hinzufügen „/BD“, falls batteriebetriebener Rollstuhl.
as above – accompanied by own wheelchair. Add "/BD" if battery-driven wheelchair.

☐ WCHC — gehunfähig (z. B. querschnittgelähmt): Braucht auch in der Kabine Hilfe zum/vom Sitz, zu den Toiletten und evtl. bei den Mahlzeiten (ggf. Einzelheiten unter K. angeben).
non ambulant (e. g. paraplegic): Needs also assistance in the aircraft cabin to/from seat, toilets and possibly with meals (where necessary, give details in K. below).

☐ WCHC/OWN — wie vorstehend – führt auf der Reise eigenen Rollstuhl mit. Hinzufügen „/BD“, falls batteriebetriebener Rullstuhl.
as above – accompanied by own wheelchair. Add "/BD" if battery-driven wheelchair.

H/K

Sonstige Hinweise und/oder erforderliche Maßnahmen
Other information and/or required action

L

☐ FREMEC ausgestellt von (LVG) / FREMEC issued by (Airline)	gültig bis / valid until

Ausstellendes LH-Büro / Issuing LH-Office	Datum / Date	Unterschrift LH-Mitarbeiter / Signature LH-Employee

Form 8148 D-87 (FRA OG 2) Printed in the Fed. Rep. of Germany

c

Abbildung 3-4. Fortsetzung

geben werden. Dies darf nicht in CO_2-Retention resultieren.

Operationen

Nach traumatologischen oder orthopädischen Eingriffen sind begrenztes Raumangebot und evtl. Turbulenzen zu berücksichtigen. Aufgrund der Ödemneigung in abhängigen Körperpartien sind zirkuläre Gipse bei Flugreisen kontraindiziert, als Alternative bieten sich gespaltene Gipsverbände oder Gipsschienen an. Nach allgemeinchirurgischen, ophthalmologischen oder HNO-ärztlichen Eingriffen, aber auch bei Infekten der oberen Luftwege oder Ileus bereitet die Gasausdehnung beim Steigflug evtl. Probleme.

Eine vorbestehende **Thromboseneigung** (postoperativ oder thrombotische Diathese) wird während des Flugs aggraviert durch eingeschränkte Bewegungsmöglichkeit der unteren Extremitäten, Kompression der V. poplitea durch die Sitzkante, langanhaltende Flexion im Knie- und Hüftgelenk mit reduziertem venösen Fluss sowie Flüssigkeitsverschiebungen und zu geringe Trinkmenge mit Erhöhung der Blutviskosität. Bei entsprechender Prädisposition empfehlen sich, neben stündlichem Aufstehen vom Sitzplatz und regelmäßiger Betätigung der Wadenmuskelpumpe, Kompressionsstrümpfe und gegebenenfalls die Gabe niedermolekularer Heparine (s. Kap. II.8.4). Allgemein sind während einer Flugreise ausreichende Flüssigkeitszufuhr (ca. 250 ml/h) und die Vermeidung kohlensäurehaltiger und alkoholischer Getränke sowie blähender Speisen zu empfehlen. Auch Gesunde sollten bei längeren Flugreisen von Zeit zu Zeit ihren Sitzplatz verlassen und die Gelenke der unteren Extremitäten durchbewegen.

Lufttransport von Kranken

(s. Kapitel III.13.1)

Notfälle und medizinische Ausrüstung an Bord

Ein Großteil der Notfälle und Todesfälle an Bord sind kardial bedingt. Die Flugbegleiter sind in Erster Hilfe ausgebildet und werden im Gebrauch des an Bord befindlichen halbautomatischen Defibrillators geschult. Außerdem sind bei etwa zwei Drittel der Langstreckenflüge und bei jedem fünften Kurzstreckenflug Ärzte als Passagiere an Bord.

An Bord stehen eine Bordapotheke (Cabin Attendant Medical Kit), ein Verbands- bzw. Erste-Hilfe-Kasten (First Aid Kit) und ein ärztlicher Notfallkoffer (Doctor's Kit) zur Verfügung. Im Rahmen der normalen Bordbeladung finden sich häufig gebrauchte Medikamente auch als Stewardess Kit.

Für den Notfall (Reanimation, Feuer im Cargo Deck etc.) werden Sauerstoffflaschen hinter den letzten Sitzreihen vor den Flugzeugtüren zur Verfügung gehalten. Die Sauerstoffmasken über den Passagiersitzen können nur für den Fall eines Druckverlustes der Kabine aktiviert werden. Sie fallen dann aus den Klappen, durch Zug am Schlauch werden Sauerstoffpatronen aktiviert, die bis zum Erreichen einer Sicherheitshöhe von 10000 Fuß ausreichend Sauerstoff liefern.

Telemedizin

In Zusammenarbeit mit dem Deutschen Zentrum für Luft- und Raumfahrt (DLR) entfaltet die Lufthansa Forschungsaktivitäten auf dem Gebiet der **Telemedizin**. Hierbei können an Bord diagnostische Maßnahmen wie Ableitung eines EKG erfolgen, die Daten werden per Satellit an eine Bodenstation übertragen, wo Fachärzte die Diagnose stellen, die nötigen Therapieschritte empfehlen und deren Wirkung online verfolgen können. Mit den Mitteln der Telematik (Verknüpfung von Methoden der Telekommunikation und der Informatik) wird es nicht nur möglich sein, medizinische Informationen zwischen Bodenstationen und Flug- oder Raumfahrzeugen auszutauschen. Durch Bildung von entsprechenden Netzwerken wird die Expertise in Zukunft direkt zum Patienten kommen können. Durch die Einführung leistungsfähiger Datenübertragungssysteme mittels Satellitentechnologie werden an Bord von Linienflugzeugen auch effiziente real-time-Übertragungen von EKG, RR, Körpertemperatur, Atemfrequenz, Sauerstoffsättigung, Kapnometrie, Stimm- und sogar Videosequenzen möglich sein. Die entsprechende bordseitige Aufnahmetechnologie existiert bereits, Studien für die Datenübertragung fanden bereits statt.

Weiterführende Literatur

Ernsting, J. et al.: Aviation Medicine, Butterworth Heinemann, Oxford, 4th edition, 2002.
Großmann, K.: Chirurgische Eingriffe an Bauchwand und Bauchhöhle. In: Flugmedizin – Leitfaden für die Praxis. Dt. Ärzteverlag, Köln, 1985.
DeHart, R.: Fundamentals of Aerospace Medicine. Williams & Wilkins, Baltimore, 3rd edition, 2003.
Landgraf, H. et al.: Flugreisemedizin. Blackwell Wissenschaftsverlag, Berlin, Wien 1996.
Siedenburg, J.: Aktuelle Empfehlungen zur Flugreisetauglichkeit. MMW Fortschr Med 143 (2001) 414–420.
Siedenburg, J.: Beurteilung der Flugreisetauglichkeit. Notfall Medizin 27 (2001) 263–268.
Siedenburg, J.: Flugreisen in der Schwangerschaft. Gynäkologie und Geburtshilfe 4 (1999) 156.
Siedenburg, J.: Kompendium Reisemedizin und Flugreisemedizin. Deutsche Akademie für Flug- und Reisemedizin 2003.
Siedenburg, J.: Notfälle auf Langstreckenflügen. Der Internist 43 (2002) 1518–1528.
Medical Guidelines for Air Travel. Aerospace Medical Association 1998.

Haben Sie bei der Beratung auch daran gedacht?

Flugreisetauglichkeit für Reisende	Siehe Tabelle 3-1.
nach Operationen	Kap. II.6.16, zeitlicher Abstand, Drainagen, Ausdehnung von Darmgasen
mit Frakturen	Gipsschienen oder gespaltene Gipsverbände
mit Anämie	Kap. II.6.7, Bluttransfusionen vor Flug, O_2-Bedarf
mit Infektionskrankheiten	am Auge (Kap. II.6.14), Sinusitis (Kap. II.6.13), Tuberkulose
mit Herz-Kreislauf-Erkrankungen	Kap. II.6.5, Schrittmacher/AICD-Kontrolle, Medikamente, Antikoagulation, O_2-Bedarf
mit Gefäßerkrankungen	Thromboseprophylaxe, Antikoagulation
mit pulmonalen Erkrankungen	Kap. II.6.6, O_2-Bedarf
mit gastroenterologischen Erkrankungen	Kap. II.6.1, Durchfall-Prophylaxe und Therapie
mit HNO-Erkrankungen	Kap. II.6.13, Barotrauma
mit psychiatrischen Erkrankungen	Kap. II.6.12, Begleitperson, Begleitbrief, Mitnahme von Medikamenten
mit Augenerkrankungen	Kap. II.6.14, Infektionskrankheiten
während der Schwangerschaft	Kap. II.5.1.1, Attest über Entbindungstermin, Thromboseprophylaxe, Plazentafunktion, vorzeitige Wehen, Strahlenbelastung, Flugangst
mit Diabetes mellitus	Kap. II.6.2, Dosisanpassung bei Zeitverschiebung, Diät, Utensilien/Medikamente für Handgepäck
unter Kortison-Medikation	Kap. II.6.3, Dosisanpassung
mit Dialysepflichtigkeit	Kap. II.6.4, ggf. Dialyse bei Zwischenlandung

Flugreisetauglichkeit für Reisende	Siehe Tabelle 3-1.
mit terminalen Erkrankungen	Kap. II.6.7, Bluttransfusion vor Flug, O_2-Bedarf, Umgang mit Stoma/Ureterofistel, Hilfsmittel, Medikamente, insbesondere BtM-rezeptpflichtige und Schmerzpumpe (Kap. II.6.15), FREMEC-Ausweis, Begleitperson
mit Behinderungen	Kap. II.6.17 und 6.18, Sonderwünsche: Rollstuhl, Blindenführhund, Begleitperson
nach Tauchgängen	Kap. II.3.2.2, Dekompressionskrankheit
Flugangst	Seminare und Akutmaßnahmen
Jetlag	Maßnahmen zur Beschleunigung der Resynchronisation
Medikamenteneinnahme bei Zeitverschiebung	Antidiabetika/Insulin, Glucocorticoide, Kontrazeptiva
Kinetose	Maßnahmen, s. auch Kap. II.3.1.3
Thrombosegefährdung	s. Kap. II.8.4, vorbeugende Maßnahmen
Diäten	Vorbestellung
Sauerstoffbedarf, Rollstuhl	Vorbestellung
Begleitperson/ärztliche Begleitung	Vorbestellung
Repatriierungsflüge	s. Kap. III.13.1

3.2 Besondere körperliche Belastungen

3.2.1 Trekking

REINHARD KRIPPNER

Trekking ist im ursprünglichen Sinn am ehesten als Bergwandern in außereuropäischen Regionen mit Übernachtungen in Häusern von Einheimischen oder im Zelt zu verstehen. Der Begriff wurde inzwischen erheblich erweitert: Rad-, Fluss-, Urwald-, Wüstentrekking usw.

War es früher Individualisten vorbehalten, auf anderen Kontinenten in die Bergwelt vorzustoßen, so bieten heutzutage zahlreiche Reiseunternehmen Trekkingtouren in aller Welt an. Auch nehmen Rucksacktouristen häufiger die Gelegenheit wahr, einen an der Reiseroute liegenden Berg „mitzunehmen". Dies hat zur Folge, dass immer mehr bergunerfahrene bzw. mit den lokalen Verhältnissen nicht vertraute Personen sowie ältere und unzureichend trainierte Menschen Berge in entlegenen Regionen der Erde erklimmen und dabei in Höhen von über 5000 m vorstoßen.

Bei der reisemedizinischen Beratung müssen deshalb außer Informationen über klimatische Bedingungen, mögliche Infektionsrisiken etc. auch die körperlichen Belastungen der Bergtour und vor allem die angestrebte Höhe in die Überlegungen mit einbezogen werden. Weiterhin sind besondere Gegebenheiten in den Trekkingländern zu bedenken.

Der Bergwanderer

Alter ist kein Hinderungsgrund

Höheres Alter per se stellt keinen Grund dar, von einer Trekkingtour auch in großen Höhen abzuraten (s. Kap. II.5.4). So kann im Gegenteil das langsamere Gangtempo des Älteren sich günstiger für die Anpassung an die Höhe auswirken. Auch ist im Vergleich zu einem jüngeren Menschen das Ziel möglicherweise weniger ehrgeizig gesteckt. Hierbei gilt, dass Bergunfälle nicht selten durch das Verhalten des Betroffenen mitverursacht werden – im Sinne von „zu weit, zu hoch, zu schnell" – und durch die fehlende Einstellung, im Bedarfsfall umzukehren.

Jedoch nehmen mit dem Alter Erkrankungen zu, die bei Bergtouren berücksichtigt werden müssen oder eine Kontraindikation darstellen.

Vorerkrankungen bedenken

Die Beratung durch den Arzt vor einer Tour hat bei vorbestehenden Erkrankungen einen besonderen Stellenwert. Die körperliche Belastbarkeit und die bei der Wanderung angestrebte Höhe stellen entscheidende Kriterien für das Zu- oder Abraten von einer Tour dar. Auch die Qualität der medikamentösen Einstellung und insbesondere der Umgang des Trekkers mit seiner Erkrankung beeinflussen den Rat des Arztes. Die Kenntnis des Patienten spielt daher eine wichtige Rolle.

Patienten mit Diabetes mellitus, arterieller Hypertonie, nicht-symptomatischen Herzrhythmusstörungen, Anfallsleiden und Asthma bronchiale haben, sofern sie verantwortungsbewusst und gut eingestellt sind, nicht unbedingt ein erhöhtes gesundheitliches Risiko in großer Höhe. Diese Krankheiten und z.B. auch eine Hüftgelenksprothese stellen keine absolute Kontraindikation für ein Bergtrekking dar. Gerade bei diesen Bergwanderern kann jedoch das Vorhandensein einer guten medizinischen Betreuung während der Reise von entscheidender Bedeutung sein. Hierüber liegen dem beratenden Arzt jedoch häufig keine ausreichenden Informationen vor. Für einen solchen Fall sollte man, verglichen mit mitteleuropäischen Verhältnissen, eine schlechtere medizinische Versorgung annehmen und strengere Maßstäbe anlegen.

Teilnehmer an Gruppenreisen unterliegen nicht selten einem Gruppenzwang, der manchen Teilnehmer dazu verleiten mag, auftretende Warnzeichen zu missachten, um der Gruppe nicht zur Last zu fallen.

Auf relative und absolute Kontraindikationen für einen Aufenthalt in großer Höhe wird im Kapitel III.3 eingegangen.

Fitness vermindert das Verletzungsrisiko

Wird eine Trekkingtour geplant, so gehört von Anfang an ein Fitnesstraining zur Vorbereitung (s. Kap. II.1.2). Die Schönheiten der Natur können nur genossen werden, wenn man nicht ständig aufgrund von Beschwerden mit dem eigenen Körper beschäftigt ist. Auch unerwartete physische Belastungen stellen bei guter Kondition in der Regel kein Problem dar.

Wer nicht sowieso regelmäßig Sport treibt, dem sind zur Vorbereitung Sportarten zu empfehlen, die die Ausdauer trainieren, wie z.B. Jogging, Schwimmen, Wandern, Radfahren, Skilanglauf etc. Für die Trittsicherheit sind Wandern und Joggen auf unebenem Terrain günstig. „Rechtzeitig" und „regelmäßig" ist die Devise, d.h. vier bis sechs Monate vor der Tour beginnen mit Trainingseinheiten von 30–40 Minuten dreimal pro Woche. Dabei sollten 60 bis 70% der maximalen Herzfrequenz erreicht werden.

Unerfahrene werten oft den Aufstieg auf einen Berg als schwerer und unterschätzen, dass gerade der Abstieg mit müden Gliedern eine vermehrte Belastung für Knie- und Sprunggelenke mit erhöhter Sturzgefahr bedeutet. Dem kann durch intensives Training der Oberschenkel- und Wadenmuskulatur in hügeligem Gelände (Jogging, Radfahren) oder im Treppenhaus vorgebeugt werden. Auch ein ausgezeichneter Trainingszustand kann jedoch eine Höhenkrankheit nicht verhindern. Hier spielen andere Faktoren eine Rolle (s. Kap. III.3).

Ohne adäquate Ausrüstung kein Trekking

Eine gute und komplette Ausrüstung ist eine Grundvoraussetzung für Trekkingtouren. Einerseits muss sie den zum Teil sehr gegensätzlichen Temperatur- und Witterungsbedingungen Rechnung tragen, andererseits setzen die Gewichtsbeschränkungen bei Flugreisen und die Last, die bei der Tour mit oder ohne Träger geschultert werden muss, Grenzen. Es ist aber auch zu bedenken, dass vergessene Ausrüstungsgegenstände in der Regel nicht mehr vor Ort erworben werden können. Eine reichhaltige Literatur hilft bei der Planung einer Trekkingreise und bei der Zusammenstellung einer adäquaten Ausrüstung.

Auch wenn es in der Regel kein Problem ist, zumindest in den Hauptstädten der besuchten Länder Lebensmittel für Bergtouren zu erstehen, so kann es doch ratsam sein, bestimmte Artikel, wie z.B. Trockenfrüchte, mitzunehmen. Andererseits lassen sich im Lande gekaufte Erd- oder Cashewnüsse oder die z.B. in ganz Südostasien erhältlichen, abgepackten Instantnudeln sehr gut für Trekkingtouren verwenden.

Kleidung und Bergausrüstung sollten grundsätzlich bereits zu Hause erstanden und ausreichend benutzt worden sein, um eventuelle Mängel rechtzeitig zu erkennen.

Zur Behandlung auftretender Erkrankungen und Verletzungen wird eine umfassende Reiseapotheke benötigt. Es muss dabei berücksichtigt werden, dass die Route in entlegene Gegenden ohne medizinische Versorgung führt. Meist ist es kein Problem, unterwegs z.B. Acetylsalicylsäure, Paracetamol oder Antibiotika zu erstehen. Oft genug wird aber ein Medikament benötigt, wenn gerade keine Apotheke in der Nähe ist. Vertrautheit mit bestimmten Arzneimitteln und Medikamentenerklärungen auf Deutsch sind weitere Gründe, sich seine Reiseapotheke bereits zu Hause zusammenzustellen (s. Kap. VI.3).

■ *Das Ziel in der Ferne*

Andere Länder, andere Sitten

Betrachtet man den Atlas, so erkennt man unschwer, dass viele begehrte Trekkingziele in subtropischen oder tropischen Breitengraden und in anderen Zeitzonen liegen.

Flugzeiten von bis zu 16 Stunden, Zeitunterschiede von bis zu 8 Stunden, Temperaturen von 30 °C im Schatten und mehr verlangen dem Körper eine erhebliche Anpassung ab. Folgt der Ankunft ein recht schneller Anstieg auf 2000 oder gar 3000 m über Meereshöhe, so können nachts auch in tropischen Regionen schnell wieder Temperaturen um den Gefrierpunkt erreicht werden. In Höhen über 5000 m wird man in der Regel auf Schnee und Eis treffen (Abb. 3-5). Entsprechend muss die Kleidung sowohl den hohen als auch den niedrigen Temperaturen angepasst sein; vor allem darf nicht aus Gewichtsgründen auf warme Kleidung und wetterfeste Ausrüstung verzichtet werden. Unterschiedliche Traditionen und Mentalitäten im besuchten Land sollten Grund genug sein, den Zeitrahmen für eine Reise nicht zu eng und das Ziel nicht zu ehrgeizig zu setzen. Flexibilität ist gefordert. Auch dürfen zeitliche Verzögerungen z.B. bei zu beschaffenden Genehmigungen nicht dazu verleiten, das gleiche Programm in kürzerer Zeit „durchzuziehen“, ohne die damit verbundenen Risiken zu bedenken.

Ein Führer kostet nur einen Bruchteil der Reisekosten

Vor Beginn der Tour sind Informationen über den Weg, das Wetter und die Eigenheiten der Berge einzuholen. Bei Vulkanen sollte man sich nach der Aktivität und möglichen Giftgasen erkundigen. Das Anheuern eines Führers, der über all diese Kenntnisse verfügt, ist im Vergleich zu den Kosten der Reise so preiswert, dass es zur eigenen Sicherheit selbstverständlich sein sollte (Abb. 3-6).

Eine scheinbar einfache Eintagestour auf einen Vulkan von 3000 m Höhe in Äquatornähe kann unerwartete Schwierigkeiten mit sich bringen. Es ist sehr leicht, von einem zunächst klar erkennbaren Pfad durch einen tropischen Bergwald, der manchmal bis in 3000 m Höhe reichen kann, abzukommen. Auch in der Trockenzeit sind plötzliche Regengüsse möglich. In

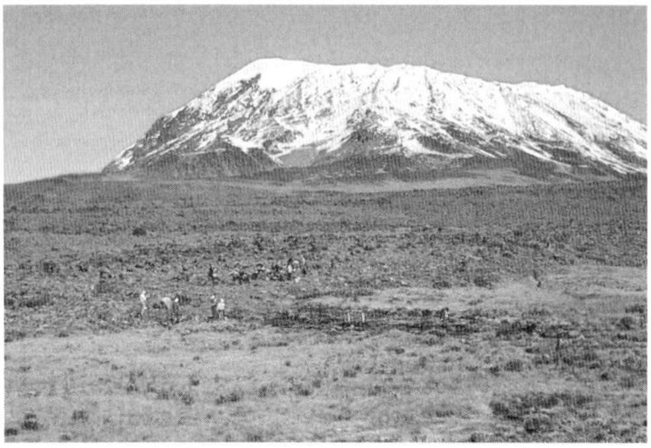

Abbildung 3-5. Auf dem Gipfel des Kilimandscharo: Oberhalb der Kibo-Hütte (4700 m) liegt Schnee, auf dem Sattel zwischen Horombo-Hütte (3750 m) befindet sich die letzte Wasserstelle.

aufkommendem Nebel sich zu orientieren, gelingt einem Ortsfremden wohl kaum. Ohne Führer, Kompass und Kenntnisse im Umgang mit Orientierungshilfen sowie ohne minimale Notausrüstung kann das erhoffte Naturerlebnis im Desaster enden.

Bergrettung – meist nicht existent

Dem Bergwanderer in fernen Ländern muss klar sein, dass es ein Rettungswesen in unserem Sinne nicht gibt. Zwar wird häufig eine gebührenpflichtige Registrierung bei Beginn einer Tour verlangt, eine Kontrolle bei Rückkehr findet jedoch oft nicht statt. Wurde kein lokaler Führer in Anspruch genommen, bleibt eine Notlage unbemerkt, und eine Suchaktion setzt allenfalls verspätet ein. Eine Rettungsaktion wird meist mit inadäquaten Kommunikations- und Transportmitteln durchgeführt.

Wird für eine Tour keine Registrierung verlangt, so ist sicherheitshalber zur Erleichterung einer eventuell notwendigen Suche immer zu empfehlen, sich beim lokalen Polizeiposten an- und abzumelden.

Die medizinische Versorgung in den Zielländern entspricht meist nicht mitteleuropäischen Verhältnissen. Vor allem Krankenhäuser oder Gesundheitsposten auf dem Lande sind oft nur sehr schlecht ausgestattet und für eine komplizierte Unfallversorgung oder Behandlung von schwereren Erkrankungen gar nicht bzw. nicht nach unserem Standard eingerichtet.

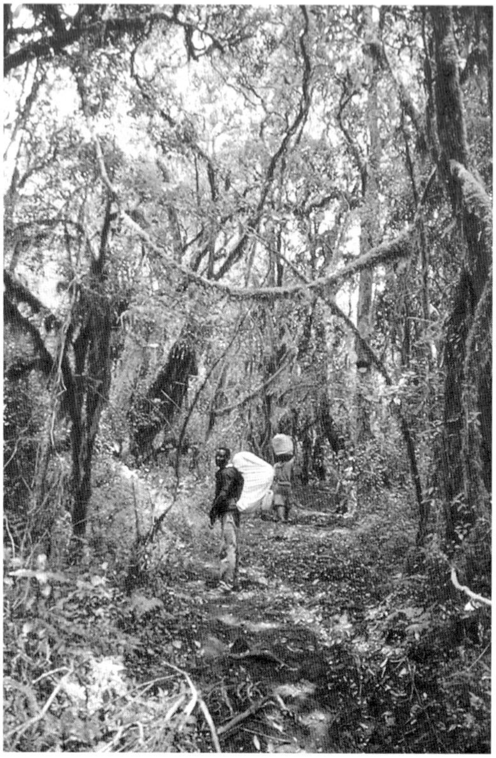

Abbildung 3-6. Tansanische Führer auf dem Weg zum Gipfel des Kilimandscharo (5890 m) zwischen Marangu (1400 m) und Mandura-Hütte (2750 m). Der Weg führt zunächst durch tropischen Regenwald.

Die Organisation einer Evakuierung z. B. in die Hauptstadt kann schwierig sein, und ohne Vorauszahlung oder eine für die Evakuierungsorganisation akzeptable Kostenübernahmegarantie geschieht nichts.

Fazit

Trekking ja, aber nicht „aus dem Stand"!

Durch vorausschauende Planung, ausreichende Kenntnisse über die Trekkingregion, Vorerfahrungen beim Trekking, eine gute Ausrüstung, einen reichlich bemessenen zeitlichen Rahmen, die Inanspruchnahme eines Führers und durch vernünftiges Verhalten bei der Tour kann das Risiko eines Unfalls oder einer Erkrankung gering gehalten werden.

Gesundheitliche Probleme beim Trekking

Die häufigsten Probleme, mit denen sich Rettungstrupps im Gebirge in gemäßigten Klimata befassen müssen, sind Verletzungen des Kopfes und der unteren Extremitäten als Folge von Ausrutschen, Stürzen, Nichtweiterkommen im Fels oder Überraschtwerden vom Einbruch der Nacht. Beim Bergtrekking muss in 0,1% mit Unfällen gerechnet werden. Todesfälle treten in Zusammenhang mit Bergtrekking viermal häufiger durch unfallbedingte Verletzungen als durch Höhenkrankheit auf.

Auch hier: Wash it, peel it, cook it or forget it

Durchfallerkrankungen bei Trekkingtouren in außereuropäischen Regionen sind häufig. Das Infektionsrisiko dürfte vor allem dann erhöht sein, wenn Übernachtung und Verpflegung bei der Bevölkerung vor Ort vorgesehen sind oder die Mahlzeiten von einheimischem Personal gekocht werden. Grundsätzlich sollte auf gute Hände- und Esshygiene geachtet werden. Das Mitführen von Zucker/Elektrolyt-Mischungen (s.u.), Antidiarrhoika, Antibiotika ist unerlässlich; evtl. sollten auch gegen Lamblien und Amöben wirksame Medikamente (z.B. Tinidazol) mitgenommen werden.

Hautverletzungen – Infektion verhindern

Blasen an den Füßen, Abschürfungen und Prellungen sind vermutlich die häufigsten bei einer Bergtour zugezogenen Blessuren. Blasen lassen sich durch passendes, eingelaufenes Schuhwerk weitgehend vermeiden. Zu Beginn einer Tour können besonders druckgefährdete Stellen, wie z.B. Zehen oder Fersen, mit dünnem Schaumstoff geschützt werden. Offene Blasen und andere Wunden sollten sofort und regelmäßig desinfiziert werden. Solange noch keine Infektion vorliegt, können sie mit gelhaltigen Folien abgedeckt werden. Wundinfektionen können insbesondere in entlegenen Regionen zu einer erheblichen Belastung werden. Antiseptische, evtl. antibiotikahaltige Salben oder Vaselinegaze sind für solche Situationen unentbehrlich. Wichtig ist auch, in Ruhepausen die Füße ausreichend zu lüften und bei Feuchtigkeit zu trocknen.

Sonne und Höhe – Wirkung nicht unterschätzen

Mit zunehmender Höhe steigt die UV-Lichtexposition. Pro 300 Höhenmeter nimmt sie um etwa 4% zu. Eine Sonnenschutzcreme mit hohem Schutzfaktor und eine Sonnenbrille sind daher bei Aufenthalt in den Bergen unerlässlich. Eine Kopfbedeckung ist immer anzuraten, zur Vorbeugung gegen Sonnenbrand am besonders exponierten Nacken am besten in Kombination mit einem Nackenschutz. Auf Schäden und Erkrankungen durch zu starke Sonnenexposition wird an anderer Stelle eingegangen (s. Kap. III.1).

Dehydratation – besonders in der Höhe Flüssigkeitsverluste ausgleichen

Körperliche Anstrengung mit verstärktem Schwitzen, eine geringere Luftfeuchtigkeit in der Höhe und eine erhöhte Atemfrequenz mit vermehrtem Flüssigkeitsverlust über die Atmung führen beim Bergtrekking leicht zu Dehydratation und zum Elektrolytverlust. Allgemeine Schwächung und Muskelkrämpfe können die Folge sein. Es muss daher auf ausreichenden Flüssigkeits- und Elektrolytersatz geachtet werden. Sogenannte Iso-Drinks werden aus Gewichtsgründen wohl die wenigsten Trekkinganhänger mit nach Übersee nehmen. Gerade in Dritte-Welt-Ländern sind jedoch in Beutelchen abgepackte Zucker/Elektrolyt-Mischungen (oral rehydration solution, ORS) zur Behandlung von Durchfallerkrankungen erhältlich. Entsprechende Präparate gibt es auch in Deutschland. Außer für die genannte Indikation eignen sie sich auch gut zum Elektrolytersatz auf Bergtouren, insbesondere beim Auftreten von Muskelkrämpfen. Vitaminbrausetabletten, Brühwürfel, Zitronentee etc. können dabei als Geschmacksverbesserer eingesetzt werden.

Hypothermie – auch in den Tropen möglich

Die Lufttemperatur nimmt ca. 6°C pro 1000 Höhenmeter ab. Es ist somit leicht verständlich, dass es auch in tropischen Breitengraden in der Höhe und insbesondere nachts empfindlich kalt werden kann. Durch Wetterumschwung mit Windböen, Regen oder Schnee besteht die Gefahr einer Hypothermie, wenn bei fehlendem Regenschutz die Kleidung durchnässt ist, keine Möglichkeit zum Trocknen oder Wechseln der Kleidung besteht oder der Wärmeschutz aus anderen Gründen unzureichend ist. Zur Einteilung der Hypothermie in verschiedene Schweregrade und zur Behandlung von Hypothermie und Erfrierungen siehe Kapitel III.2. Auf den verstärkenden Effekt von Erschöpfung, Dehydratation und Alkohol für das Entstehen einer Unterkühlung sei auch an dieser Stelle ausdrücklich hingewiesen.

Akute Höhenkrankheiten – eventuell lebensbedrohlich

Höhenkrankheit, verursacht durch mangelnde Akklimatisation des Körpers an den verminderten Sauerstoffpartialdruck in großer Höhe stellt ein folgenschweres Gesundheitsrisiko beim Trekking dar. Sind zwar Symptome, wie z. B. Kopfschmerz, als erste Anzeichen einer Höhenkrankheit während Hochgebirgstouren häufig, so stehen Komplikationen, wie Höhenlungenödem (high altitude pulmonary edema, HAPE) und Höhenhirnödem (high altitude cerebral edema, HACE) hinter Ereignissen wie Myokardinfakt und Trauma unter den Todesursachen erst an dritter Stelle. Durch entsprechende Vorbereitung der Trekkingtour und durch Beachtung wichtiger Regeln beim Trekking in großer Höhe lässt sich eine lebensbedrohliche Höhenkrankheit vermeiden. Leider wird dies aber immer wieder missachtet. Auf das Thema Höhenkrankheit und Vorkehrungen wird im Kapitel III.3 eingegangen.

Begegnungen mit Tieren – nicht immer erfreulich

Ob das Rind auf der Weide, der Bär im Beerenbusch oder der Affe am Wegesrand, es ist immer von Vorteil, ausreichend Abstand zu halten. Hat man sich vorher ausreichend über die Trekking-Region informiert, ist man besser auf Überraschungen durch Skorpione, haarige Raupen, Zecken, Kriebelmücken oder Blutegel vorbereitet und trifft nötige Vorkehrungen. Bei Trekkingtouren in Tollwut-Risikogebieten und ungenügenden postexpositionellen Behandlungsmöglichkeiten ist eine präexpositionelle Tollwutimpfung anzuraten.

> Eine gründliche ärztliche Beratung vor der Reise, gegebenenfalls unter Einschluss technischer Untersuchungen (Blutbild und – bei über 45-Jährigen mit mindestens zwei Risikofaktoren für ein kardiovaskuläres Ereignis – ein Belastungs-EKG), sollte Bestandteil der Reisevorbereitungen sein.

Haben Sie bei der Beratung auch daran gedacht?

	Beratungsinhalt
Reiseziel, -zeit und -dauer	Umweltbedingungen, Klima, Zeitzonendifferenz (Auswirkungen eines Jetlag)
Art des Trekkings	Bemessung der Routenlänge und des Zeitrahmens, angestrebte Höhe, (Berg-)Führer?
Gebirge, Urwald, Wüste etc.	Risiko von Unfällen, Hitzeschäden (Kap. III.1), Unterkühlung (Kap. III.3),

	Beratungsinhalt
	Ausrüstung inkl. Bekleidung, Sonnen- (Kap. III.1), Insektenschutz (Kap. II.8.2)
	Ernährung, Flüssigkeitszufuhr, Proviant
	Wasser-/Nahrungsmittelhygiene (Kap. III.5), evtl. Höhenakklimatisation (Kap. III.3)
	Maßnahmen bei Durchfällen (Kap. III.6), bei Verletzungen, Erste-Hilfe-Set
	evtl. präexpositionelle Tollwutimpfung
Gruppenreise	Risiko des Gruppenzwangs
Einzelreise	Informationsstand, vorausgegangene Trekkingerfahrungen, Selbsteinschätzung
Fitness	Kondition? Evtl. Belastbarkeitsdiagnostik, Kraft-/Ausdauertraining (Kap. II.1.2)
Vorerkrankungen	Kontraindikation für evtl. Aufenthalte in der Höhe? Kontrolluntersuchungen, medizinische Versorgung im Reiseland während der Tour, Rettungsdienste, Mitnahme eines Medikamentenvorrats, Versicherungsschutz

Weiterführende Literatur

Bärtsch, P.: Aktuelle Aspekte der Höhenmedizin. Sportorthopädie – Sporttraumatologie 13 (1997) 77–80.

Banzhaf, B. R.: Trekking. Ein Praxisbuch für Einsteiger und Fortgeschrittene. Bruckmann Verlag, München 2003.

Basnyat, B., J. A. Litch: Medical Problems of porters and trekkers in the Nepal Himalaya. Wilderness Environ Med 8 (1997) 78-81

Basnyat, B., T. A. Cumbo, R. Edelmann: Infections at High Altitude. Clin Inf Dis 33 (2001) 1887–1891.

Berghold, F., W. Schaffert: Handbuch der Trekking- und Expeditionsmedizin, 1997. Bezug: DAV Summit Club, Am Perlacher Forst 186, 81545 München.

Howarth, J. W.: Hazards of trekking in Nepal. Travel Med Int 15 (1997) 82–87.

Pollard, A., D. Murdoch: Praktische Berg- und Trekkingmedizin. Ullstein Medical, Wiesbaden 1998.

Wichtige Adresse

International Society for Mountain Medicine
Professor Peter Bärtsch
Abteilung Sportmedizin
Medizinische Universitätsklinik
Im Neuenheimer Feld 410
69120 Heidelberg
Tel.: 06221/568100
Fax: 06221/565972
E-Mail: peter.baertsch@med.uni-heidelberg.de

3.2.2 Tauchen

MICHAEL GROENING

Der Tauchsport ist in den letzten Jahren zu einer Trendsportart mit enormen Zuwachsraten geworden, und weltweit bieten Tauchschulen ihre Dienste an. Die größte Tauchsportorganisation, PADI-International, die mehr als 50% aller Taucher ausbildet, zählte bis heute 8,5 Millionen Tauchschüler und verzeichnet jährliche Zuwachsraten von 10%, mit fast 900000 neu ausgestellten Zertifikaten im Jahr 2000. In Deutschland gibt es geschätzte

1,6 Mio. Taucher (Stand 2003). Ein Großteil dieser Taucher haben ihren Tauchschein während einer Urlaubsreise erworben. Aus diesen Zahlen wird ersichtlich, dass der mit der Reisemedizin beschäftigte Mediziner zunehmend mit dem Tauchsport und dessen medizinischen Problemen konfrontiert wird.

Auch der in Deutschland, Österreich und der Schweiz tätige Arzt muss wissen, welche gesundheitlichen Risiken mit dem Tauchsport verbunden sind.

Physikalische Grundlagen

Für das Verständnis der Pathophysiologie von Taucherkrankheiten ist es wichtig zu wissen, dass:

- unsere Atemluft nur zu 21% aus Sauerstoff und zu 78% aus Stickstoff besteht,
- der Umgebungsdruck beim Tauchen alle 10 Tiefenmeter um 1 bar zunimmt (Wasseroberfläche = 1 bar), somit auf 10 Meter 2 bar, auf 20 Meter 3 bar beträgt etc. und beim Sporttauchen in der Regel Tiefen von 40 Meter (5 bar) erreicht werden,
- das Volumen der Atemluft umgekehrt proportional zum Umgebungsdruck ist. Das heißt, dass ein Taucher mit einem Lungenvolumen von 6 Litern an der Oberfläche in 10 Meter Tiefe seine Lungen eigentlich mit 12 Litern füllt, die auf die Hälfte komprimiert sind,
- der Partialdruck eines Gases in einer Flüssigkeit, z. B. Blut, proportional zum Umgebungsdruck ist. Das heißt, dass auf 10 Meter Tiefe der Sauerstoffpartialdruck doppelt so hoch ist wie an der Oberfläche, der Stickstoffpartialdruck aber auch,
- mit zunehmendem Partialdruck eines Gases umso mehr davon in einer Flüssigkeit gelöst ist. Das heißt, auf Tiefe geht z. B. mehr Stickstoff im Blut in Lösung. Nach einer bestimmten Zeit ist dann eine Sättigung erreicht,
- man aufgrund dieser Gasgesetze nach einer sogenannten **Nullzeit** wieder Auftauchen muss, um einer kritischen Stickstoffsättigung zu entgehen, die gesonderte Auftauchprofile erfordern würde. Diese Nullzeit bestimmt man anhand einer Tabelle oder mit einem Tauchcomputer. Die Unterschiede sind in den verschiedenen Tauchtiefen erheblich. So beträgt die Nullzeit laut US-Navy auf 15 m 100 Minuten, auf 39 m nur noch 10 Minuten.

Die Dekompressionskrankheit (Decompression sickness: DCS)

Die Dekompressionskrankheit ist eine akute Gesundheitsstörung als Folge eines zu raschen Übergangs von Überdruck zu Normaldruck beim Auftauchen.

Sie erklärt sich pathophysiologisch durch Stickstoffbläschen, die sich vor allem in bradytrophen Geweben ansammeln, z. B. Gelenkknorpeln oder Fettgewebe, prinzipiell aber in jedem Gewebe auftreten können.

Besonders erwähnt sei hier das ZNS. Beim Überschreiten der Nullzeit ist so viel Stickstoff im Gewebe gelöst, dass er beim Auftauchen nicht mehr vollständig ausdiffundieren und abgeatmet werden kann. Er verlässt die Lösung mit fallendem Druck und bildet Bläschen. Die Bläschen schädigen das Gewebe entweder direkt oder führen über eine Verlegung der Blutversorgung zur Ischämie. Da die Bläschen zum Teil langsam ausdiffundieren und kumulieren, kommt es nicht sofort nach dem Auftauchen zu Symptomen. 50% der DCS treten in der ersten Stunde, 90% innerhalb von sechs Stunden und der Rest noch später auf. Schwere Fälle treten schneller, leichte langsamer auf.

Neben Allgemeinsymptomen wie Erschöpfung und Unwohlsein ist das klinische Bild vielfältig, da generell jedes Organ betroffen sein kann.

Ein Symptom ist der Pruritus v. a. an den Oberschenkeln und Unterarmen („Taucherflöhe"), in schweren Fällen begleitet von Exanthemen. Am häufigsten sind jedoch die Gelenke betroffen, beim Taucher in 30% das Schultergelenk. Die Erkrankung geht mit stärksten Schmerzen einher, und ohne Therapie kann es zu bleibender Funktionseinschränkung kommen, die ihr den englischen Namen „Bends" einbrachte (to bend = beugen). Von besonderer Bedeutung sind die neurologischen Manifestationen, die von peripheren Läsionen mit Schwäche und Parästhesien bis zu Hemiparesen oder zu einer langsam progredienten Querschnittslähmung führen können. Die neurologischen Manifestationen sind häufig.

Bestimmte Risikofaktoren erhöhen die Wahrscheinlichkeit, eine DCS zu erleiden. Sie steigt mit dem Ausmaß der Anstrengung unter Wasser, mit mangelnder Fitness, mit sinkender Wassertemperatur, Übergewicht, bei Dehydratation und nach Alkoholkonsum. Außerdem steigt das Risiko nach häufigen Tauchgängen in kurzen Abständen durch Kumulation sogenannter stummer Blasen. Deswegen sind die Nullzeittabellen nur Richtwerte; tatsächlich passieren die meisten Dekompressionsunfälle trotz Einhaltens der Richtlinien. Zu beachten ist weiterhin, dass zwischen dem letzten Tauchgang und einem Flug mindestens 24 Stunden liegen sollten, da der Luftdruckabfall beim Fliegen zur Manifestation einer DCS führen kann.

Die DCS ist in manchen tropischen Gebieten nicht nur für Sporttaucher von Bedeutung, sondern auch für einheimische Fischer, die mit Hilfe von Kompressoren und Schläuchen in zum Teil erhebliche Tiefen abtauchen. In Unkenntnis von Nullzeiten, die für sie natürlich genauso gelten, erleiden sie nicht selten eine DCS.

Barotraumen

Barotraumen sind Schädigungen von Körpergewebe aufgrund von Druckunterschieden zwischen der Umgebungsatmosphäre und lufthaltigen Körperhöhlen sowie ausrüstungsbedingten Hohlräumen.

Ein Barotrauma kann sowohl beim Ab- als auch beim Auftauchen auftreten. Beim Abtauchen kommt es häufig zu Barotraumen des Mittelohres und der Nasennebenhöhlen, wenn die Verbindung zum Nasen-Rachen-Raum durch Schleimhautschwellungen verlegt ist. Dies äußert sich durch Schmerzen und führt in der Regel zum Abbruch des Tauchgangs.

Werden allerdings vor dem Tauchgang abschwellende Nasentropfen angewendet, die während des Tauchgangs ihre Wirkung verlieren, kann es beim Auftauchen zum sogenannten reversen Barotrauma kommen, wenn sich z. B. im Mittelohr eingeschlossene Luft ausdehnt. Ein Auftauchen ist dann nur unter schwersten Schmerzen möglich und führt eventuell zum Riss des Trommelfells. Zum Barotrauma des Außen-, Mittel- und Innenohres siehe auch Kapitel II.6.13. Das einströmende kalte Wasser bedingt zusätzliche Probleme durch kalorischen Schwindel, und dieser führt zu Desorientierung und Panikreaktionen. Fehlender Druckausgleich in der Maske über die Nase führt beim Abtauchen zu Lidödemen und konjunktivalen Einblutungen (s. Farbtafeln Abb. II.3-7). Auch schlechte Zahnfüllungen können Sitz eingeschlossener Luft sein und Beschwerden verursachen.

Das dramatischste Barotrauma des Tauchers ist die arterielle Gasembolie, bei der sich ausdehnende Gasblasen beim Auftauchen durch ein Barotrauma der Lunge in den großen Kreislauf gelangen, entweder über einen manifesten Pneumothorax oder über nicht nachweisbare Shunts. Wichtigstes Unterscheidungsmerkmal zur DCS ist das schlagartige Auftreten der Symptome. Häufig ist ein Aufstieg in Panik ohne kontrollierte Ausatmung vorausgegangen.

Innerhalb weniger Minuten an der Oberfläche oder schon beim Auftauchen (85% innerhalb der ersten 5 Minuten) kommt es zur klinischen Manifestation der Embolie. Sie betrifft zumeist das ZNS unter dem Bild eines apoplektischen Insultes oder einer Paraplegie variablen Ausmaßes, gelegentlich begleitet von einem subkutanen Emphysem. Aber auch hier kann jedes Organ betroffen sein.

Der Tiefenrausch

Der Tiefenrausch ist eine Stickstoffnarkose, die in individueller Variation ab einer Tauchtiefe von 30 Metern auftreten kann.

Er entwickelt sich meist langsam mit metallischem Geschmacksempfinden und optischen Halluzinationen bis zur kompletten Desorientierung. Daraus resultiert gefährliches Fehlverhalten, z. B. Überschreiten der Tauchtiefe, Demontage des Geräts und Abwehr gegen Hilfeleistungen, so dass auch der Tauchpartner gefährdet ist. Zum Tiefenrausch prädisponieren Schlafentzug, schlechter körperlicher Allgemeinzustand und Alkoholkonsum.

Ertrinken

Der häufigste tödliche Tauchunfall ist das Ertrinken.

Ursächlich ist in den meisten Fällen eine Panikreaktion des Tauchers, die unter Wasser zu Unfällen führt oder an der Oberfläche Fehlverhalten bedingt, indem z.B. die Auftriebshilfen der Ausrüstung nicht genutzt werden und der Taucher sich durch unkontrolliertes Schlagen über Wasser erschöpft.

Meerestiere

Selten kommt es beim Tauchen zum Kontakt mit giftigen Meerestieren, doch kann der versehentliche Kontakt mit manchen Nesseltieren wie Quallen oder Korallen zu allergischen Reaktionen führen. Häufig dagegen entstehen superinfizierte Wunden, z. B. durch Seeigelstachel (s. Kap. III.12).

Therapie von Tauchunfällen

Erste Maßnahmen bei Tauchunfällen sind die Bergung des Tauchers und die Verhinderung einer Hypothermie. Handelt es sich um Verletzungen oder leichte Barotraumen ohne Embolie, wird symptomatisch behandelt.

Bei einer DCS und einer Gasembolie ist die Therapie gleich. Hier sollte eine hyperbare Sauerstofftherapie in einer Druckkammer (HBO) unter tauchmedizinischer Leitung erfolgen, da sich auch dramatische Symptome wie eine Querschnittslähmung bei DCS unter Überdruck innerhalb von Minuten zurückbilden können. In der Druckkammer verkleinern sich Blasen mechanisch, wichtiger ist jedoch der hohe Diffusionsgradient für Stickstoff unter 100%-Sauerstoffbeatmung und der hohe Anteil von physikalisch gelöstem Sauerstoff. Bis zum Transport zur HBO ist die Atmung von 100% normobarem Sauerstoff über eine enge Maske oder einen Tubus die wichtigste Maßnahme. Die Sauerstoffbeatmung muss zum Teil über Stunden durchgeführt werden, so dass erhebliche Mengen zur Verfügung stehen müssen. Bei leichten Fällen einer DCS führt dies nicht selten schon zur Besserung. Eine Sauerstofftoxizität ist in der Regel zu vernachlässigen. Des Weiteren benötigt der Patient parenteral Flüssigkeit.

Bei Tätigkeit in einem Tauchgebiet muss der Arzt über den Standort der nächsten Druckkammer informiert sein und wissen, wie die Rettungskette zu organisieren ist. Diese Information erhält man z.B. über DAN-International (Divers Alert Network), eine weltweite Taucherrettungsorganisation, die für fast alle Länder Notrufnummern 24 Stunden besetzt hält und den Transport arrangiert. Wird der Taucher per Flugzeug transportiert, ist der Pilot darauf hinzuweisen, dass eine Flughöhe von 300 Meter nicht überschritten werden sollte.

Die notfallmäßige Erstversorgung bis zum Transport zur hyperbaren Sauerstofftherapie in der Druckkammer besteht in normobarer Sauerstoffgabe, Hypothermieprophylaxe und parenteraler Flüssigkeitsgabe.

Tauchen in den Tropen

In tropischen Ländern und Urlaubsorten ergeben sich besondere Probleme im Zusammenhang mit dem Tauchsport.

Durch klimatische Umstellung, Reisediarrhö oder Alkoholkonsum erhöht sich das Risiko einer Dehydratation und damit das Risiko, eine DCS zu erleiden. Bestimmte Medikamente, in den Tropen v. a. das Mefloquin zur Malariaprophylaxe, sind bei Tauchern wegen möglicher neurologischer Nebenwirkungen kontraindiziert (stattdessen Atovaquon/Proguanil). Auch Loperamid oder Antihistaminika sollten wegen möglicher zentraler Nebenwirkungen nicht eingenommen werden.

Im Urlaub praktizieren viele Taucher eine exzessive Ausübung ihres Sports, sog. **Non-Limit-Tauchen**, wobei ausreichende Pausen zur Stickstoffentsättigung nicht eingehalten werden. Dies wird von vielen Tauchbasen aus Konkurrenzgründen in Kauf genommen. Gelegentlich sind auch Leihgeräte der Tauchbasen nicht in optimalem Zustand. Bereits kleine Mängel können aber beim unerfahrenen Taucher zu Unwohlsein führen, das sich bis zur Panik mit all ihren Konsequenzen steigern kann. In den tropischen Urlaubsorten sind es gerade viele Tauchanfänger, die günstig ihren ersten Tauchschein erwerben möchten, ohne sich vorher einer Tauchtauglichkeitsuntersuchung, wie sie in Europa empfohlen wird, unterzogen zu haben. Dazu kommen viele Gelegenheitstaucher, die nur in großen zeitlichen Abständen tauchen und sich häufig überschätzen. Für diese Personenkreise ergibt sich unter den genannten Urlaubsortsbedingungen ein höheres Risiko, einen Tauchunfall zu erleiden.

Fehlende Tauchtauglichkeit, Unerfahrenheit, mangelnde Disziplin, defekte Ausrüstung und fehlende Erste-Hilfe-Ausstattung können den sonst sicheren Tauchsport riskant machen.

Tauchtauglichkeitsuntersuchung

Berufstaucher müssen sich jährlich einer Untersuchung auf Tauchtauglichkeit unterziehen, und die großen Taucherorganisationen empfehlen eine regelmäßige Tauchtauglichkeitsuntersuchung bei Sporttauchern im Abstand von zwei Jahren. Doch ist dies keine generelle Pflicht, sondern eine Maßnahme mit vorbeugender Funktion und wird von Tauchbasen in Urlaubsorten in der Regel nicht verlangt. Dort unterschreiben die Taucher meist nur ein Formular, in dem sie ihre Gesundheit bestätigen müssen.

Die Tauchtauglichkeit kann prinzipiell von jedem Arzt bescheinigt werden, doch gibt es einiges zu beachten. Im Gegensatz zur Berufstauchtauglichkeit gibt es für Sporttaucher keine bindenden Richtlinien, sondern nur Empfehlungen der Gesellschaft für Tauch- und Überdruckmedizin (GTÜM), die auch entsprechende Untersuchungsformulare bereithält.

Zu einer Untersuchung sollten neben der ausführlichen Anamnese und körperlichen Untersuchung eine Lungenfunktionsprüfung und ein EKG gehören, weitere technische Untersuchungen nur bei entsprechender Anamnese (z. B. Röntgen Thorax bei V. a. pulmonale Vorerkrankungen etc.). Bei über 40-Jährigen wird eine Ergometrie empfohlen.

Die Liste der relativen und absoluten **Kontraindikationen** ist sehr lang. Der Taucherarzt müsste weiterführende Untersuchungen veranlassen, z. B. bei Verdacht auf **kardiale Erkrankungen** (s. Kap. II.6.5). Denn schon die Umstände des Tauchens, das Tragen des schweren Geräts in großer Hitze oder die Aufregung bei Anfängern, führen bereits außerhalb des Wassers zu starker Belastung, unter der z. B. eine KHK symptomatisch werden könnte. Unter Wasser führen der Umgebungsdruck und die Wassertemperatur zusätzlich zu einer peripheren Vasokonstriktion mit konsekutiver kardialer Volumenbelastung, die der Herzgesunde problemlos toleriert, der kompensiert Herzinsuffiziente jedoch nicht. Bezüglich Vitien misst man dem offenen Foramen ovale besondere Bedeutung bei. Es prädisponiert zur DCS, denn Stickstoffbläschen, die sonst beim Auftauchen im kleinen Kreislauf abgefangen werden, können diastolisch in den großen Kreislauf gelangen. Pulmonale Erkrankungen (s. Kap. II.6.6) wie zum Beispiel das **obstruktive Lungenemphysem**, und eine **Tubendysfunktion**, bei denen es zum sogenannten Air trapping kommen kann, schließen eine Tauglichkeit aus. Auch rezidivierende **Spontanpneumothoraces** sind eine Kontraindikation. Bei Asthmatikern schließt ein aktives **Asthma bronchiale** eine Tauglichkeit sicher aus. Bei Asthma in der Anamnese sollte die Tauglichkeit individuell erwogen werden (Wann war der letzte Anfall, wie sind die aktuellen Werte für FEV1 und (F)VC?). Taucher sind potenziell Stress ausgesetzt und atmen sehr trockene und kalte Luft, so dass bei Asthmaanamnese ein hyperreagibles Bronchialsystem per Lungenprovokationstest ausgeschlossen werden sollte. Ein **epileptischer Anfall** sollte länger als fünf Jahre zurückliegen, bevor getaucht wird. Für **Diabetiker** mit schlechter Stoffwechseleinstellung ist Tauchen ausgeschlossen. Auch die **Einnahme von Psychopharmaka und zentral wirksamen Analgetika** ist mit dem Tauchsport nicht vereinbar. Oft wird nach Tauchen in der **Schwangerschaft** gefragt. Da im Tierversuch eine erhöhte fetale Fehlbildungsrate nachgewiesen wurde, sollten Schwangere nicht tauchen. Sollte nach einem Tauchurlaub eine Schwangerschaft festgestellt werden, ist das aber kein Grund für eine Interruptio.

Für viele **Menschen mit Behinderungen** ist das Tauchen durchaus möglich und auch förderlich. Diese Überzeugung wird insbesondere von der Handicapped Scuba Association (HSA; www.hsascuba.com) verbreitet (Kontakt: henrike@hsa-europe.org).

Es gibt viele relative und absolute Kontraindikationen gegen das Tauchen auf allen Fachgebieten, so dass chronisch Kranke oder Menschen mit grenzwertigen Befunden bezüglich ihrer Tauglichkeit nur von einem Tauchmediziner beurteilt werden sollten. Grundvoraussetzung für eine Tauglichkeit sind immer intakte Sinnesorgane, psychische Belastbarkeit und der Verzicht auf Suchtmittel. Bei entsprechender körperlicher und geistiger Verfassung gibt es für das Tauchen keine Altersbegrenzung nach oben. Jugendliche sollten ab zwölf Jahren tauchen dürfen, bis zum Alter von 16 Jahren aber, wie erwachsene Tauchanfänger und Gelegenheitstaucher, nur unter Anleitung.

Ausbildung zum Taucherarzt

Interessierte Ärzte können sich in mehrtägigen Kursen zum Taucherarzt ausbilden lassen. Dies ist jedoch keine offizielle Zusatzbezeichnung. Die Kurse können z.T. bei den regionalen Ärztekammern absolviert werden. Weitere Informationen gibt die GTÜM.

Krankenversicherung

Der Taucher sollte sich informieren, ob seine Reisekrankenversicherung die Kosten der Behandlung eines Tauchunfalls inklusive Druckkammerbehandlung trägt. Viele Versicherungen sparen diese ausdrücklich aus oder decken gar keine Tauchunfallbehandlung ab. Spezielle Taucherversicherungen gibt es z.B. bei DAN oder per Zusatz bei den meisten anderen Versicherungen.

Fazit

Es gibt nur wenige taucherspezifische Erkrankungen, und diese sind ein seltenes Ereignis. Da sie aber z.T. sehr schwerwiegend sind, muss der Arzt in der reisemedizinischen Beratung die Krankheitsmechanismen verstehen und sollte sich immer an die Richtlinien der GTÜM halten. Bei Unklarheiten (chronische Erkrankungen, Medikamenteneinnahme) sollte an einen Tauchmediziner verwiesen werden.

Haben Sie bei der Beratung auch daran gedacht?

	Beratungsinhalt
Reiseziel	
Tropen	Risiken: Dehydratation, Nebenwirkungen von Medikamenten zur Malariaprophylaxe und zur Durchfall-Behandlung
Tauchbasis	Zustand der Ausrüstung, Erste-Hilfe-Ausstattung
Tauchtauglichkeit	Bei (Vor-)Erkrankungen Untersuchung beim Taucherarzt
Tauchanfänger, Gelegenheitstaucher	Tauchen unter Anleitung
Körperliche Behinderungen	Tauchen unter Anleitung
Fitness	Training (s. Kap. II.1.2)
Psychische Belastbarkeit	s. Kap. II.6.12
Suchtmittel, Alkohol	Kontraindikation (s. Kap. II.6.12)
Schwangerschaft	Kontraindikation
Medikamente	Kontraindikation bei Psychopharmaka und zentral wirksamen Analgetika
Tauchunfall	Standort der nächsten Druckkammer, Flughöhe
Verkehrsmittel	
Flug nach Tauchgang	Zeitlicher Mindestabstand
Reisekrankenversicherung	Risikoeinschluss

Weiterführende Literatur

Wendling, J., O. Ehm, R. Ehrsam, P. Knessl, P. Nussberger: Tauchtauglichkeit Manual. GTÜM/ÖGTH/SGUHM 2001.

Wichtige Adressen

Divers Alert Network International (DAN)
Für Deutschland und Österreich:
Eichkoppelweg 70
24119 Kronshagen
Tel.: 0431/549861
Fax: 0431/544288
E-Mail: mail@daneurope.org
www.daneurope.org

Gesellschaft für Tauch- und Überdruckmedizin e.V. (GTÜM)
BG-Unfallklinik Murnau
Prof.-Küntscher-Str. 8
82418 Murnau
Tel.: 08841/482167
Fax: 08841/482166
E-Mail: info@gtuem.org
www.gtuem.org

Professional Association of Diving Instructors (PADI)
PADI Europe
Oberwilerstr. 3
CH-8442 Hettlingen, Schweiz
Tel.: 0041/52/3041414
Fax: 0041/52/3041499
E-Mail: trainingde@padi.ch
www.padi.com

Verband Deutscher Sporttaucher e.V. (VDST)
Berliner Str. 312
63067 Offenbach
Tel.: 069/981902-5
Fax: 069/981902-98
E-Mail: vdstgmbh@vdst.de
www.vdst.de

3.2.3 Längere Fahrradtouren

HELMUT SCHERBAUM

„... abhängig nur von der Steigung und dem Wind."
Werner Bergengruen

Spätestens mit dem Mountainbike-Boom Ende der 80er Jahre wurde Radfahren zu einer der beliebtesten Freizeitsportarten. Während manche Reisende erst beim Fahrradverleih im Urlaubsland den Entschluss fassen, sich auf den Sattel zu schwingen, beginnt eine zunehmende Zahl von Radenthusiasten am häuslichen Globus mit der Planung von Radmarathons und -fernreisen. Neben einem reichhaltigen Angebot an „Bike"-Magazinen zeigen Bücher über „Extremtouren durch Wüste und Eis" oder eine „Äqua-Tour", dass dem Radeln kaum noch Grenzen gesetzt sind.

Der Radtourismus bietet gegenüber anderen Reisearten sicherlich den Vorteil, näher am Leben sowie den Naturschönheiten des Reiselandes zu sein und sich dabei gesund und fit zu halten. Gesundes Radreisen setzt aber auch eine realistische Selbsteinschätzung bei der Tourenplanung, eine ausreichende körperliche Vorbereitung und eine geeignete Ausrüstung voraus. Auf einige für die reisemedizinische Beratung relevante Fragestellungen wird in diesem Kapitel eingegangen, während zu Themen wie Radrennsport, Mountainbiking, die technische Ausstattung von Tourenrädern sowie spezielle Trainingsaspekte auf Fachliteratur verwiesen wird. Hilfreiche Informationen bietet auch der Allgemeine Deutsche Fahrrad-Club (www.afdc-bonn.de).

In der ärztlichen Beratung von Radreisenden sollten Fragen der Belastbarkeit, geeigneter Vorbereitungen sowie möglicher Gesundheitsprobleme im Zusammenhang mit längeren Fahrradtouren Beachtung finden.

Beurteilung der individuellen Belastbarkeit

Auch bei Vorliegen bestimmter chronischer Leiden kann „richtig dosiertes" Radfahren für Menschen unterschiedlichen Alters eine geradezu ideale sportliche Betätigung sein. Im Zusammenhang mit längeren Radtouren sollten jedoch Fragen der individuellen Belastbarkeit sowie wesentlicher Begleiterkrankungen Beachtung finden und gegebenenfalls entsprechende Untersuchungen eingeleitet werden (s. Kap. II.1.2).

Mittels einfacher Ergometrieverfahren lassen sich Auswirkungen von Dauerbelastungen auf das Herz-Kreislauf-System abschätzen, wobei zur spezifischen Leistungsbeurteilung und gegebenenfalls zur Erstellung von abgestimmten Trainingsprogrammen weiterführende Untersuchungen (Spiroergometrie, Laktatbestimmungen etc.) **in sportmedizinischen Instituten** anzuraten sind. Sicherlich können erhebliche Leistungen auch bei Krankheitszuständen, wie z. B. einer arteriellen Hypertonie oder einem Asthma bronchiale, unter guter medikamentöser Einstellung erbracht werden; doch sollten hierbei auch mögliche Arzneimittelnebenwirkungen bedacht werden. Stets sind jedoch Art und Umfang der geplanten Aktivitäten, geographische und klimatische Bedingungen sowie die medizinische Versorgung im Reiseland und mögliche Hilfestellungen durch Begleitpersonen in die Überlegungen einzubeziehen.

Wichtige Vorbereitungen – damit die Reise nicht zur Qual wird

„Auch der Geist sollte fest im Sattel sitzen"

Die Bedeutung einer **gedanklichen Vorbereitung** auf verschiedene mögliche Szenarios während längerer Radreisen ist nicht zu unterschätzen. Bei Entscheidungen, allein zu reisen, sollten Situationen extremer Einsamkeit, die Sorge um die Ausrüstung und die Tatsache bedacht werden, dass Eindrücke und Gefühle während einer oft längeren Zeit nicht geteilt werden können. Dagegen sind bei Reisen mit Partner oder in Gruppen nicht selten Beziehungskonflikte, fehlende Möglichkeiten, sich zurückzuziehen sowie Unterschiede in den Ansprüchen und der Leistungsfähigkeit Anlass für größere zwischenmenschliche Probleme.

Frühzeitig mit einem „vernünftigen" Ausdauertraining beginnen

Bei Radtouren mit relativ offenem Reiseziel und Zeitrahmen mag es vielfach ausreichen, wenn sich eine gute körperliche Kondition erst allmählich während der Reise einstellt. Dagegen kann es durch den Druck ehrgeiziger Reisepartner bei engem Zeitrahmen oder bei noch unzureichender Fitness zu Überlastungen mit Verletzungsgefahr kommen. Deshalb sollte frühzeitig mit einem Vorbereitungsprogramm begonnen werden, wobei es günstig ist, das wöchentliche Trainingspensum (Zahl der Trainingstage, Streckenlänge, Fahrtrhythmus etc.) mit den jeweiligen Ambitionen während der Reise abzustimmen. Die anaerobe Schwelle sollte jedoch möglichst nicht überschritten werden.

Auch während der kälteren Wintermonate ist eine **allgemeine Vorbereitung** mit regelmäßigem Hallensport, Schwimmen, Laufen oder Übungen am Heimtrainer (s. u.), insbesondere aber mit Skilanglauf möglich. Neben einer Reduzierung überschüssigen Körpergewichtes kann damit die Sauerstoffaufnahmefähigkeit verbessert, die Muskulatur gestärkt und die Gelenkigkeit der Beine verbessert werden. Weiterhin ist es sinnvoll, das Fahrrad als tägliches Transportmittel einzusetzen und mindestens zweimal, besser drei- bis viermal pro Woche Trainingsfahrten durchzuführen. Für ein solches **Ausdauertraining** werden leichte Übersetzungen von 4,7–5,6 Meter pro Umdrehung (Straßenrad: 39/18 bis 39/15; Mountainbike: 46/20 bis 46/17) empfohlen. Dem meist **geringeren Kraftpotenzial von Senioren** sollte mit entsprechenden Kettenblättern Rechnung getragen werden, um in bergigem Gelände mit geeigneten Übersetzungen ein problemloses Ausweichen auf höhere Trittfrequenzen zu ermöglichen.

Es ist sinnvoll, zunächst mit Trainingsfahrten von etwa 20 km Länge auf vorwiegend flachen Straßen zu beginnen und das Tagespensum erst allmählich zu steigern. Hierbei sollten dann auch Ausfahrten in ein vermehrt hügeliges Umfeld unternommen werden. Nach jeder Ausdauerbelastung sollte eine ausreichende Erholungsphase zur Regeneration sowie eine Ausgleichsgymnastik mit Dehnungs- und Kräftigungsübungen erfolgen.

> Gerade in Trainingsprogrammen älterer Menschen erweist sich eine Steigerung der Belastungsverträglichkeit in nur kleinen Schritten als besonders wichtig. Ebenso ist es vor längeren Radtouren in Gruppen günstig, wenn sich die Teilnehmer bei gemeinsamen Vorbereitungstouren kennen lernen können und bei Antritt der Fahrradtour einen ähnlichen Trainingszustand besitzen.

Kontrolle der eigenen Belastbarkeit

Für Personen, die z. B. aus beruflichen Gründen regelmäßige Radexkursionen nur schwer realisieren können, ist das Heimtraining auf dem Fahrradergometer mit dosierter Belastung eine gute Alternative. Mit Hilfe eines Herzfrequenz-Messgerätes ist es möglich, die individuelle Belastungsfähigkeit zu kontrollieren und die Intensität der Trainingsmethoden abzustimmen, um Überlastungen zu vermeiden. Stets ist ein hoher Kraftaufwand mit niedrigen Trittfrequenzen zu vermeiden; stattdessen sollten in einem Ausdauertrainingsprogramm die Übungen auf dem Fahrradergometer oder die Radausfahrten eine leichte Intensität nicht überschreiten (Tab. 3-2). Nur in diesem Zielbereich ist bei einer Belastungsdauer von mindestens einer Stunde garantiert, dass keine zu großen Flüssigkeitsdefizite entstehen und hauptsächlich Fette – als effektive Art der Energiegewinnung – verbrannt werden. Mittels der Gangschaltung kann über Veränderungen der Übersetzungen eine Steuerung der Herzfrequenz im jeweiligen Zielbereich ermöglicht werden.

Eine Kontrolle der Herzfrequenz bzw. des Pulses bei Belastung und in der Erholungsphase ist mittels einfacher Messge-

Tabelle 3-2. Herzfrequenz-Zielbereiche für Freizeitradfahrer (nach Weiss, 1996).

Alter	25 Jahre	30 Jahre	35 Jahre	40 Jahre	45 Jahre	50 Jahre	55 Jahre	60 Jahre
maximale Herzfrequenz/Minute	195	190	185	180	175	170	165	160
ruhige Radtour im Gesundheitsbereich: 50–70% der maximalen Herzfrequenz	95–135	95–130	90–130	90–125	85–125	85–120	85–120	80–115
Radausfahrt mit leichter Intensität: 70–80% der maximalen Herzfrequenz	135–155	130–150	130–150	130–145	125–140	120–135	120–135	115–130
Radausfahrt mit mittlerer bis hoher Intensität: 80–90% der maximalen Herzfrequenz	155–175	150–170	150–165	145–160	140–160	135–155	130–150	130–150

räte, eine Überwachung in persönlichen Trainingsprogrammen (z. B. www.fitness-biking.de/trainingsplan.html) möglich.

Grundsätzlich hat sich die Beachtung folgender einfacher Grundregel bewährt: **„Nur so weit belasten, dass man noch einen Satz zusammenhängend ohne Atemnot sprechen kann.“**

■ *... besser, bevor sich Durst, Hunger oder Müdigkeit melden*

An einem Sommertag kommt es bei einer 30-minütigen Radfahrt zu einem Flüssigkeitsverlust durch Schwitzen von etwa 0,5 Liter. Da dies aufgrund des kühlenden Fahrtwindes nicht immer wahrgenommen wird und das nötige Durstgefühl häufig fehlt, können während Radreisen erhebliche **Flüssigkeitsverluste** und **Defizite von Mineralstoffen** entstehen, die das Leistungsvermögen frühzeitig einschränken und das Auftreten von Hitzeschäden (s. Kap. III.1) begünstigen.

Deshalb ist es wichtig, vor einer anstrengenden Etappe (sowie in der späteren Erholungsphase) reichlich zu trinken und während der Ausdauerbelastung etwa alle 15 Minuten 100 bis 200 ml an Flüssigkeit zuzuführen. Hierfür eignen sich Mineralwasser, Fruchtsäfte oder ein mit Honig gesüßter Tee.

Ebenso ist auch auf eine regelmäßige **Energiezufuhr mit Nahrungsmitteln** nach entsprechendem Zeitplan zu achten. Hierbei ist zu berücksichtigen, dass beim Radfahren der Leistungsumsatz eines 70 kg schweren Mannes bei 10 km/h ca. 700 kJ/h, bei 20 km/h 1100 kJ/h beträgt. Bewährt hat sich eine Kost mit komplexem Kohlenhydrat- und begrenztem Fett- bzw. Eiweißanteil, die den Magen-Darm-Trakt wenig belastet. Zahlreiche kleinere, über den Tag verteilte Speisen (Müsli, Brötchen mit Honig oder Marmelade, Trockenobst, Reis, Kartoffeln, Nudeln etc.) sind dabei großen Mahlzeiten vorzuziehen. In tropischen und subtropischen Ländern stellt die Vielzahl an Früchten, wie z.B. Melonen, Bananen oder Orangen, eine geradezu ideale Flüssigkeits-, Mineralstoff- und Vitaminquelle dar. Auf eine zusätzliche Einnahme von Vitamintabletten kann in der Regel verzichtet werden.

Im Verlauf von mehrtägigen Trainingsprogrammen und während Radreisen sind ausreichende Erholungsphasen und Schlaf von mindestens acht Stunden besonders wichtig, um Überlastungserscheinungen und einem erhöhten Verletzungsrisiko vorzubeugen. Bäder, Duschen, Lockerungs- und Dehnungsübungen (s.u.) sowie eine (Selbst-)Massage der Beinmuskulatur helfen, Verkrampfungen zu lösen und die Regeneration zu beschleunigen.

Von passageren Anfangsbeschwerden bis zu dauerhaften Überlastungsschäden (Abb. 3-8)

Sitzschmerzen – häufigste Beschwerden bei Radreisen

Gewisse anfängliche Druckschmerzen im Bereich des Sitzbeins sind durchaus „normal", wobei sich im Laufe regelmäßiger Trainingsfahrten die Gesäßmuskulatur zunehmend an dauerhafte Belastungen zu gewöhnen vermag. Zusätzlich hilft ein geeigneter (nicht zu weicher!) Sattel, dessen Breite der des Beckens angepasst ist, diese Beschwerden zu begrenzen. Vor längeren Radtouren ist es zudem günstig, wenn der Sattel zuvor ausreichend „eingesessen" ist.

Nervale **Druckschädigungen im Dammbereich** sind stets Folge einer falschen Sattelstellung und lassen sich durch Korrektur der Position beseitigen. **Hautreizungen, Furunkel- und Granulombildungen** sind neben einer mangelnden Hygiene meist auf scheuernde Kleidungsstücke, insbesondere Nähte der Unterwäsche, zurückzuführen. Durch Verwendung von gepolsterten Radlerhosen sowie durch das Auftragen vaselinehaltiger Cremes am Sitzleder und den gefährdeten Hautpartien kann hierbei häufig Abhilfe geschaffen werden.

Meist haltungsbedingt: Rücken- und Nackenschmerzen

Eine ungeeignete Sitzposition, „verkrampfte" Körperhaltung sowie Unterkühlungen können während längerer Radtouren zu Muskelverspannungen, Reizungen der Knochenhaut und der kleinen Wirbelgelenke und hierdurch zu Rücken- und Nackenschmerzen führen. Durch die richtige Auswahl des Reiserades (mit geeigneter Länge des Vorbaus) sowie passender Stellung des Sattels und des Lenkers (der variable Griffpositionen ermöglicht) kann solchen Beschwerden vorgebeugt werden. Zusätzlich helfen regelmäßige Lockerungsübungen während Fahrtpausen mit Dehnen (Stretching) sowie Dreh- und Beugebewegungen im Hals- und Rückenbereich. Auch Wärmeanwendungen, Einreibungen und gegebenenfalls antiphlogistische Maßnahmen (z.B. „Rheuma"-Pflaster) können zu einer Linderung führen. Leichtere Beschwerden verschwinden mit zunehmendem Trainingszustand und gleichzeitiger Kräftigung der paravertebralen Muskulatur meist spontan.

Wenn die Finger „pelzig" werden

Wird aufgrund der Sitzposition beim Halten des Lenkers ein zu hohes Gewicht auf die Hände übertragen, kann es zur Kompression des Ulnarnervs mit Taubheitsgefühl und Handgrifflähmungen sowie zu

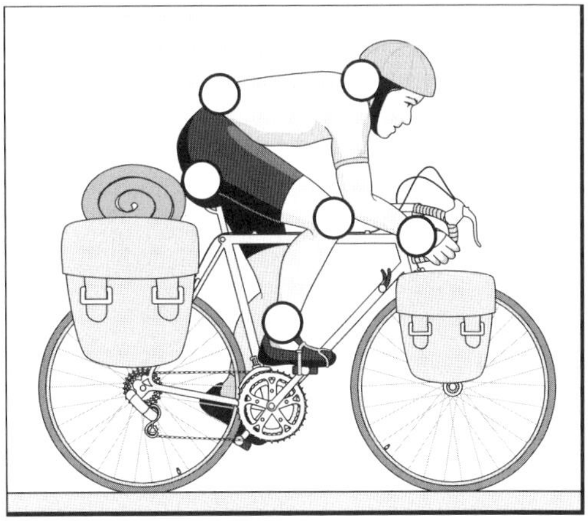

Abbildung 3-8. Körperregionen häufiger Beschwerden während Radtouren.

einer Überlastung der Unterarmmuskulatur mit Zeichen eines „Tennisarms" kommen. Auch hierbei kann ein Korrigieren der Sattel- und Lenkerstellung, aber auch eine Polsterung des Lenkerbandes, das Tragen geeigneter Radhandschuhe und ein häufiges Umgreifen zu einem Sistieren der Beschwerden führen. Da es bei älteren Modellen von Lenkern nur schwer möglich ist, die Handposition beim Fahren zu verändern, sollte das Anbringen eines speziellen Handgriffs in Betracht gezogen werden.

Beschwerden in den unteren Extremitäten

Schmerzen in den Kniegelenken sind oft durch technische Probleme (z. B. ungeeignete Länge der Drehkurbel), eine falsche Sattel- und Rahmenhöhe, eine falsche Fahrtechnik (zu hohe Gänge) oder durch Unterkühlungen bedingt. Häufig handelt es sich hierbei um patellofemorale Überlastungsschäden, bei denen eine Korrektur der Sitzhöhe ausreicht, um die Beschwerden zu beheben; in hartnäckigen Fällen können jedoch die Einnahme von Antiphlogistika bzw. Wärme- oder Kälteanwendungen nötig sein. Durch eine ungeeignete Sitzhöhe sowie eine schlechte Kraftübertragung vom Unterschenkel auf das Pedal (z. B. durch locker sitzendes Schuhwerk) können Reizungen der Unterschenkelmuskulatur oder der Achillessehne auftreten. Spezielle Kombi-Velotourenschuhe mit harter Profilsohle geben auch bei Nässe ausreichenden Halt.

„Des Radlers größter Feind": nicht nur Wind und Regen

Wegen des kühlenden Fahrtwindes werden die Auswirkungen **vermehrter Sonnenbestrahlung** und **Hitze**, denen Radreisende nicht nur in heißen Ländern in hohem Maße ausgesetzt sind, oft nicht ausreichend bedacht. Entsprechende Schutzmaßnahmen sollten dringend bedacht werden (s. Kap. II.2 und III.1). Schwitzen, kalter Fahrtwind und sonstige Zugluft können wiederum sehr häufig zu **Erkältungskrankheiten** führen. Atmungsaktive Kunstfaser- oder Mischgewebe, die den Schweiß möglichst rasch nach außen ableiten, haben sich in Trikots und Unterhemden bewährt. Wenn man während Bergfahrten schweißdurchnässt auf Passhöhen ankommt, ist es ratsam, stets das Unterhemd gegen ein trockenes Wäschestück auszuwechseln. Trikots sollten auch gegen Kälte schützen und hinten so lang sein, dass sie auch bei der üblichen Sitzposition die Nierenregion und die unteren Rückenpartien schützen. Zusätzlich lohnt sich die Mitnahme eines Pullovers aus einem leichten und schnell trocknenden Material (z. B. Polarfleece). Gegen Auskühlungen, insbesondere bei Nässe und Wind, helfen wasserdichte, zugleich aber atmungsaktive Wind- und Regenjacken sowie Thermobekleidung. Radsportmützen können Unterkühlungen der Kopfhaut verhindern; nicht selten stellen Kopfschweiß und Zugluft bei Radfahrern eine Ursache quälender Kopfschmerzen dar.

Zur **wirksamen Vorbeugung gegen Erkältungskrankheiten** bei Radreisen zählen neben der Mitnahme geeigneter Kleidungsstücke und dem Einplanen ausreichender Erholungsphasen auch Abhärtungsmaßnahmen wie Wechselduschen (mit einem kalten Guss am Ende) und Saunaanwendungen.

Bei Radtouren durch verkehrsreiche Städte und industrielle Ballungsräume können aufgrund der belastungsbedingt hohen Ventilation erhebliche Mengen an **Luftschadstoffen wie Ozon und Kohlenmonoxid** aufgenommen werden. Folgen sind häufig Beeinträchtigungen der körperlichen Leistungsfähigkeit und auch das Auftreten von Atembeschwerden und Husten. Bei Radreisenden, die zu asthmatischen Beschwerden neigen, können durch eine vermehrte Belastung der Luft mit **Schwefeldioxid** schwere Anfälle ausgelöst werden.

■ *Schutz vor Verletzungen*

Weltweit – und auch für die erfahrensten Fernradler – stellen schwere Verkehrsunfälle ein besonderes Risiko dar. Unfallstatistiken zufolge entstehen bei mehr als

80% aller Fahrradunfälle Kopfverletzungen. Unbestritten ist, dass die Gefahr **schwerer Schädel-Hirn-Traumen** durch das **Tragen von Schutzhelmen** erheblich reduziert werden kann. Bei der Wahl eines geeigneten Schutzhelmes muss darauf geachtet werden, dass den Anforderungen an Sicherheitsstandards entsprochen wird. Die Verwendung neuer Materialien machte die Entwicklung zunehmend leichterer Helme möglich, und mittels Luftströmungen, die durch den Helm geleitet werden, können sogar gewisse Kühlungseffekte erreicht werden.

Schutz vor Abschürfungen bei Stürzen gewähren **Radfahrhandschuhe.** Sie sind zudem schweißsaugend, bieten einen gewissen Schutz gegen Sonne und Kälte und ermöglichen einen festen Griff am Lenker bzw. eine bessere Bremsgriffhaltung.

Augenverletzungen durch Fremdkörper können durch das Tragen von **Sonnenbrillen** mit splitterfreiem Glas verhindert werden. Auch zur Vermeidung von Austrocknungserscheinungen durch den Fahrtwind und Schädigungen durch ultraviolette Strahlung sind solche Brillen vorteilhaft.

Schlussfolgerungen: Neben einer gründlichen körperlichen Vorbereitung sind zur Prävention von Überlastungserscheinungen bei längeren Radreisen ein gut angepasstes Fahrrad, die richtige Sitzposition und Fahrtechnik sowie ausreichende Regenerationsphasen von besonderer Bedeutung. Weiterhin sollte auf geeignete Kleidung und Sicherheitsvorkehrungen wie das Tragen von Schutzhelmen geachtet werden.

Haben Sie bei der Beratung auch daran gedacht?

	Beratungsinhalt
Reiseziel und Reiseroute, Reisedauer	Beurteilung von Risiken, Stand der Vorbereitungen, Abstimmung mit Anforderungsprofil der Reise? Anreise mit anderem Verkehrsmittel, Flugzeug/Zug, Entfernungen, Tagesetappen, Bergstrecken, Verkehrswege, persönliche Sicherheit, Zeitrahmen, Planung von Erholungszeiten
Reiseart	Reisemotivation und Prioritätensetzung (Naturerlebnis, Besichtigungen, Sport, Gruppenerlebnis etc.), Radtyp, Ausrüstung (Helm, Handschuhe etc.), Anpassungen (Sattelstellung/Lenkerhöhe etc.), Bekleidung
Reise in Begleitung	Ähnliche Motivation, Fitness, gemeinsame Reiseerfahrungen/Trainings-Vorbereitungen; Risiko des Gruppendrucks, Mitnahme von Kindern
Reise „allein"	Risiko der Selbstüberschätzung, frühere Erfahrungen bei Radtouren
Klima	Hitzebelastung, Windverhältnisse, Höheneffekte, Gefahr der Unterkühlung, Schadstoffbelastung, Flüssigkeitszufuhr, Sonnenschutz, Bekleidung, Hitzeschäden (Erkennung von Warnzeichen, Notfall-Maßnahmen etc.)
körperliche Fitness	Leistungsdiagnostik (z. B. Sportinstitut), Ausdauer-Trainingsprogramm, Herzfrequenz-Überwachung (z. B. Pulsmesser), Ausgleichssport, Erholungspausen
Gesundheitsprobleme	(Kontroll-)Untersuchungen, Beachtung von Limitationen (erhöhte Gefährdung durch Exazerbationen, Hitzeschädigung, Unfälle etc.), Erörterung von Risiken, Maßnahmen bei Schmerzen

	Beratungsinhalt
Medikamente, Impfungen	Ausreichender Medikamentenvorrat, Notfallmittel, Erste-Hilfe-Set, Grundimpfungen, Reiseimpfungen (Beachtung eines erhöhten Tollwutrisikos!), evtl. Malariaprophylaxe
Versicherungen	Adressen, Atteste, Reisekrankenversicherung (einschl. Unfall-, Rücktransport-, Assistance-Versicherung)

Weiterführende Literatur

Gressmann, M.: Fahrradphysik und Biomechanik. Moby Dick, Kiel 2003.

Hermann, H.: Fahrrad-Weltführer. Reise-Know-how. Expeditionsservice, München 2002.

Hottenrott, K., M. Zülch: Ausdauertraining Radsport. Rowohlt 1998.

Konopka, P.: Radsport. BLV, München 2000.

Schmidt, A.: Handbuch für Radsport. Meyer & Meyer, Aachen 2001.

Informationen im Internet

Allgemeiner Deutscher Fahrradclub, www.adfc.de

Argus – Die Radlobby, www.argus.or.at

IG Velo Schweiz, www.igvelo.ch

4 Reiseziele

Gemäßigte Klimazonen

GUNTHER VON LAER

Der Gürtel der **gemäßigten Klimazonen** liegt zwischen dem 30. und 60. Breitengrad, mit weiter Streuung je nach geographischem Großraum (z. B. Zentralasien), besonderen Klimafaktoren (z. B. Golfstrom) und der jeweiligen Land-Wasser-Verteilung (z. B. Mittelmeeranrainer). Die gemäßigten Klimazonen können in warme und kühle gemäßigte Zonen unterteilt werden (s. Kap. II.2).

Für die gemäßigten Klimazonen gilt regional und jahreszeitlich eine große Varianz in den Klimadaten. In den Unterregionen haben die Klimata die Vegetation, die menschliche Kultur und Geschichte wie auch die Verteilung von Krankheitserregern und deren Überträger geprägt.

Kontinentales Klima mit warmen, trockenen Sommern und feucht-kalten Wintern ist in dieser Zone ebenso vertreten wie **Küstenklima** mit feucht-regnerischen, teils auch nebligen Sommern und gemäßigten, ebenfalls eher feuchten Wintern.

Krankheitserreger sind wechselwarme Lebewesen

Die charakteristischen Merkmale eines Kleinbiotops, in dem sich Krankheitserreger halten und entwickeln können, sind erregerspezifisch und beschreibbar über die Außentemperatur, die Feuchte und den Nährboden: Grundsätzlich sind feuchtwarme Klimata erregerfreundlich, da diese Bedingungen denen im menschlichen Körper ähneln. Für die gemäßigten Zonen gilt das nur für die warme Zeit oder für Nischenbiotope von Erregern und deren Überträger: Für Läuse ist z. B. die warme Kleidung gerade in außereuropäischen gemäßigten Klimazonen ein gutes Zuhause.

Gesundheitsversorgung auf Reisen

Im Folgenden werden die Regionen und ihre besonderen Risiken besprochen. Dabei ist für diese Regionen eine Besprechung nach Infektionserkrankungen nicht sinnvoll, weil diese nur eine untergeordnete Rolle spielen. Um Doppelnennungen zu vermeiden, wird oft stichwortartig auf Mitteleuropa Bezug genommen. Überdies unterscheiden sich viele Erkrankungen in diesen Regionen kaum in ihrer Häufigkeit von Europa.

Im Bereich der gemäßigten Klimazonen findet sich eine größere Zahl reicher Länder. Diese zeichnen sich durch eine gute bis sehr gute, auch apparativ moderne Medizin aus, die in der Regel auch Reisenden zur Verfügung steht. Häufig existieren auch Möglichkeiten umfassender Krankenversicherung für die Reisenden, so dass ein Versorgungsproblem und ein finanzielles Risiko durch eine Erkrankung unterwegs dann entfällt.

Auch dort, wo bekannter, heimatlicher Standard in der medizinischen Versorgung nicht erreicht wird, kann doch zumindest von einer ausreichenden Basisversorgung ausgegangen werden. Ausnahme sind die Regionen in Zentral- und Vorderasien, die aus historisch-politischen Gründen noch erhebliche Defizite in der Infrastruktur haben. Sofern nicht besonders erwähnt, wird von einem Gesundheitssystem ausgegan-

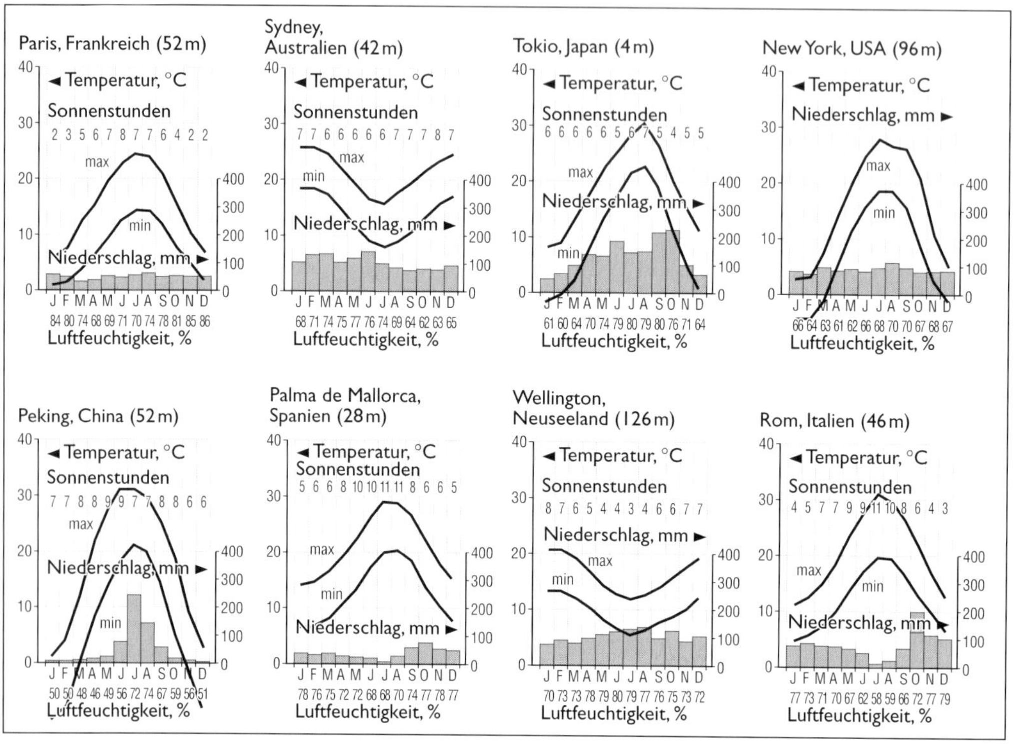

Klimadiagramme zu Kap. 4.1

gen, das die Fremden nicht ausschließt und das jedenfalls eine Grund- und Notversorgung sicherstellt, wobei es für manche Reisende aufgrund sprachlicher und anderer Probleme Schwierigkeiten bereiten kann, adäquate Hilfe zu finden. Die Hinweise zu medizinischer Versorgung und gesundheitlichen Risiken sind in Tabelle 4-1 zusammengefasst. Zu Hilfe bei Unfällen und Notfällen siehe Kapitel III.13.

4.1.1 Nord-, Mittel- und Westeuropa

Norwegen, Schweden, Dänemark, Finnland, Island, Deutschland, Holland, Belgien, Luxemburg, Großbritannien, Frankreich (Norden und Mitte), Schweiz, Liechtenstein, Österreich, Tschechien, Ungarn

Bei Reisen in Nord-, Mittel- und Westeuropa bestehen keine wesentlichen regionsspezifischen Gesundheitsprobleme. Durchgängig gibt es eine akzeptable bis sehr gute medizinische Versorgung, selten sind hygienische Probleme bei Trinkwasser- und Nahrungsversorgung und bei den Möglichkeiten für eine adäquate Körperhygiene. Weil vieles unproblematisch ist (Mitteleuropa) oder sich derzeit deutlich verbessert (Ungarn, Tschechien), können aber wichtige Probleme übersehen werden: Verkehrsunfälle durch den für einen Nichteuropäer unverständlich strikt geregelten Verkehr (Rote Ampel heißt wirklich Halt!) sind bei Fremden häufig, besonders bei Zweiradfahrern. Die sehr gute medizinische Versorgung hat in den meisten Ländern ihren hohen Preis: Wer keine adäquate, das heißt wirklich zahlende Krankenversicherung für das jeweilige Land hat, muss sie vor der Reise abschließen, weil ihn sonst vielleicht schon wenige Krankenhauswochen finanziell ruinieren können. Verkehrssprachen sind Englisch, Französisch und Deutsch.

Besondere gesundheitliche Risiken

Weltweite Infektionen wie grippale Infekte, HIV-Infektionen, Hepatitiden, sexuell übertragbare Erkrankungen (STD) spielen eine wichtige, Parasitosen dagegen eine nur sehr geringe Rolle. Gelegentlich sind in Deutschland, Österreich und den östlich angrenzenden Regionen die FSME und die Borreliose wichtig für Personengruppen, die Zeckenbissen besonders ausgesetzt sind (Naturfreunde, Jäger, Jogger im Wald etc.) (s. Kap. IV.4.5).

4.1.2 Südeuropa

1. Italien, Südfrankreich, Spanien, Portugal, Griechenland, Malta, Zypern
2. Serbien und Montenegro, Kroatien, Slowenien, Bosnien, Albanien

Zu diesen Ländern Europas, die südlich der großen Gebirge am Mittelmeer oder Atlantik liegen, sind besondere Hinweise wichtig: Epidemiologisch weisen die Länder am Mittelmeer Gemeinsamkeiten auf, weil durch die warmen Sommer viele Krankheitserreger und Krankheitsüberträger saisonal vorhanden sind. Einige Reise- oder Tropenkrankheiten wie Hepatitis A, Kala-Azar (viszerale Leishmaniose) oder vektorgebundene virale Fieber sowie Durchfallerkrankungen (besonders bakterieller Ursache) sind hier endemisch. Die Wärme und die vereinzelt noch ungenügenden Standards bei Trink- und Abwasserhygiene begünstigen im Sommer das Auftreten von Infektionskrankheiten, insbesondere von Durchfallerkrankungen, auch gelegentlich Parasitosen.

Im Wesentlichen gibt es in Südeuropa wie in Mitteleuropa eine gute medizinische Versorgung. Ausnahmen sind hier die durch den Bürgerkrieg schwer geschädigten **Länder an der Adria** sowie auch aus anderen – historischen – Gründen **Albanien.** Wer hier reist, muss sich auf erhebliche Einschränkung der Versorgungsmöglichkeiten, eine zum Teil fehlende Zentralgewalt und entsprechende Sicherheitsprobleme sowie außergewöhnliche Hygieneprobleme gefasst machen. Vor unkritisch vorbereiteten und vielleicht sogar schlecht durchdachten Reisen in diese Länder sollte ausdrücklich gewarnt werden.

Besondere gesundheitliche Risiken

Zusätzlich zu den weltweiten Infektionskrankheiten wie grippale Infekte, HIV-Infektionen, Hepatitiden, STD kommen in einigen Ländern durch Mücken übertragene Virusfieber (z. B. Pappataci-Fieber), spezifische bakterielle Erkrankungen (z. B. mediterranes Zeckenbissfieber, Tularämie), vermehrt bakterielle und virale Durchfallerkrankungen sowie Darmparasiten vor.

Seltener sind West-Nil-Fieber, Leishmaniosen (s. Kap. IV.4.13, eventuell in Kombination mit HIV), FSME und Lyme-Borreliose.

4.1.3 Osteuropa

Estland, Litauen, Lettland, Polen, europäische Anteile der GUS, Bulgarien, Rumänien, Slowakische Republik, Mazedonien

Es muss in den ehemals sozialistischen Ländern Osteuropas noch mit zum Teil deutlichen Versorgungsengpässen und erheblichen Mängeln in der Infrastruktur gerechnet werden. Auf dem Land sind oft nur Basisgesundheitsdienste zu erwarten, eine nicht immer zuverlässige Versorgung mit Medikamenten und medizinischen Hilfsgütern kann zu Problemen führen. Deshalb ist die Mitnahme einer guten Reiseapotheke, angepasst an die individuellen Vorerkrankungen, aber auch mit Antibiotika, Schmerzmitteln, Durchfall- und Desinfektionsmitteln sinnvoll. Reisende mit chronischen Erkrankungen müssen auf diese Situation hingewiesen werden, denn auch Kühlketten für Medikamente sind im Sommer gegebenenfalls nicht sicher.

Ärztliche Versorgung

Es besteht zumeist ein guter Ausbildungsstandard der praktischen Ärzte. Ihnen sind jedoch durch Versorgungsmängel oft die Hände gebunden, und viele ärztliche Kollegen sind unter ihrem eigentlichen fachlichen Niveau tätig. Ausgleich kann der Reisende kaum betreiben, außer durch die Reiseapotheke, eine Rückholversicherung und eine sorgfältige Reiseplanung. Es fehlt auch vielfach die breite Versorgung der Bevölkerung mit Fachärzten, besonders in Kleinstädten und auf dem Lande. Auch in den Hauptstädten sind Mängel in der allgemeinen medizinischen Hygiene und in Rettungswesen und Notfallversorgung keineswegs selten.

Besondere gesundheitliche Risiken

Infektionskrankheiten bilden kein wesentliches Problem! Besondere, nur in dieser Region auftretende Erkrankungen, die für Reisende ein reales Risiko darstellen, gibt es nicht, mit Ausnahme einer Häufung von Diphtheriefällen vor einigen Jahren. Deshalb sollte der Diphtherie-Impfschutz vor Reiseantritt aufgefrischt werden. Wenn im Einzelfall etwa Rucksacktourismus oder spezielle – auch berufliche – Exposition, wie z. B. bei Geologen, gegeben ist, können Parasitosen, Durchfallerkrankungen oder vektorübertragene Erkrankungen wie etwa FSME in den baltischen Staaten und Polen eine Rolle spielen und müssen auch beim Impfprogramm bedacht werden.

Die chirurgische Erstversorgungsmöglichkeit von Unfallverletzten ist in den Hauptstädten gegeben, in einigen Ländern mit deutlichen Qualitätsmängeln. Nachbetreuung, Reoperationen und definitive orthopädische Betreuung sollten dann eher im besser versorgten Heimatland erfolgen.

4.1.4 Nordamerika

USA, Kanada, Teile Mexikos

In den USA und in Kanada gibt es grundsätzlich keine Versorgungsprobleme im Gesundheitsbereich. Behandlungen sind häufig teuer und müssen meist bar (!) bezahlt werden. Die Reisekasse oder die Kreditkarte müssen also einiges hergeben können, auch wenn eine ausreichende Versicherung besteht, sonst unterbleibt unter Umständen die Versorgung. In Kanada sind die Wartezeiten auf fachärztliche Versorgung und Klinikversorgung extrem lang (viele Monate), und ein privatärztlicher Sektor (um dies zu umgehen) existiert nicht, auch nicht für Ausländer. Wer auf regelmäßige Arztbesuche angewiesen ist, muss diese langfristig absichern, da seine Wartezeiten erst ab Einreise zählen können. Die berechtigte Angst vieler Arztkollegen vor Regressansprüchen führt in beiden Ländern, besonders in den USA vielfach zu einem Sicherheitsdenken bei diagnostischem und therapeutischem Vorgehen, das heißt, juristische Abwägungen bekommen unangemessenes Gewicht bei Diagnostik und Therapie. In Mexiko gibt es unter anderem in der Hauptstadt individuelle Anpassungsprobleme durch die Höhenlage und durch die hohe Schadstoffbelastung für Patienten mit Atemwegs- und Herz-Kreislauf-Erkrankungen. Die Qualität der ärztlichen Versorgung in Mexiko ist auf dem Land nicht immer mit Europa bzw. USA und Kanada vergleichbar.

Besondere gesundheitliche Risiken

In Mexiko gibt es ein relativ hohes Risiko durch Reisediarrhöen sowie durch Hepatitis A (und B). Malaria, die stets gut auf Behandlung mit Chloroquin anspricht (s. Kap. IV.4.1), tritt in einigen tiefgelegenen Gebieten des Landes auf, die Touristengebiete sind derzeit malariafrei. Im Süden der USA kommen vereinzelt virale Erkrankungen wie die St.-Louis-Enzephalitis sowie bakterielle Erkrankungen wie das Rocky Mountain Spotted Fever und vereinzelt Pestfälle, von denen Reisende in der Regel nicht betroffen sind, vor. Auch gibt es, besonders an der Ostküste, vereinzelt Erkrankungen durch das West-Nil-Virus. Tollwut, die dort auch durch Fledermäuse/Flughunde übertragen wird, kann auftreten. In Nordamerika gibt es erhebliche Raten von Lyme-Disease (Borreliose, die wie in Europa durch Zecken übertragen wird), besonders von Frühjahr bis Herbst. Poliomyelitis ist auf dem ganzen amerikanischen Kontinent seit dem Jahr 1994 ausgerottet.

4.1.5 Südliches Südamerika

Argentinien, Uruguay, Teile Brasiliens, Chile

Die **medizinische Versorgung** dieser Länder ist der in Europa vergleichbar. Im Einzelfall kann sich bei der Versorgung ein Sprachproblem ergeben; bei den zahlreichen deutschsprachigen Gemeinden in den großen Städten lässt sich allerdings fast immer auch ein deutschsprachiger Arzt finden.

Besondere gesundheitliche Risiken

Bis auf einige seltenere tropische und/oder parasitäre Infektionskrankheiten (z. B. Dengue-Fieber im Norden Argentiniens), von denen Touristen kaum je betroffen sind, ist die Situation ähnlich der in Europa. Die HIV-Infektionsrate ist in einigen Ländern erheblich. Poliomyelitis ist in ganz Südamerika seit 1994 ausgerottet. In Nordargentinien kommen gelegentlich südamerikanische Trypanosomiasis und die kutane Leishmaniose vor, vereinzelt auch Cholera. Hepatitis A und B sowie Darmparasiten sind weit verbreitet: So gibt es in allen Ländern der Region auch Taenia und Echinokokkus, ohne dass ein besonderes Risiko für Kurzreisende gegeben ist. Allerdings besteht auch hier – wie weltweit – ein erhöhtes Risiko für Rucksacktouristen.

4.1.6 Ostasien

China, Nord- und Südkorea, Sibirien, Mongolei, Taiwan, Japan, Polynesien

Die medizinische Versorgung in Ostasien ist sehr unterschiedlich und landesspezifisch. In Japan, Südkorea und Taiwan ist die Versorgung der in Mitteleuropa vergleichbar. China hat mit Ausnahme Hongkongs in den Städten kaum und auf dem Lande gar keine mit Mitteleuropa vergleichbare Versorgung. In Polynesien ist die Lage von Insel zu Insel unterschiedlich.

Medikamentenversorgung

Die Versorgung ist für Japan, Südkorea und Taiwan etwa so wie in Mitteleuropa gegeben; China und Nordkorea haben kaum eine Versorgung mit Generika. In Polynesien sind in größeren Städten die wichtigsten Generika vorhanden, aber die Versorgung ist nicht zuverlässig, jedenfalls nicht flächendeckend. In allen Ländern dieser Region ist eine kostengünstige Versorgung mit einheimischer traditioneller Medizin und Naturheilkunde zu finden.

Die Versorgung im Bereich von Allgemein- und spezialisierter Medizin ist in den verschiedenen Ländern unterschiedlich, in Japan, Taiwan und Südkorea sowie Hongkong durchaus europäischem Standard vergleichbar. Für Touristen können sich große Sprachprobleme ergeben, da in dieser Erdregion auch Ärzte die großen Weltsprachen oft kaum verstehen oder sprechen.

Besondere gesundheitliche Risiken

Teile der Region wie Polynesien und Südchina haben tropenmedizinische Risiken. In Japan, Taiwan und Südkorea liegt kein fassbar erhöhtes Gesundheitsrisiko vor. Generell bestehen in allen Ländern Risiken durch Verzehr von rohem Fisch und Schalentieren (Leber- und Lungenegelinfektion, s. Kap. IV. 4.12.3).

Infektionskrankheiten

Lokal begrenzt können Hepatitis A und B, Hepatitis E, Trachom und Leptospirose sowie Tollwut und Vogelgrippe in China vorkommen. Gelegentlich tritt bei der einheimischen Bevölkerung, besonders im

Tabelle 4-1. Medizinische Versorgung und gesundheitliche Risiken in den gemäßigten Klimazonen.

	Nord-, Mittel- und Westeuropa	**Südeuropa 1**	**Südeuropa 2**	**Osteuropa**
medizinische Versorgung	problemlos, eventuell Sprachprobleme	problemlos, eventuell Sprachprobleme	nur in den größten Städten problemlos; eventuell Sprachprobleme	eingeschränkt, zusätzlich Sprachprobleme
Medikamentenversorgung	unproblematisch	unproblematisch	Versorgung nur in den größeren Städten unproblematisch	Mitnahme einer Reiseapotheke anzuraten
Allgemeinmedizin und medizinische Spezialgebiete einschließlich Rettungswesen	sehr gut	gut bis sehr gut	in den größten Städten befriedigend, auf dem Land lückenhaft	teilweise deutliche Versorgungsmängel
Infektionskrankheiten	spielen keine besondere Rolle, Ausnahme: FSME und Borreliose	zusätzlich zu den weltweiten Infektionskrankheiten: Virusfieber (Pappataci-Fieber) und mediterranes Zeckenbissfieber	zusätzlich zu den weltweiten Infektionskrankheiten: Virusfieber (Pappataci-Fieber) und mediterranes Zeckenbissfieber	spielen keine besondere Rolle
Unfälle	Risiko nicht erhöht	Risiko für Verkehrsunfälle erhöht	Risiko für Verkehrsunfälle erhöht	Risiko für Verkehrsunfälle erhöht
Fehlverhalten bei Reisen	übermäßiger Alkoholgenuss im Urlaub/Risikosportarten/Risikoverhalten bei sexuellen Kontakten			

Nordamerika	**Südliches Südamerika**	**Ostasien**	**Australien/ Neuseeland**
problemlos, selten Sprachprobleme, am ehesten in Mexiko	problemlos, eventuell Sprachprobleme	sehr unterschiedlich nach Ländern, zusätzlich Sprachprobleme	problemlos, selten Sprachprobleme
unproblematisch	Versorgung nur in größeren Städten unproblematisch	oft eingeschränkt, in einigen Ländern ausreichend	unproblematisch
gut bis sehr gut	gut, in abgelegenen Gebieten lückenhaft	sehr unterschiedlich nach Ländern	gut bis sehr gut
spielen keine besondere Rolle; in den USA vereinzelt Vorkommen seltener Infektionskrankheiten, in Mexiko Vorkommen von Malaria	spielen für den Touristen keine besondere Rolle	in einigen Ländern Infektionsgefährdung durch Protozoen und Trematoden	spielen keine besondere Rolle, Ausnahme: Rickettsiosen und insektenübertragene Virusinfektionen
Risiko nicht erhöht	Risiko nicht erhöht	Risiko nicht erhöht	Risiko nicht erhöht
übermäßiger Alkoholgenuss im Urlaub/Risikosportarten/Risikoverhalten bei sexuellen Kontakten			
		zusätzlich: Genuss roher Fischgerichte	in besonderem Maße: Missachtung der intensiven Sonneneinstrahlung

Süden, Befall mit Clonorchis, Opisthorchis, Gnathostoma und Anisakis auf, es besteht Bilharziose- und Malariarisiko. In Polynesien sind Filariasis, Malaria und Dengue-Fieber in sehr unterschiedlicher Verteilung präsent.

Fehlverhalten der Reisenden

Genuss von rohen Fischgerichten, Reisen von chronisch Kranken in medizinisch unterversorgte Gebiete, Verzicht auf Mückenschutz und/oder medikamentöse Malariaprophylaxe (falls örtlich indiziert), Baden in unbekannten Gewässern (Giftquallen, Giftschlangen) stellen wichtige Gesundheitsrisiken dar.

4.1.7 Australien/Neuseeland

In dieser Region besteht einheitlich eine gute Versorgung, vergleichbar mit Nordamerika. Schwierigkeiten kann es durch die großen Entfernungen, besonders auf dem Lande in den dünn besiedelten Gebieten geben.

Besondere gesundheitliche Risiken

Es bestehen mit Ausnahme von Rickettsiosen und einigen Viruserkrankungen in Australien (z. B. Ross-River-Fever, Murray-Valley-Encephalitis, Sindbis-Fever) keine besonderen, regional bedingten Risiken. Malaria kommt gelegentlich auf australischen Inseln in der Torresstraße vor, Dengue-Fieber in den nördlichsten Regionen Australiens.

Wer die gemäßigten Zonen bereist, stößt selten auf grundlegende Probleme der medizinischen Versorgung. Da in den meisten Ländern auch fundiert-wissenschaftliche Medizin gelehrt und betrieben wird, finden sich oft nur **marginale inhaltliche Unterschiede.** Unterschätzen sollte man aber keinesfalls die Sprachprobleme. Größere Schwierigkeiten ergeben sich gelegentlich aus den Kosten der in dieser Region in der Regel sehr teuren Medizin. „Krankenversicherung mit Weltgeltung" klingt gut, spart aber gelegentlich doch z. B. die USA aus oder bietet nur sehr eingeschränkte Leistungen unter besonderen Bedingungen. Die Region Ostasien spielt durch ihre Sprachbarriere und durch einige besondere Risiken eine eigene Rolle im Rahmen der „gemäßigten Klimazonen". Auf eine eingehende reisemedizinische Beratung kann für viele dieser Länder bei primär gesunden Reisenden verzichtet werden, nicht jedoch auf eine gute Krankenversicherung und Reiserückholversicherung.

Weiterführende Literatur

Kröger, E., K. Volkmer, B. Ziegler: CRM-Handbuch zur Reisemedizinischen Beratung. Aktueller Reisemedizinischer Informationsservice, 35. Ausg., Centrum für Reisemedizin, Düsseldorf 2005.

WHO: Weekly Epidemiologicale Record. WHO Genf.

WHO: International Travel and Health, Vaccination Requirements and Health Advice. WHO, Genf 2005.

Zielonka, M. von: Reisen und Infektionsrisiko. Ein Handbuch für den praktischen Gebrauch. Schwer, Stuttgart 1990.

4.2.1 Mittelamerika, Karibik und Südamerika

GOTTFRIED KUSCH

Vielfältige Vegetationsformen und Klimata

Bis auf das südliche Südamerika befinden sich alle Länder Lateinamerikas in der subtropischen/tropischen Klimazone (Abb. 4-1 und 4-2). Diese Einteilung ist eine grobe Vereinfachung. Beim näheren Hinsehen finden sich in diesen Ländern ganz unterschiedliche Klimata und Vegetationen: Der **immergrüne Regenwald** hat ein **Äquatorialklima** ohne wesentliche Wärmeschwankungen, jedoch fast täglich auftretende, starke Niederschläge. Wir finden ihn in den Ebenen Mittelamerikas und im Amazonasgebiet. Nördlich und südlich des Amazonasgebietes schließen sich **Savannen** mit **tropischem Klima** an. Dieses Klima ist durch den Wechsel von absolut trockener Saison zu einer Regensaison gekennzeichnet, die in der nördlichen Hemisphäre von Juni bis September, in der südlichen Hemisphäre von November bis Februar dauert und mit einem Temperaturabfall verbunden ist. Das tropische Klima ist auch in der Karibik vorherrschend. Der Süden Brasiliens weist eine **Mittelmeervegetation** mit **subtropischem Klima** auf: warme, regenreiche Sommer und deutliche Winter. Die Anden, die sich längs der Pazifikküste erstrecken, erreichen mit ihren höchsten Gipfeln fast 7000 m, das **Bergklima** hier sowie in der westlichen und östlichen Sierra Madre Mexikos mit der entsprechenden **Gebirgsvegetation** ist durch nur geringfügige jahreszeitliche Temperaturschwankungen und eine Verringerung der Temperatur um 1°C auf etwa 180 m Höhenzunahme gekennzeichnet. In den höchsten Zonen sinkt die Temperatur nachts unter 0°C ab.

Der Küstenstreifen westlich der peruanischen Anden ist **Wüste** mit entsprechend **aridem Klima:** erhebliche Wärmeschwankungen im Tagesverlauf von 20°C sowie im Jahresverlauf; die Nächte sind frisch oder kalt, Frost ist möglich.

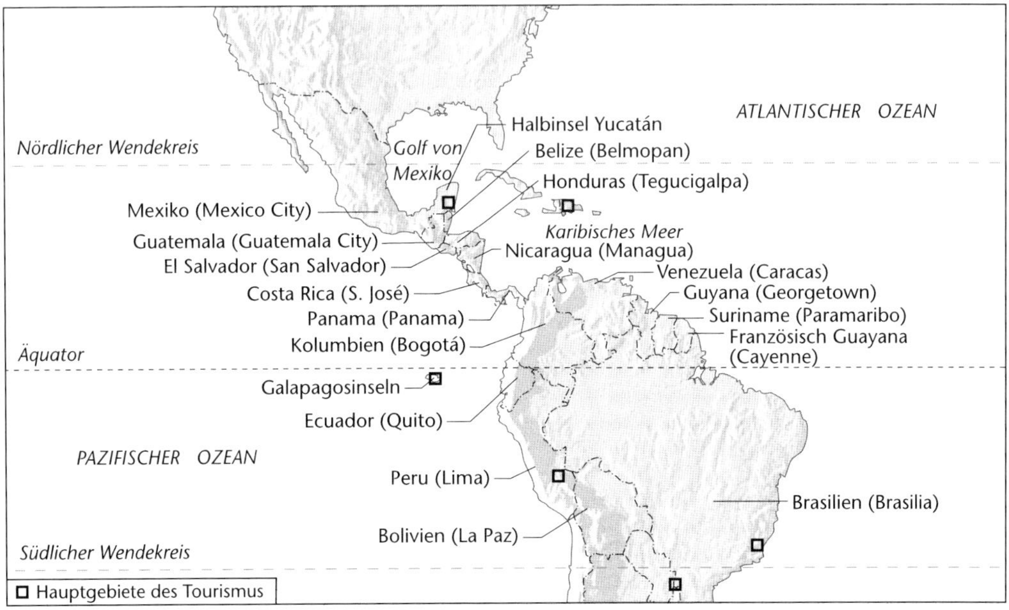

Abbildung 4-1. Zentral- und tropisches Südamerika.

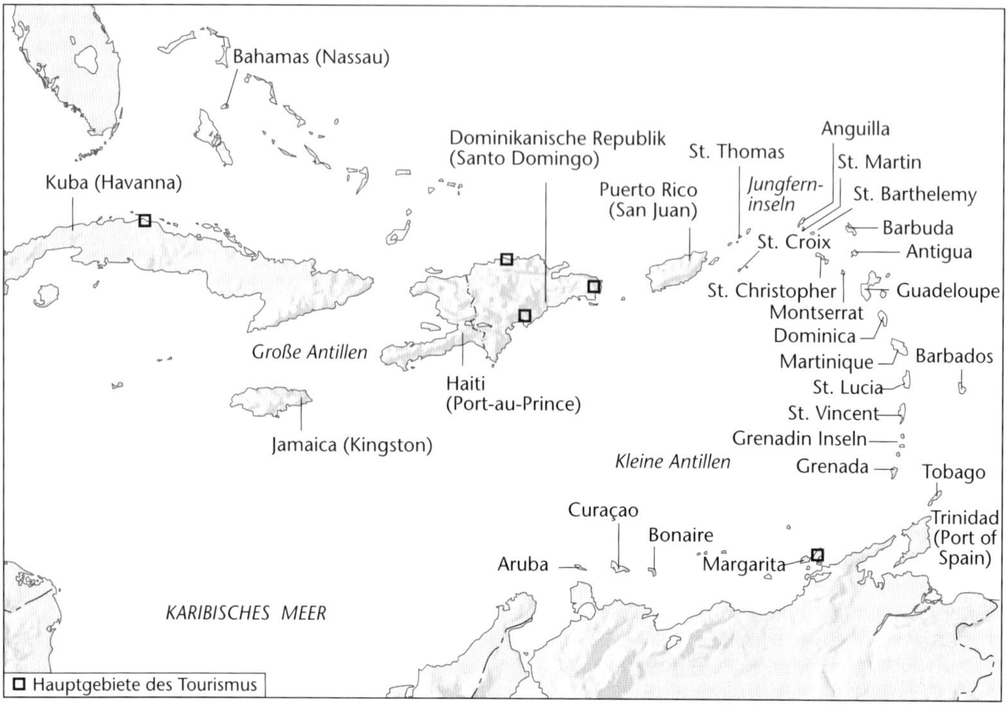

Abbildung 4-2. Karibik.

Die Höchsttemperaturen liegen bei bis zu 50°C im Schatten, bei sehr geringer Wolkendecke herrscht starke Sonneneinstrahlung. Abstand, zeitliches Auftreten und Ausmaß der Niederschläge unterliegen großen Schwankungen, die Niederschläge betragen im Jahr nicht mehr als 150 mm. Nordmexiko mit seinem **Savannenklima** (Wechsel von einer 8- bis 9-monatigen absolut trockenen Saison mit einer kurzen Regenzeit mit sehr unregelmäßigen Niederschlägen, Temperaturschwankungen im Tages- und Jahresverlauf größer als 10°C) ist teils von **Steppe**, teils von **Wüste** bedeckt.

Was ist für die Reiseplanung relevant?

Der Reisende muss sich auf die unterschiedlichen **klimatischen Bedingungen** einstellen. Hinweise dazu im Hinblick auf **Reiseaktivitäten, Kleidung und Ausrüstung** finden sich in Kap. II.2. Für eine reisemedizinische Beratung ist auch die Kenntnis der **Jahreszeit** wichtig. So sind die durch Insekten übertragenen Infektionskrankheiten für die Regenwald- und Savannenbesucher in der Regenzeit andere als für die Steppen- und Wüstenreisenden. Dies hängt im wesentlichen von den Lebensräumen und der Dichte der Überträgerinsekten sowie der Wirte (Mensch, Tier) in diesen Gebieten ab. Durch Wasser übertragene Infektionskrankheiten, die zu Durchfall führen, kommen besonders nach Einsetzen der Regenzeit gehäuft vor, wenn es zu Überschwemmungen kommt und die Wasserstellen verunreinigt werden. Trinkwasserverunreinigungen in trockenen Gebieten sind eine ständige Gefahr. Der **Wasseraufbereitung** kommt deshalb ebenso wie der **Nahrungsmittelhygiene** eine besondere Bedeutung zu (s. Kap. III.5). In Gebieten mit hohen Temperaturschwankungen und Nachtkälte ist besonders auch mit **Atemwegserkrankungen** zu rechnen.

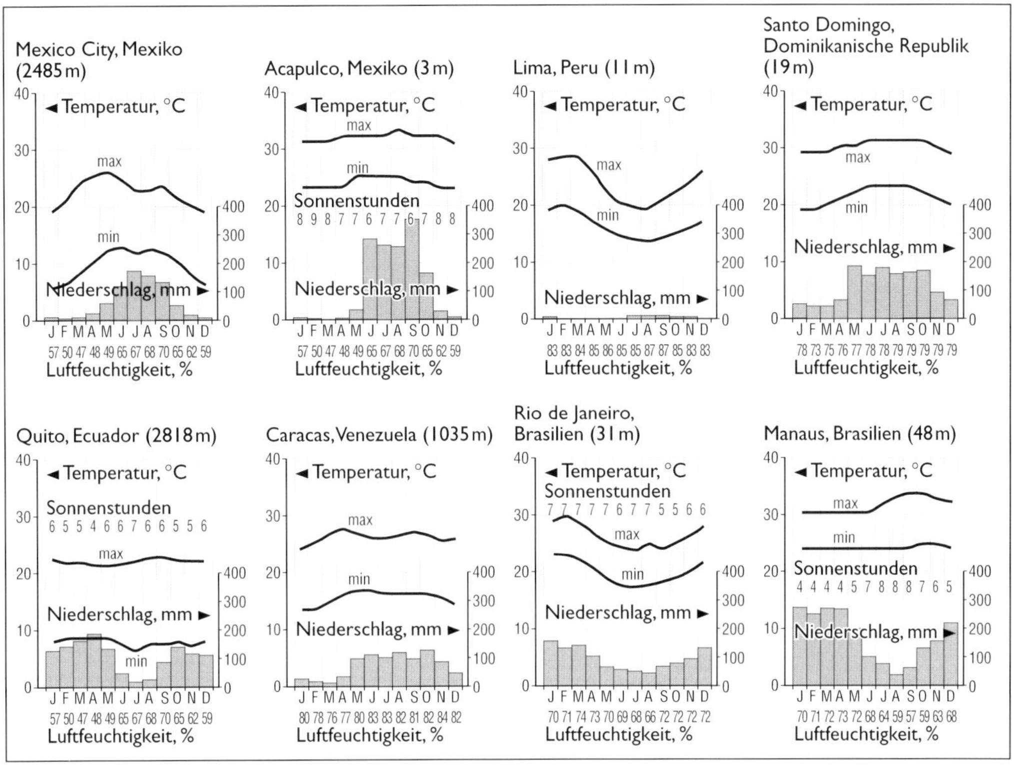

Klimadiagramme zu Kap. 4.2.1

Einstellen muss sich der Reisende auch auf die spezifischen Gefährdungen durch **Infektionskrankheiten** (Tab. 4-2) und die besonderen körperlichen Belastungen beim **Trekking und Bergsteigen** sowie auf Reisen, bei denen in kurzer Zeit große **Höhen** überwunden werden (s. Kap. II.3.2.1 und III.3), auf Gesundheitsprobleme durch **Sonne, Hitze** (s. Kap. III.1) und **Kälte** (s. Kap. III.2) in den Wüstenregionen und im Hochgebirge sowie beim **Baden** (s. Kap. III.4) und **Tauchen** (s. Kap. II.3.2.2), ferner auf **Gifttierunfälle** (s. Kap. III.12) einschließlich der Vergiftungen durch Essen passiv giftiger Fische (Ciguatera).

Eine Übersicht über häufige Reiserouten findet sich in Kap. VI.2, Informationen zu empfohlenen **Impfungen**, zu **Malariaprophylaxe** und **Standby-Therapie** werden in Kapitel II.8.1 gegeben, zum **Insektenschutz** und zur **medikamentösen Vorbeugung** in Kapitel II.8.2 und 3.

Ausgewählte Infektionskrankheiten im tropischen und subtropischen Amerika

Im Folgenden sind die in Tabelle 4-2 genannten, in Mittel- und Südamerika vorkommenden Infektionskrankheiten in alphabetischer Reihenfolge abgehandelt. Dabei wird auf die entsprechenden Ausführungen im Kapitel IV.4 „Diagnostik und Management der wichtigsten Tropen- und Reisekrankheiten“ verwiesen.

Amerikanische Trypanosomiasis (Chagas-Krankheit) (s. Kap. IV.4.14.13)

Die durch Raubwanzen übertragene amerikanische Trypanosomiasis kommt nur in Lateinamerika (21 Länder) vor. Etwa 100 Millionen Menschen leben in Gebieten mit möglicher Übertragung (Nord-Mexiko bis Zentral-Argentinien).

Tabelle 4-2. Schwerpunktmäßiges Vorkommen von Infektionskrankheiten im tropischen und subtropischen Amerika entsprechend ihrem Übertragungsweg.

Region	Übertragung durch Insekten*	Übertragung durch Nahrungsmittel und Wasser*	andere Infektionswege*
Festland-Mittelamerika C = Costa Rica E = El Salvador G = Guatemala H = Honduras M = Mexiko N = Nicaragua P = Panama	kutane und mukokutane Leishmaniose viszerale Leishmaniose (E, G, H, M) Malaria amerikanische Trypanosomiasis Filariosen durch Onchocerca volvulus (G, M) und Wuchereria bancrofti (C) Dengue-Fieber Virusenzephalitis Rocky Mountain Spotted Fever (M)	Amöbenruhr Paragonimiasis (C, G, M, P) Zystizerkose Hepatitis A und E Brucellose Cholera bakterielle Ruhr Typhus abdominalis	Tollwut Histoplasmose (M) Sporotrichose (M)
Karibik D = Dominikanische Republik H = Haiti K = Kuba	kutane Leishmaniose (D) Malaria (D, H) Filariose durch Wuchereria bancrofti (H) Dengue-Fieber Virusenzephalitis	Amöbenruhr Fasziolose (K) Hepatitis A bakterielle Ruhr Leptospirose (H)	Bilharziose durch Schistosoma mansoni (D) Meningokokkenmeningitis Tollwut
tropisches Südamerika (alle Länder außer Chile, Argentinien, Uruguay) A = Amazonas-Becken BO = Bolivien BR = Brasilien E = Ecuador G = Guyana K = Kolumbien PA = Paraguay PE = Peru S = Surinam V = Venezuela	kutane und mukokutane Leishmaniose viszerale Leishmaniose (BO, BR) Malaria (A) amerikanische Trypanosomiasis Filariosen durch Onchocerca volvulus (BR, E, V) und Wuchereria bancrofti (BR, G, S) Gelbfieber (alle außer PA) Virusenzephalitis Dengue-Fieber Rocky Mountain Spottet Fever (BR, K) Bartonellose (E, K, PE) klassisches Fleckfieber (Andengebiete: K, PE) Pest (BO, BR, PE)	Amöbenruhr Fasziolose (PE) Fasziolose Echinokokkose Paragonimiasis (E, K, PE, V) Hepatitis A bakterielle Ruhr Brucellose Cholera (BO, BR, E, K, PE) Leptospirose (BO, K, PE) Typhus abdominalis	Bilharziose durch Schistosoma mansoni (BR, S, V) hämorrhagisches Fieber durch Arena-Virus (BO) Hepatitis B und D (A) Hepatitis C (BO, BR) Meningokokkenmeningitis Tollwut Sporotrichose (BR, K)

* mit besonders betroffenen Regionen

Amöbiasis (s. Kap. IV.4.2.1)

Die Amöbiasis kommt in folgenden Ländern besonders häufig (Seroprävalenz > 5%) vor: Brasilien (Seroprävalenz bei der ländlichen Bevölkerung Nord-Brasiliens bis 40%), Ecuador, El Salvador, Guatemala, Guyana, Honduras, Kolumbien, Mexiko, Peru, Surinam und Venezuela, weniger häufig (Seroprävalenz 1–5%) in Costa Rica, Nicaragua und Panama, in den übrigen Ländern sporadisch. Das Vorkommen einer Amöbenmeningoenzephalitis mit Naegleria fowleri und Acanthamoeba wird aus Brasilien (Küste im Nordosten bis São Paulo), Venezuela, Costa Rica und Puerto Rico berichtet.

Bakterielle Ruhr (s. Kap. IV.4.4)

Die bakterielle Ruhr kommt in allen Ländern vor. Häufiger als die bakterielle Ruhr durch Infektionen mit Shigellen sind Durchfallerkrankungen durch andere, meist bakterielle Erreger. Die Bedeutung der E.-coli-Infektionen hat deutlich zugenommen, insbesondere die Infektionen durch enterotoxische E. coli. Wie bei den Shigelleninfektionen werden auch bei den anderen bakteriellen Reisediarrhöen Antibiotikaresistenzen beobachtet. Dies hängt mit dem weitverbreiteten unvorschriftsmäßigen Gebrauch von Antibiotika in der Bevölkerung zusammen.

Bartonellose (Oroya-Fieber), Verruga peruana)

Durch Schmetterlingsmücken (Phlebotomen) übertragene bakterielle (B. bacilliformis) Infektionskrankheit mit Fieber, Lymphknotenschwellungen und Anämie, später auch warzenartigen Hautveränderungen.

Die sehr kleinen Stechmücken sind in der Dämmerung und nachts aktiv. Die Bartonellose kommt in den westlichen Anden bis 3000 m Höhe in Peru, Ecuador und Südwest-Kolumbien vor.
Vorbeugung: Expositionsprophylaxe einschließlich Benutzung imprägnierter Moskitonetze.

Brucellose (s. Kap. III.7)

Durch Bakterien verursachte Erkrankung mit Fieber und unterschiedlicher Organbeteiligung, meist der Leber, die durch Milch und Milchprodukte oder über kleine Hautverletzungen übertragen wird.

Die Brucellose kommt überall dort vor, wo Ziegen, Schafe oder Rinder gehalten werden und der Mensch Umgang mit kranken Tieren hat. Dies ist fast überall in Festland-Mittelamerika und Südamerika der Fall.
Vorbeugung: Nahrungsmittelhygiene.

Cholera (s. Kap. IV.4.14.7)

Seit der siebten Pandemie von Vibrio cholerae 01 Biotyp El Tor 1992 ist Cholera in Lateinamerika endemisch. Grundsätzlich ist in allen Ländern Festland-Mittelamerikas und in den tropisch-subtropischen Zonen Südamerikas mit sporadischen Erkrankungsfällen und epidemischen Ausbrüchen (zuletzt 1997 in Bolivien und 1998 in Chile) bei rückläufiger Morbidität zu rechnen. Auf eine entsprechend sorgfältige Trinkwasser- und Nahrungsmittelhygiene ist zu achten (s. Kap. III.5). Das Risiko für Reisende ist trotzdem sehr gering, wie die sehr seltene Einschleppung einer Cholera nach Europa zeigt.

Dengue-Fieber (s. Kap. IV.4.11)

Endemisch ist das Dengue-Fieber in der Karibik und in den Küstenregionen Mittelamerikas sowie Kolumbiens, Venezuelas, Guayanas und Brasiliens. Regional kommen – besonders in Städten – epidemische Ausbrüche mit hohen Krankheitszahlen vor, so 1996 in Venezuela und 2002 in Brasilien, Ecuador, El Salvador und Honduras. Hämorrhagische Verläufe bei Reisenden sind selten.

Echinokokkose, zystische (Echinococcus granulosus) und polyzystische (Echinococcus vogeli) (s. Kap. IV. 4.12.3)

Durch orale Aufnahme von Hundebandwurmeiern zur Ausbildung des Larvenstadiums im Menschen (meist in der Leber) führende Infektionskrankheit.

Die zystische Echinokokkose (E. granulosus) kommt sporadisch vor, insbesondere in Peru. Die Infektion mit E. vogeli führt zur Ausbildung der polyzystischen Echinokokkose; die Infektion ist selten.

Fasziolose (s. Kap. IV.4.12.3)

Durch Aufnahme von Metazerkarien (Larvenform) des Schafleberegels (Fasciola hepatica) bedingte fieberhafte Erkrankung mit vorwiegender Beteiligung von Gallenwegen und Leber.

Die Metazerkarien werden meistens beim Verzehr von roher Wasserkresse aufgenommen. Die Fasziolose ist in Kuba und Peru endemisch.
Vorbeugung: Nahrungsmittelhygiene.

Filariose (s. Kap. IV.4.12.2)

Infektionen mit Wuchereria bancrofti kommen in Costa Rica, in der Karibik sowie in Brasilien, Guyana und Surinam vor, Infektionen mit Onchocerca volvulus in zwei kleinen Foci im Süden Mexikos sowie in einigen Foci in Guatemala, Ecuador, Venezuela und im Norden Brasiliens.

Fleckfieber (s. Kap. IV, 4.14.11)

Durch Läuse übertragene, fieberhafte Allgemeinerkrankung mit Rickettsien.

Das klassische Fleckfieber tritt bevorzugt in den kälteren Klimazonen (Andengebiete Kolumbiens und Perus) auf.

Gelbfieber (s. Kap. IV, 4.14.1)

Gelbfieber kommt vorwiegend als „Buschgelbfieber“ sporadisch im tropischen Südamerika östlich der Anden vor (Ausnahme: auch Choco in Kolumbien und Ajacucho in Peru gehören zum Gelbfieberendemiegebiet; sie liegen westlich des Andenhauptkammes). In Brasilien war das Vorkommen lange auf die nordwestlichen Teile beschränkt (Abb. 4-3), kam zuletzt aber auch in östlichen Bundesstaaten (Parana, Sao Paulo, Minas Gerais) vor. Die letzten epidemischen Ausbrüche gab es 1998 in Venezuela, 1999 in Bolivien, 2001 in Peru und Anfang 2004 in Kolumbien.

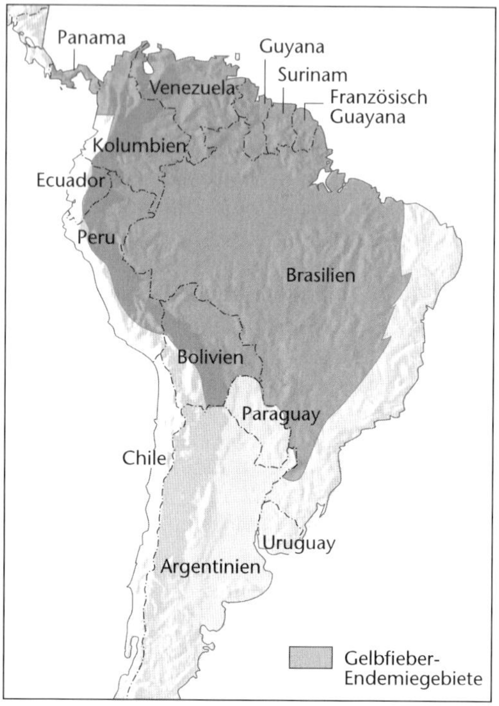

Abbildung 4-3. Gelbfieber-Endemiegebiete in Südamerika.

Hämorrhagisches Fieber durch Arena-Viren

Möglicherweise über Nahrungsmittel oder Staub, die mit virushaltigem Nagerkot und/oder -urin kontaminiert sind, übertragene Virusinfektion.

Dieses hämorrhagische Fieber ist in Bolivien (Mapucho-Virus) differenzialdiagnostisch vom hämorrhagischen Dengue-Fieber abzugrenzen.
Vorbeugung: Nahrungsmittelhygiene und Expositionsprophylaxe (z.B. Vermeidung von Staubinhalation in Silos).

Hepatitiden (s. Kap. IV.4.6)

Die **Hepatitis A** ist endemisch in allen Ländern Lateinamerikas mit einer Durchseuchung von regional bis zu 100 %. Die **Hepatitis B** und **Hepatitis D** weisen ein hohes endemisches Vorkommen im Amazonasbecken auf, HBs-Antigen-Prävalenzen betragen regional bis zu 20 %. Die **Hepatitis C** weist Prävalenzraten von zum Teil über 10% auf (Bolivien). Ausbrüche von **Hepatitis E** wurden aus Mexiko berichtet.

Histoplasmose

Durch Inhalation von Sporen erworbene Pilzinfektion der Lunge mit Histoplasma capsulatum.

Die Histoplasmose verursacht nur in wenigen Fällen Krankheitssymptome, bei Immunsupprimierten kann sie jedoch zur Dissemination und zu chronischen Verläufen führen. Die Histoplasmose kommt insbesondere in Mexiko vor.
Vorbeugung: Expositionsprophylaxe (Vermeidung von Staubinhalation in der Nähe von Vogel- und Fledermauskot, z. B. in Höhlen).

HIV/AIDS (s. Kap. IV.4.8)

Alle Regionen Lateinamerikas sind betroffen, die höchste Prävalenzrate hat Haiti.

Leishmaniose (s. Kap. IV.4.13)

Während die kutanen und mukokutanen Formen der Leishmaniose in Festland-Mittelamerika und im tropischen Südamerika weit verbreitet sind, kommt die viszerale Leishmaniose endemisch bzw. epidemisch nur in Brasilien und Bolivien, in anderen Ländern dagegen nur sporadisch vor.

Leptospirose (s. Kap. IV.14.10)

Seroprävalenzen von > 5% sind aus Barbados, Bolivien, Grenada, Guadeloupe, Haiti, Jamaika, Kolumbien, Peru und Puerto Rico bekannt.

Malaria (s. Kap. IV. 4.1)

Der Anteil der Infektionen mit Plasmodium falciparum an der Gesamtzahl aller Malariafälle variiert von < 5% in Mexiko, Belize, Guatemala, El Salvador, Honduras, Costa Rica und Peru, 10–20% in Nicaragua, Panama, Venezuela und Ecuador, 40–60% in Kolumbien, Guyana und Brasilien, bis 80% in Surinam und 100% in Haiti und der Dominikanischen Republik. Südlich des Panamakanals muss mit Resistenzen von Plasmodium falciparum gegen Chloroquin, im Amazonasbecken sogar mit Multiresistenzen gerechnet werden. Malariarisiko besteht in den entsprechenden Ländern nicht überall, so wie das in Belize, Nicaragua, Haiti, Guyana und Surinam der Fall ist, sondern oft nur in Küstenabschnitten und/oder tiefer gelegenen Regionen (Honduras, Guatemala, El Salvador, Costa Rica), in Mexiko entlang der Pazifikküste und im Süden, in der Dominikanischen Republik vor allem im Grenzgebiet zu Haiti. In Venezuela ist die Küstenregion malariafrei, in Kolumbien das Zentralgebiet, in Ecuador das zentral gelegene Hochland, in Brasilien die gesamte Ostküste. Eine ganzjährige Chemoprophylaxe wird in Brasilien für Roraima, Rondonia und Amapa empfohlen.

Meningokokkenmeningitis (s. Kap. IV.4.10.1)

Epidemische Ausbrüche – häufig in Großstädten – wurden aus Brasilien (Serotyp A und C), Kuba (Serotyp B) und anderen karibischen Inseln (Serotyp C) berichtet.

Paragonimiasis (s. Kap. IV.4.12.3)

Durch den Verzehr von rohen oder ungenügend gekochten Krabben oder Krebsen erworbene Lungenegel-Infektion. Krankheitsfälle wurden aus Mexiko, Guatemala, Costa Rica, Panama, Kolumbien, Ecuador, Peru und Venezuela gemeldet.

Die Infektion führt in den betroffenen Geweben (Lunge, Gehirn, Subkutis, Leber, Pleura, Peritoneum, Zwerchfell, Darmwand, Genitalorgane, Myo- und Perikard, Muskulatur) zu Granulom-, Abszess- und Zystenbildungen. Es wird ein akutes fieberhaftes Krankheitsstadium von einem chronischen pulmonalen Stadium unterschieden. In letzterem imponieren radiologisch ringförmige Verschattungen, noduläre und streifige Infiltrate, Atelektasen, Kavernen, Verkalkungen und Ergussbildungen. Eine zentrale Paragonimiasis tritt unter dem Bild einer Meningoenzephalitis häufiger bei Kindern auf. Abdominale und kutane Paragonimiasis müssen differenzialdiagnostisch bei abdominellen Entzündungen und Abszessbildungen bzw. wan-

dernden Knoten und Schwellungen der Subkutis berücksichtigt werden.
Vorbeugung: Nahrungsmittelhygiene.

Pest (s. Kap. IV.4.14.8)

Es kommen nur sporadische Fälle oder kleine Ausbrüche in umschriebenen Pestherden (Peru, Bolivien und im Nordosten Brasiliens) vor.

Rocky Mountain Spotted Fever (s. Kap. IV.4.14.11)

> Durch Zecken übertragene fieberhafte Rickettsieninfektion mit Kopfschmerzen, Myalgien und Exanthemen.

Zeckenbiotope finden sich in Mexiko, Kolumbien und Brasilien (São Paulo und Minas Gerais).

Schistosomiasis (Bilharziose) (s. Kap. IV.4.12.1)

Schistosoma mansoni wurde möglicherweise von Afrika mit dem nach Lateinamerika gebracht. Von den humanpathogenen Schistosomenarten kommt in Lateinamerika nur Schistosoma mansoni vor, und zwar in der Karibik (endemisch in der Dominikanischen Republik, auf Guadeloupe, Martinique, Puerto Rico und auf St. Lucia sowie sporadisch auf anderen Inseln) und in Südamerika (vor allem in den östlichen Teilen Brasiliens, in Surinam und Venezuela), nicht aber in Festland-Mittelamerika.

Sporotrichose

> Pilzinfektion, die über Hautverletzungen erfolgt.

Die Hautverletzungen erfolgen bei Holz- und Pflanzenkontakt. Die Pilzinfektion breitet sich entsprechend dem Lymphabflussgebiet aus. Sie tritt durch Knotenbildungen in Erscheinung; die Knötchen können ulzerieren.
Vorbeugung: Expositionsprophylaxe.

Tollwut (s. Kap. IV.4.14.2)

Tollwut ist in Lateinamerika – abgesehen von einigen karibischen Inseln – weit verbreitet. Hauptüberträger ist der Hund. Daneben kommen in Südamerika auch Übertragungen durch blutsaugende Fledermäuse vor. Seit Anfang 2001 wurden aus fast allen Ländern Lateinamerikas Tollwutfälle gemeldet.

Tuberkulose (s. Kap.IV.4.14.5)

Die höchste Inzidenz findet sich in Haiti mit über 300 Fällen/100000 Bewohner pro Jahr (2001).

Typhus abdominalis (s. Kap. IV.4.3)

In Mittelamerika (Festland) und Südamerika (vor allem Peru) ist diese Salmonellose endemisch, das Risiko für Reisende ist jedoch gering. 2003 wurde ein epidemischer Ausbruch aus Haiti gemeldet.

Virusenzephalitis

> Sporadisch und begrenzt epidemisch vorkommende, durch Mückenstich übertragene Infektion mit Alpha- oder Flavi-Viren.

Infektionen mit Alpha-Viren (west- und ostamerikanische Pferdeenzephalitis, venezolanische Pferdeenzephalitis) kommen in Mittel- und im nördlichen Südamerika vor. Infektionen durch Flavi-Viren (St.-Louis-Enzephalitis) finden sich in der Karibik, insbesondere auf Jamaika, und in Brasilien, insbesondere in São Paulo (Rocio-Enzephalitis).
Vorbeugung: Expositionsprophylaxe.

Zystizerkose (s. Kap. IV.12.3)

> Durch orale Aufnahme von Eiern des Schweinebandwurms bedingte Larvenerkrankung, insbesondere des ZNS.

Die Zystizerkose kommt vor allem in Gebieten mit Schweinehaltung vor, in denen Schweinefleisch vor Verzehr nicht genügend erhitzt wird.
Vorbeugung: Nahrungsmittelhygiene.

Gifttierunfälle (s. Kap. III.12)

Gifttierunfälle durch Schlangenbisse, Spinnen und Skorpione kommen in Festland-Mittelamerika, in der Karibik und im tropischen Südamerika vor. In der Karibik muss man zusätzlich mit Verletzungen durch Seeigel und Nesseltiere (Korallen, Quallen, Seeanemonen u.a.) rechnen, im tropischen Südamerika auch mit Stichverletzungen durch Fische (z.B. Seerochen). Im Gegensatz zur parenteralen Vergiftung durch aktiv giftige Tiere kann es auch zu einer oralen Vergiftung durch das Essen passiv giftiger Tiere kommen. So wird immer wieder von unvorhersehbaren epidemischen Ausbrüchen von **Ciguatera** durch Verzehr ciguatoxischer Fische berichtet. Gifttierunfälle sind fast immer durch umsichtiges Verhalten vermeidbar.

Art und Zeitpunkt der Reise bestimmen das Risiko

Während der **Badeurlauber** zunächst einmal mit Belastungen durch Sonneneinstrahlung zu rechnen hat, sollte er ebenso wie der **Städte-** und **Geschäftsreisende** bedenken, dass Nahrungsmittel- und Trinkwasserverunreinigungen auch in Städten und Hotels vorkommen. Mit dem Auftreten von Reisediarrhöen muss deshalb jeder Reisende rechnen, ebenso mit einer Hepatitis-A-Infektion bei fehlender Immunität. Dengue- und Meningokokkenerkrankungen können ebenfalls in Städten erworben werden, während für andere Erkrankungen (z.B. Malaria) das Risiko in ländlichen Gebieten höher ist. Der Weg von **Bildungsreisenden** wird je nach Interessenlage in die Städte oder aber auf der Suche nach den Wurzeln der indigenen Bevölkerung zu den berühmten Kultstätten in die Regenwälder oder in die Anden führen. Bei Reisen in die Regenwälder sind besonders die klimatischen Belastungen und durch Insekten übertragbare Infektionskrankheiten zu bedenken. Für die Anden spielen gesundheitliche Probleme aufgrund der Höhe eine Rolle. Die Höhenlage mancher Ankunftsflughäfen (z.B. Quito, Cuzco, La Paz u.a.) kann **Bergsteiger** dazu verleiten, gleich „loszustürmen" und den Gipfel der schneebedeckten 5000er zu „erobern". Es gilt auch zu beachten, dass mancher Gipfel zu einem noch aktiven Vulkan gehört, was eine Hochgebirgstour natürlich besonders reizvoll macht. Der **Globetrotter** hat zwangsläufig ein vielseitiges Gesundheitsrisiko, aber auch der Reisende, der auf spezielle Abenteuer verzichtet, muss wenigstens mit dem Auftreten einer Reisediarrhö rechnen.

Zuletzt: Gesundheit ist auch eine Frage der Gerechtigkeit

Reisende nach Mittel- und Südamerika sollten bedenken, dass nicht nur die indianische Bevölkerung, sondern auch viele Latinos den Slogan „500 Jahre Entdeckung Amerikas" für sich in „500 Jahre Unterdrückung" umgewandelt haben. Diese Unterdrückung wird den Europäern zur Last gelegt, die den Kontinent und seine Menschen „erobert" haben. Unterdrückung geschieht heute durch Oligarchien, die zwar meist demokratisch gewählt sind, den Armen jedoch nicht mehr bieten als die abgelösten Diktatoren. Armut und Menschenrechtsverletzungen sind immer noch lateinamerikanischer Alltag wie die faszinierenden Landschaften und ihre Menschen. Wer Lateinamerika bereist, kommt nicht daran vorbei, sich dem Thema „Gerechtigkeit" zu stellen. In dem dualen Gesundheitssystem werden z.T. exzellente Versorgungsmöglichkeiten auf dem privaten Sektor angeboten, die nur „per Scheckkarte" zu bekommen sind. In den Favelas der Großstädte und in den ländlichen Gebieten spielen jedoch die Krankheiten der Armut – unter ihnen besonders die Tuberkulose – weiterhin eine erhebliche Rolle.

Zusammenfassung und Empfehlungen

- ❑ Klimatische Bedingungen, Reiseaktivitäten, besondere körperliche Belastungen, Infektionskrankheiten und Gifttierunfälle müssen bei der Reiseplanung nach Festland-Mittelamerika, in die Karibik und das tropische Südamerika berücksichtigt werden.

☞

- Ein gültiger Impfschutz gegen Tetanus und Diphtherie sollte vorliegen, Poliomyelitisfälle werden aus den genannten Gebieten seit 10 Jahren nicht mehr berichtet. Empfehlenswert ist auch ein **Impfschutz** gegen Hepatitis A und B, bei Reisen unter einfachen Bedingungen auch gegen Typhus. Impfungen gegen Cholera und Meningokokkenmeningitis (Serotyp A und C) kommen nur bei Reisen in Gebiete mit aktuellen Ausbrüchen in Frage. Ein Gelbfieberimpfschutz bei Reisen in Endemiegebiete ist in jedem Fall empfehlenswert. Bei längeren Reisen ist auch eine Tollwutimpfung zu erwägen. Dies gilt insbesondere bei Exkursionen mit Expeditionscharakter in abgelegene Regionen, da eine Postexpositionsprophylaxe in vielen Gebieten nicht möglich ist.
- Die vielfältigen, durch Insektenstiche übertragenen Infektionskrankheiten können weitgehend durch eine **Expositionsprophylaxe** verhindert werden.
- Wasserkontakt mit schistosomenverseuchten Gewässern und das Durchqueren von Zeckenbiotopen kann man weitgehend vermeiden.
- Die Regeln der **Nahrungsmittel- und Trinkwasserhygiene** sollten beachtet werden.
- Bei Reisen in Gebiete Brasiliens mit erhöhtem Malariainfektionsrisiko empfiehlt sich zusätzlich zur Vermeidung von Mückenstichen eine **medikamentöse Prophylaxe**, im Amazonasbecken vorzugsweise mit Mefloquin oder Atovaquon/Proguanil.
- Bergsteiger tun gut daran, die Hochgebirgstouren gründlich vorzubereiten und sich genügend Zeit zum **Akklimatisieren** zu lassen.
- Die eingeschränkte **Sicherheitssituation** ist besonders in einigen städtischen Gebieten zu beachten (s. Kap. III.13.2).

Weiterführende Literatur

Lang, W.: Tropenmedizin in Klinik und Praxis. Thieme, Stuttgart 2000.

Kröger, E., K.-J. Volkmer, B. Zieger: CRM Handbuch Reisemedizin, Ausgabe 35, Zentrum für Reisemedizin, Düsseldorf 2005.

WHO: International Travel and Health. Genf 2005.

Zielonka, M. von: Reisen und Infektionsrisiko. Schwer, Stuttgart 1993.

Informationen im Internet

World Health Organization, www.who.int

Centers for Disease Control and Prevention, www.cdc.gov.

4.2.2 Afrika nördlich der Sahara

HELMUT SCHERBAUM

Die nordafrikanische Region gliedert sich in den Maghreb mit den Ländern Marokko, Algerien und Tunesien sowie das Gebiet von Libyen und Ägypten, in dem die nördlichsten Ausläufer der Sahara an das Mittelmeer heranreichen (Abb. 4-4).

Nicht zu Unrecht werden sie angepriesen: Nordafrikas faszinierende Landschaften, Zeugnisse der Geschichte und lebendige orientalische Traditionen. Diese Region lockt gleichermaßen Bildungsreisende, Strandurlauber bis hin zu Individualisten, die ihren Erlebnishunger mit Trekkingtouren in abgelegenen Berg- und Wüstenzonen oder mit Ski-, Kanu- und Tauchexkursionen zu stillen versuchen.

Eine Entwicklung umfassender touristischer Infrastrukturen fand nur in Ländern statt, in denen engere kulturelle und wirtschaftliche Beziehungen zu Europa bestanden: Marokko und Tunesien sind auch die einzigen Staaten mit bedeutenden Touristenressorts an der südlichen Mittelmeerküste. Dagegen verzeichnen Libyen, das eine traditionell restriktive Tourismuspolitik verfolgt, und Algerien, wo eine anhaltend problematische Sicherheitslage

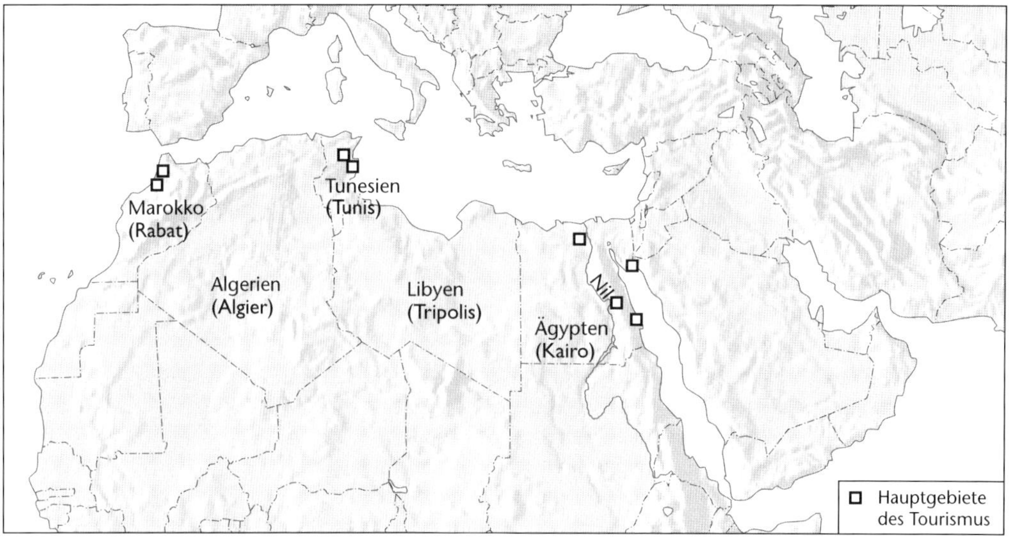

Abbildung 4-4. Afrika nördlich der Sahara.

herrscht, wenige Besuche von Urlaubern. Im „klassischen Reiseland" Ägypten kam es seit 1998 zu einem Rückgang der Besucher um ca. 30%. Auch in diesem arabischen Land haben Anschläge extremistischer Gruppen, die Ereignisse des 11. September und der Irakkrieg dem Tourismussektor nachhaltig geschadet.

Extreme Gegensätze von Klima und Landschaft

In den fünf nordafrikanischen Ländern leben auf einem Gebiet von 6 Millionen km² etwa 110 Millionen Menschen, deren gemeinsames Merkmal die überwiegend **sunnitisch-islamische** Religionszugehörigkeit ist. Die Landschaft prägen im Maghreb Hochgebirgsketten von über 2000 km Länge, zwischen denen Plateaus mit mediterraner Vegetation liegen. Der Hohe Atlas mit Gipfelregionen über 4000 m und der parallel zur Mittelmeerküste verlaufende Tell-Atlas bilden die Wetterscheide zwischen einem gemäßigten Küstenklima und einer trocken-heißen Kontinentalklimazone. Vom Golf von Gabes in Tunesien nach Osten reichen die Wüstenregionen meist nahe an die Mittelmeerküste heran und werden nur durch das fruchtbare Niltal – mit 50 Millionen Menschen das dichtestbesiedelte Gebiet Afrikas – unterbrochen.

Im nordafrikanischen Raum lassen sich folgende Klimatypen unterscheiden (s. Kap. II.2):

- **Warmes gemäßigtes Mittelmeerklima** mit feucht-kühlen Wintermonaten und trockenen Hitzeperioden im Sommer. An der Atlantikküste Marokkos sorgt der kalte Kanarenstrom während des ganzen Jahres für relativ ausgeglichene Temperaturen.
- **Hochgebirgsklima** im Atlasgebirge mit zum Teil schneereichen Wintern und eisigen Winden.
- **Trockenes Wüstenklima** im Landesinneren; im Sommer können Temperaturen von über 50 °C im Schatten erreicht werden. Die jahreszeitlichen Temperaturschwankungen und Tagesamplituden sind meist erheblich. Während bestimmter Monate ist mit trocken-heißen Winden zu rechnen: **Khamsin** in Ägypten, **Chehili** in Algerien, **Ghibli**, **Gamsi** in Libyen und **Chergui** in Marokko.

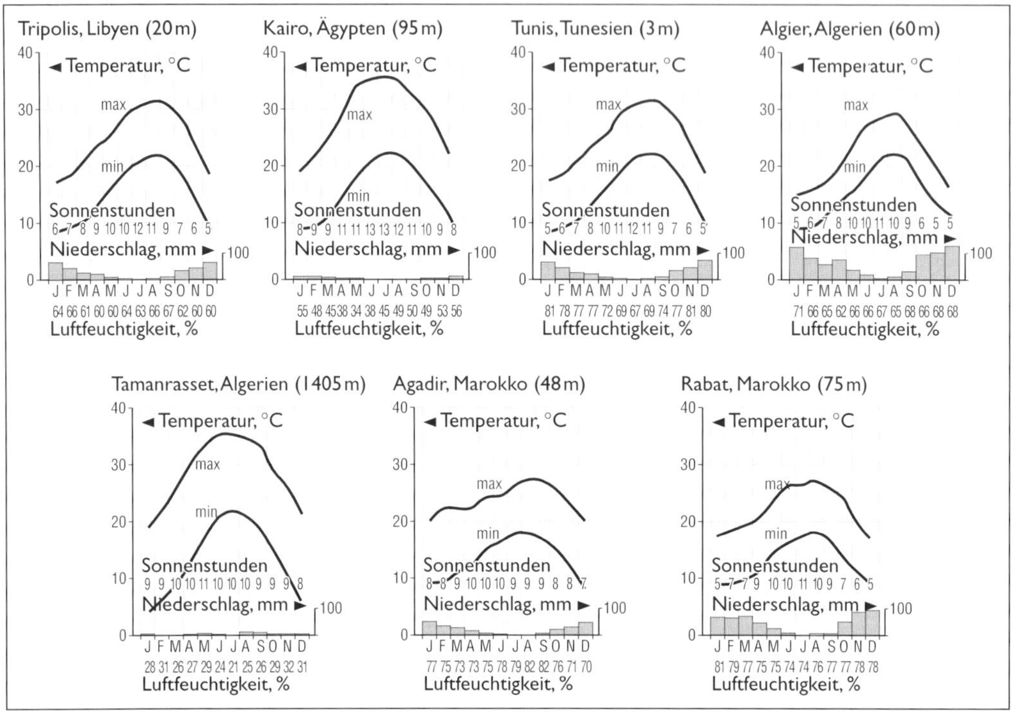

Klimadiagramme zu Kap. 4.2.2

Ausgewählte Infektionskrankheiten der nordafrikanischen Mittelmeerländer (s. Tab. 4-3)

Amöbiasis (s. Kap. IV.4.2.1)

Infektionen mit **Entamoeba histolytica** sind in dieser Region keine Seltenheit (Prävalenz in Teilen Marokkos und Algeriens 5%, in Ägypten bis 13%). Nach Berichten aus einem Kairoer Krankenhaus bestehen bei ca. 8% der wegen unklaren Fiebers eingewiesenen Patienten Amöbenleberabszesse.

Brucellose (s. Kap. III.7)

Sporadische Infektionen mit **B. abortus** und **B. melitensis** werden vorwiegend aus Regionen mit Tierhaltung (Schafe, Ziegen, Kamele) und Verarbeitung tierischer Produkte gemeldet. Besonders hohe Inzidenzraten werden aus Algerien und Ägypten gemeldet.
Vorbeugung: Auf den Genuss nichtpasteurisierter Milch(-Produkte) verzichten.

Echinokokkose (s. Kap. IV.4.12.3)

Als Endemiegebiete von Infektionen mit **Echinococcus granulosus** gelten Gebiete in allen nordafrikanischen Gebieten, in denen Schaf- und Hundehaltung stattfindet. Am häufigsten ist die Khumus-Region in Libyen betroffen, wo ca. 5% der Bevölkerung an einer abdominellen zystischen Echinokokkose leiden. Alveoläre Erkrankungen werden vor allem in Tunesien beobachtet.
Vorbeugung: Möglichst Kontakte zu Hunden meiden, Einhalten hygienischer Maßnahmen.

Ektoparasitosen (s. Kap. IV.2.7)

Ein Hautbefall mit (kutaner) **Larva migrans, Myiasis** oder **Scabies** ist in dieser Region keine Seltenheit.
Vorbeugung: Tragen von Schuhwerk, geeigneter Kleidung, persönliche Hygiene, Schutz vor Fliegen.

Enteritiden durch bakterielle, virale und Protozoeninfektionen
(s. Kap. IV.4.2 und 4.4)

Relativ häufig werden in Nordafrika Durchfallerkrankungen durch **invasive** (z. B. Salmonellen, Shigellen) oder **nichtinvasive** bakterielle Erreger sowie Viren ausgelöst. Neben Amöbendysenterien (s. o.) sind Protozoeninfektionen mit Giardia lamblia, Cyclospora cayetanensis und Cryptosporidien zu finden.

Fasziolose (s. Kap. IV.4.12.3)

Im Zusammenhang mit dem Verzehr von roher Brunnenkresse, Porree oder Petersilie ist besonders in Ägypten (Prävalenz in Oberägypten bis 7%), Marokko, Tunesien (Region von Tunis, Bizerte und Sfax) und selten in Algerien mit Leberegelinfektionen zu rechnen.

Filariose, lymphatische Form
(s. Kap. IV.4.12.2)

Filarieninfektionen mit **Wuchereria bancrofti** wurden bei etwa 5–30% der Dorfbewohner im Niltal und Nildelta nachgewiesen. Für Reisende ist das Erkrankungsrisiko sehr gering.

Hepatitiden (s. Kap. IV.4.6)

Der gesamte nordafrikanische Raum ist ein Hyperendemiegebiet für **Hepatitis-A**-Infektionen; in Ägypten besitzen 97% der Kinder bereits im Alter von sechs Jahren Antikörper.

Bei einem HBsAg-Vorkommen von 1–5% unter der Bevölkerung ist Nordafrika eine Region mit niedriger bis mittlerer **Hepatitis-B**-Prävalenz. Bei 2% der HBsAg-Träger (Algerien) bis 14% (Ägypten) konnte auch **Hepatitis-D**-Antigen nachgewiesen werden.

Während die Hepatitis-C-Seroprävalenz in Tunesien 0,4% und in Marokko 1,1% beträgt, wurden Durchseuchungsraten aus Libyen von 8%, aus Teilen Algeriens von 18% und Regionen Ägyptens von 25% gemeldet.

Neben dem Auftreten mehrerer **Hepatitis-E**-Epidemien wurden in Ländern wie Tunesien bei 6–10% der Bevölkerung und bei 57% der ägyptischen Schulkinder Antikörper gegen diesen Hepatitis-Typ erhoben.

Leishmaniose (s. Kap. IV.4.13)

Kutane und **viszerale** Formen der Leishmaniose werden insbesondere in folgenden Gebieten beobachtet:

- **Ägypten:** im nördlichen Küstenstreifen sporadische Fälle beider Erkrankungsformen
- **Algerien:** an der Nordküste sowie in angrenzenden Bergregionen etwa 2000 Fälle von Hautleishmaniosen pro Jahr; viszerale Formen sind auf Küstenorte beschränkt
- **Libyen:** relativ selten kutane Formen im Küstenstreifen; Erkrankungen mit viszeralem Befall um Bengasi
- **Marokko:** kutane und viszerale Formen im Norden und der Region um Marrakesch
- **Tunesien:** kutane und viszerale Erkrankungen am häufigsten in zentralen und nördlichen Landesteilen.

Malaria (s. Kap. IV.4.1)

In **Libyen** und **Tunesien** werden seit 1997 und in **Ägypten** seit 1998 keine autochthonen Malariainfektionen gemeldet (dies betrifft auch die frühere Endemiezone von El Fayum). Ein **geringes herdförmiges Malariarisiko** besteht während bestimmter Monate in folgenden Gebieten:

- **Algerien:** auf schwer zugängliche südliche Zone von Ihrir beschränkt (P. vivax)
- **Marokko:** von Mai bis Oktober begrenztes Risiko (P. vivax) in wenigen ländlichen Zonen der Chefchaouen Provinz.

Meningokokkenmeningitis
(s. Kap. IV.4.10.1)

In den Ländern Nordafrikas, die außerhalb des Meningitisgürtels liegen, kam es während bestimmter Jahre zu gehäuften Meningitiserkrankungen; Erreger waren meist Meningokokken des Typs A; aber auch die Typen C, W135 und selten B wurden nachgewiesen. In Ägypten wurden während Epidemien im Niltal bis zu 2000 Fällen berichtet.

Milzbrand (Anthrax)

Eine durch **Anthraxbazillen** beim Umgang mit infizierten Wiederkäuern bzw. Tierprodukten, durch Inhalation von Sporen oder durch den Verzehr von infiziertem Fleisch hervorgerufene Krankheit, die mit Haut-, Lungen- oder Darmmanifestationen sowie septischem Krankheitsbild einhergehen kann.

Sporadische Milzbranderkrankungen werden insbesondere aus Ägypten (jährlich etwa 4 Fälle/100000 Einwohner), Algerien, Marokko und den nördlichen Teilen Libyens gemeldet.
Vorbeugung: Hantieren mit Tierkadavern und ungegerbten Häuten sowie Fellen vermeiden.

Mykosen, chronische lokalisierte Formen

Vor allem in nördlichen Regionen Algeriens kommt es zu sporadischen Erkrankungen an **Sporotrichose** und der verrukösen Verlaufsform der **Chromoblastomykose**, die auch in Libyen beobachtet wird. In verschiedenen nordafrikanischen Ländern werden außerdem **Myzetome (Maduramykose)** nachgewiesen.
Vorbeugung: Verhindern von Hautverletzungen durch Tragen von festem Schuhwerk und langen Hosen, insbesondere bei Exkursionen durch dorniges Gestrüpp. Erkrankungen unter Reisenden sind sehr selten.

Q-Fieber

Eine durch Coxiella burnetii hervorgerufene Rickettsiose, die mit grippeähnlichen Symptomen, gelegentlich mit einer Pneumonie, Hepatitis, Perikarditis und Schädigung der Herzklappen einhergeht.

Diese Erkrankung tritt in einer ausgedehnten Endemiezone auf, die alle nordafrikanischen Länder erfasst. Die Ansteckung erfolgt durch Inhalation von erregerhaltigem Staub aus Ausscheidungen von Haustieren, getrockneten Plazentaanteilen, Zeckenkot etc., selten direkt über Zecken oder durch infizierte Milch.
Vorbeugung: Trinken pasteurisierter Milch.

Rickettsiosen (s. Kap. IV.4.14.11)

Das von **Flöhen** übertragene **endemische Fleckfieber** (R. typhi), dessen Erregerreservoir vor allem Ratten sind, tritt in Ägypten besonders im Gebiet von Alexandria und Port Said, in der Küstenzone Algeriens, in Marokko (Casablanca) und in der Region von Tunis auf. **Epidemisches Fleckfieber** mit Übertragung von R. prowazekii durch **Läuse** wird im Süden Algeriens (Tamanrasset, Hoggargebirge) gesehen.

Mittelmeer-(Zecken-)Fleckfieber, Fievre Boutonneuse (R. conorii) wird in Ägypten am häufigsten in der Region um Alexandria und Assuan sowie vor allem in Küstenregionen von Algerien, Libyen, Tunesien und Marokko (Seroprävalenz bis 7%) beobachtet.
Vorbeugung: Allgemeine Hygiene, Bekämpfung von Kleiderläusen. Meiden von Zeckenbiotopen.

Rückfallfieber (s. Kap. IV.4.14.9)

Der nordafrikanische Raum wird zu den klassischen Endemiegebieten für **Läuserückfallfieber** (Borrelia recurrentis) gezählt. Infektionen im Zusammenhang mit einer Übertragung durch **Zecken** (Borrelia duttoni) kommen vorwiegend in Marokko sowie an der Küste Algeriens und in kleineren Regionen im Nordosten Libyens und Ägyptens vor.
Vorbeugung: Allgemeine Hygiene, Schutzmaßnahmen gegen Läuse und Zecken.

Schistosomiasis (Bilharziose) (s. Kap. IV.4.12.1)

Folgende Endemiegebiete für Infektionen mit **Schistosoma haematobium** (urogenitale Bilharziose) und **Schistosoma mansoni** (intestinale Bilharziose) sind in dieser Region bekannt:

- **Ägypten:** beide Schistosomentypen im Niltal/-delta einschließlich der Bewässerungsgebiete sowie in der Suezkanalzone; steigende Prävalenz von Infektionen mit Schistosoma mansoni

- **Algerien:** Mitidja Ebene in der Nähe von Algier, Gebiet von Khemis el Khechna und Oase Djanet (Schistosoma haematobium)
- **Libyen:** Herde an der Nordostküste sowie im Oasengebiet Fessan (Schistosoma haematobium); Tauorga (Schistosoma mansoni)
- **Marokko:** Gebiete um Rabat, Marrakesch, Agadir und südöstlich des Hohen Atlas (Schistosoma haematobium)
- **Tunesien:** südliche und zentrale Region von Gafsat und Schott Djerid (Schistosoma haematobium).

Trachom (s. Kap. III.9)

Mit Ausnahme von Tunesien sind Infektionen des Auges mit Chlamydia trachomatis in den südlichen Landesteilen keine Seltenheit und unter der Bevölkerung auch Ursache von Erblindungen.
Vorbeugung: Regelmäßiges Waschen des Gesichtes einschließlich der Augenregion.

Typhus abdominalis (s. Kap. IV.4.3)

Ein Infektionsrisiko besteht in allen nordafrikanischen Ländern. Die Häufigkeit von Typhuserkrankungen reicht von jährlich 11 Erkrankungen/100 000 Einwohner in Tunesien bis zu 30 Erkrankungen/100 000 Einwohner in Ägypten.
Vorbeugung: Strenge Nahrungsmittelhygiene, Schutzimpfung (s. Kap. II.8.1).

Ausgewählte Virusinfektionen

Hämorrhagisches Fieber mit renalem Syndrom (Hantaanvirusinfektionen)

> Eine durch **Hantaanviren** aus infektiösen Nagetierausscheidungen hervorgerufene Erkrankung, die zu schweren Verlaufsformen mit petechialen Blutungen und Nierenversagen führen kann.

Meldungen von Infektionen erfolgten insbesondere aus Ägypten und Algerien.

HIV/AIDS (s. Kap. IV.4.8)

In den nordafrikanischen Ländern sind die Infektionsraten vergleichsweise eher niedrig. Die Hauptübertragungswege ähneln denen in Europa.

Phlebotomus-Fieber (Pappataci-Fieber, Sandfly fever)

> Eine von Schmetterlingsmücken (Phlebotomus pappatasi) übertragene **(Bunya-)Viruserkrankung,** die mit Fieber, Kopf- und Gliederschmerzen, Konjunktivitis, Hämorrhagien und Urtikaria einhergeht.

Infektionen treten in nördlichen Landesteilen Ägyptens, Algeriens, Libyens und Marokkos auf. In Tunesien ist die Erkrankung in der nördlichen, der zentralen und südöstlichen Region zu finden.
Vorbeugung: Allgemeine Insektenschutzmaßnahmen, Benützung engmaschiger Moskitonetze.

Rift-Valley-Fieber

> Eine durch **Bunyaviren** hervorgerufene fieberhafte Erkrankung, die zu Kopf- und Gliederschmerzen, gelegentlich hämorrhagischen und enzephalitischen Manifestationen sowie okulären Schädigungen führt.

Die Ansteckung mit dieser ausschließlich in Ägypten (Seroprävalenz im Niltal 4%) vorkommenden Krankheit erfolgt über infizierte Haustiere durch Aerosolinhalation oder Übertragung durch Culex- bzw. Aedes-Moskitos.
Vorbeugung: Insektenschutzmaßnahmen, während Epidemien von Orten der Tierhaltung fernhalten.

Poliomyelitis

Vereinzelte Poliomyelitisfälle wurden seit 2002 ausschließlich aus Ägypten gemeldet.
Vorbeugung: Schutzimpfung (s. Kap. II.8.1.3).

Tollwut (s. Kap. IV.4.14.2)

Die Inzidenz wird, bezogen auf 1 Million Einwohner, auf jährlich weniger als 1 Tollwuterkrankung in Ägypten und Libyen, in Algerien, Marokko und Tunesien auf 10 Fälle geschätzt. Neben verwilderten Hunden wird Tollwut in einigen Regionen

Tabelle 4-3. Schwerpunktmäßiges Vorkommen von Infektionskrankheiten in Nordafrika.

Krankheit	Land	Übertragung (fäkal-oral) durch Nahrungsmittel und Wasser	Übertragung durch Insekten	Andere Infektionswege
Amöbiasis	Ae, A, L, M, T	+		
Anthrax	(Ae), (A), (L), (M)			
Schistosomiasis (–S. haematobium)	Ae, A, L, M, T			+
(–S. mansoni)	Ae, L			+
Brucellose	Ae, A, (L, M, T)	+		+
Echinokokkose	Ae, A, L, M, T	+		
Enteritiden – bakterielle	Ae, A, L, M, T	+		
– Giardia lamblia	Ae, A, L, M, T	+		
Fasziolose	Ae, (A), L, M, T	+		
Filariose	(Ae)		+	
Hämorrh. Fieber (Hantaanviren)	Ae, A			+
Hepatitis A, B, C, E	Ae, A, L, M, T	+		+
Leishmaniose – kutane	Ae, A, L, M, T		+	
– viszerale	Ae, A, L, M, T		+	
Malaria tertiana	(A), (M)		+	
Meningokokken-Meningitis	Ae, M, T			+
Phlebotomus-(Pappataci-)Fieber	Ae, A, L, M, T		+	
Poliomyelitis	(Ae)			+
Rickettsiosen				
– endemisches Fleckfieber (Flöhe)	Ae, A, M, T		+	
– epidemisches Fleckfieber (Läuse)	A		+	
– Mittelmeerzeckenbissfieber	Ae, A, L, M, T		+	
– Q-Fieber	Ae, A, L, M, T	+		+
Rift Valley-Fieber	Ae		+	
Rückfallfieber (– Zecken)	A, M, (L), (T)		+	
(– Läuse)	Ae, A, L, M, T		+	
Typhus abdominalis	Ae, A, L, M, T	+		
Trachom	Ae, A, L, M			+
Tollwut	Ae, A, L, M, T			+
West Nil-Fieber	Ae		+	
Wurmerkrankungen – Askariasis, Trichuriasis, Oxyuriasis – Ankylostomiasis, Strongyloidiasis – Taeniasis, Hymenolepiasis	Ae, A, L, M, T	+		+ (Ankylostomiasis, Strongyloidisis)

Länder: Ägypten (Ae), Algerien (A), Libyen (L), Marokko (M), Tunesien (T)

auch durch Füchse, Schakale und Hyänen übertragen.
Vorbeugung: Immunisierung

West-Nil-Fieber

Eine vorwiegend durch Culex-Mücken übertragene **Togavirusinfektion**, die mit Fieber, Lymphadenitis, Myalgien, makulopapulösem Exanthem und gelegentlich Zeichen einer Meningoenzephalitis einhergeht.

Die Erkrankung tritt in Ägypten vorwiegend im Niltal auf (1997 Seroprävalenz in Assuan bis 90%).
Vorbeugung: Allgemeine Insektenschutzmaßnahmen.

Wurmerkrankungen mit intestinalem Befall (s. Kap. IV.4.12.3)

In weiten Teilen der Region kommt es zu Darminfektionen mit folgenden **Nematoden:**

- Ascaris lumbricoides (Spulwurm),
- Trichuris trichiura (Peitschenwurm),
- Enterobius vermicularis (Madenwurm),
- Ancylostoma duodenale und Necator americanus (Hakenwurm),
- sporadisch: Strongyloides stercoralis (Zwergfadenwurm).

Daneben werden in weiten Gebieten Bandwurm-Infektionen mit **Taenia saginata** (Rinderbandwurm, Prävalenz von über 0,5%) und **Hymenolepis nana** bzw. **diminuta** (Zwergbandwurm, bis 10%) nachgewiesen.

■ *Welche Vorsichtsmaßnahmen und Vorkehrungen sollten Nordafrikareisende treffen?*

- Aufgrund der extremen **thermischen Beanspruchung** sollten in der heißen Sommerperiode vor allem Reisen in das Landesinnere (Besuche von Oberägypten, Touren in Wüstenregionen) vermieden werden. Während der kühleren Jahreszeit ist dagegen auch für Senioren und Reisende mit chronischen Erkrankungen das Klima relativ wenig belastend, bei rheumatischen Leiden sogar als günstig einzuschätzen. In der heißen Periode sollten Exkursionen bevorzugt auf die frühen Morgenstunden oder die spätere Nachmittagszeit verlegt werden. Stets ist auf luftige, vollständig bedeckende Bekleidung, Sonnenschutz und, bei ausreichendem Salzkonsum, auf reichliche Flüssigkeitszufuhr zu achten (Kap. III.1). Die starke nächtliche Abkühlung, Effekte von Klimaanlagen, Luftzug in offenen Fahrzeugen etc. führen häufig zu Erkältungskrankheiten, weshalb ein Pullover und eine Windjacke im Gepäck nicht fehlen sollten.
- Unter ausländischen Besuchern sind Reisediarrhöen mit einer Inzidenz von 20–59% (auf Nilkreuzfahrtschiffen bis zu 90%) die bei weitem häufigsten Erkrankungen. Deshalb sollten die in Kapitel III.5 beschriebenen Vorkehrungen bezüglich **Nahrungsmittel-, Wasser-** und **persönlicher Hygiene** in besonderer Weise beachtet werden. Das Risiko einer Kontamination des Leitungswassers, z. B. durch einen Zusammenbruch veralteter Wassersysteme und sanitärer Anlagen, besteht auch in nordafrikanischen Großstädten und Urlauberressorts. Ebenso bietet eine Verpflegung in Mehr-Sterne-Hotels, in denen meist eine größere Zahl von Bediensteten in der Zubereitung von Speisen beteiligt ist, nicht unbedingt geringere Risiken einer Kontamination von Nahrungsmitteln. Besondere Zurückhaltung ist gegenüber Fruchtsäften angebracht, da beim Pressen der Früchte häufig Wasser oder Eis beigemengt wird. Auch auf den Genuss von nichtpasteurisierter Milch und Rohmilchprodukten (z. B. Frischkäse) sollte verzichtet werden.
- Maßnahmen des **Insektenschutzes** (s. Kap. II.8.2) können das Risiko von Infektionen durch Leishmanien und Plasmodien, Rickettsien und Borrelien sowie Arboviren verringern. Moskito-

☞

netze sollten engmaschig gewebt sein, um auch winzige Schmetterlingsmücken (Phlebotomen) fern zu halten. Angesichts des sehr geringen herdförmigen Malariainfektionsrisikos in Algerien und Marokko ist bei Aufenthalten in diesen Regionen neben einer Expositionsprophylaxe die Mitnahme von Chloroquin zur Stand-by-Therapie in Betracht zu ziehen. Eine medikamentöse Malariaprophylaxe wird nicht generell empfohlen.

- Durch **Vermeiden von Süßwasserkontakten** kann eine Schistosomiasis (Bilharziose), durch Verzicht auf **Barfußgehen** eine Ankylostomiasis und eine Strongyloidiasis verhindert werden.
- Vorsichtsmaßnahmen zur **Verhinderung sexuell übertragener Erkrankungen (sexually transmitted disease, STD)** gelten für Reisende in diesen Ländern in gleicher Weise. Hierüber sollte auch die bisher vergleichsweise niedrige HIV-Prävalenz nicht hinwegtäuschen. Trotz staatlicher Restriktionen ist Prostitution, Drogenhandel und entsprechendes Risikoverhalten insbesondere im Umfeld luxuriöser touristischer Einrichtungen keine Seltenheit (s. Kap. II.5.3, IV.4.7 und 4.8).
- Mit Ausnahme von Marokko wird bei Einreise in allen übrigen nordafrikanischen Mittelmeerstaaten eine gültige **Gelbfieberimpfbescheinigung** von Personen im Alter von über einem Jahr verlangt, die zuvor ein Land mit potentiellem Gelbfieberrisiko besucht haben. Bei Einreise nach Ägypten gilt dies zusätzlich für vorausgegangene Aufenthalte in Botswana, Malawi, Mauretanien, Belize, Costa Rica, Guatemala, Honduras, Nicaragua, Trinidad und Tobago. Ansonsten bestehen in den nordafrikanischen Staaten keine offiziellen Impfvorschriften.
- Grundsätzlich sollte ein vollständiger **Impfschutz** gegen **Diphtherie, Tetanus** und (insbesondere bei Reisen nach Ägypten) gegen **Poliomyelitis** sowie gegen **Hepatitis A** und (bei entsprechendem Expositionsrisiko) gegen **Hepatitis B** bestehen. Vor Aufenthalten unter Bedingungen unzureichender Hygiene ist eine Impfung gegen **Typhus** zu empfehlen. Im Zusammenhang mit Langzeitaufenthalten und Aufenthalten in abgelegenen Regionen sollte eine Immunisierung gegen **Tollwut** erfolgen. Eine Schutzimpfung gegen **Meningokokkenmeningitis** ist vor allem bei Besuchen des Niltals in der Zeit von Dezember bis Mai anzuraten (zu empfohlenen Impfungen s. Kap. II.8.1).
- Angesichts chaotischer Verkehrsverhältnisse in vielen Städten und dem riskanten Fahrverhalten von Verkehrsteilnehmern auf Überlandstrecken besteht eine erhöhte **Unfallgefahr.** Fahrten in Privat- und Mietfahrzeugen sollten nach Einbruch der Dunkelheit vermieden werden. Gefährdet sind auch Fußgänger beim Überqueren von Straßen und auf Gehsteigen, wo es durch unvorhergesehene Vertiefungen, offenstehende Schächte etc. zu Unfällen kommen kann.
- Hohe **Belastungen der Luft** durch Autoabgase und Industrieanlagen können vor allem in Kairo bei Reisenden mit **Atemwegserkrankungen** zu erheblichen Problemen führen. Der gleichzeitig vermehrte Flugsand kann bei **Kontaktlinsenträgern** Verletzungen der Hornhaut hervorrufen (s. Kap. III.9). Durch den anhaltend **hohen Lärmpegel** sind Schlafstörungen keine Seltenheit (⅔ der Bewohner Kairos nehmen regelmäßig Schlafmittel ein).
- Während Tauchsportaktivitäten und Trekkingtouren kann es zu **Gifttierunfällen** kommen. Lebensbedrohliche Unfälle durch Skorpione und Giftschlangen (z. B. Hornviper, Avicennaviper, Puffotter) sind jedoch eher die Ausnahme. Zu Vorsorge- und Erste-Hilfe-Maßnahmen bei Gifttierunfällen wird auf das Kapitel III.12 verwiesen.

- Angesichts extremistischer Aktivitäten während der letzten Jahre, wie Anschläge und Entführungen, sollten aktuelle **Sicherheitshinweise** für Reisen in bestimmte Regionen einzelner Länder beachtet werden (z. B. www.auswaertiges-amt.de/www/de/laenderinfos/index_ html).
- Für die Erteilung oder Verlängerung einer Arbeitserlaubnis in Ägypten und Libyen (in letztgenanntem Land auch für Langzeitaufenthalte ohne berufliche Tätigkeit) wird ein negativer **Anti-HIV-Test** benötigt. Die in Europa erstellten Tests sollten bei mehr als einmonatigen Aufenthalten in Ägypten von der dortigen Botschaft oder einem Konsulat beglaubigt werden; das Zertifikat ist danach ein Jahr gültig.

Medizinische Versorgung in den Reiseländern

In den meisten größeren Städten gibt es relativ gute medizinische Einrichtungen, wie z. B. das Anglo-American Hospital in Kairo oder das Hôpital Avicenne in Rabat, die auch eine 24-stündige Bereitschaft für Notfälle unterhalten. Vor allem in ländlichen Regionen kann die medizinische Versorgung in technischer, apparativer und hygienischer Hinsicht problematisch sein. Empfehlungen zu geeigneten medizinischen Diensten erteilt der ADAC (www.adac.de) und die International Association for Medical Assistance to Travellers (www.iamat.org). In den Maghrebländern wird von Medizinern meist französisch, in Ägypten und Libyen englisch gesprochen, wobei in tunesischen Touristenzentren, wie z. B. Sousse und Djerba, oft auch Deutsch verstanden wird. In einigen Krankenhäusern wird bei Einweisung eine Vorauszahlung gewünscht; Ärzte verlangen meist ein Honorar, das bar bezahlt werden muss. Auf einer Ausstellung der Rechnung in lateinischer Schrift sollte stets bestanden werden.

Mit Tunesien unterhält Deutschland ein Sozialversicherungsabkommen; Reisende können bei der Nationalversicherungsanstalt (CNCS) um eine Betreuung in staatlichen Kliniken und Ambulanzen ersuchen. Hierzu sollten die nötigen Bescheinigungen europäischer Krankenkassen vor der Reise eingeholt werden. Im Allgemeinen ist Besuchern nordafrikanischer Länder jedoch zum Abschluss einer privaten Reisekrankenversicherung mit Rückholversicherung zu raten.

In Apotheken sind die wichtigsten Arzneimittel europäischer Pharmahersteller erhältlich. Gegenüber Medikamenten aus einheimischer Produktion ist gewisse Zurückhaltung geboten, da regelmäßige Qualitätskontrollen dieser Präparate nicht gewährleistet sind.

Weiterführende Literatur

Burton, R.: Travel Geography. Pitman, London 1996.

Centers for Disease Control and Prevention: Health Information for Travelers to North Africa. 2004 (www.cdc.gov/travel/nafrica.htm)

Kurian, G. T.: Encyclopedia of the Third World. Maple-Vail Book Manufacturing, 1992.

Rose, S. R.: International travel health guide. Disease risk analysis 2001 (www.travmed.com)

WHO: International Travel and Health. WHO, Genf 2005.

4.2.3 Afrika südlich der Sahara

HARALD KRETSCHMER

Das tropische Afrika reicht vom nördlichen Wendekreis des Krebses, der durch die Sahara verläuft, bis zum südlichen Wendekreis des Steinbocks, der Namibia, die südlichen Teile Botswanas und Mosambiks sowie den nördlichen Ausläufer Südafrikas kreuzt. Die Region schließt auch Madagaskar und die kleinen Inseln des Indischen Ozeans ein (Abb. 4-5 und 4-6).

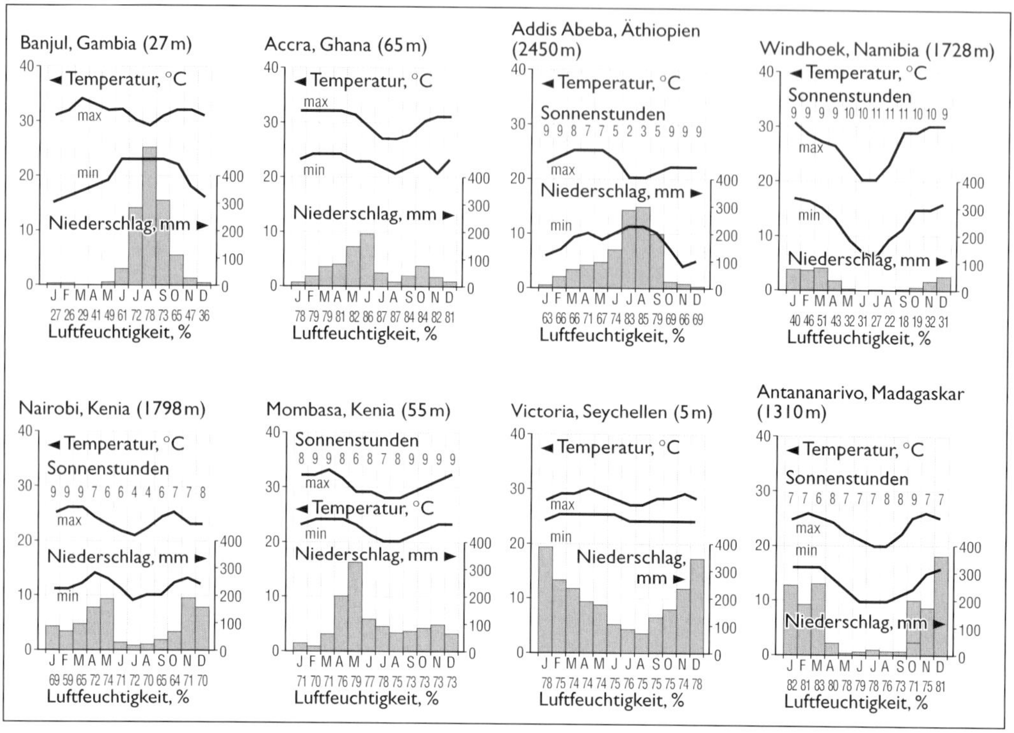

Klimadiagramme zu Kap. 4.2.3

Massentourismus, Bildungsreisen, Langzeitaufenthalte

Hunderttausende europäische Touristen besuchen jährlich die faszinierenden „exotischen" Länder Afrikas südlich der Sahara. Vorwiegend handelt es sich dabei um **Strandurlauber** an den Küsten Ost- und gelegentlich Südafrikas sowie Senegals und Gambias in Westafrika und auf Mauritius und den Seychellen. Verbunden werden solche Urlaubsreisen häufig mit wohlorganisierten „Safaris" in die landschaftlich eindrucksvollen und teilweise noch tierreichen Nationalparks, z. B. im Bereich des ostafrikanischen Grabenbruches und in Südafrika (Serengeti, Ngorongoro-Krater, Krüger-Nationalpark und viele andere). **Bergtouren** am Kilimandscharo und Mount Kenia erfreuen sich seit Jahren großer Beliebtheit. Die Inseln des Indischen Ozeans sind ebenfalls von faszinierender landschaftlicher Schönheit und laden zu **Tauchexkursionen** ein.

Bildungsreisen sind in afrikanischen Ländern wegen der oft fehlenden touristischen Infrastruktur Sache weniger Individualtouristen, die sich durch oft hohe Reisepreise bei eingeschränktem Reisekomfort nicht davon abhalten lassen, die überwältigenden alten kulturellen Schätze dieses Kontinents aufzusuchen (z. B. Felsenkirchen und Klöster Äthiopiens, Lehmmoscheen in Mali, Reste des von Europäern vor 100 Jahren zerstörten Königreichs Benin in Nigeria, arabische Siedlungen an den Küsten Kenias und Tansanias sowie auf Sansibar, Ruinen des Königreichs Simbabwe und vieles andere).

Außer Touristen halten sich im tropischen Afrika auch **beruflich** dort **tätige** Europäer mit ihren Familien auf. Deren Zahl ist jedoch viel geringer als die der europäischen Fachkräfte in Asien und Südamerika. Die Vertreter und Mitarbeiter europäischer Industriefirmen sowie Botschaftspersonal leben meist unter ordentlichen hygienischen Bedingungen in den

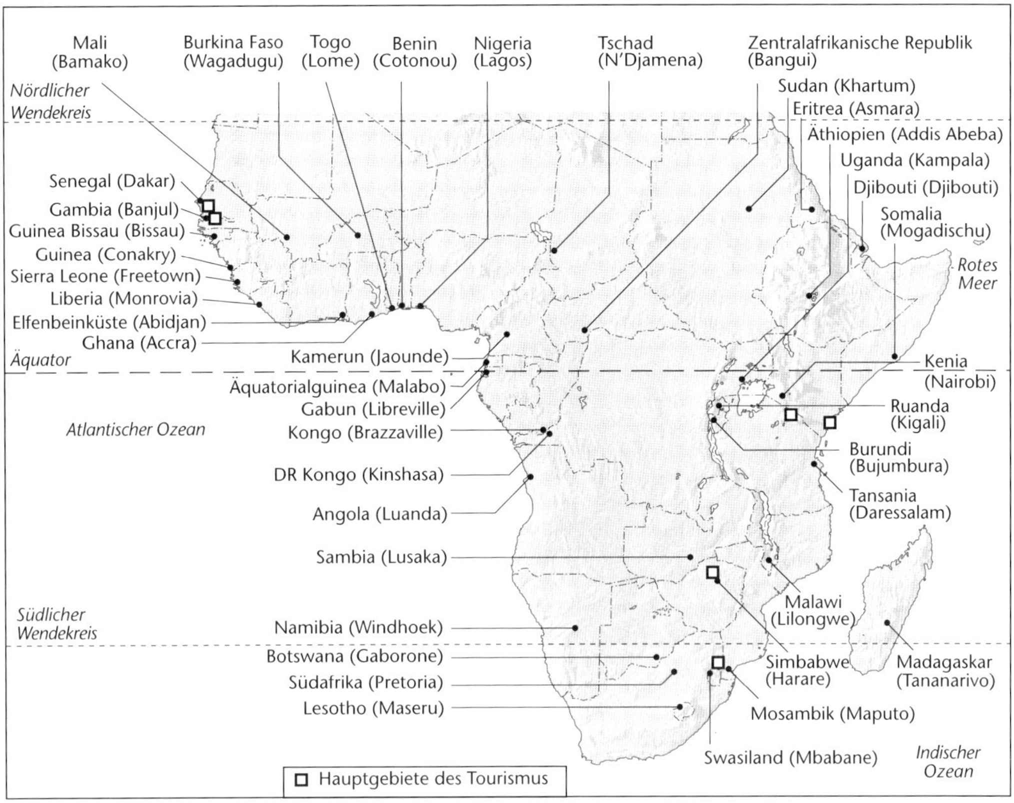

Abbildung 4-5. Tropisches Afrika und Madagaskar

großen Städten, während Entwicklungshelfer und kirchliche Mitarbeiter oft in entfernten Regionen eines Landes unter einfachsten Lebensbedingungen, auch was die Möglichkeit der gesundheitlichen Versorgung betrifft, tätig sind.

Politische Instabilität, Verschlechterung der allgemeinen Gesundheitssituation

Südlich der Sahara liegen die bevölkerungsreichsten Länder des afrikanischen Kontinents. Die Bevölkerungsdichte reicht jedoch nicht entfernt an die europäischer Länder heran; sie liegt oft eine Zehnerpotenz oder mehr darunter. Infrastruktur und wirtschaftliche Entwicklung vieler afrikanischer Länder bleiben indessen hinter denen der Industrienationen zurück.

Politisch sind viele Länder des tropischen Afrikas instabil, was sich in zahlreichen Bürgerkriegen der vergangenen Jahre mit Hunderttausenden von Flüchtlingen, Behinderten und Todesopfern (viele westafrikanische Länder, Kongo, Sudan, Somalia, Ruanda, Burundi, Angola, Mosambik und andere) äußert, ebenso wie in Spannungen zwischen den Nationen (z.B. Äthiopien/Sudan; Äthiopien/Eritrea).

Die politische Instabilität, verbunden mit der in vielen Ländern zunehmenden Armut weiter Bevölkerungsschichten, führt zu einer laufenden Verschlechterung der allgemeinen Gesundheitssituation der einheimischen Bevölkerung, auch wenn sich durch deutliche Senkung der Kleinkindsterblichkeit während der vergangenen Dekade die mittlere Lebenserwartung der Bevölkerung erhöht hat. Die verheerenden Auswirkungen der AIDS-Epidemie

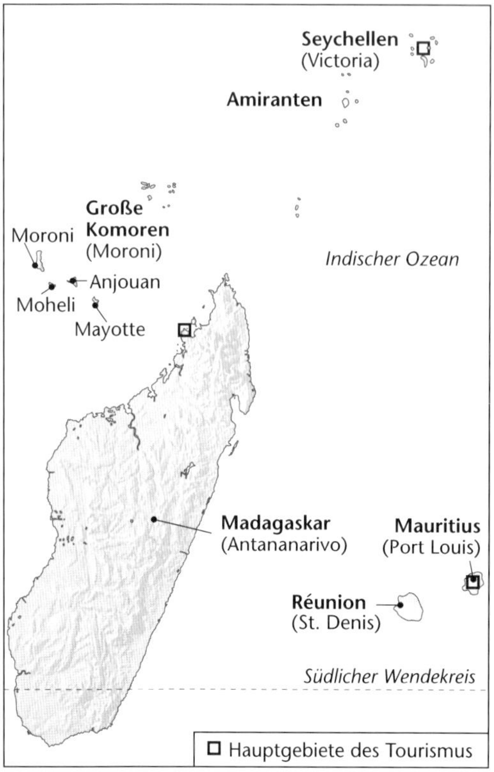

Abbildung 4-6. Die kleinen Inseln des indischen Ozeans

haben jedoch in den letzten Jahren in Afrika zu einem verzögerten Anstieg oder gar zu einem Rückgang der mittleren Lebenserwartung geführt. Aber nicht nur diese „neue" Krankheit trifft die afrikanische Bevölkerung hart, auch die wohlbekannten und in Europa weitgehend kontrollierten Infektionskrankheiten wie Tuberkulose, Cholera, Hepatitis A und B sowie Kinderlähmung haben in Afrika die weltweit höchsten Zahlen an Betroffenen und Opfern zu verzeichnen. Die großen tropentypischen Krankheiten wie Malaria fordern mehr als 80% ihrer Todesopfer in Afrika; betroffen sind zumeist Kleinkinder. Seltenere Tropenkrankheiten wie die inzwischen zur Rarität gewordenen Dracunculiasis (Medina-Wurm) kommen ebenfalls fast ausschließlich auf diesem Kontinent vor. Gravierender aber noch, weil vermeidbar, ist die große Zahl von Kranken und Todesopfern durch Ernährungsmängel und durch kontaminiertes Trinkwasser. Nach einer kürzlich veröffentlichten Untersuchung haben z. B. in Äthiopien nur 27% der Bevölkerung Zugang zu hygienisch einwandfreiem Trinkwasser, was zu zahlreichen schwersten Durchfallerkrankungen führt, an denen wiederum am häufigsten Kinder sterben.

Verkehrsunfälle und Kriminalität

Eine chaotische Verkehrssituation in den großen Städten des tropischen Afrika und schlechte Straßenverhältnisse außerhalb der Städte führen angesichts der oft nicht verkehrssicheren Fahrzeuge zu häufigen und schweren Unfällen, deren Folgen durch schlechte oder völlig fehlende Rettungssysteme sowie eingeschränkte unfallchirurgische Möglichkeiten noch verschlimmert werden. Touristen sollten sich dieser Gefährdungen sehr bewusst sein (s. Kap. III.13.1).

Zunehmende Verarmung, politische Unruhen sowie gewalttätige Auseinandersetzungen von Clans haben eine wachsende Kriminalität zur Folge, insbesondere in vielen großen Städten wie Abidjan, Brazzaville, Lagos, Nairobi, Mombasa, Johannesburg usw. Die abnehmende Sicherheit führt dann wiederum zum Rückgang des Tourismus, eines der wichtigsten Wirtschaftsfaktoren in vielen Ländern, z. B. in Kenia; so ergibt sich ein Circulus vitiosus.

Wegen seiner erheblichen politischen, wirtschaftlichen und gesundheitlichen Probleme wird Afrika oft einseitig als „verlorener Kontinent" bezeichnet. Alle Anstrengungen müssen unternommen werden, dass diese Prognose nicht zutrifft, sondern dass die Bevölkerung Afrikas einen gerechten Anteil erhält an dem wachsenden Reichtum in anderen Teilen der Erde. Die geschilderten riesigen Probleme des „schwarzen" Kontinents dürfen keineswegs den Blick verstellen auf die kulturellen Schätze und landschaftlichen Schönheiten Afrikas, insbesondere aber nicht auf seine weit überwiegend freundliche und hilfsbereite, trotz aller Probleme lebensfrohe, vitale und liebenswerte Bevölkerung.

Religionszugehörigkeit

Die Bevölkerung in den nördlichen Regionen des tropischen Afrikas ist vom Islam geprägt, im östlichen Teil ist der arabische Einfluss stark. Je weiter südlich man kommt, desto einflussreicher werden die christlichen Kirchen. Der Anteil afrikanischer Christen an der Weltchristenheit hat in den letzten Jahrzehnten stark zugenommen und übertrifft den der europäischen Christen deutlich. Die Zahl der Menschen, die traditionellen Stammesreligionen angehören, nimmt in den afrikanischen Ländern wie auch weltweit eher ab. Der in Europa anwachsende Atheismus findet sich in Afrika praktisch nicht. Touristen sind gut beraten, sich nicht über die religiösen Gefühle der Afrikaner hinwegzusetzen oder sie zu verletzen (s. a. Kap. II.5.1.2).

Klimatische Gegebenheiten im tropischen Afrika

Die Landschaft des tropischen Afrika ist sehr vielgestaltig und reicht von den Regenwaldzonen in West- und Zentralafrika über Steppen und Savannengebiete, Hochgebirgszonen in Ost- und Zentralafrika bis hin zu Wüstenregionen in Namibia und Botswana.

Mehrere Klimazonen lassen sich unterscheiden:

- **tropisches Regenklima** mit geringen Temperaturschwankungen unter 6 °C im Jahresverlauf und ständig hoher Luftfeuchtigkeit (Küstenregionen Westafrikas und in Zentralafrika)
- **Steppenklima** mit mehr oder weniger lange dauernder heißer Trocken- und davon abgegrenzter Regenzeit (z. B. in Ostafrika)
- **trockenes Wüstenklima** mit sehr hohen Lufttemperaturen und hohen Tagesamplituden, oft > 20 °C (z. B. Sahelregion, Wüsten Namibias und Botswanas)
- **warmes gemäßigtes Klima** (Südspitze Afrikas)
- **Hochgebirgsklima** (in nur wenigen Regionen Ostafrikas: Teile Äthiopiens, Mount Kenya, Kilimandscharo, Ruwenzorigebiet).

Ausgewählte Infektionskrankheiten in Afrika südlich der Sahara (s. Tab. 4-4)

Die in Kapitel IV.4 besprochenen Reise- und Infektionskrankheiten kommen fast alle in Afrika südlich der Sahara vor. Die Verbreitung der wichtigsten Krankheiten wird hier in Kurzform aufgeführt.

Amöbiasis (s. Kap. VI.4.2.1)

In fast allen afrikanischen Ländern tritt die Amöbiasis endemisch mit einer Prävalenz von über 5% auf. Invasive Formen (Amöbenruhr, Amöbenleberabszess) kommen bei Reisenden sporadisch vor.

Bakterielle Enteritiden (s. Kap. IV.4.4)

Neben Salmonellen und Shigellen sind die hauptsächlichen Erreger der in allen Ländern der Region vorkommenden bakteriellen Enteritiden enterotoxigene und enteroinvasive E. coli (ETEC, EIEC). Antibiotikaresistenzen sind weitverbreitet, Chinolone haben eine gute Wirksamkeit.

Brucellose (s. Kap. III.7)

Sowohl in Ost- als auch in Westafrika gibt es ausgedehnte Endemiegebiete der Brucellose. Dies sind Gebiete, wo Tierhaltung betrieben wird und rohe Milch und Milchprodukte als Nahrung dienen.

Cholera (s. Kap. IV.4.14.7)

Der größte Anteil der weltweit auftretenden Choleraerkrankungen wird aus Afrika gemeldet (s. Kap. II, Abb. 8-2) mit zunehmenden Fallzahlen und einer Letalität der Erkrankung von mehr als 5%. Besonders betroffen sind die westafrikanischen Länder, während es aus den Staaten des südlichen Afrika einschließlich Malawi, Mosambik und Simbabwe seit 1996 keine Cholerameldungen gibt. Auch Madagaskar, Mauritius, die Komoren und die

Seychellen sind cholerafrei. Reisende sind bei entsprechender Nahrungsmittel- und Trinkwasserhygiene von der Erkrankung nicht bedroht.

Dengue-Fieber (s. Kap. IV.4.11)

Zur Verbreitung des Dengue-Fiebers in Afrika gibt es nur spärliche Informationen (s. Kap. IV, Abb. 4-17). Größere Ausbrüche wurden aus Ostafrika gemeldet. Es handelt sich dabei nur um die klassische Verlaufsform und nicht um Dengue-Hämorrhagisches-Fieber und Dengue-Schock-Syndrom.

Echinokokkose (Echinococcus granulosus) (s. Kap. IV.4.12.3)

In der ganzen Region gibt es ein sporadisches Auftreten der zystischen Echinokokkose, während die alveoläre Echinokokkose nicht vorkommt. Die zystische Echinokokkose ist hochendemisch im Südsudan, im Südwesten Äthiopiens, im Norden Ugandas sowie unter den Turkana im Nordwesten Kenias. Eine Gefährdung von Reisenden durch diese Erkrankung besteht kaum.

Fasziolose (s. Kap. IV.4.12.3)

Die weltweit verbreitete Fasziolose kommt auch in Afrika in Gebieten mit Rinder- (Fasciola gigantica) und Schafhaltung (Fasciola hepatica) vor. Die veterinärmedizinische Infektion richtet weltweit einen hohen Schaden an; die seltene und akzidentelle Infektion des Menschen tritt nur dort auf, wo die Erkrankung unter Tieren weit verbreitet ist. Für Reisende besteht praktisch keine Gefährdung.

Fleckfieber (s. Kap. IV.4.14.11)

Das klassische Fleckfieber (Rickettsia prowazekii) kommt im ostafrikanischen Hochland in Äthiopien, Uganda, Ruanda und Burundi vor, sporadisch auch in Zentral- und Westafrika. Das murine Fleckfieber (Rickettsia typhi) findet sich sporadisch in Westafrika und der Zentralafrikanischen Republik. Außerdem ist es beschrieben in Addis Abeba und in Nairobi. Das afrikanische Zeckenbissfieber (Fièvre boutonneuse; Rickettsia conorii) hat ein ausgedehntes Endemiegebiet in ganz Ostafrika und im östlichen Teil Südafrikas, sporadisch tritt es in einzelnen Ländern Westafrikas auf.

Gelbfieber (s. Kap. IV.4.14.1)

Nur einige tausend Gelbfiebererkrankungen werden jährlich gemeldet, davon mehr als 90% aus Afrika. Die Gelbfieber-Endemiegebiete sind in Kapitel II, Abb. 8-1, dargestellt. Während der letzten Jahre wurden jedoch nur aus einigen dieser Länder einzelne Fälle oder kleinere Epidemien gemeldet, so aus Senegal, Sierra Leone, Liberia, Ghana, Nigeria, Kamerun und Gabun. Reisende sind wegen der in vielen Ländern Afrikas verpflichtend vorgeschriebenen aktiven Schutzimpfung nicht von Gelbfieber betroffen.

Hepatitiden (s. Kap. IV.4.6)

Hepatitis A und B sind in der Region weitverbreitet, über Hepatitis C und E gibt es keine verlässlichen Daten, obwohl deren Vorkommen gesichert ist. Die HBsAg-Prävalenzen liegen in der gesamten Region über 5% bis teilweise 20%. Hepatitis B ist in Afrika durch ihre Folgen eine der am häufigsten zum Tode führenden Infektionskrankheiten. Eine Hepatitis-A-Infektion wird praktisch von allen Bewohnern dieser Region im Laufe ihres Lebens durchgemacht. Nichtgeimpfte Reisende sind in Afrika südlich der Sahara einem hohen Infektionsrisiko für Hepatitis A (und B) ausgesetzt.

HIV/AIDS (s. Kap. IV.4.8)

HIV-Infektionen durch HIV 1 (Ost-, Zentral- und Südafrika) und HIV 2 (Westafrika) sind in Afrika südlich der Sahara weit verbreitet. Die Durchseuchungsraten der sexuell aktiven Bevölkerung schwanken zwischen wenigen Prozent (Zentralafrikanische Republik) und über 20% (manche Gebiete in Botswana und Südafrika). Für Reisende besteht bei entsprechender Exposition ein hohes Infektionsrisiko.

Tabelle 4-4. Schwerpunktmäßiges Vorkommen von Infektionskrankheiten in Afrika südlich der Sahara.

Krankheit	**Vorkommen (Land)**	**Übertragung durch Nahrungsmittel oder Wasser**	**Übertragung durch Insekten/andere Tiere**	**andere Infektionswege**
Amöbiasis	alle	+	mechanisch durch Fliegen	Schmierinfektion
Bakterielle Enteritis	alle	+	mechanisch durch Fliegen	Schmierinfektion
Brucellose	alle	Milch, Milchprodukte, rohes Fleisch		
Cholera	O, W, Z	+		Schmierinfektion
Dengue-Fieber	O, W, Z, I (nicht Sy)		+ (Mücken)	
Echinokokkose	alle (sporadisch)	rohes Fleisch		
Filariose, lymphatische	I (außer Mau), W, O und Z		+ (Mücken)	
Fasziolose	alle (sporadisch)	ungekochter Fisch, Wasserkresse		
Fleckfieber	Ä, B, R, U; W und Z sporadisch afrikanisches Zeckenbissfieber: O, S		+ (Läuse, Flöhe, Zecken)	
Gelbfieber	W; O (sporadisch und sehr selten)		+ (Mücken)	
Hepatitis A	alle	+		Schmierinfektion
Hepatitis B	alle			Sexualkontakte, engster sonstiger Kontakt, Blutübertragungen
HIV/AIDS	alle			Sexualkontakte, Blutübertragungen
Leishmaniosen	O, S, W, Z (sporadisch)		+ (Mücken)	

Tabelle 4-4. Schwerpunktmäßiges Vorkommen von Infektionskrankheiten in Afrika südlich der Sahara. *(Fortsetzung)*

Krankheit	**Vorkommen (Land)**	**Übertragung durch Nahrungsmittel oder Wasser**	**Übertragung durch Insekten/andere Tiere**	**andere Infektionswege**
Leptospirose	alle (sporadisch)	+		
Loiasis	A, B, G, K, Ko, Ni		+ (Mücken)	
Malaria	O, W, Z; Bo (nördliche Gebiete), Sa (nordöstliche Gebiete), I (außer Sy), Si		+ (Mücken)	(Blutübertragungen)
Meningokokkenmeningitis	besonders O, W, und Z, selten S			Tröpfcheninfektion
Onchozerkose	O, W, Z		+ (Mücken)	
Pest	Ke, Kdr, Ko, M, T; S (sehr sporadisch)		+ (Mücken)	
Poliomyelitis	Ni, So, Ts			Tröpfcheninfektion
Rückfallfieber	Ä, Su, Z; W (sporadisch)		+ (Läuse, Zecken)	
Schistosomiasis	alle außer I			Süßwasserkontakt
Schlafkrankheit	O, W, Z; Norden von Bo und Si, Angola!		+ (Tsetse Fliege)	
Tollwut	alle außer Mau			Bissverletzung und Speichelkontakt
Tuberkulose	alle	+		Tröpfcheninfektion; Milch
Typhus abdominalis	alle			Schmierinfektion

alle = alle Länder der Region;
I = Inseln des Indischen Ozeans (Am = Amiranten, Kom = Komoren, M = Madagaskar, Mau = Mauritius, R = Reunion, Sy = Seychellen);
O = Ostafrika (Ä = Äthiopien, Er = Eritrea, Ke = Kenia, S = Somalia, Su = Sudan, T = Tansania, U = Uganda);
S = südliches Afrika (A = Angola, Bo = Botswana, Le = Lesotho, Mo = Mosambik, N = Namibia, Si = Simbabwe, Sa = Südafrika, Sw = Swasiland);
W = Westafrika (Äq = Äquatorialguinea, B = Benin, Bf = Burkina Faso, E = Elfenbeinküste, G = Gabun, Ga = Gambia, Gh = Ghana, Gu = Guinea, GuB = Guinea Bissau, K = Kamerun, L = Liberia, Mal = Mali, Ni = Nigeria, Sa = Sao Tomé und Principe, Se = Senegal, Sl = Sierra Leone, To = Togo);
Z = Zentralafrika (Bu = Burundi, Kdr = D.R. Kongo, Ko = Kongo Brazzaville, Mw = Malawi, Ru = Ruanda, Sa = Sambia, Ts = Tschad, Zr = Zentralafrikanische Republik)

Leishmaniose (s. Kap. IV.4.13)

Die viszerale Leishmaniasis (Kala-Azar) kommt im Tiefland Äthiopiens vor, ebenso wie im Sudan, im Norden und Südosten Kenias, in Somalia und in Malawi, darüber hinaus sehr sporadisch in Zentralafrika und in einigen Ländern Westafrikas (Gambia, Senegal, Burkina Faso). Die kutane Leishmaniasis hat ein ähnliches Verbreitungsgebiet, findet sich aber in weiteren Ländern Westafrikas sowie sehr sporadisch auch in Namibia und Südafrika.

Leptospirose (s. Kap. IV.4.14.10)

Die Prävalenz der weltweit vorkommenden Leptospirosen ist in Afrika unzureichend untersucht; wahrscheinlich ist die Leptospirose in der ganzen Region einschließlich Südafrika endemisch. Bis zu 6% aller Patienten mit unklarem Fieber im Küstengebiet Kenias litten unter dieser Erkrankung; Seroprävalenzen unter Viehhirten in Somalia erreichten über 60%. Bei unklarem Fieber nach einem Afrikaaufenthalt mit Süßwasserexposition sollte auch an diese Krankheit gedacht werden.

Loiasis (s. Kap. IV.4.12.2)

Die Loiasis ist auf West- und Zentralafrika begrenzt (südlicher Benin bis nördliches Angola). Bis zu 15% der Bevölkerung Südkameruns und bis zu 25% der Bevölkerung Gabuns sind Mikrofilarienträger.

Lymphatische Filariose (s. Kap. IV.4.12.2)

Erreger in Afrika ist ausschließlich Wuchereria bancrofti. In Westafrika gibt es ausgedehnte Endemiegebiete im Savannenbereich. In Zentral- und Ostafrika findet sich nur ein sporadisches Vorkommen, insbesondere im Küstengebiet des Indischen Ozeans bis nach Mosambik. Auch Madagaskar, die Komoren und die Seychellen sind betroffen, nicht jedoch Mauritius.

Malaria (s. Kap. IV.4.1)

In allen west-, zentral- und ostafrikanischen Ländern sowie auf Madagaskar und den Komoren ist die Malaria, zu über 90% Malaria tropica (Plasmodium falciparum), neben der Tuberkulose und HIV/AIDS die wichtigste Infektionskrankheit. In Südafrika kommt Malaria nur im Norden Namibias und Botswanas sowie im Nordosten der Republik Südafrika vor (s. Kap. IV, Abb. 4-1). Auf Mauritius gibt es nur ein sporadisches Vorkommen der Malaria tertiana, die Seychellen sind malariafrei. Die großen Städte Afrikas südlich der Sahara sind entgegen landläufiger Meinung nicht malariafrei, sofern sie nicht in großer Höhe wie Addis Abeba liegen. In Höhen über 2000 m ist das Malariarisiko geringer, über 3000 m nicht existent. Am höchsten ist das Malariarisiko während und am Ende der Regenzeit; auch und gerade in Küstengebieten gibt es eine ausgeprägte Übertragung des Malariaerregers. Reisende sind durch Malaria stark gefährdet und sollten unbedingt eine sorgfältige Expositions- und eine adäquate Chemoprophylaxe durchführen (s. Kap. II.8.2 und 8.3.1).

Meningokokkenmeningitis (s. Kap. IV.4.10.1)

Die in mehr als 40 afrikanischen Ländern epidemisch auftretende Meningokokkenmeningitis wird überwiegend durch Serotyp A, in zweiter Linie durch Serotyp C verursacht. Der Meningitisgürtel zieht sich über die Sahelzone von West- nach Ostafrika. Die Inzidenz nimmt zum südlichen Afrika hin ab. Reisende sollten sich, insbesondere für Reisen in Savannengebiete während der Trockenzeit, durch die aktive Impfung schützen.

Onchozerkose (s. Kap. IV.4.12.2)

Die Onchozerkose kommt in West-, Zentral- und Ostafrika vor. Sie ist besonders in Westafrika ein wichtiger Grund für Blindheit („Flussblindheit"). Bekämpfungsmaßnahmen gegen diese Erkrankung verlaufen sehr erfolgreich. Eine Bedrohung für Kurzzeit-Reisende stellt die Onchozerkose nicht dar.

Pest (s. Kap. IV.4.14.8)

Pest wurde in den Jahren 1981–1995 aus 13 afrikanischen Ländern gemeldet. 90% aller Pesterkrankungen und Pesttodesfälle weltweit stammen aus Afrika. Hauptbetroffen sind Madagaskar, wo es während der letzten Jahre mehrere Epidemien gab, sowie Tansania und die Demokratische Republik Kongo. Sporadisch kommt die Pest auch in Kenia und allen südlicher gelegenen Ländern einschließlich der Republik Südafrika vor. Westafrika ist frei von Pest. Für den Reisenden stellt die Pest auch in Ländern wie Madagaskar und Tansania keine Bedrohung dar.

Poliomyelitis

Bis zum Jahr 2005 soll die „Kinderlähmung" zwar weltweit ausgerottet sein, im Gegensatz zum amerikanischen Kontinent kommt sie aber zur Zeit noch sporadisch in drei Ländern Afrikas südlich der Sahara vor (Nigeria, Somalia, Tschad). Reisen nach Afrika sollten deshalb Anlass sein, den Poliomyelitis-Impfschutz aufzufrischen.

Rückfallfieber (s. Kap. IV.4.14.9)

Vor allem Äthiopien und Sudan, darüber hinaus auch Zentralafrika und einige Länder Westafrikas sind Endemiegebiete für das Läuserückfallfieber (Borrelia recurrentis). Über das durch Zecken übertragene Rückfallfieber (Borrelia duttoni) gibt es keine verlässlichen Angaben. Es ist eher eine Erkrankung der gemäßigten Klimazonen, kommt jedoch auch in den Ländern Afrikas südlich der Sahara vor. Die Inseln im Indischen Ozean sind frei von Rückfallfieber.

Schistosomiasis (Bilharziose)
(s. Kap. IV.4.12.1)

Sowohl urogenitale (Schistosoma haematobium) als auch intestinale Schistosomiasis (Schistosoma mansoni, Schistosoma intercalatum) kommen in ausgedehnten Endemiegebieten oder sporadisch in allen Ländern der Region vor (s. Kap. IV, Abb. 4-18 und 4-19). Kontakt mit Süßwasser (Baden, Schwimmen) sollte vermieden werden. Besonders häufig kommen Infektionen nach Kontakt mit Wasser einiger großer Seen Ostafrikas (z.B. Victoria- und Malawi-See) und der Flüsse Westafrikas vor. Das Katayama-Fieber ist bei Touristen nicht selten und muss differenzialdiagnostisch unter anderem gegen eine Malaria abgegrenzt werden.

Schlafkrankheit (s. Kap. IV.4.14.12)

Die durch Trypanosoma brucei gambiense verursachte Schlafkrankheit kommt sporadisch in fast allen Ländern Zentral- und Westafrikas vor, die durch Trypanosoma brucei rhodesiense verursachte Form in den ostafrikanischen Ländern von Südäthiopien bis Nordbotswana und Nordsimbabwe. Die Grenzlinie zwischen den beiden Erkrankungsformen verläuft durch Sudan, Ruanda und Burundi. Die Schlafkrankheit stellt keine größere Gefährdung für Reisende dar, obwohl sich die Erkrankung wieder ausbreitet.

Tollwut (s. Kap. IV.14.2)

Das einzige Land in dieser Region, in dem keine Tollwutfälle gemeldet werden, ist Mauritius. Wenn auch die Zahl der menschlichen Todesfälle an Tollwut, verglichen z.B. mit Indien, nicht sehr hoch ist, wird die Krankheit doch beispielsweise in Äthiopien, Simbabwe und der Republik Südafrika als eines der großen durch Infektionskrankheiten verursachten Gesundheitsprobleme angesehen. Hunde und Katzen – in einigen afrikanischen Ländern besonders auch Rinder – sind die Hauptquelle für die Erkrankung des Menschen.

Tuberkulose (s. Kap. IV.4.14.5)

Außerhalb der Industrienationen ist die Tuberkulose – verstärkt durch das Auftreten der HIV-Infektion – weltweit ein zunehmendes Problem. Afrika ist der von der Tuberkulose am meisten betroffene Kontinent, sie kommt dort in allen Ländern in zunehmender Häufigkeit vor. Dennoch sind Kurzzeit-Reisende durch diese Erkrankung kaum gefährdet.

Typhus abdominalis (s. Kap. IV.4.3)

Die durch Salmonella typhi verursachte Erkrankung ist in Afrika südlich der Sahara weniger prävalent als in Nordafrika, Ostasien und Südamerika. In allen Ländern der Region einschließlich der Inseln des Indischen Ozeans kommt die Erkrankung sporadisch vor, am ausgeprägtesten im Sudan. Die Zahl der Typhuseinschleppungen nach Europa beträgt nur etwa 1/10 der Malariaimportationen.

Gesundheitliche Vorsorgemaßnahmen bei Reisen ins tropische Afrika

Folgendes sollte bei Reisen in afrikanische Länder südlich der Sahara bedacht und entsprechende Maßnahmen getroffen werden:

- Mitnahme eines ausreichenden Vorrates regelmäßig benötigter Medikamente sowie einer Reiseapotheke (s. Kap. VI.3).
- Abschluss einer Auslandskranken- und -unfallversicherung einschließlich Rückholversicherung.
- Ausreichender Impfschutz (Tetanus, Diphtherie, Poliomyelitis, Hepatitis A und B, eventuell Gelbfieber, Typhus, Tollwut und Meningokokkenmeningitis).
- Mitnahme von Impf- und Notfallausweis, nach Möglichkeit mit eingetragener Blutgruppe.
- Besuch eines Zahnarztes vor der Reise, da die zahnärztliche Betreuung in vielen Ländern des tropischen Afrika schlechter ist als die ärztliche Versorgung.
- Vermeidung von Unfällen, insbesondere von Verkehrsunfällen (s. Kap. III.13) und Tauchunfällen (s. Kap. II.3.2.2).
- Vermeiden sexuellen Risikoverhaltens zum Schutz vor sexuell übertragbaren Erkrankungen, insbesondere auch wegen der hohen HIV-Durchseuchung der Bevölkerung.
- Vermeidung von Infektionen durch kontaminierte Nahrungsmittel oder durch Trinkwasser.
- Vermeidung insektenübertragener Erkrankungen durch Expositionsprophylaxe (s. Kap. II.8.2), durch Chemoprophylaxe gegen Malaria (s. Kap. II.8.3.1) und Schutzimpfung gegen Gelbfieber (s. Kap. II.8.1.4). Frühzeitige Maßnahmen bei Auftreten malariaverdächtiger Krankheitszeichen (s. Kap. III.7).
- Vermeiden von Baden in Binnengewässern zur Vorbeugung der Schistosomiasis (s. Kap. III.4).
- Vermeidung von Barfußlaufen zur Verhinderung von Ankylostomiasis, Strongyloidiasis und Larva migrans cutanea (s. Kap. IV.4.12.3).
- Schutz vor starker Sonneneinstrahlung, insbesondere an Meeresstränden (s. Kap. III.1).
- Sorgfältige Vorbereitung bei geplantem Bergtrekking (s. Kap. II.3.2.1 und III.3).
- Sicherheitshinweise für einige Staaten und Landesteile sind zu beachten (s. Kap. III.13.2).

Weiterführende Literatur

Knobloch, J.: Tropen- und Reisemedizin. Fischer, Jena 1996.

Robert-Koch-Institut: Epidemiologisches Bulletin – erscheint wöchentlich.

Stürchler, D.: Endemic Areas of Tropical Infections, 2nd ed. Huber, Toronto 1988.

WHO: International Travel and Health. WHO, Genf 2005.

WHO: Weekly Epidemiological Record – erscheint wöchentlich.

Zielonka, M. von: Reisen und Infektionsrisiko. Schwer, Stuttgart 1990.

4.2.4 Vorder- und Zentralasien

GUNTHER VON LAER

Die Region schließt die Türkei, die Staaten südlich des Kaukasus, die Länder der Arabischen Halbinsel, den Iran, Afghanistan sowie die GUS-Staaten Zentralasiens ein.

Die Weisen kommen aus dem Morgenland ...

Der ***Vordere Orient*** *ist eine besonders vielfältige und lebendige Region; so ist sie die Wiege von Judentum, Christentum und Islam. Geschichte, religiöse und politische Orientierungen sowie die Lage an der Schnittstelle zwischen Europa, Asien und Afrika kennzeichnen sie als eine Zone des Überganges, der Kulturkontakte und -konflikte. Als Durchgangsgebiet war diese Region bestimmt von uralten Handels- und Militärwegen; heute findet man dort modernste Autobahnen und Erdölpipelines. Die Region war stets Schauplatz militärischer, wirtschaftlicher, kultureller und religiöser Interessen der verschiedenen Völker arabischer, türkischer, mongolischer und kaukasischer Herkunft. Eine großräumige Einigung kam unter der Vorherrschaft der Türken in der Neuzeit zustande, die allerdings Anfang dieses Jahrhunderts wieder zerfiel.*

Indischer Ozean, Rotes Meer und Persischer Golf verbinden den südlichen Teil der Region mit den angrenzenden Ländern bzw. Kontinenten. Das Schwarze Meer und die Kaspisee sind Binnenmeere, die Transporte und Warenaustausch erleichtern (Abb. 4-7). Sie prägen auch das Klima: Die Sommer sind warm und trocken, die Winter dagegen kühl, zum Teil sehr kalt. Die Vegetation hat sich den markanten Jahreszeiten und Klimawechseln angepasst. Nomadenwirtschaft in den Wüsten und Oasen, kurze Vegetationsphasen mit spezifischen Nutzpflanzen oder auch fruchtbare, reiche Ernten in den Euphrat- und Tigristälern prägen den Lebensrhythmus der Landbevölkerung. Die Nähe der ausgleichenden großen Wasserflächen schafft in den **küstennahen Gebieten** gute bis sehr gute Lebens- und Arbeitsmöglichkei-

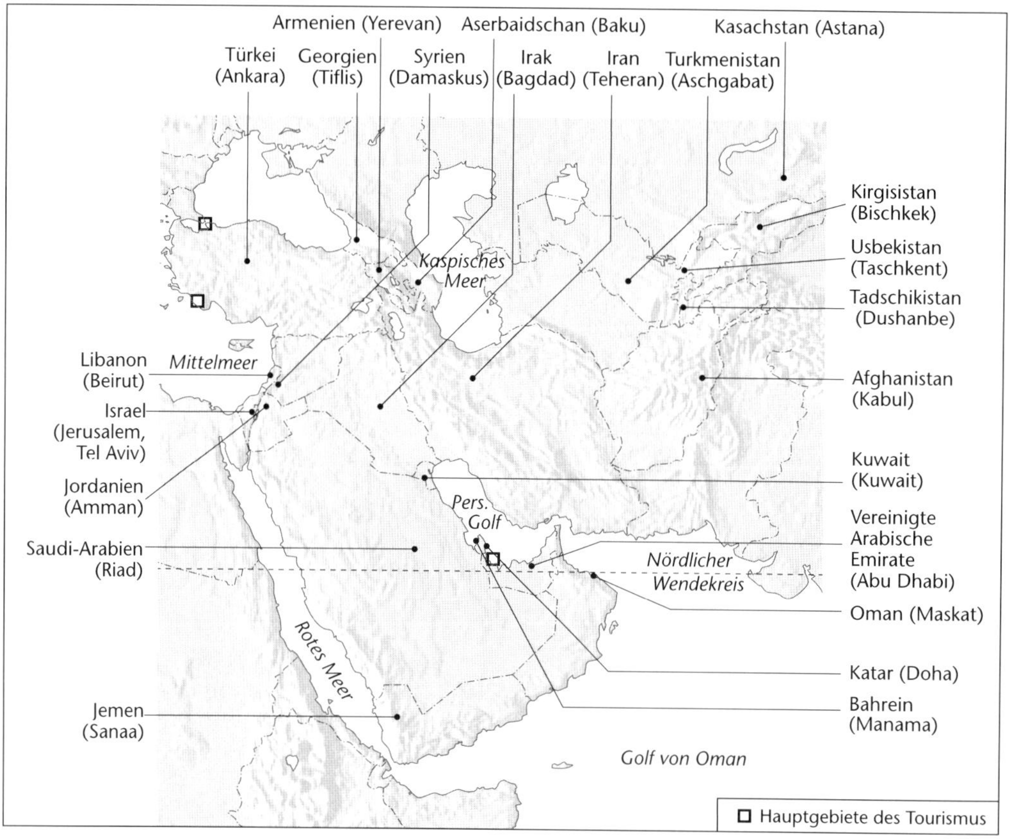

Abbildung 4-7. Vorder- und Zentralasien

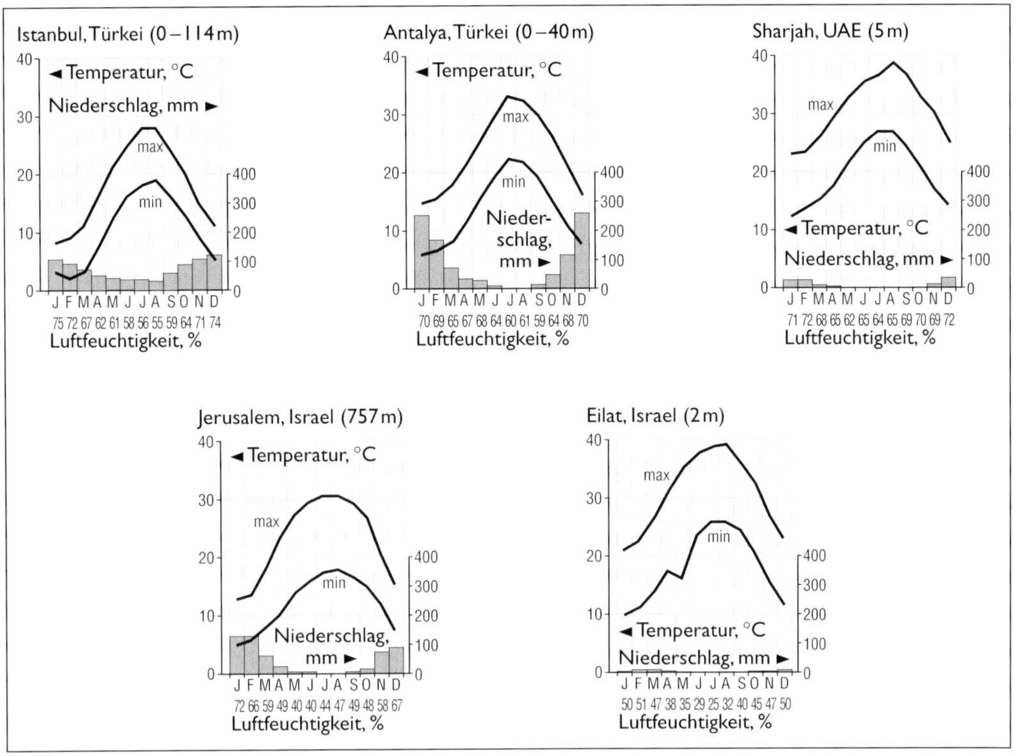

Klimadiagramme zu Kap. 4.2.4

ten für die Bevölkerung, die durch Landwirtschaft und intensive Viehzucht ihren Lebensunterhalt verdient. Die **Gebirgsregionen** weisen Gipfel von über 5000 m Höhe auf, sind im Winter kaum passierbar und in großen Anteilen Steinwüste ohne wesentliche Vegetation. Sie sind kaum besiedelt, und die wenigen Transportwege sind meist in sehr schlechtem Zustand und auch aus anderen Gründen unsicher.

■ *Religion prägt die Kultur der Region*

Der Islam ist in den meisten Ländern dieser Region kulturelle Basis und Orientierung für große Teile der Bevölkerung, die Moschee das Zentrum für identitätsstiftende Gruppenerlebnisse mit täglichem, mindestens wöchentlichem gemeinsamen Gebet. Besonders strenge Verhaltensregeln, etwa im Kontakt der Geschlechter, die religiöse und soziale Tabus einschließen, machen in einigen Gebieten das Reisen für unerfahrene Westeuropäer, besonders für allein reisende Frauen, schwierig. Tabubrüche aus Unkenntnis der Landessitten oder fehlender Respekt vor religiösen Gefühlen, die im Reiseland als Arroganz erlebt werden, können leicht zu Konflikten führen. Es bedarf besonderer Sensibilität oder erfahrener Reisebegleitung, um in dieser hochinteressanten Region den Erfolg einer Reise zu sichern (s. Kap. II.5.1.2).

Romantische Vorstellungen aus jugendlichen Phantasien, orientiert an Karl-May-Romanen und dem eigenen schmalen kulturgeschichtlichen „Wissen“, verstellen vielen Reisenden schon bei der Planung der Reise den Blick für die oft harte Realität. Extreme Armut neben übersteigertem Reichtum, Minderheitenkonflikte und offene kriegerische Auseinandersetzungen haben in den letzten 20 Jahren das Bild und die innere Struktur der Region verändert. Sie wurde in einen Orientierungskonflikt getrieben zwischen stolzer Selbstbehauptung und internationaler Öffnung, Planwirtschaft und strikt marktwirtschaftlichen Strukturen. Die idealisierte Rolle des Islam als gemeinsame kulturelle Grundlage unter Ausblendung anderer in der Region präsenter Religionen findet allerdings zunehmend ihre Grenze an den innerislamischen, von politischen Interessen mitbestimmten Auseinandersetzungen in der Region.

Tourismus

In der Türkei sowie in Israel und einigen angrenzenden Ländern ist eine gute bis ausreichende Infrastruktur für den Tourismus gegeben. Allerdings ist derzeit wegen der politischen Spannungen zwischen Israel und Palästina der Tourismus in dieser Region kaum existent. In den weiter östlich gelegenen Gebieten, in denen der Lebensunterhalt mit härtester Arbeit gegen klimatische und andere widrige Bedingungen erkämpft werden muss, sind Touristen selten. Das Reisen hier ist tatsächlich ein Abenteuer, das besondere Risiken bergen kann. Länder, in denen die Armut offensichtlich ist, in denen die öffentlichen Kassen eigentlich immer leer sind, können sich vielfach (noch) nicht liberal organisieren. Das merkt der Reisende an der oft fehlenden Infrastruktur, den Schwierigkeiten im Umgang mit Fremden und ihren Wünschen bei oft gleichzeitig ausgeprägter individueller Gastfreundschaft. Schon die ausreichende Trinkwasser- und Energieversorgung ist nicht überall und auf notwendigem Niveau gegeben.

Die Planung einer Reise in den Vorderen Orient ist je nach Zielregion unterschiedlich anzugehen: Südliche vorderasiatische Länder und die Arabische Halbinsel bis zum Iran sind in Klima und kultureller Ausprägung deutlich unterschiedlich. Die großflächigen Wüstenanteile der Region sind teilweise unbewohnt bzw. gering bevölkert. Gute Reiseführer mit detaillierten Angaben sind für die Türkei und den arabischen Raum erhältlich, für andere mittelasiatische Gebiete jedoch nur vereinzelt vorhanden. Eine Rückholung von Reisenden im Notfall ist aus den meisten Ländern möglich.

Der Irak kann derzeit aus Sicherheitsgründen ebenso wie Afghanistan nicht bereist werden.

Ausgewählte Infektionskrankheiten in Vorder- und Zentralasien (Tab. 4-5)

Amöbiasis (s. Kap. IV.4.2.1)

Sie ist in allen Ländern der Region endemisch, teilweise mit Prävalenzen über 5%. Für Touristen besteht ein recht hohes Infektionsrisiko.

Anthrax (Milzbrand)

> Diese typische Erkrankung der Menschen in tier- und fellverarbeitenden Berufen führt kaum je zu einer Epidemie. Werden die Dauerformen von Bacillus anthracis bei der Arbeit z. B. mit Fellen in hoher Konzentration inhaliert, so folgt der fast immer tödliche **Lungenmilzbrand**. Kommt es „nur" zu einer Haut-, gegebenenfalls Allgemeininfektion, so ist die Therapie mit Antibiotika oft gut wirksam.

Da die Viehzucht für das in dieser Region weit verbreitete Nomadentum eine ganz entscheidende Einkommensquelle ist und eine veterinärmedizinische Überwachung bei herumziehenden Herden kaum durchgeführt werden kann, stellt der Milzbrand in der gesamten Region ein lokales Gesundheitsproblem dar. Bei Reisenden tritt er sehr selten auf.

Bakterielle Enteritiden (s. Kap. IV.4.4)

Für Reisende besteht Infektionsmöglichkeit mit (teilweise antibiotikaresistenten) Salmonellen, Shigellen, Yersinien und E. coli.

Brucellose (s. Kap. III.7)

Die Brucellose tritt dort auf, wo viel Vieh-, insbesondere Schafzucht betrieben wird. Unzureichende veterinärmedizinische Kontrollen und die häusliche Schlachtung und Weiterverarbeitung führen zur

Tabelle 4-5. Schwerpunktmäßiges Vorkommen von Infektionskrankheiten in Vorder- und Zentralasien

Krankheit	Land/Region	Übertragung durch Nahrungsmittel oder Wasser	Übertragung durch Insekten/andere Tiere	andere Infektionswege
Amöbiasis	alle	+	mechanisch durch Fliegen	Schmierinfektion
Bakterielle Enteritis	alle	+	mechanisch durch Fliegen	Schmierinfektion
Bilharziose	IR, J, O, SA, TÜ	Badewasser (Süßwasser)		
Brucellose	A, IK, IR, J, L, O, S, T, TÜ, U	Milch, Milchprodukte, rohes Fleisch		
Echinokokkose	A, IK, IR, J, L, O, S, T, TÜ, U	rohes Fleisch		
Fleckfieber	I, IK, IR, S		+ (Flöhe)	
Hepatitis A	alle	+		Schmierinfektion
Hepatitis B	alle			Sexualkontakt, engster sonstiger Kontakt, Blutübertragungen
HIV/AIDS	alle			Sexualkontakt
Leishmaniosen	(alle)		+ (Phlebotomen)	
Malaria	IK, IR, J, O, T, TÜ, U		+ (Anopheles-Mücken)	
Meningokokkenmeningitis	alle			Tröpfcheninfektion
Tollwut	alle			Bissverletzung und Speichelkontakt
Typhus abdominalis	alle	+		Schmierinfektion

alle = alle Länder der Region, A = Afghanistan, I = Israel, IK = Irak, IR = Iran, J = Jemen, L = Libanon, O = Oman, S = Syrien, SA = Saudi-Arabien, T = Tadschikistan, TÜ = Türkei, U = Usbekistan

Fortsetzung Tab. 4-5 nächste Seite ▸

Tabelle 4-5. Schwerpunktmäßiges Vorkommen von Infektionskrankheiten in Vorder- und Zentralasien

Krankheit	**Land/Region**	**Übertragung durch Nahrungsmittel oder Wasser**	**Übertragung durch Insekten/andere Tiere**	**andere Infektionswege**
Amöbiasis	alle	+	mechanisch durch Fliegen	Schmierinfektion
Bakterielle Enteritis	alle	+	mechanisch durch Fliegen	Schmierinfektion
Bilharziose	IR, J, O, SA, TÜ	Badewasser (Süßwasser)		
Brucellose	A, IK, IR, J, L, O, S, T, TÜ, U	Milch, Milchprodukte, rohes Fleisch		
Echinokokkose	A, IK, IR, J, L, O, S, T, TÜ, U	rohes Fleisch		
Fleckfieber	I, IK, IR, S		+ (Flöhe)	
Hepatitis A	alle	+		Schmierinfektion
Hepatitis B	alle			Sexualkontakt, engster sonstiger Kontakt, Blutübertragungen
HIV/AIDS	alle			Sexualkontakt
Leishmaniosen	(alle)		+ (Phlebotomen)	
Malaria	IK, IR, J, O, T, TÜ, U		+ (Anopheles-Mücken)	
Meningokokkenmeningitis	alle			Tröpfcheninfektion
Tollwut	alle			Bissverletzung und Speichelkontakt
Typhus abdominalis	alle	+		Schmierinfektion

alle = alle Länder der Region, A = Afghanistan, I = Israel, IK = Irak, IR = Iran, J = Jemen, L = Libanon,O = Oman, S = Syrien, SA = Saudi-Arabien, T = Tadschikistan, TÜ = Türkei, U = Usbekistan

Verbreitung in der ganzen Region. Rohe Milch und Milchprodukte sollten gemieden werden.

Echinokokkose (s. Kap. IV.4.12.3)

Über Infektionen mit E. multilocularis (alveoläre Echinokokkose) wird nur ganz vereinzelt aus der Türkei, aus dem Nordirak und dem Nordiran berichtet. In der ganzen Region kommt jedoch die zystische Echinokokkose (E. granulosus) vor. Die Prävalenz ist mit durchschnittlich 50 pro 1 Million Einwohner recht niedrig (Ausnahme: höhere Prävalenz im Nordiran). Eine Gefährdung für Reisende besteht kaum.

Fleckfieber (s. Kap. IV.4.14.11)

Das durch Flöhe übertragene murine Fleckfieber (R. Typhi) kommt besonders in kälteren Jahreszeiten sporadisch im Iran, in Israel, in Syrien und vereinzelt in Kuwait vor. Für Reisende besteht kaum ein Risiko, abgesehen von Rucksacktouristen in der kalten Jahreszeit oder bei beruflicher Exposition.

Hepatitiden (s. Kap. IV.4.6)

In den Ländern des Vorderen Orients sind Sexualkontakte von Fremden mit Einheimischen eher selten: Die kulturellen Kontrollmechanismen sind hier noch weit wirksamer als in Afrika oder in Teilen Asiens. Auch deshalb ist die Hepatitis-B-Infektion bei Touristen hier selten. Hyperendemisch und damit eine wichtige Gefährdung für Reisende ist jedoch in allen Ländern die fäkal-oral übertragene Hepatitis A, gegen die Reisende deshalb in jedem Fall aktiv immunisiert sein sollten.

HIV/AIDS (s. Kap. IV.4.8)

Generell sind HIV-Infektions- und -Erkrankungszahlen in diesem Teil der Erde noch gering, allerdings mit ansteigender Tendenz. Entsprechendes Verhalten schützt den Reisenden vor der überwiegend auf sexuellem Weg übertragbaren Infektionskrankheit.

Leishmaniose (s. Kap. IV.4.13)

Durch Phlebotomen (kleine Mücken, die an feuchten Plätzen brüten) werden Parasiten übertragen, die am Ort des Mückenstichs ein fortschreitendes, später unter Vernarbung abheilendes Geschwür verursachen („Orientbeule"). Diese kutane ist ebenso wie die viszerale Leishmaniose (Kala-Azar) in der ganzen Region verbreitet, weist aber keine hohen Fallzahlen auf und ist deshalb bei Reisenden selten.

Malaria (s. Kap. IV.4.1)

Die Malaria, die in den Tropen ganzjährig eine schwere Last für die Bevölkerung darstellt, kommt im Orient nur regional und jahreszeitabhängig vor. So werden in der Südtürkei in manchen Jahren bis zu 100 000 Fälle gemeldet. Auch in Tadschikistan, am Persischen Golf sowie in Oman spielt sie regional eine gewisse Rolle. Hier sind bei Malaria tropica auch Resistenzen gegen Chloroquin bekannt. Für Exponierte empfiehlt sich deshalb eine Expositionprophylaxe gegen Mückenstiche. Eine Chemoprophylaxe ist in der Regel nicht erforderlich (s. Kap. II, 8.3.1). Bei den meisten Erkrankungen handelt es sich zudem um die weniger gefährliche Malaria tertiana, die mit Chloroquin gut behandelbar ist.

Meningokokkenmeningitis (s. Kap. IV.4.10.1)

Epidemien durch Meningokokken verschiedener Serotypen traten in mehreren Ländern der Arabischen Halbinsel und in der Türkei auf.

> Da während der Hauptpilgerzeit (Hadj) nach Mekka durch die großen Menschenmengen auf kleinem Raum die Gefahr von Epidemien gegeben ist, ist die im Internationalen Impfpass eingetragene gültige Impfung gegen Meningokokkenmeningitis ACWY während der Pilgerzeit Voraussetzung für die Einreise nach Saudi-Arabien.

Schistosomiasis (Bilharziose) (s. Kap. IV.4.12.1)

Schistosoma haematobium kommt in allen Ländern der Arabischen Halbinsel sporadisch vor, außerdem in der Türkei und im Iran (s. Kap. IV, Abb. 4-18), während Schistosoma mansoni nur in Oman, in Saudi-Arabien und im Jemen in einzelnen Endemieherden gefunden wird (s. Kap. IV, Abb. 4-17). Eine wesentliche Bedrohung für Touristen besteht nicht.

Tollwut (s. Kap. IV.14.2)

Die Tollwut ist nur in wenigen Ländern, wie z. B. Iran, für Touristen eine Gefahr. Hunde als die Hauptüberträger sind in moslemisch geprägten Gesellschaften relativ selten, streunende Hunde gibt es kaum.

Typhus abdominalis (s. Kap. IV.4.3)

Mit Ausnahme von Saudi-Arabien ist Typhus in der ganzen Region keine Seltenheit. Bei entsprechender Vorsicht bei Nahrung und Getränken ist das Risiko einer Infektion jedoch sehr gering.

Sonstige Gesundheitsrisiken

Verkehrsunfälle

Der Straßenverkehr weist in Südwest- und Zentralasien erhebliche Unterschiede auf. In den östlichen Ländern der Region nimmt er aus verschiedenen Gründen, etwa Armut, erst in den letzten Jahren merklich zu. Dementsprechend kommt es durch technische Mängel überalterter Autos oder Unachtsamkeit von Fahrern bzw. Fußgängern relativ häufig zu Verkehrsunfällen. Auch in den reicheren Ländern der Region gehört ein riskanter Fahrstil zum Alltag im Straßenverkehr und gefährdet den Reisenden als Fußgänger, Beifahrer oder Fahrer. Unfälle sind häufig schwer und weisen schlimme Personenschäden auf. Ein Rettungssystem fehlt in den östlichen Ländern der Region vielerorts, die Krankenhäuser sind dort zum Teil, jedenfalls in der Provinz, für Notfallmedizin und ihre modernen Bedürfnisse nicht eingerichtet, und Mängel in der Krankenhaushygiene tun ein Übriges. Als Reisender oder im Arbeitseinsatz hat man sich dieser Probleme bewusst zu sein. Jedes Risiko sollte kalkuliert und durch entsprechendes Verhalten minimiert werden, beispielsweise auch die Überlandfahrt eines Touristen in Usbekistan. Soweit beeinflussbar, sollte auf technisch gute Autos, auf Anschnallen, auf ausgeruhte, zufriedene Fahrer und eine ausreichende Pausenregelung mit leichter Kost und reichlich Getränken geachtet werden.

Notfälle

Vermeiden von Notfällen und Unfällen unterwegs ist weitgehend möglich: durch gute Vorbereitung, gesundheitliche Fitness, gute Ausrüstung und vernünftigen Reisestil. Zu einem erhöhten Risiko trägt aber auch eine medizinische Versorgung bei, die sich – jedenfalls in den östlichen Ländern der Region – nicht mit mitteleuropäischem Standard messen kann. Andere Länder, wie z. B. die reicheren Staaten der Arabischen Halbinsel, die ein gutes privatärztliches System anbieten, oder die Türkei kennen diese Probleme nicht in dem Maße wie die ärmeren Länder dieser Region. Die Möglichkeit, im Notfall auf das lokale Medizinsystem angewiesen zu sein, sollte für Reisende ein guter Grund sein, eine ausreichende Reiserückholversicherung abzuschließen.

Vorbeugende Maßnahmen und Verhalten bei Reisen nach Südwest- und Zentralasien:

- ❑ Impfungen für Reisen in dieser Region sind generell gegen Hepatitis A (gegebenenfalls auch B), Poliomyelitis, Tetanus und Diphtherie, gegebenenfalls auch gegen Typhus, Meningokokkenmeningitis ACWY und Tollwut (s. o.) zu empfehlen.
- ❑ Aus traditionellen und religiösen Gründen gelten für weibliche Reisende in vielen Ländern des Vorderen Orients besondere Verhaltensmaßregeln. Dazu gehören bedeckende Kleidung, Kopftuch und allgemein ein zurückhaltendes Verhalten. In manchen Ländern gilt für Frauen das Verbot, ein Auto zu steuern.

☞

- Wichtig ist, dass die Kleidung auch dem Klima angemessen sein sollte. Am besten sind luftige, leichte Baumwollbekleidung sowie eine Kopfbedeckung zum Schutz gegen die Sonne. Wollpullover bzw. Jacke schützen gegen die nächtliche Kälte.
- Eine medikamentöse Malariaprophylaxe ist in diesen Ländern in der Regel nicht erforderlich.
- Essens- und Trinkwasserhygiene schützt in den ärmeren Ländern der Region vor infektiösen Darmerkrankungen.
- Die ausgeprägte Gastfreundschaft der Einheimischen in allen diesen Ländern folgt kulturspezifischen Regeln, die der fremde Reisende vorsichtig ergründen sollte.

Weiterführende Literatur

Kröger, E., K. Volkmer, B. Zieger: CRM-Handbuch zur Reisemedizinischen Beratung. Aktueller Reisemedizinischer Informationsservice, 35. Ausg. Centrum für Reisemedizin, Düsseldorf 2005.

WHO: International Travel und Health. WHO, Genf 2005.

WHO: Weekly Epidemiological Record. WHO, Genf.

4.2.5 Südzentralasien (Indischer Subkontinent)

GUNTHER VON LAER

Die Region Südzentralasien schließt den Indischen Subkontinent mit Indien, Pakistan, Bangladesch, Nepal und Bhutan ein; zu dieser Region gehören außerdem Sri Lanka und die Malediven (Abb. 4-8).

In der Region Südzentralasien lebt mehr als ein Viertel der Erdbevölkerung.

Einerseits ist es eine Region der Kontraste und der Kompromisse: Die Länder des Indischen Subkontinents vereinigen mehr Armut und Reichtum, mehr Intelligenz und Innovationskraft, mehr Tradition und Religiosität, mehr Mystik und mehr Technologie in ihrer Region als irgendein anderer Großraum. Festgefügte soziale Strukturen („Kasten“), die im Einklang mit der Religion und der gelebten und erlebten Wirklichkeit stehen und die sich über Jahrhunderte bewährt haben, spielen eine stabilisierende Rolle zusammen mit dem berechtigten Stolz einer erfolgreichen und zum Teil gut ausgebildeten Bevölkerung auf ihre kulturelle Identität.

Andererseits ist es die Region, in der in einigen dicht besiedelten Gebieten die vorhandenen wirtschaftlichen Ressourcen mit dem Wachstum der Bevölkerung nicht mithalten. Oft greift die traditionelle soziale Regulation für die infolge der Armut neu auftretenden Probleme nicht mehr. In den Megastädten Neu Delhi, Kalkutta, Mumbai (Bombay), Chenai (Madras), Karachi und Dacca geraten überkommene Strukturen und die Versorgung der Bevölkerung aus den Fugen: Stromversorgung, Gesundheitseinrichtungen, Verwaltung und Polizei stehen in solchen Städten, in denen einzelne Slums schon über 50000 Einwohner zählen, vor Problemen, die nicht lösbar sind. So wie ein hoher gesundheitlicher Standard in der Bevölkerung auch von der Infrastruktur abhängt (z.B. Trinkwasserversorgung), so führt der schleichende Verlust funktionierender Grundversorgung zunehmend zu Gesundheitsproblemen, die auch den Reisenden erreichen können.

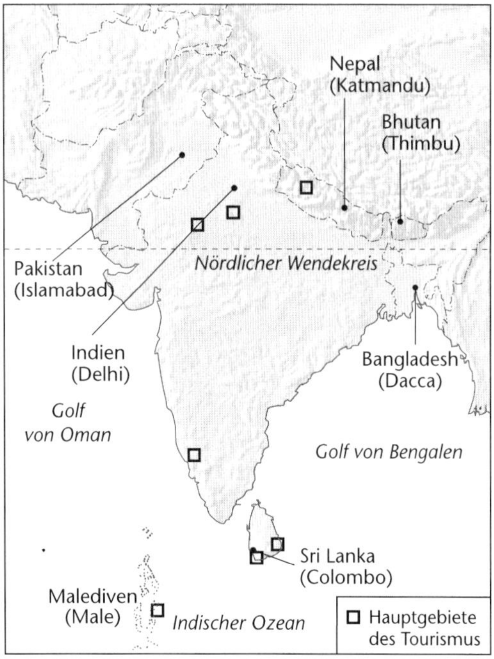

Abbildung 4-8. Der Indische Subkontinent.

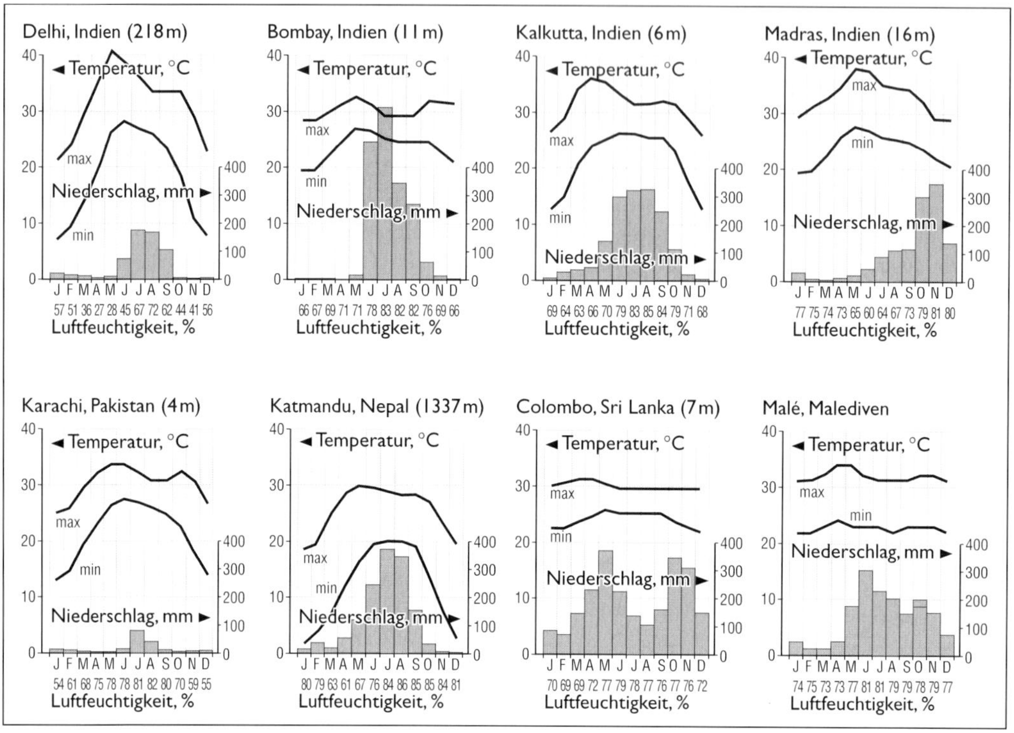

Klimadiagramme zu Kap. 4.2.5

Klimatische Gegebenheiten auf dem Indischen Subkontinent

Mehrere Klimazonen lassen sich in der landschaftlich sehr unterschiedlichen Region unterscheiden (s. Kap. II.2)

- **Heiße Klimazonen mit tropischem Regenklima** gibt es in weiten Teilen Indiens und Bangladeschs sowie in Pakistan, auf Sri Lanka und auf den Malediven.
- **Warmes gemäßigtes Klima** herrscht in den nördlichen Teilen Indiens und Pakistans sowie dem südlichen Teil Nepals vor.
- **Hochgebirgsklima** gibt es im Karakorum Nordpakistans und in den Himalaya-Gebieten Nordindiens, Nepals und Bhutans.

Massentourismus, Bildungsreisen, Selbsterfahrungstrips, Bergtrekking

Auf den Malediven und in den fern der politisch unruhigen Teile Sri Lankas gelegenen Reisegebieten gibt es seit Jahrzehnten einen Massentourismus von Bade- und Tauchurlaubern. Nepal zieht magisch vor allem jüngere Reisende zu oft wochen- oder gar monatelangem Bergtrekking an. Nach Pakistan und Bangladesch reisen vorwiegend Geschäftsleute und Entwicklungshelfer, das Karakorum-Gebiet ist Reiseziel von Wissenschaftlern verschiedener Disziplinen und zunehmend auch für Bergwanderer. Kaschmir ist zzt. eine Krisenregion. Zu den faszinierenden Baudenkmälern, Landschaften und Küsten Indiens machen sich viele Pauschaltouristen auf den Weg; aber auch zahlreiche junge Menschen reisen oft für mehrere Monate unter einfachen Lebensbedingungen mit lokalen Verkehrsmitteln durch dieses Land. Mancher sucht Heil, Erleuchtung und den Abschied von der harten Realität. Mystik erreicht in der Fremde offenbar auch den Reisenden, der sich in der Heimat nur schwer von ihr finden, anrühren und ansprechen lässt. In der Konfrontation mit der offensiven, bunten, exotischen und alle Sinne ansprechenden Religiosität des Hinduismus, im strikteren Regime des Islams mit ebenfalls weitgefächerter Mystik oder in der Zurückgezogenheit buddhistischer Selbstdisziplin sieht der Reisende ein Angebot umfassender Orientierung. Für viele verbindet sich damit die Hoffnung auf weniger psychisches Leid, mehr seelische Ordnung und der Glaube, sich im Unvertrauten fangen und neu orientieren zu können. Das gelingt wohl nie.

Nicht ganz selten macht sich zu Selbsterfahrungstrips auf den Weg, wer schon latente psychische Probleme hat. Dieser Mensch wird unterwegs zusätzliche Schwierigkeiten bekommen, denn solche Probleme blühen erfahrungsgemäß unter tropischer Sonne auf. Auch Drogenabhängige, die sich auf dem Indischen Subkontinent eine billige Versorgung mit ihrem Suchtstoff erhoffen, stellen eine Problemgruppe dar. Neben den einschlägigen Problemen bedingt der Drogenkonsum unterwegs auch eine große Gefährdung im Straßenverkehr – für viele Konsumenten Ursache für schwere Unfälle. Für diese psychisch labile Gruppe unter den Reisenden hat sich ein ganzer Markt von mystischen Orientierungsangeboten herausgebildet: Gurus westlicher „Schüler" dort sind selten arm, aber perfekt in der Kunst, ganze Gruppen von Menschen zu faszinieren. So kommt es bei einer Vielzahl der psychisch wenig stabilen Menschen, die auf dem Indischen Subkontinent reisen, zu einer Verschlimmerung des Krankheitsbildes. In der Fremde, in der die deutschsprachige fachärztliche Versorgung ganz fehlt, können sich deshalb Störungen weiterentwickeln, bis der Reisende endlich der Polizei durch Verfehlungen auffällt und im Gefängnis landet, was für sich allein schon ein erhebliches Gesundheitsrisiko darstellt.

Verkehrsunfälle und Höhenkrankheit

Verkehrsunfälle sind auf dem Indischen Subkontinent für Reisende die häufigste Ursache für Verletzungen und Erkrankungen mit Langzeitfolgen. Die Verkehrssituation ist fremd und gefährlich: Linksverkehr, in den Städten prallvolle, unübersichtliche Straßen, ein Heer von Rikscha- und Three-Wheeler-Fahrern, nicht selten unter Drogen, daneben relativ gute Landstraßen, die zum Schnellfahren verleiten, kein Verlass auf Regeln, Rechte oder Pflichten im Verkehr und mangelnde technische Sicherheit. Die Unfallfolgen sind oft schlimm: Auch wenn das Unfallereignis und die Nachbehandlung überlebt werden, resultieren daraus oft Behinderungen, HIV-Infektionen durch Bluttransfusionen oder chronische Krankheitszustände, die allenfalls mit aufwändigen Rehabilitationsmaßnahmen in der Heimat wieder zu bessern sind.

Reisen in die Hochgebirgsregionen im Himalaja werden immer zahlreicher; entsprechend nimmt die Zahl der Bergunfälle zu. Viele der Unfälle über 3000 m Höhe werden durch Symptome der **Höhenkrankheit** – die gelegentlich mit reduzierter sensorischer Kontrolle, mit verminderter Vigilanz und gestörter Feinmotorik einhergeht, ohne dass der Bergwanderer dies in dem gefährlichen Gelände zunächst registriert – mitverursacht. Abstürze in abgelegener Steinwüste sind dann auch kaum behandelbar, und eine Rettung gelingt bei ohnehin nur selten vorhandenen funktionierenden Rettungsdiensten oft nur unter größten Schwierigkeiten. Ganz abgesehen davon ist die Therapie der Höhenkrankheit in diesem Gebirge oft gar nicht möglich, weil die Talsohle schon 4000 m Höhe aufweist (s. Kap. III.3).

Medizinische Versorgung

Bei der medizinischen Versorgung besteht eine Diskrepanz zwischen den großen Städten und dem Land bzw. den Kleinstädten. Zusätzlich gibt es deutliche Unterschiede zwischen der häufig sehr guten ambulanten Versorgung mit entsprechenden Medikamenten und hohem apparativtechnischem Niveau einerseits und der stationären Betreuung mit häufig unzureichender Pflege andererseits. Während für Reiche z.B. in Neu-Delhi eine Computertomographie oder eine Therapie mit neueren Antibiotika ohne weiteres zur Verfügung stehen, ist die ebenfalls nötige Hygiene im stationären Bereich auch in dieser Millionenstadt nur in wenigen Krankenhäusern ausreichend. Eine medizinische Grundversorgung auf annähernd westlichem Niveau ist in den ländlichen Regionen dieser Länder kaum vorhanden. Oft werden jedoch zu geringen Kosten naturheilkundliche Therapien angeboten, die, obwohl manchmal hilfreich, gelegentlich auch zur Verschlimmerung von Vorerkrankungen oder zum Verzicht auf notwendige „schulmedizinische" Behandlung beitragen. Die foudroyante HIV-Epidemie auf dem Indischen Subkontinent wird auch durch ungetestete, infizierte Bluttransfusionen weiter unterhalten, die meist von verarmten, sogenannten professionellen Spendern gewonnen werden, bei denen in über 10% HIV-Antikörper nachzuweisen sind.

Eine medizinische Grundversorgung zu geringen Kosten mit den wichtigsten Generika ist meist gegeben. Vorsicht vor überalterten, lose verkauften oder der Hitze ausgesetzten Medikamenten und Impfstoffen ist angezeigt: Nicht immer enthält das Medikament, was die Packung verheißt. Jedenfalls sollte ein Patient, der regelmäßig Medikamente benötigt, eigene Arzneimittel aus Europa mitnehmen und auch den generischen Namen seines Medikaments kennen. Für kühl zu lagernde Arzneimittel ist die notwendige Kühlkette oft ein großes Problem schon deshalb, weil Stromausfälle manchen Kühlschrank nur auf lauer Temperatur halten.

In den großen Städten ist die ärztliche Versorgung gut bis sehr gut, aber auch hier ist Scharlatanerie durch sogenannte Quacks weit verbreitet. Bei eigenen Englischkenntnissen besteht kein wesentliches Verständigungsproblem mit Ärzten in den Ländern Südzentralasiens.

Fehlverhalten von Reisenden

Typisches Risikoverhalten von Reisenden – in Indien und anderswo – äußert sich in der Ausübung von Extremsportarten bei mangelndem körperlichen Training, in inadäquater Kleidung sowie in sexuellem Risikoverhalten. Die Faszination für die Kultur lässt manchen Reisenden die einfachsten Prophylaxeregeln schnell vergessen. Wer hier nicht konsequente Hygieneregeln wie Händewaschen vor dem Essen und Trinken beachtet und sich nicht gegen Mückenstiche schützt, der hat außer mit einem Dauerdurchfall auch mit Darmparasiten, unterschiedlichen Fiebererkrankungen, Malaria etc. zu rechnen.

Ausgewählte Infektionskrankheiten auf dem Indischen Subkontinent (Tab. 4-6)

In Südzentralasien mit Ausnahme der Malediven sind viele der besonders in den Tropen vorkommenden Infektionskrankheiten vertreten. Nicht vorhanden sind z.B. Bilharziose, Trypanosomiasis, Onchozerkose und Gelbfieber. Trotz des vielgestaltigen Spektrums an Infektionskrankheiten besteht für Reisende außer fäkal-oraler Infektionen bei vernünftigem Verhalten ein nur relativ geringes Ansteckungsrisiko.

Amöbiasis (s. Kap. IV.4.2.1)

In allen Ländern der Region, die Malediven ausgenommen, besteht eine hohe Prävalenz von Infektionen mit E. histolytica, z.B. in Nepal von mehr als 5%, im Nordwesten Indiens von mehr als 10% und im Süden Indiens und in Bangladesch von bis zu 50%. Importierte invasive Formen wie Amöbenleberabszess werden bei Reisenden in diese Gebiete nicht ganz selten diagnostiziert.

Bakterielle Enteritiden (s. Kap. IV.4.4)

Erkrankungen durch Salmonellen, Shigellen, pathogene E. coli und Yersinien sind häufig. Bei zahlreichen Antibiotikaresistenzen sind die Chinolone am besten wirksam.

Tabelle 4-6. Schwerpunktmäßiges Vorkommen von Infektionskrankheiten in Südzentralasien (Indischer Subkontinent)

Krankheit	**Vorkommen (Land)**	**Übertragung durch Nahrungsmittel oder Wasser**	**Übertragung durch Insekten/andere Tiere**	**andere Infektionswege**
Amöbiasis	alle (kaum: M)	+	mechanisch durch Fliegen	Schmierinfektion
Bakterielle Enteritis	alle	+	mechanisch durch Fliegen	Schmierinfektion
Brucellose	I, S	Milch, Milchprodukte, rohes Fleisch		
Cholera	B, I, N, P, S	+		Schmierinfektion
Dengue-Fieber	alle außer P		+ (Mücken)	
Echinokokkose	alle außer M	rohes Fleisch		
Filariose, lymphatische	alle außer P		+ (Mücken)	
Hepatitis A	alle	+		Schmierinfektion
Hepatitis B	alle			Sexualkontakt, engster sonstiger Kontakt, Blutübertragung
HIV/AIDS	alle			Sexualkontakt Blutübertragung
Japanische Enzephalitis	B, I, N, S		+ (Mücken)	
Leishmaniosen	B, I, N, P		+ (Mücken)	
Malaria	B, I, N, P, S		+ (Anopheles-Mücken)	
Meningokokkenmeningitis	alle			Tröpfcheninfektion
Tollwut	alle			Bissverletzung und Speichelkontakt
Typhus abdominalis	alle	+		Schmierinfektion

alle = alle Länder der Region, B = Bangladesch, I = Indien, M = Malediven, N = Nepal, P = Pakistan, S = Sri Lanka

Brucellose (s. Kap. III.7)

Im Nordwesten Indiens sowie auf Sri Lanka kommt die Brucellose sporadisch vor. Eine Bedrohung für Reisende besteht nicht.

Cholera (s. Kap. IV.4.14.7)

Die Cholera kommt in allen Ländern der Region mit Ausnahme der Malediven endemisch vor. Bei entsprechender Nahrungsmittel- und Trinkwasserhygiene sind Reisende durch diese Erkrankung nicht bedroht. Auf eine Impfung kann in der Regel verzichtet werden.

Dengue-Fieber (s. Kap. IV.4.11)

Das Dengue-Fieber ist in der Region einschließlich der Malediven weit verbreitet; eine Ausnahme bildet Pakistan, von wo es keine Meldungen über diese Krankheit gibt. Ein guter Schutz vor Insektenstichen verhindert diese wie andere durch Mücken übertragene Infektionen (s. Kap. II.8.2).

Echinokokkose (s. Kap. IV.4.12.3)

Während die zystische Echinokokkose in der ganzen Region mit Ausnahme der Malediven vorkommt, beschränkt sich das Vorkommen der alveolären Echinokokkose auf die nördlichen Gebiete Indiens (Kaschmir). Für Touristen stellen beide Erkrankungsarten keine Bedrohung dar.

Filariose, lymphatische (s. Kap. IV.4.12.2)

Infektionen durch W. bancrofti kommen bis auf Pakistan in allen Ländern der Region vor, Infektionen durch B. malayi dagegen sporadisch nur in Indien (Orissa, Kerala, Assam). Das Infektionsrisiko für Reisende ist, insbesondere wenn eine sorgfältige Expositionsprophylaxe betrieben wird, extrem gering.

Hepatitiden (s. Kap. IV.4.6)

Hepatitiden sind in der ganzen Region weitverbreitet. Die Seroprävalenzen von Hepatitis-A-Antikörpern bei Erwachsenen schwanken in den einzelnen Ländern von etwa 30% (Malediven) bis zu 100% (Bangladesch). Die Seroprävalenz für Hepatitis B schwankt in der Region bei Gesunden von unter 1% auf den Malediven bis zu 5% in den anderen Ländern. Die Übertragung der Hepatitis B erfolgt meist auf sexuellem Weg, aber auch durch nicht ausreichend desinfizierte Instrumente von Ärzten und Wundheilern sowie durch rituelle Verletzungen, Tätowierungen und Piercing. Für Reisende besteht bei entsprechender Exposition ein nicht unerhebliches Infektionsrisiko sowohl für Hepatitis B als auch für Hepatitis A.

HIV/AIDS (s. Kap. IV.4.8)

In den Ländern dieser Region, besonders in Indien, ist während der letzten Jahre ein starker Anstieg der HIV-Infektionen und AIDS-Erkrankungen zu verzeichnen. Weit überwiegend erfolgt die Verbreitung durch heterosexuelle Kontakte, wegen oft fehlender Testung von Blutkonserven aber auch durch Transfusionen. Für Reisende besteht, insbesondere bei sexuellen Kontakten mit Prostituierten, ein hohes Infektionsrisiko. Von den Malediven wurden bisher nur vereinzelte Infektionen gemeldet.

Japanische Enzephalitis (s. Kap. IV.4.10.2)

Ein Infektionsrisiko mit dieser Virus-Enzephalitis besteht für Reisende und Berufstätige in ländlichen Regionen im größten Teil Indiens außer der nordöstlichen Provinzen, in den südlichen Teilen Nepals, in Bangladesch und in Sri Lanka. Bei entsprechendem Expositionsrisiko kann durch eine aktive Impfung ein guter Schutz erzielt werden (s. Kap. II.8.1.11)

Leishmaniosen (s. Kap. IV.4.13)

Die viszerale Leishmaniasis (Kala-Azar) kommt vor allem im Nordosten und Nordwesten Indiens vor, ebenso wie in Bangladesch und sporadisch in Pakistan. Herde der kutanen Leishmaniasis gibt es nur ganz sporadisch im Westen Indiens und in Südpakistan. Reisende, die einen effektiven Mückenschutz betreiben, sind durch diese Erkrankung kaum bedroht.

Malaria (s. Kap. IV.4.1)

Malaria tertiana und Malaria tropica kommen mit etwa gleicher Häufigkeit in der ganzen Region mit Ausnahme der Malediven und der über 2000 m hoch gelegenen Teile Nepals, Indiens und Pakistans vor. Resistenzen von P. falciparum gegen Chloroquin sind bekannt. Malaria ist auch in den Außenbezirken der großen Städte anzutreffen. Eine sorgfältige Expositionsprophylaxe sollte durchgeführt werden und auf geeignete Standby-Maßnahmen hingewiesen werden (s. Kap. II.8.2 und 8.3.1).

Tollwut (s. Kap. IV.4.14.2)

Tollwut ist eine auf dem Indischen Subkontinent sehr häufig vorkommende Erkrankung. Über 30000 Menschen sterben allein in Indien jährlich an dieser Erkrankung – sowohl in Städten wie in ländlichen Gebieten. Hauptüberträger sind streunende Hunde. Zumindest für längere Reisen und Langzeitaufenthalte in dieser Region empfiehlt sich eine Tollwutschutzimpfung. Die Malediven sind tollwutfrei.

Typhus abdominalis (s. Kap. IV.4.3)

Typhus kommt in der ganzen Region mit einer Inzidenz von mehr als 1 Erkrankung pro 1000 Einwohner vor; lediglich auf den Malediven ist die Erkrankung sehr viel seltener. Gefährdet sind besonders Reisende unter eingeschränkten hygienischen Bedingungen. Pauschaltouristen in guten Hotels sind kaum gefährdet. Je nach Reisestil sollte eine Schutzimpfung, die einen Typhus keinesfalls mit hundertprozentiger Sicherheit verhüten kann, angeraten werden.

Indien verstehen zu wollen, heißt…

Der Reisende, der sich „auf Indien einlässt", die Region bereist, die Kulturdenkmäler bestaunt und seine Küche, seine Landschaften und seine Kultur genießt, findet oft den Weg über das Staunen zur Bewunderung und weiter bis hin zu unkritischem Enthusiasmus. Er vergisst dabei schnell grundlegende Vorsichtsmaßnahmen wie Mückenschutz und Hygiene. Der Durchfall wird sehr oft zum prägenden Ferienerlebnis in dieser Region. Manch Reisender, der in teuren Hotelpalästen schläft, das Elend der Kastenlosen nur optisch streift und diese Eindrücke dann rasch und trotzig verdrängt, und so mancher Rucksacktourist wird gar nicht so selten noch unterwegs oder erst später krank. Er konnte alle Dienstleistungen bezahlen, hat auf eine gewisse Hygiene beim Essen und Trinken geachtet und hat sich doch infiziert. Durchfälle (Lamblien, Shigellen, Salmonellen, EHEC), Hepatitis A oder E, Dengue-Fieber und HIV sind Gefahren, die in vielen Reiseländern der Erde eine große Rolle spielen, selten aber in demselben Ausmaß wie auf dem Indischen Subkontinent. Und dann setzt noch der Gestank aus den Zweitaktmotoren der Kleintaxis und Kleintransporter und der alltägliche Smog der Megastädte den Atemwegen der Reisenden zu, die dabei bemerken, dass sie wirkliche Umweltprobleme bislang doch nur aus der Zeitung kannten. Nach Rückkehr glaubt mancher, die Region zu verstehen und war doch nur ein flüchtiger ungeschickter Zaungast der fremden Szenerie: Der Boden für Vorurteile ist dann geebnet, eine Distanz festgeschrieben und durch Bewunderung oder Ablehnung häufig der Weg zum Verstehen verbaut. Indien verstehen zu wollen, heißt auch, sich selbst überschätzen; bereits der Versuch des Verstehens ist ein Erfolg.

Gesundheitliche Vorbeugemaßnahmen bei Reisen nach Südzentralasien:

- ❑ Mitnahme eines ausreichenden Vorrats regelmäßig benötigter Medikamente sowie einer Reiseapotheke (s. Kap. VI.3).
- ❑ Abschluss einer Auslandskranken- und -unfallversicherung einschließlich Rückholversicherung.
- ❑ Ausreichender Impfschutz (Tetanus, Diphtherie, Poliomyelitis, Hepatitis A und B, Tollwut, eventuell Typhus, Meningokokkenmeningitis und Japanische Enzephalitis).
- ❑ Mitnahme von Impf- und Notfallausweis, nach Möglichkeit mit eingetragener Blutgruppe.
- ❑ Beachtung von Vorsichtsmaßnahmen zur Vermeidung von Unfällen, insbesondere von Verkehrsunfällen

☞

(s. Kap. III.13) und Tauchunfällen (s. Kap. II.3.2.2).

- Verzicht auf sexuelles Risikoverhalten zum Schutz vor sexuell übertragenen Erkrankungen, insbesondere auch wegen der hohen HIV-Durchseuchung der Bevölkerung (s. Kap. IV.4.7 und 4.8).
- Vermeidung von Infektionen durch kontaminierte Nahrungsmittel oder Trinkwasser durch sorgfältige und bewusste Hygienemaßnahmen (s. Kap. III.5).
- Vermeidung insektenübertragener Erkrankungen durch Expositionsprophylaxe (s. Kap. II.8.2) und durch Chemoprophylaxe gegen Malaria (s. Kap. II.8.3.1); frühzeitige Maßnahmen bei Auftreten malariaverdächtiger Krankheitszeichen (s. Kap. III.7).
- Auf Barfußlaufen verzichten zur Verhinderung von Ankylostomiasis, Strongyloidiasis und Larva migrans cutanea (s. Kap. IV.4.12.3).
- Schutz vor starker Sonneneinstrahlung, insbesondere an Meeresstränden (s. Kap. III.1).
- Sorgfältige Vorbereitung bei geplantem Bergtrekking im Himalaya und Karakorum (s. Kap. II.3.2.1 und III.3).

Weiterführende Literatur

Cook, G.C. and A. Zumla (ed.): Manson's Tropical Diseases, 21st ed. Saunders, London 2003.

Knobloch, J.: Tropen- und Reisemedizin, 1. Auflg. Fischer, Jena 1996.

Kröger, E., K.Volkmer, B. Zieger: CRM-Handbuch zur Reisemedizinischen Beratung. Aktueller Reisemedizinischer Informationsservice, 35. Ausg., Centrum für Reisemedizin, Düsseldorf 2005.

Stürchler, D.: Endemic Areas of Tropical Infections. Huber, Stuttgart 1988.

WHO: International Travel and Health. WHO, Genf 2005.

WHO: Weekly Epidemiological Record. WHO Genf.

Zielonka, M. von: Reisen und Infektionsrisiko. Schwer, Stuttgart 1990.

4.2.6 Südostasien und Pazifik

REINHARD KRIPPNER

Südostasien (Abb. 4-9) erfreut sich in den letzten zwanzig Jahren als Reiseziel einer stark zunehmenden Beliebtheit. „Land des Lächelns", „Reich der zehntausend Inseln" und ähnliche exotische Bezeichnungen ziehen Millionen von Touristen, darunter viele Deutsche, nach Thailand, Malaysia, Singapur, Indonesien und auf die Philippinen. Seit der Öffnung der anderen Länder der Region suchen sich immer mehr Reisende Vietnam, Kambodscha, Myanmar und Laos als Ziel aus. Ozeanien und der pazifische Raum hingegen werden zur Zeit nur von einer Minderheit europäischer Touristen bereist. Nicht zu vergessen sind auch die Europäer, die in den Metropolen Südostasiens leben und beruflich oder im Urlaub in der Region reisen. Neben der Umstellung auf das tropisch feuchtheiße Klima gefährden vor allem Infektionskrankheiten die Gesundheit der Reisenden. Jedoch soll auch an andere Gesundheitsgefahren gedacht werden, wie sie z. B. beim Tauchen oder Trekking entstehen können und nicht selten vom Betroffenen durch leichtsinniges Verhalten heraufbeschworen werden.

Die in den Kapiteln IV.4.1–12 aufgeführten wichtigsten Tropen- und Reisekrankheiten kommen alle auch im hier besprochenen geographischen Bereich vor; sehr selten importierte Infektionskrankheiten werden in Kapitel IV.4.14 besprochen. Im Folgenden wird die Verbreitung der wichtigsten Infektionskrankheiten in alphabetischer Reihenfolge abgehandelt (s. Tab. 4.6)

Ausgewählte Infektionskrankheiten in Südostasien und im Pazifik (Tab. 4-7)

Amöbiasis (s. Kap. IV.4.2.1)

Für verschiedene Länder Südostasiens werden Trägerraten (das heißt Nachweis von Amöbenzysten im Stuhl) zwischen 1 und

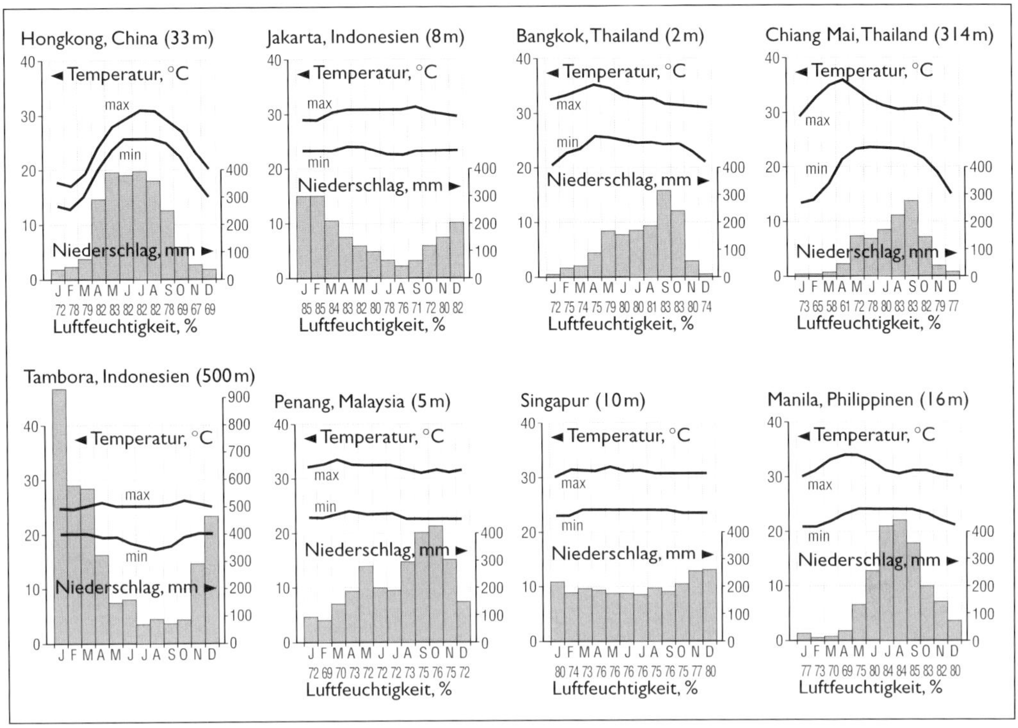

Klimadiagramme zu Kap. 4.2.6

8% der untersuchten Populationen angegeben. Invasive Amöbiasis als Amöbenruhr oder Amöbenleberabszess kommt sporadisch bei Reisenden oder bei in der Region lebenden Europäern vor.

Bakterielle Enteritis (s. Kap. IV.4.4)

Kaum ein Reisender bleibt von einer Durchfallerkrankung verschont. Untersuchungen bei **ausländischen Patienten** mit Reisediarrhö in Thailand ergaben **Campylobacter jejuni, enterotoxogene Escherichia coli** (ETEC) und **Salmonellen** als die häufigsten Erreger. Bei **einheimischen Patienten** mit Dysenterie **Shigella** (vor allem S. flexneri), **Vibrio parahaemolyticus, Salmonella** und **enteroinvasive Escherichia coli** (EIEC). Antibiotikaresistenzen der Erreger stellen ein Problem dar. **Chinolone** zeigen derzeit die beste Wirksamkeit; in Thailand wurden jedoch bei ca. 80% der Infektionen mit Campylobacter jejuni Fluorchinolon-Resistenzen festgestellt.

Cholera – in allen Ländern Südostasiens endemisch (s. Kap. IV.4.14.7)

Die siebte Cholerapandemie (Vibrio cholerae O 1 Biotyp El Tor) begann 1961 auf der Insel Sulawesi (Indonesien). Cholera ist in allen Ländern Südostasiens und zahlreichen Inseln des Pazifik endemisch mit wiederkehrenden regionalen Epidemien. Die der WHO gemeldeten Fallzahlen (im Jahr 2002 in Asien 4409 Erkrankungen) spiegeln nicht im geringsten die reale Situation wider. Oft wird nicht an die WHO berichtet, kleinere lokale Durchfallepidemien werden nicht untersucht oder das Vorkommen wird verschwiegen, um den Tourismus nicht zu gefährden.

Der 1992/93 in Indien und Bangladesch entdeckte neue Choleraerreger O 139, der inzwischen auch in den Nachbarländern nachgewiesen wurde, unterscheidet sich im Krankheitsverlauf nicht vom Biotyp El Tor. Reisende sind von dieser Erkrankung kaum betroffen.

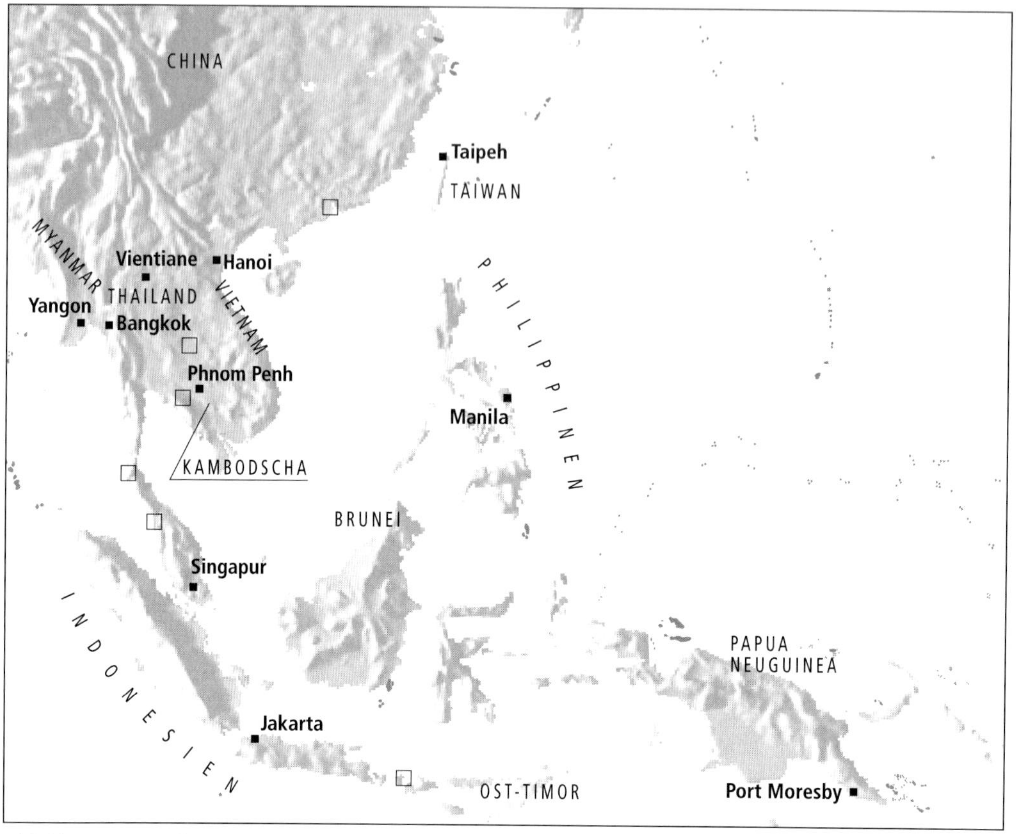

Abbildung 4-9. Südostasien und Pazifik

Cyclosporiasis (s. Kap. IV.4.2.3)

Einzelerkrankungen durch diesen noch relativ wenig bekannten Protozoen wurden bisher aus Indonesien, Kambodscha, Laos, Malaysia, Thailand, Papua-Neuguinea, von den Solomonen und aus Australien berichtet. In der indonesischen Hauptstadt Jakarta fand sich der Erreger bei 20 (12,4%) von 161 europäischen Patienten mit abdominellen Beschwerden. Alle mit Cyclospora infizierten Patienten litten unter Diarrhö.

Dengue-Fieber – erhebliche Morbidität (s. Kap. IV.4.11)

Das Dengue-Fieber in seiner hämorrhagischen Verlaufsform stellt in allen Ländern Südostasiens ein erhebliches Gesundheitsproblem dar. Auch im pazifischen Raum (Fidschi, Französisch Polynesien, Neukaledonien, Samoa, Tonga, Vanuatu) und in Queensland (Australien) ist es endemisch mit wiederkehrenden Epidemien.

Die Erkrankung tritt in den Ländern Südostasiens das ganze Jahr über auf mit Übertragungsspitzen während der **Regenzeit**, die in zahlreichen Ländern auf die Monate Mai bis Oktober, die Hauptreisezeit für Touristen, fällt. Auch Reisende erkranken nicht so selten an Dengue-Fieber (s. Kap. IV.4.11).

Fasziolose (s. Kap. IV.4.12.3)

Fasciola gigantica, der Rinderleberegel, kommt vereinzelt in Thailand vor. Für die Bevölkerung dieser Erdregion ist die gesundheitliche Bedeutung der Fasziolose gering.

Fleckfieber
(siehe Abschnitt Tsutsugamushi-Fieber)

Gnathostomiasis (s. Kap. IV.4.12.3)

Diese Nematodeninfektion wird durch Larven von Gnathostoma spinigerum hervorgerufen und geht mit einer subkutanen und viszeralen Larva-migrans-Symptomatik einher. Je nach Organbefall kann es zu abdominellen und pulmonalen Beschwerden, okulären Schädigungen und bei zerebraler Gnathostomiasis zu schweren zentralnervösen Ausfällen kommen.

Die Infektion, die in vielen Teilen Südostasiens vorkommt, kann von Reisenden durch ungenügend gekochte Fischgerichte, aber auch durch den Verzehr von ungarem Geflügel, Fröschen und selten durch Schweinefleisch erworben werden. Über Einzelfälle von Erkrankungen bei Reisenden wurde erst kürzlich berichtet.

Hepatitis A, B – weit verbreitet
(s. Kap. IV.4.6)

Anhand von Antikörperuntersuchungen in Südostasien wurde nachgewiesen, dass praktisch alle Bewohner im Lauf ihres Lebens eine Hepatitis-A-Infektion durchmachen. Mit Verbesserung des Lebensstandards und der Hygiene verschiebt sich in manchen Ländern der Erwerb der Immunität ins Jugendalter oder später. Dies begünstigt Epidemien mit klinisch apparenten Infektionen.

Die Prävalenzen von HBs-Antigen-Trägern als Indikator für die Häufigkeit von Hepatitis B liegen in Südostasien zwischen 6% (Singapur) und 8–14% (Indonesien, Thailand, Philippinen, Myanmar, Kambodscha, Vietnam) in der normalen Bevölkerung oder bei Blutspendern, in Risikogruppen noch höher. Erkrankungen unter Reisenden sollten auf Grund der gut verträglichen und wirksamen Impfung gegen Hepatitis A und B nur noch die Ausnahme darstellen.

Hepatitis C und E – bisher nur wenige epidemiologische Untersuchungen
(s. Kap. IV.4.6)

Wenig untersucht ist bisher das Vorkommen von Hepatitis C. Antikörper wurden in 0,9–3,1% bei Blutspendern und schwangeren Frauen gefunden (Philippinen, Thailand, Indonesien), in Kambodscha bei 4–9% der gesunden Erwachsenen.

Epidemiologische Untersuchungen über Hepatitis E stehen noch ganz am Anfang. In West-Kalimantan (Indonesien) konnte eine Region identifiziert werden, in der das Virus endemisch ist und 1987 und 1991 Epidemien auftraten. Sporadisch wurde über Hepatitis-E-Erkrankungen bei Reisenden berichtet.

HIV und Sextourismus
(s. Kap. II.5.3 und IV.4.8)

Innerhalb weniger Jahre hat sich HIV massiv in Südostasien ausgebreitet. Stand zunächst Thailand im Mittelpunkt, das sich sehr intensiv und beispielhaft mit dem Problem auseinandersetzt, so rücken immer mehr auch die Nachbarländer wie Kambodscha, Malaysia, Myanmar und Vietnam in den Mittelpunkt. Prognosen gehen davon aus, dass diese Region bezüglich der HIV-Ausbreitung Afrika überholen wird.

Der Sextourismus nach Südostasien scheint nach wie vor zu blühen und sich auf die genannten Nachbarländer Thailands auszudehnen. Die HIV-Ausbreitung hatte hier offensichtlich keinen bremsenden Effekt.

Japanische Enzephalitis (s. Kap. IV.4.10.2)

Statistiken der einzelnen Länder kranken daran, dass sie die Japanische Enzephalitis meist nicht separat, sondern zusammen mit anderen Enzephalitiden als „encephalitic syndrome" erfassen. Die saisonale Häufung während der Regenzeit – im nördlichen Südostasien meist Mai bis September mit Höhepunkten im Juni/Juli – legt dann den Verdacht auf das Japanische Enzephalitis-Virus als Ursache nahe.

In Nord- und Nordostthailand, insbesondere im Chiang-Mai-Tal, im nördlichen Vietnam in der Region Hanoi und im Deltabereich des Roten Flusses zeigt die Infektion oben genanntes epidemisches Verhalten. Keine aktuellen Daten liegen aus Myanmar vor, wo in den siebziger Jahren Epidemien vor allem im Shan-Staat auftraten. In Kambodscha häufen sich die Erkrankungen von Oktober bis Dezember. In Laos befinden sich epidemiologische

Untersuchungen noch in der Anfangsphase.

Im südlichen Vietnam, insbesondere im Mekongdelta, in Malaysia, in Singapur, auf den Philippinen und in Indonesien (Insel Bali) treten die Erkrankungen sporadisch und das ganze Jahr über auf.

Nipah-Virus Enzephalitis

1998 beunruhigte in Malaysia eine Enzephalitis-Epidemie unter Schweinezüchtern mit hoher Sterblichkeit, die initial für Japanische Enzephalitis gehalten wurde. 1999 trat ein kleiner Ausbruch auf einem Schlachthof in Singapur auf. Als Erreger konnte schließlich das Nipah-Virus (ein Paramyxovirus) identifiziert werden, das durch direkten Kontakt mit infizierten Tieren, insbesondere Schweinen, übertragen wird. Bei einem Ausbruch in Bangladesch Anfang 2004 fand sich keine epidemiologische Assoziation zu Kontakt mit Schweinen. Als Erregerreservoir wird eine Fledermausart (fruit bat) angesehen. Von Fledermäusen kontaminierte Früchte waren möglicherweise die Infektionsquelle in Bangladesch. Für Reisende stellt diese Infektion kein Risiko dar.

Lymphatische Filariose (s. Kap. IV.4.12.2)

Wuchereria bancrofti, **Brugia malayi** und regional begrenzt **Brugia timori** (Indonesien) kommen in Südostasien und auf zahlreichen Inseln im Pazifik als Verursacher der lymphatischen Filariose vor. Je nach Erregerart findet sich die Erkrankung mehr in ländlichen oder städtischen Gebieten. Erkrankungen unter Reisenden dürften extrem selten sein. Der Verfasser konnte allerdings in einem Fall eine pulmonale Verlaufsform (tropische pulmonale Eosinophilie) bei einem in Malaysia lebenden Europäer diagnostizieren.

Leptospirose (s. Kap. IV.4.14.10)

Die Infektion ist in ganz Südostasien endemisch und gehört dort bei Fieber unklarer Genese zu den häufigeren Ursachen. Bei Reiserückkehrern mit entsprechender Symptomatik sollte eine Anamnese mit Waten, Schwimmen, Kanufahrten in potentiell leptospirenverseuchten Gewässern oder Dschungeltouren Südostasiens an diese Erkrankung denken lassen. Dass dies durchaus ein Risiko für Abenteuerreisende darstellt, zeigte ein Ausbruch unter den Teilnehmern an der Eco-Challenge auf Borneo im Jahr 2000, einem internationalen Wettkampf verschiedener aufeinander folgender Ausdauersportarten.

Malaria – ein Problem vor allem ländlicher Regionen und der Grenzgebiete
(s. Kap. IV.4.1)

Die Malaria stellt in zahlreichen Ländern Südostasiens, Ozeaniens und des Pazifiks ein erhebliches Gesundheitsproblem dar. Die Übertragung findet in den meisten Ländern das ganze Jahr über statt, mit Maximum während der Regenzeit. Der Anteil an Malaria tropica (**Plasmodium falciparum**) liegt regionsabhängig zwischen ca. 50 und 95%. In allen Ländern sind in sehr unterschiedlichem Ausmaß eine Chloroquinresistenz und zum Teil auch eine Mehrfachresistenz von **Plasmodium falciparum** anzutreffen. Die höchsten Resistenzraten finden sich an der thailändisch-kambodschanischen und thailändisch-burmesischen Grenze. Wegen der erheblichen Mefloquinresistenz werden für diese Gebiete Doxycyclin oder Atovaquon+Proguanil zur medikamentösen Prophylaxe empfohlen.

Chloroquinresistenz von **Plasmodium vivax** (Malaria tertiana) wurde bisher nur von Papua-Neuguinea und dem benachbarten Irian Jaya (Indonesien), von Vanuatu, der Insel Nias (Indonesien) und Myanmar berichtet.

Einige Länder sind malariafrei, das heißt, im Land findet keine Malariaübertragung statt.

Als **malariafrei** gelten in Südostasien, Ozeanien und Pazifik:
Singapur und Hauptstädte Südostasiens
Brunei
Amerikanisch Samoa
Französisch Polynesien
Neukaledonien
Samoa
☞

Wake
Christmas Islands
Marshall-Inseln
Niue
Tahiti
Cook-Inseln
Mikronesien
Nord-Marianen
Tonga
Fiji
Nauru
Pitcairn-Inseln
Tuvalu.

Oft gelten die Zentren größerer, manchmal auch kleinerer Städte als malariafrei. Dies schließt allerdings eine Malariaübertragung in den Randbezirken nicht immer aus.

Die lokalen Besonderheiten der nachfolgend aufgeführten Länder können eine Entscheidungshilfe bei der Beratung hinsichtlich Malariaprophylaxe sein.

Myanmar (Burma)

Die Malariaübertragung findet mit Ausnahme des Karen-Staates (hier ganzjährig) in den meisten Provinzen saisonal von März/April bis Dezember und in der Regel bis zu einer Höhe von 1000 m statt. Die Stadtgebiete von Yangon und Mandalay gelten als malariafrei. An den Touristenorten Pindaya Caves, Inle Lake und am Strand von Sandoway besteht ein Malariainfektionsrisiko.

Indonesien

Java und Bali: Ganzjährige, nur geringe Übertragungsraten in weiten Teilen beider Inseln. Jakarta, die größeren Städte und die Haupttouristenzentren gelten als malariafrei.

Außerhalb Javas und Balis: Nusa Tenggara Timur (östlicher Teil der Kleinen Sundainseln), die Molukken, Irian Jaya, Nord- und Zentral-Sulawesi, West-Kalimantan und Ost-Timor haben das höchste Malariavorkommen. Auf Sumatra sind vor allem der Norden sowie die Insel Riau und die Insel Nias vor der Westküste (zunehmende Touristenattraktion und Surferparadies) betroffen.

Malariaerkrankungen bei Touristen kommen immer wieder nach Abstechern und Kurzaufenthalten auf Lombok, der Nachbarinsel von Bali, vor.

Kambodscha

Ganzjährige Übertragung in weiten Teilen des Landes. Phnom Penh, ein Großteil der Reisanbaugebiete um den See Tonle Sap, die Südostprovinzen und das Städtchen Siem Reap nahe den Tempeln von Angkor Wat gelten als malariafrei, oder es besteht zumindest nur ein geringes Infektionsrisiko.

Der Besuch der Tempelanlagen um Angkor Wat gestaltet sich oft als Eintagesreise, selten als Reise mit mehr als zwei Übernachtungen, weshalb das Infektionsrisiko als gering einzuschätzen ist.

Laos

Malaria tritt das ganze Jahr über im ganzen Land und vor allem im Bergland auf. Die Hauptstadt Vientiane gilt als malariafrei.

Malaysia

Rund drei Viertel aller Malariaerkrankungen entfallen auf Sabah (Borneo), knapp ein Viertel auf die Malayische Halbinsel und ein geringer Rest auf Sarawak (Borneo) mit jeweils ganzjähriger Übertragung. Betroffen ist das Hinterland: die Küstenstreifen und die Städte sind dagegen malariafrei. Die auf Borneo von Touristen häufig gewählte Route Kuching, Kota Kinabalu und Fahrt zum Mount Kinabalu dürfte ohne weitere Rundreise in Sabah nur ein geringes Infektionsrisiko beinhalten.

Papua-Neuguinea

Im ganzen Land einschließlich der Hauptstadt Port Moresby besteht unterhalb 1800 m ein ganzjährig hohes Malariarisiko mit den höchsten Infektionsraten in den Monaten Februar/März und Oktober/November.

Philippinen

Malaria wird das ganze Jahr, mit Zunahme in den Monaten März/April und Oktober/November, übertragen. Nur die

Hauptstadt Manila, die Provinzen Cebu, Bohol, Cantanduanes und die Touristenzentren (ausgenommen auf der Insel Palawan!) gelten als malariafrei. Auch in anderen Stadtgebieten, den Ebenen und in Höhen über ca. 900 m besteht praktisch kein Infektionsrisiko.

Salomonen

Eine Malariaübertragung findet mit Ausnahme einiger Inseln im Osten und Süden das ganze Jahr über statt.

Thailand

Fast 70% aller registrierten Malariafälle treten in den Grenzgebieten zu Myanmar (vor allem in den Provinzen Mae Hong Song, Tak, Kanchanaburi, Ratchaburi, Prajuab Kirikhan) und zu Kambodscha (besonders in den Provinzen Trat, Chantaburi, Prajeenburi) auf. Bangkok und die bekannten Touristengebiete, wie z.B. Chieng Mai, Chien Rai, Pattaya, die Inseln Phuket und Ko Samui, sind malariafrei.

Vanuatu

Eine Malariaübertragung ist das ganze Jahr über anzutreffen.

Vietnam

Malaria tritt mit geringem bis mäßigem Infektionsrisiko fast im ganzen Land auf, vor allem im Hochland und in den Grenzgebieten zu den Nachbarländern. Im Norden nimmt die Häufigkeit der Infektionen während der kühleren Monate (Oktober bis April) ab, im Süden besteht ganzjährig ein Malariarisiko mit Zunahme in der Regenzeit.

Die größeren Städte gelten als malariafrei, ebenso das Delta des Roten Flusses und das Küstengebiet nördlich Nha Trang.

> Die Entscheidung für oder gegen eine medikamentöse Malariaprophylaxe wird auch vom Sicherheitsbedürfnis des einzelnen Reisenden beeinflusst. Will der Reisende keinerlei Risiko eingehen, so wird man eher geneigt sein, eine medikamentöse Vorbeugung auch für Gegenden Südostasiens mit geringer Übertragung zu empfehlen, obwohl bei konsequenter Vorbeugung gegen Moskitostiche das vorhandene Restrisiko der Erkrankung mit Ausnahme von wenigen Regionen Thailands und Indonesiens (s.o.) vermutlich kaum noch relevant sein dürfte.

Melioidose

> Durch gramnegative **Burkholderia pseudomallei** verursachte Infektion, die subakut mit Abszessbildung in der Subkutis oder in Organen, als eine der chronischen Tuberkulose ähnliche Erkrankung oder als Septikämie verlaufen kann.

Die Melioidose ist in Südostasien, Neuguinea und Nordaustralien (Seroprävalenzen zwischen 1 und 16%) endemisch. Subklinische Infektionen scheinen nicht selten zu sein. Im nördlichen Thailand ist die Erkrankung durchaus noch von Bedeutung und hat eine nicht unerhebliche Mortalität. Kontakt mit kontaminiertem Wasser und Schlamm sowie Inhalation führen zur Infektion. Selten wurden Einzelfälle bei Reisenden berichtet.

Opisthorchiasis – Gerichte mit rohem Fisch meiden (s. Kap. IV.4.12.3)

Opisthorchiasis tritt in Südostasien regional nur sehr begrenzt in Laos, Kambodscha und in Nordostthailand auf. In dieser Region, wo Schätzungen von bis zu sieben Millionen Infizierter ausgehen, ist die Opisthorchiasis die häufigste Ursache von Cholangiokarzinomen.

Der verwandte Leberegel, **Clonorchis sinensis**, kommt im Bereich von Hanoi, Vietnam vor.

Aus rohem Süßwasserfisch zubereitete Nationalgerichte und roher gesalzener Fisch stellen wesentliche dieser Trematoden-Infektionen dar.

Infektionsgefährdet sind am ehesten Personen, die länger im Lande leben (z.B. Entwicklungshelfer) und bei Einladungen aus Höflichkeit ein angebotenes Gericht nicht ablehnen möchten.

Paragonimiasis (s. Kap. IV.4.12.3)

Endemiezonen mit Prävalenzen bis 12,5% sind das nördliche und zentrale Thailand, Laos und die Inseln Luzon und Mindanao der Philippinen. Vereinzelte Lungenegel-Erkrankungen wurden auch aus anderen Ländern Südostasiens berichtet.

Pest (s. Kap. IV.4.14.8)

Pestherde sind bekannt in Myanmar, Indonesien und Vietnam. Wegen des lokalisierten Vorkommens spielen sie für die Reisemedizin jedoch keine Rolle.

SARS und durch Influenzaviren hervorgerufene Erkrankungen – zukünftige Gefährdung schwer einzuschätzen

Mit dem Ausbruch der SARS-Epidemie (s. Kap. IV.4.9.1), die von Südchina ausgehend im Frühjahr 2003 auch Länder wie Vietnam und Singapur erfasst hatte, kam es in südostasiatischen Reiseregionen zu einem erheblichen Rückgang von Besuchern aus dem Ausland. Nachdem die SARS-Erkrankungswelle, abgesehen von späteren Einzelerkrankungen, eingedämmt werden konnte, machte Ende 2003 der Ausbruch der Influenza A (H5N1) in Geflügelfarmen dieser Region Schlagzeilen. Diese sog. „Vogelgrippe" führte in China, Indonesien, Japan, Kambodscha, Laos, Südkorea, Thailand und Vietnam zum Massensterben von Geflügel (meist Hühner). Beim Menschen wurden die Übertragung und Erkrankungen an aviärer Influenza erstmals 1997 und 2003 in Hongkong nachgewiesen. Von Januar bis März 2004 kam es zu einzelnen Erkrankungen und Todesfällen in Vietnam und Thailand. Reisende waren nicht betroffen. Es wurde jedoch empfohlen, sich in diesen Ländern, in denen umfangreiche Notschlachtungen von Hühnern durchgeführt wurden, von Geflügelfarmen und -märkten fernzuhalten. Mit dem Auftreten der Vogelgrippe wurden Befürchtungen verstärkt, im menschlichen Organismus könnte aus einer Koinfektion eines humanen Influenzavirus und dem Vogelvirus eine hochpathogene Rekombinante entstehen, mit der Fähigkeit, leicht von Mensch zu Mensch übertragen zu werden.

Schistosomiasis (Bilharziose) – regional begrenztes Vorkommen (s. Kap. IV.4.12.1)

Schistosoma japonicum, Schistosoma mekongi und **Schistosoma malayi** sind die in Südostasien vorkommenden Erreger der Bilharziose. Die Bilharziose kommt mit sehr unterschiedlicher Verteilung in den einzelnen Ländern vor. Auf den Philippinen sind ca. 700000 Menschen infiziert und etwa 6,7 Millionen dem Risiko der Infektion ausgesetzt. Die Verbreitung beschränkt sich auf die Inseln Leyte, Samar, Mindanao, Bohol, Mindoro und Luzon.

In Indonesien (Zentralsulawesi), Malaysia und Thailand (Nordosten) sind nur isolierte Foci bekannt.

Am Mekong im Grenzgebiet zwischen Südlaos und Kambodscha ist ein Endemiegebiet bekannt. Untersuchungen an Flüchtlingen aus der Provinz Battambang lassen auf ein Vorkommen in Westkambodscha schließen.

Infizieren kann sich nur derjenige, der in diesen Gebieten aus Abenteuerlust oder aus beruflichen Gründen durch zerkarienverseuchte Gewässer und Reisfelder watet.

Tollwut – Vorsicht bei streunenden Hunden (s. Kap. IV.4.14.2)

Tollwuterkrankungen beim Menschen sind im Vergleich zu anderen Erkrankungen selten. Bedenkt man jedoch, dass die Erkrankung einerseits mit Sicherheit tödlich verläuft, andererseits durch eine effektive Impfung weitestgehend vermeidbar ist, so erhält sie einen anderen Stellenwert.

Bangladesch, Myanmar, Philippinen (300 Opfer pro Jahr), Thailand (ca. 250 Todesopfer pro Jahr) und Vietnam gehören zu den Ländern der Erde mit der höchsten Tollwutinzidenz beim Menschen. Für Kambodscha und Laos muss ein gleichermaßen hohes Tollwutvorkommen wie in den Nachbarländern vermutet werden.

In vielen Krankenhäusern der Länder Südostasiens (insbesondere auf dem Lande) gibt es meist nur die älteren, mit schwereren Nebenwirkungen belasteten Impfstoffe aus Nervengewebe vom Semple-Typ (SMB). Die postexpositionelle Versorgung mit wirksamem und gut verträglichem Tollwut-Immunglobulin ist in den meisten Ländern sehr unzureichend (in Thailand derzeit nur in jedem 3. Tollwut-Behandlungszentrum verfügbar). Bei Reisen in entlegene Gebiete, wie z.B. bei Trekking oder bei Langzeitaufenthalt (insbesondere auf dem Land und bei Hundebesitzern, Joggern, Mountainbiker), ist eine vorbeugende Impfung zu empfehlen.

Tsutsugamushi-Fieber – eine „Busch"-Krankheit (s. Kap. IV.4.14.11)

Untersuchungen in Malaysia ergaben, dass in ländlichen Regionen das Milben-Fleckfieber (Tsutsugamushi-Fieber, Scrub-Typhus) zu den häufigsten Ursachen von Fieber unklarer Genese gehört. Betroffen sind vor allem Regionen mit Sekundärwald und Buschgelände (scrub), in denen die übertragende Milbe bevorzugt vorkommt, weshalb Buschwanderer am ehesten einem Infektionsrisiko ausgesetzt sind. Einzelerkrankungen bei Reisenden wurden berichtet. Nachdem Dschungeltouren in Nordthailand und Borneo inzwischen sehr beliebt sind, sollte bei **unklarem Fieber** nach Aufenthalt in ländlichen Gebieten Südostasiens an die Möglichkeit eines Scrub-Typhus gedacht werden.

Typhus/Paratyphus – die Art des Reisens beeinflusst das Risiko (s. Kap. IV.4.3)

Die Angaben zur Inzidenz in den einzelnen Ländern Südostasiens liegen zwischen 7,4–810 auf 100000 Einwohner im Jahr. Sporadische Erkrankungen bei Touristen oder residenten Europäern kommen immer wieder vor. Nach dem indischen Subkontinent stammen die meisten nach Europa importierten Typhuserkrankungen aus Südostasien. Rucksacktouristen sollten gegen Typhus geimpft sein und auch bei Langzeitaufenthalt ist abhängig von den Lebensbedingungen eine Impfung zu erwägen.

Zystizerkose (s. Kap. IV.4.12.3)

Die von **Taenia solium** verursachte Zystizerkose findet sich in Gegenden mit Schweinehaltung. Sie kommt in der ganzen Region sporadisch vor, besonders in Indonesien (Sumatra, Java, Bali, Irian Jaya). Die Prävalenz auf Java wird mit 1:10000 angegeben. Eine Gefährdung für Reisende besteht in der Regel nicht.

Muschelvergiftungen – ‚red tide'
(s. Kap. III.12)

> Vergiftung, hervorgerufen durch Genuss von giftige Planktonbestandteile (sogenannte Dinoflagellaten) enthaltenden Muscheln (paralytic shellfish poisoning).

Die ‚red tide' (rote Algenblüte) ist eine jährliche Plage der Küstengewässer um Manila, die vorwiegend im zweiten und dritten Viertel des Jahres auftritt. Auch vor Thailand wurde die Algenblüte beobachtet. Die Vergiftungserscheinungen (wirksames Gift Saxitoxin) beginnen etwa zwei Stunden nach Genuss der Schalentiere mit Kribbeln und Brennen im Gesichtsbereich, das sich über den Körper ausbreitet, Doppelbildern, allgemeinem Schwächegefühl und vorübergehenden Lähmungen bis zur Atemlähmung. Die Erkrankung kann zum Tode führen.
Vorbeugung: Verzicht auf Austern, Jakobs- und anderen Muscheln und auch Taschenkrabben während der Monate der ‚red tide'. Das Gift kann nicht durch gründliches Waschen oder Einlegen in Wasser entfernt werden. Ebenso wenig wird es durch Kochen oder Braten inaktiviert.

Dschungeltouren – der Reiz der Wildnis

Wanderungen durch Busch und Sekundärwald oder ursprünglichen Dschungel setzen den Abenteuerlustigen anderen Infektionsrisiken aus als einen Strandliebhaber. Bei unklaren Erkrankungen ist immer nach den Aktivitäten im Urlaub, der beruflichen Tätigkeit und der Reiseroute zu fragen.

Differentialdiagnosen bei fieberhaften Erkrankungen nach Busch- oder Dschungeltour in Südostasien:

❑ **bei Fieber:**
- Malaria
- Tsutsugamushi-Fieber (Scrub-Typhus)
- Leptospirose
- Typhus abdominalis

☞

- Dengue-Fieber
- andere Fieberursachen

❑ **bei Eosinophilie:**
- Filariose
- Bilharziose
- andere Parasitosen
- nichtparasitäre Ursachen

Tauchen – nur ungefährlich, wenn Grundregeln beachtet werden (s. Kap. II.3.2.2)

Die Riffe Südostasiens und des Pazifiks sind ohne Zweifel ein Taucherparadies. Sie ziehen Hobbytaucher und Tauchanfänger aus Europa, USA, Australien und Asien an. Das touristische Tauchgewerbe floriert. Wenig erfährt man jedoch über die Risiken des Sports. Tauchunfälle unter erfahrenen Freizeittauchern scheinen nicht selten zu sein, in der Region werden Tauchunfälle jedoch nur anekdotisch bekannt. Dekompressionskammern zur Behandlung einer Dekompressionskrankheit stehen in den beliebtesten Tauchzentren der Region in der Regel nicht zur Verfügung.

Trekking – in Südostasien reichlich Gelegenheit (s. Kap. II.3.2.1)

Unzählige, großenteils aktive Vulkane zwischen 2000 m und 3800 m und reizvolle Berglandschaften locken den Bergwanderer in Südostasien. Vulkaneruptionen sind ein faszinierendes Spektakel. Sie dürfen aber nicht vergessen lassen, dass bei zu großer Nähe reale Gefahren durch fliegende Lavabrocken oder Giftgase bestehen. Einheimische Warnungen und Absperrungen müssen unbedingt beachtet werden.

Eine Besonderheit Südostasiens erscheint noch erwähnenswert. In einigen Tauchrevieren liegen attraktive Berge von 3000 bis 4000 m Höhe praktisch vor der Haustür, so z. B. der Gunung Agung auf Bali (Indonesien), der Gunung Rinjani auf der Nachbarinsel Lombok und der Mount Kinabalu auf Borneo (Ostmalaysia).

Hat der Taucher bergsteigerische Ambitionen, so muss er die Bergbesteigung vor das Tauchen legen, da er sonst eine Dekompressionskrankheit riskiert.

Weiterführende Literatur

Brown, G.W., A. Shirai, M. Jegathesan, D.S. Burke, J.C. Twartz, J.P. Saunders, D.L. Huxsoll: Febrile illness in Malaysia – An analysis of 1629 hospitalized patients. Am J Trop Med Hyg 33 (1984) 311–315.

Krippner, R.: Infektions- und Tropenkrankheiten in Südostasien: Je entlegener das Reiseziel, desto höher das Risiko. Krankenhaus-Arzt 68 (1995) 253–263.

Moore, D.A.J., J. McCroddan, P. Dekumyoy, P.L. Chiodini: Gnathostomiasis: An Emerging Imported Disease. Emerg Infect Dis 9 (2003) 647–650.

Pochanugool, C.: Travel and Tropical Medicine for Southeast Asia. 1st ed. Chulalongkorn University Press, Bangkok 1992.

Salazar, N.P., T. Chongsuphajaisiddhi, T. Harinasuta, J. Karbwang: Advanced knowledge on Malaria in Southeast Asia. Southeast Asian J Trop Med Public Health 23 (Suppl. 4) 1992.

Sejvar, J., E. Bancroft, K. Winthrop, J. Bettinger, M. Bajani, S. Bragg, K. Shutt, R. Kaiser, N. Marano, T. Popovic, J. Tappero, D. Ashford, L. Mascola, D. Vugia, B. Perkin, N. Rosenstein, Eco-Challenge Investigation Team: Leptospirosis in „Eco-Challenge" athletes, Malaysian Borneo, 2000. Emerg Infect Dis 9 (2003) 702–707.

Taylor, D.M., K.S. O'Toole, C.M. Ryan: Experienced scuba divers in Australia and the United States suffer considerable injury and morbidity. Wilderness Environ Med 14 (2003) 83–88.

World Health Organization: International Travel and Health 2005.

World Health Organization: Nipah Virus outbreak(s) in Bangladesh, January-April 2004. Wkly Epidem Rec 79 (2004) 168–171.

Wilde, H.: The Thai Red Cross Society. Guide to Healthy Living in Thailand 1994. Chulalongkorn University Printing House, Bangkok 1994.

Tabelle 4-7. Schwerpunktmäßiges Vorkommen von Infektionskrankheiten in Südostasien und im Pazifik.

Krankheit	Vorkommen (Land)	Übertragung durch Nahrungsmittel oder Wasser	Übertragung durch Insekten/andere Tiere	andere Infektionswege
Amöbiasis	alle	+	mechanisch durch Fliegen	Schmierinfektion
Bakterielle Enteritis	alle	+	mechanisch durch Fliegen	Schmierinfektion
Bilharziose	I (Sulawesi), K + L (Grenzgebiet Mekong), Ph (Bohol, Leyte, Luzon, Mindanao, Mindoro, Samar), T (Nordosten)			Süßwasserkontakt
Brucellose	alle (sporadisch)	Milch, Milchprodukte, rohes Fleisch		
Cholera	SOA	+		Schmierinfektion
Cyclosporiasis	I, K, L, M, P, So, T	+		
Dengue-Fieber	alle		+ (Mücken)	
Chikungunya-Fieber	SOA		+ (Mücken)	
Echinokokkose	SOA (selten)	rohes Fleisch		
Filariose, lymphatische	alle		+ (Mücken)	
Fasziolose	T (sporadisch)	ungekochter Fisch, Wasserkresse		
Fasziolopsiasis	SOA (sporadisch)	rohe Wasserpflanzen		
Fleckfieber (murin)	SOA (sporadisch)		+ (Flöhe)	
Gnathostomiasis	SOA (sporadisch)	v. a. ungekochter Fisch und andere ungare Speisen		
Hepatitis A	alle	+		Schmierinfektion

Tabelle 4-7. Schwerpunktmäßiges Vorkommen von Infektionskrankheiten in Südostasien und im Pazifik. *(Fortsetzung)*

Krankheit	Vorkommen (Land)	Übertragung durch Nahrungsmittel oder Wasser	Übertragung durch Insekten/andere Tiere	andere Infektionswege
Hepatitis B	alle			Sexualkontakte, engster sonstiger Kontakt, Blutübertragungen
HIV/AIDS	alle			Sexualkontakte, Blutübertragungen
Japanische Enzephalitis	SOA (ländliche Regionen)	+	+ (Mücken)	
Leptospirose	alle		+ (Mücken)	
Malaria	alle, außer Groß- u. Hauptstädte SOA u. außer PAZ			(Blutübertragungen)
Melioidose	SOA, insbesondere Th (Nordosten)	+ (kontaminiertes Wasser)		kontaminierter Schlamm
Opisthorchiasis	K, L, T, V	ungekochter Fisch		
Paragonimiasis	L, Ph, T	rohes Krabben- und Krebsfleisch		
Pest	B, I, K, V (sporadisch)		+ (Mücken)	
Tollwut	alle außer Si u. außer den meisten Ländern des Pazifik			Bissverletzung und Speichelkontakt
Tsutsugamushi-Fieber (Scrub Typhus)	SOA (ländliche Regionen), So		+ (Milben)	
Tuberkulose	alle	+		Tröpfcheninfektion; Milch
Typhus abdominalis	alle			Schmierinfektion

alle = alle Länder der Region;
SOA = Südostasien: B = Burma, Br = Brunei, I = Indonesien, K = Kambodscha, L = Laos, M = Malaysia, N = Nepal, P = Papua Neuguinea, Ph = Philippinen, Si = Singapur, T = Thailand, V = Vietnam;
PAZ = Pazifik: AS = Amerikanisch Samoa, CI = Christmas Islands, Col = Cook-Inseln, F = Fiji, FP = Französisch Polynesien, M = Marianen, MI = Marshall-Inseln, Mik = Mikronesien, N = Nauru, Ni = Niue, Nk = Neukaledonien, PI = Pitcairn-Inseln, W = Wake, Sa = Samoa, So = Solomonen, Ta = Tahiti, To = Tonga, Tu= Tuvalu.

4.3 Polare Zonen

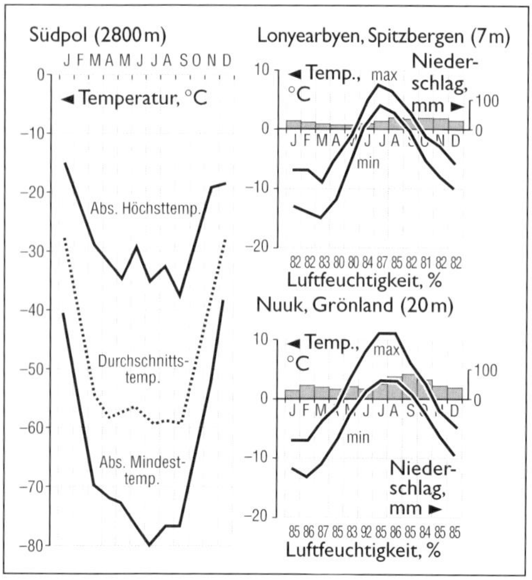

Klimadiagramme zu Kap. 4.3

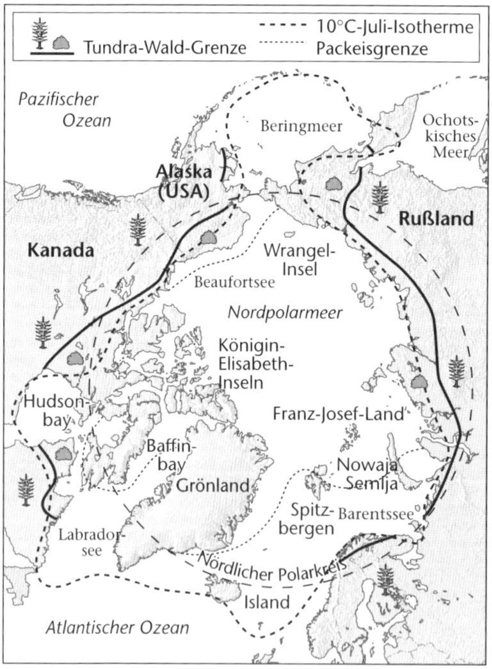

Abbildung 4-10. Arktis.

HELMUT SCHERBAUM

Als polare Zonen werden die Regionen der Arktis und Antarktis verstanden.

Jedes Jahr besuchen etwa 500 000 Besucher die **Arktis** – als Passagiere auf Kreuzfahrtschiffen, Trekker in einsamer Wildnis, auf Langlaufskiern oder im Huskygespann. So genießen jährlich rund 200 000 Reisende den Rundblick vom Nordkap, besuchen 47 600 Touristen die kanadischen Nordwest-Territorien, 30 000 Personen Spitzbergen und 12 000 Menschen Grönland.

Auch der **Antarktis**-Tourismus, gerade 35 Jahre alt, verzeichnet ein stetiges Wachstum: Ein Besucherstrom von derzeit 14 000 Schiffsreisenden, die während vier Monaten im Jahr zum sechsten Kontinent aufbrechen, hat Umweltschützer und Forscher alarmiert.

Ein Wachstum verzeichnet auch die Jagd nach Extremen. So könnten von der Industrie gesponserte Grenzerfahrungen, wie die Umrundung Grönlands im Kajak und Hundeschlitten, der „Last Marathon" auf King George Island oder das Formations-Fallschirmspringen am Südpol in Zukunft vermehrt auch zu Grenzerfahrungen für den Reisemediziner werden.

Arktis: Wildnis mit jahrtausendealten Kulturen

Während nach geographischen Gesichtspunkten als Arktis meist die Region nördlich des Polarkreises (66°33′ nördlicher Breite) verstanden wird, trägt den besonderen Klima- und Vegetationsbedingungen die **10 °C-Isotherme** als südliche Grenzlinie besser Rechnung. Sie schließt alle Gebiete ein, deren Durchschnittstemperatur im wärmsten Monat 10 °C nicht überschreitet, was annähernd mit der **Baumgrenze** übereinstimmt (Abb. 4-10). Hiernach zählen die nördlichsten Gebiete

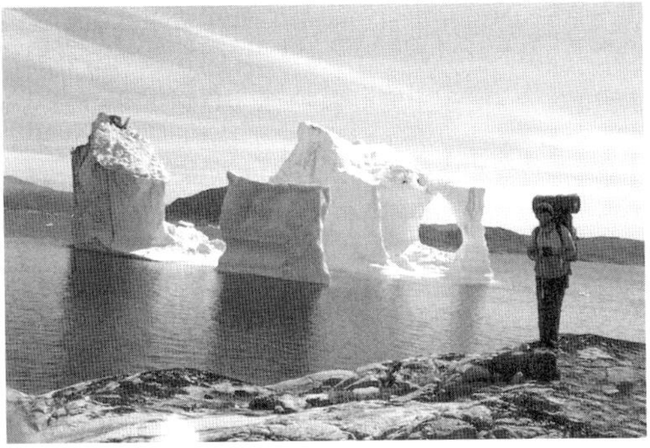

Abbildung 4-11. Trekking an der Westküste Grönlands.

Norwegens, Russlands einschließlich **Sibiriens, Kanadas** und **Alaskas** sowie die Inseln **Grönland, Spitzbergen** und das **kanadisch-arktische Archipel** zur arktischen Region. Etwa zwei Drittel der Gesamtfläche der Arktis entfallen auf das Nordpolarmeer.

Aufgrund von Einflüssen kontinentaler Gebirge, Gletscherregionen oder lokaler Meeresströmungen können die klimatischen Verhältnisse in nordpolaren Gebieten sehr variieren. In den meisten Regionen herrscht jedoch ein trockenes Klima mit erheblichen jahreszeitlichen Temperaturunterschieden, wobei an Sommertagen mancherorts die Lufttemperatur auf +20 °C und darüber ansteigen kann. Weite Teile der arktischen Landschaft, in der **Permafrost** auch im Sommer bis weit an die obere Bodenschicht heranreicht, werden von der typischen Vegetation der **Tundra** geprägt. Die Landschaftsformen reichen von vermoortem, seenreichem Tiefland, wie im Norden Sibiriens, über raues, vegetationsloses Bergland bis zum ausgedehnten Inlandeis Grönlands, das 90% der arktischen Gletscherfläche bildet (Abb. 4-11).

Heute leben im nordpolaren Gebiet fast 700 000 Menschen, von denen über 80% arktischen Völkern, wie den Inuit, Samen und Tschuktschen, angehören. Ihre Lebensbedingungen werden durch eine zunehmende Umweltverschmutzung gefährdet – sichtbar am „arktischen Dunst" aus fernen Industriebetrieben und durch unsichtbare Schadstoffe oder radioaktive Niederschläge, die in die Nahrungskette gelangen. Während einige traditionelle Lebensweisen dieser Bevölkerungsgruppen erhalten blieben, sind an vielen Orten die psychosozialen Auswirkungen eines drastischen Kulturwandels nicht zu übersehen: So hat Grönland den weltweit höchsten Pro-Kopf-Alkoholkonsum; ein Drittel aller Todesfälle ist auf Gewalttaten – vorwiegend unter Alkoholeinfluss – zurückzuführen, und die Suizidrate stieg in den letzten 40 Jahren um das Zehnfache an.

Antarktis: der kälteste, trockenste, stürmischste und einsamste Kontinent

Als nördliche Grenze der Antarktis wird häufig die zwischen 50° und 60° südlicher Breite verlaufende **antarktische Konvergenz** angesehen, an der sich subtropische und südpolare Wassermassen treffen. Das fast kreisrunde antarktische Festland, das nur zu etwa 1% eisfrei ist, und dessen Grenzen sich nahezu mit dem südlichen Polarkreis decken, ist mit 14 Millionen km² etwa 40 mal so groß wie Deutschland (Abb. 4-12). Die Landmasse stellt ein im Durchschnitt 2000 m hoch gelegenes Plateau dar, dessen Eismasse sich zu den Küsten und als **Schelfeis** auf das Südpolarmeer hinausbewegt. Extrem tiefe Lufttemperaturen, Niederschlagsmengen, die unter denen in

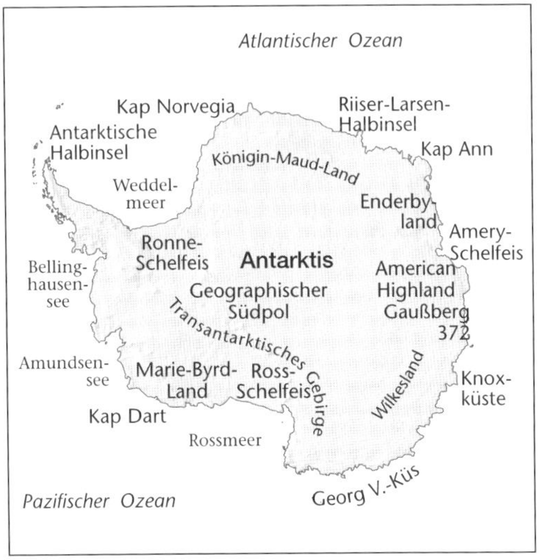

Abbildung 4-12. Antarktis.

der Sahara liegen, und die sogenannten **katabatischen Winde** (mit Spitzengeschwindigkeiten über 300 km/Stunde) prägen das Binnenklima des Kontinents. Das reiche Ökosystem des Meeres schafft die Nahrungsgrundlage für einige Tierspezies, die neben einer artenarmen Vegetation an bestimmten Küstenstreifen anzutreffen sind. Diese eisfreien Regionen mit ihrem empfindlichen Ökosystem sind auch bevorzugtes Reiseziel von Touristen. Während die meisten Kreuzfahrtschiffe von Ushuaia auf Feuerland den nördlichen Teil der antarktischen Halbinsel ansteuern, wo meist „erträgliche" Lufttemperaturen um den Gefrierpunkt herrschen, können selbst immens hohe Reisekosten nicht von Ausflügen in die südpolare Eiswüste und zum Südpol abschrecken.

Mit dem Antarktisvertrag im Jahr 1959 einigten sich die zunächst zwölf Unterzeichnerstaaten auf eine friedliche Nutzung der Antarktis und eine internationale Zusammenarbeit in der Forschung. Ausgeklammert wurden in diesem Vertrag jedoch Gebietsansprüche, die von verschiedenen Ländern auf Teile der Antarktis erhoben werden. Augenblicklich wird der Kontinent im Sommer von einigen tausend, im Winter von wenigen hundert Mitarbeitern verschiedener Forschungsstationen bewohnt. Mit dem zunehmenden Einsatz von Umweltverbänden, die unter anderem die Schaffung eines „Weltparks Antarktis" forderten, wurden 1991 im Umweltprotokoll von Madrid Richtlinien für verschiedenste Aktivitäten auf der Antarktis definiert. Für Touristen und Touristikunternehmen wurde in den folgenden Jahren ein Leitfaden zum größtmöglichen Schutz der Tiere, der Umwelt und der Forschung erstellt (International Association of Antarctica Tour Operators: www.iaato.org).

Extreme Umweltbedingungen und Isolation

In Forschungsstationen der Antarktis sind Verletzungen, Haut- und Atemwegserkrankungen sowie Zahnprobleme die häufigsten Gesundheitsprobleme, die den Besuch einer Arztpraxis erforderlich machen. Dagegen scheinen Kälteschäden vergleichsweise seltene (2,5% der Fälle) Gründe für Konsultation darzustellen; in den meisten dieser Fälle lagen Erfrierungen im Zusammenhang mit Freizeitaktivitäten auf Skiern oder Fahrten mit dem Schneemobil vor.

Die Vermeidung von Kälteschäden und Unfällen in polaren Zonen hängt nicht allein von einer optimalen Ausrüstung ab, sondern wird wesentlich durch das wechselseitige Zusammenwirken von extremen Umweltbedingungen, individueller Fitness und Risikoverhalten bestimmt. Auch Stress spielt als Ursache von Unfällen eine wichtige Rolle. Nicht selten liegen Erfahrungen der Isolation, fehlende Kontakte zu Angehörigen und Freunden, gruppendynamische Abläufe, eine latente Angst vor folgenschweren Notsituationen sowie Anpassungsschwierigkeiten an veränderte Tages- und Nachtlängen mit Schlafstörungen zugrunde. Hieraus kann sich – oft verstärkt durch Alkoholkonsum – ein sog. „Cabin fever" mit schizoider Symptomatik, eingeschränktem logischem Urteilsvermögen, paranoiden Gedanken, Verdächtigungen von Teamkameraden etc. entwickeln.

Bei der Planung extremer Unternehmungen, z.B. von Inlandeisüberquerungen oder Langzeitaufenthalten wie dem Überwintern in Forschungsstationen kommt der Auswahl des Teams und dessen Vorbereitung eine entscheidende Rolle zu. Neben körperlicher Fitness und fehlenden gesundheitlichen Einschränkungen sind Persönlichkeitsmerkmale wie Selbstsicherheit, Anpassungs- und Kommunikationsfähigkeit wichtige Voraussetzungen, während sich exzentrische Charakterzüge oder ein „Fliehenwollen" vor Problemen in der Heimat sehr nachteilig auswirken können. Im Voraus sollten auch Rollen und Aufgaben der Teilnehmer geklärt und gemeinsam Strategien zur Bewältigung von „worst case scenarios" einschließlich nötiger Evakuierungen erörtert werden. Weitere Informationen zu spezifischen Vorbereitungen, geeigneter Ausrüstung, Notfall-Kits

Tabelle 4-8. Gesundheitsgefährdungen während bestimmter Reiseaktivitäten in polaren Zonen.

Reiseaktivität	Besonderheiten	wichtige Vorkehrungen
Schiffsreisen im Süd-/Nordpolarmeer Seereisen mit Linienschiffen, Frachtschiffen, Eisbrechern, Segeltörns, Küstenschiffstouren, Expeditionskreuzfahrten (Nordlandkreuzfahrten, Vogelsafaris, Walbeobachtungstouren)	❑ Je nach Schiffslinie stark variierende Reisestandards und Programmangebote. Einige Veranstalter sind Mitglied der IAATO, die sich für einen umweltbewussten Tourismus einsetzt. ❑ Möglichkeiten medizinischer Versorgung an Bord können sehr unterschiedlich sein. ❑ Risiko der Seekrankheit aufgrund hohen Wellengangs auf hoher See (z. B. bei Überquerung des offenen Südpolarmeers). ❑ Auf den Polarmeeren herrschen oft sehr stürmische Witterungsverhältnisse. ❑ Bei Anlandungen kann es zum Kontakt mit eiskaltem Spritzwasser kommen. ❑ Gelegentlich wurden Angriffe von Raubmöwen oder Robben beobachtet, die ihre Brutplätze bzw. ihr Revier zu verteidigen suchten.	❑ Bei der Reiseplanung Informationen über Ausstattung des Schiffs, Eisklasse, medizinische Versorgung an Bord, Versicherungsschutz für den Krankheitsfall sowie Mitgliedschaft des Veranstalters bei der IAATO einholen. Wichtige ärztliche Befunde und ausreichenden Vorrat eigener Medikamente mitnehmen (s. Kap. II.3.1.3). ❑ Personen, die zu **Seekrankheit** neigen, sollten Touren mit kurzen Überfahrtszeiten, Schiffe mit Stabilisatoren sowie Kabinen in Schiffsmitte bevorzugen (zur medikamentösen Prophylaxe s. Kap. II.3.1.3). ❑ Wind- und regendichte Anoraks, Kopfbedeckung und – besonders für Landgänge – Kleidungsstücke mit guter Wärmeisolierung mitnehmen. ❑ Erfragen, ob Gummistiefel und wasserdichte Überhosen für Anlandungen bereitgestellt werden. ❑ Exkursionen mit großer Besucherzahl, die zu größeren Belastungen der polaren Natur führen, meiden. Auf empfohlenen Pfaden bleiben, keine Pflanzen zertreten, genügend Abstand von Tierkolonien halten.

Fortsetzung Tab. 4-8 nächste Seite ▸

Tabelle 4-8. Gesundheitsgefährdungen während bestimmter Reiseaktivitäten in polaren Zonen. *(Fortsetzung)*

Reiseaktivität	Besonderheiten	wichtige Vorkehrungen
Trekking in der Arktis ❑ **Sommeraktivitäten:** Fjell-, Berg-, Eiswanderungen, Kajak-, Kanutouren, Gletscherexkursionen	Ohne ausreichende Vorbereitung oder im Alleingang die „Grenzen eigener Belastbarkeit" auszutesten, kann in der Arktis zu lebensbedrohlichen Situationen führen: ❑ **Probleme der Orientierung:** Durch die Nähe des Magnetpols entsteht eine „Missweisung" des Kompasses; Karten können veraltet und Änderungen von Gletschern, Flussläufen etc. nicht erkennbar sein; bei klarer Polarluft werden Entfernungen häufig unterschätzt. ❑ **Gefahr von Kälteschäden:** Auf Wettervorhersagen vor Ort ist nicht immer Verlass. Auch bei Schönwetterperioden ist stets mit plötzlichem Wetterwechsel, extremen Temperaturstürzen und mit Schneestürmen zu rechnen. Durch zusätzliche Windeinwirkung werden Auskühlungseffekte erheblich verstärkt (s. „Wind Chill"; Kap. II.2). Unzureichend geschützte Personen, die Stürmen wie dem Piteraq in Ostgrönland ausgesetzt sind, können rasch schwerste Kälteschäden erleiden (s. Kap. III.4). Das Hypothermierisiko ist bei körperlichen Überlastungen und unzureichender Nahrungszufuhr erhöht.	❑ **Grundvoraussetzungen** sind ausreichende persönliche Erfahrungen, körperliche und geistige Fitness sowie eine geeignete Ausrüstung. Wichtig: Konditionstraining vor Abreise. Kenntnisse im Umgang mit Karte, Kompass und der aktuellen Missweisung, Unternehmungen mit arktiserfahrenen Reisepartnern oder Tourenveranstaltern planen. ❑ Während der **Vorbereitung** von Unternehmungen mögliche „schlimmste Szenarien" (Schlechtwettereinbrüche, Unfälle, Verspätungen/Ausfälle lokaler Transportsysteme etc.) berücksichtigen. ❑ Bei der **Bekleidung** ist auf hochwertige Materialien zu achten; eine rasche Anpassung an wechselnde klimatische Bedingungen und Aktivitäten sollte gewährleistet sein („Zwiebelprinzip" s. Kap. III.4 und Ausrüstungsliteratur). Feste wasserdichte Schuhe, Wind- und Regenschutz, Kopfbedeckung, Handschuhe, Mückennetz/-balsam und im Handgepäck Kleidungsstücke zum Wechseln dürfen nicht fehlen. ❑ Wichtig ist eine an körperliche Belastungen und klimatische Bedingungen **angepasste Energie- und Flüssigkeitszufuhr.** Aus Gewichtsgründen ist die Mitnahme gefriergetrockneter Nahrungsmittel sinnvoll. Wasser kann in der freien Natur meist überall unbedenklich getrunken werden.

Tabelle 4-8. Gesundheitsgefährdungen während bestimmter Reiseaktivitäten in polaren Zonen. *(Fortsetzung)*

Reiseaktivität	Besonderheiten	wichtige Vorkehrungen
	❑ **Schädigungen durch UV-Licht** (s. Kap. III.1): Lange Sonnenscheindauer während Sommertagen, mögliche Höheneffekte sowie die Reflexion von Schnee- und Wasserflächen führen zu einer vermehrten UV-Exposition mit der Gefahr von Sonnenbrand und Schneeblindheit (Keratokonjunktivitis). ❑ **Gefahr von Unfällen:** Vermehrtes Risiko bei Übermüdung; eine durch Nebel oder Schneetreiben gestaltlose weiße Umgebung (Whiteout) erschwert Wahrnehmung von Spalten und Abgründen. Schmelzwasser und Niederschläge machen Durchquerungen eisiger Gebirgsbäche zu gefährlichen Unternehmungen. Während Bootstouren besteht in der Nähe von Eisbergen oder Gletscherabbrüchen die Gefahr von Kenterungen aufgrund berstender Eismassen bzw. hoher Kalbungswellen.	❑ Auf einen textilen Sonnenschutz und hochwirksame **Lichtschutzmittel** (s. Kap. III.1) sowie einer bruchsicheren **UV-Brille** mit seitlicher Abdeckung ist zu achten. Zur Behandlung einer möglichen Keratokonjunktivitis Kortison-Augentropfen bzw. -salbe mitnehmen (s. Kap. II.6.14). ❑ Mit ortskundiger Begleitung und ausreichenden Erholungspausen kann das **Unfallrisiko** deutlich geringer gehalten werden. Bei erkennbaren Schwierigkeiten frühzeitig umkehren. Für bestimmte Aktivitäten kann eine alpine Ausrüstung und die Mitnahme eines Notpaketes notwendig sein (z. B. das in Grönland erhältliche ANNA-Set, das unter anderem einen Biwaksack, Trillerpfeife und Leuchtraketen enthält). ❑ Auf geeignete **Ausrüstung** muss geachtet werden: Turnschuhe, Wanderstöcke und ein Seil verleihen beim Durchqueren reißender Gewässer Sicherheit (Bäche nie barfuß durchqueren); für Kanufahrten ist es sinnvoll, einen Trockenanzug zu tragen und von Eisbergen, Gletscherabbrüchen genügend Abstand zu nehmen. Es ist besser, schwierige Passagen am **Morgen** durchzuführen.

Fortsetzung Tab. 4-8 nächste Seite ▸

Tabelle 4-8. Gesundheitsgefährdungen während bestimmter Reiseaktivitäten in polaren Zonen. *(Fortsetzung)*

Reiseaktivität	Besonderheiten	wichtige Vorkehrungen
❏ **Winteraktivitäten:** Skilanglauf-, Packeis-Hundeschlittentouren, Exkursionen mit dem Schneemobil	❏ Aufgrund zum Teil extrem niedriger Lufttemperaturen, eisigem Fahrtwind bei Schneemobil- oder Hundeschlittenfahrten besteht ein vermehrtes Risiko von Kälteschäden. ❏ Unfälle mit dem Schneemobil (Zusammenstöße, Überschlagen in Kurven, bei hoher Geschwindigkeit und auf Bodenwellen etc.) sind keine Seltenheit. ❏ Fremde, die Schlittenhunde nicht kennen, riskieren bei unvorsichtigen Annäherungen Bissverletzungen. Insbesondere unter Polarfüchsen ist in einigen Gebieten Tollwut verbreitet. ❏ In vielen arktischen Gebieten besteht besonders während des Winters die Möglichkeit, auf Eisbären zu treffen. Diese können durch Proviant oder Essensreste angelockt werden. Daneben wurden auch Angriffe durch Bärenweibchen beobachtet, die ihre Jungen zu schützen suchten.	❏ Bei Wintertouren ist das Tragen einer zusätzlichen Thermokleidung sinnvoll. Eine Fellbekleidung wird häufig für Hundeschlittenfahrten von Veranstaltern zur Verfügung gestellt. ❏ Während Fahrten mit dem Schnee-Scooter sollte ein Helm getragen werden und die Geschwindigkeit den Geländebedingungen und Sichtverhältnissen angepasst sein. Auf den Konsum von Alkohol verzichten! ❏ Schlittenhunde nicht streicheln. An die Möglichkeit der Wildtollwut denken. ❏ Warnungen der einheimischen Bevölkerung im Zusammenhang mit Eisbären sind dringend ernstzunehmen. Angebrochene Nahrungsmittel und Abfälle sollten im größeren Abstand von Biwakplätzen deponiert werden. In Spitzbergen besteht für Besuchergruppen während Tagesausflügen die Vorschrift, einen Begleiter mit Gewehr mitzunehmen. Der Nutzen von Sprays oder Waffen zum Abschrecken ist nicht unumstritten. Bei Angriffen von Eisbären hat Wegrennen meist wenig Sinn; das Verbreiten von Lärm soll Bären abschrecken.

und den Aufgaben von Expeditionsärzten können der Fachliteratur (Expedition- and Wilderness-Medicine) am Ende des Kapitels entnommen werden. Den besonderen humanbiologischen, psychosozialen, psychoneuroimmunologischen und berufsmedizinischen Fragestellungen sowie dem Thema Expeditionsernährung in polaren Regionen widmet sich die Deutsche Gesellschaft für Polarmedizin und Grenzgebiete (www.polarmedizin.de), die hierzu auch beratende Funktionen wahrnimmt.

In Tabelle 4-8 sind einige Empfehlungen für häufige Reiseaktivitäten in arktischen und antarktischen Gebieten aufgelistet.

Tabelle 4-9. Schwerpunktmäßiges Vorkommen von Infektionskrankheiten in polaren Zonen

Krankheit	Vorkommen (Region)	Übertragung durch Nahrungsmittel und Wasser	andere Infektionswege
Anisakiasis	A, G, K, N, R	+	
Brucellose	A, K, R	+	+
Diphyllobothriasis	A, G, K, R	+	
Echinokokkose			
❑ granulosus	A, K, R	+	
❑ multilocularis	A, K, R	+	
Giardiasis	A, K, R	+	
Hantaanvirus-Infektionen	A, K, N		+
Hepatitis A,B,C	A, G, K, R	+	
Tollwut	A, G, K, R, Spitzbergen	+	
Tularämie	N, R		+

Alaska (A); Grönland (G); Nordnorwegen und Spitzbergen (N); Nördliches Kanada (K); Nördliches Russland und Sibirien (R)

Nähere Hinweise zur Vermeidung und Behandlung von Kälteschäden sind dem Kapitel III.4 zu entnehmen.

Ausgewählte Infektionskrankheiten in polaren Zonen (Tab. 4-9)

Einige häufige Infektionskrankheiten warmer Klimazonen, wie z.B. *Enteritiden, Tuberkulose, Meningitis,* die mit den Lebensbedingungen der Bevölkerung in Zusammenhang stehen, sind auch in arktischen Regionen keine Seltenheit. Dagegen wird die geographische Verbreitung von Infektionskrankheiten, die vom Vorhandensein bestimmter Vektoren bzw. Reservoirtiere abhängig sind, wesentlich von den äußeren Umgebungsbedingungen bestimmt. So beeinflussen besondere klimatische Verhältnisse in Grenzzonen – wie dem arktischen Lebensraum – das Vorkommen umschriebener Endemiezonen bzw. das Auftreten von Epidemien in entscheidender Weise.

Während einigen der angeführten Infektionskrankheiten für die arktische Region eine spezifische Bedeutung zukommt, ist das Infektionsrisiko für Reisende häufig sehr gering.

Anisakiasis

Eine durch Larven des Heringswurms (Anisakis simplex) und des Kabeljauwurms (Pseudoterranova decipiens) hervorgerufene Erkrankung, die mit Infiltraten im Magen-Darm-Bereich und gastrointestinalen Beschwerden einhergeht. Chronische Verläufe mit rezidivierenden Durchfällen und Passagestörungen werden beobachtet.

In polaren Zonen werden Infektionen durch den Verzehr rohen Fisches (Hering, Kabeljau, Lachs) insbesondere in Grönland, an der nordatlantischen Küste Kanadas und in Alaska beschrieben. Die infektiösen Larven, die sich beim Menschen nicht weiterentwickeln können, werden durch Erhitzen und Einfrieren, nicht aber durch Räuchern und Marinieren abgetötet. **Vorbeugung:** Verzicht auf Gerichte aus rohem Fisch.

Brucellose (s. Kap. III.7)

Im Zusammenhang mit Infektionen bei Rentieren und Karibus wurden Brucellose-Erkrankungen in der einheimischen Bevölkerung in Alaska, Kanada und im Norden Russlands sowie Sibiriens beschrieben.
Vorbeugung: kein rohes Fleisch essen (Einfrieren, Räuchern und Fermentieren führt zu keinem sicheren Abtöten der Bakterien), kein Hantieren mit Tierkadavern oder fetalen Materialien.

Diphyllobothriasis (s. Kap. IV.4.12.3)

Fischbandwurminfektionen werden mit einer Prävalenz von 10–40% aus der Barentsregion und Karelien sowie Gebieten Alaskas, Kanadas und Sibiriens gemeldet. Ursache ist der Verzehr roher oder unzureichend gekochter karnivorer Fischarten, zu denen Regenbogenforellen, Hechte und Barsche gehören.

Echinokokkose (s. Kap. IV.4.12.3)

In den nördlichen Regionen Alaskas, Kanadas und Russlands einschließlich Sibiriens sind z. B. bei nomadisierenden Hirtenvölkern sporadische Infektionen mit **Echinococcus granulosus** anzutreffen. Als Endemieregionen für Infektionen mit **Echinococcus multilocularis** gelten der Nordwesten Alaskas und Gebiete der russisch-sibirischen Tundra. Polarfüchse und Wölfe sind die häufigsten Endwirte.

Giardiasis (s. Kap. IV.4.2.2)

Auch in kühlen Klimazonen kommen unter eingeschränkten hygienischen Bedingungen Infektionen mit Lamblien vor (z. B. beaver-fever in Alaska). In Teilen Russlands und Sibiriens wird eine Infektionsrate von 5% und darüber angenommen.
Vorbeugung: Nahrungsmittelhygiene und persönliche Hygiene.

Hämorrhagisches Fieber mit renalem Syndrom (Hantaanvirus-Infektionen)

Eine durch Hantaanviren aus infektiösen Nagetierausscheidungen hervorgerufene Erkrankung, die gelegentlich zu schweren Verlaufsformen mit petechialen Blutungen und Nierenversagen führt.

Im arktischen Raum wurden sporadische Infektionen aus Alaska, Kanada und Norwegen gemeldet.
Vorbeugung: Kontakte zu Wildnagern vermeiden.

Hepatitiden (s. Kap. IV.4.6)

Die Prävalenz viraler Hepatitisformen liegt unter der arktischen Bevölkerung einzelner Staaten häufig über dem jeweiligen Landesdurchschnitt. Unter den Inuit Alaskas dauerte eine Hepatitis-A-Epidemie bis Mitte der 90er Jahre an; bei 54% der Inuit in Westgrönland wurden Antikörper gegen Hepatitis A nachgewiesen. Unter der einheimischen Bevölkerung Alaskas wurde eine HBs-Antigen-Prävalenz von 7% erhoben. Die Datenlage zur Hepatitis-C-Prävalenz in Alaska, im Norden Kanadas und in Westgrönland ist sehr begrenzt.

Sexuell übertragene Erkrankungen (STD) (s. Kap. IV.4.7 und 4.8)

Ein gehäuftes Vorkommen sexuell übertragener Erkrankungen wie **Syphilis, Gonorrhö** und **Chlamydieninfektionen** wird in vielen arktischen Regionen beobachtet. In Grönland ist während der letzten Jahre ein gewisser Rückgang gemeldeter Erkrankungen zu verzeichnen. Die jährliche Inzidenz von **HIV-Infektio**nen liegt in Grönland bei 25 pro 100 000 Einwohner.

Tollwut (s. Kap. IV.4.14.2)

Tollwut ist in einigen arktischen Regionen Alaskas und Kanadas, auf Spitzbergen, an der Westküste Grönlands sowie im Norden Sibiriens endemisch. Wesentliche Überträger sind Polarfüchse, die wiederum das Virus auf Hunde (nicht selten auch Schlittenhunde), gelegentlich auch auf Rentiere übertragen. Auf Spitzbergen wurden auch Tollwuterkrankungen bei Ringelrobben beobachtet.
Vorbeugung: Erlebnisreisenden (z. B. Trekking, Jagd- und Angelaufenthalte) ist eine Immunisierung zu empfehlen.

Trichinose (s. Kap. IV.4.12.3)

In nordpolaren Zonen, wie z. B. in Grönland, Teilen Kanadas und Alaskas sowie in Sibirien sind Trichinenerkrankungen insbesondere auf den Verzehr von unzureichend gekochtem Bären-, Walross- und Seehundfleisch zurückzuführen.

Tularämie

Eine durch Bakterien des Typs **Francisella tularensis** hervorgerufene fieberhafte Erkrankung, die mit einer regionalen Lymphadenitis einhergeht. Es werden ulzeroglanduläre, typhöse, okuloglanduläre, oropharyngeale und pulmonale Formen unterschieden.

„Nagerpest"-Erkrankungen wurden aus verschiedenen arktischen Regionen bis etwa 70° nördlicher Breite gemeldet. Reservoirtiere sind insbesondere Hasen, Lemminge, Mäuse und Wasserratten. Neben einer Übertragung durch Zecken und Bremsen oder kontaminiertes Wasser sind in nordpolaren Gebieten Jäger und Fallensteller durch das Hantieren mit erlegten Tieren gefährdet.
Vorbeugung: Von Nagetierkadavern fernhalten.

Neben einem vollständigen Impfschutz gegen Tetanus und Diphtherie sind insbesondere Individualreisenden vor Aufenthalten in der Arktis Immunisierungen gegen Hepatitis A und – bei erhöhtem Expositionsrisiko – gegen Hepatitis B zu empfehlen. Vor Reisen in abgelegene Regionen ist eine Immunisierung gegen Tollwut dringend anzuraten, da im Falle eines Tierbisses der Zugang zu einer Postexpositionsprophylaxe oft erschwert ist.

Besonders im Bereich von Siedlungen ist auf Vorsichtsmaßnahmen bezüglich Nahrungsmittelhygiene und Wasseraufbereitung zu achten.

Angesichts eines erhöhten Risikos sexuell übertragbarer Krankheiten sollte ungeschützter Sexualverkehr unbedingt vermieden werden.

Medizinische Versorgung und Rettungswesen

Mit Ausnahme der arktischen Gebiete Russlands und Sibiriens ist in den meisten nordpolaren Reiseregionen eine **ausreichende medizinische Grundversorgung** gewährleistet. Neben gut ausgestatteten Krankenhäusern, wie in Nuuk/Grönland, in Longyearbyen/Spitzbergen oder in Iqaluit/Baffin Island befinden sich in den über die Region verstreuten Siedlungen meist kleinere Kliniken oder Erste-Hilfe-Stationen. Aufgrund eines Leistungsabkommens mit Dänemark und Norwegen, das Gebiete wie Grönland oder Spitzbergen einschließt, werden bei Vorlage des Formulars E-111 deutscher Krankenkassen für ärztliche sowie zahnärztliche Behandlungen bei akuten Krankheits- und Notfällen keine Kosten oder nur ein relativ kleiner Eigenanteil berechnet. Da jedoch Facharzthonorare, Kosten für bestimmte Medikamente etc. nicht immer gedeckt werden, empfiehlt sich der Abschluss einer zusätzlichen privaten Reisekrankenversicherung. Dies gilt insbesondere für Reisen nach Kanada und Alaska, wo die meist hohen Behandlungskosten für Krankheiten stets von ausländischen Besuchern selbst zu bezahlen sind. Auf die Mitnahme eines genügenden Vorrats wichtiger Medikamente, einer Ersatzbrille und anderer Hilfsmittel ist zu achten. Auf Kreuzfahrtschiffsreisen in die Antarktis ist in der Regel eine medizinische Grundversorgung gewährleistet. Ob es Aufgabe medizinischer Dienste von Forschungsstationen sein kann, mit ihren oft begrenzten Mitteln Antarktistouristen mitzubetreuen, muss kritisch hinterfragt werden.

Die Möglichkeiten des Einsatzes von **Rettungsdiensten** sind in polaren Regionen meist sehr eingeschränkt, weshalb Verunglückte selten mit rascher Hilfe rechnen können. In Grönland ist für Aktivitäten wie Bergbesteigungen, Gletschertouren, Inlandseisüberquerungen eine Anmeldung beim Grönlandministerium in Kopenhagen nötig, das häufig eine entsprechende „Search and Rescue"-Versicherung fordert. Auch in anderen Regionen benötigen Individualreisende bei Touren in Nationalparks oder Schutzgebiete eine Sondergenehmigung der obersten Behörde (in Spitzbergen dem Sysselmann), die meist nur nach Abschluss einer Versicherung für mögliche Such- und Bergungskosten erteilt wird. Stets ist es ratsam, Polizeistellen oder Parkverwaltungen das Ziel und den Tag der geplanten Rückkehr mitzuteilen und sich dort auch zurückzumelden.

„Gesundes Reisen" in polaren Zonen heißt auch „umweltbewusstes Reisen"

Tourismus ist für die Bevölkerung vieler strukturschwacher Regionen eine wichtige wirtschaftliche Einkommensquelle, zu der es oft keine Alternative gibt. Auch werden sich Besucher, die die Einzigartigkeit polarer Naturlandschaften erlebt haben, eher als Botschafter für die Erhaltung dieses Ökosystems und der kulturellen Eigenheiten arktischer Völker einsetzen. Stets sollte sich jeder Reisende jedoch bewusst sein, dass er seine Schritte auf das empfindlichste Ökosystem dieser Erde setzt: Trittspuren auf Moosen und Flechten, die erst nach Jahrzehnten verheilen, weggeworfene Abfälle, die unter den polaren Klimabedingungen kaum verrotten, Nahaufnahmen von Tieren, die tragische Auswirkungen auf die Aufzucht ihres Nachwuchses haben können. Wer im polaren Lebensraum Unberührtheit sucht, muss auch selbst dafür sorgen, keine Spuren zu hinterlassen.

Weiterführende Literatur

Puskeppeleit, M.: Grenzzone Eis, Polarmedizin in Arktis und Antarktis. In: Kunst- und Ausstellungshalle der Bundesrepublik Deutschland GmbH: Arktis – Antarktis. Ausstellung Dez. 97 bis April 98, S. 123–126.

Schiske, B.: Die Arktis entdecken. Trescher, Berlin 1994.

Shen, B.: Polar Medicine. In: Auerbach, P.S.: Wilderness Medicine, pp. 153–163. Mosby, St. Louis 2001.

Walther, C.: Antarktis. Reise-Handbuch. Stein, Kronshagen 1998.

Warrel D.A. Anderson S.R.: Expedition Medicine. Fitzroy Dearborn Publishers, 2003

Informationen im Internet

www.antarcticaonline.com
www.70south.com

5 Gesunde Reisende

Frauen

5.1.1 Frauenspezifische Risiken bei Reisen und Langzeitaufenthalten

HELMUT JÄGER, MICHAEL WOLF

Während Fernreisen sind Frauen besonderen gesundheitlichen Risiken ausgesetzt:

- Eine sichere Empfängnisverhütung ist unter Reisebedingungen nicht immer durchführbar. Die Wirksamkeit der oralen Kontrazeption kann bei Durchfällen, Zeitverschiebungen oder einem veränderten Tagesrhythmus vermindert sein.
- Frauen sind für sexuell übertragbare Infektionen wesentlich empfänglicher als Männer.
- Bei Schwangerschaftskomplikationen ist in vielen wirtschaftlich ärmeren Ländern eine entsprechende medizinische Versorgung, vor allem im ersten und letzten Drittel der Schwangerschaft, nicht gewährleistet.
- Besonders alleinreisende Frauen können Opfer sexueller oder sonstiger krimineller Gewalt werden.
- Bestimmte Maßnahmen einer medikamentösen Prophylaxe, wie z.B. die Einnahme von Mefloquin zur Malariaprävention, sollten nur angewandt werden, wenn ein sicherer Kontrazeptionsschutz besteht.

Um einige der genannten Risiken zu vermeiden, benötigen Frauen zusätzliche Informationen über das Gastland, wie z.B. zum erwarteten Verhalten von Frauen in Gesellschaft und Öffentlichkeit, zum Standard der Gesundheitseinrichtungen und Qualität der Schwangerschaftsbetreuung sowie zur Verfügbarkeit von Empfängnisverhütungsmitteln. (Eine Suchfunktion zur Verfügbarkeit von Empfängnisverhütungsmitteln weltweit bietet die International Planned Parenthood Foundation an: http://www.ippf.org)

Daneben sollten vor einer Langzeitreise gynäkologische Risiken ausgeschlossen werden (s. Kap. II.6.10).

Gesundheitsrisiken und Sexualität

Im Urlaub, insbesondere in warmen Klimazonen, ist Erotik häufiger präsent als im sonstigen Alltag. Die Ergebnisse der wenigen Studien über das Sexualverhalten von Frauen auf Reisen deuten darauf hin, dass Frauen selten den schnellen Sex suchen, aber eher nachlässiger mit dem Infektionsschutz umgehen als Männer (s. Kap. II.5.3).

Anhand eines Erfahrungsberichts werden am Beispiel „Orient" im Kapitel II.5.1.2 einige Empfehlungen für alleinreisende Frauen aufgeführt.

Einschätzung des Risikos sexuell übertragbarer Infektionen

- Für Frauen ist das Infektionsrisiko bei ungeschützten sexuellen Kontakten höher als für Männer. Krankheitserreger können über den Muttermund und die Gebärmutter direkt in den Körper eindringen. Besonders hoch ist das Infektionsrisiko, wenn die lokale Immunabwehr gestört ist (z.B. durch Stress und/oder klimatische Belastungen), bei bereits bestehenden Infektionen im

Genitalbereich oder bei ungeschütztem Analverkehr.

- Krankheitszeichen von sexuell übertragenen Infektionen sind bei Frauen anfangs oft geringer ausgeprägt als bei Männern. Häufig fehlt eine Schmerzsymptomatik, und Erkrankungen verlaufen unbemerkt. Komplikationen können aber bei Frauen besonders gravierend sein: Eileiter- und Unterleibsentzündungen mit anschließenden Vernarbungen führen nicht selten zu Unfruchtbarkeit oder Eileiterschwangerschaften.
- Die Empfänglichkeit für Infektionen wird durch Scheidenmilieustörungen erhöht, die ihrerseits die lokale Körperabwehr schwächen. Diese häufig auftretenden Störungen werden durch Allergien z. B. gegen Intimkosmetika und Spermizide, eine einseitige Ernährung, luftabschließende Unterwäsche aus synthetischem Gewebe, Rauchen, Antibiotika und infolge zu hoher Hormonspiegel (Ovulationshemmer) oder zu niedriger Spiegel (Wechseljahre) verursacht.
- Im feuchtwarmen tropischen Klima werden Hefepilzinfektionen der Scheide oft nicht durch sexuelle Kontakte erworben, sind aber sexuell übertragbar. Nicht selten sind bei diesen Infektionen chronische Erkrankungen, wie z. B. ein Diabetes mellitus oder eine vermehrte Hefepilzbesiedlung des Darmes anzutreffen. Auch kann die Einnahme von Antibiotika, wie z. B. Doxycyclin zur Malariaprophylaxe, einen Hefepilz-Befall fördern.

Gegen den störenden, unangenehm riechenden Ausfluss helfen lokal verabreichte Milchsäurebakterien (Vagiflor® oder Joghurt) nur bedingt; oft ist eine spezifische kausale Therapie mit Metronidazol (z. B. Clont®, Flagyl®) nötig.

Neben der Behandlung jeder Pilzinfektion (meist mit Clotrimazol) sind eine Suche und Beseitigung der Ursache erforderlich. Dies betrifft auch die erwähnten Faktoren, die Scheidenmilieustörungen begünstigen.

In der reisemedizinischen Beratung sollte dem erhöhten Risiko sexuell übertragbarer Erkrankungen bei ungeschützten sexuellen Kontakten stets ausreichend Beachtung geschenkt werden. Vor allem bei längeren Aufenthalten in Gebieten mit erhöhter Gefährdung hinsichtlich HIV-Infektionen und Gewalt erscheint es wichtig, den Zugang zu einer **Postexpositionsprophylaxe** (PEP) zu ermöglichen. Durch die Einnahme bestimmter antiretroviraler Medikamente kann das HIV-Infektionsrisiko bei sexueller Exposition, wie z. B. nach Vergewaltigungen, herabgesetzt werden. Neben der Bereitstellung dieser Arzneimittel (zumindest für eine Anfangsphase) sollte die Beratung medizinische und psychologische Aspekte sowie Fragen eines evtl. erforderlichen Rückflugs einschließen. Empfehlungen hierzu geben auch das Robert-Koch-Institut (http://www.rki.de/INFEKT/AIDS_STD/AZ.HTM) und – darauf aufbauend – der Arbeitskreis Medizinische Entwicklungshilfe.

Regelblutungen und Reisen

Klima-, Orts- und Lebensveränderungen sind ein häufiger Grund für **Blutungsunregelmäßigkeiten**. Für Situationen, in denen die Menstruationsblutung ausbleibt, kann die Mitnahme eines Schwangerschaftstests hilfreich sein.

Auch können in feuchtheißen Ländern prämenstruelle Beschwerden in besonders ausgeprägter Form auftreten und die Regelblutung beschwerlicher verlaufen. Tampons sind in manchen Ländern nur schwer erhältlich und unter mangelnden hygienischen Bedingungen (Busbahnhöfe etc.) nicht leicht zu wechseln. Hygienische Binden sind meist vorzuziehen, allerdings verursachen sie oft ein lokal feuchtheißes Milieu (Gefahr von Hautreizungen, Förderung des Pilzwachstums) und bergen bei zu seltenem Wechsel in tropischen Ländern ein erhöhtes bakterielles Infektionsrisiko.

Um das Auftreten von Menstruationsblutungen während sportlicher Langzeit-

Betätigungen und Reiseaktivitäten wie z.B. Fahrrad- oder Trekkingtouren zu verhindern, ist die Einnahme von Ovulationshemmern (ohne „pillenfreies Intervall") zu erwägen.

Erhöhtes Risiko von Harnweginfekten

Eine geringe Flüssigkeitsausscheidung bei Dehydrierungszuständen, Einschränkungen des Toilettengangs aufgrund unzureichender sanitärer Gegebenheiten und ein Mangel an Körperhygiene können zu gehäuften Harnweginfektionen auf Reisen führen. Auch werden Blasenentzündungen durch ein feuchtes Milieu mit verminderter Luftzufuhr aufgrund eng anliegender Nylon- oder Kunstfaserunterwäsche gefördert.

Zur Verhinderung von Harnweginfekten können in besonderer Weise eine reichliche Flüssigkeitszufuhr, regelmäßiges Wasserlassen und eine gute Körperhygiene beitragen. Bei häufig fehlendem Toilettenpapier sollten genügend Papiertaschentücher auf Reisen mitgeführt werden.

Empfängnisverhütung und Reisen

Bei kürzeren Aufenthalten ist es fast immer ratsam, eine Schwangerschaft aufzuschieben. Ebenso ist es bei längeren Aufenthalten und bestehendem Kinderwunsch sinnvoll, im Gastland anfangs sicher zu verhüten, bis sich die Frau auf die neuen Lebensverhältnisse eingestellt hat.

Empfängnisverhütung oder auch ein möglicher Kinderwunsch sollte immer vor der Reise von dem Paar besprochen und geplant werden.

> Die Frau und ihr Partner müssen mit einer Verhütungsmethode vertraut sein, damit Anwendungsschwierigkeiten und Unverträglichkeitsprobleme rechtzeitig besprochen und behoben werden können. Die Verfügbarkeit der gewählten Empfängnisverhütungsmethode am Zielort muss bekannt sein.

Tabelle 5-1 (S. 180–185) gibt eine Übersicht über die wichtigsten Empfängnisverhütungsmittel. Die Verfügbarkeit der gewählten Mittel sollte vor der Abreise sichergestellt sein, am besten durch einen ausreichenden eigenen Vorrat an Antikonzeptiva.

> Praxistipp bei Anwendung oraler Kontrazeption:
> Bei **Durchfall, Erbrechen** oder gleichzeitiger **Einnahme von Antibiotika** ist ein Empfängnisverhütungsschutz bei alleiniger Anwendung der Pille nicht gesichert. In solchen Fällen empfiehlt sich eine zweite zusätzliche Methode (z.B. Kondome). Bei Erbrechen bis zu drei Stunden nach der Einnahme sollte sofort die nachfolgende Pille eingenommen werden. Sollten die Magen-Darm-Beschwerden wiederholt auftreten, ist die Wirksamkeit der Pille nicht mehr gewährleistet.
>
> Bei konventionellen und Kombinationspräparaten mit Gestagen besteht bei einem Östrogenanteil von > 50 µg ein sicherer Schutz, wenn der Zeitabstand zwischen zwei aufeinander folgenden Pillen nicht mehr als 36 Stunden beträgt. Wenn also bei **Fernflügen** die Zeitverschiebung nicht größer als zwölf Stunden ist, kann die Pille zu Hause und auch am Urlaubsort im gewohnten Abstand eingenommen werden. Bei einer Zeitverschiebung von mehr als zwölf Stunden (z.B. Reise nach Neuseeland) sollte nach zirka zwölf Stunden eine „Zwischenpille" eingenommen werden. Die nächste Einnahme kann dann wieder zur gewohnten Zeit erfolgen. Bei Reisen in Gebiete, die jenseits der Datumsgrenze liegen, sollte die Kombinationspille alle 24 Stunden unabhängig von der jeweiligen Zeitzone geschluckt werden.
>
> Bei Flügen **nach Westen** mit Überquerung mehrerer Zeitzonen verlängert sich der übliche 24-Stunden-Rhythmus. Wenn bei einer Zeitdifferenz von etwa sechs bis acht Stunden die „Pille" zu Hause bisher immer abends genommen wurde, verschiebt sich die Einnahme im Reiseland auf morgens, bei morgendlicher Einnahme entsprechend auf den Abend. ☞

Der Rhythmus kann während der Reise zur gleichen Tageszeit beibehalten werden, wenn zusätzlich einmal die Pille zeitlich genau zwischen der letzten Einnahme zu Hause und der ersten am Zielort erfolgt.

Bei **Flügen nach Osten** kann die Einnahme zur jeweils gleichen Uhrzeit in Ortszeit erfolgen.

Lokale Applikationsformen von Kontrazeptiva wie **Vaginalring** (NuvaRing®) und **Hautpflaster** (OrthoEvra®) besitzen eine der oralen Kontrazeption vergleichbare Wirkung. Sie können unabhängig von Zeitverschiebungen angewandt werden. Wegen der Möglichkeit von Scheideninfektionen bei Verwendung des Vaginalrings und vermindertem Haften des Pflasters auf feuchter Haut ist der Nutzen beider Methoden für reisende Frauen eingeschränkt.

Auslandsaufenthalte während spezifischer Lebensphasen

Heranwachsende Frauen

Der Verlauf der Pubertät hängt bei Frauen außer von endokrinen Veränderungen wesentlich von gesellschaftlichen und kulturspezifischen Faktoren, von Ernährung, Klima und Umweltfaktoren ab. Ein langer Auslandsaufenthalt kann sich positiv auswirken oder als zusätzlicher seelischer und körperlicher Stressfaktor die Pubertät belasten und das Erreichen eines neuen Gleichgewichtes zwischen Körperlichkeit und seelischer Reife schwieriger gestalten. Mitteleuropäische Mädchen pubertieren im Durchschnitt ein bis eineinhalb Jahre später als ihre Altersgenossinnen in afrikanischen oder lateinamerikanischen Ländern. Der direkte Vergleich zu Gleichaltrigen kann zu Minderwertigkeitsgefühlen oder zu übertrieben schneller Anpassung an die neue Rolle führen. Der Wegfall von heimischen Bindungen in der Clique, in der Schule oder von gewohntem Freizeitverhalten in anderen Identifikationskonstellationen bereitet in der Pubertät besondere Schwierigkeiten.

Das Problem der besonderen Störanfälligkeit durch den Stress der Reise und die Unsicherheit im Gastland sollte bewusst sein. Ihm sollte durch Auffinden eines neuen sozialen Umfeldes, z. B. über sportliche und andere Gruppenaktivitäten mit Gleichaltrigen, Rechnung getragen werden. Gelingt es nicht, einen altersadäquaten Ersatz im Gastland zu schaffen, kann es zu einem Ausbleiben der körperlichen bzw. seelischen Entwicklungen der Pubertät kommen. Häufige Folgen sind eine **primäre Amenorrhö** im Sinne einer sogenannten Notstandsamenorrhö bis hin zur **Pubertas tarda.** Neben leichteren Störungen, die von einer Dysmenorrhö bis zu Zyklusstörungen im weitesten Sinne reichen, können durch einen Auslandsaufenthalt auch schwere Essstörungen im Sinne einer Anorexie bzw. Bulimie ausgelöst werden.

Alternativ zur fehlenden Anpassung kann eine überschnelle vermeintliche Adaptation an die neuen Umstände auftreten. Als Ausdruck eines reaktiven Assimilationswunsches und des Bedürfnisses nach Geborgenheit sowie neuer Rollenidentität kann es zur überstürzten Trennung vom Elternhaus sowie Kinderwunsch im Gastland kommen. Auch diese Entwicklung kann von Zyklusstörungen (Hypermenorrhö/Dysmenorrhö) begleitet sein.

Sicherlich ist aber nicht jede dysfunktionelle Blutung während der Pubertät ein Indikator für schwerwiegende Probleme der Jugendlichen im Gastland. Meno-/Metrorrhagien als Ausdruck einer Follikelpersistenz oder Hypo- und Polymenorrhöen sind in der Pubertät häufig und im Rahmen der sensiblen Gleichgewichtseinstellung als physiologisch anzusehen.

Klimakterium

Mit dem Klimakterium ist das Erlöschen der Fortpflanzungsfähigkeit erreicht. Es geht einher mit der Umorientierung der gesamten Person auf die vierte Lebensphase und das Alter. Mitteleuropäische Frauen erleben das Klimakterium zwischen dem 47. und 55. Lebensjahr.

Tabelle 5-1. Übersicht über Empfängnisverhütungsmittel

Methode	Beschreibung		Hinweise für Reisende
Kondome für Männer	Pearl-Index*:	3 – 30, anwenderabhängig!	Guter Infektionsschutz. Kondome sind sehr licht- und hitzeempfindlich (Latex zersetzt sich durch Licht, Luft und Wärme), daher ist eine korrekte Lagerung notwendig. Kondome werden porös durch Fette, Öle, Cremes, Vaseline etc.! Nicht alle Kondome haben die gleiche Qualität, deshalb muss beim Kauf auf Markenpräparate mit Haltbarkeitsdatum geachtet werden. Da qualitativ gute Kondome nicht in allen Ländern verfügbar sind, sollte ein Vorrat mitgenommen werden.
	Prinzip:	Mechanischer Schutz.	
	Vorteil:	Kaum Nebenwirkungen (möglich sind Scheidenmilieustörungen bei Spermizidbeschichtung und Latexallergie). Bei korrekter Anwendung sehr guter Schutz gegen sexuell übertragbare Infektionen.	
	Nachteil:	Die Technik der Kondomanwendung muss von Männern und Frauen erlernt werden (z. B. Vermeidung einer Luftblase an der Kondomspitze beim Anlegen).	
Kondome für Frauen	Pearl-Index:	unbekannt („Zuverlässigkeit 75–90%“, anwenderabhängig!)	Guter Infektionsschutz. Femidom® (Bestellinformationen http://www.femidom.de) Ist in erster Linie für unerwartete Begegnungen geeignet, wenn sexuelle Kontakte nicht geplant sind. Die mehrmalige Benutzung desselben Kondoms ist wegen des derben Plastikmaterials theoretisch möglich, erhöht aber die Infektionsrisiken!
	Prinzip:	mechanischer Schutz (durch weiche Polyurethanfolie mit zwei biegsamen Ringen)	
	Vorteil:	Von Frauen kontrolliert, schützt weibliche Genitalregion besser vor Infektionen als Kondom für Männer (z. B. die Labien vor Herpesbläschen am Penisansatz). Sicherer Empfängnisschutz bei korrekter Anwendung.	
	Nachteil:	relativ teuer (> 3), trotz Haltbarkeit nur zum einmaligen Gebrauch geeignet	

Fortsetzung Tab. 5-1 nächste Seite ▸

*Pearl-Index: Maß für die Sicherheit einer Empfängnisverhütungsmethode; ungewollte Schwangerschaften pro 1200 Anwendungsmonate

Tabelle 5-1. Übersicht über Empfängnisverhütungsmittel *(Fortsetzung)*

Methode	Beschreibung		Hinweise für Reisende
Diaphragmen, Portiokappen, Lea®contraceptivum	Pearl-Index:	3 – 30, anwenderabhängig!	Relativer Infektionsschutz. Gummi muss korrekt gelagert und gesäubert werden (Hitze/Licht!). Cremes für Diaphragmen enthalten meist Nonoxinol-9 oder ähnliche bakterizide Spermizide, die das Scheidenmilieu stören, aber keinen zusätzlichen Infektionsschutz bieten.
	Prinzip:	lokaler mechanischer (und chemisch-spermizider) Schutz	
	Vorteile:	Sie können von Frauen ohne Wissen des Mannes angewandt werden, schützen vor Infektionen des Muttermundes (Chlamydien, HPV) und haben bei nicht zu häufigem Gebrauch keine wesentlichen Nebenwirkungen	
	Nachteil:	Diaphragmen und Portiokappen müssen durch eine Fachkraft angepasst werden (Ausnahme: Lea®). Die Technik der Anwendung muss erlernt werden und erfordert eine gewisse Übung.	
Spermizide	Pearl-Index:	1–7, anwenderabhängig	Lokale Reizung, Störung des Scheidenmilieus und dadurch erhöhtes Infektionsrisiko! Auf Reisen nicht empfehlenswert!
	Prinzip:	chemischer Schutz	
	Vorteil:	lokale Anwendung	
	Nachteil:	unsicher, infektionsbegünstigend	
Orale Ovulationshemmer	Pearl-Index:	< 1 bei korrekter Einnahme	Kombinationspräparate enthalten Östrogen und einen fixen (Einphasen-) oder abgestuften Gestagenanteil (Zweiphasen- oder Sequenz-Präparate). Abgestufte Präparate bieten keinen Vorteil, haben aber eventuell eine höhere Versagerquote. Der Östrogenanteil stellt das größte Nebenwirkungsrisiko dar (Ödeme, Übelkeit, vermehrte Pigmentierung, vaginaler Fluor etc.) und sollte daher möglichst niedrig dosiert sein
	Prinzip:	Unterdrückung des Eisprungs, Veränderung des Endometriums und des Zervixschleims, Behinderung der Spermatozoenmigration durch Blockierung der hypophysären Gonadotropin-Sekretion.	

Tabelle 5-1. Übersicht über Empfängnisverhütungsmittel *(Fortsetzung)*

Methode	Beschreibung		Hinweise für Reisende
	Vorteil:	Sehr sichere Zyklusregulierung, Verminderung von Menstruationsbeschwerden und prämenstruellem Syndrom, Verringerung des monatlichen Blutverlustes, Schutz vor Endometriose und funktionellen Ovarialzysten.	(in der Regel 0,002 – 0,003 mg). Gestagene können zu Akne, Kopfschmerz (bis Migräne), Gewichtszunahme, verminderter Libido und Depression führen. Levonorgestrel ist als sicheres Gestagen bewährt. Desogestrel und Gestoden sind demgegenüber mit einem erhöhten Thromboserisiko verbunden (und werden nicht als erste Mittel bei jungen Frauen empfohlen).
	Nachteil:	Regelmäßige Tabletteneinnahme. Möglich sind gutartige Leberveränderungen (Vorsicht bei Lebererkrankungen), Wechselwirkungen mit Medikamenten, die über die Leber abgebaut werden, z.B. Malariaprophylaxe, Gefäß- und Fettstoffwechselveränderungen. Die Wirksamkeit der Pille kann bei gleichzeitiger Einnahme zahlreicher anderer Medikamente (z.B. Antibiotika, Tuberkulostatika, Antikonvulsiva) vermindert werden. Bei Raucherinnen besteht Thrombosegefahr! Veränderung des Lustempfindens und Einschränkung der emotionalen Bandbreite werden berichtet. Erhöhte Anfälligkeit für Pilzinfektionen.	Bei Durchfall und Erbrechen oder bei dem einmaligen Vergessen der Einnahme (Einnahmepause > 12 Stunden) sollte die Pille zwar weiter genommen werden, um im Rhythmus zu bleiben, eine Schutzwirkung ist dann aber nicht mehr gegeben. Deshalb müssen zusätzlich Kondome oder andere mechanische Methoden benutzt werden! Trotz Zeitverschiebungen muss das Einnahmeintervall konstant bleiben, das heißt alle 24 Stunden eine „Pille". Die Periode lässt sich bei Kurzreisenden durch die kontinuierliche Einnahme oraler Kontrazeptiva für die Dauer der Reise verschieben. Bei Risiken für sexuell übertragbare Infektionen müssen zusätzlich Kondome angewandt werden.
	Kontraindikationen:	Epilepsie, Migräne, Thromboserisiko, starke Adipositas, Rauchen, Hypertonie, Lebererkrankungen, familiäre Häufung von Mamma-Ca, Alkoholabhängigkeit	

Fortsetzung Tab. 5-1 nächste Seite ▸

Tabelle 5-1. Übersicht über Empfängnisverhütungsmittel *(Fortsetzung)*

Methode	Beschreibung		Hinweise für Reisende
1. Vaginalring (NuvaRing®) **2. Hautpflaster** (OrthoEvra®)	Pearl-Index:	unbekannt, laut Hersteller Sicherheit ähnlich wie bei oraler Kontrazeption	1. Ein Ring für 3 Wochen Einlage, eine Woche Pause, für neuen Zyklus neuen Ring (Scheidenmilieustörungen möglich) 2. Hautpflaster für 28 Tage (3 Streifen für jeweils 7 Tage, dann 7 Tage Pause) Einfache Anwendung, **kein Infektionsschutz**!
	Prinzip:	Entsprechend oraler Kontrazeption (siehe dort)	
	Vorteil:	einfache Anwendung, unabhängig von Zeitverschiebungen	
	Nachteil:	Fremdkörper in der Scheide (Ring); schlechter Halt auf der Haut bei Schwitzen (Pflaster)	
	Gegen-anzeigen:	siehe orale Kontrazeptiva	
Gestagene (Mini-Pille)	Pearl-Index:	< 5, anwenderabhängig (Einnahmeintervall)	Die Zeitüberschreitung bei der Einnahme darf zwei bis maximal sechs Stunden betragen. Bei Reisen in andere Zeitzonen muss ein konstantes Einnahmeintervall beachtet werden. Bei (häufigen) Blutungsstörungen besteht erhöhtes Infektionsrisiko. **Auf Reisen** (mit Veränderung des Lebensrhythmus) **nicht empfehlenswert.**
	Prinzip:	Beeinflussung von Muttermund, Zervixschleim, Endometrium	
	Vorteil:	Keine systemische Wirkung	
	Nachteil:	sehr genaue Einnahme erforderlich, Zwischenblutungen	
Gestagene (Depotpräparate, Implantat)	Pearl-Index:	< 2	Blutungsstörungen bis zur Menstruationspause sind häufig. Die Präparate sind wesentlich nebenwirkungsreicher als orale Kontrazeptiva oder die „Minipille“. Der Empfängnisverhütungsschutz ist geringer als bei oralen Kontrazeptiva.
	Prinzip:	Beeinflussung von Muttermund, Zervixschleim, Endometrium (als Spritze i. m. 90 Tage; Implantat: 3 Jahre)	
	Vorteil:	Fraglich, da nebenwirkungsärmere, wirksamere Methoden zur Verfügung stehen	

Tabelle 5-1. Übersicht über Empfängnisverhütungsmittel *(Fortsetzung)*

Methode	Beschreibung		Hinweise für Reisende
	Nachteil:	Nur indiziert, wenn eine regelmäßige Tabletteneinnahme nicht gewährleistet werden kann oder der Partner eine Kontrazeption nicht akzeptiert, die Frau dagegen sicher verhüten will. Methode kann bei Unverträglichkeiten nicht sofort gewechselt werden.	
Intrauterinspirale (IUP) **Intrauterinsystem (IUS)**	Pearl-Index:	IUP: 1–2, IUS < 1	**Das Risiko für Infektionen und Eileiterschwangerschaften ist erhöht.** Vor der Abreise muss unbedingt kontrolliert werden, ob die Spirale noch richtig liegt (Ultraschall) und ob nicht ein Wechsel (in der Regel 2–5 Jahre nach Einlage kupferhaltiger IUP) erfolgen muss. **Die Methode ist nicht zu empfehlen für Frauen mit erhöhtem Risiko hinsichtlich sexuell übertragbarer Infektionen** und nur anzuwenden, wenn Infektionsrisiken bei beiden Partnern sicher auszuschließen sind und kein perspektivischer Kinderwunsch besteht.
	Prinzip:	Veränderung von Endometrium, Zervix, Spermienbeweglichkeit (IUP: Kupfer-Spirale, Kupfer-umwickelter Silberkern oder IUS: Gestagendepot, z. B. Levonorgestrel: Mirena®)	
	Vorteil:	sicherer (IUS) und relativ sicherer (IUP) Empfängnisschutz , ohne an die Verhütung denken zu müssen	
	Nachteil:	Infektionsrisiko bei der Einlage und während der gesamten Liegezeit. Eileiterschwangerschaften durch Vernarbungen nach Infektionen sind gehäuft (insbesondere bei IUP). Frühe, infizierte Fehlgeburten sind ebenso möglich wie eine sekundäre Sterilität.	

Fortsetzung Tab. 5-1 nächste Seite ▸

Tabelle 5-1. Übersicht über Empfängnisverhütungsmittel *(Fortsetzung)*

Methode	Beschreibung		Hinweise für Reisende
Periodische Abstinenz, Basaltemperaturmessung, Billings-, Knaus-Ogino-, Zervixschleimmethode, Zykluscomputer u.a.	Pearl-Index:	meist hoch (10–40), bei guter Kenntnis und Disziplin akzeptabel (0,7–6)	Die Basaltemperaturmessung ist in tropischen Ländern wenig aussagekräftig, da Temperaturschwankungen abhängig vom Flüssigkeitshaushalt auftreten und umstellungsbedingt der Regelzyklus völlig verändert sein kann. Fieberhafte Infekte beeinträchtigen zusätzlich die Aussagekraft der Methoden. Ggf. ist die Zervixschleimmethode bei genauer Kenntnis des Körpers und seines Rhythmus anwendbar.
	Prinzip:	Errechnung unfruchtbarer Tage (ggf. mit technischer Unterstützung durch Teststreifen für Östrogen und Lutealhormone sowie spezielle Taschenrechner)	
	Vorteil:	Keine Nebenwirkungen, wenn die Methode in der Partnerschaft akzeptiert ist.	
	Nachteil:	Es ist eine genaue Kenntnis des Körpers und seines Rhythmus erforderlich.	
Stillen	Pearl-Index:	sehr hoch, abhängig von der Stillfrequenz	**Auf Reisen schützt Stillen das Kind in besonderer Weise; Mütter sollten geruhsam reisen.** Ein schwacher Kontrazeptionsschutz besteht dagegen nur, wenn keine Menstruation aufgetreten ist und mindestens acht- bis zwölfmal pro Tag gestillt wird. **In der Regel sollten beim Stillen zusätzlich Barrieremethoden angewandt werden.** Möglich ist auch die Minipille.
	Prinzip:	Oxytocin- und Prolaktinausschüttung durch Saugreflex	
	Vorteil:	Keine Nebenwirkungen	
	Nachteil:	Sehr unsicher! (Hormonkonzentrationen schwanken wegen des schnellen Abbaus sehr stark)	
Postkoitale Empfängnisverhütung	Pearl-Index:	< 1	1. Einnahme spätestens 24–72 Stunden nach dem sexuellen Kontakt und nach weiteren 12 Stunden. Tetragynon® ist nur für den Notfall geeignet und kein Empfängnisverhütungsmittel! Eventuell kann es bei längeren Auslandsaufenthalten als Notfallmedikament mitgenommen werden. 2. Alternativ kann bis zu fünf Tagen nach ungeschütztem Sexualkontakt ein Kupfer-IUP eingesetzt werden.
	Prinzip 1:	eine hohe Östrogen-/Gestagendosis verhindert das Einnisten einer befruchteten Eizelle in die Gebärmutter	
	Nachteil:	Starke Östrogennebenwirkungen, oft heftige Abbruchblutung, Erbrechen, Übelkeit	
	Prinzip 2:	Einlage einer Intrauterinspirale (IUP)	

Die endokrinen Veränderungen können auf der körperlichen Ebene Beschwerden wie Blutungsstörungen, Hitzewallungen, Osteoporose, Schlafstörungen, Kopfschmerzen und diffuse Befindlichkeitsstörungen verursachen. Der Hormonmangel kann an den Hormonzielorganen – den Genitalorganen, Haaren, Brust, Haut und anderen – Veränderungen verursachen, die zum Ausgangspunkt von Beschwerden werden können. Im seelischen Bereich stellt das Klimakterium wie jede andere Übergangsphase im Leben besondere Anforderungen, die darin bestehen, ein neues seelisches Gleichgewicht zu erringen. Störungen dieses langfristigen Prozesses können sich in Form von Depressionen, Orientierungslosigkeit, Schlafstörungen und Angstgefühlen auswirken. Eine allgemeine physiologische Abnahme der Leistungsfähigkeit wird zu schnell negativ bewertet und als Versagen empfunden.

In traditionellen Kulturen haben ältere Frauen als wichtiges Glied großer Familien oft eine sehr angesehene Position und bilden vergleichsweise deutlich weniger klimakterische Beschwerden aus. Diese Tatsache und das Vorhandensein wichtiger Aufgaben im Gastland können sich positiv auf die Reisenden auswirken, sofern der Aufenthalt subjektiv nicht als Überlastung empfunden wird.

Bei einer regelmäßigen Einnahme von Hormonpräparaten stellt sich die Frage, ob und in welcher Applikationsform diese Therapie während des Auslandsaufenthaltes fortgeführt werden soll. Im Falle einer Dauermedikation zur Vermeidung von Blutungsstörungen und bei guter Verträglichkeit empfiehlt es sich, das bekannte Präparat weiter einzunehmen.

Bei der Einnahme von **Hormonpräparaten** sollten angesichts eines erhöhten Risikos von Phlebothrombosen geeignete Vorkehrungen bei länger dauernden Reisen (siehe Kap. II.8.4) Beachtung finden.

In den letzten vier Monaten vor Reiseantritt sollte kein Wechsel des Hormonpräparats oder der Applikationsform mehr vorgenommen werden. Neben Depot-Präparaten (z. B. Gynodian-Depot®) sind ☞ bei guter Verträglichkeit auch hormonhaltige Pflaster (z. B. Estracomp TTS®) günstig; hierbei ist jedoch zu beachten, dass solche Pflaster in feuchtheißem Klima häufig schlecht halten.

Die in warmen Ländern stärker zum Tragen kommende Ödemneigung sollte als relative Kontraindikation zur Hormoneinnahme genauso bedacht werden wie eine Neigung zu hypertonen Blutdruckwerten oder ein latenter Diabetes mellitus. Diese Manifestationen treten im 47. bis 55. Lebensjahr statistisch gesehen häufiger auf und können sich unter Hormoneinnahme verschlimmern. Die eingeschränkten Möglichkeiten einer klinischen Überwachung dieser Patientinnen im Gastland sollten bedacht werden.

Eine eingehende gynäkologische Untersuchung inklusive Brustuntersuchung ist vor Reiseantritt unbedingt anzuraten.

Eine Hormoneinstellung sollte kurz vor Reiseantritt nicht mehr begonnen werden.

Schwangerschaft, Geburt und Wochenbett

Auslandsaufenthalte und Schwangerschaft

Eine Schwangerschaft führt zu normalen körperlichen und psychischen Veränderungen, die jedoch zu einer erhöhten Empfänglichkeit für Erkrankungen führen können. Weiterhin können sich Reisestress und die Klimabelastung in tropischen Ländern ungünstig auf das Immunsystem auswirken. Da in vielen Ländern der Tropen und Subtropen höhere Infektionsrisiken als zu Hause bestehen, ist die Auswahl des Reiseziels und der Standard der Reise von entscheidender Bedeutung.

Während der Schwangerschaft sollten Reisen erholsam sein; außergewöhnliche Anstrengungen sind zu vermeiden.

Relativ unproblematisch ist bei normaler Schwangerschaft eine Reise im 2. Drittel (16. bis 24. Schwangerschaftswoche). Dennoch sollten sich schwangere Frauen vor einer längeren Reise von entsprechend erfahrenen Hebammen, Frauenärzten oder -ärztinnen beraten lassen.

Bei einer Reise während der Frühschwangerschaft muss ein erhöhtes Fehlgeburtsrisiko aufgrund vermehrter Belastungen und der Klimaumstellung bedacht werden. Im späteren Schwangerschaftsdrittel droht Frühgeburtlichkeit.

Die Gesundheitsversorgung bei Schwangerschaftskomplikationen, die vor allem im ersten und letzten Drittel der Schwangerschaft auftreten können, ist in vielen Ländern nicht sicher gewährleistet. Eine Fehl- oder Frühgeburt kann einen Rettungsflug notwendig machen! Transportinkubatoren für Früh- oder Mangelgeborene stehen dabei oft nicht zur Verfügung.

Bei Frauen, die im Auftrag eines deutschen Arbeitgebers während ihrer Schwangerschaft ins Ausland reisen, gilt das Gesetz zum Schutz der erwerbstätigen Mutter, wonach berufliche Tätigkeit oder arbeitsbereichbedingte Einflüsse die natürlichen körperlichen und seelischen Veränderungen nicht nachteilig beeinflussen dürfen. Die individuellen Bedingungen der berufstätigen werdenden Mutter müssen – auch im Hinblick auf Arbeitsplatz und -sicherheit – sorgfältig bedacht und diskutiert werden.

Schwangerschaftsuntersuchungen

In der Schwangerschaft benötigen viele Frauen aufgrund vielfältiger psychologischer, sozialer und körperlicher Risiken spezielle Fürsorge, Hilfe und Rat.

Frauen, die gut informiert, betreut und vorbereitet wurden, sind weniger ängstlich und entwickeln seltener Komplikationen während der Geburt. Wenn jedoch allgemeine Schwangerschaftsrisiken bestehen bzw. während der Schwangerenvorsorge auftreten, ist von Fernreisen in der Regel abzuraten (Tab. 5-2).

Grundsätzlich sind Ergebnisse der Schwangerschaftsuntersuchungen schriftlich festzuhalten und sollten Schwangeren bei Reisen mitgegeben werden. Bei einer Aufenthaltsdauer im Ausland von mehr als einem Monat ist darauf zu achten, dass im Gastland regelmäßige Vorsorgeuntersuchungen durchgeführt werden können.

Das Fehlen eines hochtechnisierten, apparativen Standards spricht noch nicht gegen die Qualität der möglichen Schwangerenvorsorge. Manuelle Untersuchungstechniken können zur Erkennung möglicher Risiken und bestimmter pathologischer Prozesse einer Diagnostik mittels Ultraschall und CTG durchaus ebenbürtig sein, wenn sie korrekt ausgeführt werden.

Häufig sind schwangere Frauen unter den Bedingungen einer eingeschränkten Gesundheitsversorgung im Ausland in gewissem Grad unsicher und ängstlich, da sie lebensbedrohliche Komplikationen fürchten. Für die Frau ist es wichtig, gemeinsam mit dem medizinischen Personal zu entscheiden, ob sie vor der 34. Schwangerschaftswoche in das Heimatland zurückfliegen oder eine eventuell eingeschränkte geburtshilfliche Betreuung im Gastland in Kauf nehmen sollte.

Spezielle Reiseformen und -aktivitäten während der Schwangerschaft

Autounfälle und Traumata, die zu vorzeitigen Wehen und Blasensprung führen, stellen auch für schwangere Frauen während eines Aufenthaltes in Übersee die größte Gefährdung dar.

Reisen, die mit längerem Sitzen und einer Bewegungseinschränkung verbunden sind, sollten auf ein Minimum reduziert werden. Bei längeren Fahrten mit Kraftfahrzeugen sind für Schwangere alle ein bis zwei Stunden Erholungspausen erforderlich. Am Aufenthaltsort sollten die Transportmittel mit Vorsicht ausgesucht werden. Fahrten in Bussen mit fraglicher Verkehrstüchtigkeit, Reisen auf unwegsamen Straßen oder in der Nacht sollten möglichst vermieden werden. Neben Safaris in abgelegene Gebiete sind auch Reitausflüge und Tauchen für Schwangere riskant.

Tabelle 5-2. Schwangerschaftsrisiken.

Bei Vorliegen folgender Problemstellungen besteht eine vermehrte Gefährdung für Schwangere während Langzeitaufenthalten im Ausland.

- vier oder mehr Schwangerschaften
- zurückliegende schwierige Entbindungen
- Kaiserschnitt in der Vorgeschichte
- Totgeburt oder Fehlgeburt
- drei oder mehr Aborte
- festsitzende Plazenta bei vorhergehenden Schwangerschaften
- schwere Blutungen bei vorhergehenden Entbindungen
- körperlich auffällige Kinder
- Frühgeburten
- Mehrlinge in der vorhergehenden oder jetzigen Schwangerschaft
- kindliche Todesfälle in den ersten fünf Lebensjahren
- Myome
- Hypertonie oder Präeklampsie/Eklampsie in vorhergehenden Schwangerschaften
- sexuell übertragbare oder chronische Erkrankungen
- Psychose in vorhergehenden Schwangerschaften oder nach Entbindungen
- ernsthafte psychische Schwierigkeiten in der bestehenden Schwangerschaft
- Abhängigkeit von Suchtmitteln
- Alter unter 18 oder über 35 Jahre
- erstes Kind
- geringer Abstand zur letzten Schwangerschaft
- auffällig geringe Körpergröße der Mutter
- Fehlernährung oder Fettsucht der Mutter
- Beckenanomalitäten
- vorbestehende chronische Erkrankung (Diabetes mellitus, chronische Leber- oder Nieren- oder kardiovaskuläre Erkrankung etc.)
- abnormale fetale Lage oder Verdacht auf Missverhältnis
- Verdacht auf Hydramnion oder Oligohydramnion
- Knöchelödeme
- Krampfanfälle während der Schwangerschaft
- Blutungen vor der Geburt
- Zervixinsuffizienz
- Verdacht auf „small for date baby" (verlangsamtes Wachstum bei zu geringen Symphysenfundusabstandsmaßen oder Ultraschallbefunden)
- eine für die Schwangerschaftsphase unzureichende Gewichtszunahme der Schwangeren
- Blutgruppenunverträglichkeit mit dem Kindsvater (rh-negative Mutter)

Frauen, die nicht bereits seit längerer Zeit an das **Leben in großen Höhen** adaptiert sind, sollten während der Schwangerschaft einen plötzlichen Ortswechsel in Regionen über 2000 m vermeiden. Hierbei sind besonders folgende Risiken zu beachten: verminderte Sauerstoffversorgung des Kindes, vorzeitige Wehentätigkeit und Blutungen.

Zur Unterdrückung vorzeitiger Wehen kann Schwangeren für die Eigentherapie in Notfallsituationen Magnesium empfohlen werden (Magnesiumoxid/-glutamat/-zitrat 20 mval, 3 × 2 Dragees/Kapseln). Stets sollte jedoch versucht werden, einen Arzt oder eine medizinische Einrichtung aufzusuchen.

Im Allgemeinen sind Risiken bei nicht zu häufigen **Flugreisen** sehr gering. Eine gewisse Gefährdung kann jedoch durch eine leichte Hypoxämie, eine gering erhöhte Strahlendosis, eine vermehrte Thromboseneigung (s. Kap. II.3.1.4), durch das Risiko vorzeitiger Wehen, Schlafentzug und Flugangst bestehen.

Der geringfügig verminderte Sauerstoffdruck in der Flugzeugkabine stellt kein Risiko dar. Ist jedoch eine eingeschränkte Funktion der Plazenta bekannt, sollte von Flugreisen abgeraten werden. Die Strahlenbelastung ist bei interkontinentalen Flügen in Abhängigkeit von der Sonnenaktivität erhöht (s. Kap. II.3.1.4). Schwangere sollten Flugreisen, besonders zwischen 8. bis 15. Schwangerschaftswoche in der Zeit der Hirnentwicklung des Fötus vermeiden. Die Sicherheitskontrolle am Flughafen mit einem Metalldetektor (Magnetstab) stellt keine Gefährdung dar.

Angesichts des Verletzungsrisikos während Turbulenzen, sollten sich Schwangere unbedingt an Aufforderungen zum Anschnallen halten. Bei ungünstig sitzenden Anschnallgurten wurde allerdings auch über Verletzungen mit Plazentalösung berichtet.

Einige Fluglinien verlangen generell eine Bescheinigung des Haus- bzw. Facharztes über den voraussichtlichen Entbindungstermin; ab der 28. Schwangerschaftswoche ist auf jeden Fall ein Attest über das Fehlen „flugeinschränkender Risiken" notwendig.

Flugeinschränkende Risiken sind u.a. (s. Kap. II.3.1.4):

- schlechter Allgemeinzustand, nicht stabilisierte allgemeine Leiden oder chronischen Erkrankungen,
- zurückliegende Schwangerschaftskomplikationen (insbesondere Blutungen),
- bestehende Schwangerschaftskomplikationen,
- invasive diagnostische Eingriffe (Amniozentese) weniger als 14 Tage zurückliegend,
- offene abdominale Eingriffe, weniger als sechs Wochen zurückliegend.

Ab der 34. Schwangerschaftswoche sollten keine internationalen Flüge, bis 14 Tage vor der Geburt auch keine Kurzstreckenflüge mehr durchgeführt werden.

Längeres Sitzen, unzureichende Flüssigkeitszufuhr und Bewegungsmangel behindern den Blutkreislauf und begünstigen Thrombosen. Bei längeren Flug- oder Busreisen ist schwangeren Frauen anzuraten, die Sitzposition häufig zu wechseln und sich innerhalb des Flugzeuges oder Busses zu bewegen, um einer Hypostase und einem venösen Stau mit der Gefahr der Ödem- und Thrombosebildung vorzubeugen. Bei entsprechender Varikosis ist ein zusätzliches Bandagieren der Beine mit elastischen Binden anzuraten. Während des Fluges oder einer Autofahrt sollte der Sicherheitsgurt möglichst über dem Beckengürtel laufen und locker anliegen. Bei längeren Autofahrten ist auf ausreichende Flüssigkeitszufuhr zu achten. Alkoholkonsum und Rauchen sollten unterbleiben. Alle ein bis zwei Stunden Erholungspausen einlegen!

Ernährung und Flüssigkeitszufuhr

Während der Schwangerschaft besteht ein erhöhter Bedarf an Energieträgern (ab 5. Monat 200 bis 300 kcal), Eiweiß und Mikronährstoffen (Eisen, Calcium, Magnesium, Zink, Jod und Vitamine A, B, C, D, E sowie Folsäure). Schwangere sollten auch im Ausland auf eine ausgewogene ballaststoffreiche Ernährung achten, ein „Essen für zwei" jedoch vermeiden.

Die Schwangerschaft stellt bereits im gemäßigten Klima erhöhte Anforderungen an den Blutkreislauf, um so mehr ist in heißen Regionen daran zu denken, **genügend** (täglich **mindestens zwei bis drei Liter**) **zu trinken**, um Flüssigkeitsverlusten durch vermehrtes Schwitzen entgegenzuwirken (s. Kap. II.2). Schwere Dehydrierungszustände können auch durch Durchfallerkrankungen und Schwangerschaftserbrechen hervorgerufen werden. Bei einer Reisedauer von mehr als drei Wochen sollte auf eine chemische Wasseraufbereitung verzichtet werden. Eine längere Anwendung solcher Substanzen kann zu einer Schilddrüsenvergrößerung des Feten führen. Bei Schwangerschaftserbrechen sind neben ausreichender Flüssigkeitszufuhr bzw. Rehydrierungsmaßnahmen häufige kleine Mahlzeiten mit fettarmer und eiweißreicher Kost zu empfehlen.

Impfungen in der Schwangerschaft

(s. Kap. II.8.1.19)

Die Durchführung wichtiger Schutzimpfungen sollte möglichst vor einer Schwangerschaft abgeschlossen sein. Generell sollten Impfungen im 1. Trimenon einer Schwangerschaft – außer bei vitaler Indikation – vermieden werden; ab dem 2. Trimenon ist individuell eine sorgfältige Nutzen-Risiko-Abwägung durchzuführen (s. Tab. 5-3).

Infektionen während der Schwangerschaft und Geburt

Wegen der Verschlechterung der Immunitätslage besteht während einer Schwangerschaft eine erhöhte Anfälligkeit für Infektionskrankheiten mit der Gefahr schwerer Verlaufsformen.

Malaria- und **Toxoplasmoseerreger** stellen eine erhebliche Gefahr während der Schwangerschaft dar, da sie zu plazentaren und transplazentaren Infektionen führen können. Bei Infektionen mit **Filarien und Schistosomen** kann durch zirkulierende oder migrierende Larven bzw. Eier die plazentare Funktion beeinträchtigt werden. Intestinale Parasiten können die Resorption wichtiger Nährstoffe beeinträchtigen.

Eine erhebliche Gefährdung besteht für Schwangere bei Auftreten einer **Malaria**

Tabelle 5-3. Impfungen und Schwangerschaft

Art der Impfung	Anwendung in der Schwangerschaft
Cholera (oral)	Studien zur Sicherheit fehlen
Diphtherie	Ja, wenn ärztlich begründet
FSME	Studien zur Sicherheit fehlen
Gelbfieber	Wenn ärztlich begründet (bei unvermeidbarem hohem Risiko)
Hepatitis A	Ja, wenn ärztlich begründet (Studien zur Sicherheit fehlen)
Hepatitis B	Ja, wenn ärztlich begründet
Influenza	Ja, wenn ärztlich begründet, z. B. bei chronischen Grundleiden
Japan-Enzephalitis	Studien zur Sicherheit fehlen
Masern	Nein
Meningokokken	Ja, wenn ärztlich begründet
Mumps	Nein
Polio IPV (Kinderlähmung)	Ja, wenn ärztlich begründet – Normalerweise zu vermeiden
Röteln	Nein
Tetanus (Wundstarrkrampf)	Ja, wenn ärztlich begründet
Tollwut	Ja, wenn ärztlich begründet
Typhus (inaktiviert)	Studien zur Sicherheit fehlen
Typhus (lebend)	Studien zur Sicherheit fehlen
Varizellen (Windpocken)	Nein

tropica aufgrund gehäufter schwerer und komplizierter Verlaufsformen mit z. B. zerebraler Beteiligung, massiver Hämolyse und Anämie sowie akutem Nierenversagen. Gleichzeitig kann es gehäuft zu intrauterinen Entwicklungsstörungen, Fehl- und Totgeburten und einer erhöhten Sterblichkeit des Neugeborenen kommen.

Moskitos (einschließlich Anophelesmücken) scheinen von Schwangeren in vergleichsweise stärkerem Ausmaß angezogen zu werden. Als Ursache wird ein größeres Atemvolumen und eine intensivere Hautdurchblutung der schwangeren Frau diskutiert.

Wenn möglich, sollten Schwangere nicht in Malariaendemiegebiete reisen; dies gilt in besonderer Weise für Aufenthalte in Gebieten mit Chloroquin-Resistenz.

Wenn eine Reise unumgänglich ist, müssen vor allem Mückenstiche z. B. durch Tragen geeigneter Schutzkleidung und Verwendung eines Moskitonetzes vermieden werden; bei Anwendung von Mückenvertreibungsmitteln mit DEET ist eine Wirkstoff-Konzentration über 35% und gleichzeitig eine großflächige Applikation auf den Körper (s. Kap. II.8.2) zu vermeiden. Gleichzeitig sollte eine konsequente medikamentöse Malariaprophylaxe nach internationalen Standards durchgeführt werden (s. Kap. II.8.3.1).

Schwangerschaft und Medikamenteneinnahme

In der Schwangerschaft sollte jede Medikamenteneinnahme, die nicht unbedingt erforderlich ist, vermieden werden.

Vor Einnahme von Arzneimitteln ist es ratsam, medizinisches Fachpersonal zu befragen. Bei keinem Medikament zur Malariavorbeugung oder -behandlung kann in der Schwangerschaft (vor allem in den ersten drei Monaten) eine generelle Unbedenklichkeit für das Kind garantiert werden. Reisen in Malariagebiete sollten daher am besten vermieden werden. Von einer Selbsttherapie mit („Stand by-") Malariamedikamenten wird bei Schwangeren strikt abgeraten.

Chloroquin (Resochin®) und **Proguanil** (Paludrine®) werden zur Malariaprophylaxe bei Schwangeren eingesetzt. **Mefloquin** (Lariam®) ist im ersten Trimenon und **Doxycyclin** in der gesamten Schwangerschaft sowie in der Stillperiode **kontraindiziert**. Während und bis zu drei Monaten nach der letzten Einnahme wird vom Hersteller eine Empfängnisverhütung angeraten. Zu **Atovaquon/Proguanil** (Malarone®) liegen bisher keine ausreichenden Daten vor, eine Anwendung ist daher nur bei strenger Nutzen-Risiko-Abwägung möglich. Eine Einnahme von **Halofantrin** (Halfan®) und **Pyrimethamin/Sulfadoxin** (Fansidar®) sollte in der Schwangerschaft nicht erfolgen. **Chinin- und Artemisininderivate** bzw. **Artemether/Lumefantrin** (Riamet®) sind in der Schwangerschaft nur unter ärztlicher Aufsicht zur Therapie zugelassen. **Primaquin** kann bei fetalem G6PD-Mangel zur hämolytischen Anämie in utero führen. Eine Verhütung möglicher Rückfälle einer Malaria tertiana bei Infektionen mit Plasmodium vivax und Plasmodium ovale sollte deshalb erst nach der Entbindung und gleichzeitigem Ausschluss eines G6PD-Mangels der Mutter erfolgen.

Blutungen in der Schwangerschaft und vorzeitiger Blasensprung

Leichte Kontaktblutungen bei Berührung der Zervix (z. B. beim Sex) haben keine pathologische Bedeutung.

Periodenstarke Blutungen in der Schwangerschaft stellen ein potentielles Risiko für Mutter und Kind dar und bedürfen sofortiger intensiver Betreuung. Mögliche Ursachen sind Traumata, Placenta praevia, vorzeitige Plazentalösung u. a. In der Regel muss eine stationäre Aufnahme erfolgen und umgehend die Transportfähigkeit (Heimflug) oder die Notwendigkeit einer unverzüglichen Intervention (z. B. Sectio) geklärt werden.

In der Regel ist eine Patientin bei **Blasensprung** nicht transportfähig, und die Geburt muss vor Ort eingeleitet werden.

Auslandsaufenthalte und Geburt

Vor dem Entschluss, während eines Auslandsaufenthaltes im Gastland zu gebären, sollte feststehen, dass die Voraussetzungen für eine sichere Geburt gegeben sind. Hierzu sind folgende Fragen zu klären:

- ❑ Gibt es am Wohnort eine Hebamme oder Ärztin, die neben der Schwangerenbetreuung die Entbindung durchführen kann?
- ❑ Wie weit entfernt ist die nächste Klinik, die so eingerichtet ist, dass Schwangerschaftskomplikationen diagnostiziert und behandelt werden können und eine schwierige Geburt – bis hin zum Kaiserschnitt – durchgeführt werden kann?
- ❑ Ist das Krankenhaus für eventuelle Komplikationen beim Neugeborenen eingerichtet?
- ❑ Stehen einwandfrei sterilisierte Geräte oder Einmalmaterial zur Verfügung?
- ❑ Gibt es eine Blutbank, die sichere Blutkonserven zur Verfügung stellen kann?
- ❑ Käme für die betreffende Frau im Herkunftsland eine Hausgeburt oder nur eine Klinikgeburt mit sehr hohem Sicherheitsstandard in Frage?

> Bei einer Geburt im Ausland sollten Schwangerschafts- und Geburtsrisiken weitgehend ausgeschlossen sein. Auch sollten sich die Frau und ihr Partner in einer stabilen psychischen und sozialen Lage befinden und über mögliche Risiken genau informiert sein. Eine akzeptable Schwangerenvorsorge und geburtshilfliche Betreuung vor Ort sind unverzichtbar.
>
> Frauen mit negativem Rhesusfaktor sollten bei Ausreise in wirtschaftlich ärmere Länder an die Mitnahme von Anti-D (z.B. Rhesogam®) unter Beachtung der Kühlkette denken.

In vielen Regionen liegt die Gesundheitsversorgung weit unter dem üblichen Standard mitteleuropäischer Länder. Zwar gibt es auch außerhalb der Hauptstädte Entbindungsstationen, die große fachliche Erfahrung und guten Pflegestandard bieten. Aufwendige technische Einrichtungen für eine optimale Versorgung von Komplikationen, wie z.B. bei Frühgeburten, sind jedoch selten gegeben. Bei jeder Geburt besteht grundsätzlich das Risiko größerer Blutverluste und einer HIV-Ansteckung durch Bluttransfusionen.

Der oft verständliche Wunsch zur Entbindung im Ausland muss von dem beratenden Arzt akzeptiert werden, wenn der Partner im Gastland bleiben muss und die Schwangere bei Rückreise nach Deutschland ohne familiäre Betreuung bzw. Geborgenheit wäre. Nähe und Beistand vertrauter Menschen können für eine möglichst entspannte Geburt wichtiger sein als das Vertrauen in die Sicherheit der medizinischen Betreuung.

Eine informierte Gebärende muss aber wissen, dass bestimmte Komplikationen bei Mutter und Kind in wirtschaftlich ärmeren Ländern oft nicht beherrschbar sind (und bei Rettungsflügen Transportinkubatoren für Frühgeborene meist nicht zur Verfügung stehen). Falls sich eine Frau für eine Entbindung im Herkunftsland entscheidet, sollte die Rückreise dann vor der 34. Schwangerschaftswoche erfolgen.

Wochenbett und Stillzeit

Im Wochenbett sind manche Frauen psychisch besonders sensibel und anfällig für Krankheiten. Die hygienischen Grundprinzipien im Zusammenhang mit **Wochenfluss** sollten stets Beachtung finden. Bei auftretendem Fieber sollten Wöchnerinnen neben bestimmten Infektionskrankheiten auch an einen möglichen **Lochialstau** denken (s. Kap. IV.2.1).

Das **Stillen** unterstützt die physiologischen Veränderungen im Wochenbett. Es ist nicht nur für das körperliche Befinden der Mutter, sondern auch für die psychisch-emotionale Beziehung zwischen Mutter und Kind von großem Nutzen. Der bereits in der Schwangerschaft erhöhte Bedarf an Makro- und Mikronährstoffen nimmt während der Stillzeit noch deutlich zu. Gleichzeitig wird in wärmeren Regionen der tägliche Flüssigkeitsbedarf stillender Frauen auf mindestens 3 bis 4 Liter erhöht.

Stillen stellt keine Kontraindikation zur Durchführung von Impfungen dar.

Beim Stillen kommt es zu einer Anreicherung von Malaria-Medikamenten in der Muttermilch, wodurch es jedoch zu keinem ausreichenden Schutz für den Säugling kommt.

Während die Hersteller empfehlen, vor der Einnahme abzustillen, ist jedoch zu beachten, dass Stillen den besten Gesundheitsschutz für einen Säugling darstellt und unter hygienisch unzureichenden Bedingungen für das Kind erhebliche Vorteile bietet. Deshalb muss ein Abwägen von Nutzen und Risiken im Zusammenhang mit einer medikamentösen Malariaprophylaxe und Stillen bei unvermeidbaren Reisen oder Aufenthalten in Malariaregionen **in einem persönlichen, ärztlichen Gespräch ausführlich besprochen werden.**

Haben Sie bei der Beratung auch daran gedacht?

	Beratungsinhalte
Reiseregion	Informationen zum Reiseland; epidemiologische Situation (Malaria, HIV etc.); medizinische Versorgung, persönliche Sicherheit; soziokulturelle Normen
Verkehrsmittel	
Längere Flug-, Bahn-, Busreise	Thromboembolie-Prophylaxe
Langzeitaufenthalte	Zweck des Aufenthaltes, Ausschluss gynäkologischer Erkrankungen (s. Kap. II.6.10)
Personenstand, Begleitpersonen	
Alleinreisende	Sexuell übertragbare Erkrankungen, Gewalt
Aufenthalt mit Partner	gemeinsame Planung: Kinderwunsch/Antikonzeption
Leistungsvermögen	
Feucht-heißes Klima	Scheidenmilieustörungen, Pilzinfektionen, Harnweginfekte
Menstruation	(Prä-)menstruelle Beschwerden, Zyklusstörungen, Verfügbarkeit von Tampons
Medikamente	
Empfängnisverhütung	Sicherheit des Empfängnisschutzes (und Infektionsschutzes) (s. Tab. 5-1), Anwendung bereits vertrauter Methoden
Ovulationshemmer	Anpassen der Medikation bei Überqueren von Zeitzonen
Spezifische Alters-/ Lebensphasen	Psycho-emotionale Situation, soziales Umfeld
Pubertät/Adoleszenz	Identitätsfindung, familiäre Konflikte Zyklusstörungen
Klimakterium	(prä-)klimakterische Beschwerden Kein Präparatewechsel bei durchgeführter Hormontherapie
Schwangerschaft	Erholungswert der Reise, Schwangerenvorsorge, Möglichkeiten der Betreuung im Gastland, Gefährdungen, Einschränkungen bei bestimmten Impfungen, Malariamitteln, Maßnahmen des Insektenschutzes

	Beratungsinhalte
1. Trimenon	Fehlgeburtsrisiko
2. Trimenon	für Reisen am besten geeignet
3. Trimenon	Frühgeburtsrisiko, keine Flüge ab 34. SSW, Kranken- und Rückholversicherung (Mutter und Kind)
Entbindung in Übersee	Voraussetzungen: Keine Schwangerschafts- und Geburtsrisiken, gemeinsame Entscheidung, psych. Gleichgewicht, akzeptable geburtshilfliche Betreuung (inkl. evtl. Komplikationen bei Mutter und Kind, sichere Möglichkeit von Bluttransfusionen etc.)
Wochenbett/Stillzeit	Hohe Priorität: Vorteile des Stillens, Anreicherung von Malariamitteln in Muttermilch, Lochialstau bzw. Infektionskrankheit als Ursachen von Fieber

Weiterführende Literatur:

ACOG Committee on Obstetric Practice: Committee opinion: Air travel during pregnancy. Obstet Gynecol. 98 (2001) 1187–1188.

Jäger, H., A. Jäger: Obstetrics. In: Krawinkel, M. (ed.): Medical Practice in Developing Countries, pp. 284–323. Jungjohann, Lübeck 1995.

Jung-Hofmann, C., H. Kuhl: Kontrazeption, Thieme, Stuttgart, 1999.

Kleiber, D., M. Wilke: AIDS, Sex und Tourismus – Ergebnisse einer Befragung deutscher Urlauber und Sextouristen, Bd. 33 der Schriftenreihe des Bundesministeriums für Gesundheit (BMG). Nomos, Baden-Baden 1995.

Samuel, B.U., M. Barry: The pregnant traveler. Infect Dis Clin North Am 12 (1998) 325–354.

Teichmann, A.: Schering Praxis Manual Gynäkologie. Thieme, Stuttgart 2001.

5.1.2 Als Frau auf Reisen im Orient

STEFANIE GSELL

Leidenschaftlich gerne bereise ich den Orient. Zahlreich sind die Erfahrungen, die ich in Ländern des Nahen Ostens, in Nordafrika und auf der Arabischen Halbinsel sammeln konnte – meist bei kürzeren Ferienaufenthalten, aber auch während eines einjährigen Studienaufenthaltes in Ägypten. Meine Ratschläge sind auf den Orient bezogen, besitzen aber ebenso Gültigkeit für andere Länder, in denen die Menschen ihren Traditionen noch stärker verbunden sind als wir in der sogenannten Westlichen Welt. Diesen Traditionen aufgeschlossen zu begegnen, gehört zur Reisekunst; die häufig sehr freundliche Aufnahme durch die Gastgeber kann eine große Bereicherung für das eigene Lebenskonzept sein. Informieren Sie sich vorab zu Hause über Ihr Reiseland und versuchen Sie, einige nützliche Worte und Sätze in der Landessprache zu erlernen! Der Versuch, sich mit Hilfe eines „Kauderwelsch"-Sprachführers (Know-how-Verlag) auszudrücken, wird meist sehr positiv aufgenommen und eröffnet damit einen Zugang zu den Herzen der Bewohner. Empfehlenswert ist außerdem die Anschaffung eines kleinen Nachschlagewerks zu dem Kulturkreis, den Sie bereisen wollen. (Für den Islam wäre das beispielsweise das „Lexikon des Islam", erschienen im Herder-Verlag.) Seien Sie vorbereitet auf Fragen nach Ihrer eigenen Lebensweise und freuen Sie sich, wenn Sie dem Bedürfnis nach kulturellem Austausch begegnen!

Bedenken Sie bei Ihrer Reisevorbereitung, dass zu Ihrer Garderobe auf jeden Fall langärmelige, weitgeschnittene Hemden und Hosen aus leichtem Baumwollstoff sowie festes Schuhwerk gehören sollten. Für Moscheebesuche sollten Sie ein Kopftuch zur Hand haben. Auf der Straße gilt: Je dezenter eine Frau gekleidet ist, um so „anständiger" ist sie. Gerade blonde Frauen sollten diesen Rat beherzigen; anders als in den nördlichen Breiten sind sie in jenen Ländern die „Exoten". Wenn jedoch ein Besuch in den Diskotheken größerer Hotels geplant ist, kann auch etwas Schickes in den Koffer, denn die dort verkehrenden städtischen Frauen sind meist nach der neuesten Mode gekleidet. Decken Sie sich mit Tampons, Binden, Deodorant, Zahnpasta, Dusch- und Mückengel, Sonnenmilch etc. ein. Sie werden entweder Ihre gewohnte Marke nicht finden oder sehr viel Geld dafür bezahlen müssen.

Orientalische Frauen reisen grundsätzlich nicht allein; falls doch, brauchen sie eine Genehmigung von einem männlichen Vertreter der Familie, das heißt Ehemann, Vater, Onkel etc. Wenn Sie als alleinreisende Frau auftreten, tun Sie also etwas, das von der einheimischen Gesellschaft als „nicht richtig" empfunden wird. Sie werden feststellen, dass Ihre männlichen Mitreisenden versuchen werden, Ihnen besonderen Schutz anzubieten, Sie quasi zu „adoptieren". Die „soziale Kontrolle" bzw. das Verantwortungsbewusstsein für ein harmonisches Zusammenleben in der Gesellschaft ist in den südlichen Ländern stark ausgeprägt. Das zeigt sich nicht nur in der vermuteten Schutzbedürftigkeit alleinreisender Frauen, sondern zum Beispiel auch bei Streitereien auf der Straße. Ich habe mehrmals beobachtet, wie sich Männer gegenseitig mit Messern bedrohten, sie schienen zum Töten bereit; umstehende Fremde hielten sie jedoch fest und redeten so lange auf die beiden Streithähne ein, bis sie schimpfend auseinander gingen. Von dieser „Anteilnahme" können ausländische Frauen profitieren. Während meines Jahres in Kairo wurde ich einmal von einem Mann im Vorbeigehen anzüglich berührt. Da ich das zuvor noch nie erlebt hatte, war ich extrem empört. Ich habe mich umgedreht und den Mann laut beschimpft. Die anderen männlichen Passanten sind regelrecht über den Flegel hergefallen. Ich sprach arabisch, aber auch wenn Sie laut auf Deutsch schimpfen und dabei auf den Störenfried zeigen, wird man Sie verstehen und Ihnen zu Hilfe eilen. Voraussetzung ist allerdings, dass Sie nicht den Eindruck erwecken, das aufdringliche Verhalten selbst provoziert zu haben, beispielsweise durch zu freizügige Kleidung oder wenn Sie nachts allein unterwegs sind.

Manchmal kann die Hilfsbereitschaft auch unangenehm werden, wenn z. B. die Helfer ihre „Schwester" vor allen anderen Männern, die ihr „nur Böses wollen", beschützen möchten und sich gleichzeitig in der Rolle des Beschützers einer weißen Frau sonnen. Der „Beschützer-Begleiter-Instinkt" kann schon geweckt werden, wenn man sich einfach nur nach dem Weg erkundigt. Leider ist es keine gute Idee, eine Frau um Auskunft zu bitten, denn diese kennen sich häufig nicht aus und bitten wiederum einen Mann, weiterzuhelfen. Am besten fragen Sie einen Ladenbesitzer um Rat; er wird nicht gleich sein Geschäft schließen, um Sie zu begleiten.

Die erwähnte „Adoption" auf Bus-, Zug- oder Minicar-Reisen sollten Sie, wenn Ihnen der sich Anbietende vertrauenswürdig und sympathisch erscheint, ruhig annehmen. Andernfalls wird Ihnen so lange eine Begleitung angeboten, bis Sie tatsächlich eine haben. Außerdem können diese „Brüder" wirklich sehr hilfreich sein. Vergessen Sie nicht, trotzdem Distanz zu wahren. Auf beiläufige Berührungen reagieren Sie am besten mit Wegrücken und einem kühlen Blick, das nimmt man Ihnen nicht übel, im Gegenteil: Sie steigen in der Achtung Ihres Gegenübers. Vermeiden Sie auch häufigen Blickkontakt. Auf die Frage, ob Sie verheiratet sind, sollten Sie flüchtigen Bekannten gegenüber auf jeden Fall mit „ja" antworten, auch wenn das nicht der Fall ist. Nach orientalischem Denken hat eine Frau verheiratet zu sein. Freundschaften zwischen Männern und Frauen, platonisch oder intim, gelten als ungehörig, daher auch das „Adoptionsangebot", die quasi familiäre Verbindung.

Ein selbstbewusstes Auftreten wird schnell als zu locker empfunden. So kann zum Beispiel eine Einladung nach Hause oder ins Hotel leicht als Aufforderung zu sexueller Annäherung missverstanden werden. Den männlichen Begleiter auf ein Getränk oder zum Essen einzuladen, ist mit traditionellen Wertvorstellungen über die männliche Ehre unvereinbar. Möchten Sie als Frau ohne männliche Begleitung ein Café oder Restaurant besuchen, dann setzen Sie sich in die Frauen- oder Familienabteilung. Falls es eine solche nicht gibt, setzen Sie sich ganz betont an den Rand des Cafés.

„Distanziertes Verhalten" bedeutet keinesfalls, dass Sie jede Unterhaltung zu vermeiden versuchen, das wäre ja langweilig! Aber auch hier gilt: Seien Sie aufmerksam, und wenn Ihnen eine Frage zu intim vorkommt, dann sagen Sie ganz deutlich, dass Sie darüber nicht sprechen möchten! Unverfängliche Gesprächsthemen sind zum Beispiel „Verwandte in Deutschland", natürlich auch die Esskultur oder das Wetter. Politik kann ein „gutes" Gesprächsthema sein, in manchen Ländern sollte es besser vermieden werden. In Syrien beispielsweise wird man kaum über die Landespolitik diskutieren können, im Jemen dagegen werden solche Diskussionen mit Leidenschaft geführt. Ein immer präsentes Thema, an dem Sie nicht vorbeikommen werden, ist die Religion. Bekennen Sie sich auf keinen Fall zu einem wie auch immer gearteten Atheismus. Dass Sie Christin sind, wird akzeptiert. Da man versuchen wird, mit Ihnen über die Inhalte von Islam und Christentum zu diskutieren, ist es gut, wenn Sie darauf vorbereitet sind. Häufig begegnet man Fehlinformationen, wie zum Beispiel, „im Koran steht geschrieben, dass Frauen sich verschleiern müssen". Je besser Sie sich in beiden Religionen auskennen, um so besser können Sie natürlich argumentieren. Jeder Muslim hält den Islam für die beste der Religionen und wird versuchen, Sie von seiner Religion zu überzeugen; bedenken Sie also ihre diesbezüglichen Äußerungen. Wenn Sie deutlich machen wollen, dass Sie nicht bekehrt werden möchten, sagen Sie am besten, dass es nur einen Gott gibt und dass es für Sie nicht entscheidend ist, welcher Weg zu ihm führt.

All diese Ratschläge sollen nicht den Eindruck vermitteln, das Reisen im Orient sei für Frauen problematisch. Bei Beachtung einiger wichtiger Verhaltensregeln ist es möglicherweise sogar sicherer als im Westen. Es ist immer wieder spannend, den „anderen" in seiner vertrauten Umgebung zu erleben und einmal die Erfahrung zu machen, selbst die „andere" zu sein.

Reisemedizin, Elsevier 2005

Männer 5.2

CHRISTOPH BENN

Gibt es ein besonderes Gesundheitsrisiko für Männer auf Reisen?

Welche Aspekte sind für Männer auf Reisen von besonderer Bedeutung? Sicherlich betreffen alle tropen- und reisemedizinisch relevanten Erkrankungen Männer genauso wie Frauen. Auch gelten für Männer dieselben Schutzmaßnahmen vor Antritt einer Reise.

In diesem Kapitel sollen dennoch einige Spezifika erörtert werden, die vor allem mit dem Verhalten auf Reisen und der sexuellen Orientierung zusammenhängen.

Abenteuerurlaub

Es gibt eine zunehmende Gruppe vorwiegend von Männern, die im Urlaub besondere Abenteuer und Extremsportarten suchen. Es geht dabei um Herausforderungen, die so im Alltag nicht erlebt werden können. Nicht selten führt dieses Verhalten zu einer Überschätzung der eigenen Fähigkeiten und körperlichen Voraussetzungen. Dazu gehören Bergwanderungen in ungewohnten Höhen und Klimata, Überlebenstraining im tropischen Regenwald, Tauchexpeditionen oder neue Erlebnissportarten wie Wildwasser-Rafting, Paragliding oder Helikopter-Skiing.

Bei der reisemedizinischen Beratung wird es nicht darum gehen, Reisende von ihren Vorhaben abzuhalten, sondern ihnen zu helfen, ihre Fähigkeiten und gesundheitlichen Voraussetzungen richtig einzuschätzen und mit den geplanten Unternehmungen in Einklang zu bringen.

Dazu dienen folgende Kapitel dieses Buches: II.1.2 Fitness für die Reise; II.3.2 Besondere körperliche Belastungen und II.4. Reiseziele.

Reisende, die Betätigungen mit einem relativ hohen Verletzungs- und Unfallrisiko planen, sollten sich vor der Reise über geeignete Gesundheitseinrichtungen im Gastland und über das Vorhandensein von Rettungsdiensten informieren (s. Kap. II.10).

Heterosexuelle Männer

Heterosexuelle Männer in allen Altersstufen nehmen nicht ganz selten sexuelle Kontakte zu Frauen des Gastlandes oder auch zu Touristinnen auf. Dabei handelt es sich nicht nur um die Sextouristen im engeren Sinne (s. Kap. II.5.3), sondern auch um Gelegenheitskontakte während des Urlaubs. Insbesondere jugendliche Männer, die gerne Diskotheken und andere Treffpunkte besuchen, knüpfen oft rasch Kontakte. Bei der reisemedizinischen Beratung geht es einerseits um die Vermeidung von sexuell übertragbaren Krankheiten, aber auch um die Verhütung von ungewollten Schwangerschaften. Nicht nur reisende Frauen sollten an Maßnahmen zur Kontrazeption im Urlaub denken. Männer tragen ihren Teil der Verantwortung für ihre Partnerinnen im Reiseland.

Die Mitnahme und Benutzung von Kondomen sollte nicht nur für Sextouristen selbstverständlich sein, sondern auch für Männer, die sexuelle Kontakte während der Reise nicht von vornherein ausschließen. Über den Zugang zu einer eventuell notwendigen **Postexpositionsprophylaxe** (PEP) nach möglicher HIV-Infektion sollten alle gefährdeten Männer, gleich welcher sexuellen Orientierung, informiert sein.

Homosexuelle Männer

Homosexuelle Männer unternehmen ebenso wie heterosexuelle Männer relativ häufig Reisen, mit der Absicht, im Gastland sexuelle Beziehungen aufzunehmen. Bei einer Befragung homosexueller Reisender lag die Zahl deren Sexualpartner pro Reise mit 6,4 jedoch deutlich über der durchschnittlichen Rate bei Heterosexuellen. Bevorzugte Reiseziele sind Brasilien, Indonesien, Thailand, Marokko und Tunesien.

Ein wesentlicher Unterschied zu heterosexuellen Touristen besteht darin, dass homosexuelle Reisende wesentlich mehr die Prinzipien von „safer sex" verinnerlicht haben und praktizieren (s. Kap. II.5.3). Die Hälfte der homosexuellen Reisenden praktiziert mit ihren Sexualpartnern im Gastland analen Verkehr. 72% dieser Personen benutzen immer Kondome. Nur 16% gaben an, nie ein Kondom zu verwenden.

Für diejenigen, die ungeschützten penetrativen Sexualverkehr praktizieren, besteht allerdings ein besonders hohes Infektionsrisiko für spezifische Erreger.

Zu den Erkrankungen, die überdurchschnittlich häufig bei homosexuellen Männern auftreten und insbesondere nach Reisen ins außereuropäische Ausland diagnostiziert werden, gehören Gonorrhö, Amöbiasis und HIV/AIDS.

Für die reisemedizinisch tätigen Ärzte gilt es, dieses Risiko durch entsprechende Aufklärung zu minimieren und bei Untersuchungen nach der Rückkehr auf Symptome dieser Infektionskrankheiten zu achten.

Gonorrhö

Eine besonders häufige durch analen Sexualverkehr erworbene Infektion ist die **rektale Gonorrhö**. Das Rektum ist bei Homosexuellen nicht selten der primäre Infektionsort. Als Symptome werden angegeben: analer Pruritus, rektale Schmerzen, Tenesmen, Völlegefühl und Obstipation. Eitriger Ausfluss wird nur gelegentlich beobachtet. Bei einer Proktoskopie kann die Diagnose einer Proktitis gestellt werden. Dabei sollte ein bakteriologischer Abstrich zur mikrobiologischen Untersuchung entnommen werden (s. Kap. IV.4.7).

Amöbiasis

Bei analem Sexualverkehr besteht ein stark erhöhtes Risiko für die Übertragung von Entamoeba histolytica. Bei einer Studie in einer Klinik für sexuell übertragbare Krankheiten konnte bei 37% der homosexuellen Männer Entamoeba histolytica im Stuhl nachgewiesen werden. Bei anderen Reisenden liegt die Rate wesentlich niedriger. Bei vielen Patienten verläuft die Infektion zunächst symptomlos. Es kann aber auch zu rezidivierenden, teilweise blutigen Diarrhöen kommen. Im Zusammenhang mit einer invasiven Amöbiasis besteht die Gefahr des Auftretens eines Amöbenleberabszesses. Insofern ist die rechtzeitige Diagnose dieser Infektion auch bei symptomlosen Patienten von großer Bedeutung (s. Kap. IV.4.2.1).

HIV/AIDS

Die Krankheit AIDS wurde zunächst unter homosexuellen Männern in Nordamerika und Westeuropa beschrieben. Der Sextourismus hat mit dazu beigetragen, dass die Infektion auch andere Länder und Kontinente erreichte. So traten denn auch in Thailand und vielen Ländern Mittel- und Südamerikas die ersten HIV-Infektionen bei Männern auf, die Kontakte zu homosexuellen Touristen hatten. Inzwischen wird die Infektion außerhalb Europas und Nordamerikas hauptsächlich durch heterosexuellen Sexualverkehr übertragen und ist inzwischen in fast allen Ländern endemisch geworden. Für homosexuelle Reisende besteht ein erhöhtes Risiko, da viele männliche Prostituierte, die ihre Dienste den Touristen anbieten, mit HIV infiziert sind. Insofern muss bei Reiserückkehrern, bei denen ein erhöhtes Infektionsrisiko bekannt ist oder anamnestisch erhoben wurde, an eine mögliche HIV-Infektion und die Symptome der akuten HIV-Krankheit gedacht werden.

> Eine frühzeitige Diagnose kann unter Umständen durch Einleitung einer spezifischen antiretroviralen Therapie den Verlauf der Infektion günstig beeinflussen und zum Schutz der Sexualpartner im Heimatland beitragen (s. Kap. IV.4.8).

Haben Sie bei der Beratung auch daran gedacht?

	Beratungsinhalte
Reiseziel und Route	
Reiseregion	Informationen zum Reiseland Epidemiologische Situation (Malaria, HIV etc.) Medizinische Versorgung, persönliche Sicherheit, sozio-kulturelle Normen
Verkehrsmittel	
Längere Flug-, Bahn-, Busreise	Thromboembolie-Prophylaxe

	Beratungsinhalte
besondere Reiseaktivitäten	
Abenteuerurlaub, Extremsportarten	Einschätzung eigener Fähigkeiten (s.Kap. II.3.2 und Kap. II.4) Gesundheitseinrichtungen im Reiseland und Erreichbarkeit von Rettungsdiensten
Langzeitaufenthalte	Zweck des Aufenthaltes
Alleinreisende	Verhütung von Schwangerschaften und sexuell übertragbaren Erkrankungen Gewaltprävention
Aufenthalt mit Partner	Gemeinsame Planung: Kinderwunsch, Antikonzeption
sexuelle Orientierung	Gefährdung durch HIV-Infektion und STD Bei Homosexuellen: Spezifische Krankheitsrisiken

Weiterführende Literatur

Auerbach, P.S. (ed.): Wilderness Medicine – Management of Wilderness and Environmental Emergencies, 4th ed. Mosby, St. Louis 2001.

Kleiber, D., M. Wilke: AIDS, Sex und Tourismus – Ergebnisse einer Befragung deutscher Urlauber und Sextouristen, Bd. 33 der Schriftenreihe des Bundesministeriums für Gesundheit. Nomos, Baden-Baden 1995.

Law, C.L., J. Walker, M.H. Qassim: Factors associated with the detection of Entamoeba histolytica in homosexual men. Int J STD AIDS 2 (1991) 346–350.

5.3 Sextourismus von Männern und Frauen

CHRISTOPH BENN

Was ist Sextourismus?

Sextourismus ist ein Phänomen, das erst in den letzten Jahren durch den internationalen Reiseverkehr und zahlreiche Publikationen in der Laienpresse in das Bewusstsein der Öffentlichkeit gerückt ist. Dabei ist der Begriff nicht leicht zu definieren. Nicht jede sexuelle Beziehung zwischen Reisenden und Menschen des Gastlandes fällt unter diese Kategorie. Sextouristen im engeren Sinn sind Personen, die eine Reise vorwiegend mit der Absicht unternehmen, im Gastland Sexualkontakte aufzunehmen, und bereit sind, dafür zu zahlen.

In einer Untersuchung des Bundesgesundheitsministeriums wird Sextourismus folgendermaßen definiert:

> Sextouristen sind alle Personen, die aus der Bundesrepublik kommend in einem Land der Dritten Welt, in dem sie sich befristet aufhielten, Sex mit einheimischen Frauen bzw. Männern gegen Geld oder Sachleistungen gehabt haben.

Ein besonderer Aspekt des Sextourismus in wirtschaftlich ärmeren Ländern ist das enorme Wohlstandsgefälle zwischen Touristen und Einheimischen. Die Kaufkraft selbst eines Durchschnittstouristen ist im Verhältnis zur wirtschaftlichen Situation im Gastland so groß, dass man nicht von gleichberechtigten Beziehungen ausgehen kann. Sextouristen nutzen diesen Umstand aus und missbrauchen damit die wirtschaftliche Notlage der Menschen. Das Argument, dass den Menschen dort doch damit geholfen werde, da sie so ein bescheidenes Einkommen erhielten, ist nicht stichhaltig. Insbesondere Frauen, die im Sexgewerbe in den Zielländern des Sextourismus arbeiten, werden meistens von Bordellbesitzern wie Sklaven gehalten und profitieren selbst nur in geringem Maße von dem Geld der Freier. In vielen Ländern handelt es sich bei den Prostituierten um Frauen aus Nachbarländern, die in der Hoffnung auf Arbeitsplätze in die Touristenmetropolen kommen und dann dort zur Prostitution gezwungen werden.

Die Zielländer

Als Hauptzielland für Sextouristen galt längere Zeit Thailand. Hier hatte sich durch die Stationierung einer großen Zahl von amerikanischen Soldaten während des Vietnamkrieges eine regelrechte Sexindustrie ausgebildet. So wurde Thailand in den 70er und 80er Jahren das bevorzugte Ziel von organisierten Pauschalreisen aus Westeuropa, Nordamerika und Japan.

Neben Thailand spielten Kenia, Gambia und Brasilien eine wichtige Rolle im internationalen Sextourismusgeschäft. Inzwischen scheint sich eine Verschiebung in andere Länder anzudeuten. Männliche Sextouristen, die auf der Suche nach „unverbrauchten jungen Frauen“ sind, bevorzugen inzwischen andere südostasiatische Länder, wie Vietnam, die Philippinen und andere lateinamerikanische Länder. Aber auch die Karibik mit Ländern wie Kuba und der Dominikanischen Republik sind verstärkt als Ziele des Sextourismus anzusehen. Nicht zu vernachlässigen ist die Zunahme der Rolle der osteuropäischen Länder als bevorzugte Ziele für die sexuelle Ausbeutung sowohl von Frauen als auch von Kindern.

Das Ausmaß des Sextourismus

Es gibt bisher nur Schätzungen über die tatsächliche Anzahl von Sextouristen. Diese Schätzungen beruhen allerdings auf eingehenden Untersuchungen und Befragungen, so dass die vorliegenden Daten zumindest eine Vorstellung von der Größenordnung des Problems bieten dürften.

Nach vorliegenden Untersuchungen reisten im Jahr 1990 etwa 40000–70000 deutsche Sextouristen allein nach Thailand. Eine Studie im Auftrag des Bundesministeriums für Gesundheit schätzte die Zahl der Sextouristen im engeren Sinne 1992 auf 100000–200000.

Sextourismus und Aufgaben der ärztlichen Beratung

Die meisten Menschen reagieren berechtigterweise mit Abscheu und Entsetzen auf das Phänomen des Sextourismus. Mit moralischer Entrüstung, die nicht vor Doppelmoral schützt, wird über Menschen geredet, von denen man liest oder hört, dass sie als Sextouristen Menschen in fremden Ländern missbrauchen. Das Ziel eines reisemedizinischen Buches sollte es sein, Ärzte für dieses Thema zu sensibilisieren und ihnen den Einstieg in das Gespräch mit ihren Patienten zu erleichtern.

Dabei befinden sich Allgemeinmediziner, die ihre Patienten unter Umständen seit Jahren kennen und begleiten, in einer wesentlich besseren Situation als ärztliche Mitarbeiter in speziellen reisemedizinischen Abteilungen. Es bedarf eines gewissen Vertrauensverhältnisses, um den biographischen Hintergrund der Klienten zu kennen und sensible Themen, wie z. B. das Sexualverhalten auf Reisen, ansprechen zu können.

Ziel des beratenden Gesprächs ist die Erhaltung der Gesundheit und Integrität sowohl der Reisenden selbst als auch der Menschen im Gastland. Sextourismus ist ☞

ein wesentlicher Faktor für Infektionen mit sexuell übertragbaren Erkrankungen. Insbesondere die Infektion mit HIV führt zu weitreichenden Konsequenzen für die Gesundheit und Lebensgestaltung der Betroffenen. Die HIV-Prävalenz ist in den Hauptzielländern des Sextourismus besonders hoch.

Es besteht aber auch eine ethische Verantwortung der reisemedizinisch tätigen Berater für die Menschen in den Gastländern. Der Sexualverkehr mit Prostituierten findet nicht auf einer freiwilligen und gleichberechtigten Ebene statt. Wirtschaftliche Zwänge und vor allem die Abhängigkeit von Zuhältern und Bordellbesitzern führen zu unmenschlichen Bedingungen vor allem für weibliche Prostituierte. Das Ausnutzen dieser Notlage ist kein Kavaliersdelikt. Der Sexualverkehr mit minderjährigen Kindern ist nicht nur ein Verbrechen gegen die Menschlichkeit, sondern auch ein Straftatbestand in der Bundesrepublik Deutschland.

Auf diese Tatsachen sollten Reisende durch das aufklärende Gespräch und geeignete Literatur hingewiesen werden.

Es stehen eine Reihe von Informationsmaterialien zur Verfügung, die zur Weitergabe an Reisende geeignet sind. Evangelischer Entwicklungsdienst (EED)-Tourism Watch bietet sowohl Länderinformationen mit Schwerpunkt auf sozialverträglichem Tourismus. ECPAT, die Arbeitsgemeinschaft zum Schutz der Kinder vor sexueller Ausbeutung ist Teil einer großen internationalen Kampagne, die sich hauptsächlich gegen sexuellen Missbrauch von Kindern wendet. Terre des Femmes setzt sich besonders ein für die Rechte von Frauen einschließlich des Schutzes vor sexueller Nötigung und Gewalt. Die Materialien können unter den folgenden Adressen angefordert werden:

(EED)-Tourism Watch
Ulrich-von-Hassell-Str. 76
53123 Bonn
Tel.: 0228/8101-2302
Email: tourism-watch@eed.de
www.tourism-watch.de

ECPAT-Deutschland e.V.
Alfred-Doeblin-Platz 1
79100 Freiburg
Tel: 0761/45687148
Fax: 0761/45687149
Email: info@ecpat.de
www.ecpat.de

Terre des Femmes e.V.
Postfach 2565
72015 Tübingen
Telefon: 07071/79730
Telefax: 07071/797322
Email: tdf@frauenrechte.de
www.terre-des-femmes.de

Sextourismus von Männern

In diesem Abschnitt geht es um Sexualkontakte von heterosexuellen Männern. Auf die Situation von homosexuellen Männern wird in Kapitel II.5.2 eingegangen.

Männer, die Reisen mit der Absicht unternehmen, im Gastland sexuelle Kontakte gegen Bezahlung aufzunehmen, werden nur selten darüber mit ihrem Arzt sprechen. Wie Befragungen zeigten, würden sich nur wenige von ihnen (20,4%) selbst überhaupt als Sextouristen bezeichnen.

Sicherlich ist die Aussage, dass jeder Mann ein Sextourist sein kann, im Prinzip zutreffend, denn in der Tat rekrutieren sich die Sextouristen aus allen sozialen Schichten und Altersgruppen. Trotzdem gibt es einige statistisch signifikante Besonderheiten, deren Kenntnis für die beratenden Ärzte hilfreich sein kann:

Sextouristen sind zu etwa 70% ledig. Das Durchschnittsalter liegt bei 39 Jahren. Als höchsten Bildungsabschluss geben 50,8% einen Hauptschulabschluss, 25,4% eine Realschulprüfung und 8,9% ein Hochschulstudium an. Diese Angaben unterscheiden sich zwar nicht wesentlich von der Durchschnittsverteilung in der Allgemeinbevölkerung, aber deutlich von Ergebnissen, die Befragungen bei Freiern deutscher Prostituierter ergaben. In Deutschland liegt der Anteil der verheirateten Männer und Männer mit höherem Bildungsabschluss unter den Freiern wesentlich höher. Diese Daten scheinen die These zu unterstützen, dass Sextouristen zu einer Gruppe von Männern gehören, die im Heimatland eine relativ hohe Hemmschwelle verspüren, Dienste von Prostituierten in Anspruch zu nehmen oder die die relativ niedrigen Preise in den ärmeren Ländern ausnutzen wollen. Viele Sextouristen geben auch an, dass sie Schwierigkeiten hätten, in Deutschland Sexualpartnerinnen zu finden und dass sie die Frauen im Gastland als weniger kompliziert und fordernd erleben. Bei allen Vorbehalten gegenüber Generalisierungen handelt es sich bei Sextouristen überwiegend um Männer, die aus unterschiedlichen Gründen Schwierigkeiten haben, ihre sexuellen Bedürfnisse in einer stabilen Partnerschaftsbeziehung zu leben und zu befriedigen.

Das Risiko einer Infektion mit sexuell übertragbaren Krankheiten ist den meisten Sextouristen durchaus bewusst. Trotzdem benutzen nur 45% von ihnen immer Kondome, 24% gelegentlich und 31% nie. Die Präventionsbemühungen müssen sich darauf konzentrieren, die Rate des Kondomgebrauchs zu erhöhen, aber auch den Klienten eventuell zu helfen, ihre sexuellen Bedürfnisse auf weniger risikoreiche und für ihre Sexualpartner weniger traumatisierende Weise zu befriedigen.

■ *Kinderprostitution*

Ein besonderes Problem des Sextourismus stellt die Kinderprostitution dar. Leider ist es kein seltenes Phänomen, dass deutsche Männer mit pädophilen Neigungen ins Ausland reisen mit der Absicht, dort sexuelle Beziehungen mit Minderjährigen aufzunehmen. Sie hoffen, in einem fernen Land – ohne Aufsehen in der Öffentlichkeit zu erregen – ihren Neigungen nachgehen zu können. Bevorzugte Ziele des Sextourismus mit Kindern sind Thailand, die Philippinen, Sri Lanka und Brasilien. Der sexuelle Missbrauch von Kindern hängt eng zusammen mit der zunehmenden Verarmung von Kindern in vielen Ländern. In besonderer Weise gefährdet sind Straßenkinder, die keinen sozialen Halt mehr haben und um ihr Überleben kämpfen müssen.

Dass diese Form des Sextourismus eine besonders schändliche Ausnutzung der finanziellen Machtposition reicher Westeuropäer darstellt, die noch dazu schlimmste psychische und körperliche Folgen für die Opfer hat, wird dabei von den betreffenden Touristen meist verdrängt und ausgeblendet. Es gibt viele Berichte über Kinder, die an den Folgen von sadistischen Sexualpraktiken gestorben sind. Chronische Infektionen mit sexuell übertragbaren Krankheiten und insbesondere HIV gehören zum Alltag dieser Kinder. Trotzdem zeigten Interviews mit pädophilen Sextouristen, dass viele sogar das Gefühl haben, sie würden den Kindern dort mit ihrem Geld helfen, und diese seien ihnen gern zu Diensten. Meist werden diese Kinder von Bordellbesitzern angewiesen, wie sie sich den Kunden gegenüber zu verhalten haben.

Der sexuelle Missbrauch von Kindern im Ausland ist nicht nur moralisch verwerflich, sondern auch eine kriminelle Handlung, die oft im bereisten Land, aber auch in Deutschland strafrechtlich verfolgt wird. Das Gesetz, das am 1.9.1993 in Kraft getreten ist, besagt: „Wer sexuelle Handlungen an einer Person unter vierzehn Jahren (Kind) vornimmt oder an sich von dem Kind vornehmen lässt, wird mit Freiheitsstrafe von sechs Monaten bis zu zehn Jahren ... bestraft" (§176 Strafgesetzbuch).

Ausdrücklich wird der Missbrauch von Kindern auch dann unter Strafe gestellt, wenn der Straftatbestand im Ausland – unabhängig vom Recht des Tatorts – begangen wurde. In Einzelfällen ist es bereits zu Verurteilungen gekommen, wenn Täter auf frischer Tat ertappt und den Ermittlern des Bundeskriminalamtes bekannt gemacht wurden. Missbrauch von Kindern schließt auch die Kinderpornographie mit ein. Inzwischen gibt es einen Verhaltenskodex, in dem sich der Deutsche Reisebüro- und Reiseveranstalter-Verband (DRV) verpflichtet, den Kampf gegen die sexuelle Ausbeutung von Kindern mit konkreten Maßnahmen zu unterstützen.

Reisemedizinisch tätige Ärzte, die ihre Patienten über Jahre kennen und vielleicht von ihren pädophilen Neigungen wissen, sind verpflichtet, die Reisenden auf die Folgen des sexuellen Missbrauchs von Kindern für die Opfer, aber auch für die Täter selbst aufmerksam zu machen.

Fallbeispiel: Das Mädchen Kham Laa

Kham Laas Eltern bekamen eines Tages Besuch von elegant gekleideten Landsleuten, darunter eine aus dem Dorf stammende Frau, die schon vor Jahren zum Arbeiten nach Bangkok gegangen war und ihren Eltern regelmäßig Geld schickte. Kham Laa, die gerade die sechsjährige Dorfschule beendet hatte, wollte eigentlich ihren Eltern bei der harten und wenig einträglichen Landwirtschaft helfen. Aber die Sorge um die verarmende Familie und die Aussicht auf die lukrative Stelle in der Stadt ließ sie das Heimatdorf mit 13 Jahren verlassen. Lange Zeit hörten die Eltern nichts von Kham Laa – bis eines Tages die Nachricht vom Tod des Mädchens kam. Kurz vor ihrem 15. Geburtstag war Kham Laa Opfer eines Bordellbrandes auf der thailändischen Touristeninsel Phuket geworden. Mit ihr starben vier weitere Kinder. Sie konnten dem Feuer nicht entfliehen, weil sie wie Sklavinnen hinter verschlossenen Türen gehalten wurden. Zwei Leichen fanden die Kriminalbeamten sogar aneinandergekettet. Nach und nach erfuhren die Eltern die ganze Wahrheit: Kham Laa war, nachdem sie das Dorf verlassen hatte, von einem der Werber vergewaltigt und zur Prostitution mit Touristen aus Europa, Japan und Australien gezwungen worden. Sie musste täglich von 6 Uhr abends bis 5 Uhr morgens mindestens zwölf Kunden vorweisen.

(Aus der Broschüre: Tourismus–Prostitution–Kinderpornographie, herausgegeben von Terre des Femmes e.V., Tübingen)

Der Sextourismus ist eine besonders negative Auswirkung der ungerechten Weltwirtschaftsordnung und des gestiegenen internationalen Reiseverkehrs. Die Ursachen liegen einerseits in der schlechten wirtschaftlichen und rechtlichen Situation von Frauen und Kindern in ärmeren Ländern, die es Menschen aus wohlhabenden Nationen erlaubt, deren Notlage auszunutzen.

Die Situation ist aber auch mitbedingt durch psychologische Fehlentwicklungen bei den Sextouristen und soziale Missstände in ihren Heimatländern, die bei ihnen das Bedürfnis nach einem solchen Missbrauch erst aufkommen lassen.

Sextourismus von Frauen

Beim Thema Sextourismus wird in der öffentlichen Diskussion in der Regel an sexuelle Beziehungen von Männern gedacht. Dass auch Touristinnen sexuelle Beziehungen zu Männern in ihren Gastländern eingehen, bei denen der materielle oder finanzielle Aspekt eine Rolle spielt, ist weniger bekannt.

Das Ausmaß des Sextourismus von Frauen ist nur schwer abzuschätzen. Einerseits gibt es eine verständliche Zurückhaltung der Frauen bei Befragungen, sich als Sextouristinnen zu bezeichnen, andererseits ist die Definition dessen, was als Sextourismus zu verstehen ist, noch schwieriger als bei Männern. In der Regel handelt es sich bei Kontakten zu einheimischen Männern nicht um ein organisiertes Gewerbe, sondern um Bekanntschaften, die am Strand, in Bars, Diskotheken oder Hotels geknüpft werden und dann zu intimen Beziehungen führen. Vonseiten der beteiligten Frauen steht auch nicht so sehr der einmalige Sexualkontakt im Vordergrund, sondern eine kurze, als romantisch und exotisch empfundene Beziehung.

Trotzdem sind in der Regel finanzielle oder andere materielle Zuwendungen Voraussetzung für diese Beziehungen, so dass die oben angeführte Definition des Sextourismus durchaus zutrifft. Ergebnisse von Befragungen bei Touristen, die sexuelle Kontakte auf Reisen aufnehmen, zeigen, dass das Verhältnis Männer zu Frauen etwa 2:1 beträgt.

Anders als bei Männern ist Sextourismus bei Frauen weniger moralisch belastet, da es sich nicht um organisierten Missbrauch von unfreiwilligen, oft minderjährigen Personen in Bordellen handelt. Es kann davon ausgegangen werden, dass Männer, die ihre sexuellen Dienste Touristinnen anbieten, dies aus eigener Entscheidungsfreiheit für ihren angenommenen Vorteil tun.

Zweifellos ist die gesundheitliche Bedeutung des Sextourismus bei Frauen mindestens so hoch einzuschätzen wie bei Männern. Da die Beziehungen aus der Sicht der Touristinnen eher einen romantischen Charakter haben, liegt der Kondomgebrauch niedriger als bei Männern. Dadurch ist das Risiko, sich mit einer sexuell übertragbaren Krankheit zu infizieren, relativ hoch. Hinzu kommt, dass das Risiko der HIV-Übertragung von einem Mann zu einer Frau aus biologischen Gründen höher ist als umgekehrt. Bei bestehenden Infektionen mit anderen sexuell übertragbaren Krankheiten steigt das HIV-Übertragungsrisiko bei dieser Art von Kontakten noch einmal wesentlich an.

Da viele Frauen offensichtlich ein unrealistisches Bild von ihrer eigenen gesundheitlichen Gefährdung und der epidemiologischen Situation im Gastland haben, kommt der ärztlichen Aufklärung und Beratung zu diesen Fragen eine wichtige Aufgabe zu (s. Kap. IV.4.7).

Die Bekämpfung der Ursachen des Sextourismus ist eine gesamtgesellschaftliche Aufgabe. Reisemedizinisch tätige Ärzte können dazu beitragen, zumindest die gesundheitlichen Folgen für ihre Klienten und deren Sexualpartner im Heimatland zu verringern.

Weiterführende Literatur

Kleiber, D., M. Wilke: AIDS, Sex und Tourismus – Ergebnisse einer Befragung deutscher Urlauber und Sextouristen, Bd. 33. Schriftenreihe des Bundesministeriums für Gesundheit. Nomos, Baden-Baden 1995.

O'Grady, R.: Gebrochene Rosen – Kinderprostitution und Tourismus in Asien. Horlemann, Bad Honnef 1992.

Ältere Reisende 5.4

HELMUT SCHERBAUM

■ „Die Älteren" sind keine homogene Gruppe

Nach einer Definition der WHO wird zwischen „älteren Menschen" (60–75 Jahre), „alten Menschen" (75–90 Jahre), den „sehr Alten" oder „Hochbetagten" (> 90 Jahre) und den „Langlebigen" (> 100 Jahre) unterschieden. Als „Senioren" werden zumeist Personen im Alter über 60 Jahre verstanden.

Einteilungen von Altersgruppen nach kalendarischen Gesichtspunkten lassen Unterschiede in den Alterungsprozessen von Personen der gleichen Altersgruppe außer Acht, die größer als in jedem anderen Lebensabschnitt sind. Auch können Alterungsprozesse in einzelnen Organen oder funktionellen Bereichen eines Individuums sehr unterschiedlich verlaufen.

❑ Altern stellt einen individuell unterschiedlich ablaufenden Prozess dar. Er wird durch Lebensweise und Gesundheitsprobleme während früherer Lebensabschnitte beeinflusst.

In großen Teilen der Gesellschaft wird das Altersbild vom **Defizitmodell** geprägt, wonach Altern einen schicksalhaften biologischen Prozess des Verlustes und Abbaus von Fähigkeiten darstelle, der sich auch auf geistige Prozesse, Emotionen und Verhaltensweisen auswirke. Demgegenüber wird im **Kompetenzmodell des Alterns** Faktoren wie Lebensstil, Bildung (im Sinne eines lebenslangen Lernens) sowie dem Training körperlicher, seelisch-geistiger und sozialer Fähigkeiten entscheidende Bedeutung beigemessen. Hiernach könne nicht nur das Leistungsvermögen weitgehend erhalten bleiben, sondern könnten auch Fähigkeiten entwickelt werden.

Senioren reisen weiter, häufiger und selbständiger

Seit längerer Zeit treffen spezielle Seniorenprogramme nach dem Klischeebild „Ältere Menschen sehnen sich nach einem Urlaub in der Heimat, wo sie unter sich bleiben und Ruhe sowie passive Unterhaltung am besten genießen können" bei der Zielgruppe auf immer weniger Interesse.

Während bei älteren Menschen die Nachfrage nach aktiven, erlebnisorientierten Reisen wächst, werden folgende Trends im Reiseverhalten der Senioren in Deutschland deutlich:

- Immer mehr ältere Menschen reisen und tun dies überdurchschnittlich häufig; in Deutschland machten im Jahr 2003 70% der Senioren, d.h. ca. 13 Millionen Personen im Alter von über 60 Jahren wenigstens eine Urlaubsreise von mindestens 5 Tagen. Mit einem Zuwachs von 84% während der letzten 30 Jahre hat die Reiseintensität in dieser Altersgruppe am deutlichsten zugenommen.
- Senioren geben mehr Geld als andere Altersgruppen im Zusammenhang mit Reisen aus (mit jährlich ca. 15 Milliarden € ein Drittel der Reise-Gesamtausgaben in Deutschland).
- Ein Großteil der 60- bis 80-Jährigen entscheidet sich zu Reiseformen, die bereits im mittleren Lebensabschnitt gewählt wurden.
- Von älteren Menschen werden als Hauptbeweggründe des Reisens genannt: „Sich erholen" (56%), „Land und Leute kennenlernen" (53%), „Tapetenwechsel" (33%), „Gesundheit und Fitness" (30%), „Weiterbildung" (22%), „Neue Kontakte knüpfen" (19%). Wanderungen (45%) und kulturelle Aktivitäten, wie die Besichtigung historischer Sehenswürdigkeiten (35%) haben vor allem für Senioren-Paare eine überdurchschnittliche Bedeutung.
- Neben Kurzreisen führen Senioren überdurchschnittlich häufig längere Reisen durch.
- Reiseziele im Ausland (60%) haben inländische Urlaubsorte (40%) an Attraktivität überholt; die Nachfrage nach Fernreisen wächst kontinuierlich.
- Während bei alleinstehenden älteren Reisenden Bus (30%), PKW (22%) und Bahn (21%) die am häufigsten benützten Verkehrsmittel sind, findet bei Senioren-Paaren das Flugzeug (21%) nach dem PKW (49%) den größten Zuspruch. Daneben wird der Kreuzfahrttourismus zunehmend beliebter; das Durchschnittsalter der Passagiere auf Fluss- und Hochsee-Kreuzfahrtschiffen liegt bei fast 65 Jahren.

Reisen kann einen wertvollen Teil der Lebensgestaltung im Alter darstellen. Die Welt wird (im positiven Sinne des Wortes) mit „kindlicher" Frische, mit Wissensdurst und mit einem meist gut entwickelten Gemeinschaftssinn erlebt. Höheres Alter allein sollte nicht als „Kontraindikation" für Reisen angesehen werden, trotz eines erhöhten Erkrankungsrisikos und der Tatsache, dass kardiovaskuläre Erkrankungen sowie Unfälle als häufigste Todesursachen für ältere Menschen eine höhere Gefährdung darstellen als für jüngere.

Auf niedergelassene Ärzte, die individuelles Leistungsvermögen und mögliche Einschränkungen ihrer Klienten in besonderer Weise einzuschätzen vermögen, kommt die wichtige Aufgabe zu, ältere Reisende im Hinblick auf das Anforderungsprofil und die Gefährdungspotentiale des Reisevorhabens zu beraten.

Beurteilung funktionaler Ressourcen und Defizite mit Blick auf den Reisealltag

Werden Reisen mit höheren Anforderungen geplant oder liegen relevante gesundheitliche Einschränkungen vor, reicht ein einziger Praxisbesuch für ein geeignetes Assessment und evtl. erforderliche ergänzende Untersuchungen oft nicht aus. Auch sind frühzeitige Konsultationen vonnöten, um Immunisierungen nach bestimmten Zeitschemata durchzuführen, mögliche Trainingsprogramme zu planen und sonstige vorausschauende Vorkehrungen zu treffen.

Eine vertrauensvolle Patientenbeziehung und eine offene Grundhaltung des Arztes werden die Reisenden ermutigen, in einem auf den Reisealltag ausgerichteten Anamnesegespräch ihre Vorstellungen und mögliche Bedenken zur geplanten Reise zur Sprache zu bringen. Weiterhin sind **Programmbeschreibungen der Reiseveranstalter** oft hilfreich, dem Arzt einen Eindruck von den geplanten Reiseaktivitäten zu vermitteln. Zusätzlich ergeben sich aus den Motivationen, die von reinem Erholungsbedürfnis über Erlebnishunger bis zu „Lebensabend-Ideologien“ reichen können, wichtige Fragestellungen. Sicherlich können hohe Erwartungen an die Reise oder ein Sich-Verlassen auf frühere Reiseerfahrungen dazu führen, dass Personen die eigene Belastbarkeit überschätzen, gewisse Einschränkungen herunterspielen oder bestehende Beschwerden „als altersgegeben“ ansehen. Hierbei sollte jedoch auch die Tatsache berücksichtigt werden, dass im Alter Krankheitsbilder häufig in abgewandelter Form und Organschmerzen sehr vermindert in Erscheinung treten können. Für die Einschätzung funktionaler Möglichkeiten und Defizite unter den zu erwartenden Reisebedingungen gibt die bisherige **Bewältigung von Alltagsaktivitäten**, wie die Benützung öffentlicher Verkehrsmittel, die Fähigkeit, Finanzen zu handhaben und Kommunikationsmittel in Anspruch zu nehmen etc. wichtige Hinweise. Sind bei dem Gespräch Reisepartner anwesend, können Informationen zu möglichen Interaktionen und Hilfestellungen während der Reise gewonnen werden.

Neben der Kenntnis vorhandener chronischer Erkrankungen sollten häufige geriatrische Problemstellungen wie Einschränkungen der Mobilität, eine Sturzgefahr und Gedächtnisstörungen Berücksichtigung finden. Vermehrte Beachtung ist auch vorhandenen **Seh- und Hörstörungen** und der Verwendung von **Hilfsmitteln** zu schenken.

Da das körperliche und psychomotorische Leistungsvermögen auch durch Medikationen beeinträchtigt werden kann, ist eine **Medikamentenanamnese** unverzichtbar. Hierbei sollte auch auf Auswirkungen von Medikationen auf die Thermoregulationsfähigkeit und den Flüssigkeits-/Elektrolythaushalt unter Hitzebelastungen, auf die Vigilanz und auf Orthostase-Reaktionen geachtet werden. Angesichts der Tatsache, dass während Reisen ernste Gesundheitsprobleme, wie z. B. eine kardiale Dekompensation oder schwere Blutzuckerentgleisungen nicht selten auf das Vergessen und Abbrechen von Medikationen zurückzuführen sind, sollte der bisherigen Patienten-Compliance besonderes Augenmerk geschenkt werden.

Da sich einige ältere Menschen in ihrer Alltagsmobilität nahe ihrer oberen Leistungsgrenze bewegen und oft nur wenig Funktionsreserven besitzen, kann ein **motorisch-funktionelles Assessment** im Hinblick auf besondere Situationen während der Reise wertvolle Hinweise geben. Um Risiken während bestimmter Belastungssituationen, wie längeres Stehen, Gehen auf unterschiedlichem Untergrund, die Bewältigung größerer Wegstrecken und Steigungen, Überqueren verkehrsreicher Straßen etc., abzuschätzen, können bestimmte Testverfahren des Geriatrischen Assessments (z. B. Tinetti-Balance- und -Gehtest, Timed up-and-go-Test, 6-Minuten-Gehtest zur Beurteilung der Belastbarkeit) benützt werden. Genauere Angaben zur Anwendung geeigneter Assessment-Werkzeuge einschließlich Performancetests können der geriatrischen Fachliteratur entnommen werden.

Auch sollte insbesondere vor längeren Auslandsaufenthalten und körperlich anspruchsvolleren Reisen eine Beurteilung der Leistungsfähigkeit und Belastbarkeit z. B. mittels Fahrradergometrie in Betracht gezogen werden, um gegebenenfalls eine Verbesserung der Fitness durch ein Ausdauer- und Muskelaufbautraining, wie es einige Sportmedizinische Institute anbieten, zu erreichen (s. Kap. II.1.2). Um die Sturzgefährdung zu mindern, haben sich gezielte Trainingsprogramme, die zu einer Verbesserung neuromuskulärer Funktionen wie der Kraft, dem Gleichgewicht und der Koordination führen, als wirksam erwiesen.

Wichtige Altersveränderungen und Reisen

Wie aus Tabelle 5-4 deutlich wird, ist es häufig schwierig, „natürliche" Altersveränderungen von Krankheitszuständen, die durch geeignete Therapien beeinflusst werden können, abzugrenzen. Auch können sich alters- und krankheitsbedingte Prozesse gegenseitig verstärken und werden häufig von psychischen und sozialen Veränderungen überlagert. Bei den angeführten Funktionseinschränkungen sind erhebliche interindividuelle und intraindividuelle Unterschiede sowie tageszeitliche Leistungsschwankungen zu berücksichtigen.

Vorzüge und Risiken verschiedener Transportmittel für Reisen im Alter

Welche Besonderheiten sollten ältere Flugreisende beachten? (s. Kap. II.3.1.4)

Bei einer Flugreise ergeben sich für ältere Menschen spezifische Belastungen durch Druckschwankungen, einen verminderten Sauerstoffpartialdruck, eine oft reizende und trockene Kabinenluft und – bei Langstreckenflügen – durch eine längere Immobilität sowie zum Teil beträchtliche Zeitunterschiede. Häufig stellen sich jedoch Aufregungen vor dem Flug, Anfahrten zum Flughafen, stressreiche Abläufe im Airport (Kontrollen, Orientierungsschwierigkeiten, Gepäcktransport, Zurücklegen weiter Wegstrecken etc.) und eine mögliche Flugangst als die größten Beschwernisse dar. Da ein solcher Stress zu einer psychomotorischen Entgleisung, Exazerbation vorbestehender psychiatrischer Erkrankungen und zu kardiovaskulären Komplikationen führen kann, sollten frühzeitig Hilfestellungen durch eventuelle Begleitpersonen oder das Flughafenpersonal organisiert werden.

Eine Beratung zu Fragen der Flugfähigkeit von Personen mit Vorerkrankungen (s. Kap. II, Tab. 3-1) bieten medizinische Dienste der größeren Fluggesellschaften an. Fluglinien sollten auch über das Vorliegen relevanter Gesundheitsprobleme bereits bei der Flugbuchung informiert werden. Anfragen nach spezifischen Erleichterungen, wie die Zuteilung besonderer Sitze oder die Bereitstellung bestimmter Hilfsmittel sind mindestens 48 Stunden vor Abflug der Fluggesellschaft mitzuteilen. Grundsätzlich sind jedoch von der Bord-Crew keine Tätigkeiten zu erwarten, die dem Aufgabenbereich von Pflegepersonal zufallen.

Wegen des vermehrten Risikos von Übelkeit, Erbrechen und Blähungen (problematisch auch für Kolostomieträger) sollten ältere Reisende vor und während Flügen nur eine leichte Kost zu sich nehmen und keine den Bauchbereich einengende Kleidung tragen. Bei einer im Alter meist herabgesetzten Alkoholverträglichkeit kommt es durch die Höheneffekte zu einer Verstärkung der Alkoholwirkung, weshalb auf alkoholische Getränke verzichtet werden sollte.

Tabelle 5-4. Wichtige Altersveränderungen und deren Auswirkungen während Reisen.

physiologische Altersveränderungen	Beispiele möglicher Auswirkungen während Reisen	Vorkehrungen
kognitive Funktionen Ganglienzellzahl, Neurotransmitter und Nervenleitgeschwindigkeit nehmen ab		
❑ „Kristalline" (erfahrungs- und wissensgebundene) intellektuelle Leistungen bleiben erhalten. Dagegen wird im Alter eine zunehmende Beeinträchtigung „fluider" Funktionen, die schnelle gedankliche Umstellungen erfordern, beobachtet.	Ungewohnte Umgebungsbedingungen und Tagesabläufe, eine erschwerte Kommunikation, Flut an Informationen, Programmstress, Zwischenfälle etc. führen leicht zur Überlastung, psychomotorischen Entgleisung und einer vermehrten Gefährdung (Fehlreaktionen, Unfälle, unvorsichtiger Umgang mit Personen mit kriminellen Absichten).	❑ Bei der Reiseplanung und Wahl von Reiseaktivitäten sind das individuelle kognitive Leistungsvermögen, die Anpassungsfähigkeit an veränderte Umgebungsbedingungen sowie Bewältigung situativer Schwierigkeiten zu berücksichtigen.
❑ Mit abnehmender Sekretion des Epiphysenhormons Melatonin ist die Synchronisation des Schlaf-Wach-Rhythmus an veränderte äußere Reize verzögert.	Bei Überschreiten mehrerer Zeitzonen führt die durch Desynchronisation von Körperrhythmen hervorgerufene Jetlag-Symptomatik vermehrt zu Befindlichkeitsstörungen und zu einer Beeinträchtigung unterschiedlicher Körperfunktionen.	❑ Nach langen Anreisen sind Kurzaufenthalte (unter drei Wochen) zu vermeiden, bei Senioren ist die längere zur Resynchronisation erforderliche Anpassungszeit zu beachten. In der Programmplanung sollten ausreichende Erholungsphasen vorgesehen sein.
Sinnesorgane ❑ Elastizitätsverlust der Linse, Trübungen von Kornea, Linse und Glaskörper, Untergang sensorischer Elemente, besonders in der Netzhautperipherie. Rückgang der Sehschärfe, Einengung des Gesichtsfeldes, verminderte Dunkeladaptationsfähigkeit; vermehrte Blendempfindlichkeit, Abnahme des Farbensehens.	Eingeschränkte Wahrnehmungen führen zu Erlebnisdefiziten, gehäuften Orientierungsstörungen und einer erschwerten Bewältigung von Aktivitäten im Reisealltag. Es besteht ein erhöhtes Sturzrisiko, insbesondere in schlecht beleuchteten Räumen und bei abendlichen Exkursionen sowie Unfallgefährdung während Fahrten bei Dunkelheit.	❑ Ein eventuell eingeschränktes Seh- und Reaktionsvermögen sowie eine raschere Ermüdbarkeit der Reisenden ist bei längeren Autofahrten zu bedenken. Auf Nachtfahrten sollte möglichst verzichtet werden.

Fortsetzung Tab. 5-4 nächste Seite ▸

Tabelle 5-4. Wichtige Altersveränderungen und deren Auswirkungen während Reisen. *(Fortsetzung)*

physiologische Altersveränderungen	Beispiele möglicher Auswirkungen während Reisen	Vorkehrungen
❑ Minderung des Hörvermögens im Hochtonbereich durch Haarzellverlust im Innenohr.	Aus vermehrten Kommunikationsproblemen resultiert ein Verlust an situationsrelevanten Informationen.	❑ Seh- und Hörstörungen bedürfen rechtzeitig vor Reiseantritt einer fachärztlichen Beurteilung und entsprechender Interventionen (z. B. Versorgung mit Seh-/Hörhilfen).
❑ Rückbildung von Geschmacksknospen der Zunge, Veränderungen an Rezeptoren im ZNS, der Neurotransmitter etc. Abnahme der Geschmackswahrnehmung, des Appetits, des Hunger- und Durstempfindens.	Neben verminderten Warnfunktionen gegenüber verdorbenen Speisen besteht die Gefahr unzureichender Nahrungs- und Flüssigkeitsaufnahme.	❑ Auf eine geeignete Ernährung, ausreichende Flüssigkeitszufuhr (insbesondere bei körperlich belastenden Reiseaktivitäten, unter Hitze- und Kältebedingungen) sowie Nahrungsmittelhygiene ist zu achten.
Muskulatur, Knochen		
❑ Rückbildung von Muskelfasern (bis zum 70. Lebensjahr nimmt im Vergleich zu 30-Jährigen die Skelettmuskelmasse um 30%, die Handmuskelkraft um 55% ab), rückläufiger Energiestoffwechsel.	Körperliche Dauerbelastungen (wie z. B. Bergtouren) oder Reiseaktivitäten, die kurzzeitig maximale Kraftanstrengungen erfordern, können zu rascher Ermüdung bzw. schweren Erschöpfungszuständen führen.	❑ Bei der Planung und Gestaltung von Reiseaktivitäten ist ein vermindertes körperliches Leistungsvermögen älterer Menschen zu berücksichtigen. Gewicht des Reisegepäcks, Tagespensum von Exkursionen, Gehtempo und ausreichende Erholungspausen sollten mit den individuellen Möglichkeiten abgestimmt werden.

Tabelle 5-4. Wichtige Altersveränderungen und deren Auswirkungen während Reisen. *(Fortsetzung)*

physiologische Altersveränderungen	Beispiele möglicher Auswirkungen während Reisen	Vorkehrungen
❑ Abnahme der Muskelkraft und -ausdauer; die körperliche Leistungskraft verringert sich im Alter um 10% pro Dekade, die maximale Dauerleistung nimmt bei 75-Jährigen auf 70%, die Spitzenleistung auf 40% ab. Zusätzlicher Elastizitäts- und Dehnbarkeitsverlust von Muskeln, Sehnen und Bändern.	Das vermehrte Sturzrisiko vieler älterer Reisender ist neben kognitiven bzw. sensorischen Beeinträchtigungen (s. o.) durch eine verminderte Muskelkraft und -ausdauer, eine ungünstige Statik, unzureichende Gelenkbeweglichkeit sowie verminderte Ausgleichsreaktionen bedingt.	❑ Mit kontrolliertem Ausdauer- und Kräftetraining in Verbindung mit Stretching vor der Reise, das von Fachinstituten auch für Senioren angeboten wird, können die Fitness und Belastungsfähigkeit sowie die Beweglichkeit gesteigert und das Risiko von Verletzungen vermindert werden.
❑ Ab dem 40. Lebensjahr vermindert sich in den Knochen der Mineralgehalt und – mit einer Rückbildung der Spongiosa – auch das Knochenvolumen. Bei Frauen sind Knochenabbauprozesse nach der Menopause besonders ausgeprägt. Verminderte Knochenstabilität, gleichzeitiger Elastizitätsverlust in den Gelenkknorpeln.	Mit zunehmender Osteoporose ist das Frakturrisiko erhöht (insbesondere von proximalem Femur, Humerus, Radius, Tibia, Wirbelkörpern und Becken).	❑ Bei Stürzen in der Anamnese sollten vor Reiseantritt nach gründlichem Assessment entsprechend der Risikofaktoren geeignete Interventionen eingeleitet werden. Das Sturzrisiko kann durch ein gezieltes Training zur Verbesserung neuromuskulärer Funktionen häufig gesenkt werden.

Fortsetzung Tab. 5-4 nächste Seite ▸

Tabelle 5-4. Wichtige Altersveränderungen und deren Auswirkungen während Reisen. *(Fortsetzung)*

physiologische Altersveränderungen	**Beispiele möglicher Auswirkungen während Reisen**	**Vorkehrungen**
Haut und Anhangsgebilde Die Haut wird im Alter dünner, trockener und weniger elastisch; Talg- und Schweißproduktion lassen nach, die Gefäßversorgung der Lederhaut ist vermindert.	Aufgrund der vermehrten Trockenheit und Verletzlichkeit der Haut können gehäuft Juckreiz und Infektionen auftreten. Das feuchte Milieu intertriginöser Hautfalten stellt einen idealen Lebensraum für Mykosen dar.	❑ Eine „übertriebene" Körperpflege, die den Säureschutzmantel der Haut beeinträchtigt, ist zu vermeiden. Rückfettende Mittel sollten anstelle austrocknender Seifen benützt werden. ❑ Um Hautschädigungen (einschließlich der Bildung von Präkanzerosen) zu vermeiden, müssen ältere Reisende in besonderem Maße auf geeignete Sonnenschutzmaßnahmen achten.
	Im Zusammenhang mit einer eingeschränkten manuellen Geschicklichkeit und Beweglichkeit des Rumpfes wird die Fuß- und insbesondere die Nagelpflege häufig vernachlässigt.	❑ Vor Ausreise sollten Fußnägel „fachgerecht" gekürzt werden. Auf bequemes, vor der Reise genügend lange getragenes Schuhwerk ist Wert zu legen.
Herz, Lungen und Kreislaufsystem Verminderte Kontraktilität des Herzmuskels, Involution des Reizbildungs- und Leitungssystems. ❑ Einschränkung des Herzschlagvolumens (im Alter von 75 Jahren gegenüber 30-Jährigen Abnahme des Ruhevolumens auf 70%); unter Belastung unökonomischer Anstieg des Sauerstoffverbrauchs und geringerer kompensatorischer Anstieg der Herzfrequenz.	Körperliche Anstrengungen können bei älteren Reisenden zu einer kardialen Dekompensation führen. Im hohen Alter wird ein beträchtlicher Teil der O_2-Aufnahme bereits für scheinbar wenig belastende Alltagsaktivitäten, wie z. B. An- und Ausziehen, verbraucht. Mentaler Stress und klimatische Belastungen (vor allem während der Akklimatisationsphase) können kardiovaskuläre Ereignisse auslösen.	❑ Körperlich anstrengende Reiseaktivitäten sollten an die individuellen Herz-Kreislauf-Bedingungen angepasst werden. Bei einigen Personen kann mittels eines überwachten Ausdauertrainings eine Verbesserung der Herz-Kreislauf-Situation und der maximalen Sauerstoffaufnahme erzielt werden.
	Es besteht eine erhöhte Sturzgefahr aufgrund von orthostatischen Beschwerden und möglichen Nebenwirkungen von Arzneimitteln.	❑ Aufgrund des erhöhten Orthostaserisikos sind gefährdende Situationen (z. B. langes Stehen in Warteschlangen beim Einchecken) möglichst zu vermeiden und Medikationen auf entsprechende Nebenwirkungen zu überprüfen.

Tabelle 5-4. Wichtige Altersveränderungen und deren Auswirkungen während Reisen. *(Fortsetzung)*

physiologische Altersveränderungen	Beispiele möglicher Auswirkungen während Reisen	Vorkehrungen
Die Elastizität größerer Arterien, wie z. B. der Aorta, nimmt ab. Kompensation durch Vergrößerung des Gefäßvolumens, verminderte Empfindlichkeit der Barorezeptoren. ❑ Tendenz zur systolischen Blutdruckerhöhung mit oft erheblichen Schwankungen, verzögert ablaufende Blutdruckregulation.	Die verminderte Fähigkeit, einer Hypoxie entgegenzusteuern, kann zu Problemen während Flugreisen mit Verminderung des O_2-Kabinendrucks führen.	❑ Während Alter per se als Risikofaktor für eine Höhenkrankheit von geringer Bedeutung ist (s. Kap. II.3.2.1), sollte eine rasche Überwindung großer Höhenunterschiede (wie z. B. bei der Benützung von Seilbahnen) vermieden werden.
Elastizitätsverlust des Lungengerüstes, eventuell Auftreten von Bullae, Verkalkungen im Bereich von Trachea und Bronchien, verminderter Hustenreflex. ❑ Verminderung der Vitalkapazität und der maximalen Sauerstoffaufnahme im Blut (im Alter von 75 Jahren gegenüber 30 Jahren Abnahme auf durchschnittlich 56%).	Insgesamt ist das Risiko für ältere Reisende, an Atemwegsinfektionen zu erkranken, erhöht. Dies gilt insbesondere für Pneumonien, die im Alter mit einer deutlich höheren Mortalität einhergehen.	❑ Den oft erheblichen Temperaturschwankungen (z. B. Klimaanlagen) und der vermehrten Gefährdung durch respiratorische Infekte sollte durch entsprechende Vorsichtsmaßnahmen begegnet werden. ❑ Ist eine diagnostische Abklärung nicht möglich, sollte bei Pneumonieverdacht frühzeitig eine Ex-juvantibus-Therapie, z. B. mit Betalactamantibiotika, eingeleitet werden.
Niere, Flüssigkeits- und Elektrolythaushalt Abnahme der Zahl funktionstüchtiger Nephrone (im Alter von 75 Jahren Rückgang der Glomerulazahl auf 64%), Veränderungen der Nierengefäße, Gewicht der Niere verringert sich um 20–30%.	Die Folgen vermehrter Wasser- und Salzverluste durch Schwitzen, zusätzliche Diuretikaeinnahme oder Durchfälle sind bei älteren Menschen meist schwerer und können in manchen Fällen auch zum Multiorganversagen führen. Während Reisen ist bereits ab einem Flüssigkeitsdefizit von 1–2% des Körpergewichts mit einer deutlichen Abnahme der körperlichen Leistungsfähigkeit zu rechnen.	❑ Durst vermag bei älteren Reisenden nur sehr langsam den Flüssigkeitsbedarf des Körpers anzuzeigen. Neben dem Trinken ausreichender Flüssigkeitsmengen (unter Hitzebedingungen über 3 Liter/Tag, in trockener Kabinenluft ca. 150 ml pro Stunde) sind beim Auftreten von Durchfällen rasche Rehydrierungsmaßnahmen entscheidend (s. Kap. III.5). Risiken bei der Verordnung von

Fortsetzung Tab. 5-4 nächste Seite ▸

Tabelle 5-4. Wichtige Altersveränderungen und deren Auswirkungen während Reisen. *(Fortsetzung)*

physiologische Altersveränderungen	Beispiele möglicher Auswirkungen während Reisen	Vorkehrungen
❑ Verminderung des renalen Plasmaflusses (bei 75-Jährigen auf 50%), der glomerulären Filtration (Rückgang auf 69%), der tubulären Exkretion und Rückresorption. Abnahme des Gesamtkörperwassers (auf 82%).		
ableitende Harnwege		
❑ Zunahme des Tonus der Harnblase mit rückläufigem Fassungsvermögen, Zeichen der Reizblase und Pollakisurie. Vor allem bei Begleiterkrankungen kann auch eine Tonusabnahme mit Restharnbildung auftreten. Sensibilität im Bereich der Harnröhre und Blase sowie Kontraktionskraft von Sphinkter und Detrusor nehmen ab. Bei Frauen treten gehäuft auch Störungen der anatomischen Verhältnisse im Bereich des Blasenausgangs und Beckenbodens auf. Mehr als 70% der 70-jährigen Männer haben eine Prostatahyperplasie.	Mit dem im Alter gehäuften Auftreten von Harninkontinenz unterschiedlicher Form und Ausprägung können unter Reisebedingungen gewisse Situationen zusätzliche Ängste und Miktionsprobleme auslösen: das Tragen schwerer Gepäckstücke, ein Mangel an öffentlich zugänglichen Toiletten, eine mangelnde hygienische Instandhaltung, etc. Eine Toilettenbenützung in kauernder Haltung kann zu vermehrten Restharnmengen mit Überlaufsymptomatik führen. Häufig erfolgt eine Fehlanpassung durch Verringerung der Trinkmenge, wodurch Dehydrierungszustände und das Auftreten von Harnwegsinfekten begünstigt werden (s. Kap. II.6.4).	Diuretika und andere Medikamente, die über die Niere ausgeschieden werden, sind besonders bei Reisen in warme Zonen (cave: gleichzeitige Durchfälle) zu beachten. ❑ Das häufige Tabuthema „Harninkontinenz“ sollte in der reisemedizinischen Beratung unbedingt angesprochen werden. Durch eine frühzeitige Abklärung können in vielen Fällen geeignete Interventionen entsprechend der vorliegenden Inkontinenzform und den zugrunde liegenden organischen Veränderungen eingeleitet werden. Ängste sowie folgenschwere Fehlanpassungen lassen sich hierdurch verhindern. ❑ Hilfestellungen für einen problemlosen Zugang zu Toiletten sind gegebenenfalls in Absprache mit Reiseveranstaltern vor Reiseantritt zu organisieren (Hotelzimmer mit WC, Gangplätze im Flugzeug, Hinweise zu öffentlichen Toiletten in Städten etc.).

Tabelle 5-4. Wichtige Altersveränderungen und deren Auswirkungen während Reisen. *(Fortsetzung)*

physiologische Altersveränderungen	Beispiele möglicher Auswirkungen während Reisen	Vorkehrungen
Regulation der Körpertemperatur Thermoregulatorische Mechanismen arbeiten im Alter weniger effektiv und sind zunehmend störanfälliger. Bei Kälteexposition ist die körpereigene Wärmeproduktion durch metabolische Prozesse und Kältezittern herabgesetzt (s. Kap. III.2). Unter Hitzebedingungen ist die Wärmeabgabe durch periphere Vasodilatation und Schweißsekretion vermindert (s. Kap. II.2 und Kap. III.1).	Neben einem erhöhten Risiko von Hitzeschäden in warmen Ländern besteht für ältere Menschen in kalten Klimazonen eine vermehrte Gefährdung, eine Unterkühlung oder lokalisierte Kälteschäden zu erleiden.	❑ Bei der Reiseplanung sollte bei der Wahl des Ziels und jahreszeitlichen Überlegungen die geringere Hitze- und Kältebelastbarkeit älterer Menschen bedacht werden. Besonders zu beachten sind eine ausreichende Akklimatisationsphase, geeignete Kleidung, Nahrungs- und Flüssigkeitszufuhr, das Vermeiden körperlicher Überlastung sowie eine Beeinträchtigung der Wärmeregulation durch bestimmte Medikamente.
Gastrointestinaltrakt Verzögerung der Magenentleerung, Abnahme der Magensaftsekretion, der proteolytischen Enzyme im Pankreassaft; Veränderungen der Darmflora mit Abnahme der Bifidobakterien.	Aufgrund einer geringeren Magensaftproduktion ist bei älteren Reisenden die Barrierefunktion des Magens gegenüber Enteritiserregern vermindert (s. Kap. IV.4.4). Verdauungsprobleme und eine Obstipationsneigung werden gehäuft beobachtet.	❑ Auch während Reisen ist eine leicht verdauliche Kost in Form mehrerer kleiner Mahlzeiten zu bevorzugen. Da Obstipation zu den häufigsten Beschwerden älterer Reisender zählt, ist der Verzehr von reichlich Obst und Gemüse anzuraten. Bei Beachtung üblicher hygienischer Vorsichtsmaßnahmen sind vermehrte Ängste gegenüber lokaler Kost unbegründet.
Immunsystem Im höheren Alter wird eine verminderte zellvermittelte Immunbereitschaft mit reduzierter T-Zell-Proliferation sowie Zytokin-Synthese beobachtet.	Infektionen können im Alter mit fehlendem oder nur geringem Fieber sowie atypischen klinischen Manifestationen (z. B. Verwirrtheitszuständen, Sturzneigung) verlaufen.	❑ Bei plötzlichem Leistungseinbruch älterer Reisender, Verschlechterung des Allgemeinbefindens, Verwirrtheitszuständen etc. ist auch bei Fehlen von Fieber oder sonstigen Infektzeichen an eine akute Infektion zu denken. ❑ Obwohl es gegenüber einigen Schutzimpfungen zu einer verminderten Immunantwort kommen kann, sollte auf die Durchführung von Impfmaßnahmen nicht verzichtet werden.

Auch der Gefahr venöser **Thrombosen und Embolien** ist aufgrund einer längerdauernden Immobilität älterer Flugpassagiere – insbesondere bei Vorliegen sonstiger Risikofaktoren (siehe Kap. II.8.4) – durch häufiges Aufstehen und Gehen im Gang, isometrische Bewegungsübungen sowie eine ausreichende Flüssigkeitszufuhr zu begegnen. Neben dem Tragen von Unterschenkelstützstrümpfen sollte bei besonders gefährdeten Personen auch eine prophylaktische Low-dose-Heparingabe in die Überlegungen einbezogen werden. Auf besondere Anfrage können für Patienten mit z. B. orthopädischen Problemstellungen Sitzplätze mit vermehrter „Beinfreiheit" bereitgestellt werden.

Während Langstreckenflügen über mehrere Zeitzonen sollten medikamentöse Behandlungen an Zeitverschiebungen angepasst werden (s. auch Empfehlungen für Diabetiker in Kap. II.6.2). Da ältere Reisende meist stärker an **Jet lag** mit Befindlichkeitsstörungen, verminderter Leistungsfähigkeit und Einschränkung von Körperfunktionen leiden, sollte zu Beginn der Reise eine ausreichende Gewöhnungszeit ohne Programmstress mit eingeplant werden. Während eine Zeitumstellung der „inneren Uhr" durch Medikamente nicht gelingt, kann die Readaptation nach Ankunft durch Sonnenlicht-Exposition am Zielort günstig beeinflusst werden. Der Einsatz von Melatonin, das nachgewiesenerweise eine Jetlag-Symptomatik mindern kann, ist weiterhin umstritten (s. Kap. II.3.1.4). Sedativa, die häufig zur Verbesserung des Schlafes während Nachtflügen verordnet werden, können zu Amnesien, Verwirrtheitszuständen und zu Stürzen führen.

■ *Schiffsreisen: Für ältere Menschen ist meist gut gesorgt* (s. Kap. II.3.1.3)

Für Senioren bieten Hochsee- und Flusskreuzfahrten mit modernen Schiffen meist viele Vorteile: eine Programmgestaltung in entspannter Atmosphäre, eine Verpflegung, die auch individuellen Bedürfnissen entgegenkommt, die Möglichkeit, sich an frischer Luft zu bewegen, und auf Hochseeschiffen meist eine ausreichende medizinische Versorgung. So können z. B. Menschen mit gut eingestellten Herz- und Kreislauferkrankungen, Rekonvaleszenten und Personen mit bestimmten Behinderungen geeignete Bedingungen für einen erholsamen Urlaub antreffen.

> Als belastend erfahren ältere Schiffsreisende jedoch häufig extreme Temperaturunterschiede zwischen Kabine und Deck, beengende Wohn- und Schlafverhältnisse sowie eine unzureichende Belüftung. Neben einer durch das dichte Zusammenleben von Passagieren begünstigten Ausbreitung von Atemwegs- und Darminfektionen können schwere psychische Krisen ausgelöst werden.

Reisende mit einer Disposition zu Seekinetosen (s. Kap. II.3.1.3) und Personen, die zu Vertigo neigen, sollten die Mitnahme von Antiemetika/Antivertiginosa in Betracht ziehen, wobei mögliche Nebenwirkungen, wie z. B. eine vermehrte Schläfrigkeit, Verwirrtheit oder Ataxie zu bedenken sind. Vor allem bei Menschen mit Stürzen in der Vorgeschichte kann es bei schiffstypischen Bewegungen sowie beim Betreten oder Verlassen des Schiffes vermehrt zu Stürzen und zu Frakturen kommen. Zur Minderung der Sturzgefährdung können eine Behandlung von Grunderkrankungen, eine Verbesserung lokomotorischer Fähigkeiten durch physiotherapeutische Maßnahmen sowie das Tragen eines externen Hüftaufprallschutzes hilfreich sein. Personen, die Rollatoren benützen, sind auf Kreuzfahrtschiffen zunehmend häufiger anzutreffen.

Einige Passagier-Schifffahrtslinien verlangen medizinische Atteste zur Reisetüchtigkeit; daneben bieten medizinische Dienste größerer Reedereien Ärzten eine Beratung zu Fragen der Reisefähigkeit von Patienten an. Weiterhin sollte vor einer längeren Schiffsreise auch der Zustand und die Ausstattung des Schiffes (z. B. Vorhandensein von Stabilisatoren zum Ausgleich größerer Schwankungen) sowie die medizinische Versorgung erfragt werden.

Für **Pkw-**, **Bus-** und **Bahnreisen** gilt auch für ältere Menschen das in den Kapiteln II.3.1.1 und 3.1.2 Gesagte.

Auch unter Senioren zunehmend beliebt: Höhentrekking und Tauchurlaube

Es gibt Hinweise, dass bei **Höhenaufenthalten** im Alter die Anfälligkeit gegenüber Höhenerkrankungen eher abnimmt, wobei die Grundregel „nicht zu schnell zu hoch" für Jung und Alt gilt (s. Kap. III.3). Neben der erforderlichen Fitness sollte bei Hochgebirgstouren auf ausreichende Flüssigkeitszufuhr und – bei altersbedingt verminderter Kälte-Anpassung – auf geeignete Kleidung geachtet werden. Bei Personen mit Herz-Kreislauf-Erkrankungen wirkt sich primär eine verminderte körperliche Belastbarkeit und weniger die Höhe bei einem Höhenaufstieg als limitierend aus. Eine mögliche Einnahme von Betablockern kann jedoch eine kompensatorische Tachykardie mindern und hierdurch die Höhenanpassung erschweren. Ebenso sollten vor allem Reisende mit restriktiven pulmonalen Erkrankungen Aufenthalte in größeren Höhen vermeiden, da ein begrenztes Atemminutenvolumen bei Restriktion die Anpassung in diesen Zonen erschwert. Reisende mit chronisch obstruktiver Lungenerkrankung müssen unter Belastung, wie z.B. bei Hochgebirgswanderungen, eine deutlich gesteigerte Atemarbeit leisten, wodurch es leichter zur Erschöpfungszuständen kommen kann.

Beim Unterwassersport können alters- und krankheitsbedingte Einschränkungen u.a. zu einer schnelleren Auskühlung, Erschöpfung durch körperliche Anstrengung und vermehrte Atemarbeit, zu größeren Flüssigkeitsdefiziten und gehäuft zu Verletzungen führen. Neben einer ausreichenden Fitness ist für ältere Menschen die Feststellung der Tauchtauglichkeit und Beratung durch erfahrene Tauchärzte, sowie Kontrolluntersuchungen in möglichst jährlichem Abstand von entscheidender Bedeutung (s. Kap. II.3.2.2). Diesen Voraussetzungen kann bei einer kurzfristigen Planung, z.B. beim spontanen Entschluss, während einer Schiffs-Kreuzfahrt an einem Anfänger-Tauchkurs teilzunehmen, kaum Rechnung getragen werden.

Für Tauchen im Alter gilt es grundsätzlich, Stress zu vermeiden, Sicherheitsspielräume zu vergrößern (d.h. kürzere und flachere Tauchgänge, längere Stops, langsamere Aufstiege und weniger Wiederholungstauchgänge) und vor dem Tauchgang ausreichend zu trinken. Besonders zu beachten ist das erhöhte Risiko kardialer Ereignisse durch Immersion (mit akuter Erhöhung der Preload bei schnellem Eintauchen ins Wasser) oder Submersion (mit Zunahme der Afterload durch kältebedingte Vasokonstriktion im Wasser). Deshalb sollten Sprünge ins Wasser vermieden und auf einen optimalen Kälteschutz Wert gelegt werden.

Infektiöse Erkrankungen älterer Reisender und die Bedeutung präventiver Maßnahmen

Altersspezifische anatomische und physiologische Veränderungen, eine fortschreitende Immunoseneszenz und Organschädigungen durch chronische Erkrankungen führen zu einem häufigeren Auftreten bestimmter Infektionskrankheiten und zu schwereren, nicht selten protrahierten und atypischen Krankheitsverläufen. Dies gilt in besonderer Weise für Pneumonien, Harnweginfekte, septische Erkrankungen sowie bakterielle Haut- und Weichteilinfektionen. Neben fehlendem Fieber in etwa 20% der infektiösen Krankheitsfälle können ein plötzlicher Leistungseinbruch und Blutdruckabfall, eine auftretende Verwirrtheit oder Sturzneigung älterer Menschen auf solche Erkrankungen hinweisen.

Trotz einer im Alter verminderten Sekretion von Magensäure, der eine wichtige Barrierefunktion gegenüber gastrointestinalen Infektionserregern zukommt, scheinen Senioren vergleichsweise seltener an **Reisediarrhöen** zu erkranken. Dies kann teilweise auf ein vorsichtigeres Ess-/Trinkverhalten und eine meist geringere Nahrungsmittelzufuhr zurückgeführt werden. Aufgrund verminderter Flüssigkeitsreserven und oft eingeschränkter renaler Funktion besteht bei älteren Menschen jedoch ein höheres Risiko, während Durchfallerkrankungen lebensbedrohliche Dehydrierungszustände mit Elektrolytentgleisungen zu entwickeln.

Die nachfolgend angeführten Infektionskrankheiten, bei denen eine erhöhte Gefährdung älterer Menschen nachgewiesen wurde, sollen die besondere Bedeutung präventiver Maßnahmen bzw. geeigneter Stand-by-Therapien verdeutlichen:

Infektionen, die durch Insekten übertragen werden:

Eine **Malaria tropica** führt bei älteren Menschen mit einer 3-fach höheren Rate zerebraler Manifestationen zu einer deutlich höheren Letalität. Ebenso treten in höherem Alter bei Infektionen mit dem **West-Nil-Virus** 6-mal häufiger zentralnervöse Komplikationen auf und auch bei **Japanischer Enzephalitis** ist eine altersabhängig zunehmende Erkrankungshäufigkeit und Mortalität festzustellen.

Fäkal-oral übertragbare Infektionen

Bei über 60-Jährigen kommt es bei **Hepatitis A** häufiger zu fulminanten Verläufen mit einer Letalität von 3%, und auch bei Infektionen mit **Noroviren** besteht eine um den Faktor 10 höhere Erkrankungshäufigkeit.

Aerogen übertragbare Infektionen

80 bis 90% der Todesfälle an **Influenzainfektionen** betreffen Personen im Alter über 65 Jahre. Weiterhin ist altersabhängig eine steigende Mortalität bei **SARS** (Letalität von > 50% bei über 65-Jährigen) und eine deutlich zunehmende Rate an **Legionellosen** zu beobachten.

Vorbeugende Maßnahmen

Bei der Verhütung von Infektionen, die durch Insekten übertragen werden, ist eine vermehrte Toxizität der gängigen **Insektenvertreibungsmittel** bei älteren Reisenden nicht zu befürchten (s. Kap. II.8.2). Ein regional und saisonal sehr unterschiedlich hohes Infektionsrisiko solcher Infektionen ist bereits bei der Reiseplanung zu bedenken. Empfehlungen einer **medikamentösen Malariaprophylaxe** (s. Kap. II.8.3.1) sollten von älteren Menschen in besonderer Weise befolgt werden. Bei der Verordnung von Mefloquin sind Risiken bei vorbestehenden neuropsychiatrischen Erkrankungen und Wechselwirkungen mit Betablockern, Kalziumantagonisten, Digitalispräparaten und Antiarrhythmika im Sinne von QT_c-Zeit-Verlängerungen (s. Kap. IV.3.3) zu beachten.

Angesichts der besonderen Gefährdung älterer Reisender, im Verlauf von Durchfallerkrankungen eine folgenschwere Dehydrierung zu entwickeln, besitzt eine sorgfältige **Wasser- und Nahrungsmittelhygiene** hohe Priorität. Daneben sollten bereits im Frühstadium von Diarrhöen forcierte Rehydrierungsmaßnahmen eingeleitet und eine eventuelle Einnahme von Diuretika während des akuten Durchfallstadiums pausiert werden. Neben oralen Rehydrierungsmitteln kann z. B. ein Chinolonpräparat zur **Stand-by-Therapie** mitgenommen werden (s. Kap. III.6), sofern eine adäquate Anwendung durch die Reisenden bzw. Begleitpersonen gewährleistet erscheint.

Auch sollten Vorkehrungen zur Vermeidung **sexuell übertragbarer Erkrankungen** in der Beratung von Senioren kein Tabuthema sein; wie eine Umfrage unter älteren Reisenden zeigte, sind „Ferienbekanntschaften" keine Seltenheit.

Auch im Alter unverzichtbar: Schutzimpfungen

Impfungen gegen Tetanus, Diphtherie und Poliomyelitis

Angesichts der erheblichen Impflücken bei älteren Menschen und der Tatsache, dass Tetanus-Erkrankungen in Deutschland bisher ausschließlich bei dieser Altersgruppe auftraten, bietet die reisemedizinische Beratung eine gute Gelegenheit, den Impfschutz zu aktualisieren.

Impfungen gegen Influenza und Pneumokokkeninfektionen

Senioren, die Gruppenreisen mit dem Bus oder auf Schiffen durchführen, sind in besonderer Weise gefährdet, an einer Influenza zu erkranken, wobei in vielen tropischen Zonen ganzjährig, auf der Südhalbkugel während der dortigen Wintermonate ein erhöhtes Infektionsrisiko besteht. Neben jährlichen Impfungen gegen **Influenza** wird allen Personen im Alter über 60 Jahre auch eine Immunisierung gegen die weltweit auftretenden **Pneumokokken**-Infektionen empfohlen; Personen mit kardiopulmonalen und anderen chronischen Erkrankungen profitieren von diesen Impfungen in besonderer Weise. Während die Immunogenität mit zunehmendem Alter deutlich abnimmt, kann mit diesen Impfungen das Risiko schwerer, im Alter mit einer hohen Mortalität einhergehender Krankheitsverläufe vermindert werden.

Impfungen gegen Hepatitis A und gegen Hepatitis B

Bei Aufenthalten in Regionen mit erhöhtem Infektionsrisiko sollten Senioren gegen eine **Hepatitis A** geschützt sein, die im Alter gehäuft zu schweren Krankheitsverläufen führt. Nicht selten wurden jedoch Antikörper gegen Hepatitis-A-Viren bereits während einer früheren Lebensphase erworben, weshalb eine vorherige Abklärung des Immunstatus zu empfehlen ist.

Besonders vor längeren Auslandsaufenthalten ist frühzeitig eine Immunisierung gegen **Hepatitis B** in Betracht zu ziehen, die auch im Rahmen einer Kombinationsimpfung gegen beide Hepatitis-Typen durchgeführt werden kann. Da es bei älteren Menschen häufiger zu einer verminderten bzw. verzögerten Immunantwort kommt, kann eine anschließende Antikörperbestimmung und gegebenenfalls eine zusätzliche Boosterimpfung von Vorteil sein.

Schutzimpfung gegen Gelbfieber

Bei Personen über 65 Jahre wurden bei ca. 1: 50 000 Erstimpfungen gegen Gelbfieber schwere systemische Reaktionen beobachtet. Trotz dieses bei älteren Menschen vergleichsweise höheren Impfrisikos überwiegt bei Reisen in Gelbfieberendemiegebiete das Infektionsrisiko bei weitem. Nationale Vorschriften für die Einreise und internationale Bestimmungen bei Grenzübertritten, Landgängen während Kreuzfahrten etc. machen eine Gelbfieberschutzimpfung oft unumgänglich.

Untersuchungen zur altersspezifischen Schutzrate nach Gelbfieberimpfung gibt es nicht. Ähnliches trifft auch für **Reiseimpfungen gegen Typhus, Meningokokkenmeningitis, Tollwut** und **Japanische Enzephalitis** zu, für die ähnliche Impfindikationen wie bei jüngeren Reisenden (s. Kap. II.8.1) gelten.

Versicherungsschutz: kleine Details können entscheidend sein

Ältere Reisende sollten insbesondere vor größeren Reisevorhaben eine **Reiserücktrittsversicherung** in Betracht ziehen. Dem Versicherten wird ein Teil des bezahlten Reisepreises zurückerstattet, wenn sich für ihn wegen einer nicht vorhersehbaren Erkrankung der Antritt der Reise verbietet. Bei bereits bestehenden Vorerkrankungen wird diese Leistung nur dann erbracht, wenn es sich nachweisbar (ärztliches Attest erforderlich) um eine plötzliche, nicht vorhersehbare Verschlechterung des Gesundheitszustands handelt.

Mitglieder von gesetzlichen Krankenkassen sollten sich beraten lassen, ob es für das Reiseland einen Auslandskrankenschein gibt. Nicht immer akzeptieren Ärzte in Ländern mit einem Sozialversicherungsabkommen jedoch diesen Krankenschein für die Erstattung von Behandlungskosten.

Durch eine **Reisekranken- und Rückholversicherung** werden Kosten für Heilbehandlungen und medizinisch notwendiger (Rück-)Transporte bei akut eintretenden Erkrankungen und Unfällen gedeckt. Ausgeschlossen ist ein Versicherungsschutz bei bekannter oder zu erwartender Behandlungsbedürftigkeit, und auch bei einer graduellen Verschlechterung einer vorbestehenden Erkrankung kann mit einer Erstattung von Behandlungskosten nicht uneingeschränkt gerechnet werden. Personen mit chronischen Leiden, die mit einer Behandlungsbedürftigkeit während einer Reise rechnen müssen, sollten sich deshalb mit dem Versicherungsträger in Verbindung setzen. Im Zusammenhang mit einer Übermaßdiagnostik und -behandlung im Ausland können Probleme der Kostenerstattung durch frühzeitige Einschaltung des medizinischen Dienstes des Versicherers minimiert werden. Grundsätzlich sollten im Versicherungsschutz Leistungen einer **Personen-Assistance-Versicherung** enthalten sein, zu denen eine Beratung und Informationsvermittlung bei Reisenotruf, Absprachen mit Ärzten vor Ort sowie Erleichterungen bei der finanziellen Abwicklung im Rahmen einer medizinischen Betreuung im Ausland gehören. Assistance-Dienste der Versicherungen sollten auch zur Frage von Krankenrücktransporten kontaktiert werden. Da die Verantwortung für die Auswahl und Organisation des Transportmittels letztendlich beim Versicherungsunternehmen liegt, ist dessen Einschätzung, ob ein Rücktransport medizinisch sinnvoll und vertretbar ist und mit *medizinisch adäquaten Mitteln* durchgeführt wird, für die Übernahme der Kosten entscheidend.

Im Handgepäck mitnehmen

Ein ausreichender Vorrat der verordneten Dauermedikationen, der die Gesamtdauer der Reise und einige zusätzliche Tage abdecken sollte, sowie Notfallmedikamente, Hilfsmittel wie Ersatzbrillen, Hörgeräte etc. sowie wichtige Befunde, Atteste, eine Kopie der Versicherungspolice und Adressen sind stets im Handgepäck „griffbereit" mitzunehmen. Dies schützt auch bei einem Verlust, wenn z.B. bei Flugreisen Koffer fehlgeleitet werden oder verloren gehen. Eine Auflistung bestehender Gesundheitsprobleme, wichtiger medizinischer Befunde (möglichst in der Landessprache, notfalls auch in Englisch) sowie der verordneten Generika kann eine medizinische Versorgung vor Ort erheblich erleichtern. Hierfür ist auch die Ausstellung eines Internationalen Notfallausweises geeignet. Adressen medizinischer Dienste im Zielland sind über einige Versicherungsgesellschaften, den ADAC (www.adac.de) oder die International Association for Medical Assistance to Travelers (www.iamat.org) zu beziehen.

„Muss es denn unbedingt Nepal sein?" – eine Schlussbemerkung

Ist für Senioren, wie es in einer geriatrischen Fachzeitschrift heißt, „die Reisezeit eine besondere Risikozeit"? Wird nicht auch in diesem Kapitel mit der Erörterung altersbedingter Veränderungen der Eindruck vermittelt, ältere Menschen sollten sich von Aktivitäten wie Fernreisen besser fernhalten? Tatsache ist: Nicht nur die Mehrzahl der sogenannten neuen Alten kann ein Leben ohne wesentliche Einschränkungen durch Krankheit führen. Für Alt und Jung ist es gleichermaßen wichtig, in eigener Verantwortung Freizeit zu nutzen, Kontakte zu knüpfen, geistige Kräfte zu verfeinern und zu beleben, neue Handlungsspielräume zu gewinnen. Und hierzu können Reisen – auch nach Nepal – einen wertvollen Beitrag leisten.

Haben Sie bei der Beratung auch daran gedacht?

	Beratungsinhalt
Reiseziel, Reisezeit, Reisedauer	Zeitplan, jahreszeitlich und regional erhöhte Gesundheitsrisiken (z.B. extreme klimatische Bedingungen)
Art der Reise	
organisierte Reise	Zeit für Adaptation und Erholung, Service/Information des Veranstalters mindert psychischen und körperlichen Stress

	Beratungsinhalt
Individualreise	Begleitperson, Hilfestellungen, Stand-by-Therapie etc.
Reiseaktivitäten	körperliche Fitness, evtl. Belastbarkeits- und Leistungsdiagnostik, Ausdauer- und Krafttrainingsprogramme, geeignete Ausrüstung
Klima	
Feucht-heiß	Akklimatisation, Flüssigkeitszufuhr, angepasste Kleidung
Trocken-heiß	Risiko von Hitzeschäden bei körperlicher Aktivität (auf Morgenstunden verlegen), Sonnenschutz
kalt	geeignete Kleidung („Zwiebelprinzip")
Höhe	Kontraindikationen gegen Höhenaufenthalte (Kap. III.3), langsame Höhenakklimatisation (cave: Gruppendruck), Flüssigkeitszufuhr, Notfallmaßnahmen bei akuter Höhenkrankheit
Transportmittel	längere Flug-/Fahrtdauer: Thromboembolieprophylaxe
Flugzeug	Beurteilung der Flugfähigkeit (z. B. durch Medizinischen Dienst der Fluggesellschaft), Hilfestellungen für Anreise zum Flughafen und Reise, Minderung von Jetlag-Beschwerden, Dosis-Anpassung von Medikationen gemäß Zeitzonen
Bus, Bahn, Pkw	Seniorengerechte Programmgestaltung, komfortable Ausstattung der Fahrzeuge, Mietwagen vertrauter Fabrikate, Einschränkungen der Fahrtauglichkeit (Medikamente etc.)
Schiff	Kontraindikationen (Kap. II.3.1.3) Ausstattung des Schiffes, medizinische Versorgung, Prävention/Therapie von Kinetosen, respiratorischen Infekten, Stürzen; Gesundheitsrisiken bei Landgängen
Leistungsvermögen, Behinderungen	
Altersveränderungen, chronische Erkrankungen, funktionelle Ressourcen und Defizite	s. Kap. II.6 für Vorkehrungen bei spezifischen Erkrankungen, evtl. Benachrichtigung des Reiseveranstalters, Reiseversicherung; Geriatrisches Assessment (Alltagsbewältigung), ggf. ergänzende Untersuchungen, Mitgabe wichtiger Befunde, Atteste, Internationaler Notfallausweis
Kognitive Störungen	Programmgestaltung mit ausreichend Erholungsphasen, Hilfestellungen bei Orientierung, Kommunikation, persönlicher Sicherheit, Finanzen etc.)
Mobilitätsstörungen, Sturzgefährdung	Einschätzung der Gehstrecken, Transport-Service, neuromuskuläres Training, Hilfsmittel (Gehstützen, Rollator, Rollstuhl), evtl. Hüftaufprallschutz
Inkontinenz	(Toiletten-)Pausenplanung, ggf. medikamentöse Maßnahmen, Flüssigkeitsrestriktion vermeiden, Mitnahme von Vorlagen
Medikation	im Handgepäck: ausreichender Medikamentenvorrat, Generikaliste, Atteste (Injektionsbesteck, Opiate etc.). mögliche Medikamenten-Nebenwirkungen unter Reisebedingungen (Hitze, Höhe, Orthostase-/Sturzrisiko, Flüssigkeits-/Elektrolytentgleisung etc.)

	Beratungsinhalt
Impfschutz	Frühzeitig Standard-Immunisierungen (inkl. Influenza/Pneumokokken) und Reiseimpfungen, Hepatitis-A- und -B-Immunstatus
Sonstige wichtige Vorkehrungen	Wasser- und Nahrungsmittelhygiene, Insektenschutz, ggf. medikamentöse Malariaprophylaxe, Management von Diarrhöen, Adressen medizinischer Dienste
Hilfsmittel	Ersatzteile, Reparaturmöglichkeiten im Reiseland
Versicherungsschutz	Reisekranken-, Reiserücktritts-, Rücktransport- und Assistance-Versicherung, Mitnahme der Versicherungspolice (Kopie im Handgepäck)

Weiterführende Literatur

Artho, S.: Auswirkungen der Überalterung im Tourismus. St. Galler Beiträge zum Tourismus und zur Verkehrswirtschaft: Reihe Tourismus, Bd. 29. Paul Haupt, Bern 1996.

Centrum für Reisemedizin (CRM) und Auswärtiges Amt. Tagungsmappe „Im Alter reisen … die Welt kennen lernen!" (2004).

Forschungsgemeinschaft Urlaub und Reisen, Datenbasis RA 2002 (Verantwortliche Daniellsson J. und M. Lohmann). Urlaubsreisen der Senioren (2003); www.fur.de

McIntosh, I. B.: Health hazards and the elderly traveler. J Travel Med 5 (1998) 27–29.

Runge, M., G. Rehfeld: Geriatrische Rehabilitation im Therapeutischen Team. Thieme, Stuttgart 2000.

Informationen im Internet

Deutsche Gesellschaft für Geriatrie e. V., www.dggeriatrie.de

Deutsche Gesellschaft für Gerontologie und Geriatrie e. V., www.dggg.uni-erlangen.de

Österreichische Gesellschaft für Geriatrie und Gerontologie, www.geriatrie-online.at

Schweizerische Fachgesellschaft für Geriatrie, www. sgg-sgg.ch

Altavita, www.altavita.ch

5.5 Kinder

GOTTFRIED HUSS

■ *Was ist Kindern zumutbar?*

Anfragen an die ärztliche Reiseberatung, Kinder in ferne Länder mitzunehmen, können entsprechend den verschiedenen Beweggründen von Eltern sehr unterschiedlich sein.

Auf der einen Seite wird nicht selten vor **kurzfristigen Pauschal- oder Individualreisen** von Ärzten erwartet, in kürzester Zeit „Unbedenklichkeitserklärungen" für die Mitnahme von Kindern abzugeben. Auf der anderen Seite gibt es Familien, die wegen ihrer **Berufstätigkeit** ihren Wohnsitz **für mehrere Jahre** in ein tropisches Land verlegen und genügend Zeit für grundsätzliche Überlegungen und Vorbereitungen (s. Kap. II.7.3) vorsehen. Stets wird den beratenden Ärzten die Verantwortung zukommen, über Gesundheitsrisiken aufzuklären und die Frage zu beantworten, ob die geplante Reise für Kinder vertretbar ist. Hierbei machen die bei Erwachsenen üblichen Kriterien der Reisetauglichkeit, die sich vorwiegend auf die psychische und physische Leistungsfähigkeit im Gastland beziehen, bei Kindern wenig Sinn.

Generell sollte ein Kind nicht für sich allein betrachtet werden, sondern es bildet mit seinen Eltern oder anderen Sorgeberechtigten eine Einheit.

Es ist von der Seite des Kleinkindes aus zu fragen: Ist die Reise zumutbar? Hat es überhaupt etwas davon? Ist es ausreichend beaufsichtigt? Werden die „Rechte“ des Kindes beachtet? Ist das Erkrankungsrisiko nicht zu groß? Ist schon vorauszusehen, dass die Reise für das Kleinkind zur Qual wird?

Steht der Erlebnishunger der Erwachsenen im Vordergrund, wird dem Wohl des Kleinkindes oft nicht die notwendige Aufmerksamkeit geschenkt. Die Mitnahme eines Säuglings oder Kleinkindes auf extreme Höhen oder in Regenwaldgebiete, in denen seltene Viruserkrankungen und – gegenüber verschiedenen Wirkstoffen resistente – Malariaformen vorkommen, muss als riskant und verantwortungslos angesehen werden. Davor wird auch explizit in den aktuellen Empfehlungen der WHO gewarnt. Allzu oft werden sich Eltern jedoch nicht von riskanten Unternehmungen mit Kindern abhalten lassen. In diesen Fällen sind Ärzte verpflichtet, Informationen zu Gefahren und vorbeugenden Maßnahmen zu geben.

Grundsätzlich ist bei Aufenthalten von **Kleinkindern und Säuglingen** in tropischen Regionen ein erhöhtes Erkrankungsrisiko zu beachten. Besonders gefährdet sind **chronisch Kranke** mit erhöhter Infektionsgefahr einschließlich Kinder mit Immunsuppression und Epilepsien sowie Kinder, die auf eine regelmäßige ärztliche Versorgung, eine langdauernde kontinuierliche Medikamenteneinnahme oder eine bestimmte Diät angewiesen sind. **Schulkindern** kann mehr zugemutet werden. Sie können auch selbst in Entscheidungen mit einbezogen werden. In der Beratung sollten das **gesundheitsbewusste Verhalten von Eltern und Kindern** zur Verhütung von Infektionen und das adäquate Umgehen mit unvorhergesehenen Erkrankungen Beachtung finden. Generell sind vor längeren Auslandsaufenthalten eine altersentsprechende Entwicklung und unauffällige Befunde der Vorsorgeuntersuchung eine wichtige Vorraussetzung.

Reiseaktivitäten mit Kindern: Ausdauerbelastungen sind zu vermeiden

Kinder können aufgrund einer geringeren glykolytischen Kapazität hohe körperliche Leistungen nur sehr kurz erbringen. Ungünstig sind vor allem Aktivitäten bei Hitze und hoher Luftfeuchtigkeit, wie z. B. Trekkingtouren in tropischen und subtropischen Regionen, bei denen ein **erhöhtes Risiko für Hitzeschäden** besteht (s. Kap. III.1). Daneben ist auch einer **verminderten Kältetoleranz** von Kindern Beachtung zu schenken (s. Kap. III.2). Wegen einer im Kindesalter **vermehrten Empfindlichkeit der Haut gegenüber UV-Strahlung** sind in sonnenreichen Regionen intensive Maßnahmen des Sonnenschutzes stets unverzichtbar (s. Kap. III.1).

Bei Bergwanderungen sind **häufige Pausen** einzuhalten und das Gehtempo an die Kinder anzupassen. Das Gewicht des Rucksacks sollte im Alter unter 6 Jahren 1 kg nicht überschreiten, im Alter zwischen 6 bis 9 Jahren bei 3 kg und bei 10- bis 14-Jährigen zwischen 5 bis 7 kg liegen.

Hinsichtlich Höhenakklimatisation, Flüssigkeitszufuhr, und Verhaltensregeln bei Höhenkrankheit gelten die für Erwachsene angeführten Empfehlungen (s. Kap. III.3) in besonderer Weise. Hierbei ist auch zu bedenken, dass etwa Kleinkinder mögliche Symptome einer Höhenkrankheit oft nicht verlässlich schildern können.

Besonders zu beachten ist die erhöhte **Unfall-Gefährdung** von Kindern während

Reisen, wobei Verkehrsunfälle die häufigste Todesursache darstellen (s. Kap. III.13.1). Bei der Planung von Reisen mit dem Pkw sind altersentsprechend gesicherte Kindersitze eine wesentliche Voraussetzung. Angesichts der oft chaotischen Verkehrsverhältnisse bedürfen Kinder beim Spielen in Städten und Überqueren von Straßen einer besonderen Überwachung.

Sorgfältige Sicherheitsvorkehrungen sollten auch bei Strandurlauben und Wassersportaktivitäten beachtet werden (s. Kap. III.4). Hinweise zu Erkrankungen im Bereich der Ohren und Baden sind dem Kapitel II.6.13, Informationen zum Tauchsport bei Kindern sind den Empfehlungen der Fachgesellschaften (z.B. Gesellschaft für Tauch- und Überdruckmedizin e.V., www.gtuem.org) zu entnehmen.

Flugreisen mit Kindern

Während Veränderungen des Atemmusters bei Säuglingen während Fernflügen beobachtet wurden, gibt es keine sicheren Hinweise, dass Flugreisen bei Kindern ein erhöhtes Gesundheitsrisiko darstellen. Bei chronischen Erkrankungen im Kindesalter gelten die in Kapitel II.3.1.4 angeführten Kriterien der Flugtauglichkeit in ähnlicher Weise.

Vermieden werden sollten Flugreisen auch bei akuten Erkrankungen im HNO-Bereich, da es hierdurch besonders beim Sinkflug zu einem Barotrauma kommen kann (s. Kap. II.6.13). Säuglinge und Kleinkinder sollten während dieser Flugphase nicht schlafen; den Druckausgleich erleichtern je nach Alter des Kindes Stillen, die Gabe von Getränken oder Kaubonbons. Bei Behinderung der Nasenatmung kann auch die Gabe von Nasentropfen hilfreich sein.

Aufgrund der verminderten Luftfeuchtigkeit in der Flugzeugkabine sollte eine **regelmäßige Flüssigkeitszufuhr** während des Fluges gewährleistet sein.

Für Eltern mit Säuglingen werden in begrenzter Zahl von den meisten Fluglinien Sitzplätze mit größerem Raumangebot bereitgestellt. Bei frühzeitiger Anmeldung kann Säuglingen bis zum 6. Lebensmonat ein „Babybasket" zum Schlafen angeboten werden. Abgesehen werden sollte von einer Sedierung von Kleinkindern vor und während Fernflügen.

Besondere Hinweise zu Impfungen bei Kindern (s. Kap II.8.1)

Öffentlich empfohlene Standardimpfungen für Kinder

Entsprechend der Empfehlungen der **Ständigen Impfkommission (STIKO) am Robert-Koch-Institut** umfasst der Impfkalender für Säuglinge, Kinder und Jugendliche vorrangig Impfungen zum Schutz vor folgenden Erkrankungen (Stand: 2005):

Diphtherie, Tetanus, Pertussis (DTaP)

Haemophilus influenzae Serotyp b (Hib)

Hepatitis B (HB)

Poliomyelitis (IPV)

Masern, Mumps, Röteln (MMR), Windpocken

Mitteilungen zu den aktualisierten Impfempfehlungen können regelmäßig bei der STIKO (s. Adressen) erfragt werden.

Die öffentlich empfohlenen Standardimpfungen für Kinder haben einen hohen Wert für den Gesundheitsschutz des Einzelnen und der Allgemeinheit.

Die empfohlenen Routineimpfungen für Kinder sind für Reisen in Länder, in denen erhöhte Infektionsrisiken bestehen, von besonderer Bedeutung. Die Vorbereitung von Auslandsreisen ist eine günstige Gelegenheit zur Schließung von Impflücken oder zur indizierten, gelegentlich auch vorzeitigen Auffrischung von Impfungen.

Jedes ausreisende Kind, welches über 1,5 Jahre alt ist, sollte über eine komplette Grundimmunisierung verfügen, das heißt: viermal gegen Diphtherie, Tetanus, Pertussis, dreimal gegen Haemophilus in- ☞

fluenzae Typ b und Hepatitis B, zweimal gegen Masern, Mumps, Röteln und einmal gegen Varizellen (s. Abb. 5-1).

Mehrfachimpfstoffe

Seit Fünffach- und Sechsfachimpfstoffe zur Verfügung stehen, konnte die Grundimmunisierung wesentlich vereinfacht und die Akzeptanz verbessert werden.

Ab dem zweiten vollendeten Lebensmonat wird der Sechsfachimpfstoff (DTaP, Hib, HB, IPV) im Abstand von jeweils 4 Wochen verabreicht.

Ab dem vollendeten elften Monat sollte gleichzeitig mit der vierten Sechsfachimpfung die erste MMR-Impfung und eine Impfung gegen Varizellen erfolgen, die dann zwischen dem 15. Lebensmonat und dem Ende des zweiten Lebensjahres durch eine zweite Impfung aufzufrischen ist. Bei einer anstehenden Ausreise eines Kindes

Impfstoffe/ Antigen-kombinationen	Alter in vollendeten Monaten						Alter in vollendeten Jahren			
	Geburt	2	3	4	11-14	15-23 siehe a)	5-6 siehe a)	9-17 siehe a)	ab 18	≥ 60
DTaP*		1.	2.	3.	4.					
Td[b)]							A	A	A***	
aP								A		
Hib*		1.	2. c)	3.	4.					
IPV*		1.	2. c)	3.	4.			A		
HB*	siehe d)	1.	2. c)	3.	4.			G		
NMR**					1.	2.				
Varizellen					1.					
Influenza****										S
Pneumo-kokken *****										S

Um die Zahl der Injektionen möglichst gering zu halten, sollten vorzugsweise Kombinationsimpfstoffe verwendet werden. Impfstoffe mit unterschiedlichen Antigenkombinationen von D/d, T, aP, HB, Hib, IPV sind bereits verfügbar. Bei Verwendung von Kombinationsimpfstoffen sind die Angaben des Herstellers zu den Impfabständen zu beachten.

A Auffrischimpfung: Diese sollte möglichst nicht früher als 5 Jahre nach der vorhergehenden letzten Dosis erfolgen.
G Grundimmunisierung aller noch nicht geimpften Jugendlichen bzw. Komplettierung eines unvollständigen Impfschutzes.
S Standardimpfungen mit allgemeiner Anwendung = Regelimpfungen.

a) Zu diesen Zeitpunkten soll der Impfstatus unbedingt überprüft und gegebenenfalls vervollständigt werden.
b) Ab einem Alter von 5 bzw. 6 Jahren wird zur Auffrischimpfung ein Impfstoff mit reduziertem Diphtherietoxoid-Gehalt (d) verwendet.
c) Bei monovalenter Anwendung bzw. bei Kombinationsimpfstoffen ohne Pertussiskomponente kann diese Dosis entfallen.
d) Beachte „Postexpositionelle Hepatitis-B-Immunprophylaxe bei Neugeborenen"der STIKO.

* Abstände zwischen den Impfungen mindestens 4 Wochen; Abstand zwischen vorletzter und letzter Impfung mindestens 6 Monate.
** Mindestabstand zwischen den Impfungen 4 Wochen.
*** Jeweils 10 Jahre nach der letzten vorangegangenen Dosis.
**** Jährlich mit dem von der WHO empfohlenen aktuellen Impfstoff.
***** Impfung mit Polysaccharid-Impfstoff; Wiederimpfung im Abstand von 6 Jahren.

Abbildung 5-1. Impfkalender für Säuglinge, Kinder und Jugendliche mit empfohlenem Impfalter und Mindestabständen zwischen den Impfungen (STIKO-Empfehlungen, Stand 7/2004).

im zweiten Lebensjahr kann die zweite MMR-Impfung vorgezogen werden – frühestens 4 Wochen nach der Erstimpfung.

Anmerkungen zu den im Impfkalender aufgeführten Impfungen

Impfungen gegen Diphtherie und Tetanus

Bei Auffrischimpfungen gegen Diphtherie wird ab einem Alter von 5 bzw. 6 Jahren ein Impfstoff mit reduziertem Diphtherietoxoidgehalt (d) kombiniert mit Tetanustoxoid (Td) verwendet. Generell wird eine Auffrischung des Schutzes gegen Tetanus und Diphtherie 10 Jahre nach der letzten Impfung empfohlen. Vor der Ausreise oder ohne komplette Grundimmunisierung können Kinder auch zu einem früheren Zeitpunkt Td-Auffrischimpfungen erhalten.

Impfung gegen Poliomyelitis

Der oral zu verabreichende Polio-Lebendimpfstoff nach Sabin (OPV) wird in Deutschland, Österreich und der Schweiz nicht mehr verwendet. Der jetzt verfügbare zu injizierende Impfstoff ist eine inaktivierte Poliovakzine (IPV) mit gleicher Wirksamkeit. Die Grundimmunisierung sollte im Alter von 9 bis 17 Jahren aufgefrischt werden. Eine frühere Auffrischung vor einer Ausreise ist möglich, bei einer kompletten Grundimmunisierung aber nicht erforderlich.

Masernimpfung

Dank der Impfanstrengungen kam es in vielen Teilen der Welt zu einem Rückgang der Masernfälle; vor allem in afrikanischen Ländern treten Masern noch mit größerer Häufigkeit und mit teilweise sehr schweren Krankheitsverläufen auf.

Vor einer Ausreise in Länder, in denen Masern vorkommen, kann laut WHO-Empfehlungen ab dem vollendeten 6. Lebensmonat bei Kindern, die nicht mehr gestillt werden, eine monovalente Masernimpfung gegeben werden (hierzu sind Hinweise der Hersteller zu beachten). Bei gestillten Kindern können Antikörper aus der Muttermilch einen gewissen Schutz vermitteln, gleichzeitig aber auch das Angehen einer frühen Masernimpfung unsicher machen. In jedem Fall sollten Kinder zwei MMR-Impfungen zwischen dem 11. und dem 23. Lebensmonat erhalten.

Ungeimpfte ältere Kinder und Jugendliche können eine einmalige Impfung, vorzugsweise mit MMR-Impfstoff erhalten.

Impfung gegen Pneumokokken

Diese Impfung wird bei besonderer individueller Gefährdung, wie z. B. Frühgeburtlichkeit oder Immunschwäche, als Indikationsimpfung eingesetzt.

Varizellenimpfung

Diese Impfung sollte im Alter von 11 bis 14 Monaten entweder mit der ersten MMR-Impfung oder frühestens 4 Wochen danach gegeben werden.

Indikationsimpfungen bei Reisen

Generell müssen Nutzen und Nachteile von Immunisierungen je nach Lebensalter, Reiseziel und Reisedauer abgewogen werden. Nicht jede Impfung, die angepriesen wird, ist wirksam und indiziert.

Impfung gegen Hepatitis A

Hepatitis A ist auch bei Kindern die am häufigsten während Auslandsreisen erworbene impfpräventable Erkrankung. Die Hepatitis-A-Impfung ist deshalb für alle Reisen in Länder mit eingeschränkten hygienischen Bedingungen (einschließlich Mittelmeerraum) in Betracht zu ziehen. Die Frage, inwieweit die Impfung gegen Ausscheidertum schützt und hierdurch Umgebungsinfektionen verhindert werden können, lässt sich noch nicht endgültig beantworten.

Gleichzeitig ist zu berücksichtigen, dass bei Kindern im Vorschulalter die Hepatitis A meist inapparent verläuft. Hinsichtlich der unteren Altersgrenze gibt es aufgrund kontroverser Diskussionen keine einheitlichen Empfehlungen. Vom Hersteller ist der Impfstoff ab dem 2. Lebensjahr zugelassen.

Grundimmunisierung und Auffrischimpfungen können mit speziellen Monoimpfstoffen für Kinder oder auch als Kombinationsimpfung gegen Hepatitis A und Hepatitis B durchgeführt werden.

Impfung gegen Hepatitis B

Impfungen gegen Hepatitis B gehören seit 1996 einerseits zur Grundimmunisierung, andererseits sind sie bei allen Reisenden in Regionen mit hoher Hepatitis-B-Prävalenz und bei zu erwartendem engem Kontakt zur einheimischen Bevölkerung zu empfehlen. Kinder können durch verschmutzte Nadeln, zahnärztliche Instrumente und beim Spielen durch Kontakt mit offenen Wunden von Spielkameraden angesteckt werden. Für Jugendliche besteht ein Infektionsrisiko vor allem durch ungeschützte Sexualkontakte.

In vielen Ländern wird eine Hepatitis-B-Impfung bei Neugeborenen durchgeführt, – in Deutschland nur, wenn die Mutter HBsAg-positiv ist.

Impfung gegen Hepatitis A und B

Bei nicht erfolgter Grundimmunisierung gegen Hepatitis B und einer gleichzeitigen Impfindikation hinsichtlich Hepatitis A und B kann vor einer Reise – nach vollendetem 1. Lebensahr – eine Immunisierung mit einem Kombinationsimpfstoff erfolgen.

Impfung gegen FSME

Bei Reisen in FSME-Endemiegebiete (s. Kap. IV.4.5) ist bei entsprechenden Freizeit- und Campingaktivitäten auch für Kinder eine FSME-Impfung anzuraten. Die dreimalige Impfung mit den speziellen Impfstoffen für Kinder ab dem Alter vom vollendeten 1. Lebensjahr führt zu einem zuverlässigen Schutz.

Impfung gegen Japanische Enzephalitis

Auch bei Kindern ist eine Immunisierung mit dem in Deutschland, Österreich und der Schweiz nicht zugelassenen Totimpfstoff angezeigt, wenn mehrwöchige Aufenthalte in ländlichen Endemiegebieten Asiens geplant sind (s. Kap. IV, 4.10.2). Kinder im Alter von über drei Jahren erhalten die 3 Einzelimpfungen innerhalb eines Monats in der Erwachsenendosis, während im 2. und 3. Lebensjahr die halbe Dosis verabreicht werden sollte.

Impfung gegen Meningokokkenmeningitis

Bei Reisen in Endemiegebiete ist für Kinder ab dem 2. Lebensjahr eine Impfung mit dem Polysaccharidimpstoff A, C, W-135, Y zu empfehlen, zumal Kinder in besonderem Maße gefährdet sind, bedrohliche Krankheitsbilder wie eine Meningokokkensepsis oder -meningitis zu entwickeln (s. Kap. IV.4.10.1). Bei Kindern unter zwei Jahren ist der Impfschutz mit diesem Impfstoff auch nach zweimaliger Impfung unsicher. Der auch für jüngere Kinder zugelassene Konjugatimpfstoff MenC schützt nur gegen Meningokokken Serotyp C. Impfungen gegen Meningokokkenmeningitis werden in einigen europäischen Ländern auch bei Schulbesuchen, z. B. im Rahmen eines Schüleraustausches, empfohlen.

Impfung gegen Gelbfieber

Bei Reisen in Gelbfieberendemiegebiete wird für Kinder diese Impfung, die ab dem 6. Lebensmonat zugelassen ist, von der WHO aber erst ab einem Alter von 9 Monaten empfohlen wird, angeraten. In den meisten Ländern ist diese Impfung erst nach Vollendung des ersten Lebensjahres vorgeschrieben (s. Kap. IV.4.14.1). Da es sich um eine Lebendimpfung handelt, ist ein entsprechender Abstand zur MMR- und zur Varizellen-Impfung zu beachten.

Tollwutimpfung

Bei Langzeitreisen in Regionen mit hoher Tollwutgefährdung, in denen oft keine Möglichkeit einer sicheren Postexpositionsbehandlung besteht, ist für Kinder eine Immunisierung gegen Tollwut zu empfehlen (s. Kap. IV.4.14.2). Kinder sind aufgrund ihrer meist geringen Körpergröße in besonderem Maße gefährdet, in den Bereich des Kopfes gebissen zu werden.

Für die vorsorgliche (präexpositionelle) Immunisierung, die je nach verwendetem Impfstoff aus drei bis vier Dosen besteht, wird eine untere Altersgrenze von 12 Monaten angegeben.

Grundsätzlich sollten eigene Hunde gegen Tollwut durchgeimpft werden.

Impfung gegen Typhus

Ähnlich wie bei Erwachsenen ist auch bei Kindern die Indikation für eine Typhus-Impfung mit Zurückhaltung zu stellen. Unter einem Alter von 3 Jahren ist die Wirksamkeit des Polysaccharidimpfstoffs, der ab dem 2. Lebensjahr zugelassen ist, äußerst unsicher, und auch später kann nur von einer Wirksamkeit von etwa 50 bis 70% ausgegangen werden. Vorsichtsmaßnahmen in der Wasser- und Nahrungsmittelhygiene bei der Ernährung sind vorrangig.

Für Impfungen bei Kindern gelten die gleichen Zeitabstände wie bei Erwachsenen (s. Kap. II.8.1). In Tabelle 5-5 sind untere Altersgrenzen für Impfungen anhand internationaler Empfehlungen angeführt. Spezifische Herstellerangaben sind zu berücksichtigen.

Hinweise zu wichtigen und häufigen Erkrankungen bei Kindern

Malaria – eine bei Kleinkindern besonders schwere Erkrankung

Wer mit seinen Kindern in ein endemisches Malariagebiet reist, muss wissen, wie man eine Malaria verhütet und wie man sie notfallmäßig bei sich selbst und seinem Kind behandelt (s. Kap IV.4.1).

Bei Kindern kann eine Malaria tropica im Vergleich zu Erwachsenen schneller zum Tode führen; bei zerebraler Verlaufsform werden häufiger Defektheilungen mit neurologischen Residuen beobachtet.

Eine besondere Risikogruppe für importierte Malariaerkrankungen in Deutschland (ca. 30–80 Fälle pro Jahr) sind solche Kinder, bei denen die Eltern oder ein Elternteil aus einem Endemiegebiet stammt, und die im Rahmen eines Besuches von Freunden und Verwandten in diese Regionen (z. B. Westafrika) mitgenommen werden (s. Kap. V.3).

Tabelle 5-5. Untere Altersgrenze für Impfungen bei Kindern

Neugeborene	❑ Hepatitis B
Vollendete 2 Monate	Sechsfachimpfung: ❑ Diphtherie ❑ Tetanus ❑ Pertussis ❑ Haemophilus influenzae Typ B ❑ Hepatitis B ❑ Poliomyelitis
Vollendete 6 Monate	❑ Masern monovalent
Vollendete 9 Monate	❑ Gelbfieber ❑ Dreifachkombinationsimpfstoff: Masern–Mumps–Röteln
Vollendete 12 Monate	❑ Tollwut ❑ FSME ❑ Japanische Enzephalitis ❑ Hepatitis A ❑ Kombinationsimpfstoff gegen Hepatitis A und B ❑ Meningokokken MenC ❑ Varizellen
Vollendete 2 Jahre	❑ Meningokokken A,C,W,Y

Eltern ist abzuraten, Säuglinge und Kleinkinder zu Reisen in Gebiete mit Vorkommen von Malaria tropica mitzunehmen. Das medikamentöse Spektrum zur Chemoprophylaxe und zur Behandlung dieser Krankheit ist insbesondere bei Säuglingen eingeschränkt.

Beim Abwägen von Risiken und Nutzen ist besonderen Situationen, wie z. B. beruflichen Langzeitaufenthalten eines Elternteils oder Familienzusammenführungen in tropischen Regionen und Aspekten der Eltern-Kind-Beziehung Rechnung zu tragen.

Entschließen sich Eltern zu Aufenthalten in Malariaendemiegebieten, sollten Eltern bzw. auch Kinder

- über das bestehende Malariarisiko informiert sein
- sich gegen Moskitostiche schützen
- eine konsequente medikamentöse Prophylaxe betreiben, falls diese indiziert ist (s. länderspezifische Empfehlungen der DTG: www.dtg.mwn.de)
- im Falle jeder akuten fieberhaften Erkrankung im Malariagebiet frühzeitig eine Diagnosestellung anstreben.
- falls bei malariaverdächtigen Krankheitszeichen innerhalb von 24 Stunden kein medizinischer Dienst erreicht werden kann, ist eine eigenständige Notfalltherapie anzuraten. Nach einer durchgeführten Stand-by-Therapie sollte dennoch ein Arzt aufgesucht werden.

Schutz vor Moskitostichen

In Ergänzung zu den in Kapitel II.8.2 empfohlenen Schutzmaßnahmen sind bei Kindern folgende Gesichtspunkte zu beachten:

- Kleinkinder sollten sich unter Moskitonetzen aufhalten oder in durch Fliegengitter geschützten Räumen spielen.
- Das Moskitonetz sollte geräumig und so weit ausgespannt sein, dass der Hautkontakt des Kindes mit dem Stoff vermieden wird. Außerdem ist das Netz in der Nacht am unteren Rand unter die Matratze einzuschlagen.
- Zahlreiche Insektenvertreibungsmittel enthalten Substanzen, die vor allem bei Kontakt mit Schleimhäuten zu Reizungen führen können. Sie sollten bei Kleinkindern nicht auf Handflächen und nicht großflächig angewendet werden. Alternativen auf der Basis von Naturstoffen, die in Outdoor- oder Bergsteigergeschäften erhältlich sind, besitzen eine kürzere Wirkdauer bzw. eine insgesamt zweifelhafte Wirksamkeit.
- Die Verwendung langsam abbrennender Räucherspiralen (Moskito-Coils) kann vorübergehend hilfreich sein. Um Reizungen der Atemwege zu vermeiden, sollte jedoch auf eine gute Belüftung der Schlafräume geachtet werden.
- Vorsicht mit Insektenködern und Insektenstrips! Sie sind wegen toxischer Substanzen für Innenräume ungeeignet und können von Kleinkindern mit Spielzeug verwechselt und versehentlich in den Mund genommen werden.

Besondere Hinweise für den verschreibenden Arzt:

Alle Kinder, die in entsprechende Malariaendemiegebiete reisen, sollten zusätzlich zu Maßnahmen des Mückenschutzes eine medikamentöse Prophylaxe nach den aktuellen Empfehlungen der tropenmedizinischen Fachgesellschaften (s. DTG: www.dtg.mwn.de) erhalten (s. Tab. 5-6).

Auch bei voll gestillten Säuglingen von Müttern, die eine Chemoprophylaxe durchführen, ist eine eigene medikamentöse Malariaprophylaxe des Kindes erforderlich; durch Malariamittel, die über die Muttermilch zum Kind übertreten, kann kein ausreichender Schutz beim Säugling erzielt werden.

Medikamentenallergien und Kontraindikationen sind zu beachten. (Beispielsweise sollten Kinder mit Epilepsie kein Chloroquin oder Mefloquin einnehmen.)

Eltern benötigen für ihre Kinder genaue schriftlich fixierte Dosisanweisungen und ggf. Hinweise bez. Dosisanpassungen bei sich veränderndem Körpergewicht.

Malariamedikamente sind für Kinder unzugänglich in kindersicheren eventuell abgeschlossenen Behältern aufzubewahren. Chloroquin in Überdosis kann zum Tode führen.

Eltern sind darüber zu informieren, dass eine Malaria trotz Prophylaxe auftreten kann, bei welchen Krankheitszeichen sie zu vermuten ist und welche Schritte in solchen Fällen unternommen werden sollten.

Medikamentöse Malariaprophylaxe bei Kindern (s. Tab. 5-6 und 5-7)

Zur medikamentösen Prophylaxe bei Säuglingen eignen sich wegen ihrer guten Verträglichkeit **Chloroquin und Proguanil**. Eine Tablette Resochin® enthält 150 mg Chloroquin-Base, 1 Tablette Resochin® junior enthält 50 mg Chloroquin-Base. Alternativ steht Weimerquin®-Sirup zur Verfügung: 1 ml Sirup enthält 15 mg Chloroquin-Base.

Mefloquin darf erst ab einem Körpergewicht von 5 kg und ab dem 3. Lebensmonat verwendet werden.

Wegen möglicher Nebenwirkungen auf Zahnreifung und Knochenbildung darf **Doxycyclin** erst ab dem 8. Lebensjahr verordnet werden.

Atovaquon/Proguanil (Malarone® Junior) ist für Kinder ab 11 kg Körpergewicht zur Prophylaxe zugelassen.

Besonderheiten der Malariaerkrankung bei Kindern

> Die Krankheitszeichen bei der Malaria im Kindesalter unterscheiden sich von denen im Erwachsenenalter.

Bei Kindern, die bisher nicht in einem Malariagebiet gelebt haben und akut erkranken, kommt es zu folgenden Krankheitszeichen: **Fieber ist das Leitsymptom**, weshalb in einem Gebiet mit Malariaübertragung bei jedem Fieber an diese Krankheit gedacht werden muss. Meist werden Temperaturen zwischen 38 und 40 °C gemessen. Schüttelfrost oder periodisches Fieber ist bei Kleinkindern eher selten. Die Kinder werden apathisch, unruhig und verweigern oft das Essen. Es kommt zu Erbrechen und Durchfällen. Erbrochenes und Stuhl können von grünlicher Farbe sein.

Ernstzunehmende Symptome, die auf eine komplizierte schwere Malaria hinweisen, sind:

- Fieber über 40 °C
- schwacher Puls, Blutdruckabfall
- Rückgang der Urinmenge
- Krampfanfälle
- Bewusstseinstrübung
- auffallend blasse Haut
- Gelbfärbung der Haut bzw. der Bindehäute
- Blutungen.

Bei diesen Krankheitszeichen sollte notfallmäßig ein Arzt oder Krankenhaus aufgesucht werden.

Die „Stand by"-Therapie: eine Notfallbehandlung der Malaria

Von Eltern sollte eine Stand-by-Behandlung ihrer Kinder nur dann durchgeführt werden, wenn beim Auftreten von malariaverdächtigen Zeichen am gleichen Tag keine medizinische Hilfe erreichbar ist. Stets ist es jedoch ratsam, möglichst rasch eine Blutuntersuchung zur Diagnosestellung durchführen zu lassen. Falls dies nicht möglich ist, sollte sofort eine eigenständige Notfalltherapie begonnen werden (s. Tab. 5-8).

Die Auswahl der Notfallmalariamedikamente sollte vor der Ausreise besprochen und in einer schriftlichen unmissverständlichen Anweisung festgelegt werden.

Sie richtet sich nach folgenden Gesichtspunkten:

- empfohlene Chemoprophylaxe, mögliche Resistenz der Plasmodien gegen das Medikament
- Alter und Gewicht des Kindes, Kontraindikationen
- Resistenzlage der Malaria in der betreffenden Region.

Tabelle 5-6. Dosierung von Medikamenten zur Chemoprophylaxe bei Kindern (DTG 2004, www.dtg.mwn.de/malaria/kinder.htm)

Gewicht in kg	Alter in Monaten (M) Jahren (J)	Tabletten bzw. ml Saft PRO WOCHE				Tabletten PRO TAG		
		Chloroquin 50 mg Base/Tbl.	Chloroquin 150 mg Base/Tbl.	Chloroquin Sirup 15 mg Base/ml	Mefloquin 250 mg/Tbl.	Proguanil 100 mg/Tbl.	Doxycyclin 100 mg/Tbl.	Atovaquon/Proguanil 62,5 + 25 mg/ Junior-Tbl.
5–6	< 4 M	0,5	–	2,0 ml	0,125	0,25	–	–
7–10	4–11 M	1,0	–	2,5–3,5 ml	0,25	0,25	–	–
11–14	1–2 J	1,5	0,5	4,0–4,5 ml	0,25	0,5	–	1,0
15–18	3–4 J	2.0	0,75	5,0–6,0 ml	0,5	0,5	–	1,0
19–24	5–7 J	2,5	1,0	6,5–8,0 ml	0,5	0,75	–	1,0 (> 20 kg KG: 2,0)
25–35	8–10 J	3,0–3,5	1,0	8,5–11,5 ml	0,75	1,0	0,5	2,0 (> 30 kg KG: 3,0)
36–50	11–13 J	3,5–5,0	1,5–2,0	12,0–16,5 ml	1,0	1,0–1,5	0,75	3,0 (> 40 kg KG: 1,0 Erwachsenentbl.)
> 50	> 13 J	5,0–5,0	2,0	> 16,5 ml	1,0	2,0	1,0	1,0 (Erwachsenentbl.)

Tabelle 5-7. Regeldosierung zur Prophylaxe (DTG 2004, www.dtg.mwn.de/malaria/ kinder.htm)

Chloroquin-Base:	5 mg/kg KG/Woche
Proguanil:	3 mg/kg KG/Tag
Mefloquin: (ab 5 kg KG)	5 mg/kg KG/Woche
Atovaquon/Proguanil: (ab 11 kg bis 40 kg KG)	1–3 Junior-Tbl. (62,5 mg/25 mg) pro Tag, gewichtsabhängig bei Kindern von 11–40 kg
Doxycyclin: (ab 8 Jahre)	2 mg/kg KG/Tag

Hinweise zum Erbrechen der Medikamente und zur oralen Tolerierung von Getränken und Nahrung

Es gilt für die Anwendung bei Kindern, dass bei **Erbrechen der Medikamente** innerhalb von 30 Minuten nach Gabe die komplette Dosis erneut zu geben ist. Erbricht das Kind 30–60 Minuten nach Einnahme, ist die halbe Dosis nachzugeben. Erbricht das Kind später als 60 Minuten nach Tabletteneinnahme, gilt die Dosis als aufgenommen und resorbiert, so dass eine Wiederholung nicht erforderlich ist.

Wenn das Kind nicht mehr in der Lage ist, Medikamente zu schlucken, muss es intravenös behandelt werden. Dies ist vor allem bei unstillbarem Erbrechen der Fall. Durch zusätzliches Fieber und Durchfälle kann es rasch zu bedrohlichen Dehydrierungen kommen.

Tabelle 5-8. Dosierungsempfehlung zur notfallmäßigen Selbstbehandlung einer Malaria (DTG 2004, www.dtg.mwn.de/malaria/kinder.htm)

Chloroquin	
Therapiebeginn mit	10 mg/kg Körpergewicht Chloroquin-Base
6 Stunden nach Therapiebeginn	5 mg/kg Körpergewicht Chloroquin-Base
24 Stunden nach Therapiebeginn	5 mg/kg Körpergewicht Chloroquin-Base
48 Stunden nach Therapiebeginn	5 mg/kg Körpergewicht Chloroquin-Base
Mefloquin	
5–45 kg KG	15 mg/kg KG und nach 6–24 Stunden 10 mg/kg KG oder 25 mg/kg KG als Einzeldosis
über 45 kg KG	siehe bei Erwachsenendosis
Atovaquon/Proguanil	
11–20 kg KG	je 1 Tbl. an drei aufeinander folgenden Tagen
21–30 kg KG	je 2 Tbl. als Einmaldosis an drei aufeinander folgenden Tagen
31–40 kg KG	je 3 Tbl. als Einmaldosis an drei aufeinander folgenden Tagen
> 40 kg KG	je 4 Tbl. als Einmaldosis an drei aufeinander folgenden Tagen
Artemether/Lumefantrin	
Zulassung ab 12 Jahren und 35 kg KG	Dosierung wie bei Erwachsenen

Die Notfallbehandlung der Malaria bei Kindern besteht nicht nur in der Gabe von Medikamenten, sondern auch in einer konsequenten Fiebersenkung, ausreichender Flüssigkeitsgabe, guter Pflege und Beistand durch Eltern und andere vertraute Personen.

Auch Wochen bis Monate nach der Rückkehr aus einem Malariagebiet kann eine Malaria auftreten; leider wird diese nicht selten von Ärzten verkannt. Ein möglicher vorausgegangener Aufenthalt in einem Malariagebiet sollte immer erfragt werden.

Durchfälle und Erbrechen bei Kindern

Reisediarrhöen treten im frühen Kleinkindalter (innerhalb der ersten beiden Lebensjahre bei ca. 40% der jungen Reisenden) häufiger als bei älteren Kindern auf und können rasch zu einer lebensbedrohlichen Dehydrierung führen. Ähnlich wie bei Erwachsenen sind auch bei Kindern Infektionen mit fäkal-oral übertragenen bakteriellen Erregern, seltener auch Rotaviren die häufigste Ursache von Reisediarrhöen.

Zur Verhinderung kindlicher Durchfälle gelten die in Kapitel III.5 angeführten Maßnahmen der **Wasser- und Nahrungsmittelhygiene**, wobei dem Händewaschen wegen des häufigen Hand-Mund-Kontaktes bei Kindern eine besondere Bedeutung zukommt.

Gleichzeitig wird durch **Stillen**, vor allem durch die ausschließliche Gabe von Muttermilch während der ersten 6 Lebensmonate, das Infektionsrisiko deutlich reduziert.

Entscheidend ist der rechtzeitige Einsatz von ORS (Oral Rehydration Solution)

Gefährlich für Säuglinge und Kleinkinder ist der aus dem Durchfall resultierende Flüssigkeitsverlust. Die Grundlage der Behandlung einer leichten und mittelschweren Dehydrierung ist das prompte und kontinuierliche Ersetzen von Flüssigkeit und Mineralien durch orale Rehydrierungslösungen (ORS) auf Glukose- oder Reiswasserbasis.

Durch eine rechtzeitige Anwendung solcher Lösungen kann eine Austrocknung nicht nur behandelt, sondern auch verhütet werden.

Die in Tabelle 5-9 aufgelisteten Dehydrierungszeichen ermöglichen eine Beurteilung der Schwere des aufgetretenen Austrocknungszustandes.

Tabelle 5-9. Einschätzung des Austrocknungsgrades (Stadien der Dehydrierung) bei Durchfall.

	Grad der Austrocknung		
	leicht	**mittelschwer**	**schwer**
Allgemeinzustand	wach/durstig	unruhig/schwach	schläfrig/bewusstlos
Schleimhäute	feucht	trocken	sehr trocken
Hautelastizität	normal	vermindert	stehende Falten
Fontanelle/Augen	normal	eingesunken	tief eingesunken
Atmung/Puls	normal	beschleunigt	stark beschleunigt
Urinproduktion	normal	wenig	wenig oder fehlend
Konsequenzen	ORS (50–100 ml/kg)	ORS (100–200 ml/kg)	ORS (200 ml/kg KG) Überweisung in Klinik

ORS auf Glukosebasis: als Industrieprodukt oder in Eigenherstellung

Hierzulande gibt es zahlreiche Präparate, deren Zusammensetzung der WHO-Empfehlung weitgehend entspricht (s. Tab. 5-10). Da durch den Einsatz von ORS in vielen Entwicklungsländern die Kindersterblichkeit an Durchfallerkrankungen gesenkt werden konnte, werden diese Lösungen auch in vielen Staaten hergestellt. Sie sind als „oral rehydration solution", „suero para la rehidratación oral" oder auch einfach als „WHO-solution" praktisch weltweit erhältlich. Die Lösung kann aber auch auf einfache Weise selbst hergestellt werden (s. Kap. III.6).

ORS auf Reiswasserbasis

Rehydrierungslösungen auf Reiswasserbasis können der herkömmlichen ORS in mancher Hinsicht überlegen sein. Die Herstellung dieser Lösungen, die vertrauter schmecken, ist einfach (s. Tab. 5-11). Durch das Ersetzen von Glukose durch Reisschleim kann eine deutlich rückläufige Stuhlfrequenz erreicht werden; dabei sind die rehydrierenden Eigenschaften von Lösungen auf Glukose- oder Reiswasserbasis identisch. Hierzulande sind die Präparate mit Reisschleim nicht als Pulver erhältlich, sondern nur als fertige Lösungen und deshalb zum Mitnehmen nicht geeignet. Ein US-Präparat in Pulverform – Ceralyte 90 (Ceraproducts Columbia MD 21004) – ist über die internationale Apotheke zu bekommen.

Wie viel ORS sollte getrunken werden?

In vielen Fällen wird zu wenig ORS über einen zu langen Zeitraum gegeben. Für eine ausreichende Rehydrierung gilt:

- ❑ Wenn **noch keine Zeichen der Austrocknung** bemerkt werden, reichen 50 bis 100 ml/kg KG in den ersten 4–8 Stunden möglicherweise aus.
- ❑ Wenn **bereits Zeichen der Austrocknung** festgestellt werden, sollten 100–200 ml/kg KG in den ersten 4–8 Stunden getrunken werden (200 ml/kg KG in 24 Stunden).
- ❑ ORS soll ständig in kleinen Mengen, bei Erbrechen löffelweise angeboten werden.
- ❑ Gelingt es, in rascher Weise ORS zu verabreichen, sollten nach wenigen Stunden die Austrocknungszeichen verschwunden sein.
- ❑ Weitergehende Verluste sind entsprechend der Anzahl der folgenden durchfälligen Stühle auszugleichen (z. B. 50–100 ml entsprechend einem Glas ORS pro Stuhlentleerung).

Der überwiegende Teil der Durchfälle klingt **ohne die Gabe weiterer Medika-**

Tabelle 5-10. Inhaltsstoffe von oralen Rehydrierungslösungen nach WHO/UNICEF-Standard.

Inhaltsstoff	**Gramm/Liter**	**zur Selbstherstellung auf 1 Liter Flüssigkeit**
Glukose	20	8 Teelöffel Zucker (wenn vorhanden Traubenzucker)
Natriumchlorid	3,5	1 gestrichener Teelöffel Kochsalz
Natriumbikarbonat (oder Zitrat)	2,5 (2,9)	nur wenn vorhanden: ¾ Teelöffel Backpulver (Natriumbikarbonat)
Kalium	1,5	zur Geschmacksverbesserung und Kaliumanreicherung können Fruchtsäfte zugefügt werden

Beachte: Auf keinen Fall dürfen Zucker- und Salzmenge verwechselt werden.
Beim Abschmecken sollte die Lösung nicht salziger schmecken als die eigenen Tränen.

Tabelle 5-11. Selbstherstellung der Reiswasser-ORS-Lösung.

1. Reis abkochen
2. sämiges Wasser abgießen und auffangen
3. auf 1 Liter dieses Wassers einen gestrichenen Teelöffel Salz geben

mente nach ein paar Tagen von selbst ab. Orale Rehydrierungsmaßnahmen sollten nicht mehr versucht werden, wenn sich ein Kind bereits im Schock befindet, bewusstlos ist oder pausenlos erbricht. Dann sollte es schnellstens zur intravenösen Rehydrierung ins Krankenhaus gebracht werden.

Keine Nahrungspause!

Sobald die ersten Stunden der Rehydrierung vorbei sind, muss die Nahrungsaufnahme wieder stimuliert und das Kind weiterernährt werden. **Das Stillen sollte unbedingt beibehalten werden.**

Anmerkung: Reife, nicht künstlich im Kühlschiff gereifte Bananen fördern die Verdauung, sind also in tropischen Ländern keine geeignete Durchfalldiät. Softdrinks mit hohem Zuckeranteil können zu osmotischen Diarrhöen führen.

Durchfallmedikamente bei Kindern? Weitergehende Diagnostik?

Generell werden Medikamente bei der Behandlung des akuten Durchfalls im Kindesalter nicht empfohlen. Stopfmittel und früher Einsatz von Antibiotika haben keinen Sinn und sind zum Teil gefährlich. Sogenannte „Reisedurchfälle" verlaufen meistens nicht besonders schwer und sollten sich am dritten Tag deutlich bessern.

Im Zusammenhang mit längerdauernden Durchfällen sollten Stuhlproben in einem Labor vor Ort untersucht werden. Falls mittels einer Stuhluntersuchung eine Amöbiasis (s. Kap. IV.4.2.1), Lamblieninfektion (s. Kap. IV.4.2.2), Shigellose oder Salmonellose (s. Kap. IV.4.4) nachgewiesen wird, muss mit antiparasitären Mitteln oder Antibiotika behandelt werden. Eine ungezielte antibiotische Behandlung von schweren Durchfällen sollte nur in Ausnahmefällen erfolgen.

Bei schwer verlaufenden Durchfällen, die mit hohem Fieber, krampfartigen Leibschmerzen bzw. mit blutigen Ausscheidungen einhergehen, können bakterielle Enteritiden vorliegen (s. Kap. IV.4.4). Falls eine diagnostische Abklärung der Durchfallerkrankungen aufgrund erschwerter Bedingungen nicht möglich ist, kann eine Behandlung mit Co-trimoxazol (Trimethoprim/Sulfamethoxazol), eventuell auch Cephalosporin gerechtfertigt sein. **Gyrasehemmer** sind dagegen bei Kindern **kontraindiziert**. Stets sollte bei Aufenthalten in entsprechenden Endemiegebieten auch an das Vorliegen einer Malaria gedacht werden, die mit Durchfällen einhergehen kann.

Atemwegserkrankungen

Die meisten akuten Infektionen der Atemwege werden durch Viren hervorgerufen und sind selbstlimitierend. Vor allem bei Kleinkindern sind auf Reisen grippale Erkrankungen fast ebenso häufig wie Durchfallerkrankungen. Wie aber können Eltern harmlose von ernsthaften und behandlungsbedürftigen Atemwegserkrankungen, wie z.B. einer Lungenentzündung, unterscheiden, um, falls kein Arzt erreichbar ist, selbst mit einem mitgenommenen Antibiotikum zu behandeln oder sofort das nächstgelegene Krankenhaus aufzusuchen? Eltern brauchen dazu kein Stethoskop und kein Röntgengerät. Es kommt darauf an, einige wenige Symptome zu beobachten, zu werten und entsprechend zu handeln. Manche Symptome erweisen sich dabei als hilfreich, andere weniger. Bei der folgenden Darstellung sollen im Unterschied zu medizinischen Abhandlungen in pädiatrischen Lehrbüchern Maßnahmen beschrieben werden, die auch von Laien unter Reisebedingungen auf einfache Weise durchgeführt werden können.

Wichtige Symptome bei akuten respiratorischen Erkrankungen:

- beschleunigte Atmung
- Einziehungen des Thorax beim Atmen
- Gefahrenzeichen wie Schläfrigkeit, Nahrungsverweigerung, Blauverfärbung der Lippen.

Fieber ist ein vieldeutiges, bei unterschiedlichen Infektionen auftretendes Krankheitszeichen (s. Kap. IV.2.1). Es kann z. B. bei Grippe, Otitis, Harnwegsinfekten, Malariaerkrankungen, aber auch bei Pneumonien in Erscheinung treten. Nicht jedes Fieber sollte „bekämpft" werden. Fieber über 39 °C kann zunächst mit physikalischen Maßnahmen behandelt werden, ehe z. B. Paracetamol-Zäpfchen zur Anwendung kommen. Im Zusammenhang mit Fieber kommt es zu Flüssigkeitsverlusten, die durch ausreichende Flüssigkeitszufuhr zu verhüten und zu behandeln sind.

Husten ist ebenfalls ein relativ unspezifisches Symptom, das bei Irritation der Atemwege unterschiedlicher Genese auftritt. Dabei können eine Erkältung, ein Schnupfen, ein Keuchhusten, Pseudokrupp, Umweltreize wie Rauch und Staub, aber auch eine Pneumonie zugrunde liegen. Die meisten Hustensäfte sind teure, entbehrliche Placebos.

Die Beurteilung von Husten und Fieber allein ist für die Einschätzung der Schwere einer akuten respiratorischen Infektion nicht ausreichend. Genauere Hinweise können vor allem durch das Zählen der Atemfrequenz und die Beobachtung des Brustkorbes gewonnen werden:

Eine beschleunigte Atmung (Tachypnö) weist auf eine schwerere Erkrankung der Atemwege hin. Das Zählen erfolgt am besten mit dem Sekundenzeiger einer Armbanduhr und muss am ruhigen Kind stattfinden. Wenn Kinder während der Untersuchung weinen, wird das Ergebnis verfälscht. Mit dem Alter eines Kindes nimmt dessen Atemfrequenz ab. Die altersabhängigen Grenzen liegen für

Tabelle 5-12. Management von akuten Atemwegserkrankungen (nach WHO).

Symptome	einzuordnen als	Behandlung
beschleunigte Atmung* + Thoraxeinziehungen + Gefahrenzeichen (Schläfrigkeit und/oder Nahrungsverweigerung und/oder Blauverfärbung der Lippen)	schwere Pneumonie (Lungenentzündung) oder andere schwere Erkrankung	sofortige Arztvorstellung/Krankenhausbehandlung erste Dosis eines Schluckantibiotikums
beschleunigte Atmung*	Pneumonie (Lungenentzündung)	Falls Vorstellung beim Arzt nicht möglich ist: Gabe eines oralen Antibiotikums in altersentsprechender Dosis für 7 Tage (z. B. Amoxicillin oder Cephalosporin), reichlich trinken
keine der obengenannten Zeichen	grippaler Infekt	reichlich trinken, bei Husten über 2 Wochen Abklärung (eventuell Antibiotikagabe)

* Richtwerte für erhöhte Atemfrequenzen:
< 2 Monate: > 60/Minute; 2–12 Monate: > 50/Minute; 1–5 Jahre: > 40/Minute

- Säuglinge bis 2 Monate bei 60 Atemzügen pro Minute
- Säuglinge von 2–12 Monaten bei 50 Atemzügen pro Minute
- Kleinkinder von 1–5 Jahren bei 40 Atemzügen pro Minute.

Einziehungen am Brustkorb sind oft zu beobachten, wenn die Lunge durch eine Infektion ihre Dehnbarkeit verliert. Mit der Versteifung des Lungengerüsts tritt eine erschwerte Atmung auf, die angestrengt wirkt. Bei vermehrter Thoraxelastizität von Säuglingen und Kleinkindern kommt es zu Einziehungen im Bereich der Zwischenrippenräume und am unteren Rand des Brustkorbes. Um diese Einziehungen beobachten zu können, müssen die Kinder entkleidet sein.

Allgemeine Gefahrenzeichen wie eine abnorme Schläfrigkeit, eine Lippenzyanose und eine Nahrungsverweigerung können bei Kindern auf eine schwere Verlaufsform einer Pneumonie hinweisen.

Falls Husten oder Atemprobleme auftreten, sollte die Atemfrequenz in Ruhe gezählt und nach weiteren Symptomen gesucht werden. Dies ermöglicht, das Krankheitsbild einzuordnen und entsprechende Behandlungsmaßnahmen einzuleiten (Tab. 5-12).

Diesem vereinfachten Schema zur Feststellung und Behandlung von Erkrankungen des Respirationstraktes bei Kindern liegen die WHO-Konzepte **ARI** und **Integrated Management of Childhood Illness** zugrunde, die dazu beitragen sollen, durch frühzeitige und einfache Behandlungsmaßnahmen die bisher hohe Mortalität an Lungenentzündungen bei Kindern in wirtschaftlich armen Ländern zu verringern. Die Richtlinien dieser Programme, die vor allem dort erprobt werden, wo nicht genügend medizinische Dienste zur Behandlung von Kindern zur Verfügung stehen, finden zunehmend auch in der Beratung von Eltern Berücksichtigung, die mit ihren Kindern Reisen in abgelegene Gebiete planen.

Haben Sie bei der Beratung auch daran gedacht?

	Beratungsinhalt
Alter des Kindes	Anforderungsprofil der Reise und Belastbarkeit des Kindes, Risikobeurteilung und -kommunikation
Reiseziel, Reisezeit, **Reisedauer, Art der Reise** **Reiseaktivitäten**	Medizinische Versorgung vor Ort (Kap. II.10), Vermeidung von Schädigungen durch Hitze (Kap. III.1), Kälte und Wind (Kap. III.2) sowie Sonne (Kap. III.1), Höhenanpassung (Kap. III.3) Schutz vor Unfällen, Sicherheitsvorkehrungen bei Wassersport (Kap. III.4) Gefährdung durch Tierkontakte und Gifttierunfälle (Kap. III.12) Erste-Hilfe-Maßnahmen, Prophylaxe von Hautinfektionen Ernährung und Flüssigkeitszufuhr auf Reisen inkl. Stillen Wasser- und Nahrungsmittelhygiene (Kap. III.5), Vorgehen bei Durchfällen, Erkrankungen der Atemwege, Stand-by-Therapien Insektenschutz (Kap. II.8.2) Impfschutz, evtl. medikamentöse Malariaprophylaxe bzw. notfallmäßige Selbstbehandlung Versicherungsschutz (Kap. VI.9), Reiseapotheke (Kap. VI.3)

	Beratungsinhalt
Transportmittel	Bei Flugreisen: Flugreisetauglichkeit (inkl. Ausschluss von akuten Erkrankungen im HNO-Bereich, Maßnahmen beim Sinkflug, regelmäßige Flüssigkeitszufuhr Bei Reisen mit dem Pkw: altersentsprechend gesicherte Kindersitze
Chronische Erkrankungen	Beurteilung der Reisefähigkeit, Mitnahme von Befunden bzw. eines ausreichenden Medikamentenvorrats, Adressen geeigneter medizinischer Dienste vor Ort, Versicherungsschutz inkl. Rückholversicherung

Weiterführende Literatur

American Academy of Pediatrics Practice Parameter: The management of acute gastroenteritis in young children. Pediatrics 97 (1996) 424–435.

Centers for Disease Control and Prevention: Vaccine recommendations www.cdc.gov/travel 1997.

Centrum für Reisemedizin, Auswärtiges Amt: Reisen mit Kindern, Tagungsmappe des 4. Forum Reisen und Gesundheit 2003, www.crm.de

Huss, G.: Mit Kindern in die Tropen. Kilian, Marburg 1994.

Huss, G.: Malariaverdacht – ein pädiatrischer Notfall. Kinderarzt 9 (1997) 1006–1007.

Krawinkel, M. B.: Erkrankungen von Kindern und Jugendlichen im Zusammenhang mit Fernreisen. Monatsschr. Kinderheilk. 42 (1994) 535–546.

STIKO: Impfempfehlungen vom Juli 2004. RKI Berlin. Epidemiol Bull 30 (2004).

Stück, B.: Mit Kindern gesund und sicher reisen. Kilian, Marburg 1994.

WHO: Integrated management of childhood illness. Bulletin of the WHO 1/75, 1997.

WHO: International Travel and Health. WHO, Genf 2005.

Wichtige Adresse

Sekretariat der STIKO
c/o Robert Koch Institut
Abteilung für Infektionsepidemiologie
Nordufer 20
13353 Berlin
www.rki.de/gesund/stiko/stiko.htm

6 Reisende mit Erkrankungen oder Behinderungen

II

6.1 Gastroenterologische Erkrankungen

HARRO JENSS

■ *Patienten mit Magen-Darm-Erkrankungen: Reisen in einer stabilen Ruhephase ist möglich*

Grundsätzlich gilt, dass chronische Erkrankungen von Magen, Darm, Leber, Gallenwegen und Bauchspeicheldrüse keinen Grund darstellen, auf Auslandsreisen zu verzichten. Bei hoher Krankheitsaktivität ist jedoch ein längerer Auslandsaufenthalt nicht ratsam. Liegt eine stabile Ruhephase einer chronischen Erkrankung vor, so können durchaus auch längere Reisen unternommen werden; allerdings sollte sichergestellt sein, dass eine medikamentöse Dauertherapie ohne Unterbrechung fortgesetzt und eine notwendige Diät auch während der Reise oder am Urlaubsort eingehalten werden kann.

Die **Diarrhö** ist mit Abstand die häufigste Erkrankung, die das Reisen und damit die Reisefreude stört. Auch bei Einhaltung präventiver hygienischer Maßnahmen kommt es bei nahezu jedem zweiten Reisenden während eines zwei- bis dreiwöchigen Aufenthaltes in einem „Entwicklungsland" zu einer Reisediarrhö, die zwar meistens selbstlimitierend verläuft, andererseits jedoch Ausdruck einer Erkrankung sein kann. Unzureichende Wasser- und Nahrungsmittelhygiene erhöht das Risiko von viralen, bakteriellen und parasitären Erkrankungen erheblich. Die möglichen nicht-medikamentösen prophylaktischen Maßnahmen sind begrenzt. Dabei ist die Expositionsprophylaxe die einzige sinnvolle Maßnahme, das Risiko einer infektiösen Diarrhö zu reduzieren (siehe Kap. II.8.3.2 und III.5).

Diarrhöen, die während (s. Kap. III.6) oder im Anschluss (s. Kap. IV.4.2 und 4.4) an Auslandsreisen auftreten, treffen dabei auch Patienten, die durch ihre Grunderkrankung ohnehin an Durchfällen leiden. Das grundsätzliche Problem besteht dann darin, dass oft nicht zwischen einer Aktivitätszunahme der Grunderkrankung mit Zunahme der Stuhlfrequenz und/oder einer infektiösen Diarrhö zu differenzieren ist. Dies betrifft besonders die überwiegend jungen Patienten **mit chronisch-entzündlichen Darmerkrankungen** (Morbus Crohn und Colitis ulcerosa). Für diese Patienten ist es nicht ratsam, während einer aktiven Krankheitsphase eine längere Auslandsreise zu unternehmen, weil die damit verbundenen Risiken nicht kalkulierbar sind. Eine ausführliche Beratung sollte immer erfolgen. Die Möglichkeiten zur Prophylaxe bedürfen der ausführlichen Erörterung mit einem Arzt, der in der Behandlung der genannten Erkrankungen erfahren ist.

Patienten, die wegen einer **Maldigestion** oder **Malabsorption** zur Vermeidung von Diarrhöen eine spezifische Diät einhalten müssen, sollten diese – wenn möglich – auch während des Auslandsaufenthaltes fortsetzen. In der Regel ist z. B. eine milchzuckerfreie Kost bei bekanntem Laktasemangel oder eine fettarme Kost bei Erkrankungen mit biliärer oder pankreatischer Maldigestion auch während einer

Auslandsreise einzuhalten. Die konsequente Fortführung spezieller Diäten (z. B. gliadinfreie Kost bei bekannter **einheimischer Sprue**) kann allerdings Probleme bereiten.

Bei Magenschleimhautentzündungen, Zwölffingerdarm- oder Magengeschwüren sollte die Einnahme von Acetylsalicylsäure oder nicht-steroidaler Antirheumatika bei Schmerzen und/oder Fieber vermieden werden.

Für Reisende mit einer chronischen **Hepatitis C** gilt, dass sie sich vor Reisebeginn gegen Hepatitis A impfen lassen sollen (s. Kap. IV.4.6).

Morbus Crohn oder Colitis ulcerosa: akuter Entzündungsschub und/oder Infektion?

Die beiden chronisch-entzündlichen Darmerkrankungen Morbus Crohn und Colitis ulcerosa gehen häufig mit anhaltenden Diarrhöen bzw. erhöhten Stuhlfrequenzen einher und bedürfen nicht selten einer intensiven medikamentösen Therapie einschließlich einer Immunsuppression mit Glukokortikosteroiden und Substanzen wie Azathioprin oder 6-Mercaptopurin. Für diese Patientengruppe kann ein erhöhtes Risiko für Infektionen mit Salmonellen, Shigellen, Aeromonas, Campylobacter, enterotoxischen Escherichia coli (ETEC), Clostridien und Entamoeba histolytica angenommen werden, auch wenn hierzu keine gesicherten Daten vorliegen.

Die Infektion mit diesen Erregern kann wie ein „akuter Entzündungsschub" der Grunderkrankung imponieren und zu falschen therapeutischen Rückschlüssen führen. Auch ist endoskopisch-morphologisch allein zuweilen nicht eindeutig zwischen einer infektiösen Kolitis und einer chronisch-entzündlichen Darmerkrankung zu differenzieren. Erst die sorgfältige mikrobiologische Stuhluntersuchung ermöglicht Aussagen über eine eventuelle infektiöse Ursache. Mikrobiologische Untersuchungen des Stuhls sind vor Einleitung einer Therapie mit Glukokortikosteroiden obligat, zumal diese Medikation auch zu einer Generalisierung der Erreger und damit zur Aggravation der infektiösen Erkrankung führen kann.

Differenzialdiagnostisch müssen bei vermutetem „akutem Entzündungsschub" auch helmintheninduzierte Enterokolitiden in Betracht gezogen werden, wie sie im Rahmen einer Schistosomiasis (s. Kasuistik in Kap. IV.4.12.1) vorkommen. Aber auch andere Wurminfektionen können eine Rolle spielen (s. Kap. IV.12.3).

Reisen ist auch mit Stoma möglich

Crohn- und Kolitis-Patienten mit einem **Stoma** müssen bedenken, dass die Hilfsmittel (Beutel, Ringe) am Urlaubsort möglicherweise nicht verfügbar sind und dass durch hohe Temperaturen die benützten Ringe nur kurzzeitig halten und dicht schließen, weshalb ein häufigerer Wechsel des Stomaringes notwendig werden kann. Bei Verlust größerer Flüssigkeitsmengen über das Stoma kommt der Stuhlregulierung (diätetisch und eventuell mit Loperamid) sowie einer erhöhten Flüssigkeitszufuhr besondere Bedeutung zu. Vor Flugreisen soll der Beutel (Gefahr des Platzens aufgrund des Kabinendrucks) geleert werden.

Komplikationen, die eine Reise ausschließen, sind:

- Subileusbeschwerden bei höhergradigen Stenosen
- perianale Abszedierungen
- schwere Anämie
- rezidivierendes Fieber
- komplizierte extraintestinale Manifestationen

Welche prophylaktischen Maßnahmen sind sinnvoll?

Die Patienten sollten sich in jedem Fall an die üblichen Regeln einer **Wasser- und Nahrungsmittelhygiene** halten (s. Kap. II.8.3.2 und III.5). Außerdem ist im Hinblick auf helminthenbedingte Diarrhöen auch das Tragen von **Schuhwerk** zur Vermeidung perkutaner Infektionen und das **Meiden bilharzioseverseuchter Gewässer** (Haut- und Schleimhautkontakt) wichtig (s. Kap. IV.12.1 und 12.3).

Die Frage, ob eine **Antibiotikaprophylaxe** gegen die Reisediarrhö bei Patienten mit chronisch-entzündlichen Darmerkrankungen durchgeführt werden soll, wird uneinheitlich beantwortet. Wahrscheinlich überwiegen die möglicherweise auftretenden unerwünschten Nebenwirkungen dieser Medikation die Vorteile, so dass eine prophylaktische **Antibiotikagabe in der Regel nicht ratsam** ist. In Ausnahmefällen kann eine kurzzeitige Prophylaxe mit einem niedrig-dosierten Gyrasehemmer erfolgen.

Der Stellenwert eines neuen **Impfstoffs** gegen Cholera und ETEC-induzierte Reisediarrhö (Dukoral®) für Reisende mit chronisch-entzündlichen Darmerkrankungen bleibt abzuwarten. Die Indikation für eine parenterale Typhusimpfung sollte eher großzügig gestellt werden.

Und wenn es doch zu Durchfällen kommt?

Wenn eine kurzzeitige Episode einer Reisediarrhö auftritt, muss für eine ausreichende Flüssigkeits- und Elektrolytsubstitution gesorgt sein (s. Kap. II.5.5 und III.6). Abgekochtes Wasser oder Tee sind gegenüber Zitrussäften oder Sodawasser zu bevorzugen, da letztere die Darmmotilität stimulieren und die Diarrhö verstärken können. Antidiarrhoika wie Loperamid können in dieser Situation in vorsichtiger Dosierung angewandt werden. Diese Medikation sollte den ärztlichen Empfehlungen folgen und vor Antritt der Reise besprochen sein, um eine Verschlechterung der Erkrankung (vor allem bei relativen Stenosen bei Morbus Crohn) durch eine Überdosierung zu vermeiden. Zum Einsatz von Antibiotika und Nitroimidazolpräparaten gilt das in Kapitel III.6 Gesagte.

Bei Komplikationen muss sofort ein Arzt aufgesucht werden!

Während der Reise können Erkrankungen oder Komplikationen auftreten, die unbedingt die Konsultation eines Arztes erforderlich machen; dazu gehören:

- plötzlich auftretendes Fieber mit Schüttelfrost
- profuse blutig-schleimige Diarrhöen
- Abdominalschmerzen mit Auftreibung des Bauches
- starker Schwindel
- ausgeprägte körperliche Schwäche in senkrechter Körperposition als Hinweis auf eine Dehydratation oder auf eine Hypotonie bei relativer Nebennierenrindeninsuffizienz im Rahmen einer langen Steroidmedikation und aktueller infektiöser Komplikation.

Info für Reisende

Empfehlungen für Reisende mit Morbus Crohn oder Colitis ulcerosa:

- Vor Beginn der Reise sollte mit dem betreuenden Arzt ein ausführliches Beratungsgespräch stattfinden. Es sollte sichergestellt sein, dass keine aktive Phase der Erkrankung vorliegt und dass Komplikationen der Erkrankung ausgeschlossen sind.
- Ein ausreichender Vorrat an Medikamenten zur Fortsetzung der remissionserhaltenden Therapie sollte mitgeführt werden. Patienten, die zur Vermeidung erhöhter Stuhlfrequenzen regelmäßig **Loperamid** oder **Tinctura opii** einnehmen müssen, sollten von ihrem Apotheker klar beschriftete Vorratsgefäße und im Falle von Tinctura opii eine Bescheinigung des Regierungspräsidiums (s. Kap. II.6.15) über die medizinische Notwendigkeit, die Gesamt- und Tagesdosis mit sich führen.
- Die Telefonnummer des bisher konsultierten Arztes gehört zu den Reiseunterlagen, da dieser über den bisherigen, oft langjährigen Krankheitsverlauf am besten informiert ist. Für Patienten mit chronisch-entzündlichen Darmerkrankungen steht ein **Medical Passport** zur Verfügung, der wichtige Krankheitsdaten enthält und auf Reisen mitgenommen werden sollte.
- Bei Reisen in tropische und subtropische Gebiete sollte eine ausführliche tropenmedizinische Beratung erfolgen. Kontraindikationen (Immunsuppression, Hühnereiweißallergie) müssen für die Gelbfieberimpfung beachtet werden.

☞

- Die Patienten sollten vor Antritt einer Auslandsreise intensiv über die Infektionsrisiken informiert werden, um einen „Automatismus" zu verhindern, der bei Auftreten von Diarrhöen primär an eine erhöhte Krankheitsaktivität denken lässt und zu einer Selbstmedikation mit Steroiden führt (siehe Kasuistik!).
- Möglichkeiten der Vermeidung und Behandlung einer Reisediarrhö sollten durchgesprochen und benötigte Utensilien wie Filter und/oder Desinfektionslösungen sowie Medikamente zur Elektrolytsubstitution mitgeführt werden (s. Kap. III.5 und 6).
- Der Reisende muss wissen, bei welchen Komplikationen er einen Arzt aufsuchen muss.

Kasuistik. Ein 25-jähriger Patient mit bekannter **linksseitiger Colitis ulcerosa** plant eine mehrwöchige Reise nach Indien. Die Erkrankung ist bei einer regelmäßig eingenommenen Medikation (3 × 500 mg 5-Aminosalicylsäure/Tag) klinisch und laborchemisch ohne Aktivitätszeichen; die Stuhlfrequenz beträgt 2×/Tag, Blutauflagerungen werden nicht beobachtet, Tenesmen bestehen nicht. Der Patient befindet sich in regelmäßiger ärztlicher Betreuung. Die Colitis ulcerosa besteht seit acht Jahren, die letzte Episode stark erhöhter Krankheitsaktivität liegt zwei Jahre zurück und musste damals mit Glukokortikosteroiden behandelt werden. Seither zeigt sich ein „stabiler" Krankheitsverlauf.

Der Patient lässt sich ausführlich beraten, Einwände gegen die geplante Indienreise bestehen nicht. Auf die konsequente Befolgung hygienischer Maßnahmen wird der Patient hingewiesen, ein erhöhtes Risiko, eine Infektionserkrankung zu erwerben, wird verneint, zumal gegenwärtig keine Steroidtherapie durchgeführt wird.

Instruktionen über Verhaltensweisen bei Auftreten von Diarrhöen werden dem Patienten mitgegeben (vor allem Ausgleich des Flüssigkeitsverlustes, bei anhaltenden Diarrhöen und Auftreten von Abdominalschmerzen Aufsuchen eines Arztes).

Die Reise des Patienten verläuft abgesehen von einer kurzen eintägigen Episode mit Diarrhö unauffällig. Am Tage seiner Rückkehr erkrankt der Patient mit Müdigkeit, Inappetenz, Kopf-, Glieder- und Gelenkschmerzen sowie heftigen Diarrhöen, die zu fast stündlichen Entleerungen von blutig-schleimigen Stühlen verbunden mit ausgeprägten Tenesmen führen. Das Fieber steigt auf 39,5 °C. Der Patient selbst nimmt einen „Schub" seiner Colitis ulcerosa an und beginnt selbsttätig eine Steroidtherapie. Sein Zustand bessert sich jedoch nicht. Zwar sinkt die Körpertemperatur, aber die hohen Stuhlfrequenzen persistieren. Zwei Tage nach seiner Rückkehr wird der Patient wegen rascher Zustandsverschlechterung hospitalisiert.

Bei der stationären Aufnahme befindet er sich in schwer krankem Zustand. Der Blutdruck bei ausgeprägter Exsikkose beträgt 100/70 mmHg, die Herzfrequenz 120/Minute, das Abdomen ist gering diffus druckdolent. Bei der rektal-digitalen Untersuchung findet sich frisches Blut am Fingerling. Laborchemisch besteht eine Leukozytose mit 19 500/µl, davon im Differentialblutbild 11% stabkernige Granulozyten. Das Serumkalium ist mit 2,9, das Serumnatrium mit 125 mmol/l erniedrigt, das Kreatinin ist auf 2,5 mg/dl angestiegen.

Sonographisch wird ein deutlich dilatiertes Kolon vom Zökum bis zum Rektum bei akzentuierter Darmwand bis 8 mm Dicke dokumentiert, in der Abdomenleeraufnahme wird dieser Befund bestätigt, die Kolonweite beträgt 5 cm.

Es wird umgehend mit einer intensiven intravenösen Infusionstherapie begonnen, mikrobiologische Stuhluntersuchungen werden eingeleitet. Die vom Patienten begonnene Steroidtherapie wird pausiert. Koloskopisch findet sich eine hochaktive Pankolitis mit stark geschwollener, geröteter, hochgradig vulnerabler Schleimhaut bei zahlreichen Ulzerationen. Das weitgestellte Kolon wird während der Untersuchung dekomprimiert. Makroskopisch imponiert der Befund wie bei einer schweren Pancolitis ulcerosa. Aufgrund der Auslandsreise wird differentialdiagnostisch eine infektiöse Kolitis erwogen, eine Therapie mit einem Chinolon wird eingeleitet.

Die mikrobiologischen Stuhluntersuchungen ergeben den Nachweis von Shigella flexneri, jedoch keinen Nachweis für eine Amöbeninfektion.

Das Befinden des Patienten bessert sich rasch unter dem intravenösen Flüssigkeits- und Elektrolytersatz sowie der antibiotischen Therapie. Die Stuhlfrequenzen reduzieren sich langsam, die Blutbeimengungen nehmen ab. Zwei Wochen später hat sich der Zustand des Patienten vollständig normalisiert.

Die abschließende Diagnose lautet: **akute infektiöse Kolitis** (Erreger: Shigella flexneri) bei vorbestehender (inaktiver) Colitis ulcerosa.

Haben Sie bei der Beratung auch daran gedacht?

	Beratungsinhalt
Reiseziel	Wahrscheinlichkeit einer Reisediarrhö und Aufklärung über prophylaktische und therapeutische Maßnahmen (s. auch Kap. II.8.3.2 und III.5 und 6), ggf. Mitnahme von Filtern, Desinfektionsmitteln, Medikamenten zur Elektrolytsubstitution, Antibiotika wie z. B. Chinolone
Aktivität der Erkrankung	Mögliche oder zu erwartende Komplikationen und zu ergreifende Maßnahmen, Medical Passport und Telefonnummer des behandelnden Arztes für die Reiseunterlagen, prophylaktische Maßnahmen im Hinblick auf Infektionen
Medikamente	
Mitnahme von Medikamenten und Hilfsmitteln	Ärztliche Bescheinigungen und ggf. auch Bescheinigung des Regierungspräsidiums (Tinctura opii) (s. Kap.II.6.15)
Impfungen	
Gelbfieber	Immunsuppression als (ggf. nur relative) Kontraindikation
Typhus und Grippe (parenteral)	Großzügige Indikation
Ernährung während der Reise	Bei speziellen Diäten genaue Information über die Lebensmittel im bereisten Land, ggf. Diät für den Flug vorbestellen

Weiterführende Literatur

Allan, R.N., J. M. Rhodes, S.B. Hanauer, M.R.B. Keighley, J. Alexander-Williams, V.M. Fazio: Inflammatory Bowel Diseases. Churchill Livingstone, New York 1997.

Ericsson, C.D., H.L. Dupont, R. Steffen: Travelers' Diarrhea. B.C. Decker Inc, Hamilton–London 2003.

Farmer, R.: Infectious causes of diarrhea in the differential diagnosis of inflammatory bowel disease. Med Clin North Am 74 (1990) 29–38.

Marbet, U.A.: Abklärung und Therapie der Diarrhö. Schweiz Med Wochenschr 124 (1994) 439–451.

Steiner-Grossmann, P., P. Banks, D.H. Present: The New People, Not Patients. A Source Book for Living with Inflammatory Bowel Disease. Kendall/Hunt, Dubuque/lowa 1992.

Yamada, T.: Textbook of Gastroenterology. Lippincott, New York 1991.

Informationen im Internet

Deutsche Gesellschaft für Verdauungs- und Stoffwechselkrankheiten, www.dgvs.de

Österreichische Gesellschaft für Gastroenterologie und Hepatologie, www.oeggh.at

Schweizerische Gesellschaft für Gastroenterologie, www.sggssg.ch

Diabetes mellitus

KARL-MICHAEL REINAUER

Spielt die Zeit total verrückt,
Ist Dein Insulin zerdrückt,
Ist die Verdauung aus dem Lot,
Und es gibt nur Fladenbrot,
Sind Dir in dem fernen Land,
Obst und Gemüse unbekannt,
Und Du traust Dich kaum zu essen –
DANN ERST RECHT – WEITERMESSEN!

Alessandra Kunz
Diabetesschulungsschwester, Wien

Hypo- und Hyperglykämie – auch auf Reisen häufigste Gefährdungen

Am häufigsten sind Diabetiker auf Reisen durch Komplikationen gefährdet, die auch unter normalen Bedingungen auftreten: Hypo- und Hyperglykämie. **Unterzuckerungen** entstehen dabei insbesondere durch vermehrte körperliche Belastung, im Rahmen der Zeitverschiebungen oder durch Erbrechen.

Hyperglykämische Blutzuckerentgleisungen treten im Rahmen der Reisediarrhö oder bei zu viel und unbekanntem Essen mit zu hohem Kohlenhydratgehalt auf und können bei Typ-I-Diabetikern zur **Ketoazidose** führen. Trotzdem soll bei einer **Diarrhö**, die bereits zu einer Dehydratation geführt hat, eine ORS (Oral Rehydration Solution) auf Reiswasser- oder Glukosebasis (s. Kap. II.5.5) getrunken werden. Besondere Probleme stellen Störungen der Thermoregulation bei autonomer Neuropathie und Fußläsionen bei Angiopathie und peripherer Neuropathie dar (s. Farbtafeln Abb. II.6-1). Eine sorgfältige Reisevorbereitung hilft, diese Komplikationen zu vermeiden. Die Reisecheckliste Diabetes ist für die Planung der Reise hilfreich (Tab. 6-1). Um auf den Verlust von Medikamenten und Hilfsmitteln vorbe-

Tabelle 6-1. Reisecheckliste „Diabetes mellitus"

- ❑ Diabetestagebuch und Ausweis, auch in Englisch und wenn möglich in der Landessprache
- ❑ Eventuell Bescheinigung des Arztes über die Erkrankung Diabetes sowie notwendigerweise mitzuführende Testmaterialien und Medikamente
- ❑ Insulin/Tabletten/Blutzucker- oder Urinzuckerteststreifen in doppelter Menge für Handgepäck und Reisekoffer, eventuell zusätzlich kurzwirkendes Insulin (Alt- oder Normalinsulin/Lispro-Insulin)
- ❑ Urinketonteststreifen
- ❑ Glukagon
- ❑ 3 Packungen Traubenzucker ins Handgepäck, gleiche Menge ins Reisegepäck. Traubenzuckerlösung (Jubin®): 2 Tuben à 3 BE ins Handgepäck, 5 Tuben ins Reisegepäck
- ❑ Ersatz-Pen/-Nadeln/-Kanülen
- ❑ Lanzettengeräte und Lanzetten
- ❑ Blutzuckermessgerät, Ersatzbatterie und (falls Gerät versagt) visuelle Blutzuckerteststreifen
- ❑ Eventuell Kühlbox/Thermoskanne

reitet zu sein, empfiehlt es sich, die doppelte Menge der notwendigen Materialien und Medikamente an zwei verschiedenen Orten zu transportieren. Insulin soll gegenüber extremen Temperaturen (< 2 °C, > 40 °C) geschützt werden. Am Urlaubsort sollte die zweite Ration Insulin vom Patienten selbst an geeigneter Stelle im Kühlschrank deponiert werden, damit nicht durch Verständigungsschwierigkeiten das Insulin im Gefrierfach landet.

> **Merke:** Komplette Diabetesmaterialien und Notfallessen ins Handgepäck! Ein zweiter Satz der kompletten Diabetesmaterialien ins Reisegepäck!

Was tun bei Hypoglykämie?

Das **Hypoglykämieschema** hat sich besonders für Patienten mit kurzer Erkrankungsdauer und für Hilfspersonen bewährt (Abb. 6-2). Die Glukagoninjektion kann bei einer Hypoglykämie mit Bewusstlosigkeit lebensrettend sein. Das Vorgehen in dieser Situation muss daher mit den Begleitpersonen von Typ-I-Diabetikern ausführlich besprochen und – wie in Schulungskursen üblich – geübt werden.

Die Begleitpersonen sollten gelegentlich auch die Insulininjektion des Patienten übernehmen, um vor einer möglicherweise notwendig werdenden Glukagoninjektion keine Angst zu haben.

Da Unterzuckerungen in der ungewohnten Umgebung lebensbedrohlich werden können, müssen geeignete Behandlungsmaßnahmen vor der Reise ausführlich besprochen werden. Neben Traubenzucker (Dextro Energen) können für die Hypoglykämiebehandlung natürlich auch zuckerhaltige Lebensmittel Verwendung finden. Im Notfall ist bei einer Hypoglykämie Zucker in flüssiger Form vorzuziehen. Ein Glas Apfelsaft (100 ml) entspricht z. B. ca. 1 BE. Insbesondere bei Patienten, die weniger mit adrenergen (Schwitzen, Herzklopfen, Zittern), sondern mit neuroglukopenischen Symptomen wie Kopfschmer-

Situation		Was tun?
Symptomatik	**Hypograd**	
keine Symptome (BZ < 50 mg/dl)	1	1 BE = 2 Stück Dextro Energen oder = 1 Glas Apfelsaft
leichte Symptome: Schwitzen, Zittern, Heißhunger	2	2 BE = 4 Stück Dextro Energen oder = 2 Glas Apfelsaft
deutliche Symptome: verlangsamt, starkes Schwitzen, Herzklopfen, Kopfschmerzen	3	3 BE = 6 Stück Dextro Energen oder *JUBIN®* = 1 Tube oder = 3 Glas Apfelsaft danach BZ messen!
schwere Symptome: Patient kann sich selbst nicht helfen, ablehnend, verwirrt bis bewusstlos ↓ **hypoglykämischer Schock**	4	**Hilfsperson** sofort: 1 Ampulle Glukagon 1 mg (s.c. oder i.m.) **Arzt** sofort: 40 ml 40%ige Glukose i.v. eventuell nach 10 Minuten wiederholen dann 10%ige Glukoseinfusion

Abbildung 6-2. Hypoglykämieschema.

zen, Verlangsamung, Vergesslichkeit oder Aggressivität reagieren, müssen Begleitpersonen mit dem Hypoglykämieschema vertraut sein (s. Abb. 6-2).

Merke: Immer dann, wenn der Diabetiker nicht zu irgendeiner Form der Selbstkontrolle und Selbsttherapie in der Lage ist und nicht adäquat auf besondere Situationen reagieren kann, gilt der Grundsatz, dass eine Reise nur zusammen mit einer Begleitperson angetreten werden darf.

Begleitpersonen müssen in der blutzuckerangepassten Anwendung von Insulin bzw. oralen Antidiabetika geschult und ebenso in der Blutzuckerkontrolle geübt sein. Es ist deshalb für diese Personen ratsam, vor Reiseantritt an einem strukturierten Behandlungsprogramm teilzunehmen. Insbesondere müssen den Begleitpersonen die Zielblutzuckerwerte bekannt sein. Dies gilt besonders bei Begleitung von Senioren, Kindern und Schwangeren mit Diabetes.

Wann besteht Verdacht auf Ketoazidose?

Patienten, die eine Urinzuckerselbstkontrolle durchführen, sollen dies auch auf der Reise wenigstens dreimal täglich etwa zwei Stunden nach den Hauptmahlzeiten tun. Im Urin soll kein Zucker nachweisbar sein.

Urinzuckerkonzentrationen unterhalb 1% oder nur vereinzelt positive Befunde bereiten keine Probleme. Treten aber über zwei Tage hinaus Urinzuckerkonzentrationen von 3% oder mehr auf, ist eine Azetonkontrolle empfehlenswert. Fällt auch diese stark positiv aus, muss viel zuckerfreie Flüssigkeit (unter Umständen mehrere Liter pro Tag) zugeführt und umgehend ein Arzt aufgesucht werden (Abb. 6-3).

Auf Reisen unverzichtbar: Dosispläne und Blutzuckertagebuch

Für die Behandlung mit oralen Antidiabetika und für alle Formen der Insulintherapie sollen schriftlich ausgearbeitete **Dosispläne** vor Reiseantritt aufgestellt werden. Der Umgang mit diesen Dosisplänen muss auch von Begleitpersonen beherrscht werden. Mit Hilfe eines solchen Planes und der Blutzuckerdokumentation im **Blutzuckertagebuch** wird im Notfall ein Arzt im Reiseland die Behandlung besser weiterführen können als ohne diese Unterlagen.

Folgende Behandlungsformen werden unterschieden:

- intensivierte konventionelle Insulintherapie **(ICT)** und Behandlung mit Insulinpumpe
- blutzuckerangepasste konventionelle Insulintherapie
- supplementäre Insulintherapie **(SIT)**
- basal unterstützte orale Therapie **(BOT)**
- konventionelle Insulintherapie **(CT)**
- Therapie mit oralen Antidiabetika
- Ernährungstherapie.

Was muss bei den verschiedenen Therapieformen beachtet werden?

Für die Planung einer Reise ist beim Zuckerkranken nicht der Diabetestyp, sondern die Behandlungsform entscheidend. Alle Behandlungsformen erfordern Selbstkontrollen. Die Patienten müssen entsprechend ausgerüstet sein und die Selbstkontrollmaterialien vor Feuchtigkeit, Hitze und Kälte schützen. Für Tropenreisen gibt es verschiedene Teststreifen, auch einzeln abgepackt (z. B. Hämoglukotest 20/800, Medisense Elektroden, Ascensia Elite Sensoren, Ascensia Dex2-Sensorscheibe, Accucheck complete).

Wichtig: Bei allen Formen der Insulintherapie müssen die Patienten wissen, dass verschiedene Konzentrationen des Insulins existieren. Es gibt U40-, U80- und U100-Insuline, die mit den entsprechend angepassten Einmalspritzen oder Insulin-Pens injiziert werden. Für den Fall, dass man in seinem Urlaubsland Insulin kaufen möchte, ist es wichtig, den Namen seines Insulins im Gastland zu kennen.

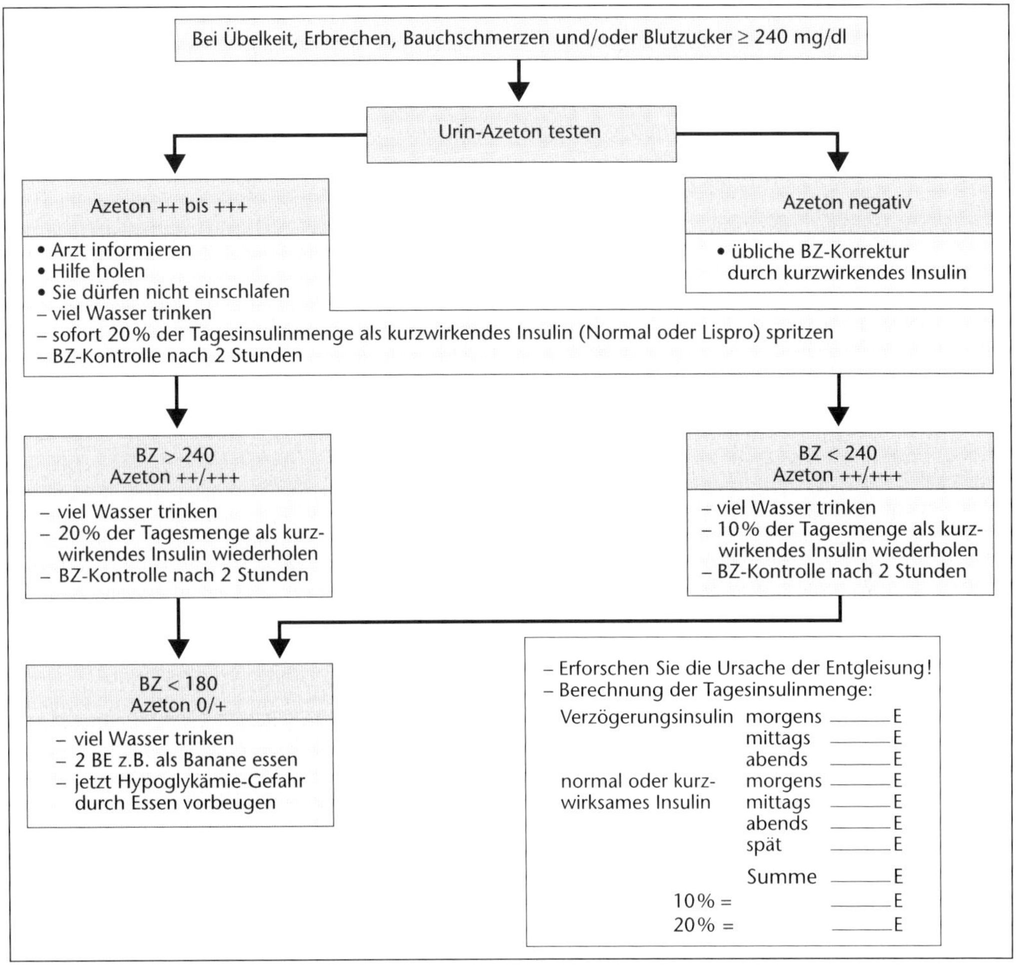

Abbildung 6-3. Vorgehen bei Azidose.

Die verschiedenen Therapieformen

Intensivierte konventionelle Insulintherapie (ICT)

Der Standard-ICT-Dosisplan geht von folgenden Voraussetzungen aus:

- ❑ 1 E Altinsulin senkt den BZ um 25 mg/dl.
- ❑ Pro BE sind:
  - morgens: 2,0 E
  - mittags: 1,0 E
  - abends: 1,5 E nötig.
- ❑ Die Hälfte des Insulinbedarfs wird als NPH-Insulin gegeben und auf zwei Dosen verteilt.

Ein solcher Plan muss natürlich individuell angepasst werden.

Patienten mit intensivierter Insulintherapie und Pumpentherapie müssen die drei „**Sportregeln**" anwenden können:

- ❑ 20 Minuten Sport mit Puls 130 senkt den Blutzucker um ca. 50 mg/dl.
- ❑ Bei mahlzeitennaher Sporteinheit (20 Minuten Puls 130) können zur Mahlzeit 2 E Altinsulin weniger gespritzt werden.
- ❑ Bei Blutzucker < 100 mg/dl muss eine Sporteinheit (20 Minuten bei Puls 130 oder 60 Minuten bei Puls 100) vor dem Sport mit einer BE Zucker ausgeglichen werden.

An einem *Wandertag*, beim *Bergsteigen* oder *Schwimmen* sollte bei Insulinpumpentherapie die Basalrate für 24 Stunden halbiert werden. Bei ICT wird die morgendliche und abendliche Gabe von Verzögerungsinsulin auf die Hälfte reduziert.

Blutzuckerangepasste konventionelle Therapie

Die blutzuckerangepasste konventionelle Insulintherapie wird häufig bei älteren Patienten eingesetzt. Dabei wird zweimal pro Tag, morgens nüchtern und abends vor dem Abendessen, Mischinsulin injiziert und die Dosis an den Blutzucker angepasst. Am häufigsten werden hierzu Insuline mit einem Altinsulinanteil von 25–30% eingesetzt. Bei diesen Insulinen wird bei Dosisanpassung immer der Verzögerungsinsulinanteil stärker verändert als der kurzwirksame Altinsulinanteil.

> Wenn bei hohem Blutzuckerspiegel hohe Dosen benötigt werden, müssen die Patienten besonders darauf hingewiesen werden, dass zusätzliche Blutzuckerkontrollen im Verlauf des Tages und eventuell auch während der Nacht notwendig werden. Möglicherweise ist es deswegen günstiger, diese Patienten mit zusätzlichem kurzwirksamem Insulin zu versorgen, damit sie extreme Blutzuckerwerte regulieren können. Auch dies muss schon vor der Reise geübt werden.

Supplementäre Insulintherapie (SIT)

Diese Therapieform wird bei Typ-II-Diabetikern eingesetzt, die noch einen guten Nüchternblutzucker haben, jedoch nach dem Essen mit dem Blutzucker stark ansteigen. Dabei wird präprandial ein kurzwirksames Insulin (Normalinsulin oder die kurzwirksamen Analoginsuline Humalog® bzw. Novorapid®) in einer Dosis von 4 bis 8 E gespritzt. Bei dieser Methode kann der bezüglich Ernährung gut geschulte Patient die Dosis auch in Abhängigkeit von der Kohlenhydratmenge variieren.

Basal unterstützte orale Therapie (BOT)

Hat der Patient mit Typ-II-Diabetes relativ hohe Nüchternblutzuckerwerte, aber mit Hilfe von Sulfonylharnstoffen (z. B. Euglu-conN®) eine gute Insulinreserve, kann mit einem spätabends gegebenen NPH-Insulin (Wirkdauer 8–12 Stunden) oder mit Lantus®-Insulin (Analoginsulin mit einer Wirkdauer von 24 Stunden) der Nüchternblutzucker normalisiert werden. Diese Methode ist im Hinblick auf infektbedingte Entgleisungen, wie sie ja gerade auf Urlaubsreisen vorkommen können, sicherer als die alleinige Gabe von Tabletten.

Konventionelle Insulintherapie (CT)

Eine konventionelle Insulintherapie mit Verabreichung fester Insulindosen ohne Blutzuckerkontrollen erscheint für größere Reisen obsolet, da auf Störungen nicht reagiert werden kann.

> **Wichtig:** Ist der Patient selbst nicht in der Lage, eine Blutzuckerkontrolle und Dosisanpassung des Insulins zu erlernen, kann die Reise ärztlich nur empfohlen werden, wenn dies durch eine Begleitperson durchgeführt werden kann.

Therapie mit oralen Antidiabetika

Die Verabreichung von oralen Antidiabetika vom **Sulfonylharnstofftyp** kann aufgrund der gesteigerten Insulinausschüttung ebenso zu Unterzuckerungen führen wie eine Insulintherapie.

Bei grenzwertiger oder eingeschränkter Nierenfunktion sind anhaltende Hypoglykämien beschrieben. Diese Patienten sollten ebenfalls eine Blutzuckerbestimmung beherrschen und einen Medikamentendosisplan in Abhängigkeit von der Blutzuckerhöhe erhalten. Empfehlenswert ist die Dosisreduktion oder sogar das Aussetzen der Sulfonylharnstoffe bei Wanderungen und anderen sportlichen Reiseaktivitäten.

Bei der Behandlung mit **Metformin** muss vor der Reise noch einmal eindrücklich auf Risiken einer Laktatazidose bei Niereninsuffizienz, kardiopulmonaler Insuffizienz, erhöhten Leberwerten und bei

Alkoholgenuss hingewiesen werden. Gegebenenfalls muss diese Therapie noch vor der Reise umgestellt werden.

Reisende, die unter **Acarbosetherapie** gut eingestellt sind, brauchen auch bei vermehrter körperlicher Aktivität im Urlaub keine Unterzuckerung zu befürchten. Eine veränderte Ernährung (Bier, Wein, Weißbrot, zuckerhaltige Lebensmittel) kann jedoch extreme Bauchbeschwerden mit Blähungen hervorrufen.

Vor einer Reise muss bei einer Therapie mit Antidiabetika vom Sulfonylharnstofftyp bzw. Metformin das Risiko von Hypoglykämien bzw. einer Laktatazidose besprochen werden. Auf die Bedeutung von Alkohol hinsichtlich einer Interaktion muss ebenfalls hingewiesen werden. Medikamenteninteraktionen zeigt die Tabelle 6-2.

Merke: Oral behandelte Diabetespatienten vor langen Fernreisen auf BOT oder SIT umstellen! Blutzuckeradaptierte Insulinregime sind sicherer als fixe Dosierungen.

Ernährungstherapie

Patienten, die eine ausschließliche Ernährungstherapie erhalten, erscheinen zunächst bezüglich einer Reiseberatung am unkompliziertesten. Da jedoch in Urlaubsgebieten nicht selten andere Essgewohnheiten bestehen, sollten die Patienten sich über die gebräuchlichsten Lebensmittel und Gerichte informieren und mit Hilfe einer Nahrungsmittelaustauschtabelle (z.B. Tab. 6-3 und Tab. 6-4) das Einhalten der üblichen BE-Menge üben. **Süßstoff** ist nicht überall erhältlich und sollte deshalb mitgenommen werden.

Die Voraussetzungen für eine sinnvolle und kontrollierte Ernährungstherapie sind **postprandiale Urinzuckerkontrollen**, die dreimal täglich 1,5–2 Stunden nach den

Tabelle 6-2. Medikamenten-Interaktion. Auswahl von Interaktionen, die eventuell für Reisende relevant werden können.

Behandlung mit	**Zusätzliche Gabe von**	**Risiko**
Sulfonylharnstoff	Alkohol	Hypoglykämie
Metformin	Alkohol	Laktatazidose
Sulfonylharnstoff	Sulfonamide	Hypoglykämie
Sulfonylharnstoff	Cumarine	Hypoglykämie
Sulfonylharnstoff	Salicylate (in hohen Dosen)	Hypoglykämie
Sulfonylharnstoff/Metformin	Diuretika	Hyperglykämie-Neigung
Sulfonylharnstoff/Metformin	Kortikoide	Starke Hyperglykämie-Neigung
Sulfonylharnstoff/Metformin	Beta-Blocker	1) Hypoglykämie durch Verschleierung der adrenergen Warnsymptome 2) Hyperglykämie bei SH-Therapie durch Hemmung der Insulinsekretion
Zink-Insuline	Lösliche Alt- oder Normalinsuline	Nicht mischen, da starke Verlängerung der Wirkung durch Zinküberschuss

Hauptmahlzeiten durchgeführt werden. Diese Kontrollen sollten auch auf Reisen weitergeführt werden.

Die Patienten müssen darauf hingewiesen werden, dass bei mehrtägig extremer Glukosurie (> 3%) und eventuellem Auftreten von Ketonkörpern im Urin viel zuckerfreie Flüssigkeit zuzuführen ist und mit einem Arzt eine eventuell notwendig werdende Insulintherapie abgeklärt werden muss.

Die Tabelle 6-3 zeigt den BE-Gehalt von exotischen Früchten. In Tabelle 6-4 ist der BE-Gehalt exotischer Gemüse aufgeführt.

Tabelle 6-3. Kohlenhydrat-Austauschtabelle für exotische Früchte. Die Mengenangaben beziehen sich auf 100 g essbaren Anteil (ohne Schale/Kerngehäuse). 10–12 g Kohlenhydrate (KH) entsprechen 1 Broteinheit (BE) (nach Diabetes Journal 5 [1995] 12).

100 g Frucht (roh)	verwertbare KH in Gramm	BE ca.
Ananas	13,5	1,0
Apfelsine	9,5	1,0
Aprikose	10,3	1,0
Avocado	0,4	0
Banane	21,4	2,0
Chirmoya = Anone	13,6	1,0
Feige	12,9	1,0
Granatapfel	16,7	1,5
Grapefruit	9,0	1,0
Honigmelone	12,4	1,0
Kakipflaume	16,5	1,5
Kapstachelbeere	13,0	1,0
Kaktusfeige	12,0	1,0
Kiwi	10,3	1,0
Litschi	17,0	1,5
Limette	8,0	0,75
Mandarine	10,2	1,0
Mango	12,8	1,0
Nektarine	12,4	1,0
Papaya	2,4	0
Passionsfrucht = Maracuja	13,4	1,0
Wassermelone	8,3	0,75
Weintraube	16,1	1,5
Zitrone	8,0	0,75

Zeitverschiebungen bei Flugreisen berücksichtigen!

Bei Flugreisen über mehrere Zeitzonen nach Westen oder nach Osten ergeben sich durch die Zeitverschiebung Dosierungsprobleme.

Aufgrund umfangreicher Untersuchungen bei Flügen in westlicher und östlicher Richtung können folgende Vorschläge gemacht werden, die auf der rationalen Grundlage beruhen, dass ständig ein erforderlicher Basalinsulinanteil verfügbar ist. Es wird von einer mittleren Wirkdauer von NPH-Insulin von zwölf Stunden ausgegangen.

Bei **Westflügen** werden die Tage länger. Entsprechend der in Tabelle 6-5 aufgeführten Formel wird im Flugzeug zur nächsten üblichen Hauptmahlzeit zusätzlich NPH-Insulin gespritzt und danach die Uhr auf die neue Ortszeit umgestellt. Eine weitere Mahlzeit wird je nach BE-Menge und Blutzuckerhöhe mit kurzwirksamem Insulin ausgeglichen. Danach wird in den üblichen Intervallen die Menge an NPH-Verzögerungsinsulin entsprechend der neuen Ortszeit gespritzt.

Bei **Ostflügen** werden die Tage kürzer. Entsprechend der in Tabelle 6-5 aufgeführten Formel wird im Flugzeug zur nächsten üblichen Hauptmahlzeit weniger NPH-Insulin gespritzt und danach die Uhr auf die neue Ortszeit umgestellt. Dann wird in den üblichen Intervallen das NPH-Verzögerungsinsulin entsprechend der neuen Ortszeit gespritzt. Dieses Vorgehen ist für Langstreckenflüge mit Zeitverschiebungen über 4 Stunden ideal.

Wird als Basisinsulin das 24 Stunden wirksame Lantus®-Insulin verwendet, kann auf dem Westflug die übliche Dosis zum üblichen Zeitpunkt der neuen Ortszeit gespritzt werden. Die Zeitverschiebung wird durch die zusätzliche Gabe von Kurzzeitinsulin ausgeglichen. Auf dem Ostflug kann das Lantus®-Insulin zum üblichen Zeitpunkt in gewohnter Dosis gespritzt werden. Die Überlappung der Insuline kann am besten durch zusätzliches Essen von Kohlenhydraten ausgeglichen werden.

Tabelle 6-4. Kohlenhydrate-Austauschtabelle für exotische Gemüse. Die Mengenangaben beziehen sich auf 100 g essbaren Anteil (ohne Schale/Kerngehäuse) (nach Diabetes Journal 5, [1995] 12).

100 g Gemüse	Verwertbare KH in Gramm	BE ca.
Süßkartoffel (Batata):	21,0	2,0
❑ rot-gelbliche tropische Knolle		
❑ süßlicher Geschmack		
❑ werden wie Kartoffeln gegart gegessen		
Gemüse- oder Zuckermais:	15,8	1,5
❑ Kolben mit essbaren gelben Körnern		
❑ süßlicher Geschmack		
❑ kann roh und gegart gegessen werden		
Maisvollmehl, Maisgrieß:	74,0	6,0
Speisen aus Maismehl oder -grieß sind u.a. Polenta, Tortilla, Proja		
Sojabohne:	23,5	2,0
❑ grünlich runde, linsengroße Hülsenfrucht		
❑ wie andere Hülsenfrüchte enthalten sie gesundheitsschädliche Stoffe und sollten daher nicht roh gegessen werden. Durch Hitze (blanchieren, kochen) werden diese weitgehend zerstört.		
❑ Sojabohnen sind Ausgangsstoffe für zahlreiche Produkte:		
– Sojasprossen	4,6	0
– Sojamehl (vollfett)	3,1	0
– Sojamehl (halbfett)	25,3	2,0
– Sojakäse (Tofu)	0,5	0

Insulinkorrekturdosen werden erst bei BZ-Werten > 200 mg/dl verabreicht. Es wird empfohlen, zusätzliche Blutzuckerkontrollen zwischen den Hauptmahlzeiten einzufügen. Durch die vorgeschlagene Insulinanpassung treten Blutzuckerwerte < 70 mg/dl nicht vermehrt auf, Blutzuckerwerte > 200 mg/dl kommen häufiger vor. Blutzuckerwerte > 350 mg/dl sind selten.

Die **größte Hypoglykämiegefahr** nach Langstreckenflügen besteht während der ersten Nacht nach der Zeitverschiebung. Hier wähnt sich der Patient in Sicherheit, weil er den Flugstress überstanden hat. Jetzt ist eine **zusätzliche Blutzuckerkontrolle** vor dem „Erschöpfungsschlaf" mit gegebenenfalls zusätzlichem Essen von Kohlenhydraten erforderlich.

Merke: Bei Langstreckenflügen alle 2 Stunden den Blutzucker messen! Bei Zeitverschiebung unter 4 Stunden mit Kurzzeitinsulin korrigieren, über 4 Stunden mit NPH-Insulin!

Wo erhalten Patienten weitere Informationen?

Das **Diabetes Journal** (Kirchheim Verlag, Kaiserstr. 41, 55116 Mainz) berichtet regel-

Tabelle 6-5. Richtlinien für die Insulintherapie bei Langstreckenflügen.

- bei Westflug **mehr** Insulin: $\frac{\text{Zeitverschiebung (Stunden)}}{12} \times$ übliche E NPH-Insulin (zusätzlich).
- bei Ostflug **weniger** Insulin: $\frac{12}{12} - \frac{\text{Zeitverschiebung (Stunden)}}{12} \times$ übliche E NPH-Insulin (statt der vollen Dosis).
- Zusätzliche BZ-Kontrollen zwischen den Hauptmahlzeiten.
- Kurzwirksames Insulin zur Korrektur erst bei BZ > 200 mg/dl.
- Zusätzliche BZ-Kontrollen vor dem ersten Nachtschlaf nach dem Flug.
- Tragen Sie lockere und bequeme Kleidung.
- Trinken Sie genügend, verzichten Sie möglichst auf Alkohol!

mäßig in den Sommerausgaben über aktuelle Reisetipps. Der **Deutsche Diabetikerbund e.V.** (Danziger Weg 1, 58511 Lüdenscheid) hat die Vorlage für eine ärztliche Bescheinigung herausgegeben, in der das Mitführen von Insulinspritzen etc. ärztlich bestätigt werden kann, um an der Grenze keine Schwierigkeiten zu bekommen. Diese Bescheinigung ist in Deutsch, Englisch, Französisch, Spanisch, Italienisch, Serbokroatisch und Tschechisch verfügbar. In ähnlicher Weise erschien im **Diabetes Journal** 7/2003 ein patientenorientierter Artikel und der Bezugshinweis auf einen **Diabetiker-Ausweis** in 25 Sprachen. Dieses kleine Heftchen ist beim Kirchheim Verlag zu beziehen und besonders nützlich, wenn man in Länder reist, die völlig andere Schriftzeichen benützen (Arabische Länder, Bulgarien, Griechenland, Israel, Japan, Russland etc.).

Wer einen längeren Aufenthalt in einem fremden Land plant, sollte auch den Namen seines Insulins in diesem Land kennen. Die Pharmazeutischen Firmen haben entsprechende Namenslisten erstellt und geben diese auf Anfrage weiter (siehe auch www.diabetes-forum.de).

Haben Sie bei der Beratung auch daran gedacht?

	Beratungsinhalt
Reisevorbereitung	Reisecheckliste (s. Tab. 6-1), Schulung
Selbsthilfefähigkeit	Selbstkontrolle, Begleitperson, Schulung
Therapieform	Dosispläne, Austauschtabellen (Tab. 6-3 und 6-4)
Flugreisen mit Zeitverschiebung	Dosispläne für West- und Ostflüge (Tab. 6-5)
Hyper- und Hypoglykämie	Schulung (Abb. 6-1 und 6-2)
Komorbidität	Medikamenteninteraktionen (Tab. 6-2)
❑ Niereninsuffizienz	Hypoglykämie (Sulfonylharnstoff) und Laktatazidose (Metformin)
❑ Pulmonale Insuffizienz	Laktatazidose (Metformin)
❑ Leberzirrhose, Hepatitis	Laktatazidose (Metformin)
❑ Alkoholgenuss, -abhängigkeit	Laktatazidose (Metformin)

	Beratungsinhalte
Komplikationen	Angiopathie, Neuropathie und Klima
Körperliche Aktivitäten	Sportregeln
Reiseversicherung	Risikoeinschluss

Weiterführende Literatur

Berger, M.: Diabetes mellitus. Urban & Fischer, München–Stuttgart 2000.

Schmülling, R.-M., M. Pfohl, W. Renn, H. Hardin, B. Grasshof, S. Rahmer, C. Torkler, R. Fischer, B. Müller-Bardorff, L. Bergau: Flugreisen trotz Diabetes? S. 125–140. In: Landgraf H., D.M. Rose, P.H. Aust (Hrsg.): Flugreisemedizin. Blackwell Wissenschaftsverlag. Berlin–Wien 1996.

Schmülling, R.-M., C. Torkler, S. Rahmer: Langstreckenflüge problemlos. Diabetes J 10 (1996) 23–26.

Reinauer, K.-M.: Qualitätssicherung, Bericht von der 3. Jahrestagung der ASD. Diabetes und Stoffwechsel 3 (1994) 374–376.

Informationen im Internet

Deutsche Diabetes Gesellschaft, www.deutsche-diabetes-gesellschaft.de

Deutscher Diabetiker-Bund und Deutsche Diabetes-Union, www.diabetes-journal.de

Österreichische Diabetes Gesellschaft (ÖDG), www.oedg.org

Schweizerische Diabetes-Gesellschaft, www.diabetesgesellschaft.ch

Schweizerische Gesellschaft für Endokrinologie und Diabetologie, www.sgedssed.ch

Endokrinologische Erkrankungen 6.3

KARL-MICHAEL REINAUER

Dieses Kapitel befasst sich mit grundlegenden Reiseempfehlungen für Patienten mit Hormonsubstitutionstherapien in einem chronisch-stabilen Zustand. Es soll nur auf die Behandlungen mit Kortison, Thyroxin und Testosteron/Östrogen eingegangen werden. Die Risiken bei Ausfall oder relativer Unterfunktion bezüglich dieser drei Hormonsysteme werden in Tabelle 6-6 dargestellt.

Die größte Bedeutung hat eine adäquate **Kortisonsubstitution** sowohl hinsichtlich der gesundheitlichen Folgen einer ungenügenden Substitution als auch dadurch, dass bei Fieber, Infektionskrankheiten, Stress und anderen körperlichen Belastungen insbesondere für die Langzeit-Kortison-Substitutionsbehandlung eine Dosisanpassung erforderlich ist.

> **Merke: Kortisondosis anpassen!** Tabelle 6-7 gibt hierfür praktische Anhaltspunkte.

Auch bei Langzeittherapie mit Kortisonderivaten aus nicht-endokrinologischen Gründen (Asthma bronchiale, rheumatoide Arthritis, chronisch-entzündliche Darmerkrankung) muss mit einer Nebennierenrindeninsuffizienz gerechnet werden, wenn die Kortisondosis bei Belastungen unzureichend angepasst wird. Im Notfall soll der Patient wie in Tabelle 6-8 aufge-

Tabelle 6-6. Symptome und Maßnahmen bei endokrinen Unterfunktionen.

Hormon	**Unterfunktion innerhalb von**	**Konsequenz bei Wegfall in einem 14-tägigen Urlaub**	**Maßnahmen**
Kortison	Stunden	❑ gefährlich ❑ Addisonkrise mit niedrigem Blutdruck ❑ Blutzuckerabfall ❑ hohes Kalium	Hydrokortisontabletten oder -spritzen
Thyroxin	Tagen	❑ nicht bedrohlich ❑ Schwäche ❑ Kraftlosigkeit ❑ Müdigkeit	Thyroxin-Tabletten
Testosteron/ Östrogen	Wochen	❑ nicht bedrohlich ❑ kaum Beeinträchtigung ❑ Unwohlsein	Testosteron-Östrogen-Pflaster

Tabelle 6-7. Anpassung der Kortisondosis bei besonderen Belastungen.

Situation	**Körpertemperatur**	**Maßnahme**
Flugstress/körperliche Belastung	38 °C	2-fache Kortisondosis
Infektion	39 °C	3-fache Kortisondosis
hochfieberhafte Erkrankung	40 °C	4-fache Kortisondosis, eventuell Hydrokortison-Notfallspritze; bei länger als 1 Tag anhaltender hochfieberhafter Erkrankung Arzt oder Krankenhaus aufsuchen

Tabelle 6-8. Erstmaßnahmen bei Nebennierenrindeninsuffizienz.

Substitution von	**durch Patient**	**durch Arzt**
1. Wasser	Cola-Getränk	500 ml physiologische Kochsalzlösung (NaCl 0,9%)
2. Salz	Salzstangen	500 ml physiologische Kochsalzlösung (NaCl 0,9%)
3. Hormon	Kortisontabletten	Hydrokortison-Notfallampulle

Tabelle 6-9. Probleme bei endokrinologischen Erkrankungen und die zu ergreifenden Maßnahmen.

Krankheit	**Problematik**	**Spezialist/Maßnahme**
Morbus Basedow	❑ lichtverschlimmerte infiltrative Orbitopathie	❑ Endokrinologe, eventuell Ophthalmologe ❑ Licht-, Windschutzbrille ❑ vorübergehende Kortisonerhöhung
Akromegalie	Druckschwankungen bei der Flugreise können verursachen: ❑ Kopfschmerzen (Hypophysentumor) ❑ Koronarinsuffizienz (Kardiomegalie)	❑ Endokrinologe/Kardiologe ❑ eventuell Belastungs-EKG
Hyperparathyreoidismus	❑ hoher Blutdruck bei Reisestress ❑ eventuell Kalziumgehalt in der Ernährung durch Milchprodukte erhöht	❑ Endokrinologe ❑ Anpassung der Blutdruckmedikation
Schilddrüsenüberfunktion	❑ Jodgehalt der Nahrung (in USA ist Jod in allen Getreideprodukten enthalten)	❑ Endokrinologe ❑ vorübergehende Dosiserhöhung der thyreostatischen Medikation (insbesondere auch nach Rückkehr aus den USA, eventuell Diazepam oder Betablocker zusätzlich)
Struma	❑ Atemnot, Beschwerdesymptomatik bei Trachealkompression (Luftdruckschwankungen bei Flugreisen) oder Infekten	❑ Endokrinologe, Radiologe ❑ Tracheazielaufnahme oder Lungenfunktionsprüfung
großer Hypophysentumor (z. B. Prolaktinom)	❑ Kopfschmerzen durch Hypophysentumor (Luftdruckschwankungen) ❑ bei extremer Druckproblematik: Ausfall der hypophysären Hormone (Kortisolmangel, ADH-Mangel)	❑ Endokrinologe, eventuell Neuroradiologe ❑ Notfallmedikamente, Kortisonpräparate, Minirin®-Nasenspray

führt vorgehen bzw. für einen eventuellen Arztbesuch die angegebenen Erstmedikamente mitführen.

In solchen Ausnahmesituationen kann es nicht darauf ankommen, dass der Patient eine perfekte medikamentöse Einstellung erfährt, sondern er muss anhand zuvor durchgesprochener Informationen bezüglich seiner Erkrankung (Symptome schriftlich auflisten) und über mögliche Risiken (ebenfalls schriftlich auflisten) wissen, wann er die oben angegebenen Maßnahmen ergreifen soll.

Bei Über- oder Unterfunktionen endokriner Organe, bei endokrinen Tumoren mit akuten Hormonstörungen, Erkrankungen mit noch vorhandener, klinisch nachweisbarer Symptomatik (Cushing-Syndrom, infiltrative Orbitopathie bei Morbus Basedow, Knochenschmerzen bei Hyperparathyreoidismus, Hyperkalzämie, Hypophysentumor mit Gesichtsfeldeinschränkung etc.) muss vor Reiseantritt durch einen Endokrinologen abgeklärt werden, ob überhaupt eine Reisefähigkeit besteht oder in absehbarer Zeit ein reisefähiger Zustand erreicht werden kann.

Um eine optimale Vorbereitung zu gewährleisten, empfiehlt es sich für Fernreisen, dass sich die Patienten vom Reise-/Tropenmediziner über spezielle Problematiken des Ziellandes und vom Endokrinologen über mögliche Komplikationen aufklären lassen. In schwierigen Fällen muss der behandelnde Hausarzt darauf hinwirken, dass sich Reise-/Tropenmediziner und Endokrinologe bezüglich gemeinsamer Empfehlungen kurzschließen. Dabei muss vom Reise-/Tropenmediziner zu folgenden Fragen Stellung genommen werden:

- ❑ Welche klimatischen Belastungen sind zu erwarten?
- ❑ Welche infektiologische/epidemiologische Situation besteht bezüglich bakterieller, viraler und parasitärer Erkrankungen?
- ❑ Welche Flugbelastungen sind zu erwarten?

Der Endokrinologe muss aufgrund der vom Reise-/Tropenmediziner genannten Risiken dazu Stellung nehmen, ob beim vorliegenden Krankheitsstadium eine Reise möglich ist, welche Probleme oder Notsituationen bei den genannten Bedingungen auftreten können, wie sie der Patient erkennt und was er notfallmäßig tun kann. Dann soll eine schriftliche Anweisung bezüglich der zu erwartenden Problemsituationen erfolgen und aufgelistet werden, wann welche Medikamente einzunehmen bzw. welche Maßnahmen zu ergreifen sind (s. Tab. 6-9).

Bei dem nicht unerheblichen Planungs- und Vorbereitungsaufwand muss dem Reisenden klargemacht werden, dass er nur bei gründlicher Vorbereitung auf seine Reise die Freiheit und Erholung finden wird, die er erwartet.

Tabelle 6-9 nennt Probleme bei endokrinologischen Erkrankungen und die zu ergreifenden Maßnahmen, bevor über eine Reisefähigkeit entschieden werden kann.

Weiterführende Literatur

Greenspan, F.S.: Basic and Clinical Endocrinology 7th ed. Prentice-Hall International, London 2001.

Informationen im Internet

Netzwerk Hypophysen- und Nebennierenerkrankungen e.V.: www.glandula-online.de

Deutsche Gesellschaft für Endokrinologie, www.endokrinologie.net

Österreichische Gesellschaft für Endokrinologie und Stoffwechsel, www.oeges.at

Schweizerische Gesellschaft für Endokrinologie und Diabetologie, www.sgedssed.ch

TEUT RISLER UND JÜRGEN KNOBLOCH

Die hohe Mobilität der Gesellschaft birgt die Gefahr auf Reisen zu erkranken, wobei die fremde Umwelt besondere, häufig unterschätzte Risiken bereit hält. Infektionen der Harnwege sind sehr häufig und betreffen vornehmlich junge, sexuell aktive Frauen. Aufsteigende Infektionen können sich über die Harnwege hinaus zu einer für die Patientin bedrohenden Sepsis entwickeln oder zu einer chronischen, langsam die Nierenfunktion kompromittierenden Erkrankung werden. Zunächst völlig nierengesunde Reisende können durch schwere körperliche Anstrengung oder ungünstige klimatische Einwirkungen in eine Exsikkose und ein Nierenversagen geraten.

Aber auch chronisch Nierenkranke, in Dialysebehandlung oder nach Nierentransplantation, sind zunehmend mobil und stellen eine immer größer werdende Gruppe von Reisenden, die eine kompetente Beratung vor möglichen Auslandsreisen benötigt.

Akute Harnweginfektion

Eine akute Erkrankung der Harnwege, die vor allem bei Frauen auftritt, geht mit Dysurie, Pollakisurie und Miktionsbeschwerden einher. Auslösende Faktoren können mangelnde Hygiene, Unterkühlung, Durchnässung, geringe Urinbildung bei zu geringer Trinkmenge oder Infektion bei sexueller Aktivität sein.

Die häufigsten Erreger hier sind Escherichia coli (75–85%), gefolgt von Proteus mirabilis (10–15%) und Staphylokokken (5–15%). Dieses Spektrum kann in anderen Ländern erheblich variieren. Eine Urinuntersuchung auf Leukozyten und Erythrozyten, die Keimzahl sowie bakteriologische Untersuchungen zur Bestimmung der Keimart und Empfindlichkeit sollten, wenn möglich, noch vor der Reise durchgeführt werden.

Bei akuten unkomplizierten Harnweginfektionen sollte eine antibiotische Therapie durchgeführt werden. Eine hohe Erfolgsquote hat die **3-Tages-Therapie** mit Co-trimoxazol oder einem Gyrasehemmer, die insbesondere unter dem Aspekt fehlender Kontrollmöglichkeiten während einer Reise bevorzugt werden sollte. Zusätzlich wird eine reichliche Flüssigkeitszufuhr angeraten (3 l/Tag). Eine ausreichende Flüssigkeitszufuhr ist bei einem sonst Nierengesunden am wasserklaren Urin zu erkennen (Ausnahme: Urinverfärbung durch Medikamente, z. B. Gelbfärbung bei Vitamin-C-Einnahme). Bei Reisen in heiße Regionen ist wegen des vermehrten Schwitzens hierauf besonders zu achten.

Bei Persistenz der Beschwerden ist ein Wechsel des Antibiotikums entsprechend dem angefertigten Antibiogramm erforderlich (Rücksprache mit behandelndem Arzt). Bei Resistenzen können auch Amoxicillin plus Clavulansäure oder ein Cephalosporin eingesetzt werden.

Eine **asymptomatische Bakteriurie** ist dagegen nur bei Schwangeren, Kleinkindern und immunsupprimierten Patienten behandlungsbedürftig.

Eine akute Harnweginfektion schließt eine Reise nicht aus. Die zu Hause begonnene antibiotische Behandlung sollte über 3 Tage fortgeführt werden.

Urethritis/Vaginitis

Die Urethritis imponiert ähnlich der akuten Harnweginfektion durch brennende Schmerzen bei der Miktion und zusätzlich eitrigen Ausfluss aus der Harnröhre. Betroffen sind meist sexuell aktive Männer wie Frauen. Erreger einer Urethritis sind häufig Chlamydia trachomatis und Neisseria gonorrhoeae oder das Herpes-simplex-Virus, bei einer begleitenden Vaginitis Trichomonas vaginalis oder Candida spp. Eine Hämaturie ist untypisch. Zur bakteriologischen Diagnostik der Infektionserreger werden die 4-Gläser-Probe sowie ein Abstrich (Chlamydien, Mykoplasmen) aus dem Meatus urethrae bzw. der Vagina durchgeführt. Gleichzeitig sollte immundiagnostisch auf Syphilis und HIV untersucht werden.

Die Gonorrhö wird wegen der Resistenzlage nicht mehr mit Penicillin, sondern mit Gyrasehemmern oder Cephalosporinen behandelt. Wegen der häufig gleichzeitig bestehenden Infektion mit Chlamydia trachomatis empfiehlt sich im Anschluss eine Therapie mit Doxycyclin. Eine Partnerbehandlung sollte, soweit möglich, durchgeführt werden. Die Prognose ist gut. Chlamydien- und Mykoplasmeninfektionen werden mit Tetrazyklinen (Doxycyclin) oder Makroliden (Azithromycin, alternativ Eythromycin) behandelt. Beim Nachweis von Trichomonaden haben sich Nitroimidazole (Metronidazol oder Tinidazol) einmal pro Tag nach der Mahlzeit für 1–3 Tage bewährt. Auch bei dieser sexuell übertragbaren Infektion ist die Partnerbehandlung notwendig. Eine Candida-Urethritis muss beim Mann systemisch mit Azolen (Fluconazol oral), bei der Frau die begleitende Vaginitis zusätzlich lokal mit Nystatin, Clotrimazol oder Miconazol behandelt werden.

Eine Urethritis/Vaginitis schließt eine Reise nicht aus. Bei einer Infektion mit mehreren Erregern ist das Therapieregime sorgfältig mit der reisenden Person zu besprechen, bei möglichen Sexualkontakten muss auch auf die Notwendigkeit des geschützten Verkehrs hingewiesen werden.

Prostatitis

Die akute Entzündung imponiert als hochakutes Krankheitsbild mit druckdolenter Prostata, Dysurie und Pollakisurie sowie starken Schmerzen im Bereich des Perineums und Ausstrahlung in das kleine Becken, die untere Lendenwirbelsäule und den Sakralbereich. Schmerzen beim Stuhlgang sowie Rektumtenesmen sind nicht ungewöhnlich. Typisch sind systemische Zeichen der Infektion mit Leukozytose, erhöhtem C-reaktiven Protein-Wert, Schüttelfrost und Fieber. Häufig findet sich eine Harnweginfektion. Wegen des schweren Krankheitsbildes müssen diese Patienten meist stationär behandelt werden.

Eine chronische Prostatitis kann aktiviert werden und Ursache sein für rezidivierende Harnweginfektionen, die dann häufig durch denselben Erreger ausgelöst werden. Symptome sind Dysurie, Pollakisurie und Blasenkrämpfe sowie unterschiedliche Schmerzen in Perineum und After. Die Prostatapalpation ist häufig schmerzhaft.

Ist die bakteriologische Untersuchung (4-Gläser-Probe) unauffällig, können die transanale Sonographie oder ein Becken-CT mehr Informationen über die Ursache der häufig erheblichen Beschwerden geben.

Die akute Prostatitis wird primär antibiotisch parenteral behandelt. Gyrasehemmer (Ofloxacin, Ciprofloxacin) sind die erste Wahl. Die Miktion wird durch α-Blocker erleichtert. Die Behandlung sollte über 2–6 Wochen bei einer Ersterkrankung oder einem Rezidiv fortgeführt werden. Die Prognose für eine Ausheilung ist bei Ansprechen der Therapie gut.

Beim Nachweis von Neisseria gonorrhoeae wird die Therapie mit Gyrasehemmern (Ofloxacin, Levofloxacin) oder Cephalosporinen (Ceftriaxon) empfohlen. Eine Entzündung mit Chlamydia trachomatis wird mit Tetrazyklinen (Doxycyclin) behandelt. Die häufig quälenden Beckenschmerzen müssen symptomatisch behandelt werden.

Eine Prostatitis sollte vor Antritt einer Reise erfolgreich behandelt sein.

Akute Pyelonephritis

Die akute Pyelonephritis ist eine akute Infektion des Nierenparenchyms und Nierenbeckens mit Dysurie, Pollakisurie und Flankenschmerzen. Zudem bestehen Allgemeinsymptome wie Fieber, Übelkeit und Erbrechen.

Die häufigsten Erreger sind Escherichia coli (70–80%) und Proteus mirabilis (10–20%). Im Labor zeigen sich eine beschleunigte Senkungsgeschwindigkeit und eine Leukozytose. Im Urin finden sich Leukozyten sowie Bakterien. Ein typischer Befund sind Leukozytenzylinder im Urinsediment. Eine möglicherweise zusätzlich vorhandene Proteinurie weist auf Störungen tubulärer Partialfunktionen hin.

Neben laborchemischen Untersuchungen (Entzündungsparameter, Retentionswerte, Elektrolyte) sollte eine Urindiagnostik (Sediment und Urinkultur) durchgeführt werden. Eine Abdomensonographie ist anzustreben, um die Nieren nach Größe, Form und Parenchym-Pyelon-Verhältnis zu beurteilen, Harnabflussstörungen sowie eventuell auch eine Nephrolithiasis nachzuweisen. Eine weiterführende bildgebende Diagnostik ist vor allem bei rezidivierenden Infektionen, Therapieresistenz und Begleiterkrankungen (z. B. arterielle Hypertonie) notwendig.

Entsprechend der Symptomatik sind eine Analgesie und Spasmolyse erforderlich. Abhängig vom Verlauf der Erkrankung sollten zusätzliche fiebersenkende Maßnahmen sowie ausreichende Flüssigkeitszufuhr und körperliche Schonung erfolgen.

Sofort nach Abnahme einer Urinkultur sollte eine antibiotische Therapie, zunächst „blind", begonnen werden.

Bei fehlendem Therapieerfolg muss die Behandlung entsprechend dem Antibiogramm modifiziert werden. Bei Therapieresistenz oder Rezidiven ist die weitere stationäre Diagnostik mit Suche nach prädisponierenden Faktoren erforderlich. Liegen prädisponierende Faktoren wie Refluxnephropathie oder Obstruktion vor, verläuft die Pyelonephritis häufig mit nur geringen Schmerzen, subfebrilen Temperaturen und Dysurie. Trotzdem können sich sämtliche Komplikationen der Erkrankung, insbesondere auch eine chronische Niereninsuffizienz (s. u.), entwickeln. Eine wesentliche Komplikation der Pyelonephritis ist die Urosepsis, welche insbesondere bei Harnabflussstörungen (z. B. bei Prostatahypertrophie) auftritt und eine hohe Komplikations- und Letalitätsrate aufweist. Sie ist somit eine akut lebensbedrohliche Erkrankung, welche unverzüglich stationärer Betreuung bedarf.

Die Behandlung erfolgt mit Co-trimoxazol, einem Gyrasehemmer oder mit Amoxicillin plus Clavulansäure. Bei erfolgreicher Behandlung ist der Urin nach 2–3 Tagen steril. Die Behandlung sollte bis zum 10. Tag fortgeführt werden und der Urin 2–3 Tage nach Behandlungsende kontrolliert werden. Dies gilt auch, wenn in diesem Zeitraum eine Reise durchgeführt werden soll. Bei Rezidiven einer akuten Pyelonephritis muss die Antibiose über 4–6 Wochen durchgeführt und nach einwöchiger Pause eine erneute Urinkultur angelegt werden. Dementsprechend sollten Reisen in dieser Zeit nicht durchgeführt werden. Dies gilt insbesondere auch wegen der möglichen Komplikationen der Erkrankung.

Chronische Harnweginfektionen

Chronisch rezidivierende Harnweginfektionen sind häufig wiederkehrende Zystitiden oder Urethritiden. Bei diesen Erkrankungen sollten prädisponierende Faktoren abgeklärt und gegebenenfalls noch vor einer Reise behandelt werden.

Diese prädisponierenden Faktoren sind z. B.:

- systemische Erkrankungen, z. B. Diabetes mellitus
- Urolithiasis
- funktionelle oder mechanische Obstruktionen, z. B. Prostatavergrößerung
- Strikturen
- Lähmungen
- Dauerkatheter.

Auch während einer Schwangerschaft besteht eine erhöhte Rezidivneigung urogenitaler Infekte. Mikrobiologische Untersuchungen müssen neben den häufigen bakteriellen Erregern auch eine Candidiasis-, Herpes-genitalis- oder Chlamydieninfektion berücksichtigen.

Wenn eine hohe Flüssigkeitszufuhr alleine nicht ausreicht, Infektrezidiven vorzubeugen, sollte bei solchen Patienten eine niedrigdosierte antibiotische Reinfektionsprophylaxe durchgeführt werden.

Diese erfolgt am besten nach der letzten Miktion vor der Nachtruhe. Für die Reinfektionsprophylaxe eignen sich z.B. Chinolone, orale Cephalosporine oder Co-trimoxazol in niedriger Dosierung (ca. ¼ der therapeutischen Dosis) für die Dauer von 6–12 Monaten. Urinkontrollen sollten auch bei längeren Reisen in vierwöchigen Abständen durchgeführt werden.

Chronische Pyelonephritis

Eine chronische interstitielle Nephritis mit bakterieller Infektion der Harnwege entwickelt sich häufig auf der Grundlage struktureller Veränderungen wie Obstruktionen oder Harnreflux oder bei systemischen, immunsuppressiven Erkrankungen wie z.B. Diabetes mellitus.

Ein bakteriologischer Keimnachweis misslingt häufig, auch eine Leukozyturie wird oft nur im Stadium des akuten Rezidivs gefunden. Hier sollten weiterführende diagnostische Maßnahmen erfolgen, um prädisponierende Faktoren möglichst zu beheben. Gegebenenfalls ist auch eine **Ansäuerung des Urins** (z.B. mit L-Methionin) sinnvoll und/oder eine **antibiotische Dauerprophylaxe** bei häufigen Rezidiven oder vesiko-ureteralem Reflux. Bei Refluxstadium I bis II wird eine abendliche niedrigdosierte Langzeit-Antibiotikaprophylaxe empfohlen, bis Keimfreiheit des Urins über rund ein Jahr nachgewiesen wurde und dann ein Auslassversuch unternommen werden kann.

Die Therapie der chronischen Pyelonephritis erfolgt nach Möglichkeit anhand des Antibiogramms über 10 Tage, eine anschließend weiterbestehende symptomlose Bakteriurie sollte zunächst unter regelmäßigen Kontrollen belassen bleiben.

Wenn kein akutes Rezidiv vorliegt, besteht Reisefähigkeit. Erhöhte Wachsamkeit ist geboten bezüglich möglicher auftretender Komplikationen, wie beginnender Niereninsuffizienz oder arterieller Hypertonie. Bei längeren Reisen sind regelmäßige Urinkontrollen auch im Reiseland erforderlich.

Harnweginfektionen bei Schwangeren

In der Schwangerschaft treten häufig asymptomatische Bakteriurien, akute Zystitiden oder auch Pyelonephritiden auf.

Eine Therapie sollte in der Regel mit einem Cephalosporin, mit Amoxicillin plus Clavulansäure oder mit Erythromycin erfolgen.

Co-trimoxazol ist ein Medikament der zweiten Wahl. Tetrazykline, Aminoglykoside und Gyrasehemmer sind in der Schwangerschaft kontraindiziert.

Beim Auftreten von Proteinurie oder erhöhtem Blutdruck im Rahmen einer Gestose ist intensive ärztliche Betreuung notwendig.

Wegen der möglichen Komplikationen sollten Schwangere nur in Länder reisen, die im Hinblick auf Hygiene und die medizinischen Möglichkeiten europäischen Ansprüchen genügen.

Glomerulonephritiden

Klinisch imponieren diese Erkrankungen als akute Nephritis, rapid-progressive Glomerulonephritis, nephritisches Syndrom oder im Endstadium dieser Erkrankungen als chronische Glomerulonephritis mit Hypertonie und Niereninsuffizienz.

Diagnostisch wichtig ist die Differenzierung der Hauptsymptome Proteinurie (Menge pro Tag, Differenzierung der Proteine in kleinmolekulare wie α1-Mikroglobulin, β2-Mikroglobulin etc. und Albumin und großmolekulare Proteine wie etwa Immunglobuline) und Hämaturie (Akanthozyten bei glomerulärer Erythrozyturie) zur Lokalisierung des Schadens im Glomerulum oder Tubulus sowie des Urinsediments mit Erythrozyten, Leukozyten und Zylindern als Hinweis auf eine akute oder auch rapid-progressive Glomerulonephritis.

Die akute Glomerulonephritis entsteht infolge einer Streptokokkeninfektion, wobei die Symptome der Nephritis etwa 14 Tage nach einer Tonsillitis oder 4 Wochen nach einem Erysipel auftreten. Die Makrohämaturie ist oft das erste Symptom, das den Patienten auffällt und sie sehr beunruhigt. Tritt eine Hämaturie während einer Infektion auf, ist die Ursache oft eine IgA-Nephropathie (eine chronische, langsam verlaufende Glomerulonephritis).

Während bei der akuten Glomerulonephritis eine symptomatische Therapie ausreicht, weil die auslösende Infektion bereits 2–4 Wochen zurückliegt, muss eine klinisch oft ähnlich imponierende rapid-progressive Glomerulonephritis möglichst sofort in einem nephrologischen Zentrum behandelt werden, da die Prognose entscheidend vom Therapiebeginn abhängt. Das akute Krankheitsbild zusammen mit dem „aktivierten" Sediment und einer bis dahin nicht bekannten Niereninsuffizienz muss den Verdacht auf eine rapid-progressive Glomerulonephrits lenken und zu einer Nierenbiopsie führen.

Bei der nephrotischen Verlaufsform einer Glomerulonephritis sind die entscheidenden Komplikationen Infektionen und Thromboembolien. Um solche oft letalen Komplikationen zu verhindern, sollte wegen des Mangels an Immunglobulinen Infektionen möglichst vorgebeugt werden oder es sollte frühzeitig antibiotisch behandelt werden. Bei Patienten mit einem Plasmaalbuminspiegel von weniger als 3g/l sollte prophylaktisch antikoaguliert werden.

Bei den sekundären Glomerulonephritiden steht die Therapie der Grunderkrankung im Vordergrund. Bei den anderen gibt es teilweise sehr eingreifende immunsuppressive Therapieansätze, die in nephrologischen Zentren nach Diagnosesicherung durch Biopsie durchgeführt werden.

Reisefähigkeit besteht erst nach abgeschlossener Diagnostik und Einleitung einer Therapie sowie nach ausführlicher Beratung durch einen Nephrologen. Sie ist entscheidend von der Ätiologie und der vorliegenden Verlaufsform der Glomerulonephritis abhängig. Bei Komplikationen während der Reise ist ärztliche Hilfe durch zumindest internistisch, besser nephrologisch ausgebildete Ärzte notwendig. Es empfiehlt sich, entweder ein entsprechend großes Klinikum (meist in großen Städten) aufzusuchen oder möglichst bald nach Hause zu fahren, um dort den Arzt des Vertrauens einzuschalten.

Urolithiasis/Nephrolithiasis

Unter Uro- oder Nephrolithiasis werden Steinbildungen im Bereich des Nierenbeckensystems (ca. 70%), der Harnleiter (ca. 25%) oder der Harnblase und der Harnröhre (ca. 5%) verstanden.

Die Steine bestehen meist aus Kalziumoxalat oder Kalziumphosphat (ca. 80%), gefolgt von Harnsäuresteinen und Struvitsteinen (Magnesium-Ammonium-Phosphat).

Häufigste Symptome der Urolithiasis sind heftige kolikartige Schmerzen, meist einseitig in der Flanke beginnend und in den Unterbauch ausstrahlend. Diagnostisch wegweisend sind Mikro- oder Makrohämaturie, ein sonographischer Steinnachweis und die Dilatation des Harntraktes. Eventuell wird ein Ausscheidungsurogramm erforderlich.

Differenzialdiagnostisch muss bei akuter Beschwerdesymptomatik u. a. an eine Orchidoepididymitis, eine Hodentorsion oder eine Extrauteringravidität gedacht werden. Bei akuter Kolik wird analgetisch und spasmolytisch therapiert. Tritt Fieber auf, muss wegen der drohenden Urosepsis umgehend ein Aufstau in den ableitenden Harnwegen ausgeschlossen werden. Auf Reisen ist es sinnvoll, sich in einer größeren Klinik vorzustellen, die einen in der Abdomensonographie erfahrenen Arzt und alle Möglichkeiten der urologischen Diagnostik und Therapie vorhält.

Bei bekanntem Steinleiden müssen Reisende entsprechende Notfallmedikamente zur Analgesie/Spasmolyse und Antibiose mitführen und konsequent auf ausreichende Flüssigkeitszufuhr achten.

Akute Niereninsuffizienz

Auch auf Reisen kann es zu einem akuten Nierenversagen kommen. Unmerklich steigt das Körpergewicht auf Grund einer zunehmenden Flüssigkeitsretention bei Oligurie oder Anurie. Umgekehrt kann ein polyurisches Nierenversagen auftreten, das bei einer Ausscheidung von vielen Litern beim Kranken zu einer Exsikkose führt. Beide Zustände werden meist spät bemerkt.

Bei herzgesunden Menschen kommt es bei zunehmender Wasserretention mit einem deutlich vergrößerten Extrazellulärvolumen zu Atemnot infolge eines interstitiellen Lungenödems. Bei einer Herzinsuffizienz beginnt die Atemnot früher durch eine Lungenstauung. In jedem dieser Fälle ist das Gewicht in wenigen Tagen um mehrere Kilo angestiegen.

Die Polyurie lässt das Körpergewicht schnell absinken, wenn der Flüssigkeitsverlust nicht ersetzt wird. Neben erheblichem Durst kommt es bei weiteren Verlusten zu Kraftlosigkeit, Schwindel und Blutdruckabfall.

Die Ursache für ein akutes Nierenversagen liegt entweder prärenal, renal oder postrenal.

Das prärenale Nierenversagen ist das bei weitem häufigste. Dabei kommt es zu einer Mangeldurchblutung der Nieren infolge eines Volumenverlustes, etwa durch eine Blutung oder durch Flüssigkeitsverluste über Darm, Nieren oder Haut. Ursache kann aber auch eine schwere Herzinsuffizienz oder eine systemische Vasodilatation bei Sepsis, Leberzirrhose oder einem anaphylaktischen Schock sein.

Der Urin ist zunächst konzentriert, enthält wenig Natrium, aber eine hohe Konzentration an Harnstoff. In der zweiten Phase des Nierenversagens steigt die Urin-Natrium-Konzentration an, gleichzeitig ist der Urin weniger konzentriert als Ausdruck eines jetzt eingetretenen Tubulusschadens. Danach entwickelt sich über Tage ein Versagen der Nieren mit Anstieg der harnpflichtigen Substanzen, später auch des Serum-Kaliums, sowie eine metabolische Azidose.

Anfänglich lässt sich der Volumenverlust ausgleichen und damit das Nierenversagen verhindern. Ist ein Tubulusschaden eingetreten, kann im frühen Stadium ein Urinfluss etwa mit Hilfe von Schleifendiuretika gesichert werden. Ist das nicht möglich, kann nur eine strenge Bilanzierung der Flüssigkeit eine Überwässerung vermeiden. Sind die harnpflichtigen Substanzen erheblich angestiegen, bleibt nur die Dialysebehandlung (s. u.). Die Prognose dieses akuten Nierenversagens ist gut, richtet sich aber allgemein nach der Prognose der zugrunde liegenden Erkrankung.

Das renale akute Nierenversagen ist Folge einer Nierenerkrankung wie etwa einer Glomerulonephritis (s. o.), einer Nierenarterienthrombose aber auch toxischer oder infektiöser Schäden wie z. B. bei der Malaria (s. u.). Das postrenale Nierenversagen ist Folge einer Obstruktion der ableitenden Harnwege.

Besonders häufig ist ein akutes Nierenversagen zu erwarten, wenn bei einer Reise in warme Länder die Flüssigkeitszufuhr vernachlässigt wird, etwa beim Trekking in der Wüste. Der Flüssigkeitsverlust wird unterschätzt, so dass eine relative Hypovolämie entsteht.
Ein manifestes akutes Nierenversagen ist lebensbedrohlich und deshalb möglichst bald in einem Krankenhaus zu behandeln. Gefährdete Personen müssen vor ihrer Reise über Zeichen der Niereninsuffizienz, Ausgleich von Flüssigkeitsverlusten und Bilanzierung beraten werden.

Chronische Niereninsuffizienz

Eine Einschränkung der Nierenfunktion wird als chronische Niereninsuffizienz bezeichnet. Entprechend der Kidney Disease Outcomes Quality Initiative(KDOQI)-Richtlinien wird die Niereninsuffizienz in 5 Stadien eingeteilt, die sich ausschließlich nach der glomerulären Filtrationsrate definieren.

Einen groben Anhalt gibt die Kreatinin-Serum-Konzentration. Genauer sind Berechnungen der glomerulären Filtrationsrate unter Einbeziehung des Serum-Kreatinins, des Körpergewichts, des Alters und des Geschlechts oder der Harnstoffkinetik. Wenn möglich sollte eine 24-h-Kreatininclearance bekannt sein. Das Allgemeinbefinden der Patienten ändert sich erst, wenn eine messbare renale Anämie mit Müdigkeit und Leistungseinschränkung auftritt. Meist ist dies im **Stadium 3** der chronischen Niereninsuffizienz zu erwarten. Die Nieren weisen dann eine verminderte Konzentrationsfähigkeit auf.

Im **Stadium 3** der chronischen Niereninsuffizienz muss eine Ernährungsumstellung angestrebt werden, abgezielt auf eine Korrektur der für unsere Essgewohnheiten typischen Diätfehler. Empfohlen wird eine eiweißnormalisierte Kost von etwa 0,8 g Eiweiß pro kg Körpergewicht. Insgesamt sollte sich die Kalorienzufuhr nach der körperlichen Aktivität und dem anzustrebenden Normalgewicht richten. Wird weniger Protein aufgenommen, so sollten die eingesparten Kalorien durch leicht vermehrte Zufuhr von Kohlenhydraten und Fett ausgeglichen werden. Die Kochsalzzufuhr sollte ca. 6 g/Tag nicht überschreiten. Dazu darf weder beim Kochen noch beim Essen zugesalzt werden. Gewürze können ohne weiteres verwendet werden. Eine Kontrolle der Natriumaufnahme ist durch einen 24-h-Urin möglich. 100 mmol Natrium im 24-h-Urin entsprechen ungefähr 6 g Kochsalzzufuhr/Tag. Erfahrungsgemäß ist eine salzarme Diät auf Reisen nicht möglich, da in Restaurants gezielt Kochsalz beigemischt wird, um den Durst möglichst anzuregen. Da die meisten Patienten im Stadium 3 der chronischen Niereninsuffizienz bei einem ausgeprägten kardiovaskulären Risikoprofil Antihypertensiva benötigen, sollte in diesen Fällen vom Hausarzt vor einer Reise der Einsatz von Diuretika und deren Dosierung besprochen werden. In diesem Stadium ist auch die wichtige Impfung gegen Hepatitis A und B noch normal durchführbar. Erst im **Stadium 4** der chronischen Niereninsuffizienz ist eine enge Kontrolle des Serum-Kaliums und des Säure-Basen- und des Kalzium-Phosphat-Haushalts notwendig. Dies stellt zwar eine Schwierigkeit bei der Reiseplanung dar, ist aber kein Grund, auf eine Reise zu verzichten.

Ab **Stadium 3** der chronischen Niereninsuffizienz müssen diätetische Richtlinien eingehalten werden. Im **Stadium 4** sollten den Patienten mögliche Dialyseverfahren wie die Hämodialyse und die Peritonealdialyse vorgestellt werden. Eine Shuntanlage (in der Regel Ciminofistel) muss rechtzeitig (ca. 2–3 Monate) vor möglichem Hämodialysebeginn durchgeführt werden. Danach sind bei reizlosen Wundverhältnissen Reisen möglich, sofern noch keine Komplikationen der Urämie oder einer Überwässerung aufgetreten sind. Auf besondere körperliche Belastungen wie Bergtrekking und Tauchen sollte verzichtet werden.

Unbedingt ist auf eine ausreichende Flüssigkeitszufuhr (ca. 2,5–3 Liter) zu achten, die deutlich gesteigert werden muss bei vermehrtem Flüssigkeitsverlust durch Hitze, aber auch bei Diarrhöen. Reisenden wird empfohlen, die Harnausscheidungsmenge, die Harnfarbe und den Blutdruck zu kontrollieren. Kann ein Patient nicht trinken, z.B. bei Übelkeit, muss die Flüssigkeit parenteral verabreicht werden. Da dies ein für den Patienten bedrohlicher Notfall ist, muss er umgehend – am besten in einer Klinik – ärztlich versorgt werden.

Terminale Niereninsuffizienz und Dialyse

Eine terminale Niereninsuffizienz (**Stadium 5** der chronischen Niereninsuffizienz) ist eine dauerhafte Einschränkung der Nierenfunktion mit Anstieg der retentionspflichtigen Substanzen (Kreatinin, Harnstoff, Kalium, Phosphat) und drohenden oder bereits eingetretenen urämischen Komplikationen. Zusätzlich kann eine Oligurie bestehen. Im Stadium der terminalen Niereninsuffizienz muss eine Nierenersatztherapie durchgeführt werden (Peritonealdialyse, Hämodialyse).

Patienten mit chronischer Niereninsuffizienz haben eine deutlich gesteigerte Inzidenz von Infektionen, wobei Harnweginfekte und pulmonale Infektionen dominieren.

Da Patienten in diesem Stadium der Niereninsuffizienz eine verminderte humorale

Abwehr haben, ist bei Hepatitis-A- und -B-Impfungen eine höhere Dosis notwendig, um einen ausreichenden Schutz zu erzielen (s.u.). Eine ausreichende **Kohlenhydrat- und Proteinzufuhr** mit 1–1,2 g Protein/kg Körpergewicht bei einer Kalorienmenge über 35 kcal/kg Körpergewicht ist erforderlich. Die **Trinkmenge** ist auf ein Volumen begrenzt, das der täglichen Restharnausscheidung plus 500 ml entspricht. Bei starkem Schwitzen in tropischem Klima und bei größerer körperlicher Anstrengung ist eine erhöhte Flüssigkeitszufuhr erforderlich. Die Gewichtszunahme zwischen den Dialysen sollte nicht über 2,5 kg liegen.

Wichtig ist eine konsequente **Kaliumrestriktion**, weswegen frisches Obst, insbesondere auch Bananen, frisches Gemüse, Trockenobst und Obstsäfte vermieden werden sollten, da diese besonders viel Kalium enthalten. Diese diätetischen Regeln gelten für alle Dialysepatienten, sind auf Reisen jedoch oftmals schlecht einzuhalten.

Da eine regelmäßige Dialysebehandlung während der Reise sichergestellt sein muss, werden Dialysepatienten üblicherweise über das häusliche Dialysezentrum in den Urlaubszentren angemeldet und entsprechende Behandlungsprotokolle mitgegeben. In den Dialysestationen liegen Informationen aus, die einen Überblick über die möglichen Reiseziele für eine Feriendialyse und deren medizinische Möglichkeiten geben, allerdings keine Aussagen über die Qualität machen. Diese sind bei den unten aufgeführten Adressen erhältlich. Im Ferienführer **„Dialyse International"** von Dialysepatienten Deutschlands e.V. sind über 2000 europäische Urlaubsdialysezentren aufgeführt; der Dialyseführer von **„Eurodial guide Dialyse"** enthält Adressen weltweit.

Bei Patienten mit Peritonealdialyse ist eine bessere Mobilität gegeben. Grundsätzlich können die Dialysatbeutel in die Ferien mitgenommen werden. Besser ist allerdings, den Service der Hersteller wahrzunehmen, die Dialysebeutel an den Urlaubsort zu liefern. Dies gilt zumindest für alle Länder in Mitteleuropa. Dazu muss die erforderliche Beutelzahl für die geplante Reise ermittelt und der Versand der Materialien durch den Hersteller an den Reisezielort veranlasst werden. Die Beutel sollten dort eingetroffen sein, bevor die Abreise von zu Hause erfolgt.

Die finanzielle Sicherung der Urlaubsdialyse sollte vorher mit den Kostenträgern geregelt werden.

Weitere Informationen sind auch erhältlich bei den am Ende dieses Kapitels genannten Adressen.

> Eine regelmäßige Fortführung der Nierenersatztherapie muss vor der Reise organisiert und ein optimaler Impfschutz (s.u.) vor der Reise gewährleistet sein. Die reisende Person muss die benötigte Trinkmenge einschätzen können und mit diätetischen Maßnahmen vertraut sein.

Malaria und Niereninsuffizienz

Nierenläsionen sind häufige und typische Malariafolgen. Sie sind meistens reversibel und führen typischerweise nur bei der komplizierten Malaria tropica zu einer messbaren Niereninsuffizienz, die sich nicht selten als akutes Nierenversagen (ANV) manifestiert. Das ANV ist offenbar multifaktoriell bedingt. Beteiligt sind vermutlich Zirkulationsstörungen, Hormon- und Zytokin-Dysregulationen, Rhabdomyolyse, Medikamente, Sauerstoff-Radikale, so genannte Malaria-Toxine und entzündliche Infiltrate. Meistens entwickelt sich eine Tubulusnekrose. Die Diagnose und erfolgreiche Therapie des malariabedingten ANV erfordert eine interdisziplinäre tropenmedizinische, intensivmedizinische und nephrologische Zusammenarbeit.

Das Risiko für eine solche komplizierte Malaria tropica kann mittels angemessener Prophylaxe wesentlich reduziert werden. Sie soll von Patienten mit chronischen Nierenerkrankungen besonders penibel durchgeführt werden. Dabei werden je nach dem zu erwartenden Malariarisiko drei prophylaktische Methoden unterschieden:

- Expositionsprophylaxe
- Kontinuierliche Chemoprophylaxe
- Stand-by.

In jedem Fall sind die Empfehlungen der tropenmedizinischen Fachgesellschaft (Deutsche Gesellschaft für Tropenmedizin und Internationale Gesundheit, DTG) zu beachten (http://www.dtg.mwn.de/malaria/malproph.htm). Zur Expositionsprophylaxe und medikamentösen Vorbeugung siehe Kapitel II.8.2 und 8.3.1 (insbesondere Tab. 8-8 und 8-9). Die Stand-by-Behandlung (Notfall-Selbstbehandlung) wird durchgeführt, wenn bei Auftreten von Malariasymptomen, z. B. Fieber, Schüttelfrost, Kopf- und Gliederschmerzen, innerhalb von 24 Stunden kein Arzt erreichbar ist. Je nach Resistenzlage und individueller Verträglichkeit sind Chloroquin, Mefloquin, Atovaquon-Proguanil oder Artemether-Lumefantrin geeignet. Auf den Internetseiten der DTG sind entsprechende länder- und regionenspezifische Rahmenempfehlungen erhältlich (http://www.dtg.mwn.de/pdf/Malaria-DTG-2004-24Sfinal.pdf). Zur Therapie der Malaria siehe Kapitel IV.4.1. Bei Niereninsuffizienz mit und ohne Dialyse sind unter Umständen Dosisreduktionen bei der Chemoprophylaxe zu berücksichtigen. So empfiehlt sich bei der medikamentösen Malariaprophylaxe mit Chloroquin und Proguanil ab einem Kreatinin von 3 mg/dl eine Dosisreduktion auf die Hälfte. Eliminierung durch die Hämodialyse ist für Chloroquin vernachlässigbar, für Proguanil liegen keine sicheren Daten vor. Für die Anwendung von Mefloquin bei Niereninsuffizienz gibt es nur wenige Daten. Empfohlen wird bei einem Kreatinin von 3–7 mg/dl eine Dosisreduktion auf 75%, darüber auf 50%. Atovaquon-Proguanil kann bei leichter Niereninsuffizienz ohne Dosisreduktion angewendet werden. Bei schwerer Niereninsuffizienz mit einer Kreatinin-Clearance von < 30 ml/min ist Atovaquon-Proguanil für die Malariaprophylaxe kontraindiziert.

> Patienten mit vorbestehender Niereninsuffizienz ab Stadium 3 (Serum-Kreatinin erhöht) sollten nur dann in malariagefährdete Gebiete reisen, wenn sie mit den allgemeinen Maßnahmen, die für die Grundkrankheit gelten, und mit den Methoden der Malaria-Prophylaxe vertraut sind. Im Notfall muss kompetente ärztliche Hilfe erreichbar sein.

Impfungen und Niereninsuffizienz

Impfungen mit viralen Lebendimpfstoffen (z. B. Impfungen gegen Gelbfieber, Varizellen, Masern-Mumps-Röteln) sind bei deutlicher Immunsuppression und wesentlichen Defekten der zellvermittelten Immunantwort kontraindiziert. Sie kommen daher für Niereninsuffiziente nur ausnahmsweise infrage. Nierentransplantierte sollen wegen der möglichen Abstoßungsreaktionen überhaupt nicht mit viralen Lebendimpfstoffen immunisiert werden. Als Standardmaßnahmen in Vorbereitung auf Fernreisen sollten Impfungen gegen:

- ❑ Tetanus
- ❑ Diphtherie
- ❑ Hepatitis A
- ❑ Hepatitis B
- ❑ Meningokokkenmeningitis
- ❑ Pneumokokkeninfektionen
- ❑ Influenza

und bei Reisen nach Afrika oder Asien auch gegen Poliomyelitis vorgesehen werden. Dabei sollten neben den unkonjugierten Meningokokken- und Pneumokokken-Saccharid-Impfstoffen zumindest bei der Grundimmunisierung auch der Meningokokken-C- und der 7-valente Pneumokokken-Konjugatimpfstoff zur Anwendung kommen. Bei fehlender Serokonversion nach Hepatitis-B-Impfung (Bestimmung von Anti-HBs) kann der Hochdosis-Impfstoff versucht werden (z. B. HBVAXPRO 40). Zusätzlich können je nach Zielgebiet noch Impfungen gegen:

- ❑ Gelbfieber (als Lebendimpfung kontraindiziert bei deutlicher Immunsuppression und wesentlichem Immundefekt, s. o.)
- ❑ Cholera
- ❑ Tollwut
- ❑ Japanische Enzephalitis
- ❑ Typhus abdominalis

infrage kommen. Zu Impfungen siehe auch Kapitel II.8.1.

> Der Impferfolg von Lebend- wie Totimpfstoffen ist unsicher und sollte daher ☞

immundiagnostisch kontrolliert werden. Wegen der erhöhten Infektionsgefährdung soll die Impfindikation für die nichtkontraindizierten Impfungen bei Niereninsuffizienz großzügig gestellt werden:

Nierentransplantierte

Nach oftmals längerer Dialysezeit und damit verbundener Ortsansässigkeit sowie deutlich eingeschränkten Reisemöglichkeiten besteht bei transplantierten Patienten vermehrt der Wunsch, Reisen zu unternehmen. Diesem Wunsch steht prinzipiell nichts entgegen, wenngleich einige Punkte beachtet werden müssen.

Die Immunsuppression mit Prednisolon einerseits und Ciclosporin A bzw. Tacrolimus und zusätzlich Azathioprin oder Mycophenolat-mofetil oder Sirolimus sollte stabil eingestellt sein, wofür mindestens ein Zeitraum von 3 Monaten nach Transplantation erforderlich ist.

Es darf vor Reisebeginn kein interkurrenter Infekt vorliegen. Therapiebedürftigkeit solcher Infekte während der Reise können Spiegelschwankungen des Ciclosporin A mit der Gefahr einer Abstoßungsreaktion oder einer toxischen Reaktion bewirken. Äußerste Vorsicht ist geboten bei der Therapie mit anderen nephrotoxischen Substanzen (Aminoglykoside, Ciprofloxacin, Co-trimoxazol, Amphotericin B, nichtsteroidale Antiphlogistika), welche möglichst vermieden werden sollten. Impfungen mit viralen Lebendimpfstoffen (z.B. Impfungen gegen Gelbfieber, Varizellen, Masern–Mumps–Röteln) sind wegen der möglichen Transplantatabstoßung kontraindiziert. Der Impferfolg ist unsicher und sollte daher immundiagnostisch kontrolliert werden. Wegen der erhöhten Infektionsgefährdung aufgrund der Immunsuppression und der Gefahr der Transplantatabstoßung durch Infektionen, insbesondere durch Virusinfektionen, soll die Impfindikation für die nicht-kontraindizierten Impfungen (s.o.) großzügig gestellt und unter Ausschluss der Gelbfieberimpfung wie bei Patienten mit Niereninsuffizienz vorgegangen werden (s.o.).

Vor jeder Reise müssen die erforderlichen Kontrollintervalle vor allem der Immunsuppression festgelegt und kompetente Ansprechpartner im Zielland bekannt sein.

Ein Notfallausweis, möglichst auch in der Sprache des bereisten Landes, sollte mitgeführt werden. Idealerweise sollte ein Patient nach Transplantation vor der Reise von entsprechenden tropenmedizinischen Einrichtungen eine Übersicht der wichtigsten im Reisegebiet auftretenden Infektionskrankheiten erhalten (s. Kap. II.4.). Die gebräuchlichsten Medikamente für die entsprechenden Therapieoptionen sollten dann bezüglich der Interaktion mit Ciclosporin A abgeklärt sein und entsprechende Aufzeichnungen mitgegeben werden.

Alle vom Arzt verschriebenen Medikamente (besonders die Immunsuppressiva) müssen in ausreichender Menge mitgenommen werden. Die üblichen Selbstkontrollen wie Blutdruckmessen, Körpergewicht und Körpertemperatur müssen weitergeführt werden.
Trotz optimaler Vorbereitung birgt eine Reise für Nierentransplantierte ein Risiko durch behandlungsbedürftige Infektionskrankheiten. Eine medikamentöse Malariaprophylaxe kann auch bei Transplantierten unter Dosisanpassung durchgeführt werden (s.o.). Ein Restrisiko für die Nierenfunktion bleibt jedoch bestehen.

Haben Sie bei der Beratung auch daran gedacht?

	Beratungsinhalt
Reiseziel, Klima	Vor- und Nachteile verschiedener Klimata (s. Kap. II.2.), Ermittlung der Trinkmenge, Körperhygiene
Flugreise	Bei Niereninsuffizienz und Anämie ≤ 9 bis 10 g/dl Auftransfusion vor dem Flug, ggf. Sauerstoff während des Flugs, keine Reisefähigkeit bei akuter Nierenkolik
Geplante Reiseaktivitäten	Einschränkungen für schwere körperliche Belastungen bei Niereninsuffizienz ab Stadium 3 (Trekking, Tauchen)
Art und Schweregrad der Erkrankung	Reisefähigkeit, Impfungen, Therapieplan, ggf. Organisation einer Dialyse, Mitnahme von Medikamenten, ggf. auch eines Reserveantibiotikums, Adressen von Fachärzten und Kliniken, ggf. Verlaufskontrollen (Labor, Blutdruck, Körpergewicht, Körpertemperatur), Beurteilung von Symptomen und Komplikationen, Klärung der Kostenübernahme bei diagnostisch-therapeutischen Maßnahmen während der Reise, insbesondere bei Dialyse
Impfungen	Kontraindikationen bei Lebendimpfungen entsprechend Stadium einer Niereninsuffizienz und bei Transplantierten, höhere Impfdosis bei Hepatitis-A- und -B-Impfungen bei Niereninsuffizienz im Stadium 4 und 5
Malaria-Prophylaxe	Dosisanpassung bei Niereninsuffizienz
Schwangerschaft	Einschränkungen in den Reisezielen
Glomerulonephritis	Einschränkungen in den Reisezielen entsprechend Ätiologie und Verlaufsform, INR-Bestimmung bei prophylaktischer Antikoagulation (s. Kap. II.6.5)
Niereninsuffizienz	Flüssigkeits-Bilanzierung, Maßnahmen zur Rehydrierung (s. Kap. II.5.5), Einsatz von Diuretika, Indikation zur Dialyse, Diätpläne, Laborkontrollen, Lebendimpfungen und Impfdosis s. o., Einschränkungen für schwere körperliche Belastungen (Trekking, Tauchen) ab Stadium 3, ggf. Dosisanpassung bei der medikamentösen Malariaprophylaxe
Dialyse	Flüssigkeits-Bilanzierung, Gewichtskontrollen, Diätpläne, Laborkontrollen, höhere Impfdosen bei Hepatitis-A- und -B-Impfungen, Kontraindikationen bei Lebendimpfungen, bei Flugreisen letzte Dialyse kurz vor Abflug, bei Peritonealdialyse ggf. Dialysatwechsel bei Zwischenlandung, körperliche Belastung entsprechend Fitness
Transplantierte	Kontraindikation bei Lebendimpfungen, stabile Immunsuppression, fehlende Infektzeichen und fehlende Zeichen für Transplantatabstoßung, Interaktionen mitgeführter Medikamente mit

Fortsetzung nächste Seite ▸

Fortsetzung von S. 265	**Beratungsinhalt**
	Immunsuppressiva, Selbstkontrollen, ggf. Dosisanpassung bei der medikamentösen Malariaprophylaxe
Urolithiasis/Nephrolithiasis	Mitnahme von Analgetika/Spasmolytika und Antibiotika, Flüssigkeitszufuhr, keine Flug-Reisefähigkeit bei akuter Kolik

Weiterführende Literatur

Braunwald E., A.S. Fauci et al.: Harrison's Principles of Internal Medicine. McGraw-Hill, New York 2004.

Paumgartner, G., G. Steinbeck: Therapie innerer Krankheiten. Springer, Berlin–Heidelberg–New York 2005.

Wichtige Adressen

Dialysepatienten Deutschlands e. V.
Weberstraße 2
55130 Mainz
Tel.: 06131/85152
Fax: 06131/835198
E-Mail: geschaeftsstelle@ddev.de
www.ddev.de

Eurodial guide Dialyse
9, Ruelle du Pont
69390 Vernaison (France)
Fax: 0033 0478462781

Reisebüro Hebestreit
Markgröniger Str. 53
71701 Schwieberdingen
Tel.: 07150/31394
Fax: 07150/31666
E-Mail: info@abindieferien.de
www.hebestreit-reisebuero.de

Verband Deutsche Nierenzentren der DDnÄ e. V.
Kleine Klotzbahn 23
42105 Wuppertal
Tel.: 0202/248450
Fax: 0202/2484560
E-Mail: info@danae.de
www.danae.de

Informationen im Internet

Deutsche Arbeitsgemeinschaft für klinische Nephrologie, www.nephrologie.de

Gesellschaft für Nephrologie, www.gfn-online.com

Österreichische Gesellschaft für Nephrologie, www.nephro.at

Schweizerische Gesellschaft für Nephrologie, www.nephro.ch

6.5 Herz-Kreislauf-Erkrankungen

GOTTFRIED KUSCH

Die wichtigsten Herz-Kreislauf-Erkrankungen, die für die reisemedizinische Beratung eine besondere Bedeutung haben, sind:

- koronare Herzkrankheit
- Herzinsuffizienz
- Kardiomyopathien
- Herzklappenfehler
- Herzrhythmusstörungen
- Arterielle Hypertonie

Bei der Beurteilung der Reisetauglichkeit spielen die zugrunde liegende Erkrankung, die Belastbarkeit und Leistungsfähigkeit des Reisenden, besondere körperliche Belastungen und das Klima eine wesentliche Rolle. So wird eine Erholungsreise unter gleichen klimatischen Bedingungen wie zu Hause ohne vermehrte körperliche Belastungen problemlos durchgeführt werden können. Bei Klimawechsel und besonderen sportlichen Betätigungen, wie z.B. Bergtrekking, Tauchen und längeren Fahrradtouren, muss die reisemedizinische Beratung den zu erwartenden Belastungen und Leistungsanforderungen Rechnung tragen. Bei frühzeitiger Beratung kann ein entsprechendes Training (s. Kap. II.1.2) als Vorbereitung auf die Reise empfohlen werden. Durch körperliches Training kann die Akklimatisation erleichtert und das Unfallrisiko beim Bergtrekking vermindert werden. Körperliches Training hat jedoch keinen Einfluss auf die Höhenakklimatisation.

Koronare Herzkrankheit (KHK): Angina-pectoris-Schwelle beachten!

Das häufigste Symptom der manifesten KHK, das heißt mindestens einer Stenose einer Koronararterie > 60%, ist die Angina pectoris. Die meisten Erkrankten empfinden eine stabile Belastungsangina, nur wenige werden nicht durch eine Angina pectoris vor der Ischämie gewarnt. Sie erleben die Durchblutungsstörung allenfalls als Dyspnoe durch die Lungenstauung infolge einer ischämischen Kontraktionsinsuffizienz oder in Form vegetativer Allgemeinsymptome. Die Ischämie dieser Patienten ist nur durch ein Belastungs-EKG oder eine Myokardszintigraphie festzustellen.

> Das Auftreten einer Angina pectoris stellt in der Regel die Grenze der Belastbarkeit dar. Die Belastung sollte deshalb so gestaltet werden, dass eine Angina pectoris oder Zeichen einer Kontraktionsinsuffizienz nicht auftreten. Bei Erreichen der Angina-pectoris-Schwelle besteht die Gefahr maligner Rhythmusstörungen, die man insbesondere während einer Reisesituation nicht riskieren sollte.

Die den Sauerstoffverbrauch bestimmenden Messgrößen sind der Füllungsdruck des linken Ventrikels, die Pulsfrequenz und der systolische Blutdruck. Alle diese Größen sind medikamentös gut beeinflussbar.

Die Herzfrequenz ist die Basisgröße für die Funktionsdiagnostik, insbesondere im Belastungsversuch. Eine Beurteilung ist jedoch nur im Zusammenhang mit weiteren, insbesondere klinischen Daten sinnvoll. Bei Gesunden besteht eine lineare und proportionale Beziehung zwischen Herzfrequenz und Leistung. Die Ruheherzfrequenz erlaubt jedoch keine ausreichend zuverlässigen Aussagen zur Leistungsfähigkeit. Bei erhöhter Luftfeuchtigkeit und Umgebungstemperatur steigt die Herzfrequenz sowohl in Ruhe als auch bei Belastung an. Auch Alkohol- und Nikotinkonsum, Nahrungsaufnahme, psychische und mentale Belastungen führen nicht selten zu einer Erhöhung der Herzfrequenz. Das Gleiche gilt für die Schwangerschaft. Die Herzfrequenz weist erhebliche tageszeitliche Schwankungen mit einer Absenkung der Pulsfrequenz in den Nachtstunden auf. Individuelle Schwankungen von 15–40 Schlägen pro Minute um den Mittelwert werden bei Gesunden beobachtet. Bei Trainierten wird man in Ruhe eine Bradykardie (< 60/Minute) finden, eine Tachykardie (> 100/Minute) spricht eher für einen Krankheitszustand. Werden die Referenzwerte für die Herzfrequenz bei Belastung überschritten oder wird die Ausbelastungsfrequenz bereits auf einer geringeren Belastungsstufe erreicht, als dies den Sollwerten entspricht, liegt eine tachykarde Reaktion vor, deren Ursachen vielfältig sind:

- Trainingsmangel
- hyperkinetisches Syndrom
- Hyperthyreose
- Cor pulmonale
- Anämie
- Herzinsuffizienz
- primäre Myokarderkrankungen.

Belastungsadäquate Herzfrequenzwerte schließen jedoch eine kardiopulmonale Erkrankung nicht aus. Eine **bradykarde Belastungsreaktion** bei Patienten mit KHK als Folge einer vermuteten Störung der Sauerstoffversorgung des Sinusknotens und einer gestörten autonomen Regulation kommt in seltenen Fällen vor. Medikamenteneinflüsse, insbesondere von Betarezeptorenblockern, müssen berücksichtigt werden.

Im Alter nehmen die maximale und submaximale Herzfrequenz ab. Für die **maximale Herzfrequenz** bei Gesunden kann als Faustregel gelten: 220 minus Alter (Jahre). Die **Trainingsfrequenz** für Reisende mit einer KHK muss individuell ermittelt werden. Unter einer Therapie mit Betablockern sollte das subjektive Empfinden anhand der Borg-Skala (s. Kap. II.1.2) als Anhaltspunkt für die Belastbarkeit dienen.

Die Messung des **arteriellen Blutdrucks** ist Bestandteil einer Überwachung im Belastungsversuch. Er entspricht dem Produkt aus Herzzeitvolumen und peripherem Widerstand. Ein

Abfall des Blutdruckes während Belastung kann bei Patienten mit KHK vorkommen und zwingt zum sofortigen Belastungsabbruch.

Bei **Höhenaufenthalten** (s. Kap. III.3) ist zu beachten, dass es bei Höhen von mehr als 1000 m über NN trotz gesteigerter Ventilation zu einem Abfall des arteriellen pO_2 und der arteriellen Sauerstoffsättigung kommt. Dies gilt auch unter den Luftdruckbedingungen der Kabine während eines Fluges. Es resultiert eine Tachykardie mit Steigerung des Herzzeitvolumens, wobei das maximale Herzzeitvolumen in der Höhe früher erreicht wird. Dadurch sinkt die maximale O_2-Aufnahme und damit die Leistungsfähigkeit. Ab 1000 m über NN beträgt die Abnahme der Leistungsfähigkeit ca. 8–10% für jede weiteren 1000 Höhenmeter. Die Belastungen beim **Tauchsport** (s. Kap. II.3.2.2) sollten nicht unterschätzt werden. In beiden Situationen kann eine KHK symptomatisch werden.

Herzinsuffizienz: Mit der Belastung im aeroben Bereich bleiben!

Das Leitsymptom der Linksherzinsuffizienz ist eine **Belastungsdyspnoe** infolge von Lungenstauung. Eine Rechtsherzinsuffizienz ist häufig Folge einer Lungenerkrankung, kann aber auch im Rahmen einer vorbestehenden Linksherzinsuffizienz (Durchstau) oder einer sonstigen Herzerkrankung vorkommen und äußert sich durch:

- Ödeme
- Einflussstauung
- Pleuraergüsse.

Die **NYHA-Klassen** erlauben zwar keine korrekte Einschätzung der objektiven Leistungsbeeinträchtigungen, stellen jedoch brauchbare Kriterien zur Einschätzung des Schweregrades der Herzkrankheit dar.

Bei **NYHA I** benötigt der Kranke zumeist keine Therapie und ist in seinem täglichen Leben nicht eingeschränkt. Für Reisen ohne Extrembelastungen bestehen keine Limitationen.

Bei **NYHA II** ist der Patient erst bei schwerer körperlicher Belastung eingeschränkt. Reisen ist möglich. Wettkampfsport sollte vermieden werden.

Bei **NYHA III** hat der Patient bereits Beschwerden bei leichten Belastungen. Eine medikamentöse Therapie ist die Regel. Erholungsreisen ohne sportliche Aktivitäten oder Belastungen durch Klima und Höhe sind möglich.

Bei **NYHA IV** bestehen bereits Ruhebeschwerden, der Patient benötigt körperliche Schonung. Wenn Reisen ausdrücklich gewünscht werden, empfiehlt sich eine entsprechende fachlich kompetente Begleitung.

Ausgehend von einem Ruheumsatz von 300 ml/min steigt der **Sauerstoffbedarf** um 12 ml/min pro Watt Leistung. Dieser Sauerstoffbedarf ist trainingsunabhängig. Der Trainierte kann jedoch eine wesentlich höhere **maximale Sauerstoffaufnahme** durch Erhöhung seines Herzminutenvolumens, und zwar durch Erhöhung seines Schlagvolumens erreichen. Tabelle 6-10 gibt Empfehlungen für die **Belastungsgrenzen nichtkoronarer Herzkranker** anhand der maximalen Sauerstoffaufnahme (ml/Minute und kg Körpergewicht) bezogen auf die NYHA-Klasse, Alter und Geschlecht. Nach Tabelle 6-11 kann die maximale Sauerstoffaufnahme pro Minute zur Leistung bei Fahrradergometerbelastung in Beziehung gesetzt werden. 50–70% dieser Fahrradergometerbelastung entsprechen der **anaeroben Schwelle**, die dann nur durch entsprechendes **Training** (s. Kap. II.1.2) erhöht werden kann. In Tabelle 6-12 sind die Leistungsstufen in Watt den verschiedenen Tätigkeiten im täglichen Leben und der NYHA-Klasse zugeordnet.

Beispiel: Ein 55-jähriger Mann mit einer Herzinsuffizienz im Stadium NYHA II und einem Körpergewicht von 70 kg sollte laut Tab. 6-10 eine Belastung mit einer Sauerstoffaufnahme von $22 \times 70 = 1540$ ml nicht überschreiten, was laut Tab. 6-11 100 Watt entspricht. Der Untrainierte wird dann ausgehend von höchstens 60% dieser Leistung ein Trainingsprogramm absolvieren, das die anaerobe Schwelle erhöht.

> Die Leistungsanforderungen einer Reise müssen dem Stadium der Erkrankung (NYHA-Klassen) angepasst sein. Die Aktivitäten nichtkoronarer Herzkranker sollten 60% der in Tabelle 6-11 angegebenen Ergometerbelastung als Maß für die ☞

Tabelle 6-10. Empfehlung der New York Heart Association für die Belastungsgrenzen nichtkoronarer Herzkranker anhand der Sauerstoffaufnahme (ml/Minute/kg Körpergewicht).

	NYHA I		NYHA II		NYHA III	
Alter	**Männer**	**Frauen**	**Männer**	**Frauen**	**Männer**	**Frauen**
20–29	35	27	26	24	20	20
30–39	31	24	25	21	19	18
40–49	30	23	23	20	18	15
50–59	30	23	22	18	16	14
60–69	29	22	21	17	15	13

Tabelle 6-11. Maximale Sauerstoffaufnahme (ml/Minute) in Beziehung zur Fahrradergometerbelastung

	Männer	Frauen
Ruhe	315	240
50 Watt	900	800
75 Watt	1215	1100
100 Watt	1530	1430
125 Watt	1840	1760
150 Watt	2150	–

maximal erreichbare Leistung nicht überschreiten. So ist ein optimaler Wirkungsgrad ohne Entstehen einer Azidose gewährleistet.

Kardiomyopathien

Bei der **dilatativen** und **restriktiven Kardiomyopathie** handelt es sich um typische Ursachen der systolischen Kontraktionsinsuffizienz zum einen und der diastolischen Insuffizienz bei Compliance-Störung zum anderen. Hinsichtlich der Belastung gilt das im Abschnitt Herzinsuffizienz Besprochene. Bei der **hypertrophischen Kardiomyopathie** mit oder ohne Obstruktion liegt ebenfalls eine diastolische Funktionsstörung vor. Es besteht ein hohes Risiko für einen plötzlichen Herztod infolge maligner Rhythmusstörungen. Starke und abrupte Belastungen müssen vermieden werden.

Herzklappenfehler und andere Herzvitien

Patienten mit bekannter **Aortenklappenstenose** erreichen trotz hoher Gradienten an der Aortenklappe häufig beachtliche Leistungen, da Symptome fehlen, die zu einer Leistungseinschränkung Anlass geben. Diese Patienten müssen deshalb eindringlich vor starken und abrupten Belastungen gewarnt werden. Für Patienten mit **Aortenklappeninsuffizienz** und **Mitralinsuffizienz** gilt das im Abschnitt Herzinsuffizienz Gesagte. Bei normaler linksventrikulärer Funktion werden beide Vitien gut und lange toleriert. Im Gegensatz dazu ist eine **Mitralstenose** leicht am Symptom der Dyspnoe zu erkennen, wodurch die Leistungsfähigkeit entsprechend dem Stenosegrad begrenzt wird. Bei Vorliegen einer absoluten Arrhythmie und Antikoagulation mit Marcumar ist darauf zu achten, dass vor Reiseantritt ein stabiler INR eingestellt ist und dass auf Reisen entsprechende Kontrolluntersuchungen – ggf. als Selbstmessung mit eigenem Gerät – möglich sind (siehe unten). Eventuell kann die Antikoagulation auch auf niedermolekulares Heparin umgestellt werden. Dabei ist zu beachten, dass die Lagerungstemperatur nicht über 25°C betragen soll. Für Patienten mit Herzklappenfehlern müssen Indikation und Durchführung einer Endokarditisprophylaxe gründlich besprochen

Tabelle 6-12. Beziehung zwischen Leistung, Tätigkeiten im täglichen Leben und NYHA-Klasse

25 Watt	sehr leichte körperliche Arbeit, sehr langsames Gehen in der Horizontalen	IV
50 Watt	leichte körperliche Arbeit, normales Gehen	III
75 Watt	schnelles Gehen, langsames Treppensteigen, gemütliches Radfahren	II–III
100 Watt	mittelschwere körperliche Arbeit, Dauerlauf, mittelschnelles Treppensteigen, Radfahren 15–20 km/Stunde	I–II
150 Watt	sehr schwere körperliche Arbeit, Laufen 9 km/Stunde, Radfahren 20–25 km/Stunde, schnelles Treppensteigen, Bergwandern	keine Funktionsbehinderung bei guter Belastbarkeit
200 Watt	extrem schwere körperliche Arbeit, Radfahren (25–30 km/h), Laufen 11 km/Stunde	sehr gute Belastbarkeit
250 Watt und mehr	wettkampfmäßige Höchstleistungen: Langlauf, Rudern, Radfahren und Schwimmen über lange Entfernungen	extrem hohe Belastbarkeit

werden, ggf. müssen entsprechende Antibiotika mitgeführt werden. Ähnliche Überlegungen bezüglich Antikoagulation und Endokarditisprophylaxe gelten auch für Patienten mit Herzklappenersatz. Patienten mit **angeborenen azyanotischen Herzfehlern,** die beschwerdefrei sind und eine gute Leistungsfähigkeit aufweisen, können problemlos reisen, sogar solche mit **mittelschweren Shuntvitien** können an moderaten sportlichen Belastungen teilnehmen. Bei gravierenden Befunden mit **pulmonaler Hypertonie durch einen großen Shunt** oder eine **Eisenmenger-Reaktion** müssen Belastungen wegen des Risikos eines plötzlichen Herztodes vermieden werden.

Herzrhythmusstörungen, Schrittmacher- und AICD-Träger

Herzrhythmusstörungen bei KHK sollten zu körperlicher Schonung Anlass geben, besonders dann, wenn die Herzrhythmusstörungen durch körperliche Belastung ausgelöst oder verschlimmert werden. Symptomatische Herzrhythmusstörungen sollten medikamentös oder mittels Schrittmacher bzw. AICD (AICD = automatischer implantierbarer Cardioverter-Defibrillator) vor der Reise erfolgreich behandelt sein.

Für Reisende mit Schrittmacher und/oder AICD-Geräten gelten im Hinblick auf eine Reise ähnliche Empfehlungen. Die Kontrolltermine für AICD-Geräte sind kürzer als bei reinen Schrittmachern.

Zur Problematik einer möglichen Verlängerung der QTc-Zeit im Rahmen einer medikamentösen Malariatherapie sei auf Kapitel IV.3.3 verwiesen.

Folgende Empfehlungen sollten eingehalten werden:

- ❑ Der Schrittmacher- oder AICD-Ausweis sowie Informationsbroschüren und die Telefonnummer der Herstellerfirma sollten mitgeführt werden. ☞

- ❑ Der Ladungs- und Funktionszustand sollte vor Reiseantritt überprüft worden sein.
- ❑ Insbesondere bei älteren Geräten muss vor Sicherheitskontrollen auf Flughäfen auf den Schrittmacher bzw. das AICD-Gerät hingewiesen werden, damit die Kontrolle nicht mit Metallsuchgeräten, sondern manuell erfolgen kann.
- ❑ Dem Reisenden sollten Adressen bekannt sein, bei denen während der Reise Kontrolluntersuchungen des Gerätes, gegebenenfalls auch eine Umprogrammierung möglich sind. Die Herstellerfirma des Gerätes kann solche Adressen nennen.
- ❑ Ärzte und Zahnärzte, die während der Reise konsultiert werden, sollten auf den Schrittmacher bzw. den AICD hingewiesen werden.
- ❑ Bestimmte Aktivitäten, bei denen eine Synkope den Träger eines Schrittmachers oder AICD selbst oder Mitmenschen gefährden kann (selbsttätiges Autofahren, Bootfahren und Fliegen, Bergtrekking, Tauchen), sollten nicht ausgeführt werden.
- ❑ Schrittmacher und AICD sind vor den meisten Störungen, die von elektrischen Geräten ausgehen können, geschützt. Lediglich Magnete und Magnetfelder müssen gemieden werden, da die Möglichkeit besteht, dass die Arrhythmieerfassung gestört ist. Von Geräten, die Magnete enthalten oder Magnetfelder erzeugen, sollte mindestens eine Armlänge Abstand gehalten werden.

Gefahr für Schrittmacher und AICD geht nur von Magneten in unmittelbarer Nähe des Gerätes aus. Als Störquellen kommen in Frage: Magnete, Zündspulen, Metallsuchgeräte, Lautsprecherboxen, Radios, Fernseher, Stromgeneratoren, Motoren, Lichtmaschinen, batteriebetriebene Werkzeuge, Funksteuerung für Spielfahrzeuge, Kernspintomographen, elektrische Therapiegeräte (nicht jedoch der Zahnarztbohrer) und Schweißgeräte. In der Nähe von Kraftwerken und Funkanlagen, auf Schrottverwertungsplätzen und Anlagen der Stahlindustrie können Störungen auftreten. Mobiltelefone können die Funktion beeinträchtigen, wenn sie dicht am Aggregat (näher als 30 cm) getragen werden und eine hohe Leistung haben. Auch schnurlose Telefone sollten nicht direkt über dem Aggregat gehalten werden.

Arterielle Hypertonie

Vorwiegend dynamische (isotonische) Belastungen, wie Dauerlauf, Bergwandern und Radfahren (nicht bei Strecken bergauf!) sind ohne größeren Krafteinsatz für Hochdruckpatienten ideal, da sie zwar zu einer Steigerung des Herzminutenvolumens führen, nicht jedoch zu einer Steigerung des Mitteldrucks. Das liegt daran, dass der Gefäßwiderstand sinkt. Bei vorwiegend statischen (isometrischen) Belastungen wie Surfen ist das Gegenteil der Fall. Das Blutdruckverhalten ist also abhängig von der muskulären Belastungsform und nicht vom Trainingszustand. Das Blutdruckverhalten wird von der Höhe nicht wesentlich beeinflusst.

Einschränkung der Reisefähigkeit bei besonderen körperlichen Belastungen

Bei folgenden besonderen körperlichen Belastungen gelten für Reisende mit Herz-Kreislauf-Erkrankungen Einschränkungen:

- ❑ **Fliegen** (s. Kap. II.3.1.4): Patienten mit symptomatischer KHK bei geringer Belastung und Myokardinfarkt (je nach Schwere bis zu zehn Wochen), mit RR > 200/120 mm Hg und Schlaganfallpatienten (10 Tage nach Primärereignis) sollten nicht fliegen. Über die Reisefähigkeit bei Hypertonikern und Schlaganfallpatienten muss nach klinischen Gesichtspunkten entschieden werden.
- ❑ **Bergtrekking** (s. Kap. II.3.2.1 und III.3): Erhebliche Bedenken für ein Trekking in großer Höhe (3000–5300 m) erge-

ben sich für Patienten mit pulmonaler arterieller Hypertonie, Herzinsuffizienz, instabiler Angina pectoris, symptomatischen Herzrhythmusstörungen und schlecht eingestellter arterieller Hypertonie.

- **Tauchen** (s. Kap. II.3.2.2): Patienten mit Herzrhythmusstörungen, Schrittmacher oder AICD, dekompensierter Herzinsuffizienz, symptomatischer KHK, Aortenstenose, Mitralstenose, Rechts-Links-Shunt und/oder offenem Foramen ovale sollten nicht tauchen. Bei arterieller Hypertonie, Mitralinsuffizienz sowie Zustand nach Myokardinfarkt und PTCA oder nach Bypass-Operation kann abhängig von der Gesamtsituation Tauchtauglichkeit bestehen.

Günstige und ungünstige Klimata für Reisende mit Herz-Kreislauf-Erkrankungen

Der Einfluss von verschiedenen Klimata (Meeresküstenklima, Mittelgebirgs- und Hochgebirgsklima) auf Reisende mit Herz-Kreislauf-Erkrankungen (KHK, Herzinsuffizienz, Herzrhythmusstörungen, arterielle Hypertonie und AVK) wird in Kapitel II.2 besprochen, besondere Gefährdungen während der Reise durch Hitzeschäden in Kapitel III.1.

Reisen mit Gerinnungsmonitor

Nach Herzklappenersatz, Thrombose, Lungenembolie und bei Vorhofflimmern wird – nach Ausschluss von Kontraindikationen – vorübergehend oder dauerhaft eine orale Antikoagulation durchgeführt. Eine beabsichtigte Reise ist dennoch möglich, wenn die reisende Person in der Lage ist, mittels eines Gerinnungsmonitors die Medikamenteneinnahme so zu steuern, dass der INR-Zielwert im vereinbarten therapeutischen Bereich liegt. Wichtig ist, dass bei Flugreisen der Gerinnungsmonitor mit der Zollbescheinigung und die Teststreifen im Handgepäck mitgeführt werden. Das CoaguChek®-System zum Beispiel arbeitet zuverlässig in einem Temperaturbereich von +18 bis +32°C und bei einer relativen Luftfeuchtigkeit von 10–85%, transportiert werden kann es bei –25 bis +70°C. Die Teststreifen sind bei Raumtemperatur 60 Tage haltbar, im Kühlschrank bei +2 bis +8°C wesentlich länger.

Haben Sie bei der Beratung auch daran gedacht?

	Beratungsinhalt
Reiseziel, Klima	Vor- und Nachteile verschiedener Klimata (s.a. Kap. II.2), Gefahr durch Hitzeschäden
Schweregrad der Erkrankung	medikamentöse Einstellung von KHK, Herzinsuffizienz, Herzrhythmusstörungen und arterieller Hypertonie; Flugreisetauglichkeitsbescheinigung, Mitnahme von Medikamenten und ggf. Befunden im Handgepäck; Kontraindikationen für spezielle Reiseaktivitäten; ggf. (ärztliche) Begleitung
Herzklappenfehler, Herzklappenersatz	Empfehlungen zur Endokarditisprophylaxe und Antikoagulation
Antikoagulation	Marcumar-Ausweis, stabiler INR-Wert, ggf.Schulung: Gerinnungsmonitor, Mitnahme im Handgepäck mit Zollbescheinigung
Schrittmacher	Empfehlungen s. o.
Flugreisetauglichkeit	s. a. Kap. II.3.1.4

	Beratungsinhalt
Fitness	Training entsprechend sportmedizinischer Empfehlungen, Berücksichtigung von Medikamenten, insb. Betablockern
spezielle Reiseaktivitäten und zu erwartende Belastungen	Trekking: s. a. Kap. II.3.2.1 und Kap. III.3 Tauchen: s. a. Kap. II.3.2.2

Weiterführende Literatur

Kindermann, W., R. Rost: Hypertonie und Sport, Hoechst, 1991.

Kindermann, W., H.-H. Dickhut, A. Niess, K. Röcker, A. Urhausen: Sportkardiologie. Steinkopff, Darmstadt 2003.

Löllgen, H.: Kardiopulmonale Funktionsdiagnostik. Novartis, 3. Auflage 2000.

Pollock, M. L. (ed.): Heart Disease and Rehabilitation. Human Kinetics, Champaign/Ill. 1995

Rosskamm, H., H. Reindell: Herzkrankheiten. Springer, Berlin–Heidelberg–New York 1996.

Wichtige Adressen

Arbeitsgemeinschaft Selbstkontrolle
der Antikoagulation e.V.
Klinik am See
Seebad 84
15562 Rüdersdorf
Tel. & Fax 02772/957686
E-Mail: info@asaev.de
www.asaev.de

Deutsche Herzstiftung
Vogtstr. 50
60322 Frankfurt/M.
Tel.: 069/95-5128-0
E-Mail: info@herzstiftung.de
www.herzstiftung.de

Landesarbeitsgemeinschaft für Prävention und Rehabilitation von Herz-Kreislauf-Erkrankungen Hamburg e.V.
Heinrich-Hertz-Straße 121
22083 Hamburg
Tel.: 040/22802364
Fax: 040/2296505
E-Mail: info@herzinform.de
www.herzinform.de

Informationen im Internet

Deutsche Gesellschaft für Kardiologie, www.dgk.org

Österreichische Kardiologische Gesellschaft, www.atcardio.at

Österreichischer Herzfonds, www.herzfonds.at

Schweizer Gesellschaft für Kardiologie, www.swisscardio.com

Schweizerische Herzstiftung, www.swissheart.ch

6.6 Lungenerkrankungen

GOTTFRIED KUSCH

Lungenkrankheiten führen durch restriktive und obstruktive Ventilationsstörungen sowie Lungenblähung zur Einschränkung der körperlichen Leistungsfähigkeit und Belastbarkeit.

Eine **restriktive Lungenfunktionsstörung** bedeutet eine Verminderung des Lungenvolumens oder die Unfähigkeit, durch adäquate Dehnung vorhandenes Volumen zu nutzen. Hierbei müssen auch extrapulmonale neuromuskuläre (Zwerchfellparese) und skelettbedingte (Kyphoskoliose, Morbus Bechterew) Veränderungen berücksichtigt werden. Die eigentlichen pulmonalen Ursachen einer restriktiven Ventilationsstörung betreffen die Pleura (Schwiele, Pleuritis calcarea, Erguss), das Interstitium (Lungenfibrose, Sarkoidose), den Intraalveolarraum (Lungenödem) oder Interstitium und Intraalveolarraum (Pneumonie, Neubildungen). Lungenfunktionsanalytisch zeichnet sich die reine Restriktion durch eine Verminderung aller Volumina aus. Die Blutgasanalyse zeigt charakteristischerweise eine hohe $AaDO_2$ (alveoloarterielle Sauerstoffdifferenz).

Beim Lungengesunden erfolgt die Anpassung an einen erhöhten Atmungsbedarf unter Belastung oder in der Höhe zunächst durch eine Zunahme des Atemzugvolumens auf Kosten des inspiratorischen Reservevolumens. Nach Ausnutzung von etwa 50% der Vitalkapazität kommt es zu einem deutlichen Anstieg der Atemfrequenz. Bei Patienten mit **restriktiver Ventilationsstörung** ist dieser Anpassungsvorgang durch Zunahme des Atemzugvolumens im Vergleich zu Gesunden eingeschränkt, so dass bereits bei geringeren Belastungen die Anpassung über die Atemfrequenz erfolgen muss. Subjektiv besteht eine Dyspnoe.

Lungenkranke mit einer restriktiven Ventilationsstörung sind in ihrer körperlichen Belastbarkeit, insbesondere auch unter den Bedingungen erniedrigter Sauerstoffpartialdrücke, limitiert. Ein Belastungsversuch unter Berücksichtigung der anaeroben Schwelle (s. Kap. II.1.2) hilft, das Leistungsoptimum zu bestimmen, das gute Anhaltspunkte für die Reiseplanung geben kann.

Bei **obstruktiven Ventilationsstörungen** sind die Lungenvolumina durch Blähung eher vergrößert, das vorhandene Volumen kann jedoch nicht schnell und ausreichend genug bewegt werden. Zugrunde liegt entweder eine Bronchialerkrankung mit reversibler oder irreversibler Stenosierung oder eine Lungenerkrankung mit Verlust von elastischem Gewebe. Sowohl durch Stenosierung als auch durch vorzeitigen Bronchialkollaps wird die Exspiration behindert. Lungenfunktionsanalytisch findet man verminderte Atemvolumina, die als restriktive Ventilationsstörung fehlgedeutet werden können, wenn man sie nicht zum stärker verminderten Atemstoß ins Verhältnis setzt. Der exspiratorische Atemwegswiderstand ist erhöht, das intrathorakale Gasvolumen und das Residualvolumen sind als Zeichen der Blähung vermehrt. Die Blutgasanalyse zeigt eine mäßig erhöhte $AaDO_2$; nicht selten finden sich erhöhte arterielle Kohlendioxidpartialdrücke, ohne dass sie zu einer Steigerung des Atemantriebs Anlass geben. Deshalb wird man Reisenden mit Hyperkapnie Einschränkungen hinsichtlich körperlicher Belastung und Höhe auferlegen müssen, wenn die Hyperkapnie durch therapeutische Maßnahmen nicht zu beseitigen ist.

Einer körperlichen Belastung oder niedrigen Sauerstoffpartialdrücken kann sich ein Patient mit obstruktiver Ventilationsstörung nur schlecht anpassen, da bei einer Steigerung der Atemfrequenz wegen des erhöhten exspiratorischen Atemwegswiderstandes die Atemarbeit und – im Gegensatz zu Patienten mit restriktiver Ventilationsstörung – die Hyperkapnie zunehmen. Durch Lungenfunktionsprüfung mit Broncholysetest und Blutgasanalyse, gegebenenfalls auch mittels Belastungstests, sollte rechtzeitig vor der Reise geklärt werden, ob sich die Lungenfunktion medikamentös verbessern lässt.

Praktisch geht man am besten so vor, dass immer dann, wenn eine Obstruktion nicht oder nicht partiell durch ein Betasympathomimetikum rückgängig gemacht werden kann, zusätzlich eine inhalative oder systemische Kortikoidtherapie über 2–3 Wochen erfolgt. Anschließend muss geprüft werden, ob die Maßnahme erfolgreich war.

Lungenerkrankungen und Klima

Bei Erkrankungen mit obstruktiver Ventilationsstörung, insbesondere beim Asthma bronchiale, spielen die zu erwartenden klimatischen Einflüsse (s. Kap. II.2) und die Allergensituation eine besondere Rolle. Bei Patienten mit **chronischer Bronchitis** und **obstruktiven Atemwegserkrankungen** wirken sich Meeresküstenklima und Hochgebirgsklima günstig aus, Mittelgebirgsklima ist insbesondere für Patienten mit allergischem Asthma bronchiale nicht zu empfehlen. Gebiete mit hoher Luftverschmutzung sollten von Asthmatikern gemieden werden. Das gilt insbesondere für die Megastädte Lateinamerikas und Asiens sowie die Industriegebiete Osteuropas.

Lungenerkrankungen und Fliegen

Patienten mit **Asthma bronchiale** sind flugreisetauglich, wenn sie medikamentös gut eingestellt sind und einen Asthmaanfall mit eigenen Medikamenten beherrschen können. Patienten mit einer **chronischen Bronchitis, chronisch obstruktiver Lungenerkrankung (COLD)** und/oder **Lungenemphysem** sind flugreisetauglich, wenn unter Ruhebedingungen keine Dyspnoe und/oder Hypoxämie bestehen. Die blutgas- und lungenfunktionsanalytischen Mindestvoraussetzungen sind in Kapitel II.3.1.4 aufgeführt. Bei frischem **Pneumothorax** besteht keine Flugreisetauglichkeit, ebenso nicht bei infektexazerbierter COLD.

Lungenerkrankungen und Höhe

Bei mäßiger und schwerer **COLD** bestehen erhebliche Bedenken für einen Aufenthalt in großer Höhe (s. Kap. III.3), auch wenn die Patienten adäquat behandelt werden. Das gilt insbesondere für diejenigen Patienten, bei denen bereits eine **pulmonale arterielle Hypertonie** vorliegt. **Asthma bronchiale** ist keine absolute Kontraindikation gegen Bergtrekking. Kalte trockene Luft und Anstrengung können aber einen Asthma-Anfall auslösen. Es sei ausdrücklich darauf hingewiesen, dass sechs Stunden bis sieben Tage nach Erreichen einer neuen Höhe eine **Akklimatisation** stattfindet, die auch die Ventilation einschließt. So findet sich häufig eine periodische Schlafatmung mit Phasen gesteigerter Atemfrequenz, gefolgt von längerdauerndem Atemstillstand, der erneut in eine Tachypnoe übergeht. Dieses Zeichen einer Akklimatisation darf nicht als Zeichen einer Höhenkrankheit gewertet werden. Diese periodische Schlafatmung bleibt trotz Akklimatisation nicht selten während des gesamten Höhenaufenthaltes bestehen. Eine vertiefte Atmung in Ruhe und unter Belastung sind Zeichen erfolgter Akklimatisation, die offensichtlich bei guter hypoxischer Atemreaktion besser gelingt. Reisende mit vorbestehendem **Schlafapnoe-Syndrom** haben ein deutlich erhöhtes Risiko für höhenbedingte Erkrankungen.

Die Benutzung von Flaschensauerstoff stellt keine Akklimatisationshilfe dar, sie hemmt im Gegenteil den Akklimatisationsprozess.

Lungenerkrankungen und Tauchen

Lungenerkrankungen, die das Risiko eines **„Air-Trapping"** beinhalten, gelten als **Kontraindikation** für den Tauchsport mit Atemgerät (s. Kap. II.3.2.2). Dazu gehören insbesondere Kavernen, Zysten, Emphysemblasen und Pneumothorax. Für Patienten mit **Asthma bronchiale** sind trockene Atemluft und starke Anstrengung Stimuli für einen asthmatischen Anfall. Je nach Ausfall der Lungenfunktionstests gelten eine **COLD** und eine **restriktive Ventilationsstörung** als relative oder absolute Kontraindikation.

Was tun bei Reisewunsch und Sauerstoffabhängigkeit?

Im Zusammenhang mit der Buchung eines Fluges sollte auch mit dem Medizinischen Dienst der Fluggesellschaft die Sauerstoffversorgung während eines Fluges mit bordeigenem System besprochen werden. Über die Mitnahme von Sauerstoffkonzentratoren, Sauerstoffflaschen und kontinuierlichen Überdruckbeatmungs(CPAP)-Geräten sollte man sich rechtzeitig bei den Fluggesellschaften erkundigen. Eine ärztliche Verordnung und eine schriftliche Anmeldung bei der Buchung sind erforderlich bzw. empfehlenswert. Bei Breathin'Easy (Internet-Adresse s. u.) sind Adressen über Sauerstoff-Füllstationen weltweit und eine Liste der Konditionen von Fluggesellschaften für die Sauerstoffversorgung mit bordeigenem System und die Mitnahme von eigenen (leeren) Sauerstoffflaschen abrufbar.

Unter Berücksichtigung der Leistungsfähigkeit und Belastbarkeit können Lungenkranke reisen, wenn die Lungenfunktion und der Gasaustausch stabil eingestellt sind und für Notfälle Vorsorge getroffen wurde. Dazu gehört das Mitführen eines Notfallsets zur Behandlung des asthmatischen Anfalls oder von Sauerstofftherapiegeräten. Die Reiseziele sollten nach klimatischen Gesichtspunkten ausgewählt und Gebiete mit hoher Luftverschmutzung gemieden werden. Für besondere körperliche Belastungen wie Bergtrekking und Tauchen müssen Kontraindikationen beachtet werden, gegebenenfalls ist eine gründliche sportmedizinische bzw. taucherärztliche Untersuchung erforderlich. Bei Benutzung eines **Peak-Flowmeters** auf der Reise kann eine Verschlechterung der Lungenfunktion bei obstruktiver Ventilationsstörung frühzeitig erkannt werden. Ein bewährtes Antibiotikum zur Behandlung einer Infektexazerbation auf der Reise sollte mitgeführt werden. Für alle Lungenkranken wird eine Influenza- und Pneumokokkenimpfung vor der Reise empfohlen.

Haben Sie bei der Beratung auch daran gedacht?

	Beratungsinhalt
Reiseziel und Route	Vor- und Nachteile verschiedener Klimata (s.a. Kap. II.2), Gefahr durch Luftverschmutzung
Verkehrsmittel	
Flugzeug	Klärung einer notwendigen Sauerstoffversorgung während des Fluges (s.a. Kap. II.3.1.4)
Reiseaktivitäten	Trekking, Höhe (Kap. II.3.2.1 und III.3); Tauchen (Kap. II.3.2.2)
Leistungsvermögen	Fitnesstraining entsprechend sportmedizinischer Empfehlungen
Schweregrad der Erkrankung	Lungenfunktionsprüfung mit Blutgasanalyse, ggf. Broncholysetest und Belastungsprüfung, medikamentöse Einstellung bei obstruktiver Ventilationsstörung, Mitnahme von Medikamenten im Handgepäck einschließlich eines Antibiotikums, Kontraindikationen für spezielle Reiseaktivitäten
Medikamente	Umgang mit Notfall-Situationen (Asthmaanfall), bei Obstruktion Selbst-Überprüfung der Lungenfunktion mit dem Peak-Flowmeter
Sauerstoffabhängigkeit	Mitnahme von Sauerstofftherapiegeräten, bei Sauerstoffflaschen: Adressen von Sauerstoff-Füllstationen
Impfungen	Influenza- und Pneumokokkenimpfung

Weiterführende Literatur

Löllgen, H.: Kardiopulmonale Funktionsdiagnostik. Novartis, 3. Auflg. 2000.

Neumann, K.: Breathing on the go: respiratory problems and the traveller. Travel Med Int 14 (1996) 189–194.

Townend, M.: Asthma and the traveller. Travel Med Int 13 (1995) 96–98.

Wichtige Adresse

Breathin' Easy Travel Guide
225 Daisy Dr.
Napa, CA 94558
Tel.: 001-888-699-4360
Fax: 001-707-252-3028
www.oxygen4travel.com

Informationen im Internet

Deutsche Atemwegsliga, www.atemwegsliga.de
Deutsche Gesellschaft für Pneumologie, www.pneumologie.de
Deutscher Allergie- und Asthmabund, www.daab.de
Deutsche Selbsthilfegruppe für Sauerstoff-Langzeittherapie (LOT), www.selbsthilfe-lot.de
Lungenliga Schweiz, www.lung.ch
Österreichische Gesellschaft für Pneumologie, www.ogp.at
Österreichische Lungenunion, www.lungenunion.at
Patientenliga Atemwegserkrankungen e.V., www.patientenliga-atemwegserkrankungen.de
Schweizerische Gesellschaft für Pneumologie, www.pneumo.ch

Hämatologische und onkologische Erkrankungen 6.7

ELSE HEIDEMANN

Patienten mit hämatologischen Systemerkrankungen sind durch eine Gewebehypoxie, eine erhöhte Infektanfälligkeit und Blutungen gefährdet, je nachdem, ob eine Anämie, eine verminderte zelluläre oder humorale Immunität oder eine Thrombozytopenie vorliegt.

Eine verminderte Immunität infolge Radio- oder Chemotherapie und myeloablativer Therapie im Rahmen von Knochenmark- und Stammzelltransplantation stellt ein erhöhtes Infektionsrisiko dar. Besondere Beachtung verdienen Reisende mit Knochenmetastasen, Lymphangiosis carcinomatosa der Lunge, Stomaträger und Ureterofistelträger sowie Reisende im Terminalstadium.

Bei Reisenden mit Hämsynthesestörungen ist eine Beratung hinsichtlich Sonnenexposition notwendig.

Die Bedeutung des Knochenmarks bei der Erythro-, Granulo- und Thrombopoese im Rahmen hämatologischer Erkrankungen

Bei **akuten Leukosen** ist das Knochenmark durch eine unreife Blastenpopulation infiltriert. Die Folge ist das Fehlen reifer Blutzellen mit Anämie, Granulozytopenie und Thrombozytopenie. Reisen bei Vollremission unterliegen keinen Einschränkungen.

Bei **myelodysplastischen Syndromen** handelt es sich um eine wahrscheinlich auf genetischer Basis entstandene toxisch oder immunologisch ausgelöste Knochenmarkstörung mit unterschiedlicher Zellularität im Knochenmark und im Blut. Gekennzeichnet ist das Bild durch Anämie, Granulozytopenie und/oder Thrombozytopenie in wechselndem Ausmaß. Es gelten die unter Anämie, Granulozytopenie und Thrombozytopenie gemachten Empfehlungen.

Die gleichen Empfehlungen gelten auch für Reisende mit **aplastischer Anämie**. Hierunter wird eine Form von Knochenmarkinsuffizienz verstanden, die durch „leeres" Knochenmark und eine periphere Panzytopenie gekennzeichnet ist.

Anämien: Eine Transfusionsindikation sollte rechtzeitig vor der Reise abgeklärt werden

Anämien sind alle Zustände mit einem Hämoglobin < 11 g/dl bei Schwangeren, < 12 g/dl bei nichtgraviden Frauen und < 13 g/dl bei Männern.

Solange der Hämoglobinwert über 10 g/dl liegt, bestehen in der Regel keine klinischen Symptome. Bei Hämoglobinwerten unter 10 g/dl werden insbesondere bei Patienten mit kardiovaskulären und pulmonalen Erkrankungen Symptome erkennbar (s. Kap. II.6.5 und 6.6). Unter einem Hämoglobin von 9 g/dl besteht auch bei sonst gesunden Menschen eine Gewebehypoxie.

Es wird deshalb empfohlen, vor Antritt einer **Flugreise** den Hämoglobinwert durch Transfusion auf über 9 g/dl anzuheben.

Sollte dies z. B. aufgrund von Unverträglichkeitsreaktionen nicht möglich sein, sollte bei der Buchung eine zusätzliche Sauerstoffversorgung für den Flug organisiert werden (s. Kap. II.6.6).

Für das **Tauchen** stellt eine Anämie eine relative Kontraindikation dar (s. Kap. II.3.2.2). Reisende mit einer bekannten Sichelzellanämie sollten nicht tauchen. Das Gleiche gilt für das **Bergtrekking**, das in Höhen bis zu 5300 m führt (s. Kap. III.3). Das Hämoglobin vor der Akklimatisationsphase, in der die Erythropoese durch vermehrte Erythropoetinbildung stimuliert wird, sollte im Normbereich liegen.

Bei der **Sichelzellanämie** handelt es sich um die homozygote Ausprägung einer erblichen Hämoglobinopathie, bei der in der Betakette des Hämoglobinmoleküls Glutaminsäure durch Valin ersetzt ist. Unter Sauerstoffentzug, im azidotischen Milieu, bei Kälte, im hyperosmolaren Milieu und bei Stase kommt es zur Polymerisation der Betaketten mit sichelzellartiger Deformierung der Erythrozyten. Diese bleiben in Kapillaren, Arteriolen und Arterien hängen, okkludieren diese und führen so zu Gewebsnekrosen mit Schmerzkrisen.

Aufgrund zunehmender Migration werden gelegentlich Reisende mit Sichelzellanämien eine ärztliche Reiseberatung in Anspruch nehmen (s. Kap. V.3). Während solch einer Beratung sollte darauf hingewiesen werden, dass eine Exsikkose durch Fluid-Shift und trockene Kabinenluft beim Fliegen (s. Kap. II.3.1.4), bei körperlichen Anstrengungen aufgrund klimatischer Gegebenheiten (s. Kap. II.2) und bei Diarrhö (s. Kap. III.6) durch reichliches Trinken vermieden werden muss. Ebenso muss einer Hungerazidose, die eine Sichelzellkrise auslösen kann, durch regelmäßiges Essen vorgebeugt werden. Geeignete Kleidung in klimatisierten Räumen, in Hitze und Kälte (s. Kap. III.1 und 2) hilft, Erkältungskrankheiten vorzubeugen.

Granulozytopenie: Prophylaxen einplanen!

Bei einer Granulozytenzahl < 1,5 × 10^9/l Blut liegt eine Granulozytopenie vor.

Patienten mit Granulozytopenie sind gegenüber Infektionen besonders anfällig. Daher wird in der Regel eine Prophylaxe mit Co-trimoxazol oder mit Chinolonen empfohlen. Unter antineoplastischer Therapie oder unter Therapie mit Glukokortikoiden empfiehlt sich zusätzlich eine orale Prophylaxe mit Amphotericin B. Aufgrund der Infektgefährdung dieser Personengruppe sind die Expositionsprophylaxe (s. Kap. II.8.2) und das Ernährungsverhalten (s. Kap. III.5) besonders wichtig. Rohes Obst und Salate sollten auch im Flugzeug nicht gegessen werden. Da Wein mit Pilzen kontaminiert sein kann, ist es ratsam, auf Weingenuss zu verzichten. Die Nahrung sollte frisch zubereitet und gekocht sein. In der Regel ist es bis 24 Stunden vor Antritt einer Reise möglich, im Buchungsbüro einen entsprechenden Diätwunsch anzugeben. Vorschriften der persönlichen Körperhygiene sollten selbstverständlich auf Reisen auch unter erschwerten Bedingungen fortgesetzt werden. Dazu gehören Mundspülungen mit desinfizierender Lösung und eine Hautdesinfektion selbst bei Bagatellverletzungen. Die Prophylaxen sollten bei schwerer Granulozytopenie (< 500

Granulozyten/µl Blut) in jedem Fall streng beachtet werden.

Thrombozytopenie: Auf Aktivitäten mit erhöhter Unfall- und Blutungsgefahr verzichten!

Eine Thrombozytopenie liegt bei Werten unter 140×10^9/l Blut vor.

Bei stabiler Thrombozytenzahl über 40 000/µl kann eine Reise in ferne Länder angetreten werden. Bei instabiler Thrombozytenzahl oder bei Thrombozyten unter 20 000/µl sollte von einer längeren Reise abgeraten werden, es sei denn, dass am Zielort eine optimale Versorgung mit Blutprodukten gewährleistet ist.

Maligne Lymphome: T- oder B-Zell-Defekt führt zu erhöhter Morbidität durch Infektionen

Zu den malignen Lymphomen mit **T-Zell-Defekt** gehören insbesondere der Morbus Hodgkin, die akute lymphatische Leukämie und verschiedene, das T-Zell-System involvierende Non-Hodgkin-Lymphome.

Reisende mit T-Zell-Defekt sind in erhöhtem Maße durch Infektionen mit Mykobakterien und anderen (opportunistischen) Erregern gefährdet. Besondere Beachtung verdienen außer Mycobacterium tuberculosis auch atypische Mykobakterien, Pneumocystis carinii, Toxoplasma gondii, Isospora belli, Kryptosporidien, Candida-Arten, Aspergillen, Cryptococcus neoformans, Listerien, Salmonellen, Zytomegalie-Virus, Herpes-simplex-Virus, Varizellen-Zoster-Virus und humanes Herpesvirus 6. Im Rahmen von Reisen sind auch komplizierte Verläufe einer Kokzidioidomykose, Histoplasmose und viszeralen Leishmaniose zu berücksichtigen (s. Kap. II.6.8).

Beim **Morbus Hodgkin** in Vollremission bleibt der T-Zell-Defekt über viele Jahre bestehen. Deshalb sind Lebendimpfstoffe auch in Vollremission kontraindiziert.

Im Rahmen einer Chemotherapie des **Morbus Hodgkin** und von **T-Zell-Lymphomen** gelten die Empfehlungen für Anämie, Granulozytopenie und Thrombozytopenie.

Zu den malignen Lymphomen mit **B-Zell-Defekt** zählen vor allem die chronische lymphatische Leukämie und das Plasmozytom.

Beide Störungen sind charakterisiert durch Knochenmarkinfiltration mit relativ reifen monoklonalen B-Zellen. Neben verschiedenen krankheitsspezifischen Störungen besteht ein Defekt der humoralen Immunabwehr mit konsekutiven Infektionen, insbesondere bakteriellen Infekten wie Sinusitis und Pneumonie. Je nach individueller Ausprägung der Antikörpermangelsituation ist eine dauernde medikamentöse Infektionsprophylaxe mit Co-trimoxazol oder Chinolonen und außerdem Amphotericin B oral durchzuführen, gegebenenfalls ist auch vor Reiseantritt eine Substitution von Immunglobulinen zu erwägen. Beim **Plasmozytom** mit Befall des Achsenskeletts sind die Patienten darauf hinzuweisen, dass sie keinerlei Lasten tragen dürfen. Auch längeres Stehen in Warteschlangen ist zu vermeiden. Gegebenenfalls muss vor der Reise ein Rollstuhl organisiert werden. Ein Stützkorsett soll auch auf der Reise getragen werden. Wegen der erhöhten Thromboseneigung müssen die entsprechenden prophylaktischen Maßnahmen besonders ernstgenommen werden (s. Kap. II.8.4).

Auch bei **malignen Lymphomen** mit B-Zell-Defekt sind Lebendimpfstoffe kontraindiziert. Je nach Situation kommen eine Infektionsprophylaxe (antibakteriell/antimykotisch) und/oder eine Substitution von Immunglobulinen in Frage.

Bei Vorliegen einer **Kälteagglutininkrankheit** sind Reisen in polare und subpolare Zonen (s. Kap. II.4.3) sowie eine Kälteexposition auch in anderen Klimazonen zu vermeiden. Wichtig im Zusammenhang mit der Vermeidung einer Kälteexposition und der Vermeidung von Erkältungskrankheiten ist die den jeweiligen Verhältnissen angepasste Kleidung (s. Kap. III.2). Entsprechende Kleidung muss im Handgepäck mitgeführt werden, wenn klimatisierte Räume betreten werden; dies gilt besonders für Langstreckenflüge, da hier in der Regel die Kabinentemperatur abgesenkt wird.

Reisende nach Knochenmark- oder Stammzelltransplantation: Ein kombinierter Immundefekt macht prophylaktische medikamentöse Therapie notwendig

Nach einer **allogenen Knochenmark- oder Stammzelltransplantation** besteht aufgrund von durchlaufener Hochdosis-Chemotherapie, gegebenenfalls Ganzkörperbestrahlung und immunsuppressiver Behandlung zur Vermeidung einer graft-versus-host-Reaktion ein viele Monate andauernder kombinierter Immundefekt. Reisende mit kombiniertem Immundefekt sind in besonderem Maße durch Infektionserreger gefährdet. Generell besteht der Immundefekt so lange fort, wie eine graft-versus-host-Reaktion aktiv ist. Nach einer **autologen Stammzelltransplantation** ist dieser Immundefekt weniger stark ausgeprägt, die Knochenmarkfunktion und das Immunsystem sind in der Regel bereits nach 4–8 Wochen wieder funktionstüchtig. Die vollständige Wiederherstellung des Immunsystems dauert ca. 6–9 Monate, in einzelnen Fällen noch länger.

> Die vom betreuenden Arzt verordneten prophylaktischen Medikamente müssen unbedingt in genügender Menge auf die Reise mitgenommen werden. Lebendimpfstoffe sind kontraindiziert. Auf Nahrungsmittelhygiene und dem Klima angepasste Kleidung ist zu achten. Beim Baden in Seen, Flüssen oder Schwimmbädern ist Vorsicht geboten.

Angeborene Immundefekte: Immunglobulinsubstitution erwägen!

Die schweren Erkrankungen wie der **schwere kombinierte Immundefekt**, der **MCH-Expressionsdefekt** und das **Wiskott-Aldrich-Syndrom** werden heute durch allogene Knochenmarktransplantation behandelt.

Die **X-chromosomal gebundene Agammaglobulinämie**, das **Hyper-IgM-Syndrom** und der gemeine **variable Immundefekt** werden durch prophylaktische intravenöse Gammaglobulingaben behandelt. Die notwendige Dosis variiert zwischen 350 mg/kg Körpergewicht und 600 mg/kg Körpergewicht pro Monat. Entsprechende Mengen und die zur Infusion notwendigen Utensilien sind auf die Reise mitzunehmen.

Immunsuppressive Behandlung: Worauf sollte geachtet werden?

Bei immunsuppressiver Behandlung spielen wegen der erhöhten Infektionsgefahr, insbesondere bei Kombination mehrerer Immunsuppressiva, eine Expositionsprophylaxe (s. Kap. II.8.2), eine sorgfältige Wasseraufbereitung und Nahrungsmittelhygiene (s. Kap. III.5) und eine für die verschiedenen klimatischen Erfordernisse geeignete Kleidung (s. Kap. III.1 und 2) eine wichtige Rolle.

> Bei Auftreten einer Reisediarrhö sollte sofort mit einer antibiotischen (Chinolone) und antimykotischen (Amphotericin B) Behandlung begonnen werden.

Immunität und Sonnenexposition – Wann ist eine Verschlimmerung der Grundkrankheit zu erwarten?

Ein generelles Verbot für Sonnenexposition aus Furcht vor einer „Aktivierung des lymphatischen Systems“ erscheint nicht gerechtfertigt. Es sollten die üblichen „Vernunftregeln“ gelten, nicht zu lange und nicht ungeschützt in der Sonne zu verweilen (s. Kap. III.1.). Anders ist die Situation für manche **Autoimmunvaskulitiden** und den **Lupus erythematodes** zu beurteilen, da bei diesen Erkrankungen Schübe durch UV-Licht ausgelöst werden können.

Das Gleiche gilt auch für Reisende mit **erythropoetischen Porphyrien**, bei denen sich aufgrund eines genetischen Enzymdefektes in den Erythrozyten Zwischenmoleküle aus der Hämsynthese ansammeln.

Spezielle Fragestellungen

Für Reisende mit malignen Erkrankungen ist das Risiko für eine Beinvenenthrombose erhöht

Allen malignen Erkrankungen gemeinsam ist die Neigung zur Thrombenbildung. Proteasen aus den Tumorzellen aktivieren die Gerinnungskaskade, der Tumornekrosefaktor aktiviert Endothelzellen. Es ist deshalb wichtig, der Hämokonzentration auf Flügen durch genügende Flüssigkeitszufuhr vorzubeugen. Außerdem sollten Kompressionsstrümpfe der Klasse II getragen und eventuell auch Heparin gespritzt werden (s. Kap. II.8.4).

Statikgefährdende Knochenmetastasen: Keine Lasten tragen!

Das bereits zu Hause verwendete Stützkorsett sollte auf die Reise mitgenommen werden. Langes Stehen ist zu vermeiden, deshalb sollte auch ein Rollstuhl mitgeführt werden. Gepäck sollte nicht getragen werden. Es sind maximal jeweils 2 kg in der rechten und linken Hand erlaubt. Schwerere Lasten sollen auch nicht kurzfristig, z.B. beim Einchecken, getragen werden.

Stomaträger und Ureterofistelträger: Beutel vor Antritt einer Flugreise entleeren!

Diese Maßnahme ist notwendig, da der volle Beutel durch den Unterdruck im Flugzeug plötzlich platzen kann. Da die Hilfsmittel am Zielort oft nicht verfügbar sind, sollte ein genügender Vorrat mitgenommen werden.

Lymphangiosis carcinomatosa der Lunge: Sauerstoffversorgung sicherstellen!

Außer einer gesicherten Sauerstoffversorgung (s. Kap. II.6.6) ist für eine ausreichende Mitnahme von Sedativa und anxiolytisch wirkenden Medikamenten Sorge zu tragen.

Terminalstadium: Schwerkranke sollten nur nach sorgfältiger Vorbereitung reisen

Kranke Menschen äußern gelegentlich auch im Terminalstadium den Wunsch, eine Reise durchzuführen. Durch entsprechende Organisation können diese Wünsche oft ermöglicht werden. Dazu gehört eine Begleitperson, die mit der Pflege des Kranken vertraut ist, eventuell sogar ein Arzt oder eine professionelle Pflegeperson. Es sollten genügend lindernde Medikamente mitgenommen werden. Dazu gehören:

- Analgetika
- Antiemetika
- Sedativa
- Anxiolytika.

Zur Beratung von Reisenden mit Schmerzen siehe Kapitel II.6.15 und III.8.

Folgende Medikamente können allein oder in Kombination parenteral (auch subkutan!) mittels Pumpe verabreicht werden:

- peripher (Metamizol) und zentral (Morphin) wirksame Analgetika
- antiemetisch wirksame Medikamente (Haloperidol, Metoclopramid)
- Sedativa (Midazolam).

Eine spezielle Einweisung und praktische Erfahrung vor der Reise sind nötig. An die Mitnahme von genügend Einmalmaterial, gegebenenfalls auch von Ersatzbatterien, muss gedacht werden. Eventuell muss auch eine Sauerstoffversorgung sichergestellt werden und ein Rollstuhl bereitstehen.

Impfungen: Lebendimpfungen sind bei Immundefekt kontraindiziert

Bei Reisenden, die splenektomiert wurden, empfiehlt sich eine Pneumokokkenimpfung, bei verminderter B-Zell-Funktion eine Impfung gegen Haemophilus influenzae und Meningokokken (s. Kap. II.8.1). Auf den Impfplan nach Stammzell-Transplantation wird hingewiesen.

Prophylaxen beachten!

Außer der üblichen Expositionsprophylaxe und medikamentösen Vorbeugung (s. Kap. II.8.2 und 3) sowie entsprechender Nahrungsmittelhygiene (s. Kap. III.5) sind zusätzliche Maßnahmen wie Händedesinfektion, Mundspülungen mit Chlorhexidin und Desinfektionen der Haut bei Bagatellverletzungen mit Polyvidon-Jod notwendig.

FREMEC-Ausweis und ärztliche Versorung im Reiseland

Für Reisende mit Behinderungen gibt es einen speziellen Ausweis, der international genormt ist (FREMEC-Ausweis). Er erspart das immer neue Ausfüllen von Formularen.

Folgende Gesundheitsprobleme während der Reise sollten Anlass geben, einen Arzt zu konsultieren, selbst wenn sie zunächst keine gravierende Befindensstörung verursachen:

- Erhöhung der Körpertemperatur > 38°C bei oraler Messung (s. Kap. III.7)
- Haut- und Gewebeinfiltrate
- orale Mukositis, Parodontitis (s. Kap. III.10)
- Pharyngitis und Sinusitis (s. Kap. II.6.13)
- Reisediarrhö (s. Kap. III.6)
- Harnweginfekte (s. Kap. II.6.4).

Zur ärztlichen Versorgung im Reiseland siehe Kapitel II.10.

Haben Sie bei der Beratung auch daran gedacht?

	Beratungsinhalt
Anämie	Transfusion, Sauerstoffversorgung, Kontraindikationen für Tauchen, Bergtrekking, Prophylaxe einer Sichelzellkrise, Gefahr der Hämolyse durch Kälteagglutinine
Granulozytopenie	Hygiene: Getränke, Nahrung, Schwimmen, Körperhygiene; Umgang mit Verletzungen; Medikamentöse Prophylaxe
Thrombozytopenie	Auswahl der Reiseaktivitäten: Blutungsgefahr
Antikörpermangel	Prophylaxen, Substitution, Impfungen gegen Haemophilus influenzae und Meningokokken (s. a. Kap. II.8.1)
Osteolysen	Entlastung durch Stützkorsett, Rollstuhl, Verhaltensempfehlungen, Begleitperson
Ventilations- und Diffusionsstörungen der Lunge	Sauerstoffversorgung, Anxiolytika, Sedativa (s. a. Kap. II.6.6)
Stoma- und Ureterofistelträger	Maßnahme vor Flug
Splenektomie	Pneumokokkenimpfung (s.a. Kap. II.8.1)
Lebendimpfstoffe	Kontraindikationen (s.a. Kap. II.8.1)
Reisethrombose	Prophylaktische Maßnahmen (s. a. Kap. II.8.4)

	Beratungsinhalt
Reisediarrhö	Prophylaxe (siehe Kap. II.8.3), Therapie (s.a. Kap. III.6)
Wasseraufbereitung und Ernährungsverhalten	Siehe Kap. III.5
Expositionsprophylaxe	Siehe Kap. II.8.2
Medikamente und Hilfsmittel	Rollstuhl, Stoma- und Ureterofistelbeutel, Fieberthermometer; Mitnahme in adäquater Menge; bei Opiaten ärztliche Bescheinigung
Flugtauglichkeit	Ggf. FREMEC-Ausweis
Gesundheitsprobleme im Gastland	Ärztliche Versorgung, Hämatologe und Versorgung mit Blutprodukten am Zielort

Weiterführende Literatur

Classen, M., R. Dierkesmann, H. Heimpel, K.-M. Koch, J. Meyer, O.-A. Müller, CH. Specker, W. Theisse,: Rationelle Diagnostik und Therapie in der Inneren Medizin. Leitlinien Urban & Fischer, München 2005.

Schölmerich, J. (Hrsg.): Medizinische Therapie in Klinik und Praxis. Springer, Heidelberg 2005.

Informationen im Internet

Deutsche Gesellschaft für Hämatologie und Onkologie, www.dgho.de

Deutsche Krebsgesellschaft, www.krebsgesellschaft.de

Deutsche Krebshilfe, www.krebshilfe.de

Krebsliga Schweiz, www.swisscancer.ch

Österreichische Gesellschaft für Hämatologie und Onkologie, www.oegho.at

Österreichische Krebshilfe, www.krebshilfe.at

Schweizerische Gesellschaft für Hämatologie, www.sgh-ssh.ch

Schweizerische Gesellschaft für medizinische Onkologie, juerg.nadig@uin.ch

Erworbene Immunschwäche 6.8

CHRISTOPH BENN

Unter Reisenden mit erworbener Immunschwäche sind Personen zu verstehen, die bereits mit dem Human Immunodeficiency Virus (HIV) infiziert oder an AIDS erkrankt sind.

Seit der Anwendung einer hochwirksamen antiretroviralen Therapie (HAART) haben sich die Möglichkeiten HIV-Infizierter, Fernreisen durchzuführen, sehr verbessert. Wenn diese Personen eine Auslandsreise planen, sehen sie sich jedoch mit besonderen Fragestellungen konfrontiert und benötigen eine qualifizierte und intensive Beratung. Auch nach der Rückkehr ist eine eingehende Betreuung nötig. Bei zurzeit etwa 50 000 Personen, die in Deutschland mit HIV infiziert sind, stellt diese Konstellation kein ganz seltenes Ereignis dar.

Was ist bei Reisen HIV-Infizierter zu berücksichtigen?

Das Stadium der HIV-Infektion

Für asymptomatische HIV-Infizierte gelten praktisch keine Reisebeschränkungen. Anders ist es bei Personen, die bereits im symptomatischen Stadium der HIV-Erkrankung sind oder das Vollbild der AIDS-Erkrankung zeigen. Sie sind dauernd bedroht durch opportunistische Infektionen, die bei ihnen einen schwereren Verlauf nehmen können und eventuell schwierig zu therapieren sind. Daher gelten für sie besondere Vorsichtsmaßnahmen.

Für den reisemedizinisch beratenden Arzt ist die Kenntnis des Stadiums der Infektion und die durchgeführte antiretrovirale Medikation unabdingbar. Patienten mit niedriger $CD4^+$-Zellzahl und hoher Viruslast benötigen eine besonders intensive Beratung über Prävention infektiöser Erkrankungen.

Tabelle 6-13 gibt eine Übersicht über die derzeit gültige Klassifikation der HIV-Erkrankung durch die Center for Disease Control and Prevention (CDC).

In Tabelle 6-14 sind Symptome und Erkrankungen den klinischen Kategorien der CDC-Klassifikation zugeordnet.

Gesundheitliche Risiken im Gastland

Viele Infektionskrankheiten weisen in außereuropäischen Reiseländern eine höhere Prävalenz auf. Insofern kann das Risiko einer opportunistischen Infektion unter diesen Umständen erheblich größer sein, da die Patienten mit neuen Erregern konfrontiert werden. Außerdem unterscheiden sich das Verhalten und die Lebensumstände auf Reisen oftmals erheblich von den Bedingungen in der gewohnten Umgebung.

Das zusätzliche Risiko hängt sehr stark von der geographischen Region des Reiseziels und den dort vorkommenden Infektionskrankheiten ab sowie von der Art der Reise. Bei einem Aufenthalt in guten Hotels und größeren Städten wird das Risiko meist geringer sein als bei selbstorganisierten Reisen ins Landesinnere mit einfachen Quartieren und ungewohnter Ernährungsweise.

Medizinische Versorgung im Gastland
(s. Kap. II.10)

In vielen Reiseländern kann sich die medizinische Versorgung schwierig gestalten. Viele diagnostische und therapeutische Maßnahmen sind nicht ohne weiteres möglich, und den Gesundheitseinrichtungen fehlt unter Umständen die Erfahrung mit den spezifischen Problemen einer symptomatischen HIV-Erkrankung. Dies gilt insbesondere für die antiretrovirale Kombinationstherapie (HAART), die in vielen Ländern aufgrund der immensen Kosten nicht zur Verfügung steht. Reisende, die antiretrovirale Medikamente einnehmen, sollten im Falle von akuten Nebenwirkungen oder neu auftretenden Symptomen eine der größeren Gesundheitseinrichtungen im Gastland aufsuchen oder Kontakt mit ihrer betreuenden Institution in Deutschland aufnehmen. Bei antiretroviralen Kombinationstherapien ist die regelmäßige und vorschriftsmäßige Einnahme der Medikamente sehr wichtig. Andernfalls kann die Resorption der Mittel gestört sein und zu einem Abfall des Serumspiegels führen mit negativen Auswirkungen auf den Behandlungserfolg.

Tabelle 6-13. CDC-Klassifikation der HIV-Erkrankung.

Laborkategorie ($CD4^+$-Zellen/µl)	**klinische Kategorie**		
	A (asymptomatisch)	B (Symptome, kein AIDS)	C (Symptome, AIDS)
1. ≥ 500	A1	B1	C1
2. 200–499	A2	B2	C2
3. < 200	A3	B3	C3

Tabelle 6-14. Die klinischen Kategorien A bis C der CDC-Klassifikation

Kategorie A	❑ asymptomatische HIV-Infektion ❑ persistierende generalisierte Lymphadenopathie ❑ akute, symptomatische HIV-Infektion
Kategorie B Krankheitssymptome oder Erkrankungen, die nicht in die AIDS-definierende Kategorie C fallen, dennoch aber der HIV-Infektion ursächlich zuzuordnen sind oder auf eine Störung der zellulären Immunabwehr hinweisen	❑ bazilläre Angiomatose ❑ oropharyngeale Candida-Infektionen ❑ vulvovaginale Candida-Infektionen, die chronisch oder schlecht therapierbar sind ❑ zervikale Dysplasien ❑ chronische Diarrhö (> 4 Wochen) ❑ orale Haarleukoplakie ❑ Herpes zoster ❑ idiopathische thrombozytopenische Purpura ❑ Listeriose ❑ periphere Neuropathie
Kategorie C (AIDS-definierende Erkrankungen)	❑ Pneumocystis-carinii-Pneumonie ❑ Toxoplasmose-Enzephalitis ❑ ösophageale Candida-Infektion ❑ chronische Herpes-simplex-Infektion ❑ Zytomegalie-Virus-Retinitis ❑ generalisierte Zytomegalie-Virus-Infektion ❑ rezidivierende Salmonellen-Septikämien ❑ Kryptokokken-Infektionen ❑ chronische Kryptosporidien-Infektionen ❑ chronische Isospora-belli-Infektionen ❑ disseminierte Histoplasmose ❑ Tuberkulose ❑ atypische Mykobakteriosen ❑ Kaposi-Sarkom ❑ maligne Lymphome ❑ HIV-Enzephalopathie ❑ progressive multifokale Leukenzephalopathie ❑ Wasting Syndrome

Vor einer Reise sollte überlegt werden, ob die Reiseplanung mit der Fortführung der antiretroviralen Therapie zu vereinbaren ist. Vor der Reise sollten Erkundigungen über Adressen von Ärzten oder Fachstellen für die Betreuung HIV-Infizierter im Reiseland eingeholt werden. Der abgeschlossene Versicherungsschutz sollte eventuell notwendige therapeutische Maßnahmen während der Reise und die Risiken von Reiserücktritt und Repatriierung abdecken. Hilfreich ist auch die Mitnahme ärztlicher Befunde und eine Liste der Generika-Namen der eingenommenen Medikamente auf die Reise.

Schutzmaßnahmen vor der Reise

Vor jeder Reise ist eine qualifizierte ärztliche Beratung unerlässlich, um angemessene Vorbeugungsmaßnahmen treffen zu können. Dazu gehören allgemeine Hinweise, um Kontakte mit potentiellen Krankheitserregern zu vermeiden, wie sie für alle Reisenden gültig sind.

> Für HIV-infizierte Reisende muss zusätzlich ein differenzierter Impfplan aufgestellt werden, der die Besonderheiten eines geschädigten Immunsystems berücksichtigt. Unter Umständen kann auch eine medikamentöse Prophylaxe zur Prävention bestimmter Erkrankungen sinnvoll sein.

Impfungen (s. Kap. II.8.1)

Die konkrete Impfempfehlung für Reisende richtet sich nach den im Reiseland endemischen Erkrankungen und den Bedingungen der Reise. Für HIV-Infizierte sind einige spezifische Gesichtspunkte zu berücksichtigen.

> Bei symptomatischer HIV-Erkrankung mit einer $CD4^+$-Zahl unter 200/µl sind Lebendimpfstoffe praktisch immer kontraindiziert. Sie können zu einer Gefährdung des Patienten führen.
> Ausnahmen sind unter bestimmten Bedingungen die Masern- und die Gelbfieberimpfung.

Dies gilt allerdings nur, wenn die Reise in ein Endemiegebiet nicht vermieden werden kann und das potentielle Erkrankungsrisiko höher ist als die theoretischen Nebenwirkungen der Impfung.

Bei einigen Impfungen stehen sowohl Lebend- als auch Totimpfstoffe zur Verfügung. In diesen Fällen sollte grundsätzlich der Totimpfstoff gegeben werden.

> Gegen die meisten Totimpfstoffe bestehen keine Kontraindikationen. Es ist allerdings zu berücksichtigen, dass die Immunantwort bei vorgeschädigtem Immunsystem mangelhaft oder unvollständig sein kann. Deshalb sind Kontrollen der Antikörpertiter insbesondere nach Impfungen gegen Hepatitis A und B, Tollwut und FSME zu empfehlen.

Die Primärprävention zur Vermeidung des Kontakts mit den pathogenen Erregern ist also noch wichtiger als bei anderen Reisenden.

Die in Deutschland nicht zugelassene BCG-Impfung gegen Tuberkulose wird generell **nicht** empfohlen, da es zu einer Disseminierung des BCG-Stamms nach dieser Impfung kommen kann.

Tabelle 6-15 gibt eine Übersicht zu Empfehlungen bei Lebendimpfstoffen, Tabelle 6-16 zu Empfehlungen bei Totimpfstoffen.

Medikamentöse Prophylaxe

Bei der medikamentösen Prophylaxe ist zu unterscheiden zwischen Vorbeugung vor Tropenkrankheiten, wie sie für alle Reisende in endemische Regionen zu empfehlen ist, und den **spezifischen Prophylaxen** gegen opportunistische Infektionen.

> Eine Expositions- und medikamentöse **Malariaprophylaxe** ist für HIV-Infizierte unbedingt zu empfehlen. Hierbei sind Interaktionen zwischen Protease-Inhibitoren und Mefloquin zu beachten.

Die Richtlinien unterscheiden sich nicht von denen für andere Reisende und sind an anderer Stelle in diesem Buch dargestellt (s. Kap. II.8.2 und 8.3).

Hinzu kommt allerdings eine medikamentöse Prophylaxe gegen einige spezifische Infektionen, die bei symptomatischen HIV-Erkrankungen gehäuft auftreten.

> Bei einer $CD4^+$-Zellzahl < 200/µl wird generell eine Prophylaxe gegen **Pneumocystis carinii** empfohlen. Das Medikament der Wahl ist **Co-trimoxazol** in einer Dosierung von 480 mg/Tag oder 960 mg 3 ×/Woche. Dabei ist zu bedenken, dass bei HIV-Infizierten häufiger ☞

Tabelle 6-15. Lebendimpfstoffe, deren Gabe bei HIV-Infizierten empfohlen/möglich ist.

Impfung	bei asymptomatischen HIV-Infizierten	bei symptomatischen HIV-Infizierten	Bemerkungen
BCG (Tuberkulose)	–	–	
Cholera oral	(+)	–	
Gelbfieber	+	(–)	wahrscheinlich reduzierte Immunantwort
Masern	+	(+)	nicht bei dokumentiert durchgemachter Erkrankung
Polio oral (Sabin)	(+)	–	Impfstoff wird in Mitteleuropa nur noch in Ausnahmefällen eingesetzt
Typhus oral	(+)	–	
Varizellen	(+)	–	

+ = möglich/empfohlen, – = nicht möglich, (+) = bedingt möglich, (–) = bedingt nicht möglich

Sensibilisierungen gegen dieses Medikament bestehen.

Pneumocystis-Erreger kommen weltweit vor, so dass die Prophylaxe auch auf Reisen fortgesetzt werden sollte. Ein Vorteil dieser Prophylaxe ist, dass sie gleichzeitig gegen die ebenfalls weltweit vorkommende **Toxoplasmose** schützt und wirksam gegen verschiedene gastrointestinale Erreger ist. Insbesondere die bei AIDS-Patienten gefürchtete **Salmonellen-Sepsis** kann so mit einiger Wahrscheinlichkeit vermieden werden. Zur Verhinderung von Reisediarrhöen ist auch eine Prophylaxe mit Ciprofloxacin in Betracht zu ziehen.

Auf anderen Kontinenten stellt die Tuberkulose die häufigste opportunistische Infektion dar. In Afrika und Südasien ist die Tuberkulose die häufigste Todesursache bei AIDS-Patienten; somit ist die **Doppelinfektion mit HIV und Tuberkulose** eine Gesundheitsbedrohung von größter Bedeutung für die dortigen Gesellschaften.

Das Risiko für Kurzzeitreisende aus Westeuropa, sich mit Mycobacterium tuberculosis zu infizieren, ist relativ gering, jedoch bei Langzeitaufenthalten HIV-Infizierter mit engem Kontakt zur Bevölkerung des Gastlandes recht hoch. Ein besonderes Problem stellen die generalisierten Infektionen mit atypischen Mykobakterien dar, an denen immerhin ca. 30% der AIDS-Patienten im fortgeschrittenen Stadium erkranken.

Eine Prophylaxe gegen Mykobakterien ist auf Reisen zu erwägen. Nach gegenwärtigem Kenntnisstand ist eine Kombination aus **Azithromycin** 1 × 1200 mg/Woche und **Rifabutin** 300 mg täglich am wirksamsten. Zu beachten ist, dass Rifabutin nicht gleichzeitig mit einem Protease-Inhibitor eingesetzt werden darf.

Erhöhtes Erkrankungsrisiko auf Reisen für spezifische Krankheiten

Bestimmte Erkrankungen haben in vielen Reiseländern eine höhere Prävalenz als in Westeuropa oder gehören zu den tropen-

Tabelle 6-16. Totimpfstoffe, deren Gabe bei HIV-Patienten empfohlen/möglich ist.

Impfung	bei asymptomatischen HIV-Infizierten	bei symptomatischen HIV-Infizierten	Bemerkungen
Cholera parenteral	–	–	nur in Ausnahmefällen
Cholera oral (Dukoral®)	+	+	Immunantwort unsicher
Diphtherie	+	+	
FSME	+	+	
Hepatitis A	+	+	Antikörperstatus beachten
Hepatitis B	+	+	Antikörperstatus beachten
Influenza	+	+	Immunantwort 50–80%
Japanische Enzephalitis	+	+	Impfnebenwirkungen
Meningokokkenmeningitis	+	+	} Immunantwort unsicher
Pneumokokkeninfektionen	+	+	} Immunantwort unsicher
Polio parenteral (Salk)	+	+	
Tetanus	+	+	
Tollwut	+	+	Immunantwort unsicher
Typhus, parenteral	+	+	

+ = möglich/empfohlen, – = nicht möglich

spezifischen Krankheiten. Bei vielen von ihnen sind der Krankheitsverlauf und die Therapie bei HIV-infizierten Reisenden komplizierter als bei immunkompetenten Personen. Die Tabellen in den nachfolgenden Abschnitten sollen bei der Vielzahl der möglichen Erkrankungen zu einer schnelleren Orientierung helfen.

Gastrointestinale Infektionen
(s. Kap. IV.4.2 und 4)

Gastrointestinale Infektionen sind die häufigsten Ursachen von Reiseerkrankungen überhaupt. Der Infektionsweg ist fäkal-oral; das Infektionsrisiko kann durch strikte Hygienemaßnahmen und konsequente Vermeidung nicht abgekochter Speisen und Getränke vermindert werden.

Sehr häufig sind bakterielle Gastroenteritiden verursacht durch **Salmonellen, Shigellen, Campylobacter, Yersinien** und bestimmte **Escherichia-coli-Stämme.** Bei vielen HIV-Infizierten ist die Magensäuresekretion vermindert. Dies könnte ein Grund sein, warum sie häufiger von diesen Infektionen betroffen sind.

Der Verlauf kann durch Dissemination, Rezidive und Therapieresistenz kompliziert werden.

Theoretisch besteht auch ein erhöhtes Risiko für eine Infektion mit **Vibrio cholerae**. Allerdings ist bei Reisenden, die nicht direkt in Endemiegebieten leben und arbeiten, eine Infektion mit Choleraerregern extrem selten. Trotzdem sollten HIV-Infizierte Gebiete mit einer aktuellen Choleraepidemie meiden.

Infektionen mit den **Protozoen** Amöben und Lamblien kommen insbesondere bei längeren Aufenthalten in Endemiegebieten vor, scheinen aber nicht zu einer erhöhten Morbidität zu führen.

Ein besonderes Problem sind Infektionen mit **Isospora belli** und **Cryptosporidien,** weil sie in tropischen Ländern relativ häufig sind und praktisch nur bei immungeschädigten Personen Krankheitssymptome hervorrufen.

Sie zählen insofern zu den typischen opportunistischen Infektionen und führen häufig zu rezidivierenden Diarrhöen mit Malabsorption und Kachexie.

Die sehr häufige Reiseinfektion mit Hepatitis-A-Virus kann durch eine gut wirksame Aktivimpfung vermieden werden. Allerdings ist die Immunitätsrate bei HIV-Infizierten relativ hoch, so dass sich vor einer eventuellen Impfung eine Antikörperbestimmung im Rahmen der Reiseberatung anbietet.

Tabelle 6-17 gibt eine Übersicht über das Infektionsrisiko, die Morbidität und Komplikationen von gastrointestinalen Infektionen bei HIV-infizierten Personen.

Atemwegsinfektionen (s. Kap. IV.2.5)

Atemwegsinfektionen sind schwieriger als Erkrankungen über andere Infektionswege zu vermeiden, da bereits Alltagskontakte oder Aufenthalt in engeren Räumen mit vielen Menschen (Bus, Bahn, Büros) zu einer Infektion führen können.

Bei vielen Erkrankungen des Respirationstrakts besteht ein erhöhtes Risiko für HIV-Infizierte.

Tabelle 6-17. Gastrointestinale Infektionen bei HIV-infizierten Reisenden.

Erreger	Infektionsrisiko	Morbidität bei symptomatischen HIV-Infizierten	Komplikationen bei symptomatischen HIV-Infizierten
Campylobacter spp.	relativ hoch	erhöht	Bakteriämie
Cryptosporidium parvum	relativ hoch	stark erhöht	chronische Infektion, Wasting Syndrome
Entamoeba histolytica	relativ niedrig	fraglich erhöht	
Escherichia coli	hoch	nicht erhöht	
Giardia lamblia	relativ hoch	nicht erhöht	
Hepatitis-A-Virus	relativ hoch	nicht erhöht	
Isospora belli	relativ niedrig	stark erhöht	chronische Infektion, Rezidive, Malabsorption
Rotavirus	relativ hoch	wahrscheinlich erhöht	protrahierter Verlauf
Salmonella spp.	hoch	erhöht	Rezidive, Sepsis
Shigella spp.	hoch	erhöht	Rezidive
Vibrio cholerae	sehr gering	fraglich erhöht	

Von besonderer Bedeutung sind die weltweit vorkommenden viralen Erkrankungen **Masern, Varizellen** und **Influenza.** Schwere und sogar letale Verläufe sind beschrieben worden. Daher wird ein ausreichender Impfschutz gegen diese Infektionen dringend empfohlen. Obwohl es sich beim Masern-Impfstoff um eine Lebendimpfung handelt, sind bislang keine ernsthaften Nebenwirkungen bei HIV-Infizierten berichtet worden. Trotzdem ist bei Patienten mit sehr niedrigen $CD4^{+}$-Zellzahlen Vorsicht geboten. Außerdem ist zu bedenken, dass bei symptomatischer HIV-Erkrankung nur in 18–58% der Impfungen eine adäquate Immunantwort erfolgt.

Pilzinfektionen der Atemwege durch Histoplasmen und Coccidioides sind nach Reisen nicht selten und führen zu einem progressiven Verlauf, unter Umständen mit Dissemination. Auf ihre frühzeitige Diagnose und Therapie sollte deshalb geachtet werden.

Tabelle 6-18 gibt eine Übersicht über das Infektionsrisiko, die Morbidität und Komplikationen von Atemwegserkrankungen bei HIV-infizierten Reisenden.

Sexuell übertragene Erkrankungen
(s. Kap. IV.4.7)

HIV-infizierte Personen sollten auch auf Reisen ungeschützten Sexualverkehr unter allen Umständen vermeiden.

Einerseits tragen sie eine Verantwortung für die Menschen in ihrem Gastland, um dort nicht zu einer weiteren Ausbreitung von HIV beizutragen. Andererseits stellen neue Infektionen mit sexuell übertragbaren Krankheiten ein nicht unerhebliches Risiko für immungeschwächte Patienten dar. Dies gilt vermutlich auch für Infektionen mit anderen, als den in Europa vorherrschenden HIV-Subtypen.

Die meisten Menschen, die sich in Europa infiziert haben, sind Träger des HIV-Subtyps B. Auf anderen Kontinenten dominieren aber in der Regel andere Subtypen.

Es gibt starke Hinweise darauf, dass eine Infektion mit verschiedenen Subtypen ☞

Tabelle 6-18. Atemwegserkrankungen bei HIV-infizierten Reisenden.

Erreger	Infektionsrisiko	Morbidität bei symptomatischen HIV-Infizierten	Komplikationen bei symptomatischen HIV-Infizierten
Coccidioides immitis	niedrig	erhöht	Dissemination
Histoplasma capsulatum	niedrig	erhöht	Dissemination, ZNS-Beteiligung, nekrotisierende Hautläsionen
Influenza-Viren	relativ hoch	erhöht	Sekundärinfektionen
Legionella pneumophila	niedrig	erhöht	
Masern-Virus	relativ niedrig	stark erhöht	schwerer, eventuell letaler Verlauf
Mycobacterium tuberculosis	relativ niedrig	stark erhöht	schwerer Verlauf mit Dissemination
Pneumocystis carinii	relativ niedrig	stark erhöht	Rezidive, protrahierter Verlauf

und Mutanten zu einer schnelleren Progression der HIV-Erkrankung und Schädigung des Immunsystems führt. Diese Tatsache ist bei HIV-Infizierten nur wenig im Bewusstsein, was teilweise zu sorglosem Sexualverkehr mit anderen HIV-Infizierten führt.

Ein besonderes Problem stellen aber auch die anderen sexuell übertragbaren Erkrankungen dar, die zum Teil im außereuropäischen Ausland eine hohe Prävalenz aufweisen. Dies gilt sowohl für bakterielle Erkrankungen wie Gonorrhö, Syphilis, Chlamydien-Infektionen und Weicher Schanker als auch für Virusinfektionen durch Herpes-, Hepatitis-B- und Papilloma-Viren. Die meisten dieser Erkrankungen führen bei immunsupprimierten Patienten zu einer erhöhten Komplikationsrate mit der Gefahr der Dissemination. Die Diagnostik ist erschwert, da aufgrund der veränderten Immunantwort die serologischen Tests anders interpretiert werden müssen. Schließlich kommt es häufig zu einer Therapieresistenz.

Tabelle 6-19 gibt eine Übersicht über das Infektionsrisiko, die Morbidität und Komplikationen von sexuell übertragbaren Erkrankungen bei HIV-infizierten Reisenden.

Durch Vektoren übertragene Infektionen

Viele tropenspezifische Erkrankungen werden durch Arthropoden übertragen. Die häufigste Tropenkrankheit bei Kurzzeitreisenden ist die **Malaria.** Sie scheint nach bisherigen Studien bei HIV-Infizierten zu einer höheren Parasitämie zu führen; auch gibt es Hinweise, dass eine Malaria tropica bei unbehandelten HIV-Patienten zu einer Progression der Erkrankung führen kann. In jedem Fall aber stellt eine Malaria eine ernsthafte und potentiell lebensbedrohliche Erkrankung dar, die unbedingt vermieden werden sollte. Interaktionen zwischen Mefloquin und Protease-Inhibitoren sind zu beachten.

Tabelle 6-19. Sexuell übertragene Erkrankungen bei HIV-infizierten Reisenden.

Erreger/Erreger	Infektionsrisiko	Morbidität bei symptomatischen HIV-Infizierten	Komplikationen bei symptomatischen HIV-Infizierten
Gonorrhö/Neisseria gonorrhoeae	hoch	nicht erhöht	
Hepatitis/Hepatitis-B-Virus	hoch	erhöht	chronische Infektion
Herpes-Infektion/Herpes-simplex-Virus	hoch	erhöht	Dissemination
Lymphogranuloma inguinale/Chlamydia trachomatis	relativ niedrig	wahrscheinlich nicht erhöht	
Papilloma-Infektion/Papilloma-Viren	relativ hoch	erhöht	
Syphilis/Treponema pallidum	hoch	erhöht	schnellere Progression, ZNS-Beteiligung
Ulcus molle/Haemophilus ducreyi	hoch in Ostafrika und Südostasien	erhöht	verstärkte Ulzerationen, Therapieresistenz

Die einzige klassische Tropenkrankheit mit einer eindeutig nachgewiesenen erhöhten Morbidität für HIV-Infizierte ist die **viszerale Leishmaniose** (s. Kap. IV.4.13).

Sie wird durch Mücken der Gattung Phlebotomus übertragen und ist in weiten Teilen Asiens, Afrikas und Lateinamerikas endemisch. Die Erkrankung kommt allerdings auch in vielen Mittelmeerländern vor. Die Diagnosestellung bei HIV-Infizierten ist dadurch erschwert, dass das typische Symptom der Splenomegalie in der Regel nicht nachweisbar ist und die serologischen Untersuchungen keine hinweisenden Antikörperbefunde ergeben. Trotzdem kann eine Infektion mit hoher Parasitendichte und schwerem klinischem Verlauf vorliegen. Die Diagnosestellung beruht wie bei anderen Reisenden auch auf einer gründlichen Reiseanamnese und dem direkten Parasitennachweis mit histopathologischen und kulturellen Untersuchungsverfahren.

Bei vielen anderen Tropenkrankheiten ist eine erhöhte Morbidität bei HIV-Infizierten nicht bekannt. Das liegt zum Teil auch an dem relativ kurzen Beobachtungszeitraum und dem Mangel an epidemiologischen und klinischen Daten zu diesem Problemfeld. Auf jeden Fall ist eine besondere Vorsicht geboten, und die Reisenden sollten sehr intensiv über Schutzmaßnahmen gegen beißende und stechende Arthropoden (Moskitos, Sandfliegen, Zecken) aufgeklärt werden.

Tabelle 6-20 gibt eine Übersicht über das Infektionsrisiko, die Morbidität und Komplikationen von durch Vektoren übertragenen Erkrankungen bei HIV-infizierten Reisenden.

Andere Infektionskrankheiten

Es gibt eine Reihe von anderen Infektionskrankheiten, die nicht in eine der oben aufgeführten Kategorien fallen, aber für Reisende relevant sind. Zu den Tropenkrankheiten, die zwar in vielen Gebieten endemisch sind, aber kein erhöhtes Risiko für HIV-Infizierte darstellen, gehören die **Schistosomiasis** und **Hakenwurminfektionen**.

Tabelle 6-20. Durch Vektoren übertragene Erkrankungen bei HIV-infizierten Reisenden.

Erreger	Infektionsrisiko	Morbidität bei symptomatischen HIV-Infizierten	Komplikationen bei symptomatischen HIV-Infizierten
Babesiose	sehr niedrig	erhöht	schwerer Verlauf
Dengue-Fieber	relativ hoch in Südostasien, Lateinamerika und Karibik	nicht bekannt	
Filariose	niedrig	nicht bekannt	
Gelbfieber	sehr niedrig	nicht bekannt	
Japanische Enzephalitis	sehr niedrig	nicht bekannt	
Malaria	hoch in den meisten tropischen Regionen	wahrscheinlich nicht erhöht	
Rickettsiosen	relativ niedrig	nicht bekannt	
viszerale Leishmaniose	relativ niedrig	erhöht	schwerer Verlauf, Therapieresistenz

Parasitäre Krankheiten, die in tropischen Regionen häufig sind und bei HIV-Infizierten einen schwereren Verlauf nehmen können, sind Infektionen mit **Strongyloides stercoralis** und die **Toxoplasmose.**

Einreisebestimmungen

Einige Länder haben nach wie vor gesetzliche Bestimmungen, die die Vorlage eines negativen Anti-HIV-Tests für Reisende erfordern. In den meisten Ländern gilt das nur für Langzeitaufenthalte, wie z.B. Studierende, Asylbewerber oder Einwanderer. In einigen wenigen Ländern müssen allerdings auch Kurzzeitreisende unter Umständen mit einem Zwangstest und eventueller Ausweisung rechnen. Das gilt besonders für einige arabische Länder, Staaten der ehemaligen Sowjetunion sowie Malaysia. HIV-infizierte Personen, die Reisen in diese Länder planen, sollten darauf aufmerksam gemacht werden, sich vor der Reise bei den Botschaften der entsprechenden Länder nach den aktuellen Einreisevorschriften zu erkundigen. Da sich die Bestimmungen rasch ändern können, sollten aktuelle Informationen über die AIDS-Hilfen eingeholt werden (www.aidsnet.ch).

Zu beachten ist auch, dass bereits das zufällige Auffinden von antiretroviralen Medikamenten bei der Zollkontrolle zu einer Verweigerung der Einreise führen kann.

Zusammenfassung

Eine HIV-Infektion ist nicht notwendigerweise eine Kontraindikation gegen Reisen ins Ausland. Allerdings müssen verschiedene Faktoren bei der Beratung berücksichtigt werden:

- das Stadium der HIV-Infektion
- die epidemiologische Situation im Reisegebiet
- die medizinische Versorgung im Gastland.

Daraus ergeben sich folgende Hinweise für die Beratung von HIV-infizierten Reisenden:

- Bei Personen mit nachgewiesener HIV-Infektion sollte das Stadium der Infektion bekannt sein und vor der Reise die aktuelle Viruslast und der Immunstatus ($CD4^+$-Lymphozyten/µl) bestimmt werden. Mit einer antiretroviralen Kombinationstherapie muss sich der Reisende rechtzeitig vertraut machen.
- Die Reisenden sollten auf die Prävalenz von Erkrankungen mit erhöhtem Risiko für immungeschwächte Patienten im Zielland hingewiesen werden.
- Es sollten allgemeine Hinweise zur Reduktion des Infektionsrisikos gegeben werden:
  - Vermeidung von unabgekochten Speisen und Getränken
  - Vermeidung von nichtpasteurisierten Milchprodukten
  - Verminderung des Infektionsrisikos durch Arthropoden, z.B. durch Gebrauch von Moskitonetzen, Einreiben unbedeckter Hautstellen mit Repellenzien (Insektenschutzmitteln), Tragen von hautbedeckender Kleidung und besondere Vorsicht in der Dämmerung
- Hinweis auf die Vermeidung von (ungeschütztem) Sexualverkehr auf Reisen
- Aufstellung eines differenzierten Impfplans
- Aufstellung eines Plans zu medikamentösen Prophylaxen
- Hinweise auf medizinische Behandlungsmöglichkeiten im Gastland
- Hinweise auf eventuelle restriktive Einreisebestimmungen für HIV-infizierte Reisende in bestimmten Ländern.

Auf jeden Fall benötigen HIV-infizierte Personen nach ihrer Reise eine besonders gründliche Untersuchung. Dabei muss berücksichtigt werden, dass manche serologischen Untersuchungen in diesem Fall **nicht** die gleiche Aussagekraft haben wie bei immunkompetenten Personen. Insofern haben die genaue Anamneseerhebung, die klinische Untersuchung und der direkte Erregernachweis eine besondere Bedeutung.

Weiterführende Literatur

Castelli, F. and C. Pizzocolo: The Traveler with HIV; in: Keystone, J.S. et al.: Travel Medicine, Mosby, London 2003.

L'Age-Stehr, J., E.B. Helm (Hrsg.): AIDS und die Vorstadien. Springer, Berlin–Heidelberg–New York 1997.

World Health Organization: International Travel and Health. Genf 2005.

Informationen im Internet

AIDS-Hilfe Österreich, www.aidshilfe.at
AIDS-Hilfe Schweiz, www.aids.ch
Deutsche AIDS-Hilfe, www.aidshilfe.de
Positiv Leben/Libertylife, www.libertylife.at

Haben Sie bei der Beratung auch daran gedacht?

	Beratungsinhalt
Reiseziel	Einreisebestimmungen für Kurz- und Langzeitaufenthalte bei Botschaft des Reiselandes zu erfragen
Impfstatus	Impfprophylaxe mit Totimpfstoff, ggf. Lebendimpfstoff
Hepatitis A	Aktivimpfung nach Antikörperbestimmung
Influenza	Impfschutz dringend empfohlen
Masern	Impfschutz dringend empfohlen
Expositionsprophylaxe	
Gastrointestinale Infektionen	Strikte Nahrungsmittel- und Trinkwasserhygiene
Atemwegsinfektionen	Ggf. Meiden von engen Räumen mit vielen Menschen
Sexuell übertragene Erkrankungen	Kein ungeschützter Sexualverkehr
Durch Vektoren übertragene Infektionen	Insbesondere Schutz gegen Arthropoden (s.a. Kap. II.8.2)
Gesundheitsprobleme im Gastland	Medizinische Versorgung als Grundlage für die Fortsetzung der antiretroviralen Kombinationstherapie, Risiko einer opportunistischen Infektion mit hoher Prävalenz im Gastland
Erkrankungsrisiko im Gastland	Erhöhtes Risiko für gastrointestinale Infektionen, Atemwegsinfektionen, sexuell übertragene Krankheiten, durch Insekten oder andere Vektoren übertragene Krankheiten, Schistosomiasis und Hakenwurminfektion
Medikamente	
Dauermedikation	Ausreichend Medikamente zur vorschriftsmäßigen Fortführung der antiretroviralen Kombinationstherapie
Prophylaxe	Spezifische Prophylaxe gegen opportunistische Erreger
Malariaprophylaxe	Medikamentöse Prophylaxe dringend empfohlen

STEFAN WALTHER

Hauterkrankungen können sich durch besondere Bedingungen auf Reisen verschlechtern, nicht selten aber auch eine Besserung erfahren. Für die reisemedizinische Beratung wichtige Aspekte zu häufigen Hauterkrankungen und Allergien werden hier dargestellt.

Psoriasis vulgaris (s. Farbtafeln Abb. II.6-4)

Bei der „Schuppenflechte" handelt es sich um eine chronisch verlaufende Dermatose mit genetischer Disposition. Bei einer Prävalenz von etwa 2 bis 5% in Mitteleuropa sind bei einem Großteil der Erkrankten nur geringfügige Krankheitszeichen nachzuweisen.

Als Provokationsfaktoren von Krankheitsschüben kommen physikalisch-chemische Reize, Allergene der Umwelt, Medikamente (z.B. Antirheumatika, Betarezeptorenblocker, Lithium), Infektionen (insbesondere durch Streptokokken), Alkohol und Konfliktsituationen in Frage. Umgekehrt können klimatische und hormonelle Faktoren zu einer Hemmung der Krankheitsaktivität führen.

Bei etwa 5% der Erkrankten besteht eine gleichzeitige Gelenkbeteiligung (Arthritis psoriatica).

- ❑ Reisenden mit Psoriasis vulgaris ist zu empfehlen, eine Behandlung mit topischen Antipsoriatika, einschließlich der Benutzung bewahrter Pflegemittel, auch im Reiseland fortzusetzen. Bei Verwendung von Vitamin-A- und Vitamin-D-Derivaten sowie Kortikoiden sind keine besonderen Vorsichtsmaßnahmen zu beachten. Während Aufenthalten in feuchtwarmen Klimazonen sollten jedoch keine fettenden Externa angewandt werden; eine Überfettung und Okklusion kann zu zusätzlichen Hauterkrankungen führen, die wiederum das Auftreten neuer Psoriasisherde provozieren können.

Bei Einnahme folgender Arzneimittel zur **systemischen Therapie** bedarf es einer besonderen Beratung:

- ❑ Eine Behandlung mit dem Retinoid **Acitretin** (Soriatane®) führt bei 10–15% der Patienten zu einer klinisch relevanten, erhöhten UV-Empfindlichkeit. Das hierfür verantwortliche UV-Spektrum liegt vor allem im UVB-, bei einigen Patienten auch im UVA-Bereich. Neben einer phototoxischen Reaktion spielt, bedingt durch die Therapie, auch eine Verdünnung der Hornschicht der Epidermis eine ursächliche Rolle.
- ❑ Bei der Einnahme von **Methotrexat** sollten in regelmäßigen Abständen Blutbildkontrollen durchgeführt werden. Die gleichzeitige Einnahme von nicht-steroidalen Antirheumatika kann die hämatologische Toxizität von Methotrexat verstärken.
- ❑ Eine Überwachung des Blutbildes mit Kontrollen der Nierenwerte in regelmäßigen Abständen ist auch bei einer Therapie mit **Fumarsäure** (Fumaderm®) oder **Ciclosporin A** (Sandimmun®) erforderlich. Weiterhin ist zu beachten, dass der Serumspiegel und die Toxizität von Ciclosporin A durch gleichzeitige Einnahme eines Makrolid-Antibiotikums erhöht wird. Angesichts des immunsuppressiven Effektes von Ciclosporin A sollte eine sorgfältige Nutzen-Risiko-Abwägung hinsichtlich Lebendimpfungen erfolgen.
- ❑ Eine **„wohldosierte" Sonnenexposition** wirkt sich auf eine Psoriasis günstig aus. Dieser therapeutische Effekt einer Sonnenlichtbestrahlung (Heliotherapie) in Verbindung mit Baden im Meer (Thalassotherapie) wird an einigen sonnenreichen Küsten genützt. Als besonders wirkungsvoll erweist sich häufig eine Klimatherapie in den Monaten März bis Oktober am Toten Meer. Auf-

grund seiner besonderen Lage unterhalb Meereshöhe besteht bei stets trocken-warmen Klimaverhältnissen eine geeignete Mischung aus UV-A- und UV-B-Anteilen des Sonnenlichtes. Daneben scheint sich beim Baden der hohe Salzgehalt des Wassers von 28% wegen seiner keratolytischen Wirkung günstig auf das Krankheitsbild auszuwirken. Da ein Sonnenbrand zu einer Verschlimmerung der Psoriasis führen kann, ist bei Sonnenexposition auf die Verwendung wenig fettender Lichtschutzmittel zu achten.

- Bei der Reiseplanung sollte berücksichtigt werden, dass übermäßiger **Stress** vor und während der Reise zu stärkeren Beschwerden führen kann, während eine Entspannung am Urlaubsort meist eine Besserung bewirkt.
- In ähnlicher Weise kann eine **Änderung der Ernährung** auf Reisen den Verlauf einer Psoriasis in günstiger Weise beeinflussen, solange die Kost nicht zu kalorienreich ist und es nicht zu einer Gewichtszunahme kommt. Ein regelmäßiger Alkoholkonsum verschlimmert eine Psoriasis.
- **Insektenstiche, Hautverletzungen und Sekundärinfektionen** können neue Schübe einer Psoriasis auslösen; fokale antiseptische Maßnahmen sollten deshalb frühzeitig angewendet werden. Die Einnahme von **Chloroquin** (z.B. zur medikamentösen Malariaprophylaxe) ist wegen des Risikos einer Exazerbation einer Psoriasis **kontraindiziert.**
- Auf Reisen sollte stets ein ausreichender Vorrat bewährter Externa mitgenommen werden. Die Anwendung „neuer“ Präparate, die im Reiseland erworben wurden, ist dagegen zu vermeiden.

Akne (s. Farbtafeln Abb. II.6-5)

Die entzündlichen Akneläsionen (Papeln und Pusteln) werden im Gegensatz zu den Komedonen durch Sonnen- oder UV-Exposition meist deutlich gebessert. Entsprechend beobachtet man im Herbst oder nach längerem Aufenthalt in sonnigen Gebieten mit abnehmender Sonnenexposition eine Verschlechterung der Akne.

Eine Sonderstellung nimmt die sog. **Mallorca-Akne** (Acne aestivalis) ein. Diese Akne-ähnliche Erkrankung beginnt meist im Frühjahr, erreicht im Sommer einen Höhepunkt und klingt dann spontan ab. Sie wird durch UV-Bestrahlung hervorgerufen und betrifft vor allem das Gesicht, die lateralen Partien der Oberarme, das Decolleté und den oberen Rücken. Typisch sind monomorphe, gleichförmig große und leicht keratotische Papeln. Hingegen finden sich keine Komedonen und Pusteln. Die Ätiologie ist weitgehend unklar. Früher wurde häufig ein Zusammenhang mit der Anwendung von öligen Lichtschutzmitteln vermutet. Eine vorsichtige lokale Behandlung mit Vitamin-A-Präparaten (z.B. Differin®) ist meist hilfreich.

Lokale Aknetherapeutika, vor allem Erythromycin- oder Clindamycin-haltige Gele und Lösungen, können während einer Reise meist weiterbenutzt werden. Bei Anwendung Benzoylperoxid-haltiger Präparate (z.B. Aknefug-oxid®, Benzoyt®, Cordes BPO®, Panoxyl® etc.) kann sehr selten ein photosensibilisierender Effekt beobachtet werden. Das irritative Potential von Vitamin-A-haltigen Präparaten (z.B. Cordes VAS®, Differin®, Isotrex®) wird durch UV-Licht verstärkt, weshalb es sich empfiehlt, diese Präparate vor Reisen in sonnenintensive Regionen abzusetzen.

Eine **systemische Therapie** mit **Doxycyclin** (z.B. Clinofug®, Doxakne®, Vibramycin® etc.), das auch zur medikamentösen Malariaprophylaxe verwendet wird (siehe auch Kap. II.8.3.1), kann zu einer Photosensibilisierung führen. Deshalb sollte bei Reisen in sonnenintensive Gebiete eine kritische Nutzen-Risiko-Abwägung erfolgen. In diesem Zusammenhang kann bei ausschließlicher Verwendung zur Aknetherapie auch eine Reduzierung der Tagesdosis von 100 mg auf 50 mg in Betracht gezogen werden.

Eine ähnliche Dosisreduzierung auf 50 mg täglich kann auch bei Verwendung von Minocyclin (z.B. AknePuren®, Klinomycin®, Lederderm®, Skid® etc.) erwogen werden, dessen photosensibilisierendes Potential im Vergleich zu Doxycyclin als geringer eingeschätzt wird.

Während auch bei Einnahme von Isotretinoin (z. B. Roaccutan®) dosisabhängig eine Photosensibilisierung auftreten kann, die vor allem durch die Abnahme der Hornschichtdicke unter der Therapie erklärt wird, sind im klinischen Alltag und bei Anwendung von moderaten Dosen (< 0,5 mg/kg) UV-induzierte Unverträglichkeiten sehr selten zu beobachten. Bei längeren Reisen in sonnenintensive Gebiete ist jedoch ein Beenden der Isotretinoin-Behandlung ca. 2–4 Wochen vor Abreise zu empfehlen. Weiterhin ist zu beachten, dass die gleichzeitige Einnahme von Isotretinoin und einem Tetrazyklin wegen des Risikos einer Erhöhung des Hirndrucks streng kontraindiziert ist.

Vitiligo (s. Farbtafeln Abb. II.6-6)

Die typischen hypopigmentierten Areale der sog. „Weißfleckenkrankheit" sind durch den verminderten Melaningehalt deutlich stärker sonnenbrandgefährdet als die umgebende normale Haut. Zudem können entzündliche Reaktionen (z. B. ein Sonnenbrand) oder Irritationen der Haut neue hypopigmentierte Läsionen provozieren. Das Auftragen potenter Lichtschutzmittel – mindestens eine halbe Stunde vor Wasser- und Sonnenexposition – ist folglich dringend zu empfehlen.

Interessanterweise gehört jedoch eine vorsichtige Phototherapie bei Vitiligo neben der lokalen Kortikoidtherapie zu den Behandlungsverfahren der 1. Wahl.

Polymorphe Lichtdermatose

Die polymorphe Lichtdermatose (sog. „Sonnenallergie", „Lichtallergie") ist eine meist bei jungen Frauen vorkommende, durch Sonneneinwirkung hervorgerufene Hauterkrankung unbekannter Ätiologie. Die juckenden Hautläsionen treten meist in den Frühsommermonaten auf und klingen – auch bei fortdauernder Sonnenexposition – meist spontan wieder ab.

Die Erkrankung kann sich mit sehr unterschiedlichen (polymorphen) Hautveränderungen (Papeln, Papulovesikeln, Plaques) präsentieren. Die bei einem Patienten auftretenden Läsionen sind aber meist monomorph und variieren über die Jahre hinweg nur sehr wenig. Im Vergleich zum Lupus erythematodes treten die Hautveränderungen der polymorphen Lichtdermatose nach Sonnenexposition schneller auf und klingen auch rascher wieder ab. Bei unsicherer klinischer Diagnose können ein UV-A/UV-B-Phototest und/oder die histologische Untersuchung einer Hautbiopsie hilfreich sein.

Die **Prävention** umfasst eine schonende Lichtgewöhnung, das Meiden einer intensiven UV-Exposition und die regelmäßige Anwendung von hochpotenten Lichtschutzmitteln. In zweiter Linie kann die Einnahme von beta-Carotin-haltigen Präparaten, von Chloroquin (z. B. Resochin®, Weimerquin®) oder Hydroxychloroquin (z. B. Quensyl®) empfohlen werden. Sehr gute Ergebnisse erreicht man mit einer Phototherapie (PUVA oder UVB TL 01) in den Wochen vor der erwarteten Sonnenexposition. Die **Behandlung** vorhandener Läsionen besteht meist in einer mehrtägigen lokalen Kortikoidtherapie und der Einnahme eines Antihistaminikums.

Lupus erythematodes
(s. Farbtafeln Abb. II.6-7)

UV-induzierte Hautläsionen sind bei allen drei klassischen Manifestationsformen des Lupus erythematodes zu finden: Bei der **chronisch-diskoiden** Form findet sich eine peripher fortschreitende entzündliche Reaktion mit zentraler atrophischer oder keratotischer Narbenbildung. Die entzündlichen, meist erythemato-squamösen Läsionen des **subakut-kutanen** Lupus erythematodes finden sich meist am Thorax und heilen ohne wesentliche Narbenbildung ab. Beim **systemischen** Lupus erythematodes finden sich neben den angeführten Läsionen ein sog. „Schmetterlingserythem" und eine erhöhte Lichtempfindlichkeit.

Zur **Therapie** der Hautmanifestationen kommen in erster Linie lokale Kortikoidpräparate und hochpotente Sonnenschutzmittel zum Einsatz. In zweiter Linie werden Chloroquin (Resochin®, Weimerquin®) oder Hydroxychloroquin (Quensyl®) zur Therapie der kutanen Läsionen eingesetzt.

Atopische Dermatitis (Syn. Neurodermitis)

Die Hautläsionen der atopischen Dermatitis bessern sich bei Urlaubsaufenthalten am Strand meist deutlich; Baden im Meer in Kombination mit nicht allzu intensiver Sonnenexposition führt zu einem Rückgang der juckenden und entzündlichen Ekzemherde.

Reisende mit atopischer Dermatitis sollten während eines Auslandsaufenthaltes bewährte Therapeutika zur äußerlichen Behandlung weiterbenutzen und für den Fall einer Exazerbation entsprechende Glukokortikoidexterna mitnehmen. Unter feucht-warmen Klimaverhältnissen sollte deshalb die Anwendung stark fettender (okklusiv wirkender) Externa vermieden werden. Eine Erprobung von Präparaten, die der Erkrankte bisher nicht angewandt hatte, sollte während einer Reise unter allen Umständen vermieden werden.

Bei der Anwendung spezifischer Lokaltherapeutika (Kortikoide, Tacrolimus, Pimecrolimus) bedarf es keiner besonderen Vorsichtsmaßnahmen. Ebenso kann die systemische Therapie mit Antihistaminika bedenkenlos fortgesetzt werden. Bei einer Behandlung mit Ciclosporin A (Sandimmun®) sind die unter „Psoriasis vulgaris" angeführten Vorsichtsmaßnahmen zu beachten.

Aufgrund von Störungen der Schweißabgabe kann **Schwitzen** bei Patienten mit Neurodermitis zu entzündlichen Reaktionen, zunehmendem Juckreiz und gelegentlich auch zur Quaddelbildung führen. Ebenso können ein Hitzestau durch Tragen luftundurchlässiger Kleidung und eine Retention von Schweißsekret Rezidive auslösen. Ähnliches gilt auch für Reiseaktivitäten, wie z.B. ausgedehnte Trekkingtouren, die zu einer hohen körperlichen Belastung führen.

Bei verminderter Talgdrüsenproduktion neigt die Haut von Patienten mit atopischer Dermatitis zu **Austrocknung und Irritationen**, die wiederum häufige Ursache von Exazerbationen sind. Unter extrem trockenen Klimabedingungen oder nach ausgedehntem Baden ist deshalb ein Nachfetten der Haut von Bedeutung.

Bei Tropenreisenden mit dieser Hauterkrankung besteht vor allem unter einfachen hygienischen Verhältnissen ein **erhöhtes Risiko von Infektionen der Haut**, die sich häufig im Anschluss an Hautverletzungen ausbreiten (s. Kap. IV.2.7). Da hierdurch wiederum auch Schübe der atopischen Dermatitis provoziert werden können, ist frühzeitig eine antiseptische und/oder antibiotische Behandlung in Betracht zu ziehen.

Während **Stress** einen Provokationsfaktor darstellen kann, wird umgekehrt bei entspannter Urlaubsatmosphäre eine Besserung des Beschwerdebildes beobachtet.

Hinweise zu spezifischen allergischen Erkrankungen

Allergische Reaktionen vom Soforttyp (Typ I nach Coombs und Gell) auf pflanzliche (z.B. Pollen, Pilzsporen), tierische (Hausstaubmilben, Tierepithelien) und chemische Inhalations- sowie Nahrungsmittelallergene können sich an den Augen (Konjunktivitis), an der Nasenschleimhaut (Rhinitis) oder der Bronchialschleimhaut (Asthma) manifestieren.

Informationen zu klinischen Manifestationen und Therapiemaßnahmen bei allergischer Rhinitis (s. Kap. II.6.13), Konjunktivitis (Kap. II.6.14) und Asthma bronchiale (Kap. II.6.6) sind in den entsprechenden Kapiteln dieses Buches aufgeführt. Die nachfolgende Erörterung reisemedizinischer Fragen beschränkt sich deshalb auf eine Darstellung aus allergologischer Sicht.

Für Personen mit Atopie ist es bereits bei der Reiseplanung wichtig, Gesichtspunkte für eine weitgehende Allergenvermeidung zu beachten. Reisende mit bekannter **Pollenallergie** sollten sich über Blütezeiten betreffender Pflanzenarten in Pollenflug-Kalendern oder Pollenflug-Informationen in Presse und Rundfunk sowie in Monographien informieren, soweit diese von den jeweiligen Reiseländern erhältlich sind. Bei unaufschiebbaren Reisen ist die Mitnahme prophylaktisch oder symptomatisch wirksamer Medikamente (z.B. Cromoglycinsäure, nichtsedierende Antihistaminika wie Terfenadin, Astemizol etc.) zu empfehlen.

Gräserpollenallergene sind in Mitteleuropa mit saisonaler Gesetzmäßigkeit in den Frühlings- und Sommermonaten (Maximum der Beschwerden im Mai und Juni) sowie gelegentlich wieder im Frühherbst anzutreffen. Bei Reisen in den Mittelmeerraum ist zu berücksichtigen, dass die Gräserblüte dort früher einsetzt.

Die Konzentration von Aerosolallergenen ist von der Wetterlage abhängig. Während ein hoher Pollenflug besonders an sonnigen, windigen Tagen anzutreffen ist, kommt es beim Durchzug von Tiefdruckfronten, die meist auch mit Regen einhergehen, zu einem Rückgang der Aerosolallergenmengen. Als relativ „allergenarm" gelten grundsätzlich Orte mit Meeresküstenklima (z. B. Atlantik, Nordsee) sowie Bergregionen in Höhen über 1500 m, wo auch Hausstaubmilben nur sehr selten vorkommen. In einigen Gegenden werden Unterkünfte für Besucher als „allergikergeeignet" ausgeschrieben.

In den Tropen erreicht die Pollenproduktion meist gegen Ende der Regenzeit ihr Maximum. In einigen Regionen wie z. B. in der Karibik kann bei einigen Pflanzen fast ganzjährig ein Pollenflug anzutreffen sein. Nachfolgend sind beispielhaft die wesentlichen Flugzeiten von Gräserpollen einiger Länder angeführt:

- **Australien:** September bis Dezember
- **Indien:** August bis Oktober
- **Brasilien:** September bis April
- **Ecuador:** September bis April, Mai bis Juni
- **Kolumbien:** Oktober bis Mai
- **Mexiko:** Mai bis Juni

Ein relativ aggressives Allergen stellen Birkenpollen dar, so dass Personen mit entsprechender Atopie vor Reisen in Regionen mit größerem Birkenbestand während der Blütezeit (Europa: April und Mai) besonders zurückhaltend sein sollten.

Eine allergische, zuweilen toxische Dermatitis kann nach **Kontakt mit bestimmten Pflanzen** in Reiseländern ausgelöst werden. Als Beispiele sind Giftefeu (z. B. USA, Südafrika), Ginkgo- (Asien), Bhilawa- (Indien) und Japan-Lackbaum (südliches Afrika, Japan) zu nennen. Schwere lokale **phototoxische Reaktionen** können nach Kontakt mit Furocumarin-haltigen Pflanzen (z. B. Riesenbärenklau, Blätter von Feigen) auftreten. Daneben sind Inhaltsstoffe von Lichtschutzmitteln, Kosmetika, Farbstoffe in vor Ort erworbenen Kleidungsstücken nicht selten Auslöser einer teilweise phototoxisch bedingten allergischen Kontaktdermatitis bei Reisenden.

Personen mit bekannten **Nahrungsmittelallergien** können davon ausgehen, dass gekochte Lebensmittel, bei denen das aus Eiweißen bestehende Allergen denaturiert ist, seltener zu Krankheitserscheinungen führen. Unter einer Wärmebehandlung muss jedoch das allergene Potential nicht zwangsläufig verloren gehen. Bei einem großen Spektrum potentieller Allergene sollten Reisende mit einer Atopie insbesondere gegenüber Gerichten mit rohem Fisch, Krustentieren und gemischt zubereiteten Mahlzeiten (z. B. Speisen mit Soßen, Verwendung von Gewürzmischungen etc.) zurückhaltend sein. Personen, die zu **Urtikaria** neigen, sollten im Zusammenhang mit dem Genuss unbekannter exotischer Früchte und Speisen auf das Risiko eines erneuten „Nesselausschlags" hingewiesen werden.

Besonders häufig können sich nach **Bienen-, Wespen- und Hornissenstichen** in kürzester Zeit lebensbedrohliche allergische Reaktionen mit **Quincke-Ödem** und/oder **Anaphylaxie** entwickeln. Reisende mit vorbekannter Sensibilisierung sollten rasch wirksame Antihistaminika bzw. Kortikosteroide in ihrer Reiseapotheke (s. Kap. VI.3) mit sich führen. Daneben kann im Falle einer schweren Obstruktion der Atemwege bzw. einer anaphylaktischen Reaktion die sofortige Injektion von Adrenalin (Epinephrin 1:1000) oder eine Applikation mittels Aerosol erforderlich sein.

Sofern ausreichend Zeit bis zum Reiseantritt vorhanden ist, kann – nach Vorstellung bei einem Allergologen – auch eine **Desensibilisierung** in Betracht gezogen werden. Grundsätzlich ist bei allen Allergieformen die Mitnahme eines Allergie-Notfallpasses zu empfehlen.

Haben Sie bei der Beratung auch daran gedacht?

	Beratungsinhalt
Reiseart, Reisezeit, Reiseziel	Reiseplanung in Abstimmung mit Hauterkrankung, geeigneter Sonnenschutz, sorgfältige Körperpflege, Vermeiden von Stress
Klima, Umweltbedingungen	
Feucht-warmes Klima	Luftdurchlässige Kleidung, keine stark fettenden Externa (Okklusion)
Trocken-heißes Klima	Nachfetten der Haut (z. B. bei Neurodermitis)
Sonnenexposition	**ungünstig** bei: polymorpher Lichtdermatose, Acne aestivalis, Lupus erythematodes, Vitiligo, Porphyrie, Dermatomyositis **günstig** bei: Acne vulgaris, Psoriasis, atopischer Dermatitis (richtig dosieren!)
Hauterkrankungen	Geeignete Lichtschutzmittel, Vorstellung beim Dermatologen vor Reiseantritt?
Psoriasis Akne Atopische Dermatitis (Neurodermitis)	Provokationsfaktoren von Krankheitsschüben; Prävention; Maßnahmen bei Exazerbation; Antiseptische Therapie bei Ulcera etc.
Vitiligo	Schonende Lichtgewöhnung (z. B. Phototherapie)
Polymorphe Lichtdermatose	evtl. lokale Kortikoide
Lupus erythematodes	evtl. Chloroquin/Hydroxychloroquin
Spezifische Allergien	Allergie-/Notfallausweis, prophylaktische/symptomatische Therapeutika, Allergensituationsvermeidung
Pollen	Pollenflug-Informationen
Nahrungsmittel	
Bienen, Wespen, Hornissenstiche	evtl. frühzeitig: Versuch der Desensibilisierung
Schwere allergische Reaktionen	Mitnahme von Notfallmedikamenten
Externa	Mitnahme bereits bewährter Mittel
Benzoylperoxid, Vitamin A	Photosensibilisierung
Systemische Medikamente	Ausreichender Medikamentenvorrat
Acitrecin, Doxycyclin, Minocyclin, Isetretinoin	Photosensibilisierung
Methotrexat, Fumarsäure, Ciclosporin A	Regelmäßige Laborkontrollen

Weiterführende Literatur

Braun-Falco, O., G. Plewig, H.H. Wolff: Dermatology, 2nd ed., Springer, Berlin 2000.

Informationen im Internet

Pollenflug-Informationen

Deutscher Wetterdienst, www.dwd.de
Meteoschweiz, www.meteoschweiz.ch
Österreichischer Wetterdienst, www.oamg.ac.at
Wetteronline, www.wetteronline.de/de/pollen
Atops Schweiz, www.atops.ch

Deutsche Dermatologische Gesellschaft, www.derma.de
Deutscher Neurodermitisbund, www.dnb-ev.de
Deutscher Psoriasisbund, www.psoriasisbund.de
Österreichische Gesellschaft für Dermatologie und Venerologie, www.oegdr.at
Österreichische Neurodermitiker-Vereinigung, www.neurodermitisor.at
PSO Austria Selbsthilfegruppe Schuppenflechte, www.pso-austria.at
Schweizerische Gesellschaft für Dermatologie und Venerologie, www.derma.ch
Schweizerische Psoriasis- und Vitiligo-Gesellschaft, www.spvg.ch

6.10 Gynäkologische Erkrankungen

MICHAEL WOLF UND HELMUT JÄGER

Die Frage nach einer Reisefähigkeit stellt sich bei frauenspezifischen Erkrankungen vorwiegend bei einem chronischen Verlauf. Auf diese Gesundheitsstörungen, auf Krankheitszustände während der Schwangerschaft und auf wichtige Vorkehrungen vor Reiseantritt soll in diesem Kapitel eingegangen werden.

> Grundsätzlich ist zu beachten:
> Reisen von Frauen mit gynäkologischen Leiden sind außerhalb der akuten Krankheitsphasen unbedenklich, wenn eine kontinuierliche Langzeitbehandlung gewährleistet ist. Eine genaue Absprache mit der betreuenden Frauenärztin oder dem Frauenarzt sollte rechtzeitig vor Reisebeginn erfolgen.

Wichtige gynäkologische Krankheitsbilder und Fernreisen

Endometriose

Bei bekannter Endometriose mit Beschwerden sollte vor Reiseantritt vaginalsonographisch das Vorhandensein einer „Schokoladenzyste" ausgeschlossen werden.

Bei entsprechender Ausprägung ist eine Laparoskopie mit Entfernung der Endometriosezyste sowie weiterer Herde zu empfehlen. Falls eine Behandlung mit **GnRH-Analoga** oder mit **Gestagen** eingeleitet wurde, sollten ausreichend Medikamente auf die Reise mitgegeben werden, da diese Präparate in vielen Ländern nicht erhältlich sind.

Bei Gabe von GnRH-Analoga ist in warmen Klimazonen ein **erhöhtes Thromboserisiko** infolge Vasodilatation zu bedenken, weshalb eine Anpassung von **Stützstrümpfen** in Betracht zu ziehen ist.

Rezidivierende Adnexitiden

Gynäkologische Abstrichuntersuchungen auf **Gonokokken, Chlamydien** und andere unspezifische bakterielle Erreger sowie die nötigen Behandlungsmaßnahmen sollten vor der Abreise erfolgen. Neben genauen Anweisungen zur Selbsttherapie ist vor Reiseantritt an die Mitnahme von Antibiotika in ausreichender Menge zu denken.

Bei entsprechenden Unterbauchbeschwerden sollte differenzialdiagnostisch stets eine Appendizitis, bei Frauen im

Entwicklungsdienst bzw. nach häufigen Auslandsaufenthalten eine mögliche Manifestation einer **Genitaltuberkulose** ausgeschlossen werden.

Cave: Stress begünstigt durch Veränderung der Durchblutungsverhältnisse das Auftreten von Schmerzen („Pelveopathie") sowie die Lokalausbreitung von Entzündungen im kleinen Becken.

Rezidivierende Bartholinitiden

Vor Antritt einer längeren Reise ist eine **Marsupialisation** oder eine **Ausschälung der Bartholinischen Pseudozyste** im entzündungsfreien Intervall zu empfehlen.

Zyklusstörungen

Die Ursache von Zyklusanomalien sollte vor Reiseantritt abgeklärt werden. Ein **Uterus myomatosus** sollte gegebenenfalls hormonell oder operativ behandelt, **Gebärmutterpolypen** sollten entfernt und deren Gutartigkeit gesichert werden. An eine **hysteroskopische Endometriumablation** ist bei rezidivierender anämisierender Hypermenorrhö im Fall von gutartigen Endometriumveränderungen zu denken.

Stets ist ein **Uterusmalignom** als Ursache von Zyklusanomalien auszuschließen. Falls diese Störungen hormonell bedingt sind, sollte gegebenenfalls in der zweiten Zyklushälfte ein entsprechendes Hormonpräparat bzw. eine Minipille für den gesamten Zyklus verordnet werden. Beschaffungsprobleme im Gastland müssen dabei bedacht werden.

Deszensus und Harninkontinenzbeschwerden

Im Zusammenhang mit einer Dauerrestharnmenge und bei deutlicher Zystozelenbildung ergibt sich ein erhöhtes Risiko von **Zystitiden** (s. Kap. II.6.4). Unzureichende Hygiene, mangelnde sanitäre Einrichtungen sowie klimatische Effekte in warmen Ländern begünstigen das Auftreten solcher Infektionen; hierbei ist auch die Gefahr einer Pyelonephritis aufgrund aufsteigender Infektionen zu bedenken.

Äußert sich ein Deszensus durch eine Stressinkontinenz mit gehäuftem Abgang von Urin schon bei geringster körperlicher Belastung, wird über eine Veränderung des pH-Wertes im Genitalbereich Zystitiden und Kolpitiden Vorschub geleistet. Begünstigt wird die Ausbildung einer Kolpitis auch durch Störungen der physiologischen Vaginalflora insbesondere unter warmen Klimaverhältnissen (s. Kap. II.5.1.1).

Bei Vorliegen einer isolierten Deszensuserkrankung (mit Descensus uteri, Zysto- oder Rektozelenbildung) und entsprechend ausgeprägten Beschwerden ist vor langen Reisen eine operative Korrektur anzuraten. Diese Maßnahmen sollten möglichst spätestens zwei Monate vor Reiseantritt durchgeführt werden.

Das Tragen eines Pessars zur Behandlung eines Descensus uteri während längerer Reisen ist nicht sinnvoll, da im Gastland ein regelmäßiges Wechseln und Säubern des Pessars sowie eine Inspektion der Vaginalhaut nach möglichen Druckulzera durch einen erfahrenen Facharzt oft nur schwer zu realisieren ist.

Bei leichteren Formen einer Stressinkontinenz ist die Durchführung eines geeigneten Beckenbodentrainings sinnvoll.

Mastodynie

Vor Reiseantritt muss mittels Inspektion, Palpation, Mammasonographie bzw. Mammographie ein Malignom als Ursache einer Mastodynie ausgeschlossen werden.

Bei unklaren Befunden ist es besser, noch vor der Reise eine Punktion oder Probeexzision anzustreben.

Kann bei den betroffenen Frauen nach Ausschluss anderer Ursachen von einer hormonellen Genese ausgegangen werden, ist die Verordnung einer ausreichenden Menge pflanzlicher Medikamente bzw. hormonhaltiger Lokaltherapeutika für die Reise ratsam.

Frauen sollten zur **Selbstuntersuchung der Brust** angeleitet werden, eventuell mit einer Broschüre als Gedächtnisstütze. Die Selbstuntersuchung sollte immer nach der Menstruation erfolgen, da in der ersten Zyklushälfte die Brust weicher ist und eventuell mastopathiebedingte Zysten weniger stark flüssigkeitsgefüllt sind.

Gynäkologische Operationen, die nicht länger als zwei Monate zurückliegen

Bei frischen Narben im Bauch- und Brustbereich ist eine **direkte Sonnenbestrahlung zu vermeiden** (s. Kap. II.6.16). Mindestens 6 bis 8 Wochen nach der Operation sollten **keine Lasten** getragen werden, die mehr als 5 kg wiegen. Stärkere körperliche Belastungen und Wärmeeinwirkungen sind auch bei einem **Lymphödem** ungünstig, das im Zusammenhang mit einer axillären Dissektion bei Mammakarzinom in Erscheinung tritt.

Patientinnen mit vorausgegangenen Bestrahlungen

Nach einer Radiatio sollten die bestrahlte Region noch für mindestens zwei Wochen nicht mit Wasser in Kontakt kommen, die Puderapplikation fortgesetzt und größere Schweißbildungen vermieden werden. Ebenso sind Möglichkeiten für erforderliche Blutbildkontrollen in Erfahrung zu bringen. Vor Reiseantritt sollten die geplanten Unternehmungen mit dem Fachpersonal der Strahlennachsorge abgesprochen werden.

Strahlenbehandlung führt zu Müdigkeit und vermehrtem Schlafbedarf. Daneben können auch andere begleitende Beschwerden, wie z. B. Übelkeit, bis etwa vier Wochen nach Abschluss der Bestrahlung weiterbestehen.

Nach Bestrahlungen im Bereich des Unterleibs besteht ein **erhöhtes Thromboserisiko** der tiefen Becken- und Beinvenen. Da diese Gefährdung in warmen Klimazonen zunimmt, sollte eine tägliche Einnahme von 100 mg Acetylsalicylsäure erwogen werden (s. auch Kap. II.8.4).

Medikamentöse Therapie bei gynäkologischen Malignomerkrankungen

Antihormonelle Therapie bei Mammakarzinom

Tamoxifen verursacht bei 10% aller Patientinnen Hitzewallungen sowie gastrointestinale Beschwerden, die unter veränderten Lebensbedingungen im Reiseland stärker zum Tragen kommen können. Da es nach jahrelanger Einnahme dieses Arzneimittels vermehrt zur Entstehung von Uterus-, insbesondere Korpuskarzinomen kommen kann, sollte bei längeren Reisen eine sonographische Kontrolle des Endometriums in sechsmonatigem Abstand gewährleistet sein. Patientinnen sind darüber zu informieren, dass bei auftretenden vaginalen Blutungen auch im jeweiligen Reiseland die Durchführung einer Kürettage ratsam ist. Generell ist es wegen möglicher Versorgungsengpässe sinnvoll, einen ausreichenden Vorrat an Tamoxifen-Tabletten oder, bei monatlicher Gabe von **GnRH-Analoga**, entsprechende Fertigspritzen mit dem Depotpräparat mitzunehmen.

Hormonelle Therapie bei Endometriumkarzinom

Unter der Dauerbehandlung eines Endometriumkarzinoms mit Medroxyprogesteronazetat (MPA) treten bei bis zu 50% aller Patientinnen folgende Symptome auf:

- Gewichtszunahme
- Cushing-Symptome mit ausgeprägter Muskelschwäche
- Hyperhidrosis
- Obstipation.

Unter den veränderten Lebensbedingungen im Reiseland können auch seltenere Nebenwirkungen zu erheblichen Problemen führen:

- Verwirrtheitszustände und Depressionen

- feinschlägiger Fingertremor
- Muskelkrämpfe
- Vaginalblutungen
- vaginaler Pruritus
- Thrombosen und Lungenembolien.

Regelmäßige Einnahme von Aminoglutethimid bei Mammakarzinom

Ein Drittel der Patientinnen, die Aminoglutethimid regelmäßig einnehmen, entwickelt ein Hautexanthem, das in bestimmten Reiseregionen mit zunehmender Ausprägung in Erscheinung treten kann. Dagegen sind passagere Bewusstseinsstörungen, Müdigkeit und eine leichtgradige Unterfunktion der Schilddrüse schwer zu erfassende oder, wie z.B. eine Leukopenie und Thrombopenie, relativ seltene Begleiterscheinungen.

Chemotherapie bei Mammakarzinom

Möglichen Nebenwirkungen von Chemotherapeutika ist bei der Planung von Fernreisen ausreichend Beachtung zu schenken (s. Tab. 6-21). So können Hitze und körperliche Anstrengungen z.B. das Auftreten von Übelkeit und Erschöpfungsgefühl erheblich verstärken.

Mögliche Nebenwirkungen von Chemotherapeutika sollten von fachärztlicher Seite erkannt und behandelt werden. Hierbei sind besonders häufig:

- Übelkeit und Erbrechen (zeitlich meistens an die Zeit der Medikamenteneinnahme gekoppelt)
- Haarverlust (kann ein zusätzliches psychoorganisches Trauma bewirken)
- Knochenmarktoxizität (bei einigen Medikamenten über Wochen anhaltend)
- Kardiotoxizität (bedarf Kontrollen mittels EKG und Echokardiographie)
- Nephrotoxizität (erforderliche Kontrollen des Serumkreatinins bzw. der Kreatinin-Clearance)
- Neurotoxizität (teils lange anhaltende Sensibilitätsstörungen bis hin zu schweren Schädigungen des vegetativen Systems).

> Auf den Zeitpunkt der maximalen Leukozytendepression (Nadir) sollte unbedingt geachtet werden, da zu diesem Zeitpunkt die größte Infektanfälligkeit besteht.

Tabelle 6-21. Nebenwirkungen der am häufigsten bei Mammakarzinom angewandten Chemotherapeutika.

Cyclophosphamid (Alkylans)
- Übelkeit, Erbrechen, reversible Alopezie
- knochenmarksupprimierende Wirkung (Granulozytopoese, ↓ ↓, Thrombozytopoese ↓)
- Immunsuppression!
- Mukositis
- Pneumonitis
- Zystitis
- aber: **keine** Beeinträchtigung von Leber- und Nierenfunktionen

Mitoxantron
- Knochenmarktoxizität (gering)
- Übelkeit, Erbrechen (gering)
- Alopezie (in der Hälfte der Fälle)
- Stomatitis (10–20%)
- Diarrhö und Fieber (selten)
- Leberenzymerhöhung (gelegentlich)
- Einschränkung der Herzleistung (nach 8 Zyklen bei 10% der Patientinnen)

Methotrexat
- Übelkeit (gering), Alopezie (gering), Mukositis (gelegentlich)
- Leuko- und Thrombopenie (ausgeprägt)
- Transaminasenanstieg
- Verstärkung der Toxizität durch Salicylate, Sulfonamide
- tubuläre Nierenschädigung bei Kombination mit Indometacin
- **Cave**: Nierenfunktionseinschränkung (Urin alkalisch halten!)

5-Fluorouracil
- schwere Mukositis und Diarrhö
- akute chronische Konjunktivitis (reversibel)
- Leuko- und Thrombopenie

Bei Einnahme von Chemotherapeutika muss auf die Einhaltung der empfohlenen Zeitintervalle streng geachtet werden, da es sonst bei vielen Chemotherapien zu erheblichen Wirkungsverlusten kommen kann.

Deshalb sollte bei längeren Auslandsaufenthalten unbedingt dafür gesorgt werden, dass vor Ort die Applikation der Medikamente gewährleistet ist. Genaue Therapiepläne mit Mengenangaben der einzelnen Chemotherapeutika müssen in diesem Fall mitgeführt werden. Auch die Begleitmedikation zur besseren Verträglichkeit der Therapie muss beachtet werden. Unter jeder Chemotherapie können schwere Komplikationen auftreten, die ggf. nur in einem Zentrum behandelt werden können.

Patientinnen ist bis zu einem Monat nach der letzten Chemotherapiegabe von längeren Auslandsreisen abzuraten.

Krankheitszustände während der Schwangerschaft

Generell sollten Schwangere mit ernsten Problemen während vorausgegangener Schwangerschaften und Entbindungen von längeren Reisen und Auslandsaufenthalten absehen (s. Kap. II.5.1.1). Ähnliches gilt bei Risiken wie vorbestehende Organerkrankungen der Leber und Niere, vitienbedingte Herzerkrankungen, Gestationsdiabetes, Blutungen, vorzeitige Wehen und Zervixinsuffizienz während der bestehenden Schwangerschaft (s. Tab. 5-2, Kap. II.5.1.1). Auch bei beträchtlicher Ödembildung der Beine, einer Proteinurie sowie einer Hypertonie sollte Schwangeren von Fernreisen abgeraten werden.

Risikofaktoren für die Entwicklung einer **schwangerschaftsinduzierten Hypertonie** (SIH, EPH-Gestose) sind:

- Schwangerschaft in einer sehr frühen Phase der jugendlichen Körperentwicklung
- vorausgegangene oder vorbestehende vaskuläre Nierenschädigungen
- deutlich vermehrtes Uteruswachstum durch Hydramnion oder Mehrlingsschwangerschaft.

Manifestationen einer schwangerschaftsinduzierten Hypertonie/EPH-Gestose können auch bei Frauen auftreten, die außerhalb der Schwangerschaft weitgehend symptomlos sind.

Eine besondere Gefährdung besteht bei einer Schwangerschaftshypertonie mit starker Leberbeteiligung (**HELLP-Syndrom**: Hämolyse, erhöhte Leberenzyme, niedrige Thrombozytenzahl), die mit einer mütterlichen Sterblichkeit von 3–7% und einer perinatalen Mortalität von > 10% einhergehen kann. Die Ätiologie dieses Syndroms, das möglicherweise auf einer Vorschädigung des Lebergefäßsystems beruht, ist noch nicht gesichert.

Die Dynamik einer schwangerschaftsinduzierten Hypertonie und vor allem von HELLP sind nicht einschätzbar. Frauen mit migräneartigen Schmerzen, erhöhtem Blutdruck und Ödemen müssen insbesondere bei Oberbauchbeschwerden und Erbrechen oder bei einer erhöhten Krampfbereitschaft umgehend einer intensivmedizinischen Therapie zugeführt werden. In der Regel muss die Schwangerschaft dann möglichst bald operativ beendet werden. Während einer Fernreise wäre eine Schwangere in diesem Fall nicht transportfähig und vollständig auf die Qualität des örtlichen Gesundheitssystems angewiesen.

Haben Sie bei der Beratung auch daran gedacht?

	Beratungsinhalt
Reiseziel, Reiseart	Möglichkeit einer gynäkologischen Betreuung im Reiseland
Gynäkologische Krankheitsbilder	Vermeiden von Reisen in der akuten Phase, Mitgabe von Befunden und ausreichendem Medikamentenvorrat
Endometriose	Vor Reiseantritt in Betracht ziehen: Ausschluss bzw. Therapie einer Schokoladenzyste ***Cave:*** Thromboserisiko unter GnRH-Analoga
Rezidivierende Adnexitiden	Bakteriologische Abklärung, Mitgabe von Antibiotika zur Selbsttherapie
Rezidivierende Bartholinitiden	Marsupialisation/Ausschälung
Zyklusstörungen	Ursache abklären und behandeln
Descensus uteri, Harninkontinenz	Risiko von Zystitiden, Schwierigkeiten der Pessarhygiene
Mastodynie	Malignom-Ausschluss, Selbstuntersuchung der Brust
Vorausgegangene Operationen	Verhalten bei Hitze, Sonnenbestrahlung und Tragen von Lasten
Malignome	
– nach Bestrahlungstherapie	Hautpflege, Becken-Beinvenenthrombosen nach Radiatio des Unterleibs
– unter antihormoneller bzw. Chemotherapie	Möglichkeit der Medikamenteneinnahme und Kontrolluntersuchungen im Reiseland, Reiseantritt frühestens 1 Monat nach Chemotherapieende
Krankheitszustände während der Schwangerschaft	Keine Fernreisen bei Schwangerschaftsrisiken und ernsten Begleiterkrankungen

Weiterführende Literatur

Bastert, G.: Klinik der Frauenheilkunde und Geburtshilfe, Bd. 11 und Bd. 12, 4. Auflg. Elsevier Urban & Fischer, München–Stuttgart–Jena–Lübeck–Ulm (2000, 2003).

Possinger, K., P. Hellriegel, M. Wolf et al.: Mamma-Carcinom: Diagnostik, Therapie und Nachsorge. Schriftenreihe des Tumorzentrums Berlin, Berlin 1997.

Informationen im Internet

Deutsche Gesellschaft für Gynäkologie und Geburtshilfe, www.dggg.de

Österreichische Gesellschaft für Gynäkologie und Geburtshilfe, www.oeggg.at

Schweizerische Gesellschaft für Gynäkologie und Geburtshilfe, www.sggg.ch

MARTIN SCHABET

In diesem Kapitel sollen grundsätzliche Reiseempfehlungen für Patienten mit Migräne, Epilepsie, Multipler Sklerose, transitorischen ischämischen Attacken und Schlaganfall, Parkinson-Syndrom, Restless-legs-Syndrom, Alzheimer-Krankheit und Bandscheibenerkrankungen gegeben werden.

Bei Patienten mit abgeheilter Enzephalitis oder Meningitis, vorangegangenem Schädel-Hirn-Trauma oder nach Entfernung gutartiger Hirntumoren müssen eventuelle neurologische Behinderungen bzw. eine Gefährdung durch Anfälle beachtet werden. Im Übrigen gibt es für diese Patienten keine gesonderten Empfehlungen. Auf spezielle Reiseprobleme bei Patienten mit selteneren neurologischen Erkrankungen kann hier nicht eingegangen werden.

Migräne: oft durch Reisen getriggert

Bei der Migräne handelt es sich um halbseitige oder holozephale Kopfschmerzen, die mit Übelkeit sowie Licht- und Lärmempfindlichkeit einhergehen. Bei einem Teil der Patienten gehen den Kopfschmerzen neurologische Funktionsstörungen in Form einer meist visuellen oder sensiblen Aura voraus.

Die Kopfschmerzattacken werden durch innere oder äußere Faktoren getriggert. Hierzu gehören neben hormonellen Veränderungen im Zyklus der Frau Veränderungen des Schlaf-Wach-Rhythmus, des Tag-Nacht-Rhythmus durch Zeitverschiebung auf Flugreisen, eine freudige Erwartung, Erwartungsangst, Entspannung nach starker Anspannung, grelles Flackerlicht, Lärm, Aufenthalt in großer Höhe, niedrige Temperaturen und „schlechte Luft“, z. B. in verrauchten Räumen. Da Reisende gewöhnlich einer Vielzahl dieser Trigger ausgesetzt sind, ist die Migräne unterwegs manchmal ein größeres Problem als zu Hause.

Die gewohnte wirksame Akutmedikation sollte in der Reiseapotheke in ausreichender Menge mitgeführt werden. Patienten, die eine medikamentöse Prophylaxe der Migräne betreiben, sollten diese unbedingt fortsetzen.

Epilepsie: Provokationsfaktoren meiden!

Reisende mit einem Anfallsleiden sollten ihre Medikamente genau nach Verordnung nehmen und Provokationsfaktoren wie Alkohol, Schlafentzug und unregelmäßigen Schlaf-Wach-Rhythmus meiden. Zeitverschiebungen führen auf Fernreisen zu unvermeidlichen Änderungen des Tag-Nacht-Rhythmus und sind damit mögliche Trigger für Anfälle.

Bei Flugreisen sollte die Einnahme der Antiepileptika während des Fluges entsprechend der Lokalzeit am Abflugort erfolgen. Nach der Landung ist die Lokalzeit am Zielort maßgebend. Eine vorübergehende Erhöhung der Antiepileptikadosis, wie sie von manchen Fluggesellschaften gewünscht wird, ist nicht sinnvoll. Bei täglichen Anfällen sollten auch Diazepam-Rektiolen oder Clonazepam-Tropfen mit in die Kabine genommen werden, da nicht alle Fluggesellschaften für solche Situationen gerüstet sind. Patienten mit täglichen Anfällen sollten nur in Begleitung reisen und, ebenso wie Patienten mit weniger häufigen Anfällen, das Bordpersonal informieren. Nach Grand-mal-Anfällen besteht für 24 Stunden keine Flugreisetauglichkeit (s. Kap. II.3.1.4).

Zeitverschiebungen bei Interkontinentalflügen können zu Schlafstörungen führen, die ihrerseits anfallsfördernd sind. Es ist deshalb ggf. sinnvoll, am Zielort ein Schlafmittel zu nehmen, um sich rasch an den neuen örtlichen Schlafrhythmus anzupassen.

Gyrasehemmer, die bei respiratorischen und Harnweginfekten und insbesondere bei der Reisediarrhö, einschließlich Salmonellosen und Shigellosen, eingesetzt werden, senken die Krampfschwelle und sollten deshalb bei Patienten mit Epilepsie durch andere Antibiotika ersetzt werden. Auch Antimalariamittel verstärken die Neigung zu Anfällen. Kontraindiziert ist auf jeden Fall Mefloquin (Lariam®).

Die Anfallsmedikation sollte immer im Handgepäck und für die gesamte Reisedauer mitgeführt werden. Darüber hinaus sollten Reisende mit einer Epilepsie ein Attest bei sich haben, in dem auch die Substanznamen der Medikation und die aktuelle Dosierung genannt sind.

Multiple Sklerose (MS): Reisen im schubfreien Intervall möglich

Die Multiple Sklerose oder Encephalomyelitis disseminata ist eine Autoimmunerkrankung des Gehirns und des Rückenmarks, die sich gegen das von der Oligodendroglia gebildete Myelin richtet. Sie verläuft primär in Schüben remittierend, in Schüben progredient oder chronisch progredient.

Bereits bestehende Behinderungen müssen bei der Reiseplanung ausreichend berücksichtigt werden. Hierbei ist besonders auf die großzügige Verwendung von Hilfsmitteln zu achten. Manche Patienten sind psychophysisch leichter erschöpfbar, was oft erst bei außergewöhnlichen Aktivitäten zum Tragen kommt. Bei Patienten mit einer Gangstörung, die im Alltagsleben ohne Hilfen zurechtkommen, kann deshalb auch das Mitführen eines Rollstuhls sinnvoll sein. Im Übrigen gelten bei entsprechenden neurologischen Funktionsstörungen die gleichen Hinweise wie bei Patienten mit Schlaganfall (s. u.).

Patienten mit Blasenentleerungsstörungen sollten sich vor der Reise hinsichtlich des Katheterisierens sowie über die nötige Hilfsmittelversorgung von einem Urologen, einer Frauenärztin oder einer Inkontinenzschwester beraten lassen. Wichtig ist, dass vor der Reise Sicherheit im Umgang mit Blasenentleerungsstörungen erworben wird.

Höhere Temperaturen werden von manchen Patienten mit Multipler Sklerose schlecht toleriert. Heißes Duschen oder Baden sowie heiße Außentemperaturen können durch Erhöhung der Körpertemperatur zu einer Verschlechterung der Nervenleitung führen. Die Folge dieses so genannten Uhthoff-Phänomens ist eine vorübergehende Zunahme von bereits bestehenden Paresen bzw. sensiblen oder sensorischen Störungen oder das Auftreten neuer Symptome, das nicht als neuer Erkrankungsschub missverstanden werden darf.

Während und unmittelbar nach Virusinfektionen treten Schübe gehäuft auf. Manche **aktive Impfungen, vor allem Impfungen mit Lebendimpfstoffen (Gelbfieber, Masern, Mumps, Röteln, Varizellen)**, können Schübe auslösen. Grippeimpfungen, Tetanus-, Hepatitis-B- und FSME-Impfungen gelten als unbedenklich. Eine Influenzaimpfung reduziert möglicherweise die durch Influenza während einer Saison ausgelösten Schübe, ohne dass durch die Impfung selbst Erkrankungsschübe ausgelöst werden, so dass sie unter Berücksichtigung möglicherweise bestehender Kontraindikationen empfohlen werden kann. Die potentiell gefährliche Polio-Schluckimpfung wird in Deutschland, Österreich und der Schweiz generell nicht mehr verwendet. Stattdessen wird nur noch die subkutane Impfung mit inaktivierten Polioviren (Salk-Totimpfstoff) durchgeführt. Sie kann auch bei Patienten mit MS verwendet werden. Impfungen gegen Cholera, Diphtherie, Hepatitis A, Tuberkulose, Typhus, Tollwut und Japanische Enzephalitis sollten nur bei dringender Indikation erfolgen. Bei Lebendimpfungen von engen Familienangehörigen gegen Poliomyelitis mit dem Sabin-Lebendimpfstoff sollten Patienten mit MS besonders auf Hygiene achten, um

Infektionen mit den Impfviren zu vermeiden. Impfungen sollten im Übrigen nur in einer stabilen Krankheitsphase, also nicht während eines Schubes, durchgeführt werden. Bei intensiver immunsuppressiver Therapie ist der Impferfolg geringer und eine Impfung mit Lebendvakzinen grundsätzlich kontraindiziert. Ausreichende Erfahrungen mit dem Impferfolg unter der Langzeittherapie mit Immunmodulatoren gibt es noch nicht. **Passive Impfungen** sind unbedenklich.

Im akuten Schub sollte keine größere Reise begonnen werden. Falls bei Reisen in warme Länder unterwegs neue Symptome auftreten, sollte zunächst die Möglichkeit eines Uhthoff-Phänomens in Betracht gezogen werden. Bei einem echten Schub sollte die Rückreise angetreten werden. Dies gilt vor allem für tropische Länder, in denen die Multiple Sklerose sehr selten und die ärztliche Erfahrung mit dieser Erkrankung entsprechend gering ist.

Zur Schubprophylaxe der MS werden als Immunmodulatoren derzeit vor allem Beta-Interferone oder Glatirameracetat eingesetzt. Beta-Interferon wird regelmäßig subkutan (Betaferon®, Rebif®) oder intramuskulär (Avonex®), Glatiramerazetat (Copaxone®) subkutan gegeben. Alle diese Medikamente dürfen nicht über 25 °C gelagert werden. Bei Temperaturen zwischen 8 und 25° bleibt Avonex® in der Trockenform 2 Jahre, Beta-Interferon® 3 Monate, Rebif® als Injektionslösung 30 Tage und Copaxone® 7 Tage haltbar. Bei 2–8 °C im Kühlschrank können auch Betaferon®, Rebif® und Copaxone® 2 Jahre gelagert werden. Patienten mit MS müssen deshalb bei Reisen in warme Länder für eine geschlossene Kühlkette sorgen. Die Hersteller der Medikamente helfen hier mit dezidierten Ratschlägen, Kühlboxen und Reisesets.

Bei der Reiseplanung ist auf eine adäquate Hilfsmittelversorgung und Sicherheit im Umgang mit Behinderungen zu achten. ☞

- ❑ Die Reiseziele sollten möglichst nicht in feucht-heißen Klimazonen liegen (s. Kap. II.2).
- ❑ Die Indikation für Lebendimpfungen ist streng zu stellen (s. Kap. II.8.1).
- ❑ Eine Schubprophylaxe sollte auch auf Reisen fortgeführt werden.

■ *Transitorische ischämische Attacken und Schlaganfall: Risiko für erneute Attacken und Reinsulte gering halten!*

Patienten mit transitorischen ischämischen Attacken sollten auf keinen Fall eine Reise antreten bevor die Ursachen geklärt sind und eine entsprechende Therapie, z. B. die Beseitigung einer Karotisstenose, erfolgt ist oder eine wirksame Prophylaxe, z. B. mit einem Thrombozytenaggregationshemmer, begonnen worden ist.

Nach einem Insult müssen vor allem ein Bluthochdruck oder ein Diabetes mellitus (s. Kap. II.6.2) auch auf der Reise konsequent behandelt werden. Bei Reisen in warme Länder ist auf ausreichende Flüssigkeitszufuhr zu achten, da eine Exsikkose das Risiko für einen Reinsult erhöht. Im Übrigen sollte die medikamentöse Sekundärprophylaxe fortgesetzt werden. Bei einer Antikoagulation (s. Kap. II.6.5), die z. B. wegen einer absoluten Arrhythmie mit Vorhofflimmern durchgeführt wird, sollten die INR-Werte stabil sein und auf der Reise kontrolliert werden.

Patienten mit Aphasie brauchen in der Regel eine Reisebegleitung. Gleiches gilt für Patienten mit homonymen Gesichtsfeldeinschränkungen, die in ungewohnter Umgebung besonders gefährdet sind. Reisende mit Hemiparese sollten zur Sicherheit einen Rollstuhl mitführen, auch wenn sie ihn zu Hause nicht benötigen. Neben der rein motorischen Einschränkung haben diese Patienten oft Schulter-Arm-Schmerzen, die durch ungünstige Sitzhaltungen und Immobilität während der Reise verstärkt werden. Sie sollten im Flugzeug oder im Bus mit der betroffenen Körperseite am Gang sitzen, um so mehr Spielraum für aktive und passive Bewegungen der betroffenen Glieder zu haben. Der paretische Arm sollte zum Schutz vor Druckläsionen im Blickfeld auf einem Kissen oder einem Tisch gelagert werden. Reisende mit Gefäßerkrankungen haben vor allem auf Langzeitflügen ein erhöhtes Risiko für Beinvenenthrombosen. Wegen der Luftdruckveränderungen und möglicher Probleme mit der Sauerstoffsättigung sollten Patienten mit ischämischem oder hämorrhagischem Hirninfarkt in der Frühphase keine Flugreisen unternehmen.

Bei stärkerer Spastik haben höhere Außentemperaturen über ihre muskelrelaxierende Wirkung oft einen günstigen Effekt. Bei sensiblen Ausfällen ist besonders auf ausreichenden Sonnen- und Mückenschutz zu achten.

Patienten mit körperlicher Behinderung durch Paresen, bei Sprach- und Schluckstörungen sowie neuropsychologischen Störungen sollten vor Antritt einer Reise optimal rehabilitiert sein. Eine medikamentöse Sekundärprophylaxe, gegebenenfalls auch eine Antikoagulation und eine Behandlung internistischer Begleiterkrankungen müssen auch während der Reise gewährleistet sein.

Morbus Parkinson: Eine gute medikamentöse Einstellung ist Voraussetzung für eine Reise

Die Parkinson-Krankheit ist eine neurodegenerative Erkrankung mit Untergang von Nervenzellen der Substantia nigra. Hauptsymptome sind Akinesie, Rigor und Tremor. Hinzu kommen vegetative Symptome in Form vermehrter Talg- und verminderter Schweißsekretion. Der scheinbar vermehrte Speichelfluss erklärt sich durch hypokinetisch bedingte Schluckstörungen. Orthostatische Kreislaufstörungen und Blasenstörungen treten in der Regel erst im späteren Krankheitsverlauf auf.

In leichteren Stadien der Erkrankung ist die Mobilität unter dopaminerger Medikation meist gut, auch wenn die Bewegungsabläufe etwas verlangsamt sind. Bei der Reisevorbereitung ist deshalb eine großzügige Zeitplanung wichtig. In stark emotional getönten Stresssituationen kann die Beweglichkeit plötzlich sehr gut werden oder für kurze Zeit völlig zum Erliegen kommen („freezing“). Letzteres tritt oft an einer Engstelle, z. B. vor einer Tür, auf. In fortgeschrittenen Erkrankungsstadien mit eingeschränkter Beweglichkeit werden diese Phänomene häufiger. Hinzu kommen Wirkungsschwankungen der Medikation mit zunehmender Akinesie gegen Ende des Einnahmeintervalls, raschem Wechsel von Phasen guter und sehr schlechter Beweglichkeit („on-off“), Hyperkinesien und oft schmerzhaften Dystonien. Diese Symptome erfordern einen individuell abgestimmten Zeitplan für die Medikamenteneinnahme mit relativ kurzen Einnahmeintervallen. Resorptionsstörungen durch die auf Reisen häufigen Gastroenteritiden können deshalb bei diesen Patienten zur Verschlechterung der Symptomatik führen. Beim raschen Entzug von L-Dopa kommt es in seltenen Fällen zu einer malignen Hyperthermie, die intensivmedizinisch behandelt werden muss.

Die Reisefähigkeit von Patienten mit Morbus Parkinson hängt vom Erkrankungsstadium ab. In frühen Stadien ist sie in der Regel gegeben. In fortgeschittenen Stadien müssen Parkinson-Kranke z. B. darauf achten, zum Zeitpunkt der L-Dopa-Einnahme keine proteinreiche Mahlzeit zu sich zu nehmen, da neutrale Aminosäuren die Resorption von L-Dopa im Darm und seinen Transport durch die Blut-Hirn-Schranke kompetitiv hemmen.

Bei fortgeschrittener Erkrankung kann sich wegen der verminderten Schweißsekretion bei vermehrter Muskelarbeit durch Hyperkinesen oder Dystonie in warmer Umgebung eine Hyperthermie entwickeln. Tritt eine Hyperthermie auf, dürfen Anticholinergika und Amantadin nicht weiter genommen werden, da sie die Schweißsekretion zusätzlich reduzieren und die Temperatur weiter erhöhen können. Unter schwierigen Bedingungen auf einer Reise müssen dann alle Möglichkeiten der physikalischen Temperatursenkung genutzt werden, gegebenenfalls ist eine vorübergehende Krankenhausaufnahme sinnvoll. Eine Liste der in verschiedenen Ländern verfügbaren Parkinson-Medikamente wurde von Oertel und Mitarbeitern (1995) zusammengestellt (s. Literatur).

Für Parkinson-Kranke stellen Gastroenteritiden und Thermoregulationsstörungen bei Hitze ernste Gefährdungen dar. Bei fortgeschrittener Erkrankung ist eine Reisebegleitung erforderlich.

Restless-legs-Syndrom: oft unerträglich, dennoch harmlos

Das Restless-legs-Syndrom ist gekennzeichnet durch in Ruhe auftretende Missempfindungen mit Bewegungsdrang der Beine, weniger häufig auch der Arme.

Neben familiären Formen gibt es das Syndrom auch **sekundär** bei Eisenmangel, Urämie, Amyloidose, in der Schwangerschaft sowie bei Polyneuropathien. Das Restless-legs-Syndrom ist eine häufige Ursache von Schlafstörungen. Es vergällt den Betroffenen aber auch Theater- und Konzertbesuche, Flug- oder Fahrzeugreisen und kann eine Gipsschienung fast unerträglich machen.

Neben der Behebung des Eisenmangels bei den sekundären Formen kann das grundsätzlich harmlose Restless-legs-Syndrom mit L-Dopa oder Dopaminagonisten behandelt werden. Es empfiehlt sich, eine dopaminerge Medikation bereits vor Antritt einer Reise auszuprobieren.

Morbus Alzheimer: Reisen mit vertrauter Begleitperson

(s. auch Kap. II.6.12)

Die Alzheimer-Krankheit ist eine neurodegenerative Erkrankung mit langsam progredienter Demenz. Konzentrations- und Gedächtnisstörungen, zeitliche und räumliche Orientierungsstörungen sowie aphasische und apraktische Störungen stehen im Vordergrund.

Sämtliche Störungen, insbesondere die der Orientierung, verstärken sich in ungewohnter Umgebung. Alzheimer-Kranke brauchen deshalb auf Reisen eine vertraute Begleitperson. Wenn sich paranoide Ängste, Agitiertheit und Schlafstörungen verstärken oder neu auftreten, empfiehlt sich die Verabreichung eines sedierenden Neuroleptikums, z. B. Melperon.

Bandscheibenerkrankungen: Transportmittel kritisch wählen

Bandscheibenvorfälle sind in der Regel degenerativ bedingt. Sie treten vor allem in den unteren Abschnitten der Hals- und der Lendenwirbelsäule auf.

Neben der Wurzelkompression besteht bei zervikalen Bandscheibenvorfällen grundsätzlich auch die Möglichkeit einer Kompression des Halsmarks, bei lumbalen Vorfällen die Gefahr einer Konus- oder Kaudakompression. Patienten mit akuten Wirbelsäulenbeschwerden bzw. akutem Bandscheibenvorfall sollten auch angesichts dieser Komplikationsmöglichkeiten keine Reise antreten, vor allem dann nicht, wenn bereits eine radikuläre Schmerzausstrahlung oder neurologische Ausfälle bestehen.

Erschütterungen und längeres Sitzen, aber auch Liegen in ungünstiger Haltung während des Fluges oder der Fahrt können ebenso wie ungünstige Sitzgelegenheiten und Betten oder ungewohnte körperliche Belastungen auf Reisen die Symptomatik akut verschlechtern. Reisende mit rezidivierenden oder chronischen Beschwerden sollten deshalb das Beförderungsmittel kritisch wählen und sich eher für einen kurzen Flug oder eine Bahnreise als für eine lange Bus- oder Autofahrt entscheiden (s. Kap. II.3.1).

Fazit

Reisende mit neurologischen Erkrankungen müssen auf die Regelmäßigkeit der Medikamenteneinnahme bei Zeitverschiebung (Epilepsie, Morbus Parkinson) und die Interaktion ihrer Medikamente mit Mitteln zur Malaria-Prophylaxe und Antibiotika (Epilepsie) achten. Außerdem ist die verminderte Resorption der Medikamente bei Reisediarrhö (alle Krankheiten) zu berücksichtigen. Patienten mit Multipler Sklerose brauchen eine Kühlkette, wenn sie eine Immunprophylaxe mit Beta-Interferonen oder Glatirameracetat betreiben. Auf Langstreckenflügen sind besonders Patienten mit Gefäßerkrankungen gefährdet, Beinvenenthrombosen zu entwickeln. In warmen Ländern ist konsequent auf ausreichende Flüssigkeitszufuhr und Sonnenschutz zu achten. Bei Patienten mit Multipler Sklerose können heiße Duschen oder Baden und starke Sonneneinwirkung zu einer Zunahme neurologischer Ausfälle führen.

Haben Sie bei der Beratung auch daran gedacht?

	Beratungsinhalt
Reiseziel, Klima	Auswirkungen bei Multipler Sklerose und Morbus Parkinson, medikamentöse Malaria-Prophylaxe und antibiotische Behandlung bei Epilepsie
Transportmittel	Flugreisen: bei Behinderungen Buchung eines Sitzplatzes am Gang, bei Zeitverschiebungen mögliche Provokation einer Migräne oder eines epileptischen Anfalls in Erwägung ziehen
Funktionsstörungen	Bei Gangstörungen Mitnahme eines Rollstuhles, bei Aphasie und Hemianopsie sowie Demenz Mitnahme einer Begleitperson
Schwere der Erkrankung, Akuizität	Akuter Schub bei Multipler Sklerose, Behinderungsgrad bei Multipler Sklerose und Schlaganfall
Mitnahme von Medikamenten und Hilfsmitteln mit ärztlicher Bescheinigung	Kühlkette für Immunmodulatoren bei Multipler Sklerose, Medikamente zur Anfallsbehandlung bei Migräne und Epilepsie im Handgepäck, Inkontinenzartikel
Begleitperson	Reisende mit täglichen Anfällen, körperlichen Behinderungen und Demenz-Kranke
Provokationsfaktoren	Auslösung von Anfällen bei Migräne und Epilepsie
Medikamentöse Prophylaxen	Bei Migräne und Epilepsie fortsetzen
Impfungen	Kontraindikationen bei Multipler Sklerose
Nahrung	Einfluss auf die Resorption von L-Dopa

Weiterführende Literatur

Brandt, T., J. Dichgans, H.C. Diener (Hrsg.): Therapie und Verlauf neurologischer Erkrankungen, 4. Aufl. Kohlhammer, Stuttgart 2003.
Mumford, C.J., C.P. Warlow: Airline policy relating to passengers with epilepsy. Arch Neurol 52 (1995) 1215–1218.
Oertel, W.H., R. Dodel: International guide to drugs for Parkinson's disease. Movement Disorders 10 (1995) 121–131.
Schmidt, D., C.E. Elger: Praktische Epilepsiebehandlung, 2. Aufl. Thieme, Stuttgart 2001.
Schmutzhard, E.: Flugtauglichkeit bei neurologischen Erkrankungen – Flugreisen und das zentrale Nervensystem. Wien Med Wochenschr 152 (2002) 466–468.
Thümler, R.: Flugmedizinische Aspekte bei neurologischen und psychiatrischen Krankheitsbildern. In: Landgraf, H., D.M. Rose, P.E. Aust (Hrsg.): Flugreisemedizin, S. 141–167. Blackwell, Berlin 1996.

Informationen im Internet

Deutsche Gesellschaft für Neurologie, www.dgn.org
Österreichische Gesellschaft für Neurologie, www.oegn.at
Schweizerische Neurologische Gesellschaft, www.swissneuro.ch
Deutsche Gesellschaft für Epilepsie, www.dgfe.de
Österreichische Sektion der Internationalen Liga gegen Epilepsie, www.medicalnet.at/oe.sektion-ILAE
Schweizerische Liga gegen Epilepsie, www.epi.ch
Deutsche Multiple Sklerose Gesellschaft, www.dmsg.de
Aktion Multiple Sklerose Erkrankter – Landesverband der DMSG, www.amsel.de
Österreichische Multiple Sklerose Gesellschaft, www.ms-ges.org.at
Deutsche Parkinson Gesellschaft, www.parkinson-gesellschaft.de
Österreichische Parkinson Gesellschaft, www.parkinson.at
Schweizerische Parkinsonvereinigung, www.parkinson.ch

Psychiatrische Erkrankungen 6.12

KLAUS HOFFMANN

Die Pathologie des Fühlens, Wollens und Denkens ist Gegenstand von Psychiatrie und Psychotherapie. Reisen und die Motive dafür haben stets mit Psychologie zu tun.

Reisemedizinisch beratende Ärzte, denen sich Reisende vorstellen, können Grundaffekte wie Ängste und Freude sowie die soziale Kompetenz gut wahrnehmen bzw. einschätzen, so dass sie mit den Reisenden entsprechend über Probleme und Fragen sprechen können. Die genauere Wahrnehmung psychopathologischer Phänomene setzt jedoch eingehendes Wissen, Selbsterfahrung und Selbsterkenntnis sowie ein längeres Gespräch und eine sorgfältige Erhebung der Anamnese voraus. Der reisemedizinisch beratende Arzt sollte deshalb bei zu vermutender oder bekannter psychiatrischer Erkrankung unbedingt eine Konsultation mit dem behandelnden Psychiater suchen oder überhaupt erst eine Überweisung zu einem Psychiater veranlassen.

Fühlen, Wollen und Denken als „Schlüssel" zur Persönlichkeit des Reisenden

Gefühle sind im Gespräch sichtbar an der Mimik und Gestik des Patienten. Beim Gesunden schwingen die Gefühle je nach Inhalt und Situation zwischen Nachdenklichkeit, Freude, Angst, Sorge und Trauer, und entsprechend schwingen auch Mimik und Gestik. Pathologien haben stets etwas mit Einengungen von

Gefühlen zu tun, sei es zur Niedergeschlagenheit, Leere und Suizidalität bei der Depression, zur Heiterkeit und Gereiztheit bei der Manie, zu Rückzug, Inadäquatheit und Verflachung bei einer Schizophrenie, zu Misstrauen – oft sichtbar an fehlendem Blickkontakt – bei paranoiden Syndromen, zur Betonung einseitiger Qualitäten (Ängste, Geltung, Zwänge) bei Neurosen und Persönlichkeitsstörungen.

Der **Antrieb** wird meistens ebenfalls schon in einer kurzen Exploration, auch in Verbindung mit Auskünften durch Angehörige, klar. Er ist deutlich verringert, verbunden mit Berichten von häufigen Rückzügen ins Bett bei Depressionen und Schizophrenien, deutlich gesteigert samt schweren Schlafstörungen bei Manien und Schizophrenien. Stark wechselnde Phasen finden sich bei Neurosen und Persönlichkeitsstörungen.

Die Beurteilung von Störungen des **Denkens** ist schwieriger, da hierfür oft längere Explorationen erforderlich sind – Denkstörungen treten oft erst bei längeren Gesprächen oder bei „heiklen Themen" in Erscheinung. Die Denk- oder Sprechgeschwindigkeit kann schnell beurteilt werden, sie ist typischerweise verlangsamt bei Depressionen und beschleunigt bei Manien. Abbrüche und Sperrungen mitten im Gedankengang sind typisch für Schizophrenien, inhaltlich unzusammenhängende Gedanken für Demenzen. Nicht nachvollziehbare Vorstellungen, die im Alltag nicht korrigierbar sind, das Leben bestimmen und zu Gereiztheit oder völliger Ablehnung führen, wenn man sie anspricht, werden als **Wahn** bezeichnet. Affektkongruenter Wahn ist typisch für affektive Erkrankungen – Schuldwahn, Verarmungswahn, Kleinheitswahn für Depressionen, Größenwahn, z.B. mit völliger Überschätzung eigener Fähigkeiten bei Extremtouren, und Abstammungswahn für Manien. Nicht affektkongruenter Wahn ist typisch für Schizophrenien, beispielsweise der Verfolgungswahn. Gelingt eine zarte Distanzierung beim Patienten, liegt eine **überwertige** Idee vor, was typisch ist für schwere Neurosen. Lebensgeschichtlich liegen einem Wahn oft schwere Kränkungen zugrunde. **Halluzinationen** sind Sinnestäuschungen, die auch auf Nachfrage nicht korrigierbar sind. Optische Halluzinationen sind typisch für Delirien. Akustische Halluzinationen treten meist bei Schizophrenien auf, aber auch bei Depressionen und Manien (affektkongruent!), wobei es sich oft um Stimmen handelt, die in der Wahrnehmung des Patienten eindeutig von außen kommen (im Gegensatz zu klar innerhalb des Körpers lokalisierten Stimmen oder Visionen bei **Pseudohalluzinationen**). Sie befehlen (gefährlich sind Selbst- oder Fremdtötungsbefehle!), reden in Rede und Gegenrede (typisch für schwere Schizophrenien) oder murmeln auch nur vor sich hin (typisch für chronische Alkoholpsychosen). Schwere **Ich-Störungen** wie Derealisationen und Depersonalisationen werden von den Patienten immer wieder auf Nachfrage geschildert, wenn eine vertrauensvolle Explorationssituation hergestellt ist.

Gebrauch von Suchtmitteln, Sexualität, Delinquenz und somatische Beschwerden müssen erfragt werden

Eine Exploration sollte die Themen **Suchtmittel** und **Sexualität** umfassen, ebenso das Thema bisheriger **Delinquenz.**

Bei **somatischen Beschwerden** sind besonders Schlafstörungen relevant. Nötig sind etwa sechs bis acht Stunden Schlaf pro Nacht, wobei der Schlaf vor Mitternacht direkt depressionshemmend ist. Es macht jedoch keinen Sinn, dem Patienten ein frühes Zubettgehen zu empfehlen, wenn er gar nicht müde ist. Kaffee hemmt den Schlaf. Alkohol ist zwar ein gutes Einschlafmittel, führt aber zu Durchschlafstörungen. Schlafstörungen werden durch längerfristige Einnahme von Schlafmitteln, den allabendlichen Zwang, doch endlich einschlafen zu müssen, sowie durch Reisestress mit zu eng geplantem Programm und häufig wechselnden Unterkünften eher verstärkt. Beim Bergtrekking sind Schlafstörungen im Rahmen einer Höhenkrankheit zu berücksichtigen (s. Kap. II.3.2.1 und III.3). Einschlafstörungen sind typisch für akute psychosoziale Krisen und Neurosen, Durchschlafstörungen mit schlimmen Grübelzwängen typisch für Depressionen und Schizophrenien.

Störungen des Fühlens, Wollens und Denkens sowie der Sexualität, somatische Beschwerden – insbesondere Schlafstörungen – und eine positive Anamnese für Suchtmittel und Delinquenz sollten zur Konsultation eines Psychiaters Anlass geben. Erst danach kann verantwortlich entschieden werden, ob eine geplante Reise auch durchgeführt werden kann. Patienten mit akuten psychiatrischen Störungen wie Realitätseinbußen, auffälligem Sozialverhalten und mangelhafter Impulskontrolle sowie solche mit Drogenabhängigkeit oder -missbrauch sollten keine Fernreisen durchführen. Bei Reisen mit Langzeitaufenthalten ist zu beachten, dass seelische Probleme verschärft und neurotische Fehlhaltungen verschlimmert werden können (s. Kap. II.7). In seltenen Fällen kann sich eine psychiatrische Erkrankung auch erstmals auf der Reise manifestieren (s. Kap. III.11).

Die spezielle Beschreibung der psychischen Erkrankungen und Störungen folgt der Einteilung nach der zehnten **International Classification of Diseases** (ICD 10).

Organische Psychosen – Delir und Demenz

Hier liegen eindeutig nachweisbare somatische Ursachen für die psychopathologischen Veränderungen vor – Traumen, Infektionen, Tumoren oder substantielle Defekte des Gehirns.

Leitsymptom **akuter organischer Psychosen** ist die Bewusstseinstrübung mit zunehmender Orientierungsstörung (**Delir**) bis hin zur Bewusstlosigkeit. Delirien sind auch durch schwere vegetative Symptome gekennzeichnet – Schweißausbrüche, Hypertonie, Tachykardie – und erfordern nicht selten intensivmedizinische Behandlung.

Reisen verbietet sich in allen Situationen, in denen mit einem Delir gerechnet werden muss, z. B. bei Alkoholikern, die bereits Alkoholentzugsdelire durchgemacht haben und noch nicht „trocken" sind.

Leitsymptom **chronischer organischer Psychosen** ist die Gedächtnisstörung, die zuerst das Kurzzeitgedächtnis betrifft. Als Folge der sich verschlimmernden Gedächtnisstörung können sekundär schwere Affektstörungen, vor allem depressive und paranoide Verstimmungen, ebenso auftreten wie Wahnphänomene und Halluzinationen sowie schwere Antriebsstörungen und Störungen des Schlaf-Wach-Rhythmus. Alle diese Symptome können sich mehr oder weniger ausgeprägt bei den verschiedenen Formen der **Demenzen** finden, sei es bei der **Alzheimer-Demenz** (s. Kap. II.6.11), der **Multi-Infarkt-Demenz** oder ihren Mischformen als häufigste Demenzarten.

Bei beginnender Demenz können Reisen durchaus empfohlen werden, sofern die Kranken mit Angehörigen reisen, wenn diese mit der Betreuung bisher auch zu Hause nicht überfordert waren. Gerade das Aufsuchen früher vertrauter Plätze kann einen neuen Zugang zur Persönlichkeit des Patienten ermöglichen. Bei zunehmender Desorientiertheit auf der Reise müssen Infektionen, metabolische Störungen, Dehydratation und Medikamenteninteraktionen bzw. -nebenwirkungen (insbesondere Gyrasehemmer, Mefloquin und Parkinson-Medikamente) berücksichtigt werden. Extreme klimatische Belastungen sollten gemieden werden (s. Kap. II.2 und III.1 und 2).

Sucht und Abhängigkeit

Für jeden Suchtstoff bedeutet **Missbrauch** die Zufuhr einer der Gesundheit abträglichen Menge, **Abhängigkeit** das Auftreten psychischer und/oder physischer Entzugserscheinungen beim Absetzen der Substanz.

Suchterkrankungen steigen samt den gesundheitlichen wie sozialen Folgen (Gewalttätigkeit, Suizidalität) weltweit an. Historisch ist die Alkoholkrankheit in Entwicklungsländern ein Produkt des Kolonialismus. Der in weiten Teilen der Welt grassierende Elendsalkoholismus war auch in Europa vor 100 Jahren wohlbekannt und führte zu den bedeutenden Abstinenz- und Mäßigungs-Bewegungen, die heute im Weltmaßstab kaum mehr vertreten sind, obgleich der rapide zunehmende Alkoholmissbrauch gerade in den Entwicklungsländern unstrittig ist.

Reisen, Freizeit und Tourismus werden oft mit unbegrenztem Alkoholkonsum verbunden, einschlägige Ferienzentren und preiswerter Alkohol verstärken diesen Ruf. Sexuelle Promiskuität, Unfälle und Gewalttätigkeiten geschehen häufig unter Alkoholeinfluss – hier ist der Ferntourismus strukturell die Fortsetzung des Kolonialismus.

Entlastung und Enthemmung sind gesellschaftlich geförderte Inhalte touristischer Fernreisen. Sie werden auch von im Ausland beruflich Tätigen mit der Abwesenheit von der vertrauten Heimat, häufig auch von der vertrauten Familie, legitimiert und gesucht. Missbrauch ist nicht nur für den Missbrauchenden gesundheitsschädlich, sondern häufig die Bahnung für grenzüberschreitendes Verhalten.

Die Folgeerkrankungen des **Alkoholmissbrauches** betreffen verschiedene Organsysteme. Hier sei besonders auf die **chronische Alkoholpsychose** mit Demenz, Orientierungsstörungen und Konfabulationen hingewiesen (Korsakow). Dies kann mit Nystagmus und Gangstörungen verknüpft sein **(Wernicke-Enzephalopathie)**. Sowohl bei **akuten Alkoholintoxikationen** (Lallen, Ataxie) als auch bei **chronischer Alkoholerkrankung** (Koordinationsstörungen, Ataxie) ist das Kleinhirn betroffen.

Der einzelne gebraucht den Suchtstoff Alkohol in verschiedener Weise. Die Jellinek-Klassifikation ist nach wie vor brauchbar:

- **Alpha-Trinker** trinken vorwiegend in Krisen
- **Beta-Trinker** vorwiegend bei geselligen Anlässen
- **Gamma-Trinker** sind vom Stoff an sich abhängig
- **Delta-Trinker** halten ihren hohen Alkoholspiegel, ohne gesellschaftlich aufzufallen (oft beruflich bedingt)
- **Epsilon-Trinker** sind die klassischen Quartalstrinker.

Ein Problembewusstsein besteht am ehesten bei Alpha-Alkoholikern. Bei Gamma-Alkoholikern ist der psychosoziale Abstieg am eindrucksvollsten, und Delta-Alkoholiker werden organisch krank, bevor sie ein Problembewusstsein entwickeln. In der Allgemeinpraxis gehört die Alkoholkrankheit zu den bagatellisierten und tabuisierten Problemen.

Gerade Konsultationen vor Fernreisen sind ein guter Anlass, Patienten auf ihr Alkoholproblem hinzuweisen, zumal gerade auf solchen Reisen häufig zu viel Alkohol – auch hochprozentige lokale Alkoholika – getrunken wird. Die Gefahr eines Alkoholentzugsdelirs (Kasuistik s. Kap. III.11) droht, wenn Alkohol nicht immer zur Verfügung steht oder aus Krankheitsgründen (z. B. Gastroenteritis) nicht zu sich genommen wird. Alkoholkonsum stellt einen Risikofaktor für eine akute Höhenkrankheit (s. Kap. III.3) und die Dekompressionskrankheit (s. Kap. II.3.2.2) dar.

Cannabis kann zu paranoid-halluzinatorischen Psychosen führen, die auch chronifizieren können. **Opiate** und **Cocain** führen schnell zu schwerer Abhängigkeit und damit wegen der hohen Preise zu Beschaffungskriminalität. Vor allem in asiatischen Ländern drohen bei Besitz und Handel drakonische Strafen. Zur Mitnahme BtM-rezeptpflichtiger Opioidanalgetika siehe Kapitel II.6.15.

Bei Drogenkonsum jeglicher Art sollte der beratende Arzt von einer Reise abraten.

Ein besonderes Problem stellt der Suchtmittelgebrauch bei Langzeitaufenthalten dar, wenn Enttäuschungen und Alltagskonflikte nicht angemessen verarbeitet werden können und Rollenerwartungen von außen und Selbstverständnis zu sehr auseinanderklaffen (s. Kap. II.7).

Schizophrenie und schizophreniforme Erkrankungen

Schizophrenien sind chronische Erkrankungen, die mindestens ein halbes Jahr andauern. Kürzere schizophreniforme Episoden können folgenlos ausheilen. Der Affekt ist stets auffallend, aber nicht einheitlich verändert. Meist ist er inadäquat bezogen auf die betreffende soziale Situation, oft von tiefem Misstrauen oder stumpf wirkendem Desinteresse geprägt, wobei schwer verständliche Erregungszustände hinzutreten können. In akuten

Phasen ist der Antrieb oft gesteigert, die Kranken laufen unruhig hin und her, bei chronischen Verläufen ist er meist deutlich reduziert. Im sozialen Umgang wirken die Kranken oft extrem kontaktgestört und autistisch. Die Denkstörungen können von kaum fassbarem, fast stummem Verhalten bis hin zu völlig aufgelockertem assoziativem Denken reichen. Typisch sind akustische Halluzinationen wie Hören von Stimmen in Rede und Gegenrede, Hören von kommentierenden Stimmen, Gedankenausbreitung sowie Wahnphänomene wie Wahnstimmung und Verfolgungswahn. Ferner können alle übrigen Formen wahnhaften und halluzinatorischen Erlebens auftreten, vor allem Körperhalluzinationen.

Besteht bei schizophrenen Patienten der Wunsch zu verreisen (was bei der häufigen Kontaktstörung eher selten ist), sollte auf die Mitnahme eines ausreichenden Medikamentenvorrats geachtet werden, da gerade neuere Neuroleptika nicht weltweit erhältlich sind. Voraussetzung für die Reise sind eine stabile medikamentöse Einstellung und ein Zustand ohne Realitätseinbußen. Die Patienten müssen darauf hingewiesen werden, dass die Fortführung der Medikation während der ganzen Reise erfolgen muss (Kasuistik s. Kap. III.11). Sie sollten einen Brief bei sich haben, der Auskunft über Diagnose und Therapie gibt sowie die Adresse des behandelnden Arztes enthält. Auch sollte der Reisende wissen, wen er im Reiseland im Falle einer Verschlechterung konsultieren kann. Auf die Interferenz von Haldol mit Thermoregulationsmechanismen sei ausdrücklich hingewiesen (s. Kap. II.2). Ausgefallene Touren mit Expeditionscharakter sollten nicht unternommen werden.

Depressionen und Manien

Depressionen zeichnen sich durch gedrückte bis völlig leere Stimmung, reduzierten, gelegentlich aber auch gesteigerten Antrieb (agitierte Depression) sowie affektkongruente Denkstörungen wie Minderwertigkeitsgefühle, Kleinheitswahn, Schuldwahn, Verarmungswahn sowie entsprechende Halluzinationen (Stimmen, die den Suizid befehlen) aus. Dazu kommen somatische Symptome wie Ein- und vor allem Durchschlafstörungen, Schmerzen (vor allem Kopf- und Halsschmerzen), Verstopfung und Appetitlosigkeit. Sehr zu achten ist auf die Suizidalität. Depressionen können organisch bedingt sein (nach Schädel-Hirn-Traumen, in der Menopause, bei Demenz), sie können **monopolar** oder **bipolar** (depressive und manische Phasen) mit gesunden Zwischenphasen ablaufen. Seltener als in der Populärliteratur immer wieder behauptet wird, sind jahreszeitlich wechselnde Depressionen, die vor allem im Spätherbst und Winter auftreten und sich durch Licht und Sonne bessern. Solchen Patienten kann man während der Spätherbst- und Wintermonate aus therapeutischen Gründen Reisen in den Süden empfehlen!

Depressionen können stärker neurotisch chronifiziert ablaufen oder auf schwere Verlusterlebnisse folgen. Vielen Entwicklungshelfern sind leichte bis mäßige depressive Verstimmungen nach der Ankunft im Gastland vertraut. Oft entspricht die Realität in Übersee in keiner Weise den vorher gehegten Erwartungen, auch ändern sich die bisher gepflegten Beziehungen oft dramatisch. Seit mehr als 100 Jahren werden in der psychiatrischen Literatur Depressionen infolge von Heimweh und Milieuänderung beschrieben (s. Kap. II.7).

Therapeutisch wirkt in 70% der Depressionen der Schlafentzug, allerdings nur für den folgenden Tag. Gefährlich kann Alkohol als vermeintliche Selbstmedikation werden. Bei den Antidepressiva gilt die Regel, dass man hoch genug dosieren und das Medikament wechseln sollte, wenn der Erfolg nach vier Wochen ausbleibt. Antidepressiva wirken positiv auf die Stimmung und können den Antrieb sowohl steigern als auch senken. Letzteres ist besonders vorteilhaft bei Schlafstörungen, ersteres bei schweren Antriebsstörungen während des Tages. Gefährliche suizidale Krisen können provoziert werden, wenn der Antrieb schneller ansteigt als die Stimmung, daher ist zu Beginn einer antidepressiven

Behandlung die gleichzeitige Gabe eines schwachpotenten sedierenden Neuroleptikums sinnvoll.

Bei **Manien** ist die Stimmung inadäquat gehoben, bei Konfrontation mit der Realität auch schnell gereizt, der Antrieb gesteigert bis zur extremen Schlaflosigkeit und bis hin zu Tobsuchtsanfällen bei banalen Kränkungen, das Denken affektkongruent gestört: Größenideen, Größenwahn, Stimmen, die dies bestätigen. Die Patienten tätigen oft große Einkäufe und überschulden sich dadurch.

Therapeutisch wirken bei Manien Neuroleptika, auch zur Prophylaxe als Depotgabe. Meist sehr gut vertragen wird Lithium, das allerdings wegen des geringen therapeutischen Fensters eine gute Compliance voraussetzt. Lithium beugt den Ausschlägen manischer wie depressiver Phasen vor und kann jahrelang bei regelmäßigen Laborkontrollen genommen werden. Unter heißen klimatischen Bedingungen und bei Durchfallerkrankungen kann es durch verstärkten Natrium- und Flüssigkeitsverlust zu Akkumulation und damit Intoxikationssymptomen von Lithium kommen (zunehmender Tremor, Delir). Bei entsprechenden Symptomen ist sofort ein Arzt aufzusuchen.

Voraussetzung für eine Reise ist eine stabile medikamentöse Einstellung. Interferenzen trizyklischer Antidepressiva mit Thermoregulationsmechanismen sind zu beachten (s. Kap. II.2), ebenso Lithiuminteraktionen bei Natrium- und Flüssigkeitsverlusten; gegebenenfalls ist ein einheimischer Arzt aufzusuchen. Man sollte sich vor der Reise nach einer entsprechenden Adresse erkundigen. Ein Begleitbrief sollte Diagnose, Therapie und Adresse des behandelnden Arztes enthalten. Ausgefallene Touren mit Expeditionscharakter sollten nicht unternommen werden.

Neurosen und Persönlichkeitsstörungen

Patienten dieser Gruppe sind im Kontakt affektiv schwingungsfähig und zeigen im Denken keine Pathologien. Persönlichkeitskern und Realitätsprüfung im Alltag sind erhalten. Inhaltlich äußern die Patienten diffuse Ängste (narzisstische und Borderline-Störungen), konkrete Phobien (vor Tieren wie Hunden, Schlangen, Spinnen, Agoraphobie, Klaustrophobie) und Zwänge, was auf Reisen erhebliche Probleme hervorrufen kann. Es geht um Störungen der Konfliktverarbeitung, die immer wieder hohen Krankheitswert besitzen, jahrelang die Patienten (oft auch ihre Angehörigen und Arbeitskollegen) quälen und eine qualifizierte Psychotherapie benötigen.

Eher kurzfristigere neurotische Störungen und Beziehungskrisen regen immer wieder zu Fernreisen an – wobei der Wunsch nach sexuellen Abenteuern und Extremsportarten nicht tabuisiert, sondern therapeutisch bearbeitet werden sollte. Der Übergang zur Flucht vor dem Alltag in Beruf und Familie ist fließend.

Gerade die Diskussion im Anschluss an die Entführung und Befreiung der Sahara-Touristen 2003 zeigt generell die psychische Ambivalenz riskanter Fernreisen und Sportarten, zumal wenn staatliche Organe eindeutig von der Reise in bestimmte Gebiete warnen. „Sensation seeking" schließt Gefahr ein, stellt psychologisch eine Abwehr depressiver und suizidaler Tendenzen dar. Oft gehen gerade solche Unternehmungen mit biographischen Um- und Neuorientierungen und Trennungen einher, die Bilanzen des Bisherigen und existentielle Fragen nach dem Künftigen einschließen. Wichtig sind in der Konsultation vor solchen Reisen eine Abklärung früherer Suizidversuche und psychosozialer Problemfelder, im Zweifelsfall eine Indikationsstellung für eine Psychotherapie.

Ein Aufenthalt in Übersee kann eine neurotische Fehlhaltung verschlimmern, insbesondere bei Langzeitaufenthalten, oder auch im Rahmen eines Kulturschocks zu einer Anpassungsstörung führen (s. Kap. II.7).

Hysterien mit schweren somatischen Symptomen (Anfälle, Lähmungen, Blindheit) sind in unserem Kulturkreis seltener geworden, Essstörungen scheinen zuzunehmen. Gerade unter Fernreisenden finden sich solche mit Störungen der Sexualpräferenz (Pädophile, Sadisten, Masochisten) und unter ihrem sexuellen Leben Leidende, die in der Fremde ihren Neigungen und Wünschen nachgehen (s. Kap. II.5.3). Psychiatrische und psychotherapeutische Tätigkeit in der Reisemedizin reicht von der Beratung chronisch Kranker bis hin zu Ratschlägen in Lebenskrisen, die Anlass einer geplanten Fernreise sind. Gelegentlich gibt eine Reise den letzten Anstoß, danach wirklich eine Psychotherapie zu beginnen, zumal dann, wenn es auf der Reise aufgrund der Erkrankung zu Krisensituationen kam. Genau solche Krisensituationen sollen durch reisemedizinische Beratung verhindert werden (s. Kap. III.11).

Angststörungen und Phobien sollten vor einer Reise psychotherapeutisch behandelt werden. Für die Reise sollte ein Anxiolytikum mitgeführt werden. Bei längeren Reisen muss vor dem abrupten Absetzen wegen möglicher Entzugssymptome gewarnt werden. Der Beratung bei beabsichtigtem **Sextourismus** sollte sich der Arzt nicht durch Tabuisierung entziehen, sondern durch Offenheit und Akzeptanz ein Beratungsklima herstellen, das eine Schadensbegrenzung ermöglicht. Dabei ist der HIV-Prävention besondere Beachtung zu schenken.

Haben Sie bei der Beratung auch daran gedacht?

	Beratungsinhalt
Reiseziel und Klima	Interferenz von Haldol und trizyklischen Antidepressiva mit Thermoregulationmechanismen, Intoxikation von Lithium bei Natrium- und Flüssigkeitsverlust, Kontraindikationen für Malariaprophylaxe mit Mefloquin
Verkehrsmittel	
Flugzeug	Siehe Kap. II.3.1.4
Reiseaktivitäten	Alkohol als Risikofaktor, u. a. bei Bergtrekking (s. Kap. II.3.2.1 und III.3) und Tauchen (s. Kap. II.3.2.2) sowie für sexuelle Promiskuität (s. Kap. II.5.3), Unfälle und Gewalttätigkeiten (s. Kap. III.13), Einschränkungen für Reisen mit Expeditionscharakter
Reisetauglichkeit	Wahrscheinlichkeit eines Delirs, Realitätseinbußen, auffälliges Sozialverhalten, mangelhafte Impulskontrolle, Suizidalität, Drogenkonsum; ggf. Einleitung einer (Psycho-)Therapie
Medikamente (mit ärztlicher Bescheinigung)	Fortführung der Medikation während der gesamten Reise, Verhalten bei psychiatrischen Notfällen auf der Reise (s. Kap. III.11)
Begleitperson	Demenz-Kranke
Langzeitaufenthalte	Anpassungsstörungen, Verschlimmerung neurotischer Fehlhaltungen, Sucht (s. Kap. II.7)

Weiterführende Literatur

Dembert, M. L., J. Mateczum: Psychiatric disorders and the traveller. Travel Med Int 9 (1991) 117–120.

DuPont, R. L., T. H. Valk, J. Heltberg: Psychiatric Illness and Stress. In: DuPont, H. L., R. Steffen: Textbook of Travel Medicine and Health. B. C. Decker, Hamilton 1997.

Klaus, E.: Primärprävention, Rückfallprophylaxe und „fahrlässige Selbstschädigung". In: Watzl, H., R. Cohen (Hrsg.): Rückfall und Rückfallprophylaxe. Springer,Heidelberg 1989.

Pfeiffer, W. M.: Kulturpsychiatrische Aspekte der Migration. In: Koch, E., M. Özek, W. M. Pfeiffer (Hrsg.): Psychologie und Pathologie der Migration. Deutsch-türkische Perspektiven. Lambertus, Freiburg 1995.

Swartz, L: Culture and mental health. A southern African view. Oxford University Press, Oxford 1998.

Informationen im Internet

Deutsche Gesellschaft für Psychiatrie, Psychotherapie und Nervenheilkunde, www.dgppn.de

Deutsche Gesellschaft für Suchtmedizin, www.dgsuchtmedizin.de

Schweizerische Gesellschaft für Psychiatrie und Psychotherapie, www.psychiatrie.ch

Schweizerische Gesellschaft für Suchtmedizin, www.sgam.ch

6.13 HNO-Erkrankungen

HELMUT SCHERBAUM

Das weitverzweigte luftgefüllte Hohlraumsystem im Gesichts- und Ohrschädel ist mit seinen besonderen Ventilationsbedingungen vermehrt äußeren Einwirkungen, wie z. B. Luftdruckänderungen und klimatischen Einflüssen, ausgesetzt.

Erkrankungen im HNO-Bereich stellen häufige Gesundheitsprobleme im Zusammenhang mit Reisen dar. Besonders bei vorbestehenden HNO-Krankheiten kann es aufgrund extremer Klimaverhältnisse, unzureichender Hygiene und – während Flugreisen – möglicher Probleme des Druckausgleichs zu Exazerbationen und folgenschweren Komplikationen kommen.

Das Barotrauma des Ohres

Während Flügen (s. Kap. II.3.1.4), bei Fahrten mit Seilbahnen oder beim Tauchen (s. Kap. II.3.2.2) können rasch erhebliche Unterschiede zwischen dem Umgebungsdruck und dem Druck im Mittelohr entstehen. Während ein relativer Überdruck mit Ausdehnung eingeschlossener Gase im Mittelohr, z. B. während eines Steigflugs oder beim Auftauchen, leicht durch passive Tubenöffnung ausgeglichen werden kann, bedarf ein relativer Unterdruck beim Sinkflug oder Abtauchen einer aktiven Öffnung des Tubenostiums. Dieser Vorgang wird durch Gähnen, Schlucken, Kaubewegungen und andere Druckausgleichsmanöver, wie z. B. Schneuzen, erleichtert.

Eine durch Nasen-Rachen-Infekte, allergische Rhinopathien, anatomische Deformitäten etc. hervorgerufene Verschwellung des pharyngealen Tubenostiums kann das Öffnen der Eustachischen Röhre verhindern und einen permanenten Unterdruck im Mittelohr hervorrufen. Hierdurch kommt es zu einer Retraktion des Trommelfells, zu einem Ödem der Tubenschleimhaut und zum Bild einer **Barootitis media** mit Einblutungen und seröser Ergussbildung in der Paukenhöhle. Zerreißungen des Trommelfells können insbesondere beim Tauchen auftreten.

Bei Tauchern kann es auch zu einem Barotrauma des Innenohrs (**Barootitis interna**) kommen, wenn bei bestehendem Unterdruck im Mittelohr der Druckausgleich beim Abtauchen gewaltsam mittels Valsalva-Manöver durchgeführt wird. Hierdurch können der Steigbügel und das ovale Fenster in die mit Perilymphe gefüllte Hörschnecke gedrückt werden und die entstehende Druckwelle ein Zerreißen des runden Fensters herbeiführen.

Ein **Barotrauma des Außenohrs** kann auftreten, wenn beim Abtauchen Ohrstöpsel benutzt werden, wodurch ein Unterdruck zwischen dem Stöpsel und dem Trommelfell entsteht und dieses hierdurch zerreißen kann.

Ein Barotrauma äußert sich meist durch plötzliche, häufig stechende Schmerzen im Ohr. Neben einer Hörbehinderung und dem Auftreten von Ohrgeräuschen kann es auch zu vestibulären Symptomen mit Schwindel, Übelkeit und Erbrechen kommen. Bei einem Barotrauma des Innenohrs tritt diese Symptomatik meist sehr ausgeprägt auf.

Die Applikation abschwellender Nasentropfen und – bei nichtinfektiöser Erkrankung – Tubenventilationsmanöver nach Politzer sind zur **Beseitigung der Tubenblockade** geeignet. Bei ausgeprägten Beschwerden ist neben einer **Analgetikagabe** eventuell eine **Parazentese**, bei Verdacht auf eine Superinfektion eine **antibiotische Therapie** angezeigt. Während es in den meisten Fällen innerhalb von 7–10 Tagen zum vollständigen Rückgang der Beschwerden kommt, werden gelegentlich auch irreversible Mittelohrschäden beobachtet. Erneutes Fliegen sollte nicht vor der vollständigen Abheilung und Wiederherstellung der Tubenfunktion erfolgen.

Auch bei Tauchern sollte im Falle eines Barotraumas im Ohrbereich möglichst rasch eine Abklärung durch den HNO-Arzt erfolgen, damit bei Trommelfelldefekt oder einem Innenohr-Barotrauma nötige operative Interventionen möglichst rasch eingeleitet werden können.

Vorkehrungen zur Verhinderung eines Barotraumas:

- ❑ Bei Reisenden mit Erkrankungen des Nasen-Rachen-Raums – wie z. B. akuten, vor Abreise auftretenden Infekten – ist zur Beurteilung der Flugfähigkeit ein HNO-Arzt zu konsultieren, der die Tubenventilation prüfen sollte.
- ❑ Bei gefährdeten Reisenden kann ein Barotrauma durch Anwendung von Kamilledampfbädern sowie abschwellenden Nasentropfen/-sprays (bis zum ☞ Abflug sowie zehn Minuten vor Beginn des Landeanflugs) häufig verhindert werden. Zusätzlich sollten Patienten Hinweise zur Durchführung geeigneter Druckausgleichsmanöver (z. B. nach Frenzel oder Valsalva) erhalten. Je nach Alter kann bei Säuglingen und Kleinkindern das Stillen, die Gabe von Teefläschchen, Bonbons oder Kaugummis den Druckausgleich erleichtern. Während des Sinkflugs sollte unter keinen Umständen geschlafen werden. Bei auftretenden Beschwerden ist den Reisenden zu empfehlen, nach Ankunft einen HNO-ärztlichen Dienst aufzusuchen.
- ❑ Taucher, bei denen ein Valsalva-Manöver unter Wasser nicht erfolgreich ist, sollten solange nicht auftauchen, bis ein Druckausgleich gelingt und danach den Tauchgang langsamer fortsetzen.
- ❑ Träger von IO(Im-Ohr)-Hörgeräten ohne Zusatzbohrung oder HdO(Hinter-dem-Ohr)-Geräten mit abdichtendem Passstück sollten das Hörgerät während des Fluges nicht tragen. Besteht eine Belüftungsbohrung am Ohrpassstück des HdO-Gerätes, ist dieses nur während der Steig- und Sinkflugphase abzunehmen.

Ein **Barotrauma der Nasennebenhöhlen (Barosinusitis)**, das meist mit dumpfen, in die Augenhöhle ausstrahlenden Schmerzen einhergeht, wird häufiger beim Tauchen beobachtet (s. Hinweise zu Barotrauma und zur Dekompressionskrankheit in Kap. II.3.2.2). Infekte der oberen Atemwege, eine Sinusitis, Nasenpolypen, Allergien, Nasenseptumdeviationen und eine übermäßige Verwendung von Nasensprays sind prädisponierende Faktoren. In Tabelle 6-22 werden wichtige HNO-Erkrankungen und nötige Vorkehrungen vor einer Reise angeführt.

Tabelle 6-22. Krankheitszustände im HNO-Bereich und Reisen.

Krankheitsbild/Pathogenese	Symptomatik	Therapie	Besonderheiten und Vorkehrungen bei Reisen
akute Rhinitis Akute Entzündung der Schleimhaut der Nasenhaupthöhle. Meist durch Rhino-, Echo- oder Adenoviren hervorgerufen; Übertragung durch Tröpfchen oder indirekt (z. B. Händedruck). Prädisponierende Faktoren: Abkühlung, Konstitution und Stress.	Nasenverlegung, Druckgefühl im Kopf, wässrige, später schleimig-eitrige Sekretion. **Komplikationen**: absteigende Infektionen (z. B. Bronchitis), Otitis media, Sinusitis, häufig Auftreten eines Serotympanons (s. u.).	Nur symptomatisch: abschwellende Nasentropfen, Dampfinhalationen mit ätherischen Ölen, Rotlichtanwendungen.	Krasse Temperaturschwankungen, beengende Verhältnisse in Verkehrsmitteln etc. fördern das Auftreten und die Ausbreitung respiratorischer Infekte. Bei nicht aufschiebbaren **Flugreisen**: Versuch mit Antihistaminika + Sympathikomimetika + Nasenspray (z. B. Carbinoxamin + Phenylephrin + Imidazolin-Spray). Applikation des Nasensprays 20 Minuten vor dem Start und 10 Minuten vor dem Landeanflug.
allergische Rhinitis Hereditäre Immunerkrankung mit hyperergischen, humoralen Reaktionen auf Fremdstoffe (Sofortreaktionen vom Typ I). Allergene sind meist Pollen, Schimmelpilzsporen, Hausstaubmilbenfäzes, Tierhaare oder Nahrungsmittel.	wässrige Rhinitis mit nasaler Obstruktion, Niesanfälle; häufig allergische Begleiterscheinungen im Bereich der Konjunktiven sowie asthmatische Beschwerden; mögliches Auftreten von Tubenventilationsstörungen und eines Serotympanons.	Soweit möglich, Allergenkarenz; Hyposensibilisierung bei bekanntem Allergen; symptomatisch: Cromoglicinsäure-Präparate, Antihistaminika, Glukokortikoide (lokal) und Sympathikomimetika als Spray.	Expositionsrisiko ist während Fernreisen schwer abzuschätzen. Informationen über Pollenflug existieren nur in einigen Industriestaaten. Eine Allergenkarenz ist mit Ausnahme der Vermeidung von Tierkontakten auch während Reisen kaum realisierbar. Drei Tage vor **Flugreise** mit nasal topischem Medikament sowie systemisch wirksamem Antihistaminikum beginnen. Eine Hyposensibilisierungstherapie, die stets einen längeren Zeitraum

Tabelle 6-22. Krankheitszustände im HNO-Bereich und Reisen. *(Fortsetzung)*

Krankheitsbild/Pathogenese	Symptomatik	Therapie	Besonderheiten und Vorkehrungen bei Reisen
			in Anspruch nimmt, sollte im allergenfreien Intervall frühzeitig vor der Reise eingeleitet werden.
Sinusitis Entzündung der Nebenhöhlenschleimhaut (Kieferhöhle bevorzugt befallen, häufig Pansinusitis); im typischen Fall Folge einer infektiösen Rhinitis. Typische Erreger: Strepto-, Staphylo-, Pneumokokken und Haemophilus influenzae. Prädisponierende Faktoren: Allgemeinzustand, Konstitution, Sekretabflussstörung durch eine behinderte Nasenatmung. Ca. 10% der chronischen Sinusitiden sind dentogen bedingt.	❑ **akute** Sinusitis: dumpfer Gesichtsschädelkopfschmerz, der beim Bücken, Pressen, Schneuzen zunimmt; oft einseitig purulente Sekretion; Druckschmerz im Bereich der betroffenen Kiefer- bzw. Stirnhöhle. ❑ **chronische** serös bis polypöse Form: Symptomentrias: Kopfdruck, Nasenverstopfung, morgendliche Sekretstraße an der Rachenhinterwand.	abschwellende Nasentropfen, Kamilledampfbäder, lokale Wärmeapplikation mit Infrarotstrahler, Antiphlogistika und Breitspektrumantibiotika (mindestens acht Tage lang). Bei Therapieresistenz eventuell endonasale Infundibulotomie. Bei dentogener Sinusitis Zahnextraktion und plastischer Verschluss der Fistel. Bei chronischen Formen Antibiotikabehandlung nach Antibiogramm; operative Behandlung mittels Infundibulotomie und Kieferhöhlen-Fenestrierung	Auftreten einer **Badesinusitis** durch Baden in bakteriell verunreinigten Gewässern, gelegentlich mit orbitalen und endokraniellen Komplikationen. Eine Barosinusitis kann sich insbesondere beim Tauchen entwickeln. Bei **akuter Sinusitis** sollte auf Tauchsport und Flugreisen verzichtet werden. Wird die Reise kurz nach Ausheilung angetreten, ist während des Fluges die Verwendung von abschwellendem Nasenspray ratsam. Bei **chronischer Sinusitis** ist das Risiko von Tubenventilationsstörungen eher gering. Patienten mit chronischen Beschwerden und gehäuften Sinusitisrezidiven ist vor Fernreisen und Langzeitaufenthalten eine operative Sanierung anzuraten.

Fortsetzung Tab. 6-22 nächste Seite ▸

Tabelle 6-22. Krankheitszustände im HNO-Bereich und Reisen. *(Fortsetzung)*

Krankheitsbild/Pathogenese	Symptomatik	Therapie	Besonderheiten und Vorkehrungen bei Reisen
werden bakterielle Superinfektionen bei Virusinfektionen oder transtympanale Infektionen bei Trommelfelldefekten beobachtet.	Stadium 3: Trommelfell verschließt sich; vollständige Heilung. **Komplikationen:** Mastoiditis, Labyrinthitis, Fazialisparese, Meningitis		erwägen. Konservative Therapiemaßnahmen sind während der Reise konsequent fortzusetzen.
❑ Die **chronisch-mesotympanale** Otitis media ist durch eine konstitutionelle Schleimhautschwäche und eine gehemmte Mastoidpneumatisation bedingt. Zusätzliche Faktoren sind ein reduzierter Allgemeinzustand und das Eindringen hochvirulenter Erreger durch einen Trommelfelldefekt.	❑ Die chronische Otitis media geht mit anhaltender Schwerhörigkeit sowie intermittierender schleimiger oder eitriger Sekretion einher.	❑ Chronische Otitis media: chirurgisches Vorgehen (Tympanoplastik); gegebenenfalls vor dem Eingriff sekretionshemmende Maßnahmen, tägliche Reinigung des Ohres und systemische antibiotische Therapie.	Bei **chronischer Otitis media** ist insbesondere vor längeren Fernreisen eine chirurgische Sanierung zu empfehlen. Bei ausgedehnter Trommelfellperforation mit der Möglichkeit eines passiven Druckausgleichs sowie fehlenden Zeichen eines akut-eitrigen Rezidivs oder einer Otorrhö erscheint eine Flugreise unbedenklich. Bei Kindern konnte ein vermeintlich gehäuftes Auftreten von Mittelohrentzündungen durch Schwimmen widerlegt werden. Im Falle einer Trommelfellperforation ist jedoch das Ohr vor Wasser zu schützen (Einlage eines öl- oder vaselinegetränkten Wattebausches ins Kavum, Abdecken des Ohrs mit Schwimmerkappe, auf Tauchen verzichten).

Tabelle 6-22. Krankheitszustände im HNO-Bereich und Reisen. *(Fortsetzung)*

Krankheitsbild/Pathogenese	Symptomatik	Therapie	Besonderheiten und Vorkehrungen bei Reisen
Morbus Menière Die Erkrankung wird durch einen endolymphatischen Hydrops hervorgerufen. Als Ursache wird eine Resorptionsstörung im Saccus endolymphaticus oder eine quantitativ fehlerhafte Endolymphproduktion diskutiert. Anfälle werden vermutlich durch eine Ruptur des Endolymphschlauches ausgelöst. Die Ausschwemmung kaliumreicher Endolymphe in den Perilymphraum führt zu einer Depolarisation von Haarzellen und des Gleichgewichtsnervs.	Dreh- oder Schwankschwindelattacken (Dauer: Minuten bis Stunden), ein Spontannystagmus, einseitige Schwerhörigkeit, Ohrgeräusche, zusätzlich Übelkeit und Erbrechen. Meist schubförmiger Verlauf. Anfangs Besserung des Gehörs zwischen den zunehmend kürzeren Anfallsintervallen. Im späteren Verlauf bleibt oft eine Schwerhörigkeit bestehen.	Im Anfall symptomatisch: Antiemetika, eventuell Sedativa, Dextraninfusionen, Diuretika, Vasodilatanzien; eventuell chirurgische Maßnahmen: Sakkotomie, Gentamicinapplikation vor dem Labyrinth, Neurektomie des Gleichgewichtsnervs.	Während der Verlauf einer Menière-Erkrankung meist schwer vorauszusehen ist, besteht bei einer Reise ein erhöhtes Anfallsrisiko. Als auslösende Faktoren kommen Stress im Zusammenhang mit Reiseprogrammen sowie körperliche und klimatische Überlastungen in Frage. Eine Tauchtauglichkeit ist bei Morbus Menière nicht gegeben. Es ist sinnvoll, die Dosis der antivertiginösen Dauermedikation von Menière-Patienten vor Flugreisen zu erhöhen und Antivertiginosa aus der Gruppe der Histaminantagonisten zur Kupierung von Anfällen bereitzustellen. Auf Nikotin-, Koffein- und Alkoholgenuss sollte verzichtet werden. Bei persistierender Schwindelsymptomatik ist von gefährdenden Reiseaktivitäten (z. B. Bergtouren) Abstand zu nehmen.

Tumorerkrankungen, Reisen nach Laryngektomie

Patienten mit Tumoren im Nasen-Rachen-Raum sind flugfähig, solange die Tubenfunktion und Passage der Nasennebenhöhlenostien erhalten ist. Wird eine Flugreise in fortgeschrittenen Erkrankungsstadien gewünscht, kann häufig durch minimalinvasive Eingriffe im Bereich der Tuben oder der Nasennebenhöhlen das Risiko eines Barotraumas verringert werden.

Für Patienten mit Tracheostoma besteht bei Aufenthalten in trocken-warmen Klimazonen eine vermehrte Gefährdung der Schleimhautaustrocknung, Borkenbildung sowie Schädigung durch Staubeinwirkung. Ähnliches gilt aufgrund der trockenen Kabinenluft auch für Flugreisen. Neben einer intensiven Stomapflege mit Verwendung fettender Salben ist auch während Flügen auf reichliche Flüssigkeitszufuhr zu achten. Durch den Aufsatz einer „künstlichen Nase“ auf die Kanüle können zusätzlich Feuchtigkeitsverluste über die Atemluft verringert werden.

Aufgrund einer meist eingeschränkten Atemfunktion laryngektomierter Patienten sind Reiseaktivitäten mit übermäßiger körperlicher Belastung zu vermeiden. Wegen des fehlenden Glottisschlusses ist auch das Tragen und Manövrieren schwerer Gepäckstücke ungünstig. Mit einer Spezialkanüle (Wasserschutzgerät), die eine Atmung durch die Nase und dann über den Mund und ein wasserdichtes Schlauchsystem ins Tracheostoma ermöglicht, können laryngektomierte Patienten ohne die Gefahr einer Aspiration an Wassersportaktivitäten teilnehmen. Hierzu werden spezielle Übungsstunden sowie weitere Informationen von den verschiedenen Kehlkopflosenverbänden angeboten (s.u.).

Haben Sie bei der Beratung auch daran gedacht?

	Beratungsinhalt
Reiseziel, Transportmittel, Reiseaktivitäten	Bei Flugreisen und Tauchgängen: Risiko eines Barotraumas, Verhinderung einer Badeotitis externa
HNO-spezifische Erkrankungen	
Nasenracheninfekte	Risiko eines Barotraumas: Vorkehrungen, Flüge möglichst aufschieben
Allergische Rhinopathie	Risiko bei Flügen, Allergensituation im Reiseland, topische und sytemische Medikation, ggf. Hyposensibilisierung im allergenfreien Intervall
Sinusitis	*akut:* auf Flüge und Tauchsport verzichten *chronisch:* operative Sanierung vor Fernreisen
Otitis externa	Verhinderung einer Badeotitis
Otitis media	*akut:* möglichst Fernreisen verschieben *chronisch:* vorherige chirurgische Sanierung
Morbus Menière	Keine risikoreichen Reiseaktivitäten, Dosisanpassung der antivertiginösen Medikation

Weiterführende Literatur

Harding, R.: ENT problems and the air traveller. Travel Med Int 10 (1992) 98–99.

Hohner, S., M. Pilgramm: Flugmedizin und Hals-Nasen-Ohren-Heilkunde. In: Landgraf, H., D.M. Rose, P.E. Aust (Hrsg.): Flugreisemedizin, S. 191–252. Blackwell, Berlin 1996.

Moser, M.: Ear, nose and throat problems in passengers and aircrew. Travel Med Int 11 (1993) 7–14.

Zenner, H. P.: Hals-Nasen-Ohren-Heilkunde. Chapman & Hall, Weinheim 1997.

Informationen im Internet

Bundesverband der Kehlkopflosen e. V., www.kehlkopflosenbundesverband.de
Deutsche Gesellschaft für Hals-Nasen-Ohrenheilkunde, www.hno.org
Österreichische Gesellschaft für Hals-, Nasen- und Ohrenheilkunde, Kopf- und Halschirurgie, www.hno.at
Schweizerische Gesellschaft für ORL, Hals- und Gesichtschirurgie, www.orl-hno.ch
Union Schweizerischer Kehlkopflosen-Vereinigungen, www.kehlkopfoperiert.ch
Verein der Kehlkopflosen und Halsatmer, www.halsatmer.at

6.14 Augenerkrankungen

VOLKER KLAUSS UND ULRICH-CHRISTOPH SCHALLER

Augenerkrankungen – eine Herausforderung an die ärztliche Reiseberatung

Tritt vor einer geplanten Reise eine **akute Augenerkrankung** auf, kommt der Patient mit der Frage „darf ich reisen?" in die Klinik oder Praxis. Liegen mehrere Tage bis zum Reiseantritt, lässt sich häufig der Verlauf der Erkrankung einschätzen und damit ein fundierter Rat erteilen. Dagegen fällt die ärztliche Entscheidung deutlich schwerer, wenn sich die Erkrankung ein oder zwei Tage vor Reiseantritt bemerkbar macht. Muss die Reise auf ärztlichen Rat letztendlich abgesagt oder verschoben werden, ist die Enttäuschung meist sehr groß, zumal sie häufig auch mitreisende Angehörige oder Freunde betrifft.

Auch für die Beratung von Reisenden mit **chronischen Augenerkrankungen** können sich wichtige Fragen ergeben. Während es in der Ophthalmologie wenige chronische Krankheiten gibt, die eine dauernde intensive ophthalmologische Kontrolle erfordern, können solche Erkrankungen mit aktiven oder akuten Phasen einhergehen, in denen eine intensive Überwachung unbedingt erforderlich wird.

Entscheidend für die Beratung eines Reisenden mit einer Augenerkrankung ist die Kenntnis des Arztes über die augenmedizinische Versorgung im Reiseland. Eine Rucksackreise durch afrikanische Länder ist anders als eine Geschäftsreise in eine asiatische Metropole, eine Kurzreise anders als ein Langzeitaufenthalt zu beurteilen.

Zur besseren Übersicht werden Reisende mit Augenkrankheiten, Augenproblemen und hochgradigen Fehlsichtigkeiten in **akut** oder **chronisch Augenkranke** unterteilt.

Akute Augenkrankheiten

Konjunktivitis

Die **akute Konjunktivitis** – einseitig oder beidseitig – ist eine der häufigsten Augenkrankheiten überhaupt. Sie kann durch **Bakterien**, **Chlamydien**, **Viren**, **Parasiten** und **Allergien** hervorgerufen werden. In unseren Breiten sind am häufigsten **grampositive Kokken**, **Chlamydien** und **Adenoviren** die Verursacher.

Die bakterielle Konjunktivitis – selten ein Grund für einen Reiserücktritt

Die **bakterielle Konjunktivitis** (s. Farbtafel II.6-8) tritt akut mit Rötung der Bindehaut, Lidschwellung und Sekretbildung auf. Typisch ist das morgendliche Verklebtsein der Lider. Zwischen den Wimpern und auch auf der Lidhaut findet sich reichlich getrocknetes Sekret. Die Entzündung ist zumeist beidseitig mit einem kurzen Zeitintervall zwischen dem Befall beider Augen. Komplikationen, insbesondere das Auftreten einer Keratitis, sind außerordentlich selten. Es handelt sich bei der bakteriellen Konjunktivitis mit wenigen Ausnahmen um eine **selbstlimitierende** Erkrankung.

Der Heilungsverlauf kann durch die lokale Applikation von **Antibiotika-Augentropfen** beschleunigt werden. Die Augentropfen sollten bis zum Verschwinden der Symptome etwa fünfmal täglich in beide Augen eingeträufelt werden.

Normalerweise beträgt die Krankheitsdauer drei bis sieben Tage. Sollte der Verlauf protrahiert sein, müsste ein Augenarzt konsultiert werden.

Eine Reise kann angetreten werden, wenn der Patient mit einer entsprechenden Medikation ausgestattet und zu bestimmten Verhaltensregeln angewiesen wurde. Hierzu gehört der Hinweis auf die Gefahr, andere Personen anzustecken sowie Maßnahmen für die Hygiene: **Sauberhalten der Augen** von Sekret mit feuchten Kompressen, **Vermeiden von engem Kontakt** zu anderen Personen und eine **Händedesinfektion.**

Chlamydienerkrankung – rechtzeitige Behandlung bestimmt die Reiseplanung

Die Diagnose einer chlamydienbedingten Konjunktivitis oder Keratokonjunktivitis erfolgt über den Erregernachweis mittels Kultur, einen monoklonalen Antikörpertest und/oder PCR bei entsprechender Anamnese.

Chlamydien werden in den Tropen und Subtropen mit dem Krankheitsbild eines Trachoms von Auge zu Auge übertragen oder ubiquitär als sexuell übertragbare Erkrankung aus dem Urogenitalbereich.

Auffällig ist der häufig über lange Zeit andauernde einseitige Befall. Entscheidend ist eine spezifische lokale Behandlung bzw. systemische Therapie mit Tetrazyklin, Erythromycin oder Gyrasehemmern. Die Behandlungsdauer beträgt zwei bis drei Wochen (s. Kap. III.9).

Eine Chlamydienerkrankung des äußeren Auges stellt keine Kontraindikation für eine Reise dar, sofern die Diagnostik abgeschlossen und die Therapie eingeleitet ist. Gleichzeitig müssen Patienten auf die Gefahr der Ansteckung anderer Personen hingewiesen werden.

Keratoconjunctivitis epidemica – häufigste Form der virusbedingten Konjunktivitis

Die Kontagiosität dieser **Adenovirusinfektion** ist hoch; kleine Erregermengen reichen aus, um die Erkrankung als Schmierinfektion von Mensch zu Mensch oder auch in Augenpraxen und Kliniken, z. B. bei der Tonometrie, zu übertragen. Durch einzelne Epidemien können Tausende von Menschen infiziert werden. Die Infektion hinterlässt eine gute Immunität. Akute Zeichen sind zunächst eine einseitige starke Bindehauthyperämie und Bildung glasigen Sekrets. Nach zwei bis drei Tagen sind beide Augen betroffen. Die Hornhautbeteiligung ist zumeist minimal und passager, eine spezifische Therapie existiert nicht. Trotz der etwa zwei Wochen anhaltenden Beschwerden, die mit allgemeinem Krankheitsgefühl wie bei einem grippalen Infekt und Schmerzen, präaurikulären Lymphknotenschwellungen, einer Lid- und Bindehautschwellung sowie starker Sekretbildung einhergehen, handelt es sich bei der Keratoconjunctivitis epidemica nicht um eine visusbedrohende Erkrankung.

Nach einigen Tagen lässt die starke Sekretbildung nach, und es entwickelt sich eher die Symptomatik trockener Augen durch die Schädigung der Bindehautbecherzellen. Ab diesem Zeitpunkt ist es sinnvoll, zur Linderung der Symptome künstliche Tränen anzuwenden.

Das Befinden der Patienten ist in den ersten 10 bis 14 Tagen derartig stark beeinträchtigt, dass eine Reise von den Erkrankten meist selbst abgesagt wird. Obwohl nicht mit ernsteren Komplikationen gerechnet werden muss, ist es aus ärztlicher Sicht sinnvoll, für die ersten zwei Wochen eine augenärztliche Beobachtung sicherzustellen. Der Patient ist allerdings auf die **extrem hohe Ansteckungsgefahr** hinzuweisen. Bei dieser Erkrankung sind Hygienemaßnahmen akribisch einzuhalten und der Kontakt zu anderen Personen, z. B. auch am Arbeitsplatz, zu meiden. Die Ansteckungsgefahr hält etwa zehn bis zwölf Tage an.

Allergische Konjunktivitis – verspricht die Reiseregion eine Besserung der Beschwerden?

Häufigste Ursache der allergischen Konjunktivitis, die oft mit einer allergischen Rhinitis einhergeht, sind Pollenallergien im Frühjahr. Meist sind den Betroffenen Krankheitssymptome und Therapiemaßnahmen von früheren Krankheitsepisoden her bekannt. Das therapeutische Spektrum umfasst kühlende Umschläge, die lokale Anwendung von Cromoglicinsäure, Sympathikomimetika, Antihistaminika oder Steroiden sowie die systemische Therapie mit Antihistaminpräparaten. Steroide sollten sehr sparsam eingesetzt werden (Gefahr der Selbstmedikation!).

Ob eine Reise zu einer Verbesserung oder Verschlechterung der Symptomatik führen kann, hängt von den Allergenen ab (s. a. Kap.II.6.9). Grundsätzlich stellt eine allergische Konjunktivitis keinen Grund dar, eine Reise abzusagen, sofern eine Aufklärung über Verhaltens- und Therapiemaßnahmen stattfand.

Keratitis

Bakterien und **Herpes-simplex-Viren** sind häufigste Ursache der Keratitis in gemäßigten Zonen. Bakterielle Keratitiden insbesondere durch Pseudomonaden treten gehäuft bei Kontaktlinsenträgern – speziell mit weichen Kontaktlinsen – auf. Auch bei den selteneren **mykotischen** und **Akanthamöben-Keratitiden** besteht in 80–90% der Fälle ein Zusammenhang mit dem Tragen von Kontaktlinsen.

Die akute bakterielle Keratitis – von Reisen ist abzuraten

Ursachen für eine bakterielle Keratitis (s. Farbtafel II.6-10) sind oberflächliche Verletzungen der Hornhaut mit Superinfektion, eine chronische Konjunktivitis/Blepharitis, Lidfehlstellungen, ein Lagophthalmus sowie das Tragen von Kontaktlinsen. Entscheidend für den Verlauf der bakteriellen Keratitis sind ein Erregernachweis und eine spezifische Antibiotikatherapie (Aminoglykoside, Gyrasehemmer).

> Bei dieser visusbedrohenden Augenkrankheit ist bis zum Abheilen nach Tagen bis Wochen eine tägliche augenärztliche Kontrolle erforderlich und von Reisen dringend abzuraten.

Auf das erhöhte Rezidivrisiko von **Herpes-Keratitiden** (s. Farbtafel II.6-9) während Reisen wird im Abschnitt **Herpesinfektionen des Auges** (s.u.) eingegangen.

Uveitis

Die vordere, intermediäre oder hintere Uveitis geht mit massiven Symptomen einher: Schmerz, Photophobie und Visusverlust sind ausgeprägt und für den Patienten beeinträchtigend. Häufigste Ursachen sind Erkrankungen des **rheumatischen Formenkreises** (Morbus Bechterew), **Sarkoidose** und **chronische Entzündungen** (z. B. bei infektiösen und parasitären Erkrankungen wie Tuberkulose, Lues, Borreliose, Toxoplasmose und Toxocariasis). In 30–40% der Fälle gelingt es jedoch nicht, eine Ursache zu identifizieren. Hier steht die lokale und systemische Steroidtherapie im Vordergrund.

> Während der akuten Erkrankungsphase, in der auch eine intensive Diagnostik zur Abklärung der Erkrankungsursache durchgeführt werden sollte, muss von Reisen abgeraten werden. Initial tägliche, später zwei- bis dreitägliche Untersuchungsabstände sind erforderlich.

Tränenwegserkrankungen

Auf der Basis einer chronischen Tränenwegsstenose kann es zu einer akuten Dakryozystitis mit Schwellung, Rötung und Schmerzen im Tränensackbereich sowie einer deutlichen Beeinträchtigung des Allgemeinbefindens und möglicherweise auch zu Fieber kommen. Eine gezielte systemische Antibiotikatherapie nach Erregernachweis und Resistenzprüfung ist geeignet, die Symptome innerhalb weniger Tage zum Rückgang zu bringen. Zur Vorbeugung von Rezidiven ist bei persistierender Tränenwegsstenose im entzündungsfreien Intervall eine Tränenwegsoperation zur Wiederherstellung des Tränenabflusses angezeigt.

Eine Reise im akuten Stadium einer Dakryozystitis ist nicht möglich. Meist sind die Symptome jedoch nach fünf bis sieben Tagen so weit zurückgegangen, dass dann eine Reise angetreten werden kann.

Glaskörperblutung

Eine akut auftretende Glaskörperblutung, die mit Visuseinschränkung oder -verlust einhergeht, tritt posttraumatisch, bei proliferativer diabetischer Retinopathie oder nach retinalen Gefäßverschlüssen auf.

Wegen des Risikos einer zusätzlichen Netzhautablösung bzw. der Notwendigkeit eines operativen Eingriffs (Vitrektomie) ist von Reisen in den ersten Tagen und Wochen nach Auftreten einer Glaskörperblutung abzuraten, bis eine endgültige diagnostische Abklärung und gegebenenfalls Laser- und/oder eine operative Therapie erfolgt sind.

Netzhautablösung

Eine akut auftretende Netzhautablösung stellt in jedem Fall ein Reisehindernis dar, da zunächst eine operative Therapie indiziert ist.

Nach Laser- oder Kryotherapie sind auch in der postoperativen Phase bis zur Wiederanlegung der Netzhaut und zur stabilen Narbenbildung Reisen wegen des Rezidivrisikos zu vermeiden (siehe auch Frage der Flugreisefähigkeit in Kap. II.3.1.4). Generell ist der behandelnde Ophthalmologe zu konsultieren, wann und zu welchen Bedingungen eine Reise möglich ist und in welchen Abständen augenärztliche Kontrollen erforderlich werden. Reisende sind intensiv über Frühsymptome eines Rezidivs aufzuklären und auf Verhaltensmaßregeln im Fall des Auftretens von Symptomen hinzuweisen. Bei Eintritt eines Rezidivs oder einer frischen Ablatio im Ausland muss gegebenenfalls in Konsultation mit einem Augenarzt am Reiseort geklärt werden, ob eine Operation vor Ort oder eine Rückreise vorzuziehen ist.

Akutes Glaukom

Die Symptome eines akuten Winkelblockglaukoms sind derartig massiv, dass eine Reise nicht in Frage kommt. Schmerzen, Rötung und Visusverlust beeinträchtigen den Patienten in massiver Weise.

Vor Antritt eines Auslandsaufenthaltes ist zu entscheiden, ob auch das zweite Auge einer prophylaktischen Iridektomie bedarf.

Chronische Augenkrankheiten

Chronisches Glaukom

Das chronische **Winkelblockglaukom** und häufiger das **Glaucoma chronicum simplex** mit offenem Kammerwinkel bedürfen der andauernden Überwachung durch einen Ophthalmologen, der anhand des Druckverlaufs, regelmäßiger Gesichtsfelduntersuchungen und der Beurteilung des Fundus – insbesondere der Exkavation der Papille – die weitere Therapie festlegt. Meist werden chronische Glaukome medikamentös behandelt, wobei die applizierten Medikamente im Wesentlichen lokal am Auge wirken, aber (wie die häufig verwendeten Betablocker) auch systemische Nebenwirkungen haben können.

Bei Patienten mit chronischem Glaukom ist zu klären, ob während der Reise augenärztliche Kontrollen, insbesondere Augendruckmessungen, erforderlich sind. Dies ist in der Regel bei einem gut eingestellten Glaukom bei Reisen bis zu sechs oder acht Wochen nicht notwendig. Im Allgemeinen ist während der Reise dieselbe Medikation wie zu Hause fortzusetzen; eine Unterbrechung der Therapie ist unter allen Umständen zu vermeiden.

Der Reisende mit chronischem Glaukom muss Sorge tragen, ausreichend Augentropfen mitzunehmen, da diese im Ausland nicht überall erhältlich sind. Bei den Medikamenten ist auf Verfallsdatum und Lagerung (insbesondere die Lagerungstemperatur) zu achten.

Da Glaukomtropfen wie Betablocker zu Störungen des Tränenfilms führen können, kann es bei Reisen in trocken-heiße Gebiete empfehlenswert sein, zusätzlich sogenannte **künstliche Tränen**, d. h. Benetzungsmittel der Augenoberfläche, zu applizieren.

Es ist ratsam, auf Reisen einen **Glaukomausweis** mitzuführen, in dem die Befunde der letzten Untersuchungen sowie die derzeitige Medikation festgehalten sind.

Retinopathia diabetica

Der Diabetiker mit manifester Retinopathia diabetica sollte vor einer längeren Reise seinen Augenarzt konsultieren, ob vorher noch Behandlungsmaßnahmen, insbesondere eine Lasertherapie, notwendig sind.

Dies gilt vor allem für Reisende mit einer proliferativen Retinopathie und dem Risiko von Glaskörperblutungen. Schwere körperliche Anstrengungen während einer Reise können das Risiko von Glaskörperblutungen bei bestehender proliferativer Retinopathie erhöhen. Generell gilt, dass der Augenarzt vor einer geplanten Reise die Augen noch einmal untersuchen sollte. Außerdem sind alle zu einer guten Diabeteseinstellung erforderlichen Maßnahmen auch während der Reise weiterzuführen (s. Kap. II.6.2).

HIV-assoziierte Augenveränderungen

Opportunistische Infektionen mit Manifestation am Auge müssen auch während der Reise dem Therapieschema folgend weiterbehandelt werden. Häufigste opportunistische Infektion ist die Zytomegalievirus-Retinitis. Durch die Möglichkeit der Implantation von Ganciclovir-Pellets bzw. der intravitrealen Injektion von Ganciclovir, Foscavir® oder Zidovir ist die Medikation weniger belastend geworden, wodurch Reisen für die Erkrankten in besonderer Weise erleichtert wurden. Die täglichen Infusionen sind nur noch in der Phase der Initialtherapie erforderlich.

Herpesinfektionen des Auges

Rezidive einer latenten Herpes-simplex-Infektion in den vorderen Augenabschnitten (Keratitis, Trabekulitis, Iritis) können durch intensive UV-Licht-Belastung, Schwächungen des Immunsystems durch fieberhafte Erkrankungen und generelle Ermüdung induziert werden. Manche Betroffene berichten, dass allein ein Nachtflug ausreichen kann, ein Herpesrezidiv hervorzurufen. Einige dieser Risiken, wie die UV-Licht-Belastung können auf Reisen durch geeignete Vorkehrungen reduziert werden. Bei häufigen Rezidiven sollten Reisende die notwendige Medikation mitführen, zumeist in Form von Aciclovir-Augensalbe. Bei außergewöhnlich hoher Rezidivgefahr kann es auch sinnvoll sein, eine systemische Aciclovir-Prophylaxe einzuleiten.

Refraktionsanomalien

Für Reisende mit Brechungsfehlern des Auges sind oft mehrere Fragen von Interesse: Ist die Brille „reisetauglich"? Benötige ich Ersatzbrillen, eine spezielle Sportbrille? Trage ich besser eine Brille oder Kontaktlinsen? Wann ist eine Sonnenbrille erforderlich? Im Falle einer hohen Myopie: Habe ich auf Reisen ein erhöhtes Ablatiorisiko?

Die „richtige Brille" – Schädigungen durch Sonnenlicht vorbeugen

Es gilt generell: Eine geeignete Brille sitzt fest, so dass die Gefahr, bei Wanderungen, Kletterpartien, Kopfbeugung etc. die Brille zu verlieren, ausgeschaltet ist. Bei risikoreichen Unternehmungen mit Verletzungsgefahr und beim Sport empfehlen sich Kunststoffgläser, die leichter sind und nicht zerbrechen können. Sie haben allerdings den Nachteil, leichter verkratzt zu werden. Spezielle Sportbrillen haben Bügel, die einen festen Sitz garantieren, so dass z.B. auch bei einem Sturz ins Wasser beim Windsurfen die Brille nicht verloren gehen kann. In jedem Fall sollte bei höheren Ametropien eine Ersatzbrille mitgeführt werden, denn einem auch nur mittelgradig Myopen ist die Freude an der Reise verdorben, wenn er seine Brille verloren hat.

Ferner sollte an einen geeigneten **Lichtschutz** für die Augen gedacht werden (s. Kap. III.1). Sonnenlicht kann – abgesehen von der unangenehmen Blendung – eine Reihe von Augenerkrankungen induzieren oder verstärken. Hierzu gehören Basaliome der Lidhaut, Pterygium, Pingueculae, aktinische Keratopathie (s. Kap. III.9), möglicherweise auch die Zunahme einer Kataraktbildung und einer senilen Makuladegeneration. Eine besondere Gefährdung durch UV-Licht besteht bei Personen mit hellen Augen und bei Kindern, die einen verminderten Eigenschutz der Augen besitzen.

Neben einer **Kopfbedeckung** ist bei höherer Intensität der Sonnenstrahlung das Tragen einer **Sonnenbrille** anzuraten, deren Lichtabsorption an die Intensität der direkten und reflektierten Sonnenstrahlung angepasst sein sollte. Gläser mit der Deklaration „100% UV-Schutz bis 400 Nanometer (UV-400)" versprechen eine vollständige Protektion gegen UV-Strahlen; eine Bezeichnung wie „optimaler UV-Schutz" ist unzureichend. Im Zweifelsfall kann der UV-Schutz vermessen und mittels Transmissionskurve bestätigt werden. Für Extrembedingungen, wie z. B. im Hochgebirge, sind stärker absorbierende Gläser (VIS 3%–10%) sowie ein Infrarot- und ein seitlich abdeckender Schutz zu empfehlen. Phototrope mineralische Gläser, die sich unter Lichteinfluss verfärben, bieten meist nur einen eingeschränkten UV-Schutz.

Ratschläge für Kontaktlinsenträger

Viele Personen wollen auch auf Reisen ungern auf ihre Kontaktlinsen verzichten, da sie daran gewöhnt sind und die bessere Abbildung gegenüber der Brille schätzen. Kontaktlinsenträger müssen auf einige Punkte hingewiesen werden, da das Risiko von Kontaktlinsenschäden und kontaktlinsenassoziierten Infektionen auf Reisen erhöht ist. Dies gilt speziell für Reisen in trocken- und feucht-heiße Gebiete sowie in Regionen, im denen die normalen Hygienemaßnahmen im Zusammenhang mit dem Tragen von Kontaktlinsen nicht einzuhalten sind. Es kommt häufig vor, dass Menschen, die ihre Kontaktlinsen in gemäßigten Zonen gut vertragen, diese in den Tropen und Subtropen – insbesondere in trocken-heißen Gebieten – nicht mehr tolerieren, da der Tränenfilm durch die Trockenheit destabilisiert wird. Es hat dann keinen Sinn, die Kontaktlinsen weiterhin einzusetzen, da die Beschwerden mit der Zeit zunehmen und Verletzungen und Infektionen entstehen können. Die normalen Tragezeiten müssen eingehalten werden und sollten auf keinen Fall überschritten, sondern eher verkürzt werden. Gerade Rucksacktouristen haben oft keine Möglichkeit, Kontaktlinsen herauszunehmen und wieder einzusetzen, da die hygienischen Bedingungen häufig unzureichend sind.

Weiterhin sollte darauf hingewiesen werden, ausreichend Aufbewahrungs- und Reinigungsflüssigkeit für Kontaktlinsen mitzunehmen, da diese Substanzen im Ausland nicht immer erhältlich sind oder sehr teuer sein können. Für die Aufbewahrung von Reservekontaktlinsen ist die Mitnahme mehrerer Ersatzbehälter für den Fall eines Verlustes sinnvoll.

Bei oberflächlichen Verletzungen der Hornhaut, die z.B. durch Flugsand am Meer oder in Trockenzonen entstehen können, dürfen die Kontaktlinsen nicht weitergetragen werden. Deshalb ist es unbedingt erforderlich, dass Kontaktlinsenträger zusätzlich eine Brille mitnehmen, die im Falle einer Kontaktlinsen-Unverträglichkeit getragen werden kann.

Entgegen den gültigen Empfehlungen benutzen leider viele Kontaktlinsenträger Wasser zum Ausspülen der Augen und zur Reinigung der Linsen. Gerade bei jungen rucksackreisenden Kontaktlinsenträgern kommt es gehäuft zu kontaktlinsenassoziierten Komplikationen oder Infektionen der Hornhaut, so dass hier auf die strenge Einhaltung der Kontaktlinsenpflege, Tragezeit und Risiken hingewiesen werden muss. Im Zweifelsfall empfiehlt es sich, die Kontaktlinsen zu Hause zu lassen und für die Reisezeit eine Brille zu benutzen.

Bei Verwendung von kontaminiertem Leitungs-, Fluss-, See-, Brunnen- oder Zisternenwasser besteht die Gefahr einer Akanthamöben-Infektion.

Die Risiken durch Kontaktlinsen sind bei weichen Linsen um ein Vielfaches höher als bei harten Kontaktlinsen.

Welche Risiken einer Netzhautablösung bestehen für Kurzsichtige während bestimmter Reiseaktivitäten?

Ergeben regelmäßige Untersuchungen im Abstand von ein bis zwei Jahren stabile Netzhautverhältnisse, besteht für mittel- und hochgradig Kurzsichtige eine erhöhte Ablatiogefahr nur durch ein direkt gegen das Auge gerichtetes Trauma. Aufenthalte in der Höhe und Flüge sind statistisch nicht mit einem erhöhten Risiko der Ablatio verbunden. Allerdings kann es auch bei Emmetropen bei schnellem Aufstieg ohne entsprechende Adaptation zu Netzhautblutungen kommen. Diese können bei höhergradig Myopen zu schwerwiegenden Folgen bis hin zu einer andauernden Visusreduzierung führen.

Nach vorausgegangener Behandlung im Zusammenhang mit retinaler Degeneration oder Netzhautablösung muss immer ein Augenarzt grünes Licht für eine Reise geben. Diese Entscheidung ist nur für den Einzelfall möglich, so dass sich generelle Empfehlungen nicht aussprechen lassen.

Trockenes Auge

Viele Menschen leiden an einem Sicca-Syndrom, zum Teil in Zusammenhang mit rheumatischen Erkrankungen, oft aber ohne spezifisch nachweisbare Ursache. Dies gilt besonders für Frauen nach der Menopause. Hormonelle Ursachen, Umwelteinflüsse, trockene Luft in geschlossenen Räumen, insbesondere der Betrieb von Klimaanlagen (z. B. in Fahrzeugen) können hierzu beitragen. Tränenersatzmittel von unterschiedlicher Viskosität (Tropfen, Gele, Salben) schaffen meist Linderung.

Die mit trockenen Augen verbundenen Symptome können sich auf Reisen deutlich verstärken. Das kann bei einem Langstreckenflug aufgrund der trockenen Luft im Flugzeug beginnen. Trocken-heißes Klima in den Tropen und Subtropen, Wind, Staub und Sand tragen weiterhin zu einer Verschlimmerung der Symptomatik bei.

Der Arzt kann Patienten auf diese Risiken hinweisen und eine Behandlung z.B. mittels intensivierter Tränensubstitution einleiten. Kontaktlinsenträger mit marginaler Tränenfilmsituation sind in besonderer Weise aufzuklären; zuweilen muss von der Benutzung von Kontaktlinsen während der Reise abgeraten werden.

Risiken einer Chloroquin-Medikation bei hochdosierter Langzeiteinnahme und bei Vorerkrankungen

Unter der Einnahme von Chloroquin, das in früheren Jahren häufig zur medikamentösen Malariaprophylaxe verwendet wurde, kann es gelegentlich zu passageren Sehstörungen aufgrund von Akkommodationsspasmen kommen.

Mit bleibenden Augenschäden und dem Auftreten typischer Schießscheibenmakula als Ausdruck einer Chloroquin-Einlagerung in das Pigmentepithel der Netzhaut ist jedoch nur bei Überschreiten einer kritischen Gesamtdosis von 100g Chloroquinbase zu rechnen.

Dies kann z. B. im Rahmen einer hochdosierten Langzeiteinnahme bei rheumatischen Erkrankungen mit einer Tagesdosis von 100 mg Chloroquinbase oder mehr der Fall sein.

Grundsätzlich ist Patienten mit bekannten Netzhauterkrankungen wie seniler Makuladegeneration die Einnahme von Chloroquin nicht zu empfehlen, da es hierbei zu einer Addition der Schäden kommen kann.

Zusammenfassend ist festzuhalten, dass im Einzelfall der Augenarzt entscheiden muss, ob ein Patient mit einer Augenerkrankung reisefähig ist und welche Vorkehrungen für eine Reise getroffen werden müssen. In die Entscheidungen fließen Diagnose, Schweregrad der Erkrankung, ihr voraussehbarer Verlauf und die Dauer sowie die Möglichkeiten der augenärztlichen Versorgung am Zielort sowie die Art der Reise ein.

Haben Sie bei der reisemedizinischen Beratung auch daran gedacht?

	Beratungsinhalt
Reiseziel, Reisezeit, Reisedauer, Art der Reise	Umwelteinflüsse (Klima, Schadstoffe, Allergene etc.), Hygienesituation, angepasster UV-Schutz; augenärztliche Versorgung im Zielland
Verkehrsmittel	Bei Flugreisen: Auswirkungen von Druck- und Luftverhältnissen in der Kabine
Akute Augenerkrankungen	Reisefähigkeit, voraussichtlicher Krankheitsverlauf bis zum Abreisetag, evtl. ergänzende Diagnostik, Therapie, Kontrolluntersuchungen vor Abreise
Konjunktivitis	Kontagiosität, lokale Behandlung, Hygiene Bei Allergie: Bedingungen im Reiseland
Keratitis	Kontaktlinsenassoziiert? Keine Reisefähigkeit im Akutstadium (vor allem bei bakterieller Genese)
Uveitis	Erkrankungsursache, Keine Reisefähigkeit im Akutstadium
Tränenwegserkrankung	Keine Reisefähigkeit im Akutstadium, im entzündungsfreien Intervall: OP zur Rezidivprophylaxe
Glaskörperblutung, Netzhautablösung	Reisefähigkeit (in zeitlichem Abstand) nach diagnostischer Abklärung und Therapie, Maßnahmen bei evtl. Rezidiv im Reiseland
Akutes Glaukom	Keine Reisefähigkeit im Akutstadium, evtl. prophylaktische Iridektomie
Chronische Augenerkrankungen	
Chronisches Glaukom	Kontrollen/Augendruckmessungen während der Reise erforderlich? Mitnahme von Glaukomausweis, Vorrat an Augentropfen, künstliche Tränen
Retinopathia diabetica	Diabetessituation, Kontrolluntersuchung, evtl. Therapie
Herpesinfektionen	Rezidivauslösende Faktoren, evtl. Vorkehrungen, Mitnahme von Therapeutika
Sicca-Syndrom	Äußere Einflüsse, Risiken bei Kontaktlinsen, intensivierte Tränensubstitution
Refraktionsanomalien	An Reiseaktivitäten angepasste Brille, Ersatzbrille, UV-Schutz Bei Kontaktlinsenträgern: Probleme bei trockener Hitze, mangelnder Hygiene, Infektionsrisiken, Tragezeiten, Kontaktlinsenpflege (Mitnahme von ausreichend Reinigungs-, Aufbewahrungsflüssigkeit), Reservekontaktlinsen, -container

Weiterführende Literatur

Bialasiewicz, A.A., K.P. Schaal: Infectious Diseases of the Eye. Butterworth Heinemann, Boston 1994.

Klauss, V.: Tropische Ophthalmologie. In: Lang, W. (Hrsg.) Tropenmedizin in Klinik und Praxis, 3. Auflg. Thieme, Stuttgart–New York 2000.

Klauss, V., E.C. Schwartz: Other Conditions of the Outer Eye. In: Johnson, G.J., D.C. Minassian, R. Weale (Hrsg.): The Epidemiology of Eye Disease, Chapman & Hall, London 1998.

Schaller, U.C., Klauss V.: Keratoconjunctivitis epidemica. Diagnose, Therapie and Prävention. MMW Fortschr Med. 144 (2002) 46–7.

Schaller, U.C., Klauss V.: Von der Bindehautentzündung bis zum Glaukomanfall. Wann ist das Rote Auge ein Alarmsignal? MMW Fortschr Med. 144 (2002) 30–33.

Informationen im Internet

Deutsche Ophthalmologische Gesellschaft, www.dog.org

Österreichische Ophthalmologische Gesellschaft, www.augen.at

Schweizerische Ophthalmologische Gesellschaft, www2.hin.ch

Schmerzzustände 6.15

THOMAS SCHLUNK

Menschen, die unter häufigen oder andauernden Schmerzen leiden, können durchaus Reisen unternehmen, wenn sie vorher sorgfältig auf eine wirksame Schmerztherapie eingestellt wurden.

Allgemeine Prinzipien der Schmerztherapie

Wegen ihrer unterschiedlichen Entstehung und Behandlung sind vor allem **zwei Hauptgruppen von Schmerz** zu differenzieren:

- **Nozizeptiver Schmerz** wird durch Reizung spezifischer peripherer Nervenendigungen (Nozizeptoren) hervorgerufen (Beispiele: Knochenschmerz, Gichtanfall). Die meisten Schmerzen gehören in diese Gruppe.
- **Neuropathischer Schmerz** wird demgegenüber durch eine primäre Läsion oder Dysfunktion im peripheren oder zentralen Nervensystem initiiert oder verursacht (Beispiele: Trigeminusneuralgie, Gürtelrose).

Reisende mit einem bekannten rezidivierenden oder chronischen Schmerzproblem sollten sich bereits einige Wochen vor einer geplanten Reise von ihrem Hausarzt oder einem entsprechenden Gebietsarzt ausführlich beraten lassen. Bei **rezidivierenden oder intermittierenden**, jeweils nur über kurze Zeiten bestehenden **Schmerzen** (z.B. Migräneattacke, Schub einer rheumatoiden Arthritis, akuter Gichtanfall) ist es von Vorteil, wenn der Betroffene bereits früher positive Erfahrungen mit einer adäquaten, frühzeitig begonnenen und dann rasch wirksamen medikamentösen Therapie gemacht hat, die er dann unverändert auch auf der Reise durchführen kann. Bei aktiven rheumatischen Erkrankungen kann eine Basistherapie vor der Reise indiziert sein, bei häufigen und/oder schwer verlaufenden Migräneattacken die Einleitung einer medikamentösen Prophylaxe. Bei der Basistherapie einer rheumatischen Erkrankung ist zu beachten, dass es Wochen bis Monate dauern kann, bis der gewünschte Erfolg eintritt, und dass bis dahin in der Regel eine rheumatologische Überwachung notwendig ist. Bei **Dauerschmerzen**, z.B. im Rahmen einer Tumorerkrankung, ist eine **regelmäßige orale**

Schmerztherapie nach festem Zeitplan mit individuell festgesetzter Dosierung meist mehrerer synergistisch wirkender Analgetika erforderlich. Die Dosisfindung benötigt einige Tage.

Auch im Rahmen einer Reisevorbereitung gelten die folgenden **generellen Prinzipien der Schmerztherapie**:

1. Die Ätiologie des Schmerzes muss bekannt sein.
2. Kausale Therapiemaßnahmen sind auszuschöpfen, nichtmedikamentöse, z. B. physikalische Maßnahmen, zu nutzen.
3. Nur wirksame Analgetika sind zu verwenden. Deren analgetische Effektivität ist anhand der Patientenangaben zu kontrollieren, am besten mittels eines Schmerzprotokolls.
4. Eine **orale Medikation** ist vorzuziehen. Das Einnahmeschema soll möglichst einfach sein. Eine **parenterale Gabe** ist nur bei zwingenden Gründen, z. B. bei unstillbarem Erbrechen, indiziert.
5. Bei chronischen Schmerzen ist das Therapieziel eine **dauernde Schmerzfreiheit** bzw. weitgehende Schmerzreduktion. Die Medikamenteneinnahme erfolgt nach **festem Zeitplan**, bevor wieder Schmerzen auftreten. Die Wirkdauer der Präparate bestimmt das Einnahmeintervall. Substanzen mit langer Wirkdauer oder retardierter Freisetzung sind vorzuziehen. So werden subtoxische Spitzenspiegel vermieden und eine ungestörte Nachtruhe ermöglicht. Da sich der Einnahmeplan an der Ortszeit orientieren sollte, können im Falle einer Zeitverschiebung Einnahmezeitpunkte ausfallen oder Extradosen notwendig werden (s. Kap. II.3.1.4).
6. Auch ein Patient mit chronischem Schmerz benötigt eine klare Handlungsanweisung zur Kupierung von Schmerzspitzen. Er benötigt dazu in der Regel „sein" Opioid in unretardierter Form. 1/6 der regulären Tagesdosis ist eine sinnvolle Extradosis (für das Beispiel in Tab. 6-24 heißt das: 20 mg nichtretardiertes Morphin oral; die Zahl der Extradosen richtet sich nach dem Ansprechen der Schmerzen).
7. Für jedes Analgetikum ist die geringste noch ausreichend wirksame Dosis anzustreben. Nebenwirkungen sind meist dosisabhängig. Daher sind der Synergismus von „peripher wirksamem" Nichtopioid und „zentral wirksamem" Opioid bei starken (Nozizeptor-) Schmerzen und ggf. Koanalgetika (Antidepressiva, Antikonvulsiva, Schlafmittel) zu nutzen, um die jeweilige Dosis und damit die Nebenwirkungen gering zu halten.
8. Bei gleicher analgetischer Wirkung ist die Substanz(kombination) mit dem geringeren Risiko und der besseren Verträglichkeit vorzuziehen.
9. Die Anwendung von Morphin oder anderen stark wirkenden Opioiden darf nicht unbegründet hinausgezögert werden.
10. Bei den Opioiden ist eine Kombination von Agonisten und Antagonisten oder partiellen Agonisten (z. B. Morphin Retardtabletten und Buprenorphin Sublingualtabletten) zu vermeiden, weil die analgetische Wirkung des Agonisten durch Verdrängung vom Rezeptor teilweise aufgehoben werden kann.
11. Besonders wichtig bei der Behandlung mit Opioiden ist eine wirksame Obstipationsprophylaxe.

> Unerwünschte Nebenwirkungen eines Medikaments – z. B. auf den Magen-Darm-Trakt – können manchmal erst nach einigen Tagen einer regelmäßig durchgeführten Behandlung auftreten: Es ist daher mindestens eine Woche einer stabilen Einstellung vor der Abreise zu fordern. Hierzu gehören insbesondere Sonderfälle, in denen nur eine kontinuierliche parenterale – subkutane oder rückenmarksnahe – Verabreichung der Medikamente eine gute Symptomkontrolle ermöglicht.

Häufige Schmerzarten

Als wichtiges Beispiel eines chronischen Schmerzes soll hier der Tumorschmerz an erster Stelle genannt und seine Therapie im Detail besprochen werden. Im Übrigen wird auf Kapitel III.8 verwiesen, in dem wichtige Analgetika besprochen werden.

Tumorschmerz

Die Schmerzbehandlung nach dem **WHO-Stufenplan für Nozizeptor-Schmerz**, die meist mit retardierten Präparaten durchgeführt wird, muss gut wirksam und zugleich gut verträglich sein (Abb. 6-11 und Tab. 6-23). Oftmals ist eine Begleittherapie (Laxanzien, Antiemese, Magenschutz) unverzichtbar, um unerwünschten Nebenwirkungen der Schmerzmittel vorzubeugen. Die Antiemese kann meist nach drei Wochen beendet werden.

Die orale Morphindosierung, die ein Kranker auf Stufe 3 des WHO-Stufenplans benötigt, liegt bei 60 mg/Tag oder höher.

Ein **typischer Therapieplan** bei starkem chronischen Tumorschmerz (z.B. bedingt durch Knochenmetastasen) kann wie in Tabelle 6-24 aufgeführt aussehen. Vorausgesetzt ist, dass die erforderliche Morphin-Tagesdosis vorher individuell durch Titration ermittelt wurde.

Der festgelegte Zeittakt garantiert für die beiden Analgetika und das Antiemetikum eine gleichmäßige und lückenlose Wirkung rund um die Uhr. Die Einnahme von Omeprazol und Natriumpicosulfat kann sich demgegenüber an den Mahlzeiten orientieren. Wichtig ist die korrekte Anweisung zur Beherrschung von Schmerzspitzen: Das gleiche Opioid, das in Retardform regelmäßig eingenommen wird, ist bei starkem Schmerz in nichtretardierter Form anzuwenden, damit die Schmerzspitze rasch kupiert wird. Die Extradosis entspricht 1/6 der regulären Tagesdosis. In unserem Beispiel sind das 120 mg : 6 = 20 mg. Eine Alternative zur oralen Einnahme wäre auch die rektale Gabe der gleichen Zusatzdosis: Morphin (20 mg) 1 Suppositorium.

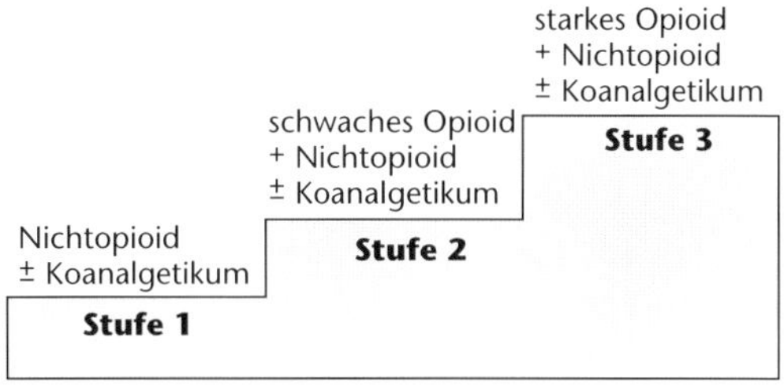

Abbildung 6-11. WHO-Stufenplan (gültig für Nozizeptor-Schmerz).

Nozizeptiver Schmerz anderer Genese

Auch starke nozizeptive Schmerzen nichtmaligner Genese, für die keine kausale Therapie verfügbar ist, z.B. ischämischer Schmerz im Rahmen einer inoperablen peripheren arteriellen Verschlusskrankheit, Schmerzen bei chronisch-rezidivierender Pankreatitis, bei fortgeschrittenerer Osteoporose oder bei schweren degenerativen Wirbelsäulen- und Gelenkveränderungen, werden erfolgreich analog den Regeln des WHO-Stufenplans für den Tumorschmerz behandelt, d.h. mit einer Kombination von Nichtopioid- und Opioidanalgetikum. Bei ischämisch bedingten Schmerzen muss unter den Bedingungen erniedrigter Sauerstoffpartialdrücke (Flug) mit einer Verschlimmerung gerechnet werden.

Tabelle 6-23. WHO-Stufenplan (gültig für Nozizeptor-Schmerz).

Stufe	Schmerzintensität	Stufenplanempfehlung
1	leicht bis mäßig, konstant vorhanden	regelmäßige Gabe eines peripher wirkenden Analgetikums
2 und 3	mittelgradig bis stark, konstant vorhanden und /oder Nichtopioid der Stufe 1 nicht ausreichend wirksam	regelmäßige Gabe einer Kombination von peripher wirkendem und zentral wirkendem Analgetikum

Schmerzen bei rheumatoider Arthritis

Bei Schüben der chronischen Polyarthritis ist eine sofortige Therapie notwendig. Akut entzündete Gelenke reagieren gut auf Kältepackungen. Zur raschen medikamentösen Symptomkontrolle sind einfache Analgetika, nichtsteroidale Antirheumatika und Glukokortikoide (z. B. Prednisolon, beginnend mit 20–60 mg/Tag) geeignet. Acetylsalicylsäure wirkt analgetisch und in Dosierungen ab 2–3 g/Tag auch entzündungshemmend. Nichtsteroidale Antirheumatika haben bei gleichem Effekt weniger gastrointestinale Nebenwirkungen. Reisefähigkeit besteht erst nach Abklingen des Schubs.

Tabelle 6-24. Typischer Therapieplan bei starkem chronischen Tumorschmerz.*

Präparat	8 Uhr	20 Uhr	Indikation
Nichtopioid: Ibuprofen (800 mg) Retardtablette	1	1	Schmerz
Opioid: Morphin (60 mg) Retardtablette	1	1	Schmerz
Antiemetikum: Haloperidol Tropfen** (1 Tropfen = 0,1 mg)	8	8	Übelkeit
PPI: Omeprazol (20 mg) Kapsel	1 Kapsel morgens		Magenschutz
Abführmittel: Natriumpicosulfat-Tropfen	10 Tropfen abends		Obstipationsprophylaxe

* bei Schmerzspitzen: 20 mg nichtretardiertes Morphin als Tablette oder Tropfen

** etwa ab der 4. Woche kann das Antiemetikum abgesetzt werden

PPI = Protonenpumpeninhibitor

Patienten mit „Schmerzpumpe"

Schwer kranke Patienten können im fortgeschrittenen Stadium ihrer Erkrankung (siehe Kapitel II.6.7) auf eine parenterale Schmerztherapie mittels einer batteriebetriebenen Medikamenten-Pumpe angewiesen sein, wenn eine orale oder transdermale Behandlung wegen Übelkeit, rezidivierenden Erbrechens, Atemnot und/oder Unruhe nicht mehr ausreicht. Die kontinuierliche subkutane Infusion ermöglicht es, Analgetika (Metamizol/Morphin) miteinander und mit weiteren Medikamenten (Haloperidol, Metoclopramid bzw. Butylscopolaminiumbromid, Midazolam, Prednisolon) – individuell dosiert – in einer Spritze zu mischen und gemeinsam subkutan zu verabreichen. Selbstverständlich muss eine kontinuierliche subkutane Infusion vor Beginn der Reise titriert und stabil eingestellt werden. Fast immer wird für einen solchen Reisenden eine kompetente Begleitperson erforderlich sein. Der für diese individuelle Schmerztherapie verantwortliche Arzt muss telefonisch sicher erreichbar sein, damit die Behandlung bei Schmerzzunahme und bei Auftreten anderer Probleme unverzüglich angepasst und/oder ergänzt werden kann.

Auf die vielfältige Problematik des **neuropathischen Schmerzes** und seiner vom nozizeptiven Schmerz abweichenden Therapie kann hier nicht eingegangen werden. Auf diesem Gebiet verfügen Neurologen über große Erfahrung. Auf Migräne, Schulter-Arm-Schmerzen bei Hemiparese, schmerzhafte Dystonien bei Parkinson-Patienten, Restless-legs-Syndrom und Bandscheibenerkrankungen wird in Kapitel II.6.11 eingegangen.

Praktische Hinweise

Medikamente in warmen Ländern

Eine Aufbewahrung von Zäpfchen ist bei Temperaturen über 25 °C problematisch. Für Reisende in warme Länder ist die transdermale Applikation eines Opioid-Schmerzpflasters ungeeignet, weil solche Pflaster bei hohen Temperaturen mehr

Wirkstoff abgeben und sich bei starkem Schwitzen auch von der Haut ablösen können: Die orale Einnahme eines Morphin- oder eines anderen starken Opioid-Retardpräparats ist sicherer und daher vorzuziehen.

Mitnahme der benötigten Medikamente

In jedem Fall soll ein Reisender mit einer Erkrankung, die eine andauernde oder intermittierende medikamentöse Schmerzbehandlung erfordert, die für seine individuelle Therapie erforderlichen Präparate in ausreichender Menge mit sich führen.

Mitnahme BtM-Rezept-pflichtiger Opioidanalgetika

Benötigt der Reisende für seine Schmerztherapie starke, der BtM-Rezeptpflicht unterliegende Opioide, so sollte er eine Bescheinigung des für seinen Wohnort zuständigen Regierungspräsidiums bei sich tragen, aus der hervorgeht, dass die mitgeführten Präparate von einem Arzt verordnet wurden und ausschließlich für den Eigenbedarf bestimmt sind. Ein solches Dokument hilft, Schwierigkeiten bei der Zollabfertigung zu vermeiden. Das Formular kann als PDF-Datei von der Homepage des Bundesinstituts für Arzneimittel und Medizinprodukte heruntergeladen werden (www.bfarm.de: → Betäubungsmittel → Formulare → Bescheinigung für das Mitführen von Betäubungsmitteln im Rahmen einer ärztlichen Behandlung – Artikel 75 des Schengener Durchführungsabkommens –).

Fazit

Bei Berücksichtigung der dargestellten Prinzipien der Schmerztherapie dürfte es den meisten Patienten, die unter Schmerzen leiden, möglich sein, ihre Reisepläne zu verwirklichen. Die besonderen Bedingungen der Reise (Wahl des Transportmittels, Verschlechterung einer Ischämie durch Hypoxämie) müssen berücksichtigt werden. Zum Schmerzmanagement unter den besonderen klinischen Gegebenheiten einer Reise siehe Kapitel III.8.

Haben Sie bei der Beratung auch daran gedacht?

	Beratungsinhalt
Compliance	Retardpräparate; schriftlicher Einnahmeplan (mit Uhrzeiten) für den Patienten unter Berücksichtigung von Zeitzonen
Nebenwirkungen	Laxans, Antiemetikum, Magenschutz
Schmerzspitzen	Definition der individuellen Extradosis (nichtretardiertes Präparat)
Mitnahme von Medikamenten	Ärztliche Bescheinigung, bei starken Opioiden zusätzlich Bestätigung durch das Regierungspräsidium
Medikamenten-Pumpe	Bescheinigung (s. o.); Einmalmaterialien; Ersatzbatterien; Schulung, evtl. Begleitperson; Möglichkeit der Beratung durch den betreuenden Arzt auch während der Reise

Weiterführende Literatur

Brons, M.: Handbuch Schmerz. Schmerztherapie für die tägliche Praxis. Verlag MediMedia, 2. Auflg. Neu-Isenburg 2004.

Brune, K., A. Beyer, M. Schäfer (Hrsg.): Schmerz. Pathophysiologie – Pharmakologie – Therapie. Springer-Verlag, Berlin – Heidelberg 2001.

Diener, H. C., C. Maier (Hrsg.): Das Schmerz-Therapie-Buch. Urban & Schwarzenberg München – Wien – Baltimore 1997.

Schlunk, T.: Schmerztherapie bei Tumorpatienten. In: Bokemeyer, C., H.-P. Lipp (Hrsg.): Praktische Aspekte der supportiven Therapie in Hämatologie und Onkologie. Springer, Berlin – Heidelberg 1998.

Schlunk, T.: Parenterale Schmerztherapie. Arzneimitteltherapie 21 (2003) 107–112.

Zenz, M., M. Strumpf, A. Willweber-Strumpf (Hrsg.): Taschenbuch der Schmerztherapie. Wissenschaftliche Verlagsgesellschaft mbH, 2. Auflg. Stuttgart 2004.

Informationen im Internet

Deutsche Gesellschaft zum Studium des Schmerzes e.V., www.dgss.org.

Österreichische Schmerzgesellschaft, www.oesg.at.

Schweizerische Gesellschaft zum Studium des Schmerzes, www.pain.ch.

6.16 Akut Kranke

HARALD KRETSCHMER

Ob und wann akut kranke Personen reisefähig sind, hängt von ihrem Alter und ihrer Konstitution, von Art und Schwere ihrer Erkrankung sowie von der Reiseart, evtl. geplanten Reiseaktivitäten, den Gegebenheiten im Reiseland (Klima, Höhe etc.) sowie den Möglichkeiten der medizinischen Versorgung im besuchten Land ab.

In diesem Kapitel können nur beispielhaft wenige allgemeine Gesichtspunkte für die ansonsten stets individuelle ärztliche Beratung genannt werden. Gute Anhaltspunkte für die Beurteilung der Reisefähigkeit geben auch die Hinweise zur Flugreisetauglichkeit (Kap. II.3.1.4, Tabelle 3-1).

Beispiele internistischer Erkrankungen

Eine Drei-Wochen-Frist zwischen Krankheitsende und Reiseantritt gilt für Personen mit **akuten gastroenterologischen Erkrankungen** wie intestinalen Blutungen, akuter Cholezystitis, akuter Pankreatitis und akuten Hepatitiden einschließlich Epstein-Barr- und Zytomegalie-Virusinfektionen.

Leichtere Infektionen der Nieren und ableitenden Harnwege sollten möglichst bereits einige Tage behandelt sein, eine Reise unter Fortführung der eventuellen antibiotischen Therapie ist jedoch vertretbar (s. Kap. II.6.4). Schwangere sollten nur reisen, wenn akute Harnweginfektionen ausgeheilt sind.

Bei Erkrankungen des **Herz-Kreislauf-Systems** darf der Reiseantritt nicht zu früh nach dem akuten Krankheitsbeginn liegen. Schließlich führen Erkrankungen aus diesem Bereich mit großem Abstand die Liste der Todesfälle bei internationalen Reisen an. Nach einem akuten ausgedehnten Myokardinfarkt etwa sollte eine Reise innerhalb der ersten drei Monate nicht geplant werden. Akute Thrombosen, eventuell mit Lungenembolie, sollten seit acht Wochen überwunden und die Antikoagulation mit stabilen INR-Werten eingestellt sein. Eine Pneumonie sollte vor Reiseantritt seit etwa vier Wochen überwunden sein.

Beispiele neurologischer und psychiatrischer Erkrankungen

Leichtere zerebrale Durchblutungsstörungen wie TIA und PRIND sollten einen Monat ohne erneute Symptome zurückliegen; bei schwereren zerebralen Insulten werden die Rehabilitationszeit und der Zeitraum bis zu einem Reisebeginn deutlich länger sein müssen.

Bei **akuten psychiatrischen Erkrankungen**, insbesondere endogenen Psychosen, muss von Auslandsreisen sehr viel länger Abstand genommen werden. Insbesondere bei Reisen in Entwicklungsländer müssen die dortigen sehr schlechten Betreuungsmöglichkeiten psychiatrischer Patienten berücksichtigt werden (s. Kap. III.11). Wir raten in diesen Fällen im Allgemeinen zu einem einjährigen erscheinungsfreien Intervall unter zuverlässiger, regelmäßiger medikamentöser Therapie.

Beispiele otologischer und ophthalmologischer Erkrankungen

Bei akuten Erkrankungen aus dem HNO-ärztlichen Bereich (s. Kap. II.6.13) und bei akuten ophthalmologischen Krankheiten (s. Kap. II.6.14) ist ein Reiseantritt schon bald nach Abklingen der Symptomatik möglich, so z. B. beim **Hörsturz** gleich im Anschluss an die eventuell durchgeführte Infusionstherapie.

Akute allergische, bakterielle und chlamydienbedingte **Konjunktivitiden** stellen nach Einleitung der Therapie kein Reisehindernis dar, während **Keratokonjunktivitiden** und **Uveitiden** vor Reisebeginn abgeheilt sein sollten. Selbstverständlich muss nach **Glaskörperblutungen** und nach **Netzhautablösungen** erst das Ergebnis der Laser- oder operativen Therapie abgewartet werden.

Operationen

Generell kann man sagen, dass zwischen komplikationslos verlaufenen Operationen und Reiseantritt mindestens 4–6 Wochen liegen sollten; nach kleineren Operationen, also etwa Appendektomien und Herniotomien, sind Reisen schon in einem Abstand von 10 Tagen vertretbar. Verbände nach Operationen sollten zur Zeit des Reiseantritts bereits entfernt sein, da sich unter ihnen insbesondere in warmen Klimata leicht feuchte Kammern bilden können.

Tabelle 6-25. Beispiele für Reisefähigkeit nach Operationen.

Operationsbereich	komplikationsloser operativer Eingriff	Reisefähigkeit post operationem (mindestens)
Schädel	Tumoroperation	6 Monate
	Stapedektomie	1 Woche
	Kataraktoperation	2 Wochen
Hals	Strumaresektion	2 Wochen
Thorax	Lobektomie	12 Wochen
	Pneumektomie	6 Monate
	Bypass-Operation/PTCA	2 Wochen
Abdomen	Appendektomie	2 Wochen
	Herniotomie	2 Wochen
	Cholezystektomie	6 Wochen
	Gastrektomie	6 Wochen
	Darmresektion	6 Wochen
	Nephrektomie	6 Wochen
	transurethrale Prostataresektion	3 Wochen

Oberflächliche Drainagen sollten mindestens eine Woche, tiefe zwei Wochen vor Reisebeginn gezogen sein, damit eine eventuell auftretende Sekretverhaltung vor Antritt der Reise erkennbar wird. Gipse sollten vor Antritt einer Flugreise entfernt sein. Reisen mit besonderen körperlichen Belastungen sollten keinesfalls früher als sechs Wochen nach einer Operation angetreten werden (s. Kap. II.3.2). Starke Sonnenexposition nach kurz zurückliegenden Operationen ist – wie auch nach kurz vorher überwundenen internistischen Erkrankungen – soweit wie möglich zu vermeiden (s. Kap. III.1).

Zusammenfassung: Grundsätzlich gilt, dass bei der ärztlichen Beratung von Reisenden mit akuten Erkrankungen oder kurz zurückliegenden Operationen eher für einen späteren als für einen zu frühen Reiseantritt plädiert werden sollte.

Weiterführende Literatur

Großmann, K.: Flugreisetauglichkeit nach operativen Eingriffen. In: Landgraf H., D.-M. Rose, P.E. Aust (Hrsg.): Flugreisemedizin. Blackwell, Berlin 1996.

6.17 Orthopädische Erkrankungen und Körperbehinderungen

GEORG NEFF

Funktionsstörungen der Halte- und Bewegungsorgane können angeboren oder durch orthopädische Leiden und Unfallfolgen erworben sein und zu vorübergehenden oder dauerhaften Einschränkungen der Mobilität führen.

Für Menschen mit orthopädischen Erkrankungen und Körperbehinderungen ist es bei einer sorgfältigen Reiseplanung zunehmend möglich, „Hindernisse" auf Reisen zu überwinden und ihre Freizeit aktiv zu gestalten. Entscheidend ist hierbei, mögliche Risiken nicht zu verdrängen und vorausschauende Vorkehrungen zu treffen (s. Kap. II.6.18). Im Rollstuhl als Querschnittsgelähmter durch Indien zu reisen, ist bei guter Vorbereitung weniger riskant als eine Safari im Geländewagen für einen Bandscheibengeschädigten – im gruppendynamischen Erlebniszwang einer „Abenteuerkurzreise".

Besonderer Beachtung bedürfen Fragen zu orthopädischen Hilfsmitteln und anderen technischen Hilfen, von deren reibungsloser Funktion die betroffenen Reisenden in besonderem Maße abhängig sind. Im Allgemeinen muss in vielen Entwicklungsländern mit einer eingeschränkten medizinischen Versorgung oder fehlenden Behandlungsmöglichkeiten gerechnet werden; wer auf Reparatur oder gar Ersatz orthopädischer Hilfsmittel angewiesen ist, hat in vielen Fällen keine Möglichkeit, entsprechende Arbeiten vor Ort durchführen zu lassen.

Wer reist wohin und für wie lange?

Um gezielte Empfehlungen für die Vorbereitung und Durchführung von Reisen geben zu können, sollten folgende Fragen im Voraus geklärt werden:

- **Wer** reist?
  allein, mit Begleitperson, Familienangehörigen, als Gruppe
- **Wohin?**
  Reiseziel, Bedingungen vor Ort
- **Weshalb?**
  privater oder beruflicher Anlass
- **Wie lange?**
  Kurzreise, Langzeitaufenthalt
- **Welche Funktionsstörungen der Bewegungsorgane** bestehen?
  Vorübergehend oder dauerhaft ☞

- ❑ **Welche orthopädischen Hilfsmittel** werden benötigt? (zu Vorbereitungen bei bestimmten **Reisearten** und **Verkehrsmitteln** s. Kap. II.6.18)

Aktivreisen: Belastungen für die Wirbelsäule und Gelenke werden häufig unterschätzt

Fernreisende, die (mit einer häufig bevorzugten Aufenthaltsdauer von zwei bis drei Wochen) nicht nur Erholung suchen, vergessen oft, dass ungewohnte Belastungen während solcher „Aktivprogramme" nicht schadlos mit vorübergehenden oder bleibenden Veränderungen der Bewegungsorgane zu vereinbaren sind. So sollten z. B. **„Bandscheibengeplagte"** oder bereits Operierte Fahrten sowie mehrtägige Touren in hartgefederten Fahrzeugen durch unwegsames Gelände unterlassen. Gleiches gilt für ungewohnte Wandertouren bei bekannter **Arthrose** oder **bestimmten Gelenkschäden**, die sich während solcher Unternehmungen meist „zur Unzeit" unangenehm bemerkbar machen.

Familienangehörige müssen in die Beratung einbezogen werden

Die **Korsetttherapie** eines Jugendlichen wegen Wirbelsäulenskoliose ist für eine zwei- bis dreiwöchige Reise kein Hinderungsgrund. Die Jugendlichen und mitreisende Familienangehörige müssen auf die Dringlichkeit hingewiesen werden, das Korsett auch auf Reisen regelmäßig zu tragen, was in der heißen Witterung vieler tropischer Länder noch weniger angenehm als im Heimatland ist.

Es sollte bereits bei der Reiseplanung abgeklärt werden, ob und in welchem Umfang orthopädische, unfallchirurgische oder auch orthopädietechnische Hilfe vor Ort verfügbar ist. Unter solchen Rahmenbedingungen lässt sich die Gestaltung des Aufenthaltes besser mit individuellen orthopädischen Notwendigkeiten abstimmen, als dies z. B. bei kürzeren Gruppenreisen möglich ist.

Geschäftsreisen: Wichtig sind Vorkehrungen für mögliche akute Problemsituationen

Die Planung solcher meist kurzfristiger Aufenthalte erfolgt oft unter erheblichem Zeitdruck, der wenig Spielraum für die Suche nach geeigneten orthopädischen Einrichtungen bzw. zur Durchführung einer Behandlung lässt. Im Rahmen der individuellen Vorsorge sollte an die **Mitnahme bewährter Medikamente für den Akutfall** und auch erforderliche Maßnahmen für eine kurzfristige Rückkehr zum Zwecke einer Behandlung im Heimatland gedacht werden. Beim Abschluss einer **Versicherung für Krankenrücktransport** ist abzuklären, welche Gründe für einen Rücktransport von der Versicherung als „medizinisch erforderlich" anerkannt werden.

Berufliche Langzeitaufenthalte: Möglichkeiten der Versorgung vor Ort abklären und „Reservehilfsmittel" mitnehmen

Bei längeren Auslandsaufenthalten, bei denen die Familie mit ausreist, müssen auch die Angehörigen in die Vorkehrungen einbezogen werden. Erfolgten in der Vergangenheit – orthopädisch oder unfallbedingt – Behandlungen, ist die Mitnahme von Befund- und Operationsberichten sowie Kopien relevanter Röntgenaufnahmen zu empfehlen. Abzuklären sind weiterhin die Möglichkeiten orthopädischer Behandlungen und regelmäßiger Kontrolluntersuchungen (z. B. für jüngere Menschen während der Wachstumsphase) sowie die Anschriften orthopädietechnischer Versorgungseinrichtungen in der betreffenden Region. Besonderer Beachtung bedarf auch eine **Versorgung mit Hilfsmitteln, die unter den gegebenen Verhältnissen repariert, nötigenfalls auch ersetzt werden können.** Dies ist z. B. bei hochmodernen Prothesensystemen nicht immer gewährleistet; auch ist zu bedenken, dass Ersatzteile trotz Luftfracht als Importware gelegentlich einen längeren Weg nehmen und immer mit zusätzlichen Kosten für Fracht, Versicherung und vor allem mit Einfuhrzoll belastet sind.

Schon vor der Ausreise sollte mit den behandelnden Ärzten zu Hause abgeklärt sein, wann und wo die weitere Betreuung im Zielland durchgeführt werden kann. Dies ist oft nur mit „Insider"-Kenntnissen landeskundiger Kollegen oder mit Hilfe der entsendenden Organisationen zu bewerkstelligen.

Für den Heimaturlaub sind frühzeitig **Wiedervorstellungstermine** zu vereinbaren; dies gilt in gleicher Weise für die Hilfsmittelversorgung – insbesondere von Kindern und Jugendlichen, die aufgrund des Wachstums sehr viel häufiger einer Änderung vorhandener Hilfsmittel oder einer Neuversorgung bedürfen als Erwachsene.

Personen, die auf **Prothesen** oder **Orthesen** sowie auf **orthopädisches Schuhwerk** angewiesen sind, ist dringend zu raten, für ihren Aufenthalt entsprechenden Ersatz mitzunehmen. Dies ist aus Gründen der Hygiene, des Verschleißes und möglicher Störungen der Hilfsmittelfunktion zu fordern, zumal die Fortführung eines Projekts oder die Durchführung eines bestimmten Auftrags ohne verfügbare „Reservehilfsmittel" gefährdet ist.

Als besonders hilfreich erweist sich die Mitnahme folgender Verschleißteile und spezieller Ersatzmaterialien

- für Rollstühle: Speichen, Radlager, Schläuche, Vollgummireifen, Bremsgummis
- für Prothesen und Orthesen: Gummidämpfer, Federn, spezielle Schrauben, Gurtmaterial, Kleber.

Da eine – bei schwerwiegenden Fußdeformitäten meist unerlässliche – **orthopädische Schuhversorgung** nicht immer gewährleistet ist, sollte Ersatzschuhwerk in das Gastland mitgenommen werden. Hinzu kommt, dass unter tropischem Klima Schuhwerk sehr viel schneller verschleißt. Schimmel, Insekten und andere Tiere verursachen zusätzliche Schäden. Adäquate Aufbewahrung – z. B. in klimatisierten Räumen mit reduzierter Luftfeuchtigkeit – und Schutz vor Insekten sollten gewährleistet sein. Von orthopädischer Seite ist auch zu bedenken, dass Patienten mit **Venenleiden** in den Tropen mehr zu leiden haben als im Heimatland; meist erfordert das Tragen von Kompressionsstrümpfen unter feucht-warmen Klimabedingungen eine erhebliche Disziplin und kann in vielen Fällen den Betroffenen nicht zugemutet werden.

Reiseziel und Aufenthaltsort bestimmen die operativen und rehabilitativen Möglichkeiten

In vielen, jedoch keinesfalls in allen **Hauptstädten** und **städtischen Zentren von Entwicklungsländern** ist inzwischen eine fachlich fundierte orthopädische Behandlung möglich – wenngleich oft auf privatärztlicher Vertragsbasis. Die hygienischen Bedingungen sind – gemessen an europäischen Standards – in den meisten Krankenhäusern bedenklich. Deshalb sollten Operationen möglichst zugunsten konservativer Therapieverfahren vermieden werden. Ähnliches gilt auch für hierzulande standardmäßig durchgeführte Osteosyntheseverfahren, Operationen mit Dauerimplantaten wie Endoprothesen und Wirbelsäuleninstrumentationen. In vielen Hauptstädten finden sich zunehmend Orthopädiewerkstätten, die in der Lage sind, einfache Reparaturen und Nachpassarbeiten zufrieden stellend auszuführen, so dass zumindest der „akute Notfall" überbrückt werden kann. Die völlig neue Herstellung anspruchsvoller orthopädischer Hilfsmittel wie Prothesen, Apparate, Korsetts etc. entspricht jedoch meist nicht der im Heimatland üblichen Qualität und der gewünschten Funktion, so dass solche Möglichkeiten allenfalls als „Zwischenlösung" in Frage kommen.

In **ländlichen Regionen** ist die Versorgungssituation in weiten Gebieten der Dritten Welt unzureichend entwickelt oder „schlicht" fehlend; oftmals hängt die Ausführung selbst kleiner Reparaturen von den Fähigkeiten und dem Improvisationsvermögen lokaler Kfz-Mechaniker, Schlosser oder anderer Handwerker ab. Auch fehlen in Distriktkrankenhäusern, erst recht in den nachgeordneten medizinischen Versorgungseinheiten, ausgebildete Fachkräfte mit den nötigen Kenntnissen, Werkzeugen und Materialien.

Individuelle Vorkehrungen bei vorübergehenden und bleibenden Funktionseinschränkungen der Bewegungsorgane

Unter **vorübergehenden Einschränkungen** sind Zustände zu verstehen, die nach durchgemachter Erkrankung bzw. Verletzung meist folgenlos ausheilen, sofern die notwendige Therapie auch im Ausland konsequent fortgesetzt wird. Dies ist unter Bedingungen der Entwicklungsländer nicht immer gewährleistet. Deshalb sind z. B. nach Frakturen besondere Verhaltensmaßregeln mit auf die Reise zu geben, um eine Refraktur durch Überlastung oder ungewohnte Fehlbeanspruchung zu vermeiden oder um Faktoren auszuschalten, die die weitere Heilung stören. Zweckmäßig ist in jedem Fall die Mitnahme von Kopien der letzten Röntgenaufnahmen, die den Zustand vor der Ausreise dokumentieren und bei Auftreten von Beschwerden den Vergleich mit Röntgenkontrollen im Ausland ermöglichen.

Im Zusammenhang mit **bleibenden Einschränkungen**, wie z. B. bei Gliedmaßendefekten durch angeborene Fehlbildungen oder bei durch Amputation erworbenem Gliedmaßenverlust bzw. bei bleibenden Lähmungsfolgen, sind Störungen der körperlichen Integrität nach außen meist deutlich sichtbar. Bei solchen Beeinträchtigungen ist die Wiederherstellung oder Verbesserung von Körperfunktionen wie z. B. des Steh- und Gehvermögens von einer geeigneten orthopädietechnischen Versorgung abhängig.

Bei einigen, nicht auf den ersten Blick erkennbaren Beeinträchtigungen des Bewegungsapparates ist Zurückhaltung bei körperlicher Beanspruchung geboten; dies betrifft Reisende mit:

- künstlichem Gelenkersatz
- bleibendem Gelenkverschleiß
- Achsenfehlstellungen der Extremitäten
- vorausgegangener operativer Korrektur von Wirbelsäulendeformitäten
- posttraumatischen Instabilitäten mit meist dauerhafter Instrumentierung etc.

Die Mitnahme von Röntgenaufnahmen ist in solchen Situationen besonders zu empfehlen. Hierdurch können auch im Falle eines durch metallische Implantate ausgelösten Alarms beim Passieren von Sicherheitsschleusen Zweifel des Flughafenpersonals leicht aus dem Weg geräumt werden.

Auf geeignete Materialeigenschaften von Hilfsmitteln ist bei Aufenthalten in den Tropen zu achten

Grundsätzlich können hierzulande übliche und bewährte Hilfsmittel auch in anderen Regionen der Erde benützt werden. Aufgrund der besonderen Umweltbedingungen vor Ort sind bei längeren Aufenthalten in den Tropen bestimmte Materialeigenschaften bei der Herstellung von Hilfsmitteln zu beachten:

- **Holz** und **Leder** sind unter feucht-heißen Klimabedingungen und durch Schwitzen verstärktem Verschleiß ausgesetzt; ähnliches gilt auch für Bauteile aus **Metall**, die aus nicht-rostfreiem Stahl oder aus anderen korrosionsanfälligen Materialien hergestellt wurden.
- **Kunststoffe**, die intensiver UV-Strahlung unmittelbar ausgesetzt sind, verspröden vorzeitig, was zu Elastizitätsverlust und einer erhöhten Bruchgefahr führt.
- **Thermoplastische Kunststoffe**, wie Niederdruck-Polyäthylene, verformen sich unter Hitzeeinwirkung. Hilfsmittel, wie z. B. Korsetts, die aus diesen Materialien angefertigt wurden, verlieren ihre Passform und damit die gewünschte Wirkung.

Rollstühle europäischen Zuschnitts weisen vielfältige „Schwachstellen" für den Gebrauch in den Tropen auf:

- **Robuste Rohrgestelle** sind der Beanspruchung in unwegsamem Gelände eher gewachsen (und lassen sich z. B. in jeder Autowerkstatt durch Schweißen reparieren), während Kunststoffteile meist als Ganzes ersetzt werden müssen.
- Insbesondere schwarz eingefärbte Kunststoffe heizen sich – im Gegensatz **zu hell gestrichenen oder verchromten Rohrgestellen** – stark auf.

- **Kunststoffsitze** und -bezüge verstärken die Schweißproduktion; **Baumwollkissen** oder **-bespannungen** sind sehr viel angenehmer, sollten aber zum Waschen abnehmbar gestaltet sein.
- **Vollgummireifen** an Stelle üblicher Reifen-Luftschlauch-Systeme schützen besonders in ländlicher Umgebung vor Reifenpannen.
- Unter ländlichen Bedingungen ist die Kippsicherheit selten gewährleistet; gegebenenfalls sollte deshalb auf landesübliche **Dreiräder mit Handkurbelantrieb** ausgewichen werden; diese sind weniger störanfällig, in ihrer Standsicherheit robust und mit den einfachen Mitteln des Landes reparierbar.
- **Elektrorollstühle**, **Scooter** und andere technisch komplexe Fortbewegungshilfen sind außerhalb der Städte kaum verwendbar; der hiervon abhängige Reisende wird, trotz seines teuren und technisch anspruchsvollen Hilfsmittels, unter ungünstigen Bedingungen sehr schnell „immobilisiert".

Prothesen- und **Orthesen**benutzer können – unabhängig von den Materialeigenschaften ihrer Hilfsmittel – durch regelmäßige Stumpf- und Körperpflege sowie allgemeine Körperhygiene mit zu einer problemlosen Hilfsmittelbenutzung beitragen.

Dazu gehört auch die abendliche Reinigung von Flächen der Hilfsmittel, die, wie z.B. der Prothesenschaft, mit dem Körper in Kontakt stehen. Im Allgemeinen genügt handwarmes Auswaschen mit Seife, klares Nachspülen und Austrocknen. Auch Stumpfstrümpfe sind täglich zu waschen, um Hautirritationen zu vermeiden. Dagegen sollte aber auch auf eine übertriebene „Reinigung" z.B. mit Desinfektionsmitteln verzichtet werden, da hierdurch ebenfalls Irritationen hervorgerufen werden können.

Zusammenfassung:
Einschränkungen der Mobilität und die Abhängigkeit von orthopädischen Hilfsmitteln sowie anderen technischen Hilfen sind für alle orthopädischen Patienten ein „Zwang des Faktischen", der frühzeitig in der Reiseplanung berücksichtigt werden sollte. Vorbereitungen sollten stets auf die Länge des Aufenthaltes und die Bedingungen vor Ort ausgerichtet sein.

Besonders Reisende mit **vorübergehenden Funktionseinschränkungen** ihrer Bewegungsorgane sind durch die Verlockungen vielfältiger Freizeitaktivitäten in einer neuen Umgebung gefährdet, ihre Behinderung zu verdrängen. Nur **ein an individuelle Einschränkungen und Behinderungen angepasstes Verhalten** kann verhindern, dass Reisende auf unangenehmste Weise an die Grenzen ihrer Belastbarkeit erinnert werden.

Um den Alltag in einer fremden Umgebung ohne „Dauerstress" zu meistern, sind sorgfältige Vorbereitungen bei der Hilfsmittelversorgung von entscheidender Bedeutung:

- Auswahl verschleißfester, an die klimatischen Bedingungen angepasster Materialien, robuster Passteile und „reparaturfreundlicher" Prothesen, Orthesen, Rollstühle und anderer technischer Hilfsmittel
- Mitnahme von Ersatzmaterialien:
  - bei Langzeitaufenthalten eine Zweitausstattung sowie weitere Hilfsmittel
  - bei mittel- und kurzfristigen Reisen die wichtigsten Verschleißteile und Materialien für eine Reparatur an Ort und Stelle.

Schließlich sei daran erinnert, dass kein Hilfsmittel die wertvollen Hilfestellungen durch Partner ersetzen kann, die im Umgang mit Behinderten und deren Problemen vertraut sind, ihnen Verständnis entgegenbringen, aber auch Zurückhaltung fordern, wo Risiken erkennbar sind.

Haben Sie bei der Beratung auch daran gedacht?

	Beratungsinhalt
Reiseziel, Dauer und Art der Reise	Orthopädische Behandlung in größeren Städten oft nur auf privatärztlicher Basis vorhanden, Versorgung in ländlichen Regionen meist unzureichend, Vermeidung von Operationen im Gastland; eingeschränkte rehabilitative Möglichkeiten; Krankenrücktransportversicherung
Reiseaktivitäten	Anpassung von Aktivitäten an Funktions-Einschränkungen
Medikamente	Mitnahme bewährter Medikamente für Akutfall
Hilfsmittel	Materialeigenschaften auf Tropentauglichkeit (Hitze, Feuchtigkeit) überprüfen, Anpassung an unwegsames Gelände (Vollgummireifen, Dreiräder mit Handkurbel), Verzicht auf elektrische, wartungsintensive technische Hilfsmittel (Elektrorollstuhl), regelmäßige Reinigung und Pflege von Prothesen und Orthesen, Mitnahme der wichtigsten Verschleißteile, Ersatzteile für Hilfsmittel, Prothesen, Orthesen und orthopädische Schuhe, Reservehilfsmittel (besonders wichtig bei Langzeitaufenthalten)

Weiterführende Literatur

Neff, G.: Stütz- und Bewegungsapparat. In: Diesfeld, H.J. (Hrsg.): Importierte Krankheiten und ärztliche Untersuchung vor und nach Tropenaufenthalten. 169–176, Lang, Frankfurt/M. 1980.

Neff, G.: Vergleichende Untersuchungen zur Frage der orthopädischen Hilfsmittelversorgung und Rehabilitation in Afrika. Attempto, Tübingen 1988.

Informationen im Internet

Deutsche Gesellschaft für Orthopädie und Orthopädische Chirurgie e. V., www.dgooc.de.

Österreichische Gesellschaft für Orthopädie und Orthopädische Chirurgie, www.orthopaedics.or.at.

Schweizerische Gesellschaft für Orthopädie und Traumatologie, www.sgosso.ch.

6.18 Reisen mit Behinderungen – Erfahrungen und Empfehlungen

HELMUT SCHERBAUM

Behinderung ist eine Einschränkung der Fähigkeit, bestimmte Handlungen in einer Art und Weise auszuführen, wie es in der jeweiligen Kultur als „normal" angesehen wird.

Bisher gelang es nicht, eine allgemein anerkannte Definition von „Behinderung" zu erstellen. Nach einem Klassifikationsmodell der WHO handelt es sich um ein prozesshaftes Geschehen, in dem eine physische oder psychische Schädigung („impairment") zu einer Fähigkeitsstörung („disability") und diese wiederum zu einer sozialen Beeinträchtigung („handicap") führen kann. Umgekehrt vermag auch eine Benachteiligung aufgrund sozialer und kultureller Normen, baulicher Hindernisse, unzureichender Hilfesysteme etc. bei Betroffenen eine dauerhafte Aktivitätseinschränkung zur Folge zu haben. So werden viele dieser Menschen auch in ihren Möglichkeiten „behindert", selbstbestimmend ihre Freizeit zu gestalten und zu reisen.

Menschen mit Behinderungen stellen keine homogene Gruppe dar. Die individuellen Reisemotive von Menschen mit Körperbehinderungen, Verhaltensstörungen, geistigen und seelischen Behinderungen, Gehörlosigkeit, Blindheit, Schwerstmehrfachbehinderungen etc. können – ähnlich wie die Erwartungen der sogenannten Nichtbehinderten – daher sehr unterschiedlich sein. Das Spektrum bevorzugter Reiseaktivitäten reicht von Gruppenreisen und Erholungsfreizeiten für Behinderte über Bildungsurlaube bis zu Individualreisen.

Auf vorausschauende Reisevorbereitungen ist zu achten

Wegen der Schwierigkeit, Empfehlungen zu geben, die für Menschen mit unterschiedlicher Form von Behinderung in verschiedenen Reiseregionen gleichermaßen zutreffen, sollte sich die ärztliche Reiseberatung an den individuellen Bedürfnissen, der Art und Schwere von Beeinträchtigungen sowie den Bedingungen im Reiseland orientieren. Meist ist es hilfreich, gemeinsam mit den Reisenden eine **Checkliste** wichtiger Vorkehrungen (z. B. Abklärung nötiger Sonderleistungen von Reiseveranstaltern, Mitnahme von Hilfsmitteln etc.) zu erstellen (Tab. 6-26).

Vor allem bei der Planung von Individualreisen werden nicht selten Ängste vor möglichen Überforderungen oder herabsetzenden Reaktionen der Bevölkerung im Reiseland geäußert. Solche Befürchtungen können durch besorgte Angehörige, Freunde, Mitarbeiter sozialer Einrichtungen, aber auch durch den beratenden Arzt verstärkt werden. Hilfreich sind hierbei meist **Gespräche mit anderen betroffenen Reisenden**, die auch von den entsprechenden Selbsthilfeorganisationen vermittelt werden können (s. Erfahrungsberichte von seh- und hörbehinderten Reisenden in Kap. II.6.18.1 und 6.18.2).

Reiseart und Freizeitgestaltung

Wird eine **Individualreise** in Betracht gezogen, ist oft eine besonders sorgfältige Vorbereitung erforderlich. Ein starkes Bedürfnis nach freier Selbstgestaltung der Reise sowie der Wunsch nach intensiven Kontakten zur Bevölkerung liegen dieser Entscheidung häufig zugrunde. Ist eine Reise ohne Begleitpersonen geplant, ist es günstig, wenn bereits am Wohnort eine entsprechende Selbständigkeit im Alltag, ein hohes Maß an Improvisationsvermögen und die Fähigkeit, offen auf fremde Menschen zuzugehen, deutlich wurden. Viele Personen entschließen sich erst dann, allein zu reisen, nachdem sie eine gewisse Selbstsicherheit während vorausgegangener organisierter Urlaubsreisen gewinnen konnten. Informationen zu landesspezifischen Reisebedingungen für Behinderte, Unterkünfte und Transportmittel bieten zahlreiche internationale Organisationen an (z. B. www.mis-ch.ch, www.access-able.com, www.geocities.com/Paris/1502) und sind auch in speziellen Reisehandbüchern oder Unterkunftsführern zu finden (s. Adressen).

Besteht der Wunsch nach einer **Pauschalreise**, sollten Reisende besondere Bedürfnisse mit den Veranstaltern abklären und im Zweifelsfall um eine schriftliche Zusicherung nötiger Sonderleistungen bitten. Voraussetzung ist hierbei, dass die Reiseunternehmen über die Art der Behinderung wahrheitsgemäß informiert werden. Häufig werden spezielle Behindertenreisen mit der Zielvorstellung angeboten, eine soziale Integration von Betroffenen am Reiseort zu ermöglichen. Zahlreiche Personen, die eine solche Reise gewählt hatten, machten jedoch die Erfahrung, dass sie als Gruppe eher auf Reaktionen der Distanziertheit unter der Bevölkerung trafen und Kontakte zu Außenstehenden erschwert waren. Informationen zu interessanten internationalen **Austauschprogrammen** für Menschen mit Behinderungen (Teilnahme an Fortbildungsveranstaltungen, Workshops, Hospitationen etc.) erteilt die Organisation Mobility International (www.miusa.org).

Tabelle 6-26. Hinweise und Empfehlungen für Menschen mit Behinderungen zu bestimmten Reisearten.

Reiseart	Häufige Erfahrungen von behinderten Reisenden	Vor Reiseantritt klären	Sonstige Empfehlungen
Reisen mit dem PKW (s. Kap. II.3.1.1)	❏ Ermöglichen hohes Maß an Unabhängigkeit im Urlaub. Für Rollstuhlfahrer bieten Reise-/Wohnmobile oder Caravans zusätzlich Raum für befahrbare Dusche, Toilette und „sperrige“ Hilfsmittel (z. B. Spezialliege). Sonderausstattungen können Schwierigkeiten bei der Beschaffung und beim Einbau von Ersatzteilen bereiten. ❏ Je nach Art und Schwere der funktionellen Beeinträchtigung können Probleme bei der Bewältigung längerer Fahrstrecken, bei Pannen, Unfallereignissen etc. auftreten.	Verkehrsverhältnisse, polizeiliche Bestimmungen, Autobahnservice etc. im Reiseland. ❏ Hinweise für Behinderte zu geeigneten Parkplätzen, Sanitärräumen an Raststätten und Tankstellen bietet die Autobahn Tank & Rast AG (s. Adressen).	❏ Sorgfältige Inspektion durch Kfz-Dienst einleiten, Vollkaskoversicherung und umfassende Schutzbriefversicherung eines Automobilklubs abschließen. ❏ Mitnahme eines speziellen Notfallsets (mit „Kfz-Pannenkelle“ und Warnweste), bei Notruf die Straßenwacht informieren, dass es sich um ein Behindertenfahrzeug handelt. ❏ Längere Fahrten möglichst mit Begleitpersonen planen (Fahrerwechsel, Hilfe bei Pannen). ❏ Miet-Pkws mit Sonderausstattung, die für Rollstuhlfahrer an einigen internationalen Flughäfen und Bahnhöfen zur Verfügung stehen, rechtzeitig reservieren.
Busreisen (s. Kap. II.3.1.1)	❏ Bieten häufig eine gute Gelegenheit für Gruppenerlebnisse und gegenseitiges Kennenlernen.	Vorhandensein von Niederflurbussen, Hebebühnen, Hilfspersonal, behindertengerechten Toiletten in Bussen und an Rastplätzen. ❏ Hinweise erteilt der Bundesverband der Omnibusunternehmen (s. Adressen).	❏ Busunternehmen frühzeitig über die Art der Behinderung und nötige Hilfestellungen informieren; Informationen zur Ausstattung des Busses einholen.

Fortsetzung Tab. 6-26 nächste Seite ▸

Tabelle 6-26. Hinweise und Empfehlungen für Menschen mit Behinderungen zu bestimmten Reisearten. *(Fortsetzung)*

Reiseart	Häufige Erfahrungen von behinderten Reisenden	Vor Reiseantritt klären	Sonstige Empfehlungen
	❑ Je nach Art der Behinderung können lange Fahrtstrecken, Nachtfahrten, beengende Sitzverhältnisse, erschwertes Ein- und Aussteigen, Benützen von Bustoiletten, unzureichende Pausenplanung etc. zu unterschiedlich großen Problemen führen. ❑ Gehörlose können Ansagen zu Busstationen nicht folgen.		❑ Die Hilfe spezieller Behindertenfahrdienste in Betracht ziehen, die gelegentlich auch Fahrten in Urlaubsgebiete durchführen. ❑ Mitnahme von ausreichend Reiseproviant und Getränken sowie wichtige Utensilien im Handgepäck.
Bahnreisen (s. Kap. II.3.1.2)	❑ In vielen Ländern findet man eine zunehmend behindertengerechte Ausstattung von Zügen. Liege- und Schlafwagen ermöglichen relativ erholsame Nachtfahrten. ❑ Mancherorts ist das Einsteigen in Züge, der Zugang zu den Abteilen, zu Zug- und Bahnhofstoiletten sowie in Speiseabteile erschwert; mit Hilfestellungen beim Gepäcktransport kann nicht immer gerechnet werden. ❑ Umsteigen ist wegen kurzer Intervalle zwischen Ankunfts- und Abfahrtszeiten sowie vorhandener (Roll-) Treppen zwischen den Gleisen oft schwierig.	Einstiegssituation in Züge, Vorhandensein integrierter Hublifte bzw. mobiler Einstiegshilfen, „rollstuhlgängige" Waggons, Zugang zu Zug- und Bahnhofstoiletten, Dienstleistungen von Gepäckträgern, Speise- und Getränkeservice in den Abteilen.	❑ Rechtzeitige Reservierung von Sitzplätzen (auch für Begleitpersonen) und Dienstleistungen des Bahnpersonals bzw. der Mitarbeiter von Betreuungsstellen für Behinderte. Bahnlinie über Art der Behinderung und Hilfsmittel im Voraus informieren. ❑ Möglichst durchgehende Züge aussuchen, evtl. Gepäck mit dem Kurier-Gepäck-Service von Hause zu Haus transportieren lassen. ❑ Während der Reise gegebenenfalls den Zugführer erinnern, dem Betreuungsdienst am Ankunftsort Bescheid zu geben.

Tabelle 6-26. Hinweise und Empfehlungen für Menschen mit Behinderungen zu bestimmten Reisearten.

Reiseart	Häufige Erfahrungen von behinderten Reisenden	Vor Reiseantritt klären	Sonstige Empfehlungen
	❏ Ausschließlich durch Ansagen oder Anzeigen angekündigte Fahrplanänderungen werden von alleinreisenden Seh- und Hörbehinderten häufig nicht wahrgenommen.		
Schiffsreisen (s. Kap. II.3.1.3)	❏ Moderne Großfähren und Kreuzfahrtschiffe stellen sich zunehmend auf die Belange von Behinderten ein, bieten Hilfsmittel, einen Kabinenservice und eine medizinische Grundbetreuung an. Daneben existieren mancherorts Spezialschiffe für Behinderte (z. B. Hausboote, Segeljachten für Rollstuhlfahrer, Sehbehinderte etc.). ❏ In kleinen Schiffen sind oft Stolperfallen, enge Gänge und Toiletten sowie steile Treppen anzutreffen. Häufig wird die Mitreise einer Begleitperson erwartet.	Vorhandensein von Stabilisatoren und medizinischen Diensten; Möglichkeit des Kabinenservices, des Gepäcktransportes; ist Begleitung vorgeschrieben? ❏ Für **Rollstuhlfahrer**: Breite der Türen zu Kabinen, Bädern und Liften; Vorhandensein mobiler Rampen, Transportmöglichkeit bei Landgängen? ❏ Für **Hörbehinderte**: Vorhandensein visueller Kommunikationshilfen und Warnsysteme? ❏ Für **Sehbehinderte**: Treppensituation im Schiff, Vorhandensein von Informationen in Braille, ist Mitnahme von Blindenführhunden erlaubt?	❏ Veranstalter rechtzeitig über die Art der Behinderung, Hilfsmittel und nötige Hilfestellung informieren. ❏ Bei schweren Beeinträchtigungen sollten Schiffsreisen nur in Begleitung durchgeführt werden. Reisen in Gebiete mit hohem Seegang vermeiden. ❏ In Reiseangeboten der höheren Preiskategorie sind Schiffe eher behindertengerecht ausgestattet; nach speziellen Schiffsreisen für Behinderte anfragen.

Fortsetzung Tab. 6-26 nächste Seite ▸

Tabelle 6-26. Hinweise und Empfehlungen für Menschen mit Behinderungen zu bestimmten Reisearten. *(Fortsetzung)*

Reiseart	Häufige Erfahrungen von behinderten Reisenden	Vor Reiseantritt klären	Sonstige Empfehlungen
	❑ Ein Schwanken des Schiffs und ein rutschiges Deck sind häufig Unfallursachen. In Notsituationen kann die Bergung Behinderter zu vermehrten Problemen führen. ❑ Ggf. Sehenswürdigkeiten mit privatem Taxi besuchen. ❑ Landgänge gestalten sich of sehr schwierig (Treppen, Transfer mit Booten, unwegsames Hafengelände, knappe Zeitplanung).		❑ Vorkehrungen zur Vermeidung von Unfällen an Deck oder bei Landgängen treffen (festes Schuhwerk mit griffiger Sohle, Spaziergänge auf rutschigem Deck und bei rauen Witterungsverhältnissen vermeiden, auf zusätzlichen Alkoholkonsum verzichten). ❑ Ggf. Sehenswürdigkeiten mit privatem Taxi besuchen.
Flugreisen (s. Kap. II.3.1.4 und 5.4)	❑ Aufgrund eines meist vielseitigen Angebots an Dienstleistungen sind auch Fernreisen für Behinderte meist realisierbar. Eine Beförderung von Personen mit schweren Behinderungen wird verweigert. Während bei anderen Gesellschaften eine Behinderung per se die Flugtauglichkeit meist nicht in Frage stellt, kann aus Betreuungs- und Sicherheitsgründen nur eine begrenzte Zahl alleinreisender behinderter Fluggäste befördert werden.	Bestehen aufgrund von Erkrankungen medizinische Bedenken gegen eine Flugreise (s. Kap. II.3.1.4)? Ist eine Begleitung vorgeschrieben? ❑ Zu diesen Fragen beraten auch medizinische Dienste von Fluggesellschaften. ❑ Für Rollstuhlfahrer: Ist z. B. bei kleineren Fluglinien Mitnahme eines Rollstuhls erlaubt? Dürfen batteriebetriebene Rollstühle transportiert werden? Vorhandensein von Rampen beim boarding, von rollstuhlgerechten Toiletten?	❑ Bei der Buchung von Flügen Betreuungsformulare ausfüllen, frühzeitige Anmeldung von Sonderwünschen, wie z. B. erforderliche Hilfen beim Ein- und Aussteigen, bei der Annahme des Gepäcks, bei Zugang zur Toilette etc., spezielle Diäten, Zuweisung eines Sitzplatzes am Gang bzw. mit Beinfreiheit erleichtert Transfer in Rollstuhl, Reise mit eigenem Rollstuhl oder Bereitstellung eines Rollstuhls an Bord bzw. am Abflug- und Zielflughafen.

Tabelle 6-26. Hinweise und Empfehlungen für Menschen mit Behinderungen zu bestimmten Reisearten.

Reiseart	Häufige Erfahrungen von behinderten Reisenden	Vor Reiseantritt klären	Sonstige Empfehlungen
	❑ Begleitpersonen können häufig einen Preisnachlass erhalten; auf Inlandsflügen fliegen sie oft kostenfrei. ❑ Anreise und Wege innerhalb des Flughafens, Einchecken, Sicherheits- und Zollkontrollen etc. können zu psychischen und physischen Überlastungen führen. Bei langen Flugzeiten in beengenden Sitzverhältnissen besteht ein erhöhtes Risiko für Beinvenenthrombosen, Muskelkrämpfe und zunehmende Gelenkskontrakturen. ❑ Kleinere Flughäfen sind seltener behindertengerecht ausgestattet. Blindenführhunde müssen sich u. a. bei Einreise in Großbritannien, Irland, Australien, Neuseeland und Hawaii einer ausgedehnten Quarantäne unterziehen. ❑ Ankündigungen an Flughäfen erfolgen häufig ausschließlich durch optische Anzeigen oder Lautsprecheransagen.	❑ Für blinde Reisende: Ist Mitnahme eines Blindenstocks in die Kabine oder eines Blindenführhundes zulässig, bestehen Quarantänebestimmungen?	❑ Beachten, dass nicht-auslaufsichere Nassbatterien von Elektrorollstühlen nicht befördert werden können; besser geeignet sind Nickel-Cadmium-Batterien. ❑ Bei der Mitnahme eines Blindenführhundes an entsprechende Gesundheitszeugnisse denken. ❑ Genügend Zeit vor dem Einchecken und vor Anschlussflügen planen. ❑ Regelmäßig einzunehmende Arzneimittel in ausreichender Menge im Handgepäck mitnehmen. Zur Verhinderung von Thrombosen bei besonders gefährdeten Personen Stützstrümpfe verordnen bzw. Antikoagulanziengabe erwägen.

Während Reiseprogramme für Behinderte meist Angebote zur Überwindung von Hindernissen in Transportmitteln und Unterkünften darstellen, sind für Personen mit erheblichen kognitiven Beeinträchtigungen sowie schweren körperlichen oder Mehrfachbehinderungen meist umfangreichere Hilfestellungen durch spezielle Begleitpersonen erforderlich. Für diese Reisenden, die in ihren Auswahlmöglichkeiten zwischen Reisearten besonders benachteiligt sind, besteht zudem die Gefahr, dass ihre individuellen Wünsche und Vorstellungen zur Freizeitgestaltung ehrgeizigen Zielen von Betreuern untergeordnet werden. Gleichzeitig benötigen sie angesichts einer besonderen Gefährdung in Notfall-Situationen, wie z. B. bei Unfällen, Gewaltereignissen, eine besondere Betreuung; im Falle von Orientierungsproblemen sollte ein Ausweis mit Adresse (Wohnort, Hotel etc.) mit sich geführt werden.

Leider sind viele Beschreibungen von Freizeitangeboten zudem sehr unklar formuliert, wobei insbesondere die Bedeutung folgender Begriffe einer detaillierten Erläuterung durch den Reiseveranstalter bedarf:

- In Deutschland werden unter **behindertengerecht** meist Gebäude und Anlagen verstanden, die nach den Normen DIN 18024 bzw. 18025 errichtet wurden. Während hierbei die Belange von Sehbehinderten und Blinden nicht immer Berücksichtigung finden, gelten diese Normen als Mindestanforderungen für **rollstuhlgerechte** Beherbergungsbetriebe. Um diese Kriterien zu erfüllen, sollten Einrichtungen ohne Stufen zugänglich, die zu benutzenden Türen und Flure ausreichend breit, und Lifte, Toiletten sowie Bäder genügend groß sein.
- Als **bedingt rollstuhlgeeignet** sind Unterkünfte mit maximal drei Stufen vom Eingang bis zum Gästezimmer und mindestens 70 cm breiten Türen zu verstehen.
- Als **blindengerecht** werden Einrichtungen mit (Telefon-)Rufanlage im Zimmer, Griffleisten an Wänden und akustischen oder tastbaren Signalen in Aufzügen bezeichnet.
- Der Begriff **behindertenfreundlich** bezieht sich meist auf die Gesinnung von Inhabern und Personal einer Einrichtung sowie das Entgegenkommen von Seiten der örtlichen Bevölkerung.

Grundsätzlich steht Menschen mit Behinderungen ein großes Spektrum an Reiseaktivitäten offen, wobei je nach Art und Schwere der Beeinträchtigung entsprechende Vorkehrungen und Hilfestellungen zu beachten sind. Neben Aktivitäten wie **Bergwandern, Reiten, Fahrrad- sowie Kanutouren** etc., die zahlreiche Veranstalter für Behinderte anbieten, kann auch **Tauchsport** für diese Menschen eine bereichernde Erfahrung darstellen. Voraussetzung ist eine Bestätigung der Tauchtauglichkeit mittels einer tauchmedizinischen Untersuchung (s. Kap. II.3.2.2). Informationen zu Tauchprogrammen und -kursen, Tauchbegleitern, Ausrüstung etc. gibt die Handicapped Scuba Association (HSA, www.hsa-germany.de/de), die über 1000 Zentren in 30 Ländern unterhält.

Fernreisen mit behinderten Kindern: sorgfältige Vorbereitungen sind zu treffen

Neben der grundsätzlichen Frage, ob ein bestimmtes Reisevorhaben für das Kind zumutbar ist (siehe auch Kap. II.5.5), sind frühzeitig Vorkehrungen zu treffen, die eine mit der jeweiligen Behinderung und den Bedingungen im Reiseland abgestimmte Betreuung des Kindes gewährleisten. Häufig ist es schwierig, im Vorfeld einer geplanten Reise detaillierte Informationen über die Ausstattung von Unterkünften und Verkehrsmitteln, hinsichtlich barrierefreier Serviceketten, Animationsprogrammen und sonstigen Hilfestellungen durch geschultes Personal sowie über die medizinische Versorgung vor Ort zu erhalten. Dies gilt für Reiseprogramme der meisten kommerziellen Reiseanbieter, die in der Regel auch keine an Familien mit behinderten Kindern angepasste Reiseprogramme anbieten. Hilfreich sind spezielle Reisefachstellen und der Informationsservice von Selbsthilfeorganisationen und Behindertenverbänden (s. Adressen).

Wahl des Reiseziels

In vielen wirtschaftlich ärmeren Regionen, einschließlich einiger osteuropäischer Staaten, sind wegen der meist schwierigen Transport- und Unterkunftsbedingungen die Reisemöglichkeiten für Individualreisende mit schweren Behinderungen sehr begrenzt.

Während die Bevölkerung vieler Länder auf Fragen der Autonomie und Integration von Behinderten kaum vorbereitet ist, wurden in einigen Staaten, wie z. B. Simbabwe, Uganda und Indien, durch Bemühungen nationaler Selbsthilfeorganisationen Behinderten zunehmend Rechte im öffentlichen Leben eingeräumt. Auch wächst in vielen sogenannten Entwicklungsländern die Zahl gemeinwesenorientierter Behinderten-Rehabilitationsprogramme, so dass betroffene Menschen zunehmend in Entscheidungsprozesse ihrer Gemeinden einbezogen sind.

Je nach den örtlichen gesellschaftlichen Normen, Traditionen und Zuschreibungen können behinderte Reisende auf unterschiedliche Reaktionen ihrer Umgebung treffen; an vielen Orten überwiegen jedoch Eindrücke der Freundlichkeit und spontanen Hilfsbereitschaft von Seiten der Bevölkerung; auch wird in den meisten Urlaubsländern Kindern mit Behinderungen eine liebevolle Zuwendung entgegengebracht. Grundsätzlich sind Sprachkenntnisse wertvolle Wegbereiter für Kontakte und reichhaltige Eindrücke.

In folgenden Ländern wurden insbesondere im Bereich des öffentlichen Verkehrswesens und der Touristenunterkünfte deutliche Verbesserungen im Interesse behinderter Reisender erreicht:

- Großbritannien, Irland, Niederlande und die Staaten Nordeuropas
- Republik Südafrika
- Israel, Singapur, Hongkong
- Australien, Neuseeland
- USA und Kanada.

Während der Reiseplanung sollten spezielle Informationsmaterialien für Reisende mit Behinderungen zur Reiseregion angefordert werden (s. Adressen sowie Informationen im Internet).

Begleitung und Betreuung auf Reisen

Einige Personen benötigen während Reisen wegen ihrer Grunderkrankung oder der Schwere ihrer Behinderung eine Betreuung durch eine **Hilfs- bzw. Pflegekraft.** Geeignete Personen können häufig über Arbeitsämter, soziale Einrichtungen, Selbsthilfegruppen, Reiseassistenten- bzw. Reise-Kontakte-Börsen sowie international operierende Dienstleistungsunternehmen vermittelt werden (s. Adressenliste). Ebenso kann um Bereitstellung **mobiler sozialer Hilfsdienste** bei Sozialstationen einiger Urlaubsorte angefragt werden. Für Alleinreisende werden an vielen größeren Bahnhöfen und Flughäfen im In- und Ausland von **Betreuungsstellen für Behinderte** Dienstleistungen bei der An- und Abreise angeboten. Werden im Ausland Dienste von **Mobilitätshelfern** (z. B. für die Begleitung Sehbehinderter oder für Rollstuhlfahrer) benötigt, können nationale Behindertenverbände, Kirchen etc. um Vermittlung geeigneter Personen angeschrieben werden.

Anfallende Pflegeleistungskosten im Urlaub können unter bestimmten Voraussetzungen und bei besonderer Pflegebedürftigkeit übernommen werden; hierzu sollten frühzeitig Anträge an Krankenkassen bzw. Sozialämter gestellt werden. Für pflegebedürftige Personen (mindestens Pflegestufe 1) können für Ferienreisen Zuwendungen für eine **Verhinderungspflege** von Pflegekassen in Anspruch genommen werden, wenn sich die Pflegeperson z. B. durch eigenen Urlaub von der Pflege erholt.

Bei Zug- und Linienbusfahrten sowie Flügen im Inland werden Fahrtkosten für Begleitpersonen von Reisenden mit einem Schwerbehindertenausweis (mit dem Eintrag „B") nicht in Rechnung gestellt. In Angeboten von Pauschalreisen werben einige Veranstalter mit sogenannten Behindertenhelfern oder -begleitern, bei denen es sich in der Regel um Laien handelt, während gelegentlich auch eine Betreuung durch Pflegekräfte versprochen wird. Stets sollte im Voraus geklärt werden, welche genaue Qualifikation das Personal besitzt und welche spezifischen Aufgaben diese Personen übernehmen können.

Verkehrsmittel: Transportgesellschaften früh über Behinderung informieren

Bei der Wahl von Verkehrsmitteln sollten Art und Schwere der Behinderung, Entfernungen sowie der Zustand von Verkehrswegen vor Ort berücksichtigt werden. Hinweise zur Planung von Reisen mit dem Pkw sowie Bus, Bahn-, Schiffs- und Flugreisen sind in Tabelle 6-26 aufgelistet.

Was ist bei Mitnahme eines Behindertenbegleithundes zu beachten?

In einigen Ländern können sich die Bestimmungen bei Mitnahme eines Behindertenbegleithundes von den allgemeinen Vorschriften, die z.B. eine Quarantäne bei Einreise mit einem Heimtier vorsehen, deutlich unterscheiden. Diese Bestimmungen sollten bei den entsprechenden Botschaften und Konsulaten erfragt werden. In Ländern der Europäischen Union müssen Hunde mit einem Mikrochip oder einer Tätowierung gekennzeichnet sein. Daneben wird in vielen Staaten eine offizielle Bestätigung benötigt, welche das Tier als einen geschulten Helferhund ausweist. Auch ist eine Bescheinigung eines Veterinärs über einen guten Gesundheitszustand des Hundes und einen aktualisierten Tollwutimpfschutz hilfreich (letzte Impfung mindestens 30 Tage oder längstens 12 Monate vor Einreise). Innerhalb Europas können vor allem in Irland, Großbritannien und Schweden besondere Anforderungen (z.B. mit serologischem Nachweis des Tollwutimpfschutzes, einer bestätigten Behandlung gegen Echinokokken) erforderlich sein; auch sind Bestimmungen bei Wiedereinreise mit einem Hund nach Aufenthalt in einem Land mit unklarer oder bedenklicher Tollwutsituation zu beachten (Informationen unter www.verbraucherministerium.de über Links „Landwirtschaft" →„Veterinärwesen" →„Reiseverkehr").

Zusätzlich wird für Auslandsaufenthalte eine Kenndecke ggf. mit der Beschriftung „Behindertenbegleithund", „Service dog" oder „Blindenführhund" sowie Name und Adresse des Hundehalters empfohlen.

Sonstige wichtige Vorbereitungen

Insbesondere für Reisen in Länder, mit denen keine Sozialversicherungsabkommen bestehen, empfiehlt sich der Abschluss einer speziellen **Reisekranken- und Reiserückholversicherung**, die auch einen **Assistance Service** bei eventuellen Notfällen einschließt. Da vorbestehende Erkrankungen häufig von der Leistungspflicht ausgeschlossen sind, sollten diese im Vertragsabschluss berücksichtigt werden. Hierbei ist zu bedenken, dass bei Reisen in Staaten wie Australien, USA und Kanada extrem hohe Kosten für eine medizinische Behandlung anfallen können. Ebenso ist zu klären, inwieweit ein Versicherungsschutz medizinisch notwendige Rücktransporte und eventuelle Erkrankungen von Begleitpersonen miteinschließt. Neben einer **Unfallversicherung** ist für Reisende mit Behinderungen eine **Reiserücktrittsversicherung** anzuraten.

Für den Fall einer Verschlechterung des Gesundheitszustands auf Reisen sollte ein Patientenausweis oder ein ärztliches Attest ausgestellt werden, in dem Diagnosen, Medikationen und nötige Pflegeutensilien sowie Behandlungsmaßnahmen, die im Urlaub fortgesetzt werden müssen, vermerkt sind. Solche Bescheinigungen können auch für eine problemlose Abwicklung von Zollkontrollen von Vorteil sein.

Neben der Durchführung wichtiger Reiseimpfungen (s. Kap. II.8.1) und – bei Aufenthalten in Malariaendemiegebieten – einer Expositions- und medikamentösen Prophylaxe (s. Kap. II.8.2 und 8.3.1) sollten behinderte Reisende insbesondere auf Maßnahmen zur Vermeidung von Schäden durch Hitze oder Kälte (s. Kap. III.1 und 2) sowie auf Maßnahmen zur Vorbeugung und Behandlung von Durchfallerkrankungen (s. Kap. II.8.3.2 sowie III.5 und 6) hingewiesen werden.

Wegen des Risikos eines möglichen Verlustes von Gepäckstücken bei der Abfertigung durch Transportgesellschaften empfiehlt es sich, einen ausreichenden Arzneimittelvorrat mit einer ärztlichen Verordnung der Medikamente sowie unentbehrliche Hilfsmittel (z. B. Ersatzbrille, Batterien für Hörgeräte, Akkuladegeräte, Stomabeutel, Vorlagen bei Inkontinenzproblemen etc.) im Handgepäck zu verpacken. Auf Vorkehrungen für Rollstuhlfahrer wie die Mitnahme von Reparatursets wird in Kapitel II.6.17 eingegangen.

Haben Sie bei der reisemedizinischen Beratung auch daran gedacht?

	Beratungsinhalt
Reiseziel und -dauer	Generell wichtig: Frühzeitige vorausschauende Reiseplanung; Abstimmung der Reiseregion und des Anforderungsprofils der Reise (barrierefreie Transportmittel, Unterkünfte; Klima, Entfernungen, medizinische Versorgung, persönliche Sicherheit, Reiseaktivitäten etc.) mit individuellen Bedürfnissen, der Art/Schwere von Behinderungen, Erkrankungen: → Erfordernis einer Begleitperson? → Informationen von Fachstellen, Behindertenverbänden, Erfahrungsberichte von Behinderten → Kommunikation über Risiken inkl. Ausnahmesituationen (keine unnötigen Ängste auslösen!) Allgemeine Ratschläge: Wasser- und Nahrungsmittelhygiene, Vermeiden von Unfällen, Hitze- und Sonnenschäden, Insektenschutz, evtl. medikamentöse Malariaprophylaxe, Schutzimpfungen Mitnahme eines Behindertenausweises, nötiger Atteste, Medikamentenvorrats. Ausreichender Reise-Versicherungsschutz (Kranken-, Rücktritt-, Rückholversicherung, Assistance-Service (evtl. Rücksprache mit Versicherungsgesellschaft)). Adressen von Selbsthilfeorganisationen im Reiseland
Art der Reise	
Pauschalreise	Profil des Reiseveranstalters, an Bedürfnisse angepasste Reiseprogrammgestaltung, Unterkünfte, Transportmittel, Möglichkeiten von Kontakten zur einheimischen Bevölkerung; frühzeitig Wünsche anmelden, schriftliche Zusicherung von Sonderleistungen
Individualreise	Berücksichtigung früherer Reiseerfahrungen, Kenntnisstand (länderspezifische Informationen, Sprache)
Transportmittel	siehe Tab. 6-26. Frühzeitig um nötige Hilfestellungen anfragen, Erfordernis einer Begleitperson?

	Beratungsinhalt
Art und Schwere der Behinderung	Barrierefreie Unterkünfte, Transportmittel? Orientierungs- und Kommunikationshilfen etc. Erfordernis einer Hilfsperson (nötige Qualifikation?) z. B. bei Transfers; Hilfsmittel, Ersatzteile, Reparaturset, Reparaturmöglichkeiten vor Ort; bei Flugreisen evtl. Schwierigkeiten des Transportes, (problematisch: Blei-/Säurebatterien). Bei Mitnahme eines Behindertenbegleithundes: Bestimmungen bei Einreise und Rückkehr, Impfungen, Atteste

Weiterführende Literatur

Bundesverband Selbsthilfe Körperbehinderter e. V.: Reise ABC '98. Selbstbestimmtes Reisen für körperbehinderte Menschen. Altkrautheimer Straße 17, 74238 Krautheim, 1998.

Bundesvereinigung Lebenshilfe: Hilfe, ich habe Urlaub! Organisationsberatung Freizeit. Dokumentation einer Veranstaltung vom 12.–14. März 1997. Bundeszentrale, Raiffeisenstraße 18, 35043 Marburg, 1997.

Escales, I.: Reisen für Behinderte, 2. Aufl. FMG Fremdenverkehrs-Marketing GmbH, Bonn 1997.

Gehörlosen-Verlag Essen (Hrsg.): Deutsches Gehörlosen-Taschenbuch 1998/1999. Nur zu beziehen über GL-Verlag-Essen@t-online.de

McIntosh, I. B.: The disabled and handicapped traveller. Travel Med Int 10 (3) (1992) 101–104.

Mitchell, M.: Have wheelchair, will travel. Travel Med Int 13 (5) (1995) 174–177.

Rat-Team e.V.: Besser reisen bei Krankheit und Behinderung. Ratgeber Ehrenwirth. Ehrenwirth, München 1994.

Rosen F.: How to travel: A guidebook for persons with a disability, Science and Humanities Press, Manchester 1997.

Wichtige Adressen

Autobahn Tank & Rast AG
(Broschüre Tanken & Rasten,
Service für Behinderte)
Andreas-Hermes-Str. 7–9
53175 Bonn
www.tank.rast.de

Bundesarbeitsgemeinschaft der cbf
(Clubs Behinderter und ihrer Freunde)
CBF Darmstadt e.V.
Pallaswiesenstr. 123a
64293 Darmstadt
www.cbf-darmstadt.de

Bundesarbeitsgemeinschaft Hilfe für Behinderte
e.V. BAGH
Wofgang Tigges
Kirchfeldstraße 149
40215 Düsseldorf
www.bagh.de

Bundesverband deutscher
Omnibusunternehmen e.V.
Coburger Str. 1c
53113 Bonn

Bundesverband Selbsthilfe Körperbehinderter BSK
Altkrautheimer Str. 20
74238 Krautheim
www.bsk-ev.de

Bundesvereinigung Lebenshilfe
für Menschen mit geistiger Behinderung e.V.
Bundeszentrale (Deutschland)
Raiffeisenstraße 18
35043 Marburg
www.lebenshilfe.de

Lebenshilfe Österreich
Förstergasse 6
A-1020 Wien
www.lebenshilfe.at

Mobility International Schweiz (MIS)
Froburgstr.4
CH-4600 Olten
www.mis-ch.ch

Nationale Koordinationsstelle Tourismus für Alle
e.V. NatKo
Roland Raith
Kötherhofstr.4
55116 Mainz
www.natko.de

VdK Bayern
Schellingstraße 31
80799 München
www.vdk.de

Informationen im Internet

Access-Able Travel Source LLC, www.access-able.com.

Global Access, Disabled Travel Network, www.geocities.com/PARIS/1502.

Society for Accessible Travel and Hospitality, www.sath.org.

6.18.1 Ratschläge für Blinde und hochgradig Sehbehinderte auf Auslandsreisen

HANS-EUGEN SCHULZE[1]

Vorbemerkungen

Der Verfasser ist seit frühester Kindheit blind. Er ist mit seinen Eltern, seiner Ehefrau, mit Freunden sowie allein häufig gereist. Als ehrenamtlicher Fachberater der Christoffel Blindenmission hat er auch Länder Afrikas, Asiens und Lateinamerikas besucht. Er beherrscht die Blindenschrift und hat sich in den Jahren 1973/74 als einer der ersten in Deutschland einem Training in Orientierung und Mobilität unterzogen. Er verwendet den Ausdruck „sehbehindert" nur für Menschen, deren Sehvermögen derart eingeschränkt ist, dass sie auch mit den heute erhältlichen, auf Reisen mitführbaren Sehhilfen nicht mehr allein lesen und sich in fremder Umgebung nicht mehr allein zurechtfinden können. Er formuliert seine Ratschläge so, dass der Arzt sie kopieren und betroffenen Patienten mitgeben kann.

In diesem Kapitel soll von sogenannten lebenspraktischen Fertigkeiten wie dem Schneiden von Fleisch, dem Markieren der Kleidung usw. nicht die Rede sein. Sie sind zwar auf Reisen besonders wichtig, man braucht sie aber auch schon zum unabhängigen Leben in der eigenen Wohnung. Anhand von Beispielen soll vielmehr für betroffene Menschen dargestellt werden, wie sie den besonderen Anforderungen gerecht werden können, die eine Reise an sie stellt.

[1] Für nützliche Hinweise wird den Herren Wolfgang Angermann, Andreas Bethke, Peter Brass, Helmut Kahler und Norbert Müller gedankt, die – ebenfalls blind – häufig beruflich bzw. ehrenamtlich allein auf Reisen sind.

Mit geeigneter Begleitung sind Reisen so gut wie überallhin möglich

Wohin und unter welchen Umständen wir auch allein reisen können, lässt sich nicht generell sagen; es erscheinen hierbei jedoch **folgende Faktoren** maßgeblich:

- ❑ die Gewandtheit
- ❑ das Organisationstalent
- ❑ die Fähigkeit zum Lesen von Blindenschrift oder großer Normalschrift
- ❑ das Training in Orientierung und Mobilität bzw. in der Nutzung eines Sehrests
- ❑ der Mut und das Selbstbewusstsein jedes Einzelnen.

Dabei ist auch von Bedeutung, wie schwer wir uns tun, zu sagen, wir seien blind oder sehbehindert und bräuchten diese oder jene Hilfe.

Teilweise werden wir es auf Reisen schwerer haben als Sehende. Dafür ist nachher unsere Genugtuung, alle Schwierigkeiten gemeistert zu haben, umso größer. Optische Eindrücke können wir zwar als Sehbehinderte nur beschränkt und als Blinde überhaupt nicht aufnehmen; dafür gewinnen aber die Eindrücke der übrigen Sinne erheblich an Bedeutung. So kann es schon ein Genuss sein, die Baumblüte zu riechen, die Vögel singen zu hören, in einem Bazar Gerüche und Geräusche wahrzunehmen. Wer zudem noch über eigene Seherinnerungen verfügt, wie viele, die ihr Augenlicht erst in späteren Jahren verloren haben, kann sich die Schönheiten einer Landschaft auch durch Schilderungen anderer vermitteln lassen.

Auch **Erlebnis- und Erholungsreisen** in fremde Länder sind uns möglich, wenngleich im Allgemeinen nur in Begleitung. Manche „Urlaubsparadiese", von denen Sehende schwärmen, sind allerdings weniger für uns geeignet, wenn wir z.B. viel wandern wollen, aber die meisten Pfade schmal und steinig sind oder Wege am Strand nicht nur durch Sand, sondern auch durch Klippen führen. Mit Erlebnisreisen sind vielfach die Besichtigung von Kirchen und der Besuch von Museen verbunden. Wir haben dann oft das „Nachsehen", weil die Zeit nicht reicht oder es sogar verboten ist, etwas zu betasten, was der Sehende mit einem einzigen Blick einfängt. Deshalb bieten Blinden- und Sehbehindertenorganisationen sowie einzelne Reiseunternehmen immer häufiger spezielle Reisen an, bei denen man auf unsere Bedürfnisse einzugehen versucht. Sind wir zeitlich nicht gebunden, so wird man auch dort, wo Berühren an sich verboten ist, es uns dennoch gestatten, wenn wir darum bitten. Wir sollten übrigens nie davor zurückschrecken, uns beim Betasten die Hände schmutzig zu machen. Wir leben schließlich von den Eindrücken, die uns über unsere restlichen Sinne vermittelt werden.

Der Arzt, der einem Blinden oder Sehbehinderten raten wollte, sich nicht zu viel zuzutrauen oder sich und seinem Begleiter nicht zu große Strapazen zuzumuten, sollte dies nur behutsam tun. Wer von seinem Patienten ausdrücklich auch in dieser Hinsicht um Rat gebeten wird, ist natürlich frei, seine Zweifel zu äußern. Er kann aber auch an eine Blindenselbsthilfe-Organisation und damit an andere Blinde oder Sehbehinderte verweisen, die allein zu reisen pflegen. **Auf gar keinen Fall sollte sich aber ein Arzt zum Werkzeug von Angehörigen machen lassen, die ihrerseits dem Betroffenen eine Reise ausreden wollen.**

Worauf sollte bei den Reisevorbereitungen besonders geachtet werden?

Informationen zum Reiseland und allgemeine Verständigung

Mit einem Land, das wir besuchen wollen, können wir uns im Voraus fast ebenso leicht vertraut machen wie Sehende. Von vielen Teilen der Welt gibt es tastbare Landkarten, insbesondere anzufordern bei:

Deutsche Zentralbücherei für Blinde
Postfach 100245
04002 Leipzig
Tel. 0341/71130
Internet: www.dzb.de

In Punktschrift- und Hörbüchereien gibt es Reise- und Sprachführer in Blindenschrift sowie auf Kassette. Andere Informationsmaterialien können wir uns vorlesen, von professionellen Diensten auf Kassette lesen bzw. in Blindenschrift übertragen lassen. Informationen sind auch im Internet zu finden (s. Kap. II.6.18). Auch können wir in Volkshochschulen Reisesprachkurse besuchen, wenn wir uns vorher die Materialien in Blindenschrift übertragen oder auf Kassette sprechen lassen. Gerade für uns, die wir kaum nonverbal kommunizieren können, ist es wichtig, über ein **Grundwissen der Landessprache** oder wenigstens einer anderen, im Reiseland verstandenen Sprache zu verfügen.

Erfahrungsgemäß erzeugt schon die alleinige Kenntnis einiger Höflichkeitsfloskeln in der Landessprache beim Gesprächspartner Sympathie, die Sehgeschädigte besonders benötigen; einige Wörter mehr vermögen sogar wichtige Dienste zu sichern. Hierdurch kann jedoch zuweilen auch der Eindruck erweckt werden, man beherrsche die Sprache vollständig, was eine gewisse Gratwanderung bedeutet.

In einem Land, dessen Sprache Sie nicht beherrschen und in dem Sie sich dennoch allein in den öffentlichen Verkehr begeben müssen, kann es nützlich sein, ein **Schild** bei sich zu haben, **auf dessen beiden Seiten in allen von Ihnen beherrschten Sprachen in großer Schrift geschrieben steht, Sie seien blind und benötigten Hilfe.** So stellen Sie sicher, dass alle, die Sie daraufhin ansprechen, sich tatsächlich mit Ihnen verständigen können.

Medikamente und Kleidung

Reisen Sie allein und benötigen unterwegs mehrere Medikamente, die sich nicht durch die Verschiedenartigkeit ihrer Packung auseinanderhalten lassen, so ist es günstig, sie durch Blindenschriftaufkleber, Gummiringe oder dergleichen zu kennzeichnen.

Ähnliches gilt für Kleidungsstücke, die zueinander passen sollen. Ich habe keine Seherinnerungen und kann mir darum kein eigenes Urteil darüber bilden, möchte aber auch dann, wenn ich allein reise, nicht auf den Rat meiner Frau verzichten müssen. Deshalb stecke ich jedes Oberhemd mit der dazugehörigen Krawatte und einer Notiz, zu welchem Anzug es getragen werden kann, in einen eigenen Plastikbeutel.

Besondere Vorkehrungen können geboten sein, wenn Sie auf längeren Reisen in Hotels etwas in die Wäsche geben wollen. Am besten setzen Sie sich, wenn Sie über keinen Sehrest mehr verfügen, dieser Notwendigkeit gar nicht erst aus, sondern haben stattdessen ein Schnellwaschmittel in der Tube bei sich, um selbst etwas auswaschen zu können. Nützlich ist zudem auch ein flacher Plastikbügel zum Aufhängen über der Badewanne. Sie beschmutzen sich auf Reisen die Hände leichter als Sehende. Sorgen Sie darum für einen möglichst großen Vorrat an Papiertaschentüchern und Feuchttüchlein.

Notizen, Anschriften und Orientierungshilfen

Um Sehenden, die – z. B. im Hotel oder bei Grenzkontrollen – Formulare für Sie ausfüllen sollen, nicht unnötig viel diktieren und dabei sogar buchstabieren zu müssen, führen Sie am besten einen kleinen **Anschriftenstempel** mit sich.

Nehmen Sie die von Ihnen benötigten Utensilien zum Notieren von Telefonnummern oder dergleichen mit. Wichtige Anschriften, Verkehrsverbindungen, Hotelnamen etc. können Sie, wenn Sie auch besonders groß Geschriebenes nicht mehr zu lesen vermögen und die Blindenschrift nicht beherrschen, notfalls auf einem Diktiergerät festhalten. Die Namen der von Ihnen gebuchten Hotels sollten Sie, wenn Sie Schwarzschrift nicht mehr zu lesen vermögen, auf gesondert markierten Zetteln mit sich führen, um sie notfalls Taxifahrern zeigen zu können!

Vergessen Sie, auch wenn Sie in Begleitung reisen, keinesfalls Ihre **Orientierungshilfe** wie den Langstock, damit Sie auch einmal allein an den Swimmingpool oder in den Speisesaal gehen können!

Zahlungsmittel

Geld sollten Sie schon vorher eintauschen!

Es kann hilfreich sein, für eine fremde Währung eine eigene Geldbörse mit möglichst vielen Fächern mitzunehmen und sie schon zu Hause mit Banknoten verschiedener Werte, nach deren Größe geordnet, zu füllen. Übersteigt die Zahl der unterschiedlichen Banknoten die Zahl der Fächer, so dass Sie mehrere Werte im selben Fach aufbewahren müssen, so falten Sie die einen quer, die anderen längs. Wo die Banknoten verschieden groß sind, können Sie sich vielleicht auch einer Messschablone bedienen. Vor allem kleinere Geldscheine und Münzen für Taxifahrten und Trinkgelder sollten Sie reichlich bei sich führen.

Münzen können auch zum Telefonieren außerhalb Ihres Hotelzimmers nützlich sein. Sollten Telefonkarten im Reiseland Verwendung finden, leisten Ihnen diese bessere Dienste, dies gilt erst recht für Mobiltelefone. Am besten erkundigen Sie sich bei der zuständigen Botschaft über die Möglichkeiten im jeweiligen Reiseland.

Reiselektüre, Besuche von Veranstaltungen und besonderen Einrichtungen

Nehmen Sie genügend Lektüre mit, und genieren Sie sich nicht, in Gegenwart Sehender Blindenschrift zu lesen oder sich auf Ihre besondere Weise Notizen zu machen. Erklären Sie beim Aussteigen aus dem Zug den Mitreisenden oder dem Schaffner, beim Verlassen des Flugzeugs dem Bordpersonal, dass von Ihnen zurückgelassene Zeitschriften Abfall sind; sonst werden sie Ihnen möglicherweise nachgetragen.

Wenn Sie Freude daran haben, „Tonbilder" zu machen, dann nehmen Sie – gewissermaßen als „akustische Kamera" – einen **Audiorecorder** mit. Damit können Sie natürlich auch unterwegs, anstatt zu lesen, Kassetten hören. Möchten Sie mit dem Geschehen in der Heimat vertraut bleiben, so hilft Ihnen ein Weltempfänger. Dieser kann Ihnen darüber hinaus Musiksendungen aus Ihrem Reiseland vermitteln, wenn Ihnen dafür nicht schon das Radio im Hotelzimmer genügt. Informieren Sie sich im Voraus über die Netzspannung im betreffenden Land und nehmen Sie einen Universaladapter sowie genügend Batterien mit. Sonst auftretende technische Schwierigkeiten zu beheben, ist für Sehende leichter als für Sie.

Sind sie an kulturellen Veranstaltungen interessiert, so machen Sie von der Möglichkeit Gebrauch, Karten per Fax oder Telefon unter Angabe Ihrer Kreditkartennummer vorzubestellen.

Wollen Sie im Ausland Schulen oder Organisationen für Blinde oder Sehbehinderte kennen lernen, können Anschriften von folgenden Stellen angefragt werden:

Christoffel Blindenmission (CBM)
Nibelungenstraße 124
64625 Bensheim
Tel. 06251/131131
Internet:
www.christoffel-blindenmission.de
Informationen zu Blinden- und Sehbehindertenschulen

oder

Sekretariat der World Blind Union
58, Ave. Bosquet
F-75007 Paris
Internet: www.worldblindunion.org und www.euroblind.org
Hier sind Organisationen aus allen Mitgliedsländern registriert.

Ratschläge zur Bewältigung besonderer Situationen auf Reisen

Allein im Hotel

Bei der Buchung bitten Sie um ein Zimmer auf der Ebene der Rezeption oder möglichst nahe dem Lift. Von dem Personal, das Ihnen bei Ihrer Ankunft im Hotel Ihr Zimmer zeigt, lassen Sie sich schon auf dem Weg dorthin erklären, wie Sie den Aufzug holen und bedienen. Im Zimmer selbst lassen Sie sich das Telefon, eine eventuelle Klimaanlage oder Heizung sowie Steckdosen für Ihre Geräte zeigen, im Bad die Lüftung und die Handtücher. Fragen Sie außerdem nach der Telefonnummer der Rezeption. Diese ist in der nächsten Zeit Ihre erste Anlaufstelle. Haben Sie Mut, das Personal der Rezeption um alle Hilfe zu bitten, die Sie brauchen. Nur den Weg zu der Rezeption sollten Sie möglichst allein gehen können. Lassen Sie ihn sich notfalls ein zweites Mal erklären und zählen Sie die Türen zwischen dem Lift und Ihrem Zimmer. Sehen Sie dennoch Schwierigkeiten voraus, Ihre Tür zu finden, so legen Sie um den Türknopf einen Gummiring oder kleben an eine möglichst unauffällige Stelle einen Markierungspunkt. Eines von beiden sollten Sie immer bei sich haben.

Frühstück und andere Mahlzeiten können Sie sich auf dem Zimmer servieren lassen. Wollen Sie dennoch das Restaurant dazu aufsuchen, bitten Sie die Rezeption, Sie vom Zimmer abholen zu lassen. So finden Sie am besten einen freien Tisch und eine Bedienung, der Sie sogleich mitteilen können, welche Hilfe Sie im Augenblick und später benötigen. Hinterlassen Sie am Ende ein Trinkgeld, so wird man sich bei der nächsten Mahlzeit noch mehr um Sie bemühen. Fühlen Sie sich beim Schneiden von Fleisch, beim Zubereiten von Broten oder dergleichen durch andere Personen beobachtet, so bitten Sie die Bedienung um Hilfe.

Für den Fall, dass Sie eine **Diät** einhalten müssen, wird empfohlen, dem Bedienungspersonal einen Zettel mit folgendem Text in der Landessprache zu zeigen: „Entschuldigung! Ich bin krank und darf folgendes nicht essen: ... Ich darf essen: ...". Vertrauen Sie nicht darauf, dass die Bedienung eine andere Sprache genügend gut versteht, auch wenn es so scheint.

Haben Sie in ausländischen Hotels **Schwierigkeiten im Umgang mit Geld**, dann quittieren Sie zunächst alle Leistungen und zahlen erst am Ende. Sie brauchen kaum zu befürchten, beim Quittieren betrogen zu werden, denn die Bedienung, die die Rechnung ausstellt, hätte vom Einsetzen überhöhter Beträge keinen eigenen Vorteil. Notieren Sie sich aber jeweils die Rechnungsbeträge und, wenn Sie mehrere Tage bleiben, auch die Daten, um sich davor zu schützen, am Ende versehentlich mit fremden Rechnungen belastet zu werden. Beim Bezahlen der Hotelrechnung sollte dann allerdings nach Möglichkeit eine Person Ihres Vertrauens zugegen sein, wenn Sie nicht Ihre Kreditkarte verwenden und auch nicht Ihr Geld, wie oben beschrieben, sorgfältig geordnet aufbewahren. Zahlen Sie in bar, so stecken Sie als Wechselgeld erhaltene Scheine sogleich in die Fächer, in die sie gehören und erklären dabei Ihrem Gegenüber, wie Sie Ihr Geld zu unterscheiden pflegen. Kaum jemand wird dann auf den Gedanken kommen, Sie betrügen zu können. Aber auch das Zahlen mit Kreditkarte scheint für uns verhältnismäßig risikolos zu sein: Wer uns betrügen wollte, müsste auch mit Konsequenzen der großen Kreditkartenanbieter rechnen.

Ähnlich wie in Deutschland wird es auch in vielen anderen Ländern **Erholungsheime** für Blinde geben. Einzelheiten können Sie im Bedarfsfall – unter Einschaltung der Weltblindenunion – durch die nationalen Blindenorganisationen erfahren.

Öffentliche Toiletten z. B. in Restaurants, Zügen oder dergleichen sollten Sie erst benutzen, nachdem Sie sich vergewissert haben, wo Sie Papier und Spülung, Wasser, Seife und Handtücher finden. Mit papiergeschützter Hand prüfen Sie außerdem, ob der Toilettensitz sauber und trocken ist. Sind Sie in Begleitung, kann diese Person aber – weil anderen Geschlechts – die Toilette nicht mit Ihnen betreten, so kann sie immerhin jemanden ansprechen, der dies darf.

Benützung von Verkehrsmitteln

Taxifahrten

Geben Sie dem Fahrer ein Trinkgeld, dann ist er gern bereit, Ihnen auch den Weg in das Hotel, eine Wohnung, einen Konferenzraum oder dergleichen zu zeigen. Fahren Sie im Ausland vom Flughafen ins Hotel und verstehen mit der fremden Währung noch nicht umzugehen oder misstrauen dem Fahrer, so bitten Sie das Hotelpersonal, Ihnen beim Bezahlen zu helfen.

Flugreisen

Mit dem Flugzeug reist es sich besonders einfach: Meist können Sie schon bei der Buchung eingeben lassen, welche besonderen Hilfen Sie benötigen, was auch den Wechsel einer Fluggesellschaft unterwegs miteinschließt. Wer Sie zum Flughafen bringt, kann Sie bis zum Flugschalter begleiten. Schwierigkeiten bestehen nur, wenn Sie mit öffentlichen Verkehrsmitteln anreisen. In Deutschland können Sie sich dann vorher telefonisch mit dem „Rotkäppchendienst" der Lufthansa verabreden.

Vom Schalter an können Sie sich im Allgemeinen sorglos dem Bodenpersonal anvertrauen. Dies gilt auch für das Ausland sowie das Passieren von Pass- und Zollkontrollen am Zielflughafen. Achten Sie nur darauf, dass man Sie im Warteraum, wenn die Mitreisenden das Flugzeug besteigen, nicht sitzen lässt; Ihre bisherigen Begleiter sind dann in erster Linie mit der Kontrolle der Bordkarten beschäftigt. Aber Sie nehmen akustisch wahr, wie weit sich der Raum allmählich leert, und können sich darum notfalls durch Rufen bemerkbar machen.

Bitten Sie spätestens am Schalter nach Möglichkeit auch um einen **Gangplatz**; denn am Gang kann das Flugbegleitpersonal Sie am leichtesten bedienen. Auch Sie selbst können sich am einfachsten bemerkbar machen, wenn Sie einen Wunsch haben: Sie brauchen nur einen Arm – eventuell mit einem leeren Glas in der Hand – in den Gang zu strecken. Sollte Ihnen trotzdem einmal ein Fensterplatz zugewiesen werden, wird Ihr Nachbar bereit sein, ihn mit Ihnen zu tauschen.

Unterwegs erklärt das Flugbegleitpersonal Ihnen gern das Essen, das sie Ihnen serviert, schneidet Ihnen auch das Fleisch, wenn Sie es wünschen, und zeigt Ihnen die Toilette, wenn Sie – am besten mit Ihrem weißen Stock – den Gang betreten. Um sich unnötiges Suchen zu ersparen, bitten Sie das Personal, Ihnen die Spülung, die Verriegelung und andere Besonderheiten zu zeigen.

Bei Auslandsflügen können Sie allerdings Schwierigkeiten bekommen, wenn sie mit einer ausländischen Gesellschaft fliegen und weder die Landessprache noch Englisch beherrschen. Doch das Personal erkennt meist auch unaufgefordert, wo Hilfe nötig ist. Einreiseformulare, die gelegentlich ausgefüllt werden müssen, nehmen Sie in solchen Fällen einfach an sich, bitten aber schon vor dem Flug die Person, die Sie erwartet, Ihnen möglichst bis ans Flugzeug entgegenzukommen, um Ihnen durch die Pass- und Zollkontrolle zu helfen.

Viele Koffer sehen auf dem Laufband ähnlich aus. Ihre Gepäckstücke markieren Sie darum am besten mit einer farbigen Schleife, an der das Bodenpersonal sie dann leicht erkennt.

Bahnreisen

Reisen im Zug ist in Deutschland, Österreich und der Schweiz verhältnismäßig problemlos. Sie können sich, wenn niemand Sie zum Bahnhof begleitet, vom Taxifahrer an den Zug bringen lassen. Wo es eine Bahnhofsmission oder einen Bahnservice gibt, können Sie sich vorher auch mit dieser Dienststelle telefonisch verabreden. Auf die gleiche Weise können Sie sich vielfach auch schon im Voraus die nötige Hilfe beim Umsteigen oder am Zielbahnhof organisieren.

Wenn Ihnen das nicht möglich war, bitten Sie im Zug den Schaffner, Ihnen beim Aussteigen zu helfen und nötigen Beistand für Ihren Weg zum nächsten Zug, zum Taxi oder einem öffentlichen Nahverkehrsmittel zu suchen. Allerdings gibt es mehr und mehr Bahnhöfe, die unbesetzt sind. Hier können Sie sich immerhin vorher telefonisch oder kurz vor der Ankunft per Mobiltelefon ein Taxi an den Zug bestellen. Sie können aber auch darauf vertrauen, dass andere Reisende Sie mitnehmen. Der Schaffner kann beim Aussteigen Mitreisende für Sie ansprechen. Müssen Sie allein aussteigen, so warten Sie, bis aus dem Nebenwagen Mitreisende an Ihnen vorbeikommen. Fahren Sie in der 1. Wagenklasse, so haben Sie übrigens besonders große Aussicht, alsbald kontrolliert zu werden und dem Schaffner bei dieser Gelegenheit Ihre Wünsche zu sagen.

Wollen Sie während der Fahrt eine **Toilette** aufsuchen, so zählen Sie im Vorbeigehen die Abteiltüren oder Sitzreihen, um nachher Ihren Platz wiederzufinden. Abteilwagen eignen sich dafür besser als Großraumwagen. Aber wir haben ja nicht immer die Wahl. Gangplätze können für uns geeigneter sein als Fensterplätze, weil wir so weniger Gefahr laufen, beim Verlassen Mitreisende anzustoßen.

Viele dieser Empfehlungen gelten auch für Bahnreisen im Ausland. Dennoch sollten Sie in anderen Ländern nur nach genauer vorheriger Information – am besten durch eine dortige Blindenorganisation – allein mit dem Zug reisen.

Es gibt mehr und mehr Blinde, die mit **Rucksack reisen.** Sie haben dann beim Ein- und Aussteigen die Hände zum Festhalten frei und können trotzdem noch den Stock benutzen. Aber wo man Bahnhofsmission oder Bahnservice bitten kann, einen Gepäckwagen mitzubringen, lassen sich auch Koffer bewältigen. Nur denken Sie daran: Diese Dienste sind nicht Ihre Gepäckträger!

Beachten Sie beim Lösen der Fahrkarte, dass Ihnen auch im Ausland eine **Ermäßigung des Fahrpreises** zustehen kann. Informationen hierzu kann Ihnen die nationale Blindenorganisation, möglicherweise auch die Deutsche Bahn oder der Deutsche Blinden- und Sehbehindertenverband erteilen.

Reisen mit dem Schiff

Natürlich können wir in Begleitung auch Schiffsreisen unternehmen. Aber wir werden mehr als Sehende unter der räumlichen

Enge leiden, und unsere Erlebnismöglichkeiten bleiben hinter denen der Sehenden auf dem Schiff besonders weit zurück.

Wo das Schiff lediglich als Transportmittel dient, können Sie es auch allein benutzen, wenn Sie selbstbewusst und gewandt genug sind, sich die jeweils erforderlichen Hilfen zu erbitten oder zu organisieren.

Eine Fähre allein zu benutzen, ist meist unproblematisch: Das Personal ist in der Regel hilfreich, und beim Verlassen kann man sich häufig Mitreisenden anschließen.

Sich führen lassen

Sie wissen aus dem Mobilitätstraining oder eigener praktischer Erfahrung selbst am besten, wie Sie geführt werden sollten, um sicher zu gehen und auf etwaige Hindernisse schnell genug reagieren zu können. Will jemand Sie – wenn auch in guter Absicht – auf andere Weise führen, dann entwinden Sie sich einfach seinem Griff und zeigen ihm, wie Sie es wünschen. Machen Sie ihn aber vorsorglich darauf aufmerksam, dass an Ihrer Seite ein größerer Sicherheitsabstand als üblich gehalten werden muss.

Schlussbemerkung

Ein chinesisches Sprichwort sagt: „Geld lässt einen Blinden sehen." Seien wir darum mit Trinkgeldern nicht kleinlich und auch nicht mit dem Entschluss, uns entgeltliche Dienste zu verschaffen, die wir vielleicht aus Sparsamkeitsgründen nicht in Anspruch nähmen, wenn wir sehen könnten. Mögen Ihnen die vorausgegangenen Ausführungen Mut machen, auch einmal allein auf Reisen zu gehen – auch um auszuloten, was Sie trotz Blindheit oder Sehbehinderung leisten können!

6.18.2 Erfahrungen von Gehörlosen und Hörbehinderten auf Reisen

HANS SCHWÖBEL[1]

„Die Hörenden trauen den Gehörlosen zu wenig zu."

Welche Reiseform ist Gehörlosen zu empfehlen?

Personen mit schwerer Hörbehinderung, die zum ersten Mal eine größere Reise planen, sollte zunächst eine spezielle Gruppenreise für Gehörlose empfohlen werden. Informationen zu geeigneten Reiseprogrammen sind aus den Gehörlosen-Zeitschriften (Deutsche Gehörlosen-Zeitung, Epheta, Die Neue für Gehörlose etc.), dem Videotext im Fernsehen und dem Internet zu entnehmen. Bei diesen Reisen, deren Veranstalter häufig selbst hörbehindert sind, sollte jederzeit ein Gehörlosendolmetscher zur Verfügung stehen, was bei Studienreisen unentbehrlich ist. Beliebt sind auch von den Kirchen (z.B. der Gehörlosen-Seelsorge) organisierte Reisen. Einige dieser Programme, bei denen zusätzlich erfahrene Betreuer zugezogen werden, sind auch für mehrfachbehinderte Gehörlose geeignet.

Zahlreiche Reiseprogramme für Hörbehinderte sehen eine Unterbringung in Hoteleinrichtungen mit besonders behindertengerechter Ausstattung (Lichtklingel, Lichtwecker, Schreibtelefon, Faxgerät im Zimmer etc.) vor. Leider sind weltweit, außer in den USA, Häuser mit solchen Einrichtungen selten anzutreffen. Dies trifft auch auf Deutschland, Österreich und die Schweiz zu.

Gehörlose, die eine gewisse Sicherheit während spezieller Reiseprogramme gewinnen konnten, planen anschließend auch

[1] Unter Mitwirkung von Klauspeter Ungeheuer.

Gruppenreisen mit Hörenden oder sogar Unternehmungen auf eigene Faust. Solche Individualreisen fallen Personen, die ihre Behinderung in der Kindheit erworben haben, meist leichter als den so genannten Spätertaubten; daneben spielt häufig auch das Beherrschen von Fremdsprachen eine wichtige Rolle. Einige Gehörlose, die allein mit dem Rucksack durch Asien, Afrika oder Südamerika getrampt sind, haben von reichhaltigen Erfahrungen im Kontakt mit der einheimischen Bevölkerung berichtet.

Besondere Schwierigkeiten während einer Reise

Natürlich sollte man auf gewisse Schwierigkeiten immer vorbereitet sein: Probleme können bereits am heimatlichen Bahnsteig beginnen, wenn eine plötzliche Änderung der Abfahrtszeit des Zuges oder ein Gleiswechsel durchgesagt wird und die Betroffenen nicht verstehen, warum die anderen Zugreisenden wegeilen. Viele Hörbehinderte haben in solchen Situationen Hemmungen, auf Mitreisende oder Bahnbedienstete zuzugehen und sie anhand des vermerkten Reiseziels um Hilfestellung zu bitten. Beim Buchen von Flugreisen empfiehlt es sich, das jeweilige Reisebüro über die vorliegende Behinderung zu informieren. Einige Fluglinien bieten allen Behinderten eine Begleitung zum Flugzeug und Hilfe beim Umsteigen an.

Obwohl Hörbehinderten häufig nachgesagt wird, sie hätten ein besonderes Gespür für Gefahren, sind sie in bestimmten Situationen doch vermehrt gefährdet. Dies mag auch damit zu tun haben, dass sie erschwerten Zugang zu Informationen der einheimischen Bevölkerung über mögliche Gefährdungen haben. Deshalb ist es für Hörbehinderte wichtig, bestimmte Stadtviertel nur in Begleitung zu besuchen oder im Zweifelsfall völlig zu meiden. Das Gleiche gilt auch für Reisen in Krisengebiete.

Kritisch können Kommunikationsprobleme insbesondere bei Unfällen oder bei Streitigkeiten werden. Meist ist es schwierig, am Unfallort Sachverhalte zu erklären und frühzeitig einen Dolmetscher oder einen Rechtsbeistand zu organisieren. Mit ruhigem höflichem Auftreten gelingt es jedoch häufig, Personen zu finden, die in solchen Situationen vermitteln können. Die Mitnahme von Kärtchen, auf denen in der Landessprache wichtige Hinweise und Bitten niedergeschrieben sind, z. B. „ich bin gehörlos", „bitte meine Angehörigen unter der Tel. Nr. ... benachrichtigen", kann während solcher Zwischenfälle sehr hilfreich sein.

Auch für den Erkrankungsfall haben sich solche Kommunikationshilfen häufig bewährt. Neben Fragen nach der nächsten Klinik, Apotheke usw. sollten Hinweise auf vorliegende Erkrankungen und Medikationen verfügbar sein. Daneben sollte man immer einen Notfallausweis sowie Adressen von Ärzten und Krankenhäusern im Reiseland mit sich führen (s. Kap. II.10).

Eine weitere Möglichkeit der Kommunikation besteht in der Verwendung von SMS. Eingetippte Mitteilungen können hiermit aus dem Ausland an Handy-Besitzer am Heimatort zugesandt und Rückmeldungen am Display abgelesen werden. Mobiltelefone sind bei Gehörlosen weit verbreitet und werden intensiv genutzt; ebenso haben das Internet, SMS und E-Mail inzwischen das Schreibtelefon weitgehend verdrängt. Ein Faxgerät steht in fast jedem Haushalt, in dem gehörlose Personen leben.

In schwierigen Situationen kann auch Hilfe bei den nationalen Gehörlosenverbänden erfragt werden, deren Anschriften im Deutschen Gehörlosen-Taschenbuch angeführt sind (s. Kap. II.6.18, Weiterführende Literatur). Weiterhin ist es stets von Vorteil, Reiseversicherungen mit weitreichendem Leistungsangebot (einschließlich Rechtsschutz) abzuschließen; für Reisen mit dem Pkw ist eine Vollkaskoversicherung empfehlenswert.

Begegnungen mit Menschen

In den meisten Situationen hat man als Gehörloser das Glück, auf verständnisvolle Menschen zu treffen, die auf die Behinderung Rücksicht nehmen und sich bei der Kommunikation Mühe geben. Gehörlose machen oft die Erfahrung, dass die Kommunikation z. B. in Mittelmeerländern wesentlich einfacher als in der Heimat ist, da in diesen Regionen die Menschen viel deutlicher gestikulieren und daher auch Gebärden von Gehörlosen besser interpretieren können. Aufgrund der Fähigkeit zu nonverbalen Ausdrucksformen kann in vielen Ländern eine Verständigung für Gehörlose einfacher sein als für Hörende, die die Landessprache nicht beherrschen. Hinzu kommt, dass die meisten ausländischen Reiseleiter „reines" Hochdeutsch sprechen und sich erfahrungsgemäß bei Gehörlosen besondere Mühe geben. Dies erleichtert das Ablesen von den Lippen enorm.

Menschen im Ausland verhalten sich gegenüber Gehörlosen oft aufgeschlossener und höflicher als bei uns. Hierbei ist auch für Hörbehinderte wichtig, sich ausreichend auf das Reiseland und dessen Landessitten vorzubereiten. Bei Einhaltung dieser Empfehlungen gibt es für die verschiedensten Reiseaktivitäten für Gehörlose keine Einschränkungen.

7 Biographische, psychosoziale und gesundheitliche Bedeutung von Langzeitaufenthalten

7.1 Langzeitaufenthalte von Erwachsenen

GUNTHER VON LAER

Ein Langzeitaufenthalt bedeutet Leben (und Arbeiten) in einem fremden Land für mehr als drei Monate.

Andere Länder – andere Sitten

Ein Tourist oder ein Dienstreisender verlässt nur körperlich seine Heimat: Er bleibt verbunden mit und gebunden an Wertvorstellungen, menschliche Beziehungen und Alltagsrhythmus seines Heimatlandes. Er verspricht sich vom Besuch in einer anderen Welt eigene Entlastung, neue Eindrücke und einen Zuwachs an Wissen und Ansehen für zu Hause. Denn daheim wird ihm nützen, was er in der Fremde mitnahm.

Wer aber die Heimat für längere Zeit zurücklässt, wer sich auf eine neue – fremde – Umgebung in vielen oder allen Lebensbereichen einlässt, sie annimmt, ist kein Urlauber mehr. Er braucht Zeit zur Anpassung für sein physisches und seelisches Gleichgewicht. Eine „lange Zeit" mag für manchen schon nach drei Monaten, für andere erst nach einem halben Jahr erreicht sein. Jedenfalls spielt die Heimat bei der Abwesenheit für längere Zeit oft nur noch die Rolle einer fernen Welt zur allgemeinen Orientierung und ohne Wirksamkeit im Alltag. Dazu steht nicht im Widerspruch, dass der Bereich der Versorgung mit Gütern und Informationen, dass Kultur und gewohnte Zivilisation beim Langzeitaufenthalt eine hohe Wichtigkeit bekommen. Physische und psychische Anpassung sind auf Dauer zu leisten, man muss sich am neuen Ort bewähren, und das heißt auch, gesund und leistungsfähig zu bleiben. Damit ist auch die Vorbereitung auf einen solchen Aufenthalt komplexer. Dies betrifft die Vorbereitung auf die in vielen Ländern hygienisch eingeschränkten Verhältnisse, betrifft aber auch die Stellung als gesunder Reicher zwischen oft notleidenden Einheimischen und gilt auch für das Annehmen ungewohnter Normen, z.B. in fremden Rechts- und Geschäftssystemen.

Geht die Familie mit und ist sie intakt, so vermag sie bei praktischen Alltagsproblemen emotionalen Rückhalt und Orientierung zu bieten; Krisen werden gemeinsam gemeistert, die neue Umgebung als gemeinsames Abenteuer erlebt und durchlebt. Andererseits können sich Pubertäts-, Schul-, Ehe- und Identitätskrisen auch verstärken. Für viele wirkt der Langzeitaufenthalt positiv: Unabhängig vom Alter wird er zu einer wichtigen Zäsur, zu **„Lehr- und Wanderjahren"**, die die Weichen für das weitere Leben stellen, den Einzelnen verändern, ihn prägen und reifen lassen.

Wer beruflich ins Ausland, besonders ins tropische Ausland, geht, dort eine Aufgabe hat, passt sich leichter an als andere: Kleinere Probleme durch den Aufenthalt in der Fremde werden bei beruflicher Belastung eher ertragen, und der Berufsalltag bestimmt den Aufenthalt. Wichtige Fragen sind jedoch schon vor der Ausreise zu bedenken:

- ❑ Wo ist der Arbeitsplatz?
  Handelt es sich um einen **Arbeitsplatz in der Hauptstadt** oder deren Umgebung, so sind Mängel in der Infrastruktur des Landes (z. B. Fehlen peripherer Krankenhäuser) zu verkraften, und der Familie kann ein derartiger Aufenthalt eher zugemutet werden: Deutsche Schule und „Nachbarschaftshilfe" innerhalb der Ausländerkolonie oder auch schon sichere Kommunikationswege in die Heimat fördern die Akzeptanz durch die Ehepartner und Kinder.
  Liegt aber der **Arbeitsplatz in der Peripherie** des Gastlandes, so muss schon sehr genau geprüft werden:
  - Inwieweit kann dort auch besonderen Risiken begegnet werden?
  - Wie ist die Versorgung? Die Kommunikation? Die Verkehrssituation/Erreichbarkeit über Land/per Flugzeug?
- ❑ Wie ist die Akzeptanz der Tätigkeit bei der einheimischen Bevölkerung?
- ❑ Ist der eigene berufliche Einsatz dort gewünscht? Geduldet? Wird er gar abgelehnt? Wird z. B. ein Staudammprojekt in einem umstrittenen Grenzgebiet oder gegen die erklärten Wünsche der lokal betroffenen Bevölkerung mit örtlichen staatlichen Mitteln durchgesetzt, so ist man als Arbeitnehmer des Projekts von vornherein Partei; man kann dann auf die notwendige Hilfe der Ortsansässigen nicht automatisch zählen.
- ❑ Ist die Tätigkeit gefährlich, muss mit Arbeitsunfällen gerechnet werden? Sind die **Arbeitsverträge mit einem heimatlichen Unternehmen** abgeschlossen, so ist dieses zu einem Arbeitsschutz wie im Inland verpflichtet. Der Arbeitgeber kommt dieser Verpflichtung in der Regel durch einen eigenen arbeitsmedizinischen Dienst nach, der am Ort präsent ist, vorsorgend aufklärt, am Arbeitsplatz Verbesserungen der Arbeitssicherheit mit durchsetzt und begleitend auch die Therapie größerer oder kleinerer Erkrankungen und Unfälle übernimmt. Beispiele sind die „Health Units" auf Großbaustellen, in denen häufig auf europäischem Niveau und auch mit Ärzten aus der Heimat ein medizinisch gutes Versorgungsniveau aufrechterhalten wird. Bei **Arbeitsverträgen mit lokalen Unternehmen** kommen nur die lokale Infrastruktur und eventuell lokal durchgeführte arbeitsmedizinische Maßnahmen zum Tragen. Zwar sind **Gefahren durch spezielle Arbeitsgänge** prinzipiell überall auf der Welt gleich, in vielen Ländern existiert aber keine oder nur eine minimale technische Sicherheit durch adäquate Wartung, Prüfung und/oder Kontrolle von Maschinen und Werkzeug.
- ❑ Wie ist der Versicherungsschutz geregelt? Ist der Vertragspartner ein Unternehmen am Ort, kann dies im Extremfall eines schweren Arbeitsunfalles bedeuten, dass man mit körperlichen Schäden in die Heimat zurückkehrt und zu Hause das soziale Netz nicht greift (keine Rente, keine Krankenversicherung, bestenfalls Sozialhilfe). Wäre dagegen ein Arbeitsvertrag nach deutschem Recht vorhanden, so träten die Berufsgenossenschaften für die versicherten Schäden, die Rehabilitation und die eventuellen Rentenzahlungen ein.

Langzeitaufenthalte gestalten sich relativ problemlos, wenn die subjektive Einstellung, persönliche Faktoren und die Gegebenheiten am fremden Dienstort „stimmen": Sind Infrastruktur am Ort, die Bezahlung, die eigene Absicherung (auch Versicherung) und auch die eigenen Rechte und Pflichten vorher bekannt und bewusst akzeptiert, dann sind die Abbrüche des Arbeitseinsatzes aus diesen – sonst häufigen – Gründen kaum zu erwarten.

Die Vorbereitung

Zur guten Vorbereitung für einen beruflichen Langzeitaufenthalt gehören auch für den Gesunden die Untersuchung durch den arbeitsmedizinisch erfahrenen Mediziner und eine auf die Lebens- und Arbeitssituation im Gastland ausgerichtete Beratung.

Persönliche Voraussetzungen

Die wichtigsten persönlichen Voraussetzungen für die Bewältigung eines Langzeitaufenthaltes sind freier Wille, Motivation und Gesundheit. Eignung und Vorbereitung sind abhängig vom Zielort. Die medizinische **Prognose des Langzeitaufenthaltes** ergibt sich aus Motivation, individuellem Bedarf an ärztlicher Betreuung und den Möglichkeiten medizinischer Versorgung vor Ort.

Was heißt schon freier Wille?

Im Zusammenhang mit Lebensentscheidungen ist von freiem Willen im dichten Geflecht von verschiedenen Motiven, von privaten und dienstlichen Abhängigkeiten, von subjektiven Erwartungen und Hoffnungen kaum auszugehen. Trotzdem lohnt der Versuch des Arztes, im Beratungsgespräch die wesentlichen Gründe der Entscheidung für einen Auslandsaufenthalt zu erfragen, immer mit einem gesunden Misstrauen gegenüber den Äußerungen des Ausreisenden, der in diesem Punkt häufig „dissimuliert".

Das Beratungsgespräch sollte folgende Fragen beinhalten:

- ❑ Welches sind die **realen Vorteile** des Auslandsaufenthaltes (persönlich, familiär, finanziell, beruflich)?
- ❑ Welches sind die **subjektiv erwarteten, erhofften Vorteile** des Auslandsaufenthaltes?
  - Beziehen sie sich auf die Zeit im Ausland? Oder nach der Rückkehr? Oder auf beides?
  - Liegen sie ausschließlich im Wunsch nach Karriere, Verdienst, Ansehen während und nach der Auslandstätigkeit?

☞

- ❑ Sind es realistische, erreichbare Ziele?
- ❑ Soll der Auslandsaufenthalt **Entlastung** von den Problemen in der Heimat bringen?
- ❑ Wird subjektiv ein **Scheitern** miteinbezogen?

Motivation

Die zentrale Frage jeder Motivationsprüfung ist: Warum, mit welchem Ziel und zu wessen Vorteil findet der Abschied von der Heimat statt?

Diese Frage betrifft gleichermaßen **Missionare** im Dienste ihrer Kirche oder **Ingenieure** im Dienst ihres Konzerns. Ebenso trifft sie aber auch zu für den, der in einen fremden Kulturbereich heiratet, sowie für **Senioren**, die einen neuen Wirkraum oder einen Verbleib für ihren Lebensabend suchen, und für **Menschen, die** vor den Lebensumständen in der Heimat **flüchten.**

Der beratende Arzt hat besonders auch auf psychiatrische Erkrankungen, neurotische Fehlentwicklungen und vorgeschobene („plausible") Kausalketten zu achten, sie zu werten und in die ärztliche Einschätzung einzubeziehen (s. Kap. II.6.12).

Untauglich für einen Langzeitaufenthalt in den Tropen sind (s. Kap. II.6.12):

- ❑ Menschen mit psychiatrischen Erkrankungen (sofern der Facharzt den Auslandsaufenthalt nicht ausdrücklich befürwortet)
- ❑ Menschen, die auch im Heimatland zu einer Bewältigung von Stress nicht fähig sind
- ❑ Suchtmittelabhängige (Vorsicht vor „Therapieangeboten" wie Entzug in der Wüste, bei körperlicher Arbeit in einem Entwicklungsland oder ähnlich unrealistischen Vorhaben)
- ❑ alle, die gegen ihre eigene Lebensplanung in die Tropen gehen (z. B. Karrieredruck, hohes Auslandsgehalt, Druck aus der einheimischen Familie des Ehepartners)
- ❑ alle Menschen in einer nicht bewältigten Lebenskrise (zur Orientierung

☞

nach persönlichen Katastrophen wie Scheidung, Partnerverlust, Tod eines Kindes, Glaubenskrise, schwere Erkrankung oder Arbeitsplatzverlust).

Reife Entscheidungen kalkulieren den Irrtum, das Scheitern mit ein. Einfach zurück in die Heimat, das ist für viele sehr erschwert: Bereits nach mehr als drei Jahren in den Tropen ist mancher in der Heimat nur schwer reintegrierbar. Wenn ein beruflicher Wiedereinstieg überhaupt gefunden wird, gelingt er finanziell oder sozial häufig nur auf niedrigerem Niveau. Das gilt besonders dann, wenn während des Langzeitaufenthaltes im Ausland zu Hause keine Renten- oder Krankenkassenbeiträge eingezahlt worden sind.

Welcher Rückweg steht offen? Folgende Möglichkeiten gibt es:

- **Die Rückkehr war von vornherein eingeplant:** Sie war beim Abschied angekündigt, sie war beruflich vorbereitet und sie war und ist erwünscht.
- **Die Rückkehr war als Möglichkeit bedacht und zugelassen worden:** Sie war eine Alternative zum Langzeitaufenthalt und sie wird wie dieser als Kontinuität der Lebensführung erlebt.
- **Die Rückkehr war nicht eingeplant:** Sie wird als Zeichen des Scheiterns gesehen oder als Rettung empfunden, möglicherweise als folgerichtig ertragen und akzeptiert.

Gesundheit, seelisch und körperlich

Zur gesundheitlichen Vorsorge für berufliche Langzeitaufenthalte gehört die arbeitsmedizinische Vorsorgeuntersuchung des Arbeitnehmers und der mitausreisenden Familienangehörigen nach dem Grundsatz 35 („G 35") der gewerblichen Berufsgenossenschaften durch einen Arzt, der hierzu speziell ermächtigt wurde.

> Die Berufsgenossenschaften definieren: „... Die Untersuchungen nach G35 ‚Arbeitsaufenthalt im Ausland unter besonderen klimatischen und gesundheitlichen Belastungen' sollen dazu beitragen, die für den Arbeitsaufenthalt im Ausland vorgesehenen Personen zu beraten und festzustellen, ob gesundheitliche Bedenken gegen einen Arbeitsaufenthalt in diesen Gebieten bestehen. Die Zwischen- und Nachuntersuchung hat das Ziel, Erkrankungen, die in diesen Gebieten entstehen können, frühzeitig zu erkennen ..."

Der Untersuchungsumfang ist festgelegt, aber bei Verdacht auf eine körperliche oder seelische Störung vom untersuchenden Arzt erweiterbar. Auch leiseste Verdachtsmomente müssen definitiv ausgeräumt oder geklärt sein, bevor eine Aussage über die Einsatzfähigkeit für die nächsten 2–3 Jahre verantwortet werden kann. Eine Momentaufnahme oder die saloppe Einstellung, dass alle, die fliegen dürfen, auch tropentauglich sind, kann dem Ausreisenden schaden. Beim Langzeitaufenthalt in den Tropen kommt es nicht nur darauf an, die Zeit heil zu überstehen. Vielmehr muss der Auslandstätige für die nächsten Jahre absehbar arbeitsfähig, aktiv und flexibel bleiben. Erst-, Zwischen- und Nachuntersuchungen unterscheiden sich in ihrem vorgegebenen Untersuchungsgang dadurch, dass möglicherweise erworbene Tropenerkrankungen mitberücksichtigt werden. Nach 24–36 Monaten steht eine Zwischenuntersuchung oder – bei Beendigung der Tätigkeit im Ausland – eine Nachuntersuchung an.

Die Untersuchung nach G35 soll den Arbeitnehmer und seine Familie vor einem gesundheitlichen Schaden und dem Scheitern ihres Auslandseinsatzes bewahren. Sie soll dem Arbeitgeber die immensen Kosten einer absehbaren Fehlbesetzung eines Arbeitsplatzes im Ausland ersparen mit Arbeitsausfall, Neubesetzung, Umzugskosten und Folgekosten durch Versicherungs-/Rechtsansprüche des Arbeitnehmers. Der aktuell vollständige Text des G35 ist beim Hauptverband der gewerblichen Berufsgenossenschaften, Alte Heerstraße 111, 53757 St. Augustin, erhältlich (www.hvbg.de/d/pages/index/html). Er ist sinngemäß auch auf alle Länder anzuwenden, in denen die medizinische Versorgung wesentlich von den Gegebenheiten in Mitteleuropa abweicht.

Arbeitsmedizinische Beurteilung („Kriterien"):

Gesundheitliche Bedenken
- dauernde Bedenken
- befristete Bedenken

Keine gesundheitlichen Bedenken unter bestimmten Voraussetzungen

Keine gesundheitlichen Bedenken

Das Vorgehen nach G35 ist für den ermächtigten Arzt arbeitsmedizinisch verbindlich. Manche arbeitsmedizinischen Dienste gehen im Sinne einer erweiterten Fürsorge für ihre Mitarbeiter deutlich über den Anspruch der G35 hinaus, zählen die Untersuchungen unter „erforderlich" generell zur Routine, und/oder die Indikation für die EKG-Untersuchung wird erweitert auf alle Erwachsenen etc. Bei einer Konstellation, bei der konsiliarische Aussagen oder externe Befunde zur Beurteilung notwendig sind, wird erst nach Eingang aller externen Berichte vom zur G-35-Untersuchung ermächtigten Arzt/Ärztin entschieden, ob Dienstfähigkeit für einen Einsatzort besteht oder nicht und unter welchen Voraussetzungen (z.B. nur für Aufenthalt unter 2000 m Höhe, nur für drei Monate, nur für die Hauptstadt o.Ä.). Gutachterliche Empfehlungen von anderen Fachärzten hierzu werden vom ermächtigten Arzt gelegentlich zu Recht verworfen.

Eine Untersuchung nach G35 ist im Prinzip allen Arbeitnehmern einschließlich der Familie zu empfehlen, die zu einem Langzeitaufenthalt in die Tropen oder medizinisch schlecht versorgte Gebiete aufbrechen wollen. Dabei fließt auch das Kriterium mit ein, ob die vorbekannten Gesundheitsprobleme am Dienstort durch die dort vorhandenen medizinischen Möglichkeiten gelöst werden können (Beispiel: kieferorthopädische Betreuung von Kindern mit Zahnspangen).

Kaum ein Arbeitgeber wird gegen den Rat des Arbeitsmediziners Mitarbeiter in die Tropen senden, da er sonst für alle etwaigen Folgekosten haftet, die aus einem Auslandsaufenthalt resultieren, der trotz gesundheitlicher Bedenken angetreten wurde.

Institutionen, die Erfahrung bei der Durchführung von Untersuchungen vor Langzeitaufenthalten in den Tropen haben, gibt es nicht sehr viele; ihre Anschriften sind über die Berufsgenossenschaften erhältlich. Dafür reicht eben nicht eine kurze Untersuchung, ein Zehn-Minuten-Gespräch, das EKG und ein paar Laborwerte, wie arbeitsmedizinisch nach G35 vorgeschrieben. Dissimulation, Borderline-Psychosen oder soziale und Entwicklungsprobleme bei Kindern fordern für Langzeitaufenthalte eine Erweiterung des Standardprogramms. Ungeeignet kann man auch sein, wenn keine schwere Krankheit oder Behinderung, sondern eine Summation von kleinen Hinweisen vorliegt, auf Grund derer zum Schutz des Untersuchten vom Auslandseinsatz abzuraten ist. Solche Entscheidungen zu treffen, erfordert hohe Fachkompetenz in Allgemein-, Tropen- und Betriebsmedizin und große Erfahrung des Arztes, der im Idealfall während eines längeren Auslandsaufenthaltes die „besonderen klimatischen und gesundheitlichen Belastungen" selbst kennen gelernt haben sollte.

Praktische medizinische Vorbeugung

Für den Langzeitaufenthalt in tropischen Ländern braucht man zunächst die Vorsorgemaßnahmen, die auch für einen Kurzaufenthalt sinnvoll sind (s. Kap. II.8): Impfungen, Ratschläge zur persönlichen Hygiene, Schutzmaßnahmen gegen Insekten, Verhaltensmaßregeln für die persönliche Kleidung und auch das richtige Verhalten im Straßenverkehr. Einschlägige Lektüre dazu sollte dem Ausreisenden **vor** dem Gespräch aufgetragen werden, das dann durch gezielte Fragen des Arztes gehaltvoll strukturiert werden kann. Auch ein zweiter Termin ist sehr sinnvoll, wenn die allgemeinen Ratschläge durchdacht sind und nun praktische Fragen auftauchen und der Umzugstermin näher rückt.

Impfungen für Langzeitaufenthalte

Zu den Impfempfehlungen für Kurzreisende kommen unter besonderen Bedingungen weitere Empfehlungen hinzu, so z.B.

zu Impfungen gegen Hepatitis B, Tollwut, Meningokokken-Meningitis ACWY, Typhus und Japanische Enzephalitis (s. Kap. II.8.1).

Persönliche Hygiene

Dass Gesundheit und Sauberkeit einen Sinnzusammenhang bilden (die klassische „Hygiene" = Gesundheit), ist in der industrialisierten Welt für viele Menschen in Vergessenheit geraten. Sie müssen vor und während des Tropenaufenthaltes so rasch wie möglich wieder lernen, dass

- ❑ bestimmte Nahrungsmittel und Wasser Krankheitskeime enthalten können.
- ❑ „unsichtbarer Schmutz" im Essen auch nicht zu riechen und zu schmecken ist (Wurmeier im Salat).
- ❑ der „hygienische Haushalt" in den Tropen nur mit großer Mühe zu realisieren ist.
- ❑ Sexualhygiene im weitesten Sinne lebensrettend sein kann.

Einfache Regeln, wie sie für Touristen gelten, sind auch für Langzeitaufenthalte relevant: Cook it, boil it, peel it or forget it (s. Kap. II.8.3.2).

Persönliche Hygiene, insbesondere Handhygiene, ist in den Tropen oft nur unvollständig durchzuhalten; selbst zwangsneurotisch-saubere Menschen können sich infizieren. Trotzdem lohnt ein hohes Maß an Konsequenz in vorbeugendem Handeln. Dies bezieht sich auch auf Mitarbeiter und Lebensumstände des Gastgeberlandes: Ist das Kindermädchen frei von Tbc? Ist der Koch kein Salmonellen-Dauerausscheider? Ist der Salatkopf mit menschlichen Fäkalien gedüngt? Ist der Hund ausreichend tollwutgeimpft?

Leben und Arbeiten in den Tropen: Arbeitsrhythmus, Anpassung

In den Tropen dominiert das Klima den Lebens- und Arbeitsrhythmus (s. Kap. II.2). Hohe Temperaturen bei meist hoher Luftfeuchtigkeit verschieben die körperliche und geistig-intellektuelle Produktivität in die Morgen- und Abendstunden. Während der Mittagszeit sollte man wenn möglich ruhen. Klimagerechte Arbeitszeiten und kulturspezifische Pausen von den Einheimischen zu erlernen, aber der „tropical fatigue" zu widerstehen, das ist die Kunst derjenigen, die als Europäer in den Tropen dauerhaft leben und Leistungen erbringen wollen (s. Tab. 7-1).

Die zirkadiane und die jahreszeitliche Rhythmik sind in vielen Ländern der Tropen anders ausgeprägt als in Mitteleuropa: Eine Änderung der Tagesdauer findet kaum statt, jahreszeitliche Schwankungen fehlen dem Europäer als Taktgeber; er muss sich daran gewöhnen. Probleme durch veränderte „Zeit-Taktgeber" können durch häu-

Tabelle 7-1. Was erleichtert die Anpassung?

- ❑ Ausnutzen des Taktgebers „Licht": zumindest morgens und abends Kurzaufenthalte im Freien
- ❑ ausreichende Flüssigkeitszufuhr (Urin muss immer hell sein)
- ❑ Maßhalten beim Essen, bei Genuss- und Rauschmitteln
- ❑ körperliche und geistige Anforderungen
- ❑ Balance von Arbeit, Entspannung und Ruhen
- ❑ Tagesablauf angepasst an das Klima mit regelmäßigen Mahlzeiten
- ❑ Schlaf von ausreichender Dauer und Güte
- ❑ ausgeglichene Zufriedenheit anstreben: Partner, Freunde, Hobby
- ❑ Kontaktpflege zu Familie, Freunden usw. in der Heimat

figeres Pendeln zwischen Europa und dem tropischen Dienstort entstehen. Das hat Störungen im Bereich der Steuerung und Regelung des Körpers und der Seele zur Folge: Die medikamentöse Kontrazeption ist nach einem Langstreckenflug nicht sicher, die Blutdruckregelung, der Schlafrhythmus und die Schlafqualität sowie die emotionale Belastbarkeit sind beeinträchtigt. Aktive, kontrollierte Anpassung ist das Wichtigste, das Tageslicht ist zu nutzen und Überbelastung durch ständig wechselnde Einflüsse zu vermeiden.

Risiko eines Langzeitaufenthaltes

Durch Langzeitaufenthalt begünstigte gesundheitliche Risiken

Die schon bei Kurzreisenden bekannten Gesundheitsgefährdungen durch Unfälle, Infektionen und besonders Durchfälle sind auch hier führend, jedoch durch die verlängerte Aufenthaltsdauer beeinflusst. Bei Arbeitnehmern während eines Langzeitaufenthalts kommen Arbeitsunfälle, bei extremen Freizeitaktivitäten wie Hochgebirgsklettern oder „river rafting" weitere Risiken hinzu. Häufig werden auch Urlaube im Gastland oder in der Region gemacht, wodurch sich Risiken dieser regionalen Urlaubsorte, z.B. durch Malaria, addieren. Die medizinische Versorgung am Ort kann allein schon ein Risikofaktor sein mit nicht immer völlig zuverlässiger Diagnostik und überprüfbarer Therapie.

Auch anderes unterscheidet den Kurz- vom Langzeitaufenthalt:

Kaum jemand wird während einer Urlaubs- oder Kurzreise in die Tropen zum Alkoholabhängigen, während dies bei Langzeitaufenthalten doch öfter geschieht. Und Arbeitsunfälle unter miserablen Arbeitsbedingungen oder bei fehlenden Arbeitsschutzmaßnahmen treffen besonders diejenigen im Langzeiteinsatz. Für die Verkehrsunfälle gilt, dass das Fahren auf schlechten Straßen ohne allseitige Beachtung allgemeingültiger Verkehrsregeln schon für sich genommen eine Überforderung ist. Hinzu kommt, dass in vielen Ländern professionelle Fahrer (Taxi, Lkw, Transporter) die berufliche Überbelastung oft nur unter Drogen wie Rohopium, Alkohol, Quat oder Coca aushalten können. Dass eine medizinisch adäquate Versorgung nach einem Verkehrs- oder Arbeitsunfall zumeist entfällt, reduziert die Überlebenschancen bei schwersten Verletzungen und führt häufiger als in der Heimat zu Behinderungen bzw. bleibenden Schäden.

Besonders sollten Ausreisende darauf hingewiesen werden, dass während eines Langzeitaufenthaltes die Risikowahrnehmung oft ganz oder teilweise verloren geht: Am Wohnort gibt es z.B. kaum Mücken, die Malariaprophylaxe spielt im Alltag dort kaum eine Rolle, doch bereits bei der ersten Wochenendfahrt in ländliche Gebiete kommt es zu einer Infektion.

In der Beratung vor einem Langzeitaufenthalt im Ausland sollte dem bei ungeschützten sexuellen Kontakten erhöhten Risiko venerischer Infektionen Beachtung geschenkt werden. Vor allem bei längeren Aufenthalten in Gebieten mit erhöhter Gefährdung durch HIV-Infektionen ist es wichtig, den Zugang zu einer medikamentösen Postexpositionsprophylaxe (PEP) zu ermöglichen (http://www.rki.de/INFEKT/AIDS). Besondere Relevanz hat dies bei beruflichen Langzeitaufenthalten von Angehörigen stark exponierter Berufsgruppen (medizinisches Personal etc.), sowie bei Frauen in Ländern mit hohem Gewaltpotential und HIV-Risiko.

Nicht landesspezifische, während eines Langzeitaufenthaltes im Ausland auftretende Erkrankungen

Erkrankungen treten natürlich auch unabhängig vom Auslandsaufenthalt und ohne kausalen Bezug zu ihm auf: schicksalhaft-zufällig, genetisch vorgeprägt (z.B. Risikofaktoren für KHK), durch individuelles oder kollektives Fehlverhalten (chronische Bronchitis durch Rauchen oder oft extreme Umweltverschmutzung) oder altersentsprechend („degenerativ"). Die Tropen sind kein Jungbrunnen, das Leben geht hier wie dort seinen Gang auch mit allen Erkrankungen, die sonst zu Hause aufgetreten wären. Das mag trivial klingen, der

Ausreisende muss aber vom Arzt darauf unbedingt hingewiesen werden.

Treten Erkrankungen auf, muss auch die Frage der diagnostischen, später der therapeutischen Möglichkeiten am Dienstort beantwortet werden. Zweifel am korrekten Umgang mit ionisierenden Strahlen bei Diagnostik und Therapie z. B. sind Grund genug, Szintigramme, aufwendige Röntgenuntersuchungen oder die Radiojodtherapie i. d. R. nicht in der Fremde durchführen zu lassen.

Beruflicher Abstieg nach Rückkehr

Wenige Berufe beinhalten a priori Langzeitaufenthalte im Ausland.

Wichtigste Bedingung für eine erfolgreiche Reintegration ist die berufliche Absicherung in der Heimat, wie sie z. B. in der Regel für Lehrer und Pfarrer, Diplomaten und Soldaten besteht.

Rückkehrer haben oft das Problem von Heimatverlust, von Distanz zu heimischen Karrieresträngen und von fehlender Anerkennung ihrer Tätigkeit in der Heimat. Die „Auslandserfahrung", die in Drittweltländern gesammelt wurde, zählt in der Heimat selten. So sind für die Betroffenen Depressionen oder Selbstwertkrisen absehbar; sie senken weiter die beruflichen und privaten Perspektiven nach Rückkehr in die Heimat, und eine Spirale von Arbeitslosigkeit, Depression und Verlust der Motivation kann dann in früher Erwerbslosigkeit enden.

Die Gruppe „Helfer auf Zeit" stellt eine relativ hohe Anzahl an **Verlierern nach Langzeitaufenthalten** in Entwicklungsländern. Was bleibt, sind oft nur Erinnerung und die Gewissheit, das Gute gewollt, es oft jedoch nicht bewirkt zu haben. Hier kann der untersuchende und beratende Arzt **vor** dem Tropenaufenthalt eine besonders wichtige Rolle spielen, z. B. dem Ausreisenden helfen, seinen Einsatz realistisch zu sehen, den dienstlichen Auftrag nicht überzubewerten und im Zweifel das zu tun, was direkt und vielleicht sogar längerfristig am Ort nützt. **Übersteigerte Empathie** vor und zu Beginn des Einsatzes auf der Basis ortsfremder (abendländischer) Werte kann ein Hinweis auf fehlende Eignung sein. Diese kann weder mit medizinischen Begriffen aus der allgemeinen Pathologie oder Psychiatrie noch mit Laborwerten oder medizinischen Befunden vorher festgemacht werden: Es braucht hier wie so oft die spezielle ärztliche Erfahrung über Jahre und Jahrzehnte, um bei den richtigen Kandidaten vorher zu intervenieren und den Langzeitaufenthalt mit den damit zusammenhängenden Problemen zu verhindern.

Der Langzeitaufenthalt als Risikofaktor für das seelische Gleichgewicht

Um sich auf einen Langzeitaufenthalt in Übersee angemessen einstellen zu können, kommt dem Abschied vom Bisherigen eine besondere Bedeutung zu.

Abschied ist eine anstrengende seelische Leistung, die den Menschen über den Trennungsschmerz und eine situative, emotionale Verklärung der bisherigen Situation hinausbringt in neue Zusammenhänge, neue Abhängigkeiten, Chancen und Risiken. Ein Abschied soll geplant, inszeniert und mit Zeit zu Aussprache und Absprache zwischen nächsten Freunden und Angehörigen angegangen werden. Wer die Heimat auch emotional ausgeglichen zurücklässt, der wird am sicheren Heimatverlust weniger leiden, er wird die Fremde annehmen – und leistungsfähig sein. Schließlich ist es ein enormer Unterschied, ob bewusst oder unbewusst ein Bruch in der Lebenslinie vollzogen wird oder ob der rote Faden der eigenen Entwicklung Kontinuität hat. Die Fähigkeit des Menschen, die eigene Lebensgeschichte als kohärent zu erleben, hat eine ungemein stabilisierende, lebenswichtige Funktion.

Die Verschärfung seelischer Probleme, eine Verschlimmerung neurotischer Fehlhaltungen oder das Manifestwerden von Borderline-Psychosen und latentem Drogen- und Alkoholabusus (s. Kap. II.6.12) sind die absehbaren Folgen eines Langzeitaufenthaltes in den Tropen und daher Schwerpunkt einer Tropentauglichkeitsuntersuchung nach G 35. Belastungsfaktoren sind das Klima (s. Kap. II.2), die fremde Kultur (s. Kap. I.2), die sozial hohe Stellung im Gastland, die Einsamkeit. Auch Störungen in zentralen Bereichen wie Partnersuche für Alleinstehende oder beim Aufwachsen der Kinder in einem riskanten sozialen Umfeld gehören dazu. Fragen zum Rollenverständnis mitausgereister Partner bergen ein erhebliches Konfliktpotential in sich (s. Kap. II.7.2). Dies betrifft zumeist Frauen, die Alltagsprobleme oft alleine lösen müssen und auch noch das seelische Wohlbefinden des berufstätigen Partners garantieren sollen. Die entstehende Unzufriedenheit wird häufig nicht offen geäußert, und eine Lösung des Konflikts unterbleibt deshalb ganz oder erfolgt inadäquat.

Große Entsendeorganisationen oder Firmen „leisten" sich deshalb einen eigenen psychosozialen Dienst mit Beratungs-, Gesprächs- und Diagnostikangebot, um hier Schäden zu minimieren und Fehlentsendungen zu verhindern bzw. „unterwegs" zu betreuen.

Langzeitaufenthalte im Ausland, insbesondere in den Tropen, erfordern eine viel intensivere Vorbereitung, einschließlich eingehender ärztlicher Konsultation als Kurzzeitaufenthalte. Die Motivation, die Lebensbedingungen am Ort, die Lebensplanung und die Bindungen in der Heimat spielen eine wichtige Rolle. Faktoren wie die medizinische Versorgung im tropischen Alltag entscheiden mit, ob ein Langzeitaufenhalt krank macht, nur Narben hinterlässt, eine Bereicherung darstellt oder sogar zu einem persönlichen und beruflichen Erfolg wird. Körperliche und seelische Erkrankungen verhindern oder unterbrechen dann einen Langzeitaufenthalt, wenn sie am Ort nicht adäquat medizinisch betreut werden können. Eigentliche Tropenkrankheiten spielen dabei – je nach Exposition – selten eine wichtige, meist eine eher untergeordnete Rolle.

Haben Sie bei der Beratung auch daran gedacht

	Beratungsinhalt
Familiensituation	Entscheidungsfindung, Kinder (s. Kap II.5.2.2 und II.7.3).
Lebensbedingungen	Wohnsituation, Arbeitsplatzbedingungen, Lebensqualität, persönliche Belastbarkeit
Tropen	Geänderte zirkadiane und jahreszeitliche Rhythmik, Auswirkung auf Lebens- und Arbeitsqualität, Pendeln zwischen Heimat und Gastland/Dienstort
Gesundheitliche Risiken	Arbeitsunfälle, Verkehrsunfälle, adäquate medizinische Versorgung im Falle eines Unfalls
	Gefährdung des seelischen Gleichgewichts durch Abschied, Einsamkeit, Überbelastung, Manifestation von Borderline-Psychosen, Suchtmittelkonsum
	Zugang zu einer HIV-Postexpositionsprophylaxe für medizinisches Personal
Kultureller Kontext	Sprache, Kontaktmöglichkeit, Bewusstmachen der eigenen Ressourcen, Selbstwertgefühl, Rollenverständnis im Gastland
Berufliche Tätigkeit	Art des Arbeitsvertrags mit heimatlichem/lokalem Unternehmer, Versicherungsschutz, Gefahren durch spezielle Arbeitsgänge

	Beratungsinhalt
Vorbereitung für Aufenthalt	Untersuchung durch arbeitsmedizinisch erfahrenen Mediziner (Untersuchung nach G 35); Motivationsprüfung, Einschätzung, ob Entscheidung aus Lebenskrise getroffen wird, Aufenthalt mit Lebensplanung kompatibel, psychiatrische Erkrankungen
Medizinische Vorbeugung	Impfungen, Malariaprophylaxe, Wasser-/Nahrungsmittelhygiene, Sexualhygiene
Vorbereitung für Rückkehr	Möglichkeit der beruflichen Reintegration

Weiterführende Literatur

Kretschmer, H., P.C. Döller, R. Bialek, B. Schüle: Ratschläge zur Erhaltung der Gesundheit in tropischen Ländern; 23. A., Bundesverwaltungsamt Köln 1999.

Laer, G. von: Gesundheit und Alltag in den Tropen. Ärztliche Ratschläge für Langzeitaufenthalte von Erwachsenen und Kindern in den Tropen und in warmen Ländern. Fischer, Jena–Stuttgart 1995.

Platiel, P.: Psychische Belastungen in einem Arbeitseinsatz. In: Schriftenreihe „Auslandseinsätze“ des Deutschen Roten Kreuzes, 1996.

Steffen, R, H.O. Lobel: Travel Medicine. In: Cook, G.C. (ed.): Mansons Tropical Diseases, 21st ed., Saunders, London 2003.

7.2 Mitausreisende Partner

GESCHE KEDING

Ihr Partner oder Ehemann, Ihre Partnerin oder Ehefrau hat im Rahmen von Industrie- oder Dienstleistungsunternehmen, Mission, Entwicklungshilfe oder Diplomatie einen Auftrag im Ausland und Sie werden deshalb einige Jahre in einem anderen Land leben, oder Sie leben bereits dort.

Was kann für Sie zum Gelingen dieses Lebensabschnittes beitragen?

Die Entscheidung

Sie sind vermutlich nicht diejenige, von der der Impuls, ins Ausland zu gehen, ausgeht. Sie können mitgehen, ohne sich selbst zu fragen, was Sie wollen. Aber man geht anders an eine Sache heran, für die man sich bewusst entschieden hat. Die Entscheidung selber zu treffen, muss natürlich auch die Möglichkeit miteinschließen, „nein“ sagen zu können. Nehmen Sie sich Zeit, Ihre Alternativen und das Für und Wider zu durchdenken. Zwischen einem „Ja“ und einem „Nein“ gibt es Spielräume: Vielleicht hängen „Ja“ oder „Nein“ an bestimmten Heimreisemöglichkeiten oder an der Beschulung eventuell vorhandener Kinder. Vielleicht sind es Sicherheitsvorkehrungen, die Wohnsituation oder eine Möglichkeit, selbst erwerbstätig zu sein, die eine Entscheidung beeinflussen. Es ist daher gut, dies mit jemandem (Freundin, Supervisorin) zu besprechen. Alle Stimmen, die Sie zu dem Thema in sich haben, sollten Gehör finden. Auch wenn Sie dann zu dem Schluss kommen, dass Sie selbst nicht gegangen wären, aber den Weg Ihres Partners mitgehen wollen, kann das ein Ergebnis sein.

Das Gelingen des Auftrages Ihres Partners ist im Ausland mehr mit Ihrer Lebensqualität verbunden als zu Hause. Es ist nicht zu viel verlangt, wenn auch Sie angemessen vorbereitet und betreut werden möchten. Haben Sie den Mut, für sich selbst in diesem Prozess einzustehen.

Das Leben in einer fremden Kultur

Das Leben in einer fremden Kultur ist besonders bereichernd und besonders fordernd. Ob Menschen sich solch einer Situation gewachsen fühlen oder nicht, hängt sehr davon ab, inwieweit sie sich ihrer Fähigkeiten bewusst sind. Wenn Sie also zum Beispiel gern lesen, betrachten Sie das vielleicht eher als eine Freizeitbeschäftigung, als dass Sie darin die Fähigkeit sehen, sich mit Hilfe von Büchern Anregung zu verschaffen oder von Kontaktmöglichkeiten unabhängiger zu sein. Vielleicht empfinden Sie sich als neugierig und bewerten das negativ. Sie können diese Seite als für das Leben im Ausland wichtige positive Eigenschaft neu entdecken. Machen Sie sich Ihre Ressourcen bewusst und bringen Sie diese mit Ihrer speziellen Situation in Verbindung. Da Menschen in Bezug auf sich selbst und ihre Kompetenzen oft „blinde Flecken" haben, ist auch hier ein Gespräch ratsam. Es ist gut, der Einschätzung eines anderen Menschen zu vertrauen. Mit der eigenen (unvorteilhaften?) Einschätzung liegt man oft falsch.

Menschen haben unglaubliche Möglichkeiten, Lösungen und Strategien zu finden. Diese Möglichkeiten können durch mangelndes Selbstwertgefühl entscheidend blockiert sein. Es ist also keine nette Nebensächlichkeit, die eigenen Kräfte und Eigenschaften zu kennen und positiv einzuschätzen, sondern setzt nötige Kreativität frei.

Sprache und Kontakt

Langfristig bewerten besonders diejenigen ihren Aufenthalt als befriedigend und positiv, die nicht nur mit anderen Entsandten, sondern auch mit einheimischen Menschen gute Kontakte pflegen. Dazu ist das Erlernen der Sprache unerlässlich. Das aber ist am Anfang mit all den anderen Anforderungen schwer zu vereinbaren, besonders für die mitausgereiste Person. Sie erhält nicht immer einen Sprachkurs und den nötigen Freiraum durch das entsendende Unternehmen. Mit Haushalt und Kindern ist sie bereits sehr eingespannt und es scheint(!), weil keine Erwerbstätigkeit vom Beherrschen der Sprache abhängt, nicht so dringlich.

Sprache können ist extrem wichtig und die Mühe trägt vielfältige Früchte. Freundschaft und Kontakt werden in tieferer Weise erst so möglich. Leben im Ausland wird erst dadurch zu einer tiefen Erfahrung. Nicht zuletzt werden schwierige Situationen erwiesenermaßen besser gemeistert, wenn man Bekannte und Freunde hat und sich mit den Nachbarn versteht.

Das Rollenverständnis

In weit über 90 Prozent aller Fälle sind Mitausreisende Frauen. Die Wahrscheinlichkeit, dass die Frau in ihrem Gastland weniger Rechte hat als in ihrem Herkunftsland, ist ebenfalls recht hoch. Ihre Vorstellungen davon, wie Frauen und Männer eine Beziehung gestalten und welchen Platz sie in der Gesellschaft einnehmen, wird sich also mehr oder weniger spürbar von dem unterscheiden, was außerhalb ihres Hauses gelebt wird. Das kann verunsichern. Sprechen Sie mit Ihrem Partner über Ihre gemeinsamen Bilder und „verankern" Sie sich in ihnen.

Eigene Erwerbstätigkeit

Den Arbeitsauftrag haben nicht Sie selbst. Die eigene Berufstätigkeit aufgeben zu müssen, hat für das persönliche Leben und die soziale Absicherung Konsequenzen.

Die Anregung und Anerkennung durch die Erwerbstätigkeit, das soziale Netz der Kollegen fallen weg. Für lange Zeit werden eigene berufliche Kompetenzen „auf Eis gelegt". Für das Selbstwertgefühl kann das eine große Umstellung bedeuten.

Bei Rückkehr in das Herkunftsland steht der Weg in den Beruf häufig nicht oder nicht sofort wieder offen. In einigen Fällen ist die entsendende Institution aufgeschlossen, auch die Partnerin zu übernehmen oder bei der Vermittlung einer Arbeit vor Ort zu helfen.

Wenn Berufstätigkeit ausgeschlossen ist, kann es eine Alternative sein, sich ehrenamtlich einzubringen oder sich an einer Fernuniversität weiter zu qualifizieren.

Die Fragen der sozialen Sicherung sollten sorgsam bedacht werden, hat sich doch das Konzept, durch die Ehe sozial gesichert zu sein, als Irrweg erwiesen. Eventuell ist ein Ehevertrag ratsam.

Es ist wichtig, sich über die Bedeutung dieses Bereiches klar zu sein, dies bei der Entscheidung zu berücksichtigen und den Umgang damit aktiv zu gestalten.

Kraft

Fremde ist reizvoll und anregend, aber sie fordert auch Umstellung und viel Aufmerksamkeit. Wir sind uns dessen meistens nicht bewusst, aber unsere Aufmerksamkeit ist begrenzt. Darum gruppieren Menschen Dinge, Wahrnehmungen und vieles mehr zu Kategorien. Und sie können Alltägliches fast ohne Aufmerksamkeit erledigen, weil sie es „automatisiert“ haben. Denken Sie daran, wie Sie in der Fahrstunde mühsam Gas, Kupplung und Bremsen aufeinander abstimmen mussten und wie sie das heute ohne Nachdenken tun. Gestehen Sie sich (und Ihrem Partner) schnellere Erschöpfung zu. Sie sind nicht weniger belastbar als zu Hause, sondern durch das Deuten und Verarbeiten unbekannter Signale und Verhaltensweisen, zumindest am Anfang, belasteter.

Die Familie

Als mitausreisende Ehefrau oder Partnerin ist man in der Regel diejenige, die sich um die Kinder, das Familienleben kümmert. Kinder profitieren erstaunlich häufig vom Leben im Ausland (s. Kap II.5.5 und II.7.3). Das Familienleben wird von vielen intensiver als in der heimischen Umgebung empfunden.

(Die Ausführungen basieren auf den Erfahrungen durch 13 Jahre Leben als „Mitausgereiste“ und auf den Recherchen anlässlich einer Diplomarbeit zu diesem Thema.)

Haben Sie bei der Beratung auch daran gedacht?

	Beratungsinhalt
Familiensituation	Entscheidungsfindung, Kinder (s. Kap II.5.5 und II.7.3).
Lebensbedingungen	Wohnsituation, Lebensqualität, persönliche Belastbarkeit
Kultureller Kontext	Sprache, Kontaktmöglichkeit, Bewusstmachen der eigenen Ressourcen, Selbstwertgefühl, Rollenverständnis im Gastland
Berufliche Tätigkeit	Aufgabe beruflicher Kompetenzen und sozialer Netzwerke, soziale Sicherung, ehrenamtliche Tätigkeit, Qualifikation an Fernuniversität
Vorbereitung für Rückkehr	Berufliche Reintegration

GOTTFRIED HUSS

In diesem Kapitel sollen einige Überlegungen im Zusammenhang mit längeren Auslandsaufenthalten mit Kindern dargestellt werden. Auf die Vermeidung und Behandlung wichtiger Erkrankungen von Kindern auf Reisen wird im Kapitel II.5.5, auf die Situation von Mädchen im Pubertätsalter während Langzeitaufenthalten im Kapitel II.5.1.1 eingegangen.

■ *Eltern können in der Vorsorge und Selbsthilfe eine wichtige Rolle spielen*

Wenn Kinder in fernen Ländern krank werden, erkranken sie zumeist nicht an exotischen Leiden, sondern bekommen wie bei uns häufig einen viralen Infekt, eine Gastroenteritis oder andere gewöhnliche Kinderkrankheiten. Kleinkinder sind zusätzlich durch Unfälle aller Art gefährdet. Bei kleineren Notfällen wie Verletzungen, Schädelprellungen, Verbrennungen und Verbrühungen sowie der Einnahme von potentiell giftigen Substanzen (einschließlich Arzneimitteln) sollten Eltern, wenn kein Arzt in unmittelbarer Nähe erreichbar ist, geeignete Maßnahmen ergreifen können. Dies bedeutet, dass sich Eltern frühzeitig über Krankheitszeichen bei Kindern, wichtige Untersuchungen und elementare Maßnahmen zur Pflege kranker Kinder informieren sollten.

Die Bestandteile einer mit dem Kinderarzt sinnvoll zusammengestellten **Hausapotheke** und mögliche Risiken einer Selbsttherapie sollten ihnen vor Ausreise bekannt sein. Eltern können sich frühzeitig darüber informieren, bei welchen Krankheitszeichen dringend ein Arzt aufgesucht werden muss und bei welchen Erkrankungen besser eine Rückreise in das Heimatland erfolgen sollte. Falls vor Ort Vorsorgeuntersuchungen angeboten werden, empfiehlt es sich, diese wahrzunehmen. Neben der Beurteilung einer altersentsprechenden Entwicklung der Kinder beziehen sich diese Untersuchungen vor allem auf das Wachstum und die Gewichtszunahme. Während Langzeitaufenthalten sollten Eltern angewiesen werden, ihre Kinder regelmäßig selbst zu wiegen und zu messen. Auch in den Tropen benötigt ein Säugling während des gesamten ersten Lebensjahres die tägliche Gabe von Vitamin D und Fluor zur Verhütung von Rachitis und Karies.

■ *Vorbereitung der Kinder auf das Gastland*

Im Kontrast zu der Aufnahmefähigkeit der Erwachsenen sind der Vorbereitung der Kinder auf die Ausreise und das künftige Gastland Grenzen gesetzt. In der Regel gelingt das Erlernen der Sprache des Gastlandes vor der Ausreise nicht, vor allem dann nicht, wenn es unter Stress geschehen soll. Im Land selbst lernen Kinder die einheimischen Sprachen dagegen meist sehr schnell. Statt mitausreisende Kinder mit Landes- und Sprachkunde zusätzlich zu belasten, sollten sie eher darauf vorbereitet werden, wie sie z. B. auf andere und andersfarbige Kinder unbefangen zugehen und mit ihnen Freundschaften schließen können. Als spielerische Vorbereitung für den Auslandsaufenthalt kommen z. B. auch das gemeinsame Hören von Musik aus dem neuen Kulturkreis, das Kennenlernen der Essensgewohnheiten des Gastlands, das Lesen von Geschichten oder Betrachten von Bildern in Frage.

■ *Einleben in eine fremde Kultur: Sprache, Kontakte und Schule*

Nach dem Abschiednehmen bedarf es einiger Anstrengungen, sein Leben im Gastland neu einzurichten. Bei der längerfristigen

Tätigkeit von Fachkräften, Entwicklungshelfern oder Diplomaten handelt es sich immer um eine besonders begünstigte Gruppe von „Fremdarbeitern", die über zahlreiche Privilegien verfügen. Oftmals können sie in größeren Häusern und Gärten wohnen als hierzulande. Der Unterschied der Lebensverhältnisse wird besonders beim Vergleich mit der einheimischen Bevölkerung offensichtlich. Eltern müssen Kindern helfen, Erfahrungen und Erlebnisse zu verarbeiten. Sicherlich erleichtert eine offene Einstellung gegenüber dem fremden Milieu das Einleben. Sicherheit gibt den Kindern eine positive Sichtweise und Geduld von Seiten der Eltern bei der Begegnung mit Menschen anderer Kulturen. Auch wenn dem Gastland zunächst keine oder nur sehr zurückhaltende Gefühle entgegengebracht werden, ist es dann doch meist nach Monaten das neue Zuhause für die Familie geworden. Die Familie muss mehr zusammenhalten, und das Familienleben hat häufig eine neue Qualität gewonnen.

Eltern sollten sich nicht auf eine lückenlose deutsche Schulkarriere versteifen. Sie müssen unter Umständen auch den Verlust eines deutschen Schuljahres in Kauf nehmen, der durch den gleichzeitigen Gewinn einer Zweitsprache aufgewogen werden kann. Die frühe Zweisprachigkeit hat Auswirkungen auf die Gesamtentwicklung des Kindes und seine spätere sprachliche Kompetenz.

Das Bundesverwaltungsamt gibt regelmäßig ein Verzeichnis aller Schulen im Ausland mit Deutschunterricht heraus. Deutschsprachige Auslandsschulen werden von „Begegnungsschulen" unterschieden und diese von „Schulen mit verstärktem Deutschunterricht" abgegrenzt. Die Qualität dieser Schulen und die Atmosphäre sind unterschiedlich. Die meisten Gastländer verfügen aber auch über andere internationale Schulen, vor allem französische und amerikanische Schulen. Die geographische Mobilität der Eltern und ihre Zukunftspläne auf längere Sicht sind oft für die Schulwahl entscheidend.

Gewinnen Kinder durch internationale Erfahrungen?

Eltern berichten nach Umfragen übereinstimmend, dass ein längerer Auslandsaufenthalt sich insgesamt positiv auf die gesamte Persönlichkeit der Kinder ausgewirkt hat. Für die Persönlichkeitsentwicklung bedeutet dies insbesondere Weltoffenheit, Akzeptanz anderer Kulturen und Lebensweisen, Verzicht auf übermäßigen Konsum und die Bereitschaft, auf andere Menschen zuzugehen. Erwachsene können bei der Persönlichkeitsentwicklung helfen, wenn der Umgang mit eigenen oder fremden Kindern sorgsam darauf ausgerichtet ist, vorgefasste Meinungen abzulehnen und trotz aller kultureller Barrieren zu lernen, zuzuhören, den anderen ernst zu nehmen und zu respektieren. So kann ein längerer Aufenthalt mit Kindern in sogenannten Entwicklungsländern auch ein guter Beitrag zur Verständigung der Völker und Kulturen sein.

Weiterführende Literatur

Huss, G.: Mit Kindern in die Tropen. Kilian, Marburg 1994.

Huss, G.: Mit Kindern in den Tropen für längere Zeit. Kinderarzt 10 (1996) 1233–1238.

Informationen zu Schulen im Ausland

Zentralstelle für Auslandsschulwesen des Bundesverwaltungsamtes, www.auslandsschulwesen.de/zfa/zentralestelle.htm.
Bundesministerium für Bildung, Wissenschaft und Kultur, www.bmbwk.gv.at.
Komitee für Schweizer Schulen im Ausland, www.aso.ch.

8 Vorbeugende Maßnahmen

8.1 Impfungen

PETER CLAUS DÖLLER

Nachdem sich die Ausrottung der Menschenpocken durch Impfmaßnahmen als erfolgreich erwiesen hat – die Erde wurde 1980 von der Weltgesundheitsorganisation (WHO) für pockenfrei erklärt –, setzte sich die WHO die Elimination weiterer Infektionskrankheiten durch Impfmaßnahmen zum Ziel. Zu diesen Infektionskrankheiten zählen v. a. **Poliomyelitis** und **Masern.** Einen Erfolg brachte das **Expanded Program on Immunization (EPI)** der WHO insofern, als seit 1994 vom gesamten amerikanischen Kontinent keine autochthonen Poliofälle mehr gemeldet wurden. Das gesetzte Ziel, Poliomyelitis bis zum Jahre 2000 auszurotten, wurde auf das Jahr 2005 verschoben. Auch die große Hoffnung auf einen bald zur Verfügung stehenden Impfstoff gegen Malaria wurde immer wieder enttäuscht. Andererseits stehen wirksame Impfstoffe gegen eine Reihe von Virus- und bakteriellen Infektionen zur Verfügung, die auch für die Bekämpfung von Infektionskrankheiten tropischer und subtropischer Länder Bedeutung haben und somit auch für den Urlaubsreisenden oder den im Ausland beruflich Tätigen von Interesse sind.

Tabelle 8-1. Einteilung der Impfungen gegen verschiedene Erkrankungen.

I. allgemein empfohlen
❑ Poliomyelitis
❑ Tetanus
❑ Diphtherie
II. vorgeschrieben
❑ Gelbfieber
❑ Meningokokkenmeningitis[1]
III. Indikationsimpfungen
❑ Hepatitis A
❑ Hepatitis B
❑ Tollwut
❑ FSME
❑ Japanische Enzephalitis
❑ Influenza
❑ Masern/Mumps/Röteln
❑ Cholera
❑ Meningokokkenmeningitis
❑ Typhus

[1] nur bei Einreise nach Saudi-Arabien während der Hadj

Impfungen können in drei Kategorien eingeteilt werden (Tab. 8-1).

I. Impfungen, die allgemein empfohlen werden (das heißt auch ohne Auslandsreise)
II. Impfungen, die bei Einreise in bestimmte Länder vorgeschrieben sind
III. Impfungen, die bei besonderer Gefährdung indiziert sind (Indikationsimpfungen).

Impfstoffe lassen sich ebenfalls in mehrere Kategorien einteilen (Tab. 8-2):

I. vermehrungsfähige, in ihrer Pathogenität abgeschwächte **Lebendimpfstoffe** (attenuierte Infektionserreger)
II. inaktivierte **Totimpfstoffe** (abgetötete Infektionserreger)
III. **Toxoid-Impfstoffe**
IV. gereinigte **Antigen-Impfstoffe**
V. **gentechnologisch** hergestellte **Impfstoffe.**

Allgemeine praktische Tipps zu Impfungen

- Alle Impfstoffe sind kühl (+2 bis +8°C) zu lagern. Sie dürfen nicht eingefroren werden, da sie hierdurch unbrauchbar werden. Daher ist ein Kontrollthermometer (Mini-Max) im Kühlschrank erforderlich und muss täglich kontrolliert und dokumentiert werden. Impfstoffverpackungen sollen nicht zu dicht gelagert sein (um eine Zirkulation kühler Luft zu ermöglichen), nicht in Fächern der meist deutlich wärmeren Kühlschranktür aufbewahrt werden und nicht an die Hinterwand (Einfrieren!) anstoßen.
- Impfstoffe mit vermehrungsfähigen Erregern (Lebendimpfstoffe) dürfen die Kühlkette nicht verlassen. Sie dürfen dem Kühlschrank erst unmittelbar vor der Applikation entnommen, geöffnet und aufgezogen werden. Vor Injektion sollte der Impfstoff jedoch körperwarm sein (Spritze in der Hand aufwärmen) und vorsichtig geschüttelt werden.
- Es ist nicht zulässig, einzelne Impfstoffe in einer Spritze zusammenzumischen und dann zu verabreichen (zugelassene Kombinationsimpfstoffe verwenden!).
- Die zum Aufziehen des Impfstoffs verwendete Kanüle ist zu verwerfen. Die Injektion erfolgt mit einer neuen, ausreichend langen Kanüle. Es ist darauf zu achten, dass sich an der Außenseite der Kanüle kein Impfstoff befindet (trockene Kanüle). Die in der Kanüle befindliche Luft ist unerheblich. Insbesondere Adsorbatimpfstoffe führen im subkutanen Fettgewebe häufig zu schmerzhaften Indurationen.
- Die Injektionsstelle sollte nach Hautreinigung und Desinfektion mit Alkohol (70–80%) trocken sein, da der Stich durch die noch nasse Haut erheblich mehr schmerzt.
- Die i.m.-Injektion von Impfstoffen sollte nie in den M. gluteus maximus, sondern immer in den M. deltoideus erfolgen, bei Säuglingen und Kleinkindern in den M. vastus lateralis.
- Lebendimpfstoffe können zeitgleich verabreicht werden. Ist dies nicht möglich, muss ein mindestens 4-wöchiger Abstand eingehalten werden. Zwischen der Verabreichung von Totimpfstoffen und einem Lebendimpfstoff muss kein Impfabstand eingehalten werden. Gleiches gilt, wenn ausschließlich Totimpfstoffe eingesetzt werden.

Tabelle 8-2. Einteilung nach Impfstoffart.

I. Lebendimpfstoff gegen
- Poliomyelitis (OPV)*
- Gelbfieber
- Masern
- Mumps
- Röteln
- Cholera**
- Typhus
- Tuberkulose**

II. Totimpfstoff gegen
- Poliomyelitis (IPV)
- Hepatitis A
- Japanische Enzephalitis
- Influenza
- FSME
- Tollwut
- Cholera

III. Toxoidimpfstoff gegen
- Tetanus
- Diphtherie

IV. gereinigter Kapselpolysaccharid-Antigenimpfstoff gegen
- Meningokokkenmeningitis
- Typhus (Vi-Antigen)
- Pneumokokken-Infektionen

V. gentechnologisch hergestellter Impfstoff gegen
- Hepatitis B

* heute nicht mehr indiziert
** in Deutschland nicht erhältlich

8.1.1 Tetanus

Der Tetanus ist eine durch **bakterielle Toxine (Tetanospasmin)** ausgelöste Erkrankung mit hoher Letalität. Häufigste Form des Tetanus in tropischen Ländern ist der **Tetanus neonatorum.** Bei den Neugeborenen erfolgt die Infektion in der Regel über den Nabelstumpf. Im Jahr 2000 starben weltweit noch etwa 238000 Neugeborene an einem Tetanus, der sich durch Impfung der Mutter vor der Entbindung verhindern ließe. Die durch Impfung induzierten maternalen Antikörper schützen dann auch das Neugeborene.

Tetanusbakterien (Clostridium tetani) kommen weltweit im Erdboden vor. Zu einer Infektion kommt es, wenn die anaeroben Bakterien in Wunden, auch kleinste Verletzungen (z.B. durch Gartenarbeit, Unfälle, Barfußlaufen) gelangen und dort durch abgestorbenes Gewebe gute Lebensbedingungen finden.

Das Prinzip der Impfung beruht darauf, die Bildung von Antikörpern zu induzieren, die das Tetanustoxin neutralisieren können. Durch Formalinbehandlung des Toxins behält das resultierende **Toxoid** seine antigene, verliert jedoch seine toxische Eigenschaft, so dass es einen gut wirksamen und verträglichen Impfstoff darstellt. Impfstoffe verschiedener Hersteller sind in Deutschland erhältlich.

Impfschema:

- Grundimm unisierung: 0/1/6–12 Monate je 0,5 ml i.m.
- Auffrischimpfung: alle 10 Jahre 1 × 0,5 ml i.m.

Die Tetanusimpfung ist in fast allen Ländern in die Grundimmunisierungsprogramme von Kindern aufgenommen. In Deutschland wird diese Impfung ab dem 3. Lebensmonat gegeben, in der Regel als Kombinationsimpfung mit mehreren anderen Impfstoffen. Hierdurch ist Tetanus in Deutschland bei Kindern verschwunden. Man findet ihn jedoch bei älteren Menschen, bei denen Impfschutz nicht mehr besteht oder noch nie bestand.

Eine Schutzimpfung gegen Tetanus ist bei fehlender antitoxischer Immunität in jedem Lebensalter unabhängig von Auslandsreisen indiziert.

8.1.2 Diphtherie

Die Diphtherie ist eine durch **bakterielle Toxinwirkung** ausgelöste Erkrankung mit hoher Letalität. Während in Deutschland in den letzten Jahren nur sporadisch Fälle auftraten, entwickelte sich ab 1991 in einigen Staaten der GUS eine große Epidemie mit etwa 50000 Erkrankungsfällen im Jahr 1994 und einer Letalität von bis zu 23%. Durch eine rasch einsetzende Impfkampagne kam diese Epidemie jedoch wieder unter Kontrolle.

Die Diphtheriebakterien (Corynebacterium diphtheriae) werden durch Tröpfchen übertragen, wobei als Keimträger auch gegen das Toxin geimpfte Personen in Frage kommen. Das Risiko einer Einschleppung von Diphtheriebakterien durch Touristen und Einwanderer ist vorhanden, und es besteht auch ohne Reise ein Risiko, zu erkranken, da die antitoxische Immunität in Deutschland bei Personen über 40 Jahren unter 50% liegt. In den letzten Jahren traten in Deutschland auch immer wieder Diphtheriefälle mit Todesfolge bei Kindern auf, zurückzuführen u.a. auf Impfgegnerschaft der Eltern.

Das Prinzip der Impfung beruht wie bei der Tetanusimpfung darauf, die Bildung von Antikörpern zu induzieren, die das Diphtherietoxin neutralisieren können. Durch Formalinbehandlung des Toxins behält das resultierende **Toxoid** seine antigene, verliert jedoch seine toxische Eigenschaft, so dass es einen gut wirksamen Impfstoff darstellt. Zu beachten ist, dass für Erwachsene und für Kinder bis zum 6. Lebensjahr unterschiedliche Impfstoffe mit verschiedenen Toxoidgehalten erhältlich sind. Verschiedene Kombinationsimpfstoffe mit Tetanustoxoid, Pertussis-, Hib-, IPV- und Hepatitis-B-Komponente sind von verschiedenen Herstellern erhältlich.

Impfschema:

- Grundimmunisierung: 0/1/6–12 Monate je 0,5 ml i.m.
- Auffrischimpfung: alle 10 Jahre 1 × 0,5 ml i.m.

Die Grundimmunisierung und die Auffrischimpfungen gegen Diphtherie werden heute grundsätzlich als Kombinationsimpfung zusammen mit Tetanustoxoid empfohlen, unabhängig von einer Auslandsreise.

8.1.3 Poliomyelitis

Die Poliomyelitis wird durch **Viren** verursacht, die vorwiegend fäkal-oral, seltener über Tröpfchen übertragen werden. Die Infektion verläuft in 95% der Fälle asymptomatisch. Die Infektion kann jedoch auch zu einer Beteiligung des Zentralnervensystems führen, was vor allem zu Lähmungserscheinungen der Extremitäten, aber auch zur Beeinträchtigung der Atmung führen kann. Die Letalität in diesem Stadium beträgt bis zu 25%. Bei schweren Lähmungen im frühen Kindesalter treten durch Wachstumsstillstand einzelner Extremitäten schwere Behinderungen auf.

Nach Einführung der Schluckimpfung 1962 in Deutschland sind die Poliomyelitisfälle drastisch zurückgegangen. Autochthone Poliomyelitisfälle gibt es seit 1978 in Deutschland nicht mehr. Es traten jedoch Fälle nach Auslandsaufenthalt oder in Form von Impfpoliomyelitis auf. Durch das Impfprogramm der WHO (EPI) gibt es Polio mittlerweile in einigen Ländern (z.B. Amerika) nicht mehr. In einigen Ländern Afrikas und Asiens besteht jedoch immer noch ein Infektionsrisiko.

Zur Prophylaxe stehen in Deutschland zwei unterschiedliche Impfungen verschiedener Hersteller zur Verfügung: eine mit in ihrer Pathogenität abgeschwächten vermehrungsfähigen Impfpolioviren **(Lebendimpfstoff)** und eine Injektionsimpfung mit abgetöteten (inaktivierten) Polioviren **(Totimpfstoff)**.

Da es in Deutschland keine Poliomyelitis mehr gibt, wurde wegen des Risikos einer **Impfpoliomyelitis** (vakzineassoziierte paralytische Poliomyelitis = VAPP) eine Änderung der Empfehlung der **Ständigen Impfkommission** (STIKO) des Robert-Koch-Instituts (RKI) am 25. März 1998 verabschiedet. In der jetzt gültigen Empfehlung ist die **Schluckimpfung** (orale Poliovakzine = OPV) durch die **Injektionsimpfung** (inaktivierte Poliovakzine = IPV) ersetzt. Daher tritt VAPP jetzt nicht mehr auf. OPV bleibt weiter zugelassen, dient jedoch nur noch zur Abriegelung von Polioausbrüchen nach Anordnung durch die Gesundheitsbehörden.

Nach vollständig durchgeführter Grundimmunisierung empfiehlt die STIKO eine Poliomyelitisauffrischimpfung bei Reisen in Endemiegebiete bei allen Altersgruppen, wenn die letzte Impfung länger als zehn Jahre zurückliegt.

Impfschema: (inaktivierte Poliovakzine, IPV):
- Grundimmunisierung:
  je nach Impfstoff 2–3 Injektionsimpfungen
- Auffrischimpfung:
  bei fortbestehendem Infektionsrisiko (Reisen) in zehnjährigen Abständen

Eine Poliomyelitisimpfung wird heute grundsätzlich mit dem Totimpfstoff (IPV) durchgeführt.

8.1.4 Gelbfieber

Gelbfieber wird durch ein **Flavivirus** hervorgerufen. Übertragen wird das Virus über Stechmücken der Gattung Aedes (im tropischen Afrika) und Haemagogus (im tropischen Südamerika). Reservoir für das Dschungelgelbfieber sind Affen, für das städtische Gelbfieber ist es der Mensch. In den letzten Jahren kam es zwischenzeitlich zu einer Zunahme der Gelbfieberfälle. Auch traten Gelbfieberepidemien in Gebieten auf, die jahrzehntelang frei von Gelbfieber waren, wie z.B. Kenia Mitte der 90er Jahre (Abb. 8-1). Die Letalität bei schwerkranken, hospitalisierten Patienten wird mit bis zu 80% angegeben.

Die verfügbare Impfung ist sehr wirksam; sie ist von einigen Ländern bei der Einreise auch aus Deutschland, meistens aber bei Einreise aus Endemiegebieten vorgeschrieben. Manche asiatische Länder, in denen Gelbfieber nicht vorkommt, verlan-

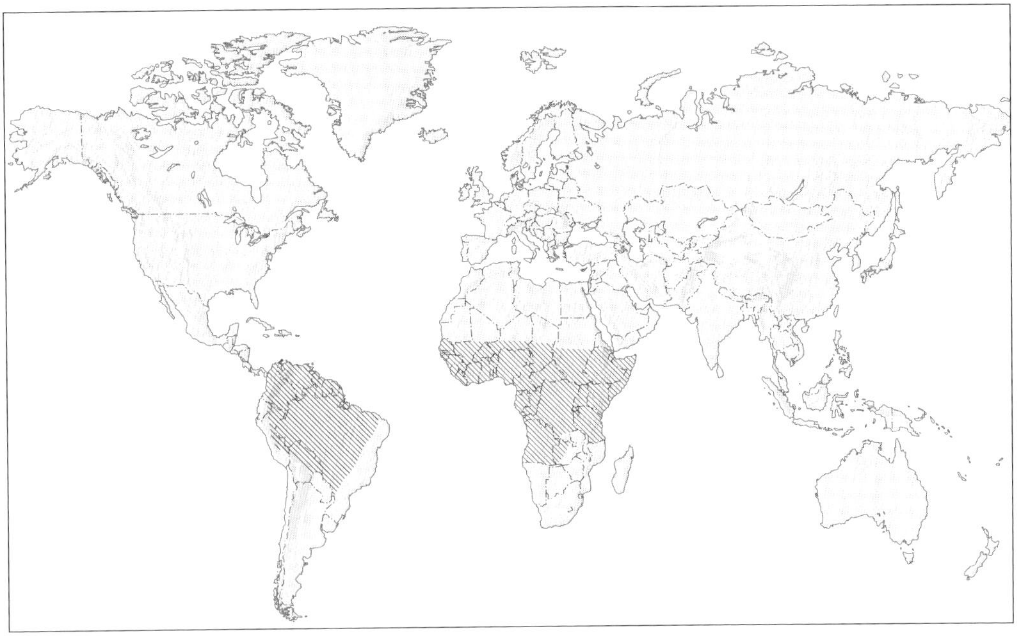

Abbildung 8-1. Gelbfieberendemiegebiete.

gen die Impfung bei Einreise aus einem Endemiegebiet (tropisches Afrika und Südamerika), um eine Einschleppung zu vermeiden.

Beim Impfstoff handelt es sich um einen **attenuierten Lebendimpfstoff (17-D-Stamm)**, der nach WHO-Vorschrift produziert wird. Etwa 120000 Gelbfieberimpfdosen werden pro Jahr in Deutschland verabreicht. Abgegeben wird dieser Impfstoff nur an autorisierte Gelbfieberimpfstellen. Nach einer Primärimpfung kommt es zu einer Impfvirämie, die nach 6–8 Tagen mit Fieber, Abgeschlagenheit und Transaminasenerhöhung einhergehen kann. In den letzten Jahren gab es einige Todesfälle im Zusammenhang mit einer Gelbfieberimpfung (weltweit ca. 8 Fälle). Das Impfdokument ist zehn Jahre gültig, danach muss eine erneute Impfstoffgabe erfolgen, obwohl vermutlich noch längere Zeit Schutz besteht. Nach Erstimpfung ist das Impfdokument erst zehn Tage nach Injektion gültig.

Impfschema:

- Erstimpfung frühestens im 7. Lebensmonat
- alle 10 Jahre 0,5 ml s.c.

Eine Gelbfieberimpfung ist bei Einreise in bestimmte Länder Afrikas, Mittel- und Südamerikas sowie unter Umständen auch Asiens vorgeschrieben.

8.1.5 Cholera

Die Cholera wird durch ein **bakterielles Toxin** verursacht und manifestiert sich als massiver Durchfall, gelegentlich auch mit starkem Erbrechen. Mehrere Liter Flüssigkeit können innerhalb weniger Stunden verloren gehen, so dass es schnell zu einer Exsikkose mit Elektrolytverschiebungen und neurologischen Störungen kommen kann.

Da die Cholera immer mit schlechten hygienischen Bedingungen einhergeht, ist sie eine Erkrankung der armen Bevölkerungsschichten in den betroffenen Ländern (Abb. 8-2). Reisende sind nur äußerst selten von dieser Erkrankung betroffen. So wird in Deutschland die Einschleppung einer Cholera durchschnittlich einmal pro Jahr gemeldet.

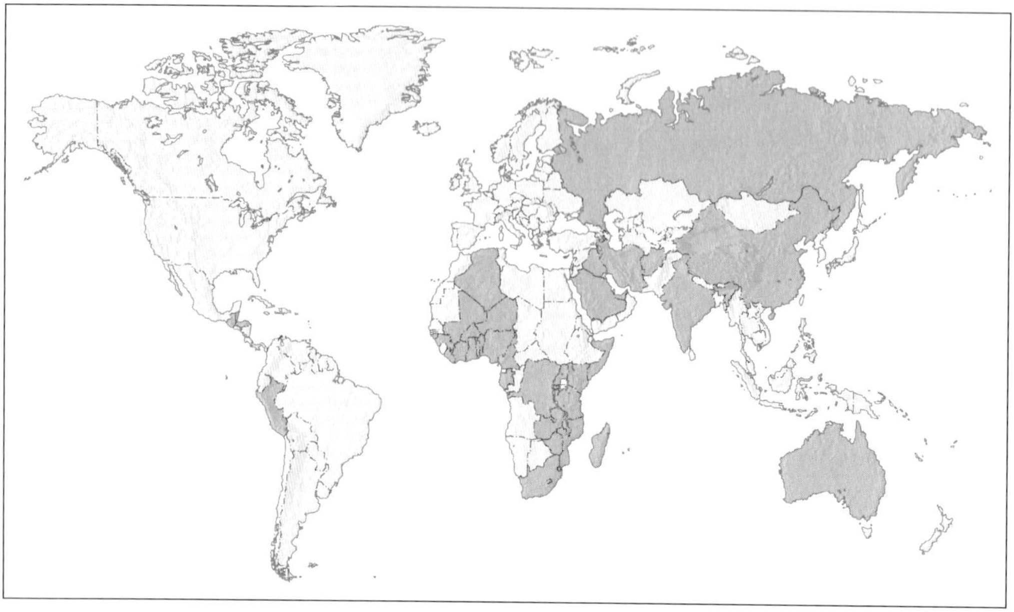

Abbildung 8-2. Länder mit Cholerameldungen (Stand 2003).

Die Cholera tritt derzeit in einer 7. Pandemie auf, die 1961 in Indonesien ihren Ursprung hatte. Von dort breitete sie sich 1964 nach Südostasien aus, 1970 nach Ost- und Westafrika und 1991 auch nach Lateinamerika. Bei der Epidemie 1991 in Lateinamerika, die in Peru ihren Ausgang nahm, kam es aufgrund schlechter hygienischer Verhältnisse, insbesondere in den Armenvierteln, zu einem sprunghaften Anstieg der Cholerafälle. Wurden vor 1991 jährlich weltweit ca. 50000 Fälle gemeldet, kam es durch die Epidemie in Lateinamerika zu einem Anstieg auf weltweit über 500000 Fälle. 1992 ist eine neue Epidemie mit einem bislang unbekannten Serotyp (O139) in Indien, Bangladesch und Thailand aufgetreten, die mittlerweile wieder abgeklungen ist.

Der bislang in Deutschland zugelassene Impfstoff (**Totimpfstoff** mit inaktivierten Cholerabakterien des klassischen und des El-Tor-Biovars) ist mittlerweile außer Handel. Die WHO empfiehlt diese Impfung für Reisen in gefährdete Gebiete nicht.

Die oralen Impfstoffe induzieren neben einer antibakteriellen auch eine antitoxische Immunität (gegen das Choleratoxin). Bei einem Schweizer **Schluckimpfstoff** mit **lebenden Cholerabakterien** (Orochol®) wurde durch gentechnologische Methoden die genetische Information für das Choleratoxin so geändert, dass die toxische Komponente des Choleratoxins, die Untereinheit A, nicht mehr exprimiert wird. Dieser Impfstoff enthält Bakterien des klassischen Biovars und bietet gegen diesen auch einen guten Schutz, gegen den derzeit kursierenden El-Tor-Biovar liegt die Schutzrate jedoch nur bei ca. 65%. Dieser Impfstoff ist in Deutschland nicht zugelassen und derzeit auch nicht erhältlich.

Einem schwedischen **Schluckimpfstoff** mit **abgetöteten Cholerabakterien** (Gemisch aus Biovar El Tor und dem klassischen Biovar) ist die gereinigte Toxin-B-Untereinheit des Choleratoxins zugesetzt (Dukoral®). Die Schutzrate dieses Impfstoffes wird mit 80–85% angegeben. Da das Toxin der enterotoxinbildenden Escherichia-coli-Stämme (ETEC), die als häufigste Ursache eines Reisedurchfalls gelten, dem Choleratoxin strukturell gleich ist, zeigte dieser Impfstoff bei Feldversuchen auch eine gute Wirksamkeit gegenüber einer ETEC-Infektion. Dieser Impfstoff ist seit 2004 in Deutschland zugelassen. Beide Impfstoffe sind jedoch gegen den Choleratyp O139 nicht wirksam.

Impfschema:

- ❑ Orochol®: einmalige Schluckimpfung
- ❑ Dukoral®: zwei Schluckimpfdosen im Abstand von 2–6 Wochen

Weil eine Choleraimpfung zurzeit nur geringen Schutz bietet, schützt man sich vor einer Cholera am wirkungsvollsten durch strikte Beachtung hygienischer Maßnahmen.

8.1.6 Meningokokkenmeningitis

Meningokokken sind **Bakterien**, die sich bei vielen Menschen als Besiedelung des oberen Respirationstraktes finden. Die Träger sind nicht erkrankt, können die Bakterien jedoch über Tröpfchen auf andere Menschen übertragen, die dann erkranken können. Trotz Antibiotikatherapie ist die Letalität hoch. Folgeschäden mit dauerhafter Hirnschädigung sind sehr häufig. Meningokokken werden aufgrund ihrer Polysaccharidkapsel in verschiedene Serogruppen eingeteilt. Die wichtigsten sind Serogruppe A, B und C. Zur Verbreitung der Serogruppen während der Meningokokkenepidemien zwischen 1970 und 1995 siehe Abbildung 8-3. Serogruppe A kommt in Afrika (besonders im Gebiet des Meningitisgürtels südlich der Sahara), Indien, Nepal und der Mongolei vor, Serogruppe B vorwiegend in den nördlichen Industrieländern, Chile und Kuba. Die Serogruppe C findet man in der Karibik, in Brasilien, Südostasien und Ozeanien. Andere Meningokokkenserogruppen spielen nur eine untergeordnete Rolle. Meningokokken der Serogruppe W135 haben jedoch in den letzten Jahren an Bedeutung zugenommen, da sie für Ausbrüche bei Mekkapilgern mit weltweiter Weiterverbreitung verantwortlich waren.

Die beiden in Deutschland verfügbaren Impfstoffe enthalten die gereinigten **Kapselpolysaccharide A und C** (Meningokokken-Impfstoff A+C Merieux®), einer dieser Impfstoffe noch zusätzlich W135 und Y (Mencevax® ACWY). Gegen die in Deutschland vorherrschende Sero-

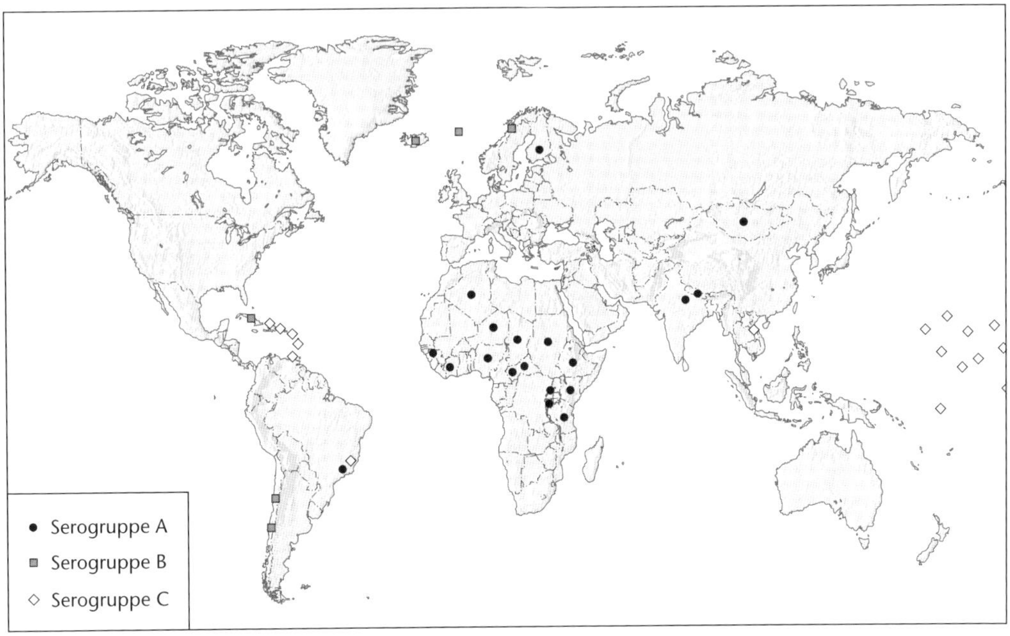

Abbildung 8-3. Große Meningokokkenepidemien (1970–1995) (nach Weekly Epidemiological Record 69 [1994] 113–120).

gruppe B ist bislang kein Impfstoff verfügbar, da er schlecht immunogen ist und das Kapselpolysaccharid B Homologien zu Wirtsstrukturen besitzt. Lediglich in Kuba wird ein derartiger (kubanischer) Impfstoff eingesetzt. Bei Mekkapilgern ist die Meningokokkenmeningitis-Impfung bei Einreise vorgeschrieben, seit einigen Jahren muss der Impfstoff die Komponente W135 enthalten.

Polysaccharidimpfstoffe sind bei Kindern unter 2 Jahren nicht wirksam. In den letzten Jahren wurden daher Konjugatimpfstoffe entwickelt, die auch bei dieser Altersklasse wirksam sind. Verfügbar sind derzeit jedoch nur Konjugatimpfstoffe gegen Serogruppe C, die in den tropischen Reiseländern eine relativ geringe Rolle spielt, jedoch in Europa eine weite Verbreitung und auch Zunahme zeigt. In einigen europäischen Ländern wird die Impfung deshalb bei Kindern und Jugendlichen z. B. beim Schulbesuch verlangt.

Impfschema:

- ❑ einmalige Injektion von 0,5 ml s.c. alle 3 Jahre (Polysaccharidimpfstoff)

Hauptursache einer Meningokokkenepidemie in den Tropen sind Meningokokken der Serogruppen A, C und W135, gegen die effektive Impfstoffe verfügbar sind.

8.1.7 Hepatitis A

Die Hepatitis A ist eine **Virusinfektion**, die insbesondere unter schlechten hygienischen Bedingungen fäkal-oral über Nahrungsmittel und Trinkwasser übertragen wird. Ein besonderes Risiko stellen Schalentiere (Muscheln) dar, da sie große Mengen an fäkal verunreinigtem Wasser filtrieren, so dass sich in ihnen Hepatitis-A-Viren (HAV), aber auch andere fäkal-oral übertragbare Infektionserreger anreichern können.

Die Verbreitung von Hepatitis A in tropischen Ländern ist sehr hoch, die Durchseuchungsrate der Bevölkerung liegt häufig bei 100%, wobei es in diesen Ländern in der Regel in frühester Kindheit zur Infektion kommt. In Europa korreliert die Seroprävalenz mit dem Alter. Nichtimmune Reisende können sich bei Reisen leicht infizieren. Die Hepatitis A zählt zu den häufigsten reisebedingten Infektionskrankheiten, gegen die eine Schutzimpfung existiert.

Tabelle 8-3 zeigt die weltweite Verbreitung von HAV. In Deutschland wurden 2002 ca. 1500 Erkrankungen an Hepatitis A gemeldet. Die Zahlen sind derzeit rückläufig. Zumeist handelt es sich um Einschleppungen, wobei eine Weiterverbreitung unter schlechten hygienischen Bedingungen oder z. B. in Kindergärten und Schulen möglich ist.

Während bis Anfang 1990 die einzige Schutzmaßnahme eine Verabreichung von Immunglobulinen darstellte, die einen kurzanhaltenden Sofortschutz boten, gibt es seit über 10 Jahren eine aktive Schutzimpfung gegen Hepatitis A. Diese hat die Immunglobulingabe heute vollständig abgelöst.

Nach erfolgter Grundimmunisierung wird von einem mindestens zehn Jahre anhaltenden Schutz ausgegangen. Havrix® war der erste kommerzielle Hepatitis-A-Impfstoff. Die neuen

Tabelle 8-3. Die Verbreitung des Hepatitis-A-Virus.

Häufigkeit	Regionen
sehr hoch	❑ Afrika ❑ Indien
hoch	❑ Südostasien ❑ Vorderer Orient ❑ Südamerika
mäßig	❑ Osteuropa ❑ Mittelmeergebiet
niedrig	❑ Westeuropa ❑ Nordamerika ❑ Australien
sehr niedrig	❑ Skandinavien

Hepatitis-A-Impfstoffe (Havrix® 1440, Vaqta®, Epaxal®, HAVpur®) haben den Vorteil, dass vor einer Reise nur noch eine einzige Injektion erforderlich ist. Die Vervollständigung der Grundimmunisierung erfolgt 6–12 Monate später.

Ein Kombinationsimpfstoff (Twinrix®) gegen Hepatitis A und Hepatitis B steht seit 1996 in Deutschland zur Verfügung. Des Weiteren sind seit 2003 Kombinationsimpfstoffe gegen Hepatitis A und Typhus im Handel (s. Tabelle 8-6).

Impfschema:

- ❑ Grundimmunisierung: 0/6–12 Monat je: 1 ml i.m.

Hepatitis A ist die häufigste durch Impfung vermeidbare Infektionskrankheit bei einem Auslandsaufenthalt.

8.1.8 Hepatitis B

Auch die Hepatitis B wird durch ein **Virus** hervorgerufen. Dieses hat mit dem Erreger der Hepatitis A keinerlei Gemeinsamkeiten. Im Gegensatz zur Hepatitis A wird Hepatitis B nicht über Nahrungsmittel, sondern durch Blut, Blutprodukte, unsterile medizinische Instrumente, durch i.v. Drogengebrauch und vor allem durch Sexualkontakte übertragen. Die Durchseuchung mit Hepatitis B ist in den tropischen Ländern hoch und erreicht im tropischen Afrika, im tropischen Südamerika und in Südostasien HBsAg-Trägerraten von über 20% der Bevölkerung (Tab. 8-4).

Man geht heute weltweit von 300 Millionen infektiösen HBsAg-Trägern aus. Das Risiko, sich in Ländern mit hoher HBsAg-Trägerrate eine Hepatitis B zuzuziehen, ist daher bei entsprechender Exposition hoch. In Deutschland schwanken die Zahlenangaben für HBsAg-Träger zwischen 0,3 und 1%.

Eine Infektion mit Hepatitis-B-Virus verläuft häufig inapparent. Sie kann als akute Hepatitis verlaufen, die folgenlos ausheilt, sie kann aber auch in 5–10% der Fälle in eine chronische Hepatitis übergehen. Wegen der Chronizität mit schwerwiegenden Folgen wie Leberzirrhose und primärem Leberzellkarzinom ist es wichtig, sich vor einer Hepatitis B zu schützen.

Heute stehen ausschließlich **gentechnologisch hergestellte Impfstoffe** gegen Hepatitis B zur Verfügung. Diese bestehen aus dem Hepatitis-B-Virus-Oberflächenantigen (HBsAg), welches eine protektive Immunantwort (Anti-HBs) induziert. Anhand der nach einer Grundimmunisierung bestimmten Anti-HBs-Konzentration kann auf die Dauer des Impfschutzes geschlossen werden.

Ein Kombinationsimpfstoff (Twinrix®) gegen Hepatitis A und Hepatitis B steht seit 1996 in Deutschland zur Verfügung.

Der Zeitpunkt einer Auffrischimpfung ist heute in der Diskussion. Während z.B. in der Schweiz und den USA nach erfolgter Grundimmunisierung keine weiteren Impfungen und keine Serokontrollen durchgeführt werden, wird in Deutschland eine Auffrischimpfung 10 Jahre nach einer Grundimmunisierung empfohlen. Bei Risikopersonen wird zu einer Überprüfung des Impfschutzes durch eine Anti-HBs-Bestimmung geraten.

Impfschema:

- ❑ Grundimmunisierung:
  - allgemein empfohlen: 0/1/6 Monate je 1 ml i.m.
  - bei wenig Zeit: 0/1/2/12 Monate je 1 ml i.m.
  - bei sehr wenig Zeit: 0/7/21 Tage je 1 ml i.m.
- ❑ Auffrischimpfung: siehe aktuelle STIKO-Empfehlung.

Wegen der schwerwiegenden Folgen einer Hepatitis B sollten möglichst viele Personen durch Impfung geschützt sein.

8.1.9 Tollwut

Die Tollwut ist eine **viral** bedingte Erkrankung des ZNS, die über Tierbisse übertragen wird und zu 100% letal verläuft. Hauptüberträger in den Tropen sind

Tabelle 8-4. HBsAg-Trägerraten in einzelnen tropischen Ländern (nach Global Infectious Diseases and Epidemiology Network).

Afrika	**Häufigkeit (%)**	**Amerika**	**Häufigkeit (%)**
Ägypten	4–9,2	Bolivien	1,6
Äthiopien	20–30	Brasilien	1,8
Botswana	13,6	Chile	0,3
Cap Verde	19	Costa Rica	0,6
Djibouti	7,3–15,4	Ecuador	2
Kenia	12,5	El Salvador	1,2
Liberia	15	Guatemala	2,2
Marokko	3,3	Honduras	3
Mauretanien	10–30	Karibik	0,2–4,1
Namibia	15	Kolumbien	2,8
Niger	17	Mexico	1
Nigeria	13	Nicaragua	1,1
Ruanda	14,3	Panama	1
Simbabwe	7,9	Surinam	2,3
Somalia	11–12	Uruguay	0,9
Sudan	9–26	Venezuela	2
Zaire	31		
Asien	**Häufigkeit (%)**	**Australien/ Ozeanien**	**Häufigkeit (%)**
Bangladesch	7–20	Australien	0,1–7
China	3–18	Cook-Inseln	10
Hongkong	6–12	Fidji-Inseln	1,8–11
Indien	5	Französisch Polynesien	1–20
Indonesien	5–15	Kiribati	31
Israel	1	Neukaledonien	6,6
Japan	2–3	Neuseeland	4–18
Malaysia	9,4	Salomonen	23
Myanmar	10,1	Tonga	18
Nepal	2,8	Vanuatu	18,1
Philippinen	11		
Saudi-Arabien	5–20		
Singapur	4		
Taiwan	15–20		
Thailand	9,3		

streunende Hunde. So gelten in Thailand ca. 4–8% der streunenden Hunde als infektiös. Zahlenangaben über die Verbreitung der Tollwut sind nicht sehr verlässlich, da viele Länder Fälle nicht oder nur unzureichend melden. So meldet Indien ca. 100 Fälle pro Jahr, Schätzungen gehen jedoch von ca. 25000–50000 Fällen aus.

Eine Tollwutimpfung ist bei Reisen in tropische Länder und bei Exkursionen sowie Trekkingtouren in entlegene Gebiete aus verschiedenen Gründen indiziert:

- Die Erkrankung verläuft in 100% letal.
- In tropischen Ländern ereignen sich ca. 99% der weltweit vorkommenden Tollwutfälle.

- Die Versorgungslage mit modernen, sicheren Tollwutimpfstoffen sowie spezifischem Immunglobulin in Entwicklungsländern ist oft sehr schlecht.
- In vielen Ländern wird die Impfung wegen Impfstoffmangels nur mit einer 1/10-Dosis durchgeführt, die Wirksamkeit dieses Impfschemas ist jedoch nicht gesichert.

Zur Verfügung stehen heute sichere und gut wirksame Impfstoffe. Die **Impfviren** werden entweder in menschlichen Zellen (HDC-Impfstoff: Tollwut-Impfstoff (HDC) inaktiviert) oder in Hühnerzellen (PCEC: Rabipur®) produziert. PCEC-Impfstoff ist billiger, jedoch bei einer **Hühnereiweißallergie kontraindiziert.** In ihrer Wirksamkeit besteht kein Unterschied.

Präexpositionelles Impfschema:

- allgemein empfohlen:
  0/7/21 bzw. 28 Tage je 1 ml i.m. je nach Impfstoffhersteller ggf. noch eine weitere Injektion nach 1 Jahr
- Auffrischimpfung nach 2–5 Jahren

Unmittelbar nach einem Biss eines tollwütigen oder tollwutverdächtigen Tieres ist eine aktiv-passive Prophylaxe (postexpositionell) notwendig, in tropischen Ländern aufgrund mangelnder Versorgung jedoch häufig nicht verfügbar. Dies wäre ein Grund für einen **sofortigen Abbruch** eines Auslandsaufenthaltes.

Postexpositionelles Impfschema:

- allgemein empfohlen:
  0/3/7/14/30/ (90 fakultativ) Tage je 1 ml i.m.
- gleichzeitig mit der ersten Impfstoffgabe oder bis spätestens 8 Tage danach: einmalig Tollwut-Immunglobulin vom Menschen (20 IE/kg)

Wegen der 100%igen Letalität der Tollwut sollte vor längeren Fernreisen präexpositionell geimpft werden.

8.1.10 Frühsommer-Meningoenzephalitis (FSME) und Russische Frühsommer-Meningoenzephalitis (RSSE)

Die Erreger der FSME und RSSE sind **Flaviviren;** sie werden durch bestimmte Zeckenarten übertragen. FSME und RSSE kommen lokal begrenzt in den Verbreitungsgebieten der Zecken vor und verursachen neurologische Symptome. Außerhalb Europas kommt **FSME** nicht vor. Betroffen sind vorwiegend Süddeutschland, Österreich, die Schweiz und Osteuropa. Die **RSSE** findet sich nur in Russland. Im Vergleich zur FSME verläuft die RSSE erheblich schwerer. Für die FSME wird die Letalität mit 3% angegeben, für die RSSE mit 30%.

Die gegenwärtig verfügbaren Impfstoffe bieten Schutz gegen beide Erkrankungsformen (FSME und RSSE). Eingesetzt wird ein **Totimpfstoff;** das Impfvirus wird in Hühnerzellen vermehrt (FSME-Immun®, Encepur®).

Für Reisende ist diese Impfung empfehlenswert, wenn durch das Reisegebiet und das dortige Verhalten (lange Waldwanderungen usw.) ein hohes Infektionsrisiko nicht auszuschließen ist.

Impfschema: Das empfohlene Impfschema ist vom verwendeten Impfstoff abhängig und der jeweiligen Gebrauchsinformation zu entnehmen. Zur Grundimmunisierung sind bei allen Impfstoffen 3 Injektionen notwendig.

FSME und RSSE kommen in tropischen Ländern nicht vor.

8.1.11 Japanische Enzephalitis

Die Japanische Enzephalitis wird durch Moskitos der Gattung Culex übertragen. Diese haben einen relativ kleinen Flugradius (ca. 1–2 km), so dass die Infektion regional begrenzt epidemisch auftritt. Das

Virus der Japanischen Enzephalitis, ein **Flavivirus** (zu denen auch Gelbfiebervirus, FSME-Virus und Hepatitis-C-Virus zählen), hat sein Reservoir in Schweinen und Vögeln. Der Überträger brütet vorwiegend in Reisanbaugebieten, so dass vorwiegend in ländlichen Gebieten ein Infektionsrisiko besteht (Abb. 8-4).

Mit Einführung der Impfung in Japan in den 50er Jahren sind die Erkrankungen an Japanischer Enzephalitis dort drastisch zurückgegangen; es kam jedoch im Laufe der letzten Jahrzehnte zu einer Ausbreitung nach Westen (vor allem China und Indien). Vereinzelte Fälle traten auch bei Touristen auf Bali und den Torres-Inseln nördlich von Australien auf. Die Erkrankung spielt bei Touristen jedoch eine untergeordnete Rolle; nur 24 Fälle wurden weltweit zwischen 1978 und 1992 bei Touristen diagnostiziert. Durch einen längeren Aufenthalt in ländlichen Gegenden gefährdeter Gebiete besteht jedoch durchaus für einen Langzeittouristen oder für einen beruflich längere Zeit dort Tätigen ein Infektionsrisiko. Dieses steigt mit Zunahme der Aufenthaltsdauer. Man geht derzeit davon aus, dass weniger als 3% der Culex-Moskitos in Risikogebieten infiziert sind und dass von 200 Infektionen nur eine zum Auftreten von neurologischen Symptomen führt.

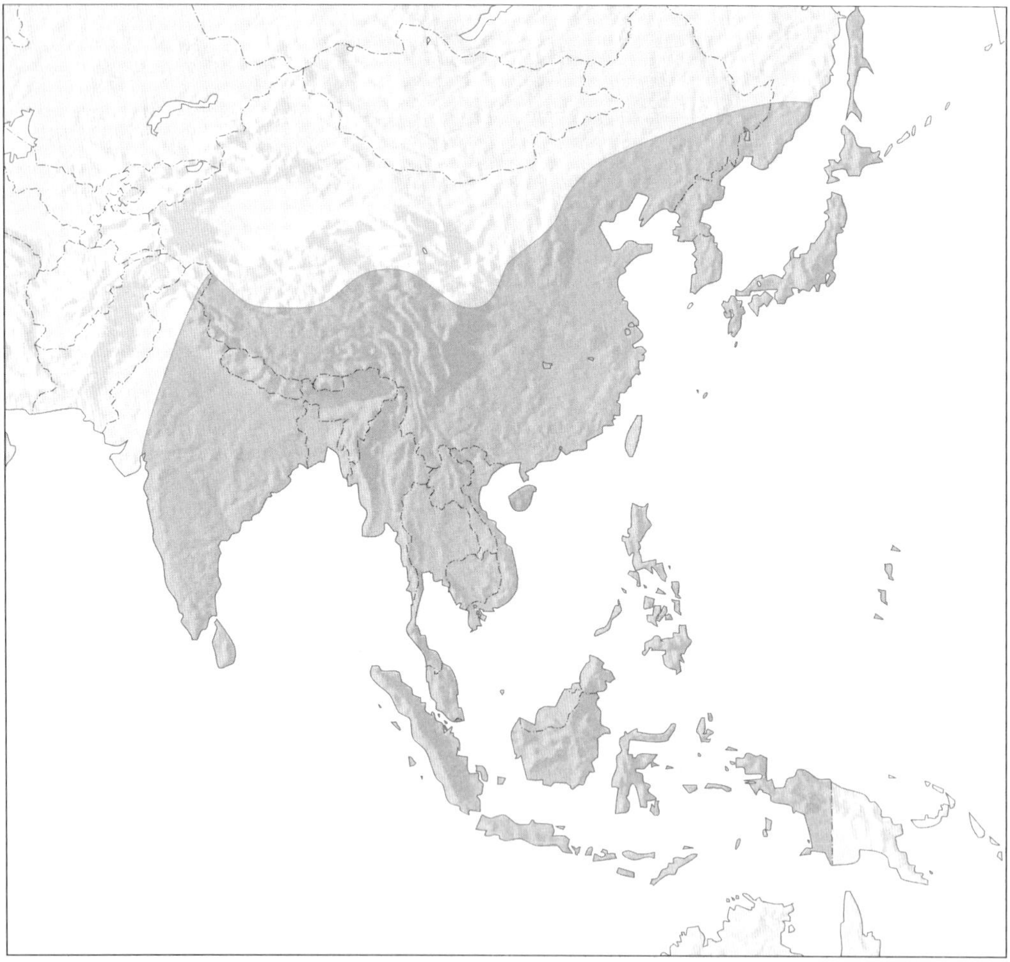

Abbildung 8-4. Endemiezonen der Japanischen Enzephalitis (Stand: 2003).

Da es diese Erkrankung in Deutschland nicht gibt, ist der Impfstoff hier nicht zugelassen, kann jedoch über Apotheken bezogen werden. Der in Deutschland am häufigsten eingesetzte Impfstoff wird in Japan hergestellt. Er leitet sich von dem 1935 isolierten Nakayama-Stamm ab. Das Impfvirus wird in Mäusegehirnen vermehrt und nach Reinigung als **inaktivierter (Tot-) Impfstoff** s.c. verabreicht. Es gibt unterschiedliche Impfschemata, wobei für einen guten Schutz eine **dreimalige Impfung** zu empfehlen ist. Während die Serokonversionsraten nach zwei Injektionen mit 33–80 % angegeben werden, liegen diese nach dreimaliger Injektion zwischen 88 und 100 %. Eine Auffrischimpfung wird nach zwei Jahren empfohlen. Kinder zwischen 1 und 3 Jahren erhalten jeweils nur die halbe Dosis.

Die Impfung kann mit **Nebenwirkungen** einhergehen. In erster Linie treten lokale Reaktionen (bei ca. 20% der Impflinge) auf. Systemische Reaktionen mit Fieber, Kopfschmerzen, Schwindel, Myalgie, abdominellen Beschwerden, Übelkeit, Erbrechen und Hautausschlag werden bei ca. 10% beschrieben. Neurologische Erscheinungen (Enzephalitis, Enzephalopathie, Krampfanfälle, periphere Neuropathie) finden sich in ca. 1–2,3 Fälle pro 1000000 Impfungen. Nach 1989 waren plötzlich vermehrt allergische Erscheinungen aufgetreten. In letzter Zeit findet man keine Berichte mehr über diese Nebenwirkungen. Man sieht heute die Ursache der vermehrten allergischen Erscheinungen (generalisierte Urtikaria, angioneurotisches Ödem [Quincke-Ödem]) als chargenbedingt an. Die Häufigkeit lag bei 1–100 pro 10000 Impfungen.

Impfschema:

- ❑ allgemein empfohlen: 0/7/30 Tage s.c. je 1 ml
- ❑ Kurzschema: 0/7/14 Tage s.c. je 1 ml
- ❑ bei wenig Zeit: 0/7 Tage s.c. je 1 ml
- ❑ Auffrischimpfung nach 3–5 Jahren

Für einen Langzeitaufenthalt in Risikogebieten wird die Impfung empfohlen.

8.1.12 Influenza

Die Virusgrippe (Influenza) wird durch Tröpfchen übertragen und kann sich epidemieartig ausbreiten. Auf der nördlichen Erdhalbkugel tritt die Influenza zwischen November und April auf, auf der südlichen Halbkugel in den dortigen Wintermonaten. Besonders gefährdet sind über 60 Jahre alte Menschen und Personen mit chronischen Erkrankungen.

Die Impfung ist mit dem Problem der raschen Änderung der Viruszusammensetzung des Impfstoffes behaftet. Da besonders Influenza-A-Viren sehr leicht ihre genetische Zusammensetzung ändern können (Antigenshift, Antigendrift), können „neue" Influenzaviren auftreten, gegen die in der Bevölkerung keine Immunität besteht. Epidemien können sich rasch bis zur Pandemie ausbreiten. Daher muss die Zusammensetzung des Impfstoffes jedes Jahr neu bestimmt werden. Der aktuelle Impfstoff wirkt nur rund ein Jahr (Begrivac®, Mutagrip®, Influsplit®).

Impfschema:

- ❑ Erwachsene erhalten jährlich 0,5 ml s.c.

Die Zusammensetzung des Influenza-Impfstoffes wird von der WHO aufgrund der epidemischen Lage für jedes Jahr neu empfohlen.

8.1.13 Pneumokokken-Erkrankungen

Pneumokokken werden über Tröpfchen übertragen. Die Indikation zur Impfung ist dieselbe, wie bei der Influenzaimpfung. Gefährdet sind insbesondere Säuglinge und ältere Menschen sowie Personen mit angeborenen oder erworbenen Immundefekten und chronischen Krankheiten sowie Frühgeborene. Daher sollten Personen über 60 Jahre sowohl gegen Influenza als auch gegen Pneumokokken-Infektionen geimpft sein. Hierzu steht ein 23-valenter Impfstoff zur Verfügung, der nach

6 Jahren nachgeimpft werden sollte. Bei Kindern unter 2 Jahren ist dieser Impfstoff nicht wirksam. Hier steht ein Konjugatimpfstoff zur Verfügung. Zu Impfungen bei Kindern siehe Kapitel II.5.5.

Impfschema Polysaccharid-Impfstoff (23-valent):

- ❑ Nach vollendetem 2. Lebensjahr einmal 0,5 ml s. c. oder i. m.
- ❑ Wiederimpfung bei Erwachsenen frühestens nach 6 Jahren, bei Kindern unter 10 Jahren nach 3–5 Jahren

8.1.14 Masern

Masern sind eine hochkontagiöse **Virusinfektion.** Sie werden über Tröpfchen bzw. Aerosole aus den Atemwegen sehr leicht übertragen. Hauptsächlich kommt die Erkrankung im Kindesalter vor. In Deutschland treten ca. 5000–6000 Masernerkrankungen pro Jahr auf. Eine Meldepflicht besteht seit Einführung des Infektionsschutzgesetzes 2001. Besonders in den **Tropen** spielt diese Erkrankung eine wichtige Rolle. Daher hat sich die WHO das Ziel gesetzt, Masern im Rahmen des **Expanded Program on Immunization (EPI)** weltweit auszurotten. Trotz dieser Impfprogramme sterben heute noch jährlich über 1 Million Kinder an Masern und deren Komplikationen. Nichtimmune Personen sind daher bei einer Reise in ein tropisches Land gefährdet. In Deutschland besteht bei ca. 86–96 % der Bevölkerung eine Immunität durch Impfung bzw. durchgemachte Masern.

Die Masernimpfung wird in der Regel als Kombinationsimpfung (Masern/Mumps/Röteln: MMR) durchgeführt. In der Regel erfolgt diese Impfung ab dem 11. Lebensmonat spätestens bis zum Ende des 2. Lebensjahres. Eine zweite Impfung zur Schließung von Impflücken wird empfohlen. Diese kann bereits 4 Wochen nach der ersten Impfung verabreicht werden. Bei geplanter Ausreise in ein tropisches Land kann wegen des höheren Infektionsrisikos die erste Impfung vorgezogen werden und bereits nach dem 9. Lebensmonat erfolgen.

Die Impfung erfolgt in Deutschland mit einem **attenuierten Lebendimpfstoff.** Dabei stehen mehrere verschiedene Einzel- und Kombinationsimpfstoffe zur Verfügung.

Impfschema:

- ❑ ab 11. Lebensmonat: 1 Impfdosis i. m. oder s. c.
- ❑ Wiederimpfung spätestens bis zum voll endeten 2. Lebensjahr mit 1 Impfdosis i. m. oder s. c.

Eine Altersbegrenzung nach oben für die Masernimpfung besteht nicht. In der Regel wird sie als Kombinationsimpfung mit Mumps- und Rötelnimpfstoff verabreicht.

8.1.15 Typhus

Der Typhus ist eine schwere bakterielle Allgemeinerkrankung und wird durch eine **Salmonellenart (Salmonella typhi)** verursacht. Ein ähnliches, milderes Krankheitsbild (Paratyphus) wird durch Salmonella paratyphi A, B oder C verursacht. Die Übertragung erfolgt auf fäkal-oralem Weg. Zur Erkrankung kommt es jedoch nur, wenn ausreichend viele Infektionserreger aufgenommen werden. Bei Personen, deren Magensäureproduktion reduziert ist, reichen schon geringe Mengen aus.

In Deutschland werden pro Jahr ca. 50–100 Erkrankungen an Typhus abdominalis und ca. 50–100 an Paratyphus gemeldet. In der Regel handelt es sich hierbei um eingeschleppte Fälle. Die Inzidenz in Deutschland ist also sehr niedrig und liegt bei ca. 0,1–0,2 Fälle auf 100 000 Einwohner. In tropischen Ländern liegt die Inzidenz dagegen erheblich höher (Lateinamerika 150 Fälle auf 100 000 Einwohner, Ozeanien 150, Afrika 500 und Asien 500). Weltweit treten jährlich ca. 16,5 Millionen Erkrankungen mit 580 000 Todesfällen auf.

Das Erkrankungsrisiko bei einer einmonatigen Reise liegt in Ländern wie Indien, Nepal, Nordwestafrika und Peru bei 0,03 % und damit um den Faktor 10 niedriger als das Erkrankungsrisiko für Hepatitis A.

Für die Pathogenität von Salmonella typhi ist das Vi-Antigen (Kapselantigen) verantwortlich. Bei Salmonella paratyphi kommt dieses Antigen nicht vor. Nach Aufnahme über den Magen-Darm-Trakt gelangen die Bakterien in die Blutbahn, was zu hohem Fieber führt (septische Allgemeininfektion). Als Abwehrmaßnahme bildet der Organismus im Darm eine Schleimhautimmunität, in der Zirkulation eine humorale Immunität (Antikörper gegen O-, H- und Vi-Antigene) aus. Schutz vor einer erneuten Erkrankung bieten die Vi-Antikörper. Die derzeit verfügbaren Impfstoffe basieren auf diesen verschiedenen Abwehrprinzipien. Durch den Schluckimpfstoff mit lebenden attenuierten Typhusbakterien (Stamm Ty21a: Typhoral® L; Vivotif®) wird eine Schleimhautimmunität induziert, jedoch keine humorale Immunität gegen Vi-Antigen. Im Gegensatz hierzu wird durch den Injektionsimpfstoff, der gereinigtes Vi-Kapselpolysaccharid-Antigen (Stamm Ty2: Typherix®, Typhim® Vi) enthält, eine humorale Immunität induziert. Bei beiden Impfstoffen liegt die Schutzrate bei 60–70%. Die Schutzdauer wird für die Schluckimpfung mit einem Jahr, für die Injektionsimpfung mit drei Jahren angegeben. Die unterschiedlichen Wirkmechanismen der beiden Impfungen und der relativ niedrige Schutz der Einzelimpfungen legen den Gedanken nahe, beide Impfstoffe zu kombinieren. Studien hierzu liegen jedoch bislang nicht vor. Bei besonders gefährdeten Personen (z.B. Helfer in Flüchtlingslagern, Katastrophenhelfer) wäre diese Kombination zu überlegen.

Impfschema:

- ❑ Schluckimpfung:
  - am Tag 0, 2 und 4 je 1 Kapsel
  - Auffrischung jährlich
- ❑ Injektionsimpfung:
  - einmalig 0,5 ml i.m. oder tief s.c
  - Auffrischung alle 3 Jahre

Die Typhusimpfung bietet keinen Schutz gegen Salmonella Paratyphi A, B, C und andere Salmonellen. Seit 2003 sind Kombinationsimpfstoffe gegen Hepatitis A und Typhus im Handel (s. Tab. 8-6).

8.1.16 Tuberkulose

Die Tuberkulose wird durch Bakterien der Gattung **Mycobacterium (Mycobacterium tuberculosis, Mycobacterium bovis)** verursacht. Man geht davon aus, dass zur Zeit etwa 1,7 Milliarden Menschen mit Tuberkulosebakterien infiziert sind.

Die Impfung erfolgte mit dem seit 1921 in Gebrauch befindlichen BCG (Bacille Calmette-Guérin)-Impfstoff. Es handelte sich um einen attenuierten Mycobacterium-bovis-Stamm (Lebendimpfstoff), der in den Industrieländern nicht mehr als Routineimpfung eingesetzt wird. Bei dem in Deutschland eingesetzten Impfstoff handelte es sich um den Stamm Kopenhagen 1331. Der Impfstoff schützte weder vor einer Infektion noch vor einer Erkrankung und verhinderte auch nicht die Weiterverbreitung des Erregers.

In Anbetracht der epidemiologischen Situation in Deutschland, der nicht sicher belegbaren Wirksamkeit der BCG-Impfung und der nicht seltenen, schwerwiegenden unerwünschten Arzneimittelwirkungen des BCG-Impfstoffes wird diese Impfung seit einigen Jahren nicht mehr empfohlen und ist in Deutschland nicht mehr verfügbar.

8.1.17 Pocken

Durch ein Impfprogramm der WHO ist es gelungen, die Menschenpocken auszurotten. Dadurch waren weitere Impfungen gegen Pocken nicht mehr notwendig und entsprechende Impfstoffe nicht mehr erhältlich. Wegen einer potentiellen Bedrohung durch Bioterrorismus u.a. durch Pockenviren werden seit kurzem wieder Pockenimpfstoffe produziert, und in den USA wurden bereits viele Soldaten geimpft. Auch in Deutschland wurden für den Fall einer bioterroristischen Bedrohung mit Pockenviren geeignete Vorkehrungen getroffen: Impfstoffe wurden eingelagert und Fachpersonal geschult, um ggf. Pockenmassenimpfungen durchzuführen. Pockenimpfungen wurden in Deutschland jedoch bislang nicht wieder durchgeführt. Der

Impfstoff ist auch nicht frei erhältlich und wird nur im Falle einer realen Bedrohung ausgegeben werden.

8.1.18 Malaria

Um gegen Malaria, eine Erkrankung durch **Protozoen** (Plasmodienarten) zu impfen, gibt es verschiedene theoretische Ansatzpunkte. Durch einen Sporozoiten-Impfstoff könnte die Infektion der Wirtszelle (Leber beim Menschen) verhindert werden, durch einen Merozoiten-Impfstoff wäre die Verhinderung der Erkrankung möglich und durch einen Gametozyten-Impfstoff die Weiterverbreitung (Infektion der Überträgermücke) verhinderbar. Leider gibt es bis heute keinen gut wirksamen und in großer Menge produzierbaren Impfstoff gegen Malaria.

8.1.19 Impfungen in der Schwangerschaft

Eine besondere Situation stellen Impfungen während der Schwangerschaft dar. Grundsätzlich sollte überlegt werden, ob während der Schwangerschaft überhaupt eine Reise unter erhöhtem Infektionsrisiko unternommen werden soll. Bei Lebendimpfungen ist prinzipiell auch eine Infektion des Feten mit dem Impfvirus möglich.

Lebendimpfungen sind deshalb während der Schwangerschaft kontraindiziert.

Nur unter strengster Indikationsstellung ist eine **Gelbfieberimpfung** ab dem 2. Trimenon möglich. Impfungen mit Tot- oder Toxoidimpfstoffen sind zwar möglich, die Indikation sollte jedoch sehr streng gestellt werden.

8.1.20 Impfungen bei Kindern

Auch bei Kindern sollte überlegt werden, ob für sie eine Reise unter eingeschränkten hygienischen Bedingungen und hohem Infektionsrisiko sinnvoll ist. Bei den Impfungen ist darauf zu achten, dass diese entsprechend der aktuellen STIKO-Empfehlung altersgemäß erfolgen oder erfolgt sind. Impflücken sind zu schließen. Die MMR-Impfung kann bis zum neunten Lebensmonat vorgezogen werden, wenn eine Auslandsreise in diesem Lebensalter geplant ist. Für die speziellen Reiseimpfungen gelten Einschränkungen hinsichtlich der unteren Altersgrenze und der Dosierung. Die Altersgrenzen sind Tabelle 8-5 zu entnehmen. Näheres zu Kinderimpfungen siehe Kapitel II.5.5.

Die von der STIKO empfohlenen Impfungen für Kinder sind entsprechend dem Lebensalter durchzuführen.

8.1.21 Impfungen bei Immunsupprimierten (HIV-Patienten)

Eine Impfung gegen eine HIV-Infektion ist bislang nicht möglich. Gegen einige Infektionserreger können HIV-Infizierte jedoch geimpft werden. Welche Impfungen durchgeführt werden können, ist auch von dem Stadium der Erkrankung abhängig.

So können **asymptomatische HIV-Infizierte** mit inaktivierten (Tot-)Impfstoffen und Toxoiden geimpft werden. **Möglich** sind in diesem Stadium auch Impfungen mit Lebendimpfstoffen gegen Gelbfieber, Masern, Mumps und Röteln, jedoch nicht gegen Tuberkulose. Bei der Impfung gegen Poliomyelitis wird statt der heute ohnehin nicht mehr indizierten Schluckimpfung (Lebendimpfstoff) die Impfung mit inaktiviertem (Tot-)Impfstoff angeraten. Bei Impfungen gegen Typhus und Cholera sollten vozugsweise Totimpfstoffe verwendet werden. Diese Empfehlung gilt auch für nicht HIV-Infizierte, die in derselben Wohngemeinschaft leben.

Bei **symptomatischen HIV-Infizierten** ist die Verabreichung von **Lebendimpfstoffen kontraindiziert;** bei Masern besteht nur eine relative Kontraindikation. Impfungen mit inaktivierten und Toxoid-Impfstoffen sind möglich oder empfohlen, auch wenn die Immunantwort bei dieser Patientengruppe schwächer ausfällt als bei Patienten ohne Störung des Immunsystems.

Die Impfempfehlung bei HIV-Infizierten hängt davon ab, ob es sich um eine symptomatische oder asymptomatische HIV-Infektion handelt.

Folgendes sollte vor einer Impfung vom Impfarzt in Anlehnung an die STIKO-Empfehlungen beachtet werden:

- Der Impfpass muss kontrolliert und entschieden werden, ob ein Impfschutz noch vorhanden ist, dieser ggf. aufgefrischt oder eine Impfung erstmalig verabreicht werden muss.
- Falls eine Impfung nicht dokumentiert ist, muss diese komplett durchgeführt werden.
- Für die Indikationsstellung einer Reiseimpfung muss der Impfarzt die Reiseroute, die Reiseart, die Reisezeit und die Reisedauer sowie die Impfvorschriften der bereisten Länder kennen.

Tabelle 8-5. Altersgrenzen bei Reiseimpfungen.

Krankheit	Impfstoff	Mindestalter in Lebensmonaten
Gelbfieber	Stamaril®	ab 6
Meningokokkenmeningitis	Mencevax® Meningokokken-Impfstoff A + C Merieux®	ab 18–24
	Verschiedene Konjugatimpfstoffe (Meningokokken-C-Gruppe)	ab 3
Tollwut	Rabipur® Tollwut-Impfstoff (HDC) inaktiviert®	bei Expositionsgefahr in jedem Alter
Typhus oral	Typhoral® L Vivotif®	ab 13
Typhus parenteral	Typhim® Vi Typherix®	ab 24
Hepatitis A	Havrix® Kinder	ab 13
	Vaqta® K pro infantibus Epaxal® HAVpur®	ab 24
Cholera oral	Dukoral®	ab 24
Japanische Enzephalitis	JE-Vax®	ab 13*

*Dosis altersabhängig

Tabelle 8-6. Übersicht über die wichtigsten Schutzimpfungen, deren Impfstoffe, Art der Impfung sowie Dauer des Impfschutzes.

Impfung gegen	**Impfstoff-Handelsname** (Auswahl)	**Applikationsart**	**Dauer des Impfschutzes** (nach vollständiger Immunisierung)	**Anmerkungen** (zu Aufklärungsbedarf und Komplikationen bei Impfungen: http://www.rki.de/GESUND/IMPFEN/IMPFEN.HTM)
Tetanus	Tetanol® pur Tetanus-Impfstoff Merieux ®	i. m.	ca. 10 Jahre	
Diphtherie	Diphtherie-Adsorbat-Impfstoff Behring für Erwachsene® Diphtherie-Adsorbat-Impfstoff Behring für Kinder®	i. m.	ca. 10 Jahre	Erwachsenenimpfstoff mit reduziertem Antigengehalt
Poliomyelitis	IPV-Virelon® IPV-Merieux®	i. m. oder s. c.	ca. 10 Jahre	Schluckimpfung nur noch auf Anordnung der Gesundheitsbehörden bei Ausbrüchen
Gelbfieber	Stamaril®	s. c.	10 Jahre	Bei Einreise in bestimmte Länder vorgeschrieben
Cholera	Dukoral®	oral	ca. 6–24 Monate	parenteraler Impfstoff nicht mehr verfügbar
Meningokokkenmeningitis	Mencevax® ACWY Meningokokken-Impfstoff A+C Merieux®	s. c.	ca. 3 Jahre	Die Konjugatimpfstoffe haben in der Reisemedizin derzeit keine Bedeutung
Hepatitis A	Havrix 1440® Vaqta® Epaxal® HAVpur®	i. m.	ca. 10 Jahre	z. T. unterschiedliche Impfstoffe für Kinder und Erwachsene

Tabelle 8-6. Übersicht über die wichtigsten Schutzimpfungen, deren Impfstoffe, Art der Impfung sowie Dauer des Impfschutzes. *(Fortsetzung)*

Impfung gegen	**Impfstoff-Handelsname** (Auswahl)	**Applikationsart**	**Dauer des Impfschutzes** (nach vollständiger Immunisierung)	**Anmerkungen** (zu Aufklärungsbedarf und Komplikationen bei Impfungen: http://www.rki.de/GESUND/IMPFEN/IMPFEN.HTM)
Hepatitis B	Engerix® HBVAXPRO®	i. m.	ca. 10 Jahre	für Risikoreisende
Tollwut	Rabipur® Tollwutimpfstoff (HDC)®	i. m.	ca. 2–5 Jahre	prä- und postexpositionelle Impfung möglich
FSME	Encepur® FSME-Immun®	i. m.	ca. 3 Jahre	unterschiedliche Impfstoffe für Kinder und Erwachsene
Japanische Enzephalitis	JE-Vax®	s. c.	ca. 2–4 Jahre	in Deutschland nicht zugelassen
Influenza	Begrivac® Influsplit SSW® Mutagrip®	i.m.	ca. 1 Jahr	wegen der Antigendrift- und -shift der Influenzaviren ändert sich die Zusammensetzung des Impfstoffes jährlich
Pneumokokken-Erkrankungen	Pneumopur® Pneumovax 23®	i.m. oder s.c.	ca. 6 Jahre	für Risikopersonen empfohlen
Masern	Masern-Impfstoff Merieux®	i. m. oder s. c.	lebenslang	in der Regel wird ein Kombinationsimpfstoff (Masern/Mumps oder Masern/Mumps/Röteln) verabreicht

Fortsetzung Tab. 8-6 nächste Seite ▸

Tabelle 8-6. Übersicht über die wichtigsten Schutzimpfungen, deren Impfstoffe, Art der Impfung sowie Dauer des Impfschutzes. *(Fortsetzung)*

Impfung gegen	**Impfstoff-Handelsname** (Auswahl)	**Applikationsart**	**Dauer des Impfschutzes** (nach vollständiger Immunisierung)	**Anmerkungen** (zu Aufklärungsbedarf und Komplikationen bei Impfungen: http://www.rki.de/GESUND/IMPFEN/IMPFEN.HTM)
Typhus	Typhim Vi® Typherix®	i.m.	parenteral ca. 3 Jahre	schützt nicht gegen Paratyphus und enteritische Salmonellen
	Typhoral® Vivotif®	oral	oral ca. 1 Jahr	
Tuberkulose	–	–	–	steht in Deutschland nicht mehr zur Verfügung
Kombinationsimpfung gegen				
Tetanus/Diphtherie	Td-Rix® Td-pur® DT-Impfstoff Behring für Kinder® DT-Impfstoff Merieux für Kinder®	i. m.	ca. 10 Jahre	unterschiedliche Impfstoffe für Kinder und Erwachsene
Tetanus/Diphtherie/ Poliomyelitis	Td-Virelon® Revaxis®	i. m.	ca. 10 Jahre	nur für Auffrischimpfungen bei Erwachsenen
Hepatitis A und B	Twinrix®	i. m	ca. 10 Jahre	unterschiedliche Impfstoffe für Kinder und Erwachsene
Hepatitis A und Typhus	Hepatyrix® ViATIM®	i. m.	gegen Hepatitis A ca. 1 Jahr gegen Typhus ca. 3 Jahre	eine zweite monovalente Hepatitis-A-Impfung muss nach spätestens 1 Jahr erfolgen

- Der Reisende muss über den Nutzen der Impfung und über die zu verhütende Krankheit informiert werden. Auf mögliche Nebenwirkungen und Komplikationen muss er hingewiesen werden, ebenso auf Beginn und Dauer der Schutzwirkung.
- Vor einer Impfung muss eine Anamnese und Impfanamnese erhoben werden, einschließlich der Befragung über das Vorliegen möglicher Kontraindikationen. Insbesondere sind frühere Impfkomplikationen zu beachten.
- Die aktuelle Befindlichkeit muss festgestellt und akute Erkrankungen ausgeschlossen werden. Abklärung von Impfhindernissen, wie z. B. Immunsuppression und Allergien oder Berücksichtigung von Zeitabständen vor und nach Operationen.
- Auf die Beachtung von Impfabständen (nur bei Lebendimpfstoffen notwendig) muss hingewiesen werden, ebenso auf Empfehlungen über Verhaltensmaßnahmen im Anschluss an die Impfung.
- Hinweise zu Auffrischimpfungen müssen gegeben werden und die verabreichten Impfungen müssen im Impfausweis dokumentiert oder eine Impfbescheinigung ausgestellt werden.

Weiterführende Literatur

Impfempfehlungen der Ständigen Impfkommission (STIKO). Stand Juli 2004. Epidemiol Bull 30 (2004) 235–250.

Stanley, A., Plotkin, M. D., Orenstein, W. A.: Vaccines, 4th ed. W. B. Saunders, 2004.

Informationen im Internet

Deutschland, www.rki.de

Österreich, www.aek.or.at/GruenesKreuz/impf2000.htm.

Schweiz, www.bag.odmin.ch/sichimpfen/impfplan/d/

8.2 Insektenschutz

WERNER RUDIN

Bei einer Vielzahl durch Viren, Bakterien, Protozoen und andere Erreger hervorgerufener infektiöser Erkrankungen findet eine Übertragung durch Gliederfüßler (Arthropoden) wie Mücken, Fliegen, Flöhe, Läuse, Raubwanzen, Milben und Zecken statt. Dieses Kapitel befasst sich hauptsächlich mit dem Schutz gegen Stechmücken, enthält aber auch Hinweise auf andere blutsaugende Insekten und Zecken. Ein wirksamer Schutz gegen Lästlinge als Überträger tropischer Krankheiten wird auch als **Expositionsprophylaxe** bezeichnet, die im Extremfall eine überlebenswichtige Maßnahme darstellen kann.

Ein 100%iger Schutz gegen Arthropodenstiche und -bisse kann mit keinem der zahlreichen Produkte auf dem Markt garantiert werden. In Ländern mit erhöhtem Malariainfektionsrisiko kann eine Expositionsprophylaxe medikamentöse Vorbeugemaßnahmen unterstützen, aber nicht ersetzen (s. Kap. II.8.3.1).

Blut als Nahrung und die Lokalisation der Beute

Die Blutgier gewährleistet bei Stechmücken die Arterhaltung. Die Weibchen benötigen Blut, damit sich Eier entwickeln können. Sofern geeignete „Blutspender“

vorhanden sind, nehmen sie im Verlauf eines rund einwöchigen Zyklus ein bis zwei Blutmahlzeiten zu sich. Lebensnotwendig ist das Blut für die Weibchen nicht; sie können wie die nicht-stechenden Männchen allein von Blütensäften leben.

Auf Distanz, etwa im Bereich zwischen 50 m und 100 m, lokalisieren die Mückenweibchen ihre Opfer anhand von deren Bewegung und der Farbe ihrer Kleidung. Helle Farben sind weniger attraktiv als dunkle. Im Nahbereich kommt, neben der Fähigkeit, Wärmequellen zu orten, ihr Geruchssinn zum Tragen. Dieser erlaubt ihnen, das über die Lunge und durch die Haut abgegebene Kohlendioxid und eine noch unbekannte Anzahl weiterer Stoffe, wie z. B. Milch-, Hexan- und andere Säuren, die ebenfalls über die Haut ausgeschieden werden, wahrzunehmen. Die Anteile an anlockenden und abstoßenden Duftstoffen in der Transpiration bestimmen schließlich die natürliche Attraktivität des Individuums. Auch Duftstoffe in Seifen und Parfüms können Mücken anlocken.

Die äußeren Bedingungen, unter denen der Schutz gegen die stechenden Lästlinge gewährleistet werden soll, sind entscheidend dafür, welche Maßnahmen in Frage kommen.

Schutz durch Verhaltensweisen und physikalische Maßnahmen

Viele Insekten haben im Verlauf eines Tages bestimmte Aktivitätszeiten. Das wohl bekannteste Beispiel sind die Überträgermücken der Malaria, gegen die man sich zwischen Morgen- und Abenddämmerung nicht zu schützen braucht. Neben den arttypischen Aktivitätsphasen der Insekten gibt es – abhängig von den Umweltbedingungen, z. B. dem Vorhandensein von Gewässern – Gebiete mit mehr oder weniger hoher Mückenpopulation. Informationen zu diesen Gegebenheiten können dazu beitragen, das Risiko gestochen zu werden, zu mindern; hierzu gehört, gewisse Gebiete zu bestimmten Zeiten bewusst zu meiden.

Durch entsprechendes Verhalten kann auch das Risiko, von Zecken befallen zu werden, minimiert werden. Zecken lassen sich nicht wie oft vermutet von Bäumen fallen, sondern klammern sich an Kleidung, wenn sie z. B. im hohen Gras oder Unterholz damit in Berührung kommen. Auf festen Pfaden ohne Vegetation besteht in der Regel kein Risiko eines Zeckenbefalls.

Maßnahmen im Hause: Moskitonetze bieten den sichersten Schutz während der Nacht.

Wichtig ist eine **geeignete Maschengröße des Netzes**. Als Faustregel werden für Stechmücken mindestens 30 Maschen auf der Diagonalen eines Quadratzentimeters angegeben, was etwa 22 pro cm entspricht.

Eine **Imprägnierung** der Netze mit einem Insektizid (s. u.) erhöht die Wirkung insofern, als Mücken weniger durch Löcher im Netz eindringen und getötet werden, wenn sie genügend lang damit in Kontakt gekommen sind. Des Weiteren hält sie einen gewissen Schutz gegen kleine Mückenarten wie Kriebelmücken oder Schmetterlingsmücken aufrecht, auch wenn die Maschen zu groß sind, um sie vollständig abzuwehren.

Für **Säuglinge** sind Moskitonetze z. B. über dem Kinderwagen das Mittel der Wahl, nicht nur im Haus, sondern auch im Freien.

Zur Fernhaltung von Mücken vom Wohnbereich kommen verschiedene Maßnahmen in Frage. So verhindern **Mückengitter** an Fenstern, Türen und anderen offenen Verbindungen nach Außen das Eindringen und den ständigen Nachschub; auch **Klimaanlagen** halten Mücken fern.

Unterstützend wirken die unter „chemischer Schutz“ angeführten Maßnahmen, wie die Verdampfung von **Duftölen**, was jedoch als alleinige Vorkehrung mit Sicherheit nicht ausreicht. Zur Beseitigung von Mücken, die bereits in Räume gelangt sind, kann – unter Berücksichtigung der eigenen Belastung – eine Insektizid-Behandlung mittels Spray oder Verdampfung bzw. Abbrennen von pyrethrumhaltigen **Räucherspiralen** beitragen. Die Insektizid-Behandlung eines Raumes ist anzustreben, bevor man sich darin aufhält.

Führen diese Maßnahmen nicht zu dem gewünschten Effekt oder sind sie nicht durchführbar, sind die gleichen Schutzmaßnahmen wie im Freien anzuwenden.

Schutzmaßnahmen im Freien: Kleidung schützt nicht immer

Durch hautbedeckende Kleidung, wie z. B. langärmelige Hemden, lange Hosen und Tragen von Socken, können Mückenstiche in großem Umfang vermieden werden. Es muss jedoch darauf geachtet werden, dass die Stoffe dicht gewebt sind und die Textilien möglichst nicht eng anliegen. Helle Farben wirken weniger attraktiv als dunkle. Ist der Schutz durch Kleidung unzureichend, kann er mittels Imprägnierung mit einem Insektizid verbessert werden. Dagegen eignen sich die meisten Repellenzien wegen ihrer Eigenschaften und ihrer Wirkungsweise nicht für die Anwendung auf Kleidungsstücken. Ihre insektenabweisende Wirkung ist auf Textilien schwächer als auf der Haut. Auch im Freien können Mückennetze, die den Kopf abdecken, sehr nützlich sein.

Zum physikalischen Schutz gegen Zecken ist es hilfreich, lange Hosen z. B. mit Bündchen zu tragen: Auf heller Kleidung sind Zecken leichter erkennbar. Nach Wanderung im Unterholz oder Gebüsch sollte der Körper nach Zecken abgesucht werden.

Chemischer Schutz: Tausende Produkte mit synthetischen oder pflanzlichen Wirkstoffen sind auf dem Markt

Repellenzien

Von einem optimalen Repellent wird erwartet, dass es ohne Nebenwirkungen ist und während möglichst langer Zeit möglichst viele Arten von Stechinsekten, Zecken oder Milben fernhält. Zusätzlich stellt der Konsument auch persönliche Ansprüche an Geruch, Beschaffenheit und Anwendungsform. Keines der Mückenvertreibungsmittel im Handel erfüllt alle Anforderungen in idealer Weise. Bezogen auf die Wirkung reicht die Palette von völlig wirkungslos bis sehr gut, wobei die zweifelhaften Produkte leider einen großen Anteil des Angebots ausmachen. Zusätzlich können auch gute Repellenzien nur wirken, solange sie noch auf der Haut vorhanden sind und nicht durch mechanisches Abreiben, Schwitzen oder Baden entfernt worden sind. Dies geschieht in der praktischen Anwendung meist früher, als die Angabe der Wirkungsdauer auf der Verpackung verspricht. Als Konsequenz kann ein zuverlässiger Schutz nur mit disziplinierter Einhaltung einiger Regeln erreicht werden (siehe „Anwendungstipps").

Die Wirkungsweise von Repellenzien ist noch nicht bis ins Detail geklärt. Neueste Untersuchungen bestätigen die bisherige Vermutung, dass die Fernhaltung der Plagegeister auf einer Störung ihres Orientierungssinnes beruht. Wichtig scheint dabei das Zusammenwirken des Repellents mit der Zusammensetzung von anlockenden und repellierenden Substanzen in der Ausdünstung des Opfers. Die Wärmeabstrahlung, einerseits beteiligt bei der Anlockung der Mücken, hilft andererseits beim Aufbau einer repellierenden Duftwolke. Da diese Wechselwirkung oft nicht in geeigneter Weise zum Tragen kommt, scheint zumindest ein Teil der Repellenzien praktisch wirkungslos zu sein.

Die auf dem Markt erhältlichen Repellenzien mit **synthetischen Wirkstoffen** enthalten eine oder eine Kombination von zwei bis drei solcher Verbindungen aus einer verhältnismäßig kleinen Auswahl (vgl. Tab. 8-7). Als sehr wirksame Standardsubstanz gilt hierbei DEET (Diethyltoluamid), das sich seit 1957 in Konzentrationen von 10–50 % in verschiedenen Produkten im Handel befindet. Bei millionenfacher Anwendung wurden nur sehr selten gesundheitliche Schädigungen (im Wesentlichen Hautreizungen und neurotoxische Schädigungen) beobachtet. Eine Neuentwicklung stellt das ebenfalls sehr wirksame Piperidin-Derivat Bayrepel® dar, das nach den

Tabelle 8-7. Die häufigsten Wirkstoffe und ihre Vor- und Nachteile.

	Wirkstoff	Vorteile	Nachteile
DEET	Diethyltoluamid, Diethylmethyl-benzamid	lange Wirkungsdauer (reduziert gegen Fliegen und Zecken), breites Wirkungsspektrum, überall einsetzbar	löst Farben u. Lacke, nicht für Kinder < 5 Jahre; evtl. neurotoxisch, sparsam eingesetzt
DMP	Dimethylphthalat (meist in Kombination mit DEET)	lange Wirkungsdauer (reduziert gegen Fliegen und Zecken), breites Wirkungsspektrum, überall einsetzbar	löst Farben u. Lacke, nicht für Kinder < 5 Jahre, evtl. leberschädigend, sparsam eingesetzt vertretbar
Bayrepel® Picaridin	1-Piperidincarboxylsäure-2-(2-hydroxyethyl)-1-methylpropylester	mittlere Wirkungsdauer (reduziert gegen Fliegen und Zecken), breites Wirkungsspektrum, geringes Nebenwirkungsrisiko, für Kinder ab 2 Jahren empfohlen	Wirkung abhängig von der individuellen Attraktivität für Mücken*
EBAAP IR3535	Ethyl-butyl-acetylamino-propionat	mittlere Wirkungsdauer (reduziert gegen Fliegen und Zecken), breites Wirkungsspektrum, geringes Nebenwirkungsrisiko, bei geringer Konzentration auch für Kleinkinder geeignet	Wirkung abhängig von der individuellen Attraktivität für Mücken*
PMD	p-Menthane-3.8-diol (Eucalyptus citriodora)	mittlere Wirkungsdauer, (reduziert gegen Fliegen und Zecken), biologischer Wirkstoff, geringes Nebenwirkungsrisiko, sparsam auch bei Kleinkindern einsetzbar	Wirkung abhängig von der individuellen Attraktivität für Mücken*
	Kokossäureester und ätherische Öle	mittlere Wirkungsdauer (reduziert gegen Fliegen und Zecken), biologischer Wirkstoff, geringes Nebenwirkungsrisiko, auch bei Kleinkindern verwendbar	Wirkung abhängig von der individuellen Attraktivität für Mücken*
	Kombinationen von verschiedenen ätherischen Ölen	biologische Produkte mit hoher Akzeptanz, große Auswahl	(sehr) kurze Wirkungsdauer, nur bei geringer Mückendichte einsetzbar

Für alle Produkte gilt: Augen und Schleimhäute schützen, nicht in Wunden.
* Für Gebiete mit hoher Mückendichte und in den Tropen nur bei persönlicher guter Erfahrung zu empfehlen.

bisherigen Untersuchungen ein relativ günstiges Nebenwirkungsprofil besitzt und auch bei Kleinkindern ab dem 2. Lebensjahr eingesetzt werden kann.

Die Streuung bezüglich der Wirkstoffkonzentrationen kann bei bestimmten Substanzen zwischen einem Gehalt von wenigen Prozent und reinem Wirkstoff variieren, sofern keine gesetzlichen Maximalwerte festgelegt sind. Von den Herstellern wird häufig eine möglichst niedrige, noch wirksame Konzentration angestrebt, um mit einem minimalen Nebenwirkungsrisiko werben zu können. Da die Wirkungsdauer direkt von der Konzentration abhängt, geht diese Rechnung nur bedingt auf. Als Konsequenz wird eine häufigere Erneuerung der Behandlung notwendig.

Bei der Anwendung von einigen Produkten mit synthetischen Wirkstoffen ist unbedingt zu beachten, dass sie bestimmte Kunststoffe, Farben und Lacke auflösen können.

Das Verlangen nach **pflanzlichen Repellenzien** ist sehr groß. Dementsprechend werden auch fortwährend besondere Anstrengungen unternommen, Pflanzenextrakte oder Kombinationen pflanzlicher Stoffe zu finden, die in geeignetem Maß als Mückenschutz wirken. Unter der riesigen Zahl sogenannter Bio-Produkte auf dem Markt gibt es jedoch nur wenige, die in Tests akzeptable bis gute Resultate gezeigt haben (s. Tab. 8-7), wobei auch diese Produkte jedoch nicht uneingeschränkt empfohlen werden können, da ihre Wirkung oft stark personenabhängig ist. Eine gute Beratung ist deshalb besonders wichtig.

Anwendungstipps für Repellenzien:

- Um mit einem Repellent einen optimalen Schutz bei minimalem Risiko von Nebenwirkungen zu erzielen, ist die disziplinierte Einhaltung einiger Regeln eine wichtige Voraussetzung.
- Beim Kauf eines Repellents für Reisen in fremde Länder kann eine gute **Beratung** von großem Nutzen sein.
- Repellenzien müssen **flächendeckend** auf **alle exponierten Körperoberflächen** aufgetragen werden. ☞
- Für die Anwendung im Gesicht: auf Handflächen verreiben und dann dünn auftragen. Kontakt mit Augen, Schleimhäuten, Wunden und entzündeten Hautregionen vermeiden. Nach der Applikation Hände waschen.
- Nicht auf Handflächen von Kindern auftragen.
- **Rechtzeitige Erneuerung** der Behandlung ist wichtig. Faustregel: nach 4 Stunden oder früher. Die Angaben auf der Packung basieren oft auf Laborresultaten, die in der Praxis meist nicht erreicht werden.
- Repellenzien sind **nicht wasserfest** und überdauern Baden oder Duschen nicht.
- Behandlungen soweit möglich auf die **Aktivitätsphasen** der belästigenden Insekten beschränken. Bei beendeter Exposition Abwaschen der Repellent-Rückstände von der Haut.
- **Anwendungshinweise** auf der Verpackung beachten.

Insektizide

Für den Schutz von Personen vor allem gegen Stechmücken und andere Lästlinge aus der Gruppe der Arthropoden werden heute überwiegend synthetisch hergestellte Pyrethroide oder das natürliche, weniger wirksame Pyrethrum aus Chrysanthemenblüten verwendet. Seit der Einführung dieser Substanzen wird eine Debatte über ihre Toxizität geführt, wobei die Meinungen von „harmlos" bis „relativ giftig" reichen. Im Vergleich zu chlorierten Kohlenwasserstoffen (z.B. DDT, Lindan), Phosphorsäureestern oder Carbamaten sind die von den Pyrethroiden ausgehenden toxikologischen und ökologischen Risiken als geringer einzuschätzen. Leider wurden schneller als ursprünglich erwartet Resistenzbildungen gegen Pyrethroide beobachtet.

Als Einsatzmöglichkeiten für Pyrethroide kommen zum Personenschutz in Frage:

- die Imprägnierung von Kleidern und Moskitonetzen,
- der Einsatz als „knock down"-Sprays,

- die elektrische Verdampfung oder das Abbrennen von Räucherspiralen (die jedoch schwächer wirksam sind).

Auch wenn das Risiko als gering eingeschätzt wird, sollten alle Pyrethroid-Anwendungen so durchgeführt werden, dass möglichst wenig von den Produkten eingeatmet wird. Für die Applikation auf der Haut sind sie alle nicht geeignet.

Gibt es alternative Schutzmöglichkeiten?

Mit dem Ziel, Vorkehrungen frei von Nebenwirkungen zu erzielen, werden laufend neue Produkte entwickelt, die für den Konsumenten zwar verlockend, zum Zwecke eines Schutzes aber **absolut wirkungslos** sind. Hierzu gehören u. a.:

- **Akustische Geräte** zur Mückenvertreibung. Dieses Prinzip beruht auf der irrtümlichen Meinung, dass bereits inseminierte Weibchen sich weiteren Inseminationen entziehen, indem sie vor den Männchen, die sie am Fluggeräusch erkennen sollen, fliehen. Tatsächlich spielt dabei ein chemischer und nicht ein akustischer Faktor eine Rolle. Die Hörsinnesleistung der nicht stechenden Männchen – sichtbar an deren stärker gefiederten Antennen – ist wesentlich besser ausgebildet. Sie erkennen daran die Weibchen.
- **Kleber, Armbänder** oder andere Träger von Repellenzien, die auf der Haut oder über Kleidungsstücken angebracht werden. Auf der Haut schützen sie auch mit konzentriertem, optimalem Wirkstoff nicht mehr als den abgedeckten Bereich; freie Hautareale werden weiterhin von Stechinsekten heimgesucht.
- **Lichtfallen** (UV-Lampen), in denen hineinfliegende Insekten durch elektrische Schläge getötet werden. Diese locken tatsächlich verschiedenste Insekten, darunter auch viele Nützlinge an; für viele Stechmückenarten gilt dies jedoch nicht.
- **Aufbau eines systemischen Schutzes** nach oraler Zufuhr einer Substanz. Weit verbreitet ist die Meinung, dass die Einnahme von **Vitamin B_1** oder der Verzehr von **Knoblauch** zu einem geeigneten Mückenschutz führt. Im Falle von Vitamin B_1 war es bisher nicht möglich, eine Wirksamkeit aufzuzeigen. Aus etwas eigennütziger Perspektive betrachtet, dürfte die „Variante Knoblauch" die Lage sogar verschlimmern: Sie könnte mögliche Begleiter vertreiben, die ihrerseits Lästlinge aufgrund einer größeren Attraktivität für Mücken auf sich gezogen hätten.

Wichtige Aspekte für die Beratung von Reisenden

Im Zusammenhang mit persönlichen Schutzvorkehrungen gegen Stiche blutsaugender Insekten und anderer Arthropoden stellt sich bei der Beratung die Frage, wie weit Faktoren wie **Expositionsort** bzw. **Reiseziel** sowie **Erfahrungen** und **Präferenzen** der zu beratenden Personen mit einbezogen werden sollen. Abhängig davon gestaltet sich die Beratung mehr oder weniger komplex:

- **Minimalinhalte von Beratungen:** Stets sollten die wirksamsten verfügbaren Schutzmaßnahmen für Haus (Moskitonetz und Insektizid) und Umfeld (Repellent) sowie die wichtigsten Hinweise für deren erfolgreiche Anwendung angesprochen werden.
- **Einbezug des Expositionsorts:** Vor allem bei Reisenden, die große Bedenken gegenüber Produkten mit synthetischen Wirkstoffen haben, können die Empfehlungen an die voraussichtlichen Belastungen durch Stechmücken und andere Lästlinge am Zielort angepasst werden. Anstelle von Produkten mit den wirksamsten synthetischen Wirkstoffen können eventuell pflanzliche oder synthetische Wirkstoffe mit geringerem Nebenwirkungsrisiko empfohlen werden.
- **Einbezug der Erfahrungen und Präferenzen des Reisenden:** Das Ziel einer Beratung sollte nicht sein, jemandem ein bestimmtes Produkt oder eine be-

stimmte Maßnahme aufzudrängen. Wer mit einem Produkt aufgrund **eigener** guter Erfahrungen zufrieden ist, sollte dabei bleiben können. Viele Menschen wehren sich insbesondere gegen die Anwendung von Repellenzien mit synthetischen Wirkstoffen. Weisen Testergebnisse auf eine geringe Wirksamkeit des ausgewählten z. B. pflanzlichen Produktes hin, dann sollte für den Aufenthalt in Gebieten mit hoher Mückendichte oder erhöhtem Risiko von Krankheitsübertragungen empfohlen werden, ein Produkt mit höherer Erfolgswahrscheinlichkeit als Reserve mitzunehmen.

- **Empfehlungen in der Alltagspresse:** Meist kurz vor Beginn der „Mückensaison" werden in vielen Zeitungen und Journalen Artikel über den Schutz gegen Mücken publiziert. Bevor man sich bei der Wahl eines Produkts auf solche Empfehlungslisten für Mückenschutzmittel stützt, ist zu überprüfen, ob und in welchem Maße die Wirksamkeit, das Ausmaß des Schutzes und dessen Dauer bei der Bewertung dieser Produkte berücksichtigt wurden. Einige dieser Produktempfehlungen basieren fast ausschließlich auf dem Kriterium der Verträglichkeit für Mensch und Umwelt. Um Empfehlungslisten für Mückenschutzmittel nach ihrer Wirksamkeit zu beurteilen, müsste die Bewertung nicht selten der umgekehrten Rangfolge der empfohlenen Produkte folgen.

Weiterführende Literatur

Curtis, C. F.: Personal protection methods against vectors of disease. Review of Medical and Veterinary Entomology 80 (1992) 543–53.

Fradin, M. S.: Mosquitoes and mosquito repellents: a clinician's guide. Annuals of International Medicine 128 (1998) 931–940.

Schlagenhauf, P.: Traveler's Malaria. BC Decker Inc. Hamilton, London 2001.

Medikamentöse Vorbeugung 8.3

HARALD KRETSCHMER

Vermeidung von Kontakt mit Krankheitserregern und deren Überträger (Expositionsprophylaxe) und/oder vorbeugende Medikamenteneinnahme sind Eckpfeiler der Krankheitsverhütung.

Die Summe aller Gesundheitsgefährdungen bei Reisen in fernen Ländern kann bei Beachtung einiger Grundregeln recht niedrig gehalten werden und übertrifft dann die verschiedenen Gesundheitsrisiken in der industrialisierten Welt kaum. Sorgfältige Untersuchungen über das Sterberisiko bei Auslandsreisen ergaben gar für Langzeitaufenthalte eine niedrigere Mortalität von in Afrika arbeitenden Nordamerikanern als bei einer vergleichbaren Bevölkerungsgruppe in den USA. Zu ähnlichen Ergebnissen kam eine Studie an Schweden, die in den Tropen lebten und arbeiteten. Pointiert kann gesagt werden, dass großer Publizitätsrummel über Ebola- und Lassafieber-Erkrankungen die Wirklichkeit gesundheitlicher Risiken für Europäer in Afrika verzerrt.

Der beste Schutz gegen Gesundheitsbedrohungen in tropischen Ländern sind:

- Durchführung der vorgeschriebenen und empfohlenen Impfungen (s. Kap. II.8.1)
- strikte Wasser- und Nahrungsmittelhygiene (s. Kap. III.5.2)
- Expositionsprophylaxe gegen krankheitsübertragende Arthropoden (s. Kap. II.8.2) sowie gegen Infektionen

☞

beim Baden in bilharzioseverseuchten Binnengewässern (s. Kap. IV.4.10); Vermeiden von Barfußgehen.
- regelmäßige Durchführung einer medikamentösen Malariaprophylaxe.
- Anlegen von Sicherheitsgurten in Autos und Tragen eines Helms bei Motorradfahrten.

8.3.1 Malariaprophylaxe

Der Schutz vor Mückenstichen **(Expositionsprophylaxe**, s. Kap.II.8.2) ist Grundlage jeder Malariavorbeugung. Dazu gehören ab der Dämmerung:

- Tragen langärmeliger Hemden bzw. Blusen sowie langer Hosen mit Socken
- Aufenthalt in klimatisierten oder durch Mückengitter geschützten Räumen
- Anwendung von mückenabwehrenden Substanzen auf der Haut (Repellenzien; **Vorsicht bei Kleinkindern:** nicht großflächig anwenden!)
- Benutzung von Moskitonetzen (eventuell imprägniert mit Pyrethroiden, deren Unschädlichkeit jedoch noch nicht völlig gesichert ist)
- eventuell Verwendung von Insektensprays

Maßnahmen der Expositionsprophylaxe verhindern außer der Malaria auch andere insektenübertragene Infektionen.

Zur **medikamentösen Vorbeugung** der Malaria stehen die in Tabelle 8-8 genannten Medikamente zur Verfügung. In Gebieten mit Multiresistenzen besteht durch diese Medikamente nur ein Teilschutz.

Tritt trotz regelmäßiger Einnahme prophylaktischer Medikamente **Fieber ohne unmittelbar erkennbare Ursache** (wie schwere Erkältung, Mandelentzündung, Harnweginfektion u.a.) auf, sollte an eine resistente Malaria tropica gedacht werden. Ist ein Arzt nicht erreichbar, sollte in einem solchen Fall nach dem in Tabelle 8-9 beschriebenen Schema vorgegangen werden.

Zur Selbstbehandlung sollte nicht dasselbe Medikament genommen werden, das zur medikamentösen Prophylaxe eingesetzt wurde.

Nach Selbstbehandlung ist eine **ärztliche Kontrolle** dringend anzuraten.

Bei jeder fieberhaften Erkrankung muss auch noch **Jahre nach der Rückkehr** an die Möglichkeit einer Malaria gedacht und eine sofortige Blutuntersuchung veranlasst werden.

Da alle Medikamente Nebenwirkungen haben können und auch Kontraindikationen für bestimmte Medikamente bestehen können (s. Kap. IV.4.1), spielt die persönliche Beratung durch den Hausarzt eine wichtige Rolle.

Die Dosierungen beim Kind sind in Tabelle 8-10 beschrieben.

Für die Selbsttherapie im Erkrankungsfall eignet sich das in Tabelle 8-11 beschriebene Vorgehen. **Ärztliche Kontrolle!**

Für **Lariam®** gibt es keine **Firmenempfehlung** für Kinder **unter 5 kg** Körpergewicht oder **jünger als drei Monate**. Im Notfall sind jedoch auch solche Säuglinge nach o.g. Dosierung zu behandeln (s. Kap. II.5.5).

Bei Reisen in malariagefährdete Gebiete ist eine medikamentöse Malariaprophylaxe Erwachsenen und Kindern dringend anzuraten.

8.3.2 Prophylaxe der Reisediarrhö

Die Vorbeugung von Darminfektionen, die bei Reisen nur in begrenztem Maß vermieden werden können (s. Kap. IV.4.2–4.4), ist in erster Linie eine Frage der persönlichen Hygiene und Lebensführung **(Expositionsprophylaxe)**. Impfungen spielen zur Zeit noch eine untergeordnete Rolle. Trinkwasser und Lebensmittel enthalten oft Durchfallerreger. Eine gute Regel ist es, in den Tropen außer selbst geschälten Früchten nichts Ungekochtes zu essen und zu trinken. Auch gekochte Mahlzeiten, die über Nacht aufbewahrt werden, stellen eine Gesundheitsbedrohung dar. In originalverschlossenen Flaschen abgefüllte Ge-

Tabelle 8-8. Dosierungen der Medikamente zur Prophylaxe beim Erwachsenen (Stand 4/05).

Mefloquin (Lariam®)	❑ 1 Tablette pro Woche ❑ Beginn 1 Woche vor Einreise in ein Malariagebiet bis 4 Wochen nach Rückkehr. ❑ Zur Überprüfung der Verträglichkeit kann der Beginn der Einnahme schon bis zu 3 Wochen früher erfolgen
Atovaquon/Proguanil (Malarone®)	❑ 1 Tablette pro Tag ❑ Beginn 1–2 Tage vor Einreise in ein Malariagebiet bis 7 Tage nach Rückkehr (maximale Aufenthaltsdauer 28 Tage)
Doxycyclin (diverse Präparate)	❑ 1 Tablette (mit 100 mg) pro Tag ❑ Beginn 1–2 Tage vor Einreise in ein Malariagebiet bis 4 Wochen nach Rückkehr. ❑ Die Monohydrat-Präparate sind verträglicher als die Hyclat-Präparate. Doxycyclin ist in Deutschland nicht zur Malariaprophylaxe zugelassen, wird jedoch von der WHO als Alternative zu den anderen Präparaten empfohlen. Ein „off-label-use" ist prinzipiell möglich, der Reisende ist jedoch auf die Tatsache der Nichtzulassung für diese Indikation und auf den damit verbundenen Ausschluss der Produkthaftung durch den Hersteller hinzuweisen

tränke sind meist als sicher anzusehen. Fruchtsäfte sind nur dann sicher, wenn sie frisch zubereitet und nicht mit „unsicherem" Wasser verdünnt sind. Eisgekühlte Getränke haben zwei große Nachteile: Im Eis bleiben bestimmte Krankheitserreger (z. B. Salmonellen) lebensfähig, und die starke Abkühlung der Getränke führt oft zu Magenbeschwerden. Zur wirklichen Kühlung des Körpers tragen eiskalte Getränke nur sehr wenig bei; ihre Wirkung ist vornehmlich suggestiv.

Filtern von Wasser, Jodierung und **Chlorierung** stellen weitere wichtige Maßnahmen zur Vorbeugung von Lebensmittelinfektionen dar. Allerdings ist die Befolgung der Vorsichtsmaßnahme **„Peel it, boil it, cook it or forget it"** nicht immer möglich, insbesondere wenn man zu einheimischen Freunden zum Essen eingeladen wird. Übertriebene Furcht und rigoroses Befolgen von Vorschriften einer Nahrungsmittelhygiene würden dann manche wertvollen zwischenmenschlichen Begegnungen unmöglich machen.

Tabelle 8-9. Dosierungen der medikamentösen Selbstbehandlung bei Malariaverdacht beim Erwachsenen (Stand 4/05).

Mefloquin (Lariam®)
- ❑ Zu Beginn 3 Tabletten, nach 6–8 Stunden 2 Tabletten, bei einem Körpergewicht von mehr als 60 kg nach weiteren 6–8 Stunden 1 Tablette

Atovaquon/Proguanil (Malarone®)
- ❑ An drei aufeinander folgenden Tagen pro Tag je 4 Tabletten als Einmalgabe

Artemether/Lumefantrin (Riamet®)
- ❑ Jeweils 4 Tabletten zu folgenden Zeitpunkten: Sofort, dann nach 8, 24, 36, 48 und 60 Stunden (insgesamt 6 Einnahmen à 4 Tabletten über 3 Tage)

Anmerkung: In Mittelamerika ist Chloroquin zur Therapie noch voll wirksam, für alle anderen Reiseziele werden die o. g. Medikamente empfohlen.

Tabelle 8-10. Dosierungen der Medikamente zur Malariaprophylaxe beim Kind (Stand 04/05).

		Tabletten/ml Sirup pro Woche				Tabletten pro Tag		
Gewicht (kg)	Alter in Monaten oder Jahren	Chloroquin 50 mg Base/Tbl.	Chloroquin 150 mg Base/Tbl.	Chloroquin Sirup 15 mg Base/ml	Mefloquin 250 mg/Tbl.	Proguanil 100 mg/Tbl.	Doxycyclin 100 mg/Tbl.	Atovaquon/Proguanil (62,5 + 25 mg pro Junior-Tbl.)
5–6	< 4 M.	0,5	–	2	0,125	0,25	nicht empfohlen	nicht empfohlen
7–10	4–11 M.	1	–	2,5–3,5	0,25	0,25	nicht empfohlen	nicht empfohlen
11–14	1–2 J.	1,5	0,5	4,0–4,5	0,25	0,5	nicht empfohlen	1
15–18	3–4 J.	2	0,75	5,0–6,0	0,5	0,5	nicht empfohlen	1
19–24	5–7 J.	2,5	1	6,5–8,0	0,5	0,75	nicht empfohlen	1 (>20 kg KG: 2)
25–35	8–10 J.	3,0–3,5	1	8,5–11,5	0,75	1	0,5	2 (>30 kg KG: 3)
36–50	11–13 J.	3,5–5,0	1,5–2	12,0–16,5	1	1–1,5	0,75	3 (>40 kg KG: 1 Erwachsenentablette)
> 50	> 13 J.	5,0–6,0	2	>16,5	1	2	1	1 Erwachsenentablette
Einnahmedauer	Mefloquin + Chloroquin	Beginn 1 Woche vor Einreise bis 4 Wochen nach Rückkehr						
	Atovaquon + Proguanil	Beginn 1–2 Tage vor Einreise bis 7 Tage nach Rückkehr						
	Doxycyclin	Beginn 1–2 Tage vor Einreise bis 4 Wochen nach Rückkehr						

In Gebieten mit Chloroquin-Resistenz wird die Einnahme von Mefloquin* oder Malarone Junior empfohlen. Weniger wirksam ist die Kombination von Chloroquin und Proguanil**. Nur in bestimmten Regionen und bei Kindern über 8 Jahre steht in Einzelfällen Doxycyclin zur Verfügung, das jedoch in Deutschland zur Malariaprophylaxe nicht zugelassen ist. In Gebieten mit Multiresistenzen besteht durch die genannten Medikamente nur ein Teilschutz. Sämtliche Tabletten (außer Doxycyclin) können zermörsert und mit Früchtebrei oder Milch vermischt werden. Das Körpergewicht (KG) führt zu genaueren Dosierungsangaben als das Lebensalter.

* Mefloquin erst ab 5 kg Körpergewicht und 3 Monate Lebensalter verabreichen! Bei der Dosisangabe „Mefloquin 0,125" sollte eine Viertel Tablette gelöst, die Hälfte getrunken und der Rest verworfen werden.

** Die Tagesdosis von Proguanil sollte möglichst auf 2 Gaben, eine morgens und eine abends, verteilt werden.

Tabelle 8-11. Dosierungen der Medikamente zur Malaria-Selbsttherapie beim Kind (Stand 04/05).

Mefloquin (Lariam®)	**Therapiebeginn:**	**15 mg/kg KG**	
	eine weitere Dosis:	**10 mg/kg KG, nach 6–24 Stunden**	

Gewicht in kg		5–6	7–10	11–14	15–18	19–24	25–35	36–50	> 50
Alter (Monate/Jahre)		3–4 M.	4–11 M.	1–2 J.	3–4 J.	5–7 J.	8–10 J.	11–13 J.	>13 J.
Mefloquin (Lariam®, 250 mg/ Tablette)	1. Dosis	0,25	0,5	0,75	1	1,25–1,5	1,5–2	2–3	3
(Dosierungsangaben in Tabletten)	2. Dosis	0,25	0,25–0,5	0,5	0,5–0,75	0,75–1	1–1,5	1,5–2	2

Atovaquon + Proguanil (Malarone®) (nicht Malarone Junior®!)	einmalige Einnahme/Tag, 3 Tage lang bei: ❑ 11–20 kg KG: 1 Tablette ❑ 21–30 kg KG: 2 Tabletten ❑ 31–40 kg KG: 3 Tabletten ❑ > 40 kg KG: 4 Tabletten
Artemether + Lumefantrin (Riamet®)	insgesamt 6 Einnahmen über 3 Tage, zu den Zeitpunkten: sofort, nach 8, 24, 36, 48 und 60 Stunden, bei > 35 kg KG und ab vollendetem 12. Lebensjahr: 4 Tabletten/Einnahmezeitpunkt

In Mittelamerika ist Chloroquin zur Therapie noch voll wirksam, für alle anderen Reiseziele werden die o. g. Medikamente empfohlen. Generell gilt, dass bei Erbrechen der Medikamente innerhalb von 30 Minuten nach Gabe die komplette Dosis erneut zu geben ist. Wird 30–60 Minuten nach Einnahme erbrochen, ist die halbe Dosis nachzugeben. Wird später als 60 Minuten nach Tabletteneinnahme erbrochen, gilt die Dosis als aufgenommen und resorbiert, so dass eine Wiederholung nicht erforderlich ist.

Eine **generelle medikamentöse Vorbeugung** von Durchfallerkrankungen mit Antibiotika während eines Tropenaufenthaltes kann nicht empfohlen werden. Zum einen ist der gewünschte Vorbeugungseffekt sehr unsicher, andererseits haben manche „Durchfallmittel" unerwünschte, teils ernste Nebenwirkungen. Die prophylaktische Anwendung von Antibiotika führt außerdem zur weiteren Entwicklung von Arzneimittelresistenzen bei Krankheitserregern. Die Anwendung von Präparaten aus S. boulardii ist dagegen unbedenklich und kann dazu beitragen, Durchfällen vorzubeugen (s. Kap. III.5).

In sehr seltenen Ausnahmefällen, z. B. bei sehr wichtigen geschäftlichen Terminen, kann eine antibiotische Prophylaxe der Reisediarrhö mit Chinolonen in Betracht gezogen werden.

Zur Therapie einer aufgetretenen schweren Reisediarrhö eignen sich **Elektrolytlösungen** sowie **Chinolone in Kombination mit Loperamid.**

Sorgfältig durchgeführte Expositionsprophylaxe und medikamentöse Vorbeugung schützen vor vielen Infektionskrankheiten. Allerdings sollte rigorose und kompromisslose Anwendung dieser Maßnahmen nicht wünschenswerte Kontakte zur einheimischen Bevölkerung verhindern.

8.4 Verhinderung der Reisethrombose

HUGO PARTSCH

Bei der Reisethrombose handelt es sich um eine Thrombose des tiefen Venensystems der unteren Extremitäten (mit/ohne pulmonal-embolische Komplikationen) in zeitlichem Zusammenhang mit einer vielstündigen Reise in vorwiegend sitzender Position bei Personen, die bei Reiseantritt keinen Hinweis auf eine akute venöse Thromboembolie aufwiesen (Konsensuskonferenz 2001).

Im zentraleuropäischen Raum werden Thrombosen nach langem Sitzen im Bus oder Pkw häufiger beschrieben als solche Ereignisse im Zusammenhang mit langen Flugreisen (sog. Economy-class-Syndrom).

Wie entsteht eine Reisethrombose?

Bezüglich ihrer Pathogenese ist die Reisethrombose ein gutes Beispiel für die Relevanz der von Rudolf Virchow beschriebenen Trias **Stase – Endothelschädigung – Gerinnungsstörung.**

Der wichtigste pathogenetische Faktor ist die **Stase** im Bereich der Beinvenen. Bei längerem, bewegungslosem Sitzen ist die muskuläre Beinpumpe als entscheidender Motor für den venösen Rücktransport des Blutes stillgelegt. Neben einer verlangsamten Blutströmungsgeschwindigkeit ist eine Bluteindickung im Bereich der Beinvenen infolge eines Flüssigkeitsaustrittes aus den Blutkapillaren in das Gewebe für eine Thrombenbildung ursächlich verantwortlich.

Von zusätzlicher Bedeutung ist eine venöse Strömungsbehinderung innerhalb der beim Sitzen abgeknickten Kniekehlenvene. In diesem Venenbereich bilden sich im Laufe des Lebens zunehmende **Endothelverdickungen**, die sich zu wulstförmig in das Lumen vorragenden Strombahnhindernissen entwickeln können.

Als individuell-konstitutionelle Risiken spielen Gerinnungsstörungen im Sinne einer **Thrombophilie** eine besondere Rolle.

Im Falle von Flugreisen können auch die veränderten Kabinendruckverhältnisse (s. Kap. II.3.1.4) zu einer Gerinnungsaktivierung führen. Gleichzeitig kann die geringe Luftfeuchtigkeit im Flugzeug eine Austrocknung mit vermehrter Bluteindickung begünstigen. Eine besondere Gefährdung besteht bei Personen mit vorbestehender Exsikkose, etwa im Rahmen einer Durchfallserkrankung.

Die wichtigsten expositionellen und dispositionellen Risikofaktoren für eine Reisethrombose sind in der Tabelle 8-12 zusammengefasst:

Tabelle 8-12. Risikofaktoren für eine Reisethrombose.

Reise-assoziiertes Risiko
Reisedauer länger als 5 Stunden
Sitzen
Austrocknung
Sauerstoffmangel
Individuell-dispositionelles Risiko
Alter und Krankheits-Vorgeschichte
Allgemeinzustand (z. B. Übergewicht)
Aktuelle Erkrankungen (Herz, Lunge, Krampfadern, Krebsleiden)
Gerinnungsstörungen

Wie hoch ist das Risiko einer Reisethrombose?

Im Jahr 2001 stellte die Weltgesundheitsorganisation in einem Bericht fest:

„Es gibt Hinweise auf einen möglichen Zusammenhang zwischen langer Reisedauer und venöser Thrombose. Das Ereignis ist im Vergleich zur enormen Frequenz von Langstreckenreisen selten und betrifft vor allem Reisende mit zusätzlichen Risikofaktoren für venöse Thromboembolien. Die verfügbare Beweislage erlaubt keine Abschätzung des tatsächlichen Risikos."

Bei der Beurteilung der vorliegenden, extrem divergierenden Häufigkeitsangaben ist die Frage entscheidend, ob bei der Analyse nur klinisch symptomatische Thrombosen berücksichtigt werden, oder ob in prospektiven Untersuchungen mit entsprechend empfindlichen Methoden auch nach klinisch stummen Formen der Thrombose gesucht wird.

In drei Fallkontrollstudien wurden jeweils Patienten mit einer klinischen Beinvenenthrombose mit Personen ohne Thrombose verglichen. In zwei dieser Studien wies die Thrombosegruppe signifikant häufiger eine Reiseanamnese auf.

Im eigenen Krankengut von 751 konsekutiven Patienten mit einer Beinvenenthrombose war bei 54 Personen (7,1%) anamnestisch eine längere Reise eruierbar, davon 18-mal ein längerer Flug (33%) und 36-mal (67%) eine lange Pkw- oder Bus-Reise.

Hinsichtlich der tatsächlichen Häufigkeit von Reisethrombosen sind jene wenigen Untersuchungen aussagekräftiger, in denen gezielt vor Reiseantritt und nach Rückkehr die Beinvenen mittels Ultraschall sorgfältig untersucht wurden; hierdurch können auch kleine, völlig symptomlose Thromben, etwa in den Muskelsinus der Wade, festgestellt werden. In einer aus Dresden stammenden Untersuchung konnte vor kurzer Zeit bei insgesamt 27 von 964 (2,8%) Langstrecken-Passagieren mit einer Flugdauer von über 8 Stunden eine Thrombose nachgewiesen werden, dagegen nur bei 12/1213 vergleichbaren Nichtfliegern (0,98%). Bei 20 Passagieren und bei 10 Nichtfliegern war die Thrombose auf die Wadenmuskelvenen beschränkt. Klinische Symptome bestanden nur bei einer der 20 Muskelsinusthrombosen und bei 2 der 7 im Bereich der Leitvenen aufgetretenen Thrombosen.

Alle Thrombosen traten nur bei Risikopatienten auf, wobei Alter und Übergewicht die häufigsten Risikofaktoren waren.

Verglichen mit der außerordentlich hohen Frequenz von langen Reisen ist das individuelle Risiko einer Thrombose als insgesamt gering zu bezeichnen und betrifft vorwiegend Reisende mit entsprechenden Risikofaktoren. Bei schätzungsweise 20 Millionen Flugpassagieren pro Jahr, die über 10-stündige Flüge absolvieren, ist jedoch die Reisethrombose an jenen Zentren, welche Thrombosen diagnostizieren und behandeln, eine klinische Entität geworden.

Risikogruppen für Reisethrombosen

Als Leitfaden für die ärztliche Beratung wurden in Bezug auf die Thrombosegefährdung bei längeren Reisen folgende Risikogruppen definiert und dementsprechende prophylaktische Maßnahmen vorgeschlagen:

- **Gruppe 1: Niedriges Risiko**
  Jede vielstündige Reisedauer (> 5 Stunden) in vorwiegend sitzender Position bei Reisenden, die ansonsten keine der in den weiteren Risikogruppen angeführten individuellen Risikofaktoren haben.
- **Gruppe 2: Mittleres Risiko**
  Zusätzlich zur vielstündigen Reisedauer liegen bei der/dem Reisenden folgende Umstände vor:
  - Schwangerschaft oder postpartale Phase

  oder mindestens zwei der nachfolgend angeführten Faktoren:
  - Einnahme von Ovulationshemmern, postmenopausale Hormonersatztherapie
  - Klinisch relevante Herzerkrankung
  - Größere Varizen, chronische venöse Insuffizienz
  - Nachgewiesene Thrombophilie/familiäre Thromboseneigung
  - Alter über 60 Jahre.

- **Gruppe 3: Hohes Risiko**
  Zusätzlich zur vielstündigen Reisedauer sind gegeben:
  - Anamnestisch bekannte venöse Thromboembolien, auch länger zurückliegend
  - Manifeste maligne oder sonstige schwere Erkrankung
  - Gelenkübergreifende Ruhigstellung einer unteren Extremität
  - Kurz zurückliegender operativer Eingriff mit hohem Thromboserisiko.

Prophylaxe der Reisethrombose – allgemeine Aspekte

Die Reisethrombose ist eine Sitzthrombose und Aufstehen ist daher eine logische Prophylaxemaßnahme. Die empfohlenen Maßnahmen richten sich nach der bei jedem Reisenden zugrunde liegenden Risikokonstellation. Trotz der nur lückenhaften wissenschaftlichen Datenlage sind folgende **Allgemeinmaßnahmen** als vorteilhaft anzusehen:

- Beinübungen während der Reise
- Ausreichende Flüssigkeitszufuhr (mindestens ¼ l Wasser pro 2 Stunden)
- Kompressionsstrümpfe der Klasse I oder höher

Für die wirkungsvolle Prophylaxe einer Flugreisethrombose gelten heute folgende **physikalischen** beziehungsweise **medikamentösen Maßnahmen** als gesichert:

- Tragen eines Waden-Kompressionsstrumpfes
- Gabe von niedermolekularem Heparin.

Im Hinblick auf mögliche Nebenwirkungen sollten *Medikamente* nicht ungezielt eingenommen werden.

- Von Acetylsalicylsäure (Aspirin®, Thrombo ASS®) ist keine ausreichende Wirkung zur Prophylaxe im venösen Bereich zu erwarten.
- Orale Venentherapeutika können zur Verminderung der Beinschwellung eingesetzt werden, sind bez. einer allfälligen antithrombotischen Wirksamkeit jedoch nicht evaluiert.
- Der Einsatz von Antithrombotika (derzeit vorzugsweise niedermolekulare Heparine) in der Prophylaxe der Reisethrombose erfolgt in Analogie zur Thromboseprophylaxe bei internistischen Risikogruppen.

Risikoadaptierte Prophylaxe

Entsprechend den oben definierten Risikogruppen werden folgende Maßnahmen empfohlen:

- **Gruppe 1: Niedriges Risiko**
  Allgemeine Maßnahmen:
  - Bewegungsübungen, z. B. Fußwippen, isometrische Übungen. Bei Fahrten mit dem Kraftfahrzeug: wiederholte Pausen einlegen und einige Schritte gehen.
  - Ausreichende Flüssigkeitszufuhr (Zurückhaltung mit Alkohol)
  - Zurückhaltung beim Gebrauch von Sedativa und Hypnotika, die „regungsloses Sitzen" verstärken können.
- **Gruppe 2: Mittleres Risiko**
  - Allgemeine Maßnahmen (siehe Gruppe 1)
  - Wadenstrümpfe im Druckbereich der Kompressionsklasse I
  - bei venöser Insuffizienz: medizinische Kompressionsstrümpfe je nach Indikation
  - im Einzelfall, z. B. bei Schwangerschaft oder Thrombophilie kann niedermolekulares Heparin gegeben werden (s. Gruppe 3).
- **Gruppe 3: Hohes Risiko**
  - Allgemeine Maßnahmen (s. Gruppe 1)
  - Wadenstrümpfe im Druckbereich der Kompressionsklasse I
    bei venöser Insuffizienz: medizinische Kompressionsstrümpfe
  - Niedermolekulares Heparin in der jeweiligen „Hochrisiko-Dosierung".
    subkutane Applikation knapp vor Reiseantritt
    vor jeder Reise mit erhöhtem Thromboserisiko (Definition s. o.), bei Rundreisen eventuell einmal täglich.

Für eine unter 3 Stunden dauernde Reise gilt, dass das Thromboserisiko kaum größer ist als bei einem längeren Theaterbesuch.

Besteht vor längeren Reisen ein **mittleres Risiko**, ist zusätzlich zu den bei jeder langen Reise zu empfehlenden Allgemeinmaßnahmen eine aktive Vorbeugung durch Tragen von Wadenstrümpfen und eventuell die Injektion von niedermolekularem Heparin zu empfehlen.

Mehrere Kompressionsstrumpf-Hersteller bieten inzwischen „Reisestrümpfe" in Wadenlänge an, die in der Regel einer Kompressionsklasse I entsprechen (Druck am distalen Unterschenkel 10–20 mmHg). Beim Kauf sollte darauf geachtet werden, dass der obere Strumpfrand nicht einschnürt, da bei bestehenden Krampfadern eine lokale Venenentzündung ausgelöst werden kann. Für Patienten mit einer venösen Insuffizienz sind festere Strümpfe der Klassen II oder III zu empfehlen; hierbei muss eine arterielle Verschlusskrankheit jedoch ausgeschlossen sein.

Neben der nachgewiesenen thromboseprophylaktischen Wirksamkeit sind derartige Strümpfe auch geeignet, das Anschwellen der Beine sowie das Schweregefühl im Sitzen zu verhindern.

Bei Vorliegen eines **hohen Risikos** ist zusätzlich die Verabreichung eines niedermolekularen Heparinpräparates anzuraten. Die in Deutschland gebräuchlichsten Präparate von niedermolekularen Heparinen mit der jeweils empfohlenen „höheren Risikodosierung" sind in der Tabelle 8-13 zusammengefasst.

Tabelle 8-13. In Deutschland zugelassene niedermolekulare Heparinpräparate mit einer höheren Prophylaxedosis.

Wirkstoff	Handelsname	Anti-Faktor Xa IE
Dalteparin	Fragmin P forte®	5000 E
Enoxaparin	Clexane® 40	4000 E
Nadroparin	Fraxiparin® 0,6 ml	5700 E
Certoparin	Mono-Embolex NM®	3000 E
Tinzaparin	Innohep®	3500 E

Die Prophylaxedosis sollte 1 bis 2 Stunden vor der Abreise subkutan injiziert werden. Die Injektion kann vom Passagier selbst nach Anweisung durch den verordnenden Arzt oder von Angehörigen gegeben werden. In manchen Flughäfen wird eine derartige Injektion auch von der Flughafenambulanz durchgeführt.

Erfolgt die Reise in mehreren längeren Etappen, ist es ratsam, die Injektionen im Abstand von 24 Stunden zu wiederholen.

Wenn von vornherein eine mehrtägige Heparinprophylaxe geplant ist, sollte wegen der seltenen Komplikation einer heparininduzierten Thrombopenie vor Behandlungsbeginn sowie nach 3 und nach 7 Tagen eine Thrombozytenkontrolle erfolgen.

Was tun bei Verdacht auf Reisethrombose?

Auf Grund der Medienberichte suchen viele Verunsicherte nach Rückkehr von einer längeren Reise ihren Hausarzt mit der Befürchtung auf, eine Reisethrombose oder eine Lungenembolie erlitten zu haben. Schon im Hinblick auf eventuelle juristische Folgen ist zu empfehlen, einen derartigen Verdacht durch sensitive Methoden abzuklären.

Zur Thrombose-Abklärung stehen heute eine Blutuntersuchung auf D-Dimere sowie eine Kompressionssonographie der Beinvenen im Vordergrund. Bei Atemnot oder anderen suspekten Symptomen sind eine Lungenszintigraphie oder ein Spiral-CT empfehlenswert, eine alleinige Thorax-Röntgenuntersuchung genügt nicht.

Der mobile Patient kann bei dringendem Verdacht mit einer niedermolekularen Heparindosis und einem Kompressionsverband notfallmäßig versorgt und zur weiteren Abklärung an ein spezialisiertes Zentrum überwiesen werden. Hierbei sind das verwendete Präparat und die verabreichte Heparindosis zu vermerken.

Weiterführende Literatur

Partsch H., H. Niessner, L. Bergau, et al.: Reisethrombose 2001. Konsensuspapier. Phlebologie 30 (2001) 101–103.

Schwarz T., G. Siegert, W. Oettler: Venous thrombosis after long-haul flights. Arch Intern Med; 163 (2003) 2759–2764.

9 Last-Minute-Reisen

HELMUT SCHERBAUM

Der Begriff „last minute" wurde Anfang der 80er Jahre von der Tourismusbranche für Angebote mit Abreisetag innerhalb von 2 Wochen eingeführt, später jedoch auch für Zeiten von über einem Monat zwischen Buchung und Reisebeginn verwendet.

Nach einer Analyse der Forschungsgemeinschaft Urlaub und Reisen (F. U. R.) haben im Jahr 2003 ca. 11% der deutschen Urlauber eine Last-Minute-Reise gebucht. Schon jetzt ist eine Vielzahl von Charterflügen größtenteils mit Last-Minute-Kunden ausgelastet, und ein Ende dieses Booms mit noch kurzfristigeren Buchungen ist auch in den nächsten Jahren nicht zu erwarten; auch wird eine wachsende Zahl an Individual-Fernreisenden „in letzter Minute" kostengünstige Off- und Online-Angebote in Anspruch nehmen.

Leider weisen nur wenige Reiseveranstalter ihre Last-Minute-Kunden auf mögliche Gesundheitsrisiken in den Urlaubsregionen bzw. auf reisemedizinische Beratungsstellen hin, und im Stress eiliger Vorbereitungen erscheinen auch den Reisenden solche Beratungen als wenig bedeutsam. Wird doch kurz vor Abreise ein Arzt aufgesucht, stellt sich für ihn die Frage, welche Vorbeugungsmaßnahmen wichtig und in der knappen Zeit noch möglich sind. Dies betrifft in besonderer Weise Fragen der Impfprophylaxe, bei der bestimmte Vorlaufzeiten vor Abreise zu bedenken sind: Mindestabstände für eine evtl. vorgeschriebene Gelbfieberimpfung, Zeitintervalle um z. B. bei mehrfach durchzuführenden Impfungen einen sicheren Impfschutz entwickeln zu können. Generell besteht bei allen spät eingeleiteten Prophylaxemaßnahmen das Risiko, dass schwerere Impfreaktionen oder durch eine medikamentöse Malariaprophylaxe hervorgerufene Nebenwirkungen nach Abreise auftreten und den nachfolgenden Reiseverlauf erheblich beeinträchtigen.

Wesentliche Gesundheitsrisiken und Durchführbarkeit nötiger präventiver Maßnahmen

Auch bei Last-Minute-Reisenden sind die Gesundheitsrisiken abzuleiten aus deren Reisevorhaben (Art und Dauer der Reise, geplante Reiseaktivitäten, epidemiologische Gegebenheiten, Umwelteinflüsse im Reiseland etc.) und Faktoren wie Alter, Geschlecht, Gesundheitszustand, Lebensstil etc.). Um ein „Mindestprogramm" an Vorbereitungen in kurzer Zeit zu erzielen, sind Prioritätensetzungen innerhalb des Spektrums reisemedizinisch relevanter Beratungsinhalte erforderlich. Dies betrifft Themen wie

- Verkehrs- und Sportunfälle (Kap. III.13)
- Extreme Umweltbedingungen: Schädigungen durch Sonne, Hitze (Kap. III.1), Kälte (Kap. III.2), Höhenprobleme (Kap. III.3),
- Verschlimmerungen vorbestehender Erkrankungen (Kap. II.6.1–6.17),
- Diarrhöen (Kap. II.8.3.2, III.6), Atemwegserkrankungen (Kap. IV.4.9 und IV.2.3), sexuell übertragbare Erkrankungen (Kap. IV.4.7–4.8)
- Auf bestimmte Regionen begrenzte Infektionskrankheiten wie Malaria (Kap. II.8.3), Dengue-Fieber (Kap. IV.4.11), Schistosomiasis (Kap. IV.12.1)
- Spezifische Gefährdungen von Frauen (Kap. II.5.1), Kindern (Kap. II.5.5), älteren Reisenden (Kap. II.5.4).

Inwieweit Last-Minute-Reisende Empfehlungen, etwa zur Wasser- und Nahrungshygiene, des Insektenschutzes, der medikamentösen Malariaprophylaxe etc. nachkommen, hängt nicht zuletzt auch von der Risikowahrnehmung der Person selbst ab. Förderlich ist zudem eine vertrauensvolle

Beziehung zum beratenden Arzt, während sich ein vorwurfsvolles „Warum kommen Sie so spät?“, oder „Viel können Sie jetzt nicht mehr erwarten“ eher kontraproduktiv auswirken dürfte. Hierbei wird oft vergessen, dass es auch bei sehr kurzfristig geplanten Reisen noch möglich ist, wichtige Vorsorgemaßnahmen wie z. B. die Durchführung bestimmter Schutzimpfungen einzuleiten.

Schutzimpfungen: auch bei knapper Zeit unverzichtbar

(s. Kap. II.8.1)

Auch bei Last-Minute-Reisenden sollten Impfempfehlungen auf der Grundlage einer individuellen Risikoeinschätzung (Exposition, Gesundheits-/Immunstatus, Inzidenz und Schwere von Infektionskrankheiten, Therapiemöglichkeiten etc.) und nach den Leitlinien der Fachgesellschaften (z. B. www.dtg.mwn.de/impfen/impf.htm) ausgesprochen werden. Aktuelle Informationen zur weltweiten Verbreitung impfpräventabler Infektionskrankheiten und zum Auftreten von Epidemien geben u. a. die WHO und die Centers for Disease Control and Prevention (www.who.int/ith/; www.cdc.gov/travel/).

Sehr kurzfristig durchführbare Impfungen

(Tab. 9-1)

Bei weltweitem Infektionsrisiko sollte stets ein Impfschutz gegen **Tetanus** und **Diphtherie** gewährleistet sein. Liegen die letzten Impfungen nach vorausgegangener Grundimmunisierung zehn Jahre und länger zurück, ist eine Auffrischung ratsam. Hierzu können Kombinationsimpfstoffe mit Tetanus- und Diphtherietoxoid (Td) und ggf. auch in Kombination mit inaktivierter **Poliomyelitis**-Vakzine (IPV) verwendet werden.

Sofern nicht früher möglich, können Td- und IPV-Auffrischimpfungen, die über die Reise hinaus zu einem Schutz für weitere 10 Jahre führen, noch am Abreisetag verabreicht werden.

Die über Wasser und Nahrungsmittel übertragene **Hepatitis A** ist die häufigste, durch eine Impfung vermeidbare Infektionskrankheit von Auslandsreisenden, die auch bei Urlaubsaufenthalten in süd- und osteuropäischen Ländern erworben werden kann. Mit einer einzelnen aktiven Schutzimpfung, die notfalls noch bis zum Tag vor der Abreise gegeben werden kann, wird eine Serokonversion nach 14 Tagen bei ca. 80 %, nach 3 Wochen bei fast 100 % der Impflinge erreicht. Angesichts einer durchschnittlichen Inkubationszeit von 28 Tagen kann auch im Falle einer Ansteckung zu Beginn der Reise das Auftreten einer Erkrankung unterdrückt oder abgemildert werden. Keinen sicheren Schutz bietet dagegen eine einzelne Injektion des aktiven Kombinationsimpfstoffes Twinrix®, der im Vergleich zur monovalenten Hepatitis-A-Vakzine nur die halbe Virus-Antigendosis enthält.

Auch bei über 50-jährigen Fernreisenden, bei denen eine serologische Bestimmung des Immunstatus zeitlich oft nicht mehr möglich ist, sollte eine aktive Impfung vorsorglich durchgeführt werden, zumal eine Hepatitis A mit zunehmendem Alter zu fulminanten Verläufen führen kann. Auf das relativ geringe Risiko schwerer Hepatitis-A-Erkrankungen bei Kindern wird im Kapitel II.5.5 eingegangen.

Aufgrund der guten Wirksamkeit und Verträglichkeit des aktiven Hepatitis-A-Impfstoffes ist eine passive Immunisierung mit Gammaglobulinen, die nur einen Schutz von wenigen Monaten gewährt, für den Einsatz in der Reisemedizin nicht mehr zu empfehlen.

Eine Impfung gegen **Typhus** ist vor Reisen unter hygienisch eingeschränkten Bedingungen, vor allem bei Aufenthalten auf dem indischen Subkontinent, in Nordafrika (außer Tunesien) und Westafrika sowie in Peru in Betracht zu ziehen. Bei etwa 50 bis 70 % der Impfungen ist nach ca. 10 Tagen mit einer Schutzwirkung zu rechnen. Da für die Einnahme von 3 Kapseln des oralen Typhusimpfstoffs 5 Tage benötigt werden, und dieser Impfstoff mit einer medikamentösen Malariaprophylaxe interferieren kann, kommt bei Last-Minute-Reisenden meist nur die parenterale Gabe des Vi-Polysaccharidimpfstoffs in

9

Tabelle 9-1. Möglichkeiten der Impfprophylaxe weniger als 14 Tage vor Reiseantritt.

	Art der Impfung	Nach erfolgter Impfung: ausreichender Schutz nach
Diphtherie Tetanus Poliomyelitis	Wenn Grundimmunisierung ❑ vor mehr als 10 Jahren: 1 Auffrischimpfung ❑ fehlt oder unvollständig: Beginn/Komplettierung der Grundimmunisierung	wenigen Tagen nach Auffrischung bzw. nach Grundimmunisierung
Hepatitis A	❑ 1 Impfung mit monovalenter Hepatitis A-Vakzine* ❑ (2. Impfung nach 6–12 Monaten) ❑ Impfung mit kombinierter Hepatitis-A-/Typhus-Vakzine ist möglich	ca. 10–14 Tagen nach 1. Dosis
Hepatitis B	❑ kurzfristig kein Impfschutz möglich*	3. Dosis**
Typhus	❑ 1 Impfung mit Vi-Polysaccharid-Injektionsimpfstoff ❑ Impfung mit kombinierter Hepatitis-A-/Typhus-Vakzine ist möglich ❑ Einschränkungen bei Gabe des Lebendimpfstoffs***	ca. 10 Tagen
Meningokokken-meningitis	❑ 1 Impfung mit Polysaccharid-Vakzine, bevorzugt Impfstoff gegen Serotypen A, C, Y, W135	ca. 10–14 Tagen
Gelbfieber	❑ 1 Impfung mit Lebendvakzine	ca. 10 Tagen
Tollwut	❑ kurzfristig kein Impfschutz möglich* (gilt für Tollwut, Japanische Enzephalitis, FSME)	ca. 10 Tagen nach 3. Impfung
Japanische Enzephalitis		ca. 10 Tagen nach 2. Impfung
FSME		ca. 14 Tagen nach 2. Impfung

* Bei erhöhtem Infektionsrisiko bzw. Langzeitaufenthalten: evtl. Grundimmunisierung beginnen und im Zielland komplettieren, wenn Verfügbarkeit des Impfstoffes und Möglichkeit der zeitgerechten Impfung vor Ort gesichert sind (für eine Grundimmunisierung gegen Hepatitis A und B kann kombinierter Impfstoff nach Schnellimpfschema [Tage 0, 7, 21] verwendet werden).

** Für Langzeitimpfschutz ist eine 4. Impfung nach 1 Jahr erforderlich.

*** Für die Einnahme des oralen Impfstoffs ist ein Zeitraum von 5 Tagen erforderlich, Interaktionen mit medikamentöser Malariaprophylaxe sind möglich.

Frage. Für die gleichzeitige Immunisierung gegen Typhus und Hepatitis A kann auch eine kombinierte Vakzine verwendet werden.

Eine Schutzimpfung gegen **Meningokokkenmeningitis** ist Reisenden mit engem Kontakt zur einheimischen Bevölkerung insbesondere in Ländern des sog. Meningitisgürtels Afrikas anzuraten, in dem saisonal gehäuft mit Epidemien zu rechnen ist. Hierzu sollte möglichst der Polysaccharid-Impfstoff gegen die Serotypen A,C,Y, W135 verwendet werden. Dies gilt auch für Pilgerreisen nach Mekka, bei denen während der Hadj der Nachweis dieser Impfung bei Einreise obligatorisch ist. Etwa 10 bis 14 Tage nach der Impfung kann von einer Schutzwirkung von bis zu 90% ausgegangen werden.

Auch die für Senioren, Personen mit chronischen Krankheiten und Immunschwäche empfohlenen Impfungen gegen **Influenza** und **Pneumokokken** können kurz vor Abreise gegeben werden; ein ausreichender Schutz besteht ca. 14 Tage nach der jeweiligen Impfung.

Impfungen, die einen offiziell vorgeschriebenen Mindestabstand oder ein größeres Zeitintervall bedürfen

Für die Einreise in einige Staaten West- und Zentralafrikas ist der Nachweis eines Impfschutzes gegen **Gelbfieber** von einer autorisierten Stelle obligatorisch. Daneben verlangt eine Reihe von Ländern eine offizielle Impfbescheinigung von Reisenden, die aus Gelbfieberendemiegebieten einreisen. Die Impfung sollte spätestens 10 Tage vor dem Einreisetermin erfolgt sein, wodurch sehr kurzfristig geplante Reisen mit den Einreisebestimmungen dieser Länder nicht in Einklang zu bringen sind. Unabhängig von diesen Bestimmungen ist jedoch allen Reisenden in Endemieregionen eine Impfung gegen Gelbfieber anzuraten, zumal diese meist plötzlich und nicht vorhersehbar auftretende Viruskrankheit mit einer hohen Letalität einhergeht und nur begrenzt Therapiemöglichkeiten bestehen.

Da vor kurzfristig geplanten Reisen ein Abstand von 4 Wochen zwischen der Gelbfieberimpfung und der Gabe anderer Lebendimpfungen, wie z.B. gegen **Masern**, **Mumps** und **Röteln** meist nicht eingehalten werden kann, sollten diese Immunisierungen gemeinsam am gleichen Tag durchgeführt werden.

Für die Grundimmunisierung gegen **Hepatitis B**, die insbesondere bei Langzeitaufenthalten bzw. bei erhöhtem Infektionsrisiko empfohlen wird, steht ein Kurzimpfschema mit 3 Impfungen an den Tagen 0, 7 und 21 und einer 4. Impfung nach 12 Monaten zur Verfügung. Neben dem monovalenten Impfstoff gegen Hepatitis B ist für dieses Kurzimpfschema auch die kombinierte Hepatitis-A- und -B-Vakzine zugelassen. Trotz einer auf 3 Wochen verkürzten Vorlaufzeit ist es für viele Last-Minute-Reisende zeitlich nicht möglich, diese Impfungen bis zur Abreise einzuplanen. Vor Langzeitaufenthalten kann jedoch mit diesem Impfschema begonnen werden, wenn eine sichere Komplettierung der Grundimmunisierung vor Ort gewährleistet ist.

Reisende, die Langzeitaufenthalte und Besuche abgelegener Regionen (Exkursionen, Trekkingtouren etc.) in Ländern mit **Tollwut**-Infektionsrisiko und unzureichenden Möglichkeiten einer sicheren Postexpositionsprophylaxe planen, ist eine präexpositionelle Impfung anzuraten. Da für die Grundimmunisierung mittels 3 Injektionen ein Zeitraum von mindestens 3 Wochen benötigt wird, müssen viele Last-Minute-Reisende auf diese Prophylaxe-Maßnahme verzichten. Vor Langzeitaufenthalten und bei erhöhtem Infektionsrisiko kann der Beginn einer präexpositionellen Impfung vor Ausreise in Betracht gezogen werden, wenn die Fortsetzung der Grundimmunisierung nach den von den Herstellern empfohlenen Impfabständen vor Ort sichergestellt ist.

Generell sollten Reisende auf besondere Risiken (z.B. Besuche von Höhlen mit Fledermauskolonien, Fahrradtouren, Verhalten gegenüber streunenden Hunden etc.) und die erhöhte Gefährdung von Kindern hingewiesen werden.

Das Risiko von Kurzzeit-Reisenden, in Endemiegebieten Asiens an einer **Japanischen Enzephalitis** zu erkranken, ist als relativ gering einzuschätzen. Für Last-Minute-Reisende kommt das Problem hinzu, dass für die Grundimmunisierung in der Regel 3 Wochen einzuplanen sind. Neben Empfehlungen eines konsequenten Insektenschutzes kann bei Langzeitaufenthalten sowie einem regional und saisonal erhöhten Infektionsrisiko vor Ausreise mit einer Grundimmunisierung begonnen werden, wenn die Komplettierung der aus 3 Injektionen bestehenden Impfserie vor Ort gewährleistet ist. Unerwünschte Reaktionen können in seltenen Fällen auch noch einige Tage nach der Impfung auftreten und zu einer Beeinträchtigung des Reiseverlaufs führen.

In ähnlicher Weise bedarf eine Grundimmunisierung gegen **Frühsommermeningoenzephalitis (FSME)**, die Reisenden vor allem in Endemiegebieten Mittel- und Osteuropas sowie Russlands bei entsprechender Exposition zu empfehlen ist, einer Vorlaufzeit von 2 bis 3 Wochen, die einige Last-Minute-Planungen überschreitet.

Medikamentöse Malariaprophylaxe: kann zur Not noch am Abreisetag begonnen werden

Für die Expositions- und medikamentöse Malariaprophylaxe sowie die notfallmäßige Selbstbehandlung gelten die Empfehlungen der tropen- und reisemedizinischen Fachgesellschaften (z. B. www.dtg.mwn.de/wb/ll.htm) für Last-Minute-Reisende in gleicher Weise.

Um im Falle einer bei Abreise begonnenen Malariaprophylaxe einen ausreichend wirksamen Plasmaspiegel aufzubauen, sind für die Einnahme der Malariamittel entsprechend ihrer pharmakokinetischen Eigenschaften folgende Dosierungsempfehlungen zu berücksichtigen:

- **Atovaquon/Proguanil** (Malarone®) 1 Tbl. (à 250/100 mg) pro Tag; Beginn 1 Tag vor der Abreise bis 7 Tage nach Verlassen des Malariagebietes.
- **Doxycyclin** 1 Tbl. à 100 mg pro Tag, ab Ankunft bis 4 Wochen nach Verlassen des Malariagebietes. ☞
- **Mefloquin** (Lariam®): 1 Tbl. (à 250 mg) jeweils am 1., 2., 3. Tag; anschließend 1 Tbl. pro Woche bis 4 Wochen nach Verlassen des Malariagebietes:

Entscheiden sich Reisende erst kurz vor Abreise zu einer Chemoprophylaxe mit Mefloquin, muss auf ein frühzeitiges Austesten dieses Medikamentes hinsichtlich seiner Verträglichkeit verzichtet werden. Generell sollten Last-Minute-Reisende zu möglichen Nebenwirkungen aufgeklärt und auf alternative Prophylaxe-Medikationen im Falle von Unverträglichkeiten hingewiesen werden.

Empfehlungen in „letzter Minute"?

In der ärztlichen Beratung sollte man nicht außer Acht lassen, dass viele Last-Minute-Reisende in der kurzen Vorbereitungszeit unter besonderen Anspannungen stehen. Viele sind dem Druck ausgesetzt, bis zur letzten Minute persönliche und berufliche Dinge zu organisieren, so dass manche Beratungsinhalte, wie z. B. Hinweise zur Reiseapotheke, zu Kompressionsstrümpfen oder zum Versicherungsschutz auf nur unzureichendes Interesse treffen. Anstelle endloser Aufzählungen von Gefahren und dem Abhaken unrealistischer Checklisten ist oft eine „Ermutigung zu mehr Gelassenheit" für die Reisenden von größerem Nutzen. Solche Empfehlungen widersprechen keineswegs präventiven Prinzipien der Reisemedizin, ist doch „Stress im Handgepäck" mit gesundem Reisen kaum zu vereinbaren.

Weiterführende Literatur

Steffen R. et al.: Vaccination priorities. Int J Antimicrob Agents 21 (2003) 175–180.

Zuckermann J. N. et al.: Vaccination options for last-minute travellers in need of travel-related prophylaxis against hepatitis A and B and typhoid fever: a practical guide. Travel medicine and Infectious disease 1 (2003) 219–226.

10 Ärztliche Versorgung im Reiseland

REINHARD KRIPPNER UND HARALD KRETSCHMER

Wer eine Reise tut, der sollte auch vorsorgen

Mehr als drei Viertel aller Kurzzeitreisenden erleiden während einer Reise in Europa oder in die Tropen eine Beeinträchtigung ihrer Gesundheit. In der Mehrzahl der Fälle handelt es sich um geringfügige Erkrankungen, die der Kranke in der Regel selbst behandelt. Bei Unfällen oder schwereren Erkrankungen wird der Betroffene einen Arzt in Anspruch nehmen, der bei Bedarf die Einweisung in ein Krankenhaus veranlasst. Da eine medizinische Behandlung im Ausland teuer werden kann, sollte der Reisende für diesen Fall vorgesorgt haben.

Bei ärztlicher Behandlung muss meist bar bezahlt, bei Krankenhausaufenthalt eine Vorauszahlung in bar oder eventuell per Kreditkarte geleistet werden. Der Reisende sollte daher klären, ob seine Krankenversicherung eine Behandlung im Zielland übernimmt. Besonders für außereuropäische Reisen kann es erforderlich sein, eine zusätzliche Reisekrankenversicherung abzuschließen, da in einem solchen Falle eine Behandlung häufig nicht durch die bereits existierende Krankenversicherung abgedeckt ist. Will man für einen Heimtransport abgesichert sein, so kommt man nicht um den Abschluss einer entsprechenden Versicherung herum, die möglichst einen Assistance Service enthalten sollte, der bei allen sich ergebenden Fragen nach Unterstützung kontaktiert werden kann. Vor allem chronisch Kranken ist eine ausreichende Absicherung zu empfehlen. Bedenkt man jedoch, dass Verkehrsunfälle unter Touristen keineswegs selten sind und zu den häufigsten Ursachen von Todesfällen im Ausland gehören, so ist auch dem Gesunden eine entsprechende Vorsorge anzuraten.

Einheimische Ärzte und Krankenhäuser – große Unterschiede von Land zu Land

Betrachtet man die Qualität der medizinischen Versorgung außerhalb Europas, so wird man erhebliche Unterschiede zwischen einzelnen Ländern und auch innerhalb der Länder selbst feststellen können. So verfügen beispielsweise in Südostasien Singapur und Bangkok über ausgezeichnete Kliniken, über Ärzte mit westlichem Ausbildungsstand und Krankenschwestern mit hohem pflegerischem Niveau. In manchen Nachbarländern hingegen findet man sich weit vom europäischen Standard entfernt. Es fehlen oft gut ausgebildete Mediziner, diagnostische Möglichkeiten und häufig auch Medikamente.

Generell verfügen die Hauptstädte über die besten Krankenhäuser, 24-Stunden-Kliniken und Arztpraxen. In Dritte-Welt-Ländern bieten häufig private medizinische Institutionen (Krankenhausgesellschaften oder kirchliche Krankenhäuser sowie Foreigner Clinics oder International Medical Assistance Clinics) eine bessere Ausstattung und eine verlässlichere Betreuung der Patienten als staatliche Einrichtungen. Dies hat allerdings auch seinen Preis. Ein deutliches Gefälle in der Versorgung findet sich zwischen der Hauptstadt, anderen Städten im Land und ländlichen Regionen. Je weiter man sich von der Hauptstadt entfernt, desto geringer ist die Wahrscheinlichkeit, Fachärzte anzutreffen, und umso höher das Infektionsrisiko durch unzureichend sterilisierte und desinfizierte Spritzen und medizinische Instrumente. Dies betrifft insbesondere die Übertragung des Hepatitis-B- und des HI-Virus, die häufig auch bei Gabe nichtgeprüfter Bluttransfusionen erfolgt.

Besonders erwähnt werden soll noch die Qualität von apparativen Untersuchungen. In Ländern mit schlechter medizinischer Versorgung werden Röntgen-, Ultraschall-, Endoskopie- oder Laboruntersuchungen häufig mit veralteten Geräten durchgeführt, die nicht europäischem Standard entsprechen bzw. nicht entsprechend gewartet werden. Nationale Qualitätskontrollen fehlen in der Regel, d. h. die Durchführung von Qualitätskontrollen beruht oft auf der Initiative des verantwortlichen Arztes. Allerdings garantiert selbst der modernste Apparat kein korrektes Untersuchungsergebnis, wenn die Expertise des beurteilenden Arztes nicht ausreicht. So kann es zu Diagnosen kommen, die später bei weiteren Untersuchungen im Heimatland korrigiert werden müssen. Bei Laboruntersuchungen in Malaria-endemischen Gebieten fallen immer wieder falsch-positive Malariabefunde bei Europäern auf und vergleichsweise selten falsch-negative. Die Gründe sind vermutlich im erheblichen Unterschied der Qualität der Laborantenausbildung und dadurch der Qualität der Malariaausstriche und deren Beurteilung zu suchen. Hinzu kommt, dass ein Laborant verständlicherweise bei ein oder zwei fraglichen „Parasiten" im Dicken Tropfen aus Sicherheitsgründen den Ausstrich als positiv befundet. Einerseits geht er potentiellen Problemen damit aus dem Weg, andererseits kann der Laborant bzw. der behandelnde Arzt nicht unbedingt damit rechnen, dass der Patient bei Fortbestehen der Beschwerden wieder die gleiche medizinische Einrichtung aufsucht.

Sprachprobleme können die Versorgung eines Kranken erheblich behindern. Dabei geht es nicht nur um das reine Sichverständlichmachen im Krankenzimmer oder bei Untersuchungen. Immer wieder kann man erleben, dass Sprachschwierigkeiten und Mentalitätsunterschiede zu Missverständnissen zwischen dem europäischen Patienten und dem einheimischen Arzt oder Pflegepersonal führen und der Kranke daher meint, nicht richtig behandelt zu werden, obwohl die Therapie vollkommen adäquat ist. Gefördert werden solche Missverständnisse häufig auch dadurch, dass es in zahlreichen Ländern nicht üblich ist, den Patienten so ausführlich über Diagnose, Therapie und Prognose aufzuklären wie in Europa.

Sofern ein Reisender in einem Dritte-Welt-Land wegen einer Erkrankung oder eines Unfalls außerhalb der Hauptstadt einer intensiveren Behandlung bedarf und nicht ohnehin in sein Heimatland zurückkehrt, ist anzuraten, sich zur weiteren medizinischen Versorgung in die Hauptstadt des Gastlandes zu begeben. Größere Hotels haben häufig Vertragsärzte, die zu bestimmten Zeiten Sprechstunden im Hotel anbieten oder in dringenden Fällen gerufen werden können.

Botschaften, Konsulate – eine Hilfe im Notfall

Konsularische Abteilungen diplomatischer Vertretungen und Honorarkonsulate werden häufig im Krankheitsfalle von Touristen kontaktiert und sind nicht selten bei Evakuierungen von Kranken und Verletzten beteiligt. Vor Ort ansässige, deutschsprechende oder in Deutschland ausgebildete Ärzte sind der Deutschen Botschaft normalerweise bekannt. Diese Kenntnis beruht auf persönlichen Erfahrungen der Botschaftsangehörigen und anderer ortsansässiger Ausländer mit den Kliniken und Ärzten und bei deutschen Vertretungen auch auf Besichtigungen des Regionalarztes (s. u.). Normalerweise geben die diplomatischen Vertretungen Adressen einzelner Ärzte oder Krankenhäuser nur auf persönliche Anfrage weiter. Eine Gewähr für genannte Ärzte oder Krankenhäuser kann jedoch von Seiten der Botschaft nicht übernommen werden. In Notfällen ist auch außerhalb der normalen Dienstzeiten abends und am Wochenende ein Bereitschaftsdienst der Botschaften telefonisch erreichbar. Von Ausnahmefällen abgesehen haben Botschaften keine Erfahrungen mit Krankenhäusern oder Ärzten außerhalb der Hauptstadt, so dass hier Auskünfte meist nicht möglich sind.

Die Regionalärzte des Auswärtigen Amtes an den Deutschen Botschaften in Accra, Jaunde, Kairo, Nairobi, Moskau, Neu-Delhi, Peking und Jakarta betreuen arbeitsmedizinisch die deutschen diplomatischen Vertretungen der entsprechenden Region, (z. B. Südostasien durch den Regionalarzt in Jakarta) (Tab. 10-1). Aufgrund von Dienstreisen sind die Regionalärzte häufig nicht an ihrem Standort anzutreffen. Im Rahmen ihrer Tätigkeit besuchen sie auch Ärzte, Krankenhäuser und andere wichtige medizinische Institutionen der jeweiligen Hauptstadt, um einen Eindruck von der örtlichen medizinischen Versorgung zu erhalten.

Fluglinien haben Vertragsärzte

Fluglinien arbeiten im Ausland mit einheimischen Ärzten zusammen, von denen sie sich bei medizinischen Fragestellungen beraten lassen. Diese Vertragsärzte sind den Umgang mit Europäern gewohnt und sprechen in jedem Fall englisch, häufig auch deutsch. Sie sind unter anderem für die Beurteilung der Flugtauglichkeit Kranker zuständig. Im Notfall können Name und Adresse des mit der Fluglinie zusammenarbeitenden Arztes im lokalen Büro der Fluglinie erfragt werden. In manchen Fällen ist es sinnvoll, beim Arzt rechtzeitig vor einem Flug anzufragen, ob und unter welchen Bedingungen ein Patient transportfähig ist. So wird vermieden, dass ein offensichtlich kranker Passagier bei der Flugabfertigung abgelehnt wird und möglicherweise sein Flug in Frage gestellt ist, wenn keine Bescheinigung der Flugfähigkeit für den Patienten vorliegt.

Auslandskirchengemeinden

In den Hauptstädten und oft auch in anderen Großstädten vieler Länder gibt es Auslandsgemeinden der evangelischen und katholischen Kirche. Die Mitarbeiter dieser Gemeinden sind in Notfällen gerne zu Hilfeleistungen und zu Hinweisen auf Ärzte im besuchten Land bereit. Anschriften solcher Gemeinden sind über nachfolgend aufgeführte Adressen zu erhalten:

Kirchenamt der Evangelischen Kirche
in Deutschland
Postfach 21 02 20
30402 Hannover

Katholisches Auslandssekretariat
der Deutschen Bischofskonferenz
Postfach 19 01 13
53037 Bonn

Auch Mitarbeiter einheimischer Kirchen in den bereisten Ländern sind in aller Regel sehr hilfsbereit.

Adressen geeigneter Ärzte und Medizinischer Dienste im Reiseland können erfragt werden von:

Assistance Services der Versicherungsgesellschaften, International Association of Medical Assistance to Travellers: www.iamat.org

Tabelle 10-1. Regionalärzte des Auswärtigen Amtes.

Botschaften	Telefon	Fax	Vorwahl aus Deutschland
Botschaft Accra	22 13 11	22 13 47	00 - 233 - 21
Botschaft Jakarta	3 90 17 50	3 90 17 57	00 - 62 - 21
Botschaft Jaunde	21 00 56	20 73 13	00 - 237
Botschaft Kairo	3 39 96 00	3 41 05 30	00 - 20 - 2
Botschaft Moskau	9 56 10 80	9 38 23 54	00 - 7 - 095
Botschaft Nairobi	71 25 27	71 48 86	00 - 254 - 2
Botschaft Neu Delhi	6 87 18 31	6 87 31 17	00 - 91 - 11
Botschaft Peking	65 32 21 61	65 32 53 36	00 - 86 - 10

International Society of Travel Medicine (ISTM): www.istm.org.

Krankenhäuser im Ausland verlangen in der Regel bei stationärer Aufnahme eine Vorauszahlung. ☞

Ein Rücktransport nach Deutschland wird normalerweise von der gesetzlichen oder privaten Krankenversicherung nicht bezahlt. Deshalb ist der Abschluss einer Auslandskrankenversicherung einschließlich Rücktransportversicherung zu erwägen.

III
Gesundheitsprobleme während der Reise

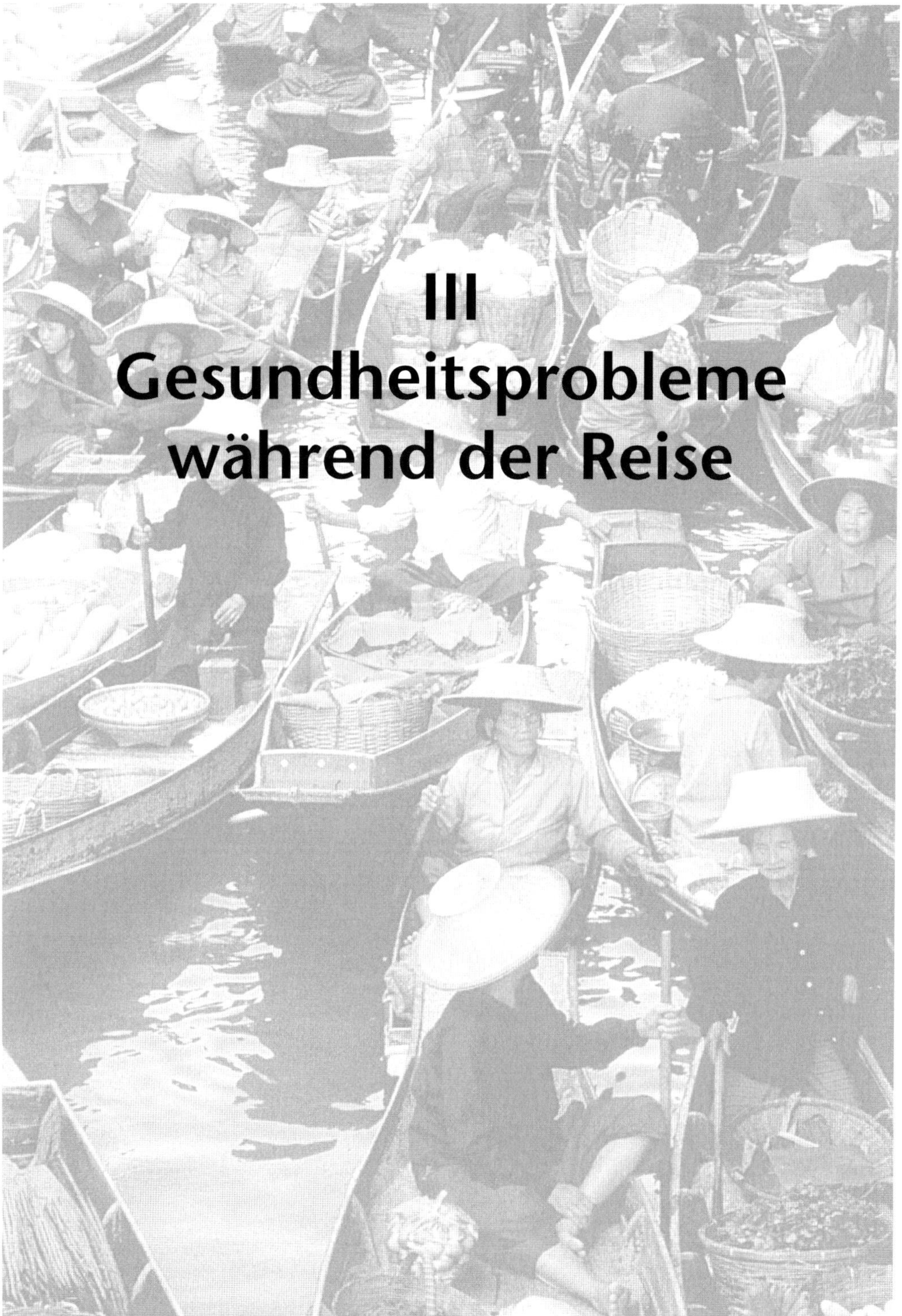

1 Sonne und Hitze

HELMUT SCHERBAUM

Gebräunte Haut gilt weiterhin als Inbegriff von Gesundheit und Vitalität. So zieht es Jahr für Jahr Millionen von Urlaubern zum „Sonne-Tanken" in den Süden, während die Bevölkerung dieser Länder versucht, sich von der Mittagshitze und gleißenden Sonne fernzuhalten. Viele der sonnenhungrigen Reisenden sind sich der Gefahren von Hitzeschäden und einer intensiven Sonnenexposition zu wenig bewusst, weshalb diese Themen in der reisemedizinischen Beratung größere Beachtung finden sollten.

Schädigungen durch Sonnenstrahlung

Zu den schädigenden Auswirkungen der UV-Strahlung zählen akute und chronische Schädigungen der Augen (s. Kap. III.9) sowie der Haut, auf die in diesem Kapitel besonders eingegangen wird.

Bevor die ausgesandte Sonnenstrahlung die Erdoberfläche erreicht, werden in der Atmosphäre – durch Absorption in der Ozonschicht, Streuung und Reflexion an Wolkentröpfchen oder Luftbeimengungen – kurzwellige (UV-C- und ca. 90% der UV-B-) Strahlen abgeschwächt.

Im Spektrum der auf den Menschen einwirkenden direkten und diffusen Strahlung sind aus medizinischer Sicht folgende Anteile des ultravioletten Lichts, die sich in ihren Wirkungen gegenseitig verstärken, von besonderer Bedeutung:

- **UV-A-Strahlen** (315–400 nm): Die ca. 2,5 mm tief bis in subkutane Gewebsschichten eindringenden **langwelligen** Strahlen führen unmittelbar zu einer Pigmentdunkelung, jedoch auch zu chronischen Schäden wie Hautalterung und Karzinomen. Es wird eine UV-A1- von der kurzwelligeren UV-A2-Strahlung unterschieden, die ähnliche Reaktionen wie UV-B-Strahlen hervorruft.
- **UV-B-Strahlen** (280–315 nm): Mit einer Eindringtiefe bis zu 0,4 mm erreicht nur ein kleiner Anteil dieser **kurzwelligen** Strahlung die obere Dermis. UV-B-Strahlung bewirkt die Bildung einer Lichtschwiele (Verdickung der Hornhaut), ist aber auch wesentlich für das Auftreten von Sonnenbrand und die Entstehung von Malignomen verantwortlich.

Die Bestrahlungsintensität auf der Erde wird im Wesentlichen von folgenden Parametern beeinflusst:

- **Einfallswinkel der Sonneneinstrahlung:** Dieser hängt von der Jahres- und Tageszeit sowie vom Sonnenstand der geographischen Breite ab. So kann ein 14-tägiger Urlaub eines Mitteleuropäers in südlichen Regionen mit hohem Sonnenstand zu einer Verdoppelung seiner UV-B-Jahresdosis führen. Mit abnehmendem Sonnenhöhenwinkel von 90° auf 5° nimmt die Intensität im UV-A-Bereich auf 1/20, die UV-B-Strahlung auf 1/400 ab.
- **Ozonschichtdecke:** Über der Antarktis, Australien und Neuseeland werden mit schwindender Ozondecke im Frühling deutlich erhöhte UV-Werte gemessen. In der Nordhemisphäre wurde bisher nur eine geringfügige Ozonreduktion in der Stratosphäre festgestellt.
- **Meteorologische Verhältnisse:** Bei Bewölkung kann es zu einer ausgeprägten diffusen Himmelsstrahlung mit hohem UV-B-Anteil kommen. Eine deutliche Abschwächung der Bestrahlungsstärke erfolgt mit zunehmender optischer Wolkendichte bei mittelhohen oder tiefen Wolken.

☞

- **Trübungen der Atmosphäre:** Die Strahlungsintensität nimmt im Gebirge aufgrund der geringeren Aerosolabsorption und -streuung um 10–20% pro 1000 Höhenmeter zu. In Höhenlagen bis etwa 2000 m steigt die Intensität kurzwelliger UV-Strahlung besonders stark an, da der Rückgang von Luftschadstoffen bis zu dieser Höhe am ausgeprägtesten ist. Auch in Trockenzonen tritt aufgrund des meist hohen Reinheitsgrades der Luft eine sehr intensive direkte Sonneneinstrahlung auf.
- **Reflektierende Bodenflächen:** Neuschnee kann 80%, weißer Sand bis zu 25%, Meeresflächen (mit Schaumbildung) 25% der UV-Strahlung reflektieren. Zusätzlich werden an Meeresküsten erhöhte Strahlungseinflüsse durch den freien Horizont und die erhebliche Himmelsstrahlung hervorgerufen.

Der international einheitlich festgelegte **UV-Index (UVI)** beschreibt den Tagesspitzenwert der am Boden erwarteten sonnenbrandwirksamen UV-Strahlung. UV-Indices werden auf einer nach oben offenen Skala dargestellt und geben Hinweise auf die am jeweiligen Ort vorherrschende UV-Strahlungsintensität und die für die Gesundheit relevanten Effekte. Zum Zwecke einer Einschätzung der bestehenden UV-Belastung wurde eine Einteilung nach folgenden Kategorien eingeführt:

niedrig: UVI 0–2; mäßig: UVI 3–5; hoch: UVI 6–7; sehr hoch: UVI: 8–10; extrem: UVI >11.

In Tabelle 1-1 sind beispielhaft maximale UVI-Monatswerte verschiedener Städte angeführt. In Deutschland liegen diese Werte in der Regel zwischen 0 bis etwa 8, in äquatornahen Regionen können sie 15 überschreiten. Informationen zu aktuellen UV-Indices bzw. Vorhersagen findet man in Tageszeitungen sowie im Internet (Deutschland: www.dwd.de; Österreich: www.med-physik.vu-wien.ac.at/ uv/uv_online.htm; Schweiz: www.uv-index.ch).

Tabelle 1-1. **Maximale Welt-UV-Indices verschiedener Städte für den 21. des jeweiligen Monats** (Quelle: Bundesamt für Strahlenschutz www.bfs.de/uv/uv2/uvi/world.html).

Nordhalbkugel		Jan	Feb	Mär	Apr	Mai	Jun	Jul	Aug	Sep	Okt	Nov	Dez
St. Petersburg, Russland	60 °N	0	0	1	3	4	5	5	4	2	1	0	0
Berlin, Deutschland	52 °N	1	1	2	4	5	7	7	5	3	1	1	0
Vancouver, Kanada	49 °N	1	1	3	4	6	7	7	6	4	2	1	1
Paris, Frankreich	49 °N	1	1	3	4	6	7	7	6	4	2	1	0
Ulan Bator, Mongolei	48 °N	1	2	3	5	6	7	8	6	4	2	1	1
New York, USA	41 °N	2	3	4	6	7	8	9	8	6	3	2	1
Palma de Mallorca, Spanien	39 °N	2	3	4	6	8	9	9	8	6	4	2	1

Tabelle 1-1. **Maximale Welt-UV-Indices verschiedener Städte für den 21. des jeweiligen Monats**
Fortsetzung

		Jan	Feb	Mär	Apr	Mai	Jun	Jul	Aug	Sep	Okt	Nov	Dez
Tokio, Japan	36 °N	2	4	5	8	9	9	10	9	7	4	2	2
Iraklion, Griechenland	35 °N	3	4	5	8	9	9	10	9	7	4	3	2
Los Angeles, USA	34 °N	3	4	6	8	9	10	10	9	7	5	3	2
Havanna, Cuba	23 °N	6	8	9	10	10	11	12	11	10	8	6	5
Hanoi, Vietnam	21 °N	6	8	10	11	11	11	12	12	10	8	6	6
Bangkok, Thailand	14 °N	8	10	12	12	11	12	12	12	11	10	8	8
Colombo, Sri Lanka	13 °N	8	10	12	12	11	11	12	12	12	10	8	8
Panama-City, Panama	9 °N	9	11	12	12	11	11	12	12	12	11	9	9
Singapore	1 °N	11	12	13	13	11	11	11	11	12	12	11	10
Südhalbkugel													
Nairobi, Kenia	1 °S	12	13	13	12	11	10	11	11	12	12	12	11
Darwin, Australien	13°S	12	13	12	10	8	8	8	10	11	13	12	12
Tananarive, Madagaskar	19 °S	12	12	11	9	7	6	6	8	11	11	12	12
Rio de Janeiro, Brasilien	23 °S	12	11	9	7	5	5	5	7	9	10	12	12
Maputo, Mozambique	26 °S	11	11	9	7	5	4	4	6	8	10	11	11
Sydney, Australien	34 °S	9	9	7	5	3	2	3	4	6	7	9	10
Kapstadt, Südafrika	34 °S	9	9	7	5	3	2	3	4	6	7	9	10
Buenos Aires, Argentinien	35 °S	9	9	7	4	3	2	2	4	5	7	9	10
Melbourne, Australien	37 °S	8	8	6	4	2	2	2	3	5	6	8	9
Wellington, Neuseeland	42 °S	7	7	5	3	1	1	1	2	4	6	7	8

Nutzen und Schaden durch „natürliche" und „künstliche" Sonne

Sonne „in Maßen" kann für Funktionen der Atemwege, des Kreislaufs, des allgemeinen Stoffwechselgeschehens und der innersekretorischen Drüsen förderlich sein und ist für die körpereigene Produktion von Vitamin D unverzichtbar. Daneben kann Besonnung auch zur Besserung bestimmter Hauterkrankungen führen: Hiervon wissen in erster Linie **Psoriatiker**, und auch die **Acne vulgaris**, das **seborrhoische Ekzem** und die **atopische Neurodermitis** sprechen auf Sonnenlicht meist günstig an (s. Kap. IV.2.7). Dagegen führt intensives Sonnenbaden bei Urlaubern oft zu nachhaltiger Schädigung der Haut. So bedeutet Hautbräune mit Bildung von Pigment und einer Lichtschwiele stets einen Schutzmechanismus der Haut, um eine weitere Schädigung zu verhindern.

Auch „künstliches" Sonnenbaden, bei dem die Deutschen mit 16 Millionen Solariengängern in Europa führend sind, unterscheidet sich in seiner schädigenden Wirkung hiervon kaum. Da die Besonnungsgeräte UV-B-Strahlung nahezu vollständig herausfiltern, ist eine vergleichsweise hohe UV-A-Strahlendosis erforderlich, um gewünschte Bräunungseffekte zu erzielen. Dies führt zu einem erhöhten Risiko von Spätschäden einschließlich der Entwicklung von Malignomen der Haut. Hinzu kommt, dass durch **Vorbräunen in Solarien** zwar eine Sofortpigmentierung, selten aber eine länger anhaltende Photoadaptation zur Verhinderung von Sonnenbränden am späteren Urlaubsort erreicht wird.

Wie in Kapitel II.6.9 dargestellt, hat sich eine wohldosierte Phototherapie vor Reisebeginn zur Prävention unerwünschter **polymorpher Lichtdermatosen** (sog. Sonnenallergie) als wirksam erwiesen. Hierbei ist auf die Benützung zertifizierter technischer Anlagen Wert zu legen.

Wie kann man Schädigungen durch Sonne verhindern?

Für das **Verhalten in der Sonne** lassen sich folgende Empfehlungen zusammenfassen:

- Die Haut sollte langsam an Sonnenstrahlung gewöhnt werden, weshalb es vor allem an den ersten Urlaubstagen ratsam ist, den Schatten aufzusuchen.
- In der Zeit von 10 bis 15 Uhr sollte man sich grundsätzlich nicht in der Sonne aufhalten, da in dieser Zeit 70 % der maximal möglichen täglichen UV-Bestrahlung erfolgt. Der kühlende Effekt von Wolken und Wind darf Urlaubern kein falsches Gefühl der Sicherheit geben.
- Der beste Schutz ist durch Kleidung und eine Kopfbedeckung mit breiter Krempe zu erreichen. Zusätzlich sollte zum Schutz der Augen eine Sonnenbrille getragen werden. Da UV-Strahlen mit unterschiedlicher Intensität Sommerkleidung (Abb.1-1) durchdringen, wurden chemische Textilhilfsmittel (sog. UV-Absorber) entwickelt, die die Sonnenschutzwirkung der Kleidungsstücke um ein Vielfaches steigern können.
- Schatten durch Bäume und Sonnenschirme schützen nur zu etwa 50 %, und auch bei bewölktem Himmel benötigen lichtempfindliche Personen einen Lichtschutz. Ähnliches kann auch für längere Autofahrten gelten, da UV-A-Licht durch Fensterglas, also auch durch Scheiben von Pkw hindurchdringt. Die Verwendung von UV-A-undurchlässigen Folien kann hierbei Abhilfe schaffen.
- Bei Kindern ist es (bei einem UVI > 11) besonders wichtig, die Sonnenexposi-

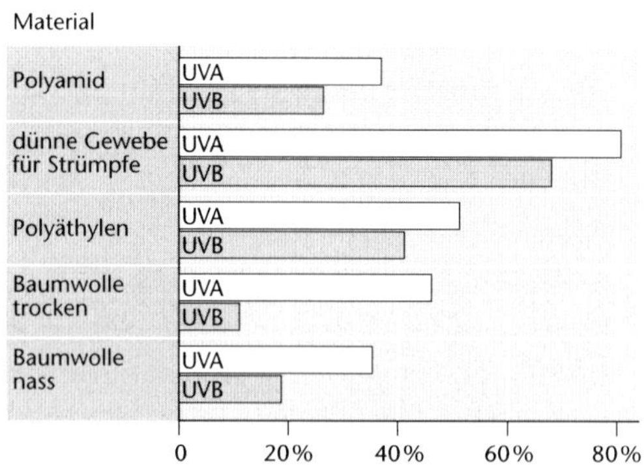

Abbildung 1-1. UV-Durchlässigkeit verschiedener Materialien, die bei der Herstellung von Kleidung verwendet werden.

tion durch geeigneten Textilschutz und Aufenthalt im Schatten zu minimieren, zumal bis zu 80% der während eines Lebens einwirkenden UV-Dosis bis zum 18. Lebensjahr aufgenommen wird.

- Die Anwendung von Sonnenschutzmitteln sollte als sinnvolle Ergänzung, nicht als Ersatz der angeführten protektiven Maßnahmen angesehen werden. Der Einsatz von Lichtschutzmitteln, die zweifellos zur Verhinderung von Sonnenbränden beitragen, darf Urlauber nicht dazu veranlassen, sich längerer Sonnenbestrahlung auszusetzen, da hierdurch das Risiko chronischer Hautschäden erheblich zunimmt.

Als Maß für die Schutzwirkung gegen sonnenbrandwirksame UV-B-Strahlung ist der **Lichtschutzfaktor** (LSF) von Sonnenschutzmitteln zu beachten; dieser besagt, um wie viel länger man sich damit der Sonne bis zu einer unerwünschten Hautreaktion aussetzen kann. Zum Beispiel tritt bei Lichtschutzfaktor 16 die erste Hautrötung nicht nach 15 Minuten, sondern 16-mal später ein, also erst nach 4 Stunden.

Für die Wahl eines Sonnenschutzmittels mit geeignetem Lichtschutzfaktor ist die Kenntnis des individuellen Hauttyps, der nach den in Tabelle 1-2 angeführten Kriterien definiert wird, hilfreich.

Aus dem individuellen Hauttyp und dem aktuellen UV-Index lassen sich folgende Empfehlungen hinsichtlich des Lichtschutzfaktors eines Sonnenschutzmittels ableiten (Tab. 1-3).

Tabelle 1-3. UV-Index und empfohlener Lichtschutzfaktor (modifiziert nach Institut für Medizinische Physik, Innsbruck, www.uibk.ac.at/projects/uv-index/de/info1_de.html)

	Empfohlener Lichtschutzfaktor für Hauttyp			
UV-Index	**I**	**II**	**III**	**IV**
0 bis 1,9	3	2	2	1
2 bis 3,9	6	4	3	2
4 bis 6,9	11	8	5	4
7 bis 8,9	14	10	7	5
über 9	18	12	8	7

Tabelle 1-2. Hauttypen und Sonnenreaktion.

Hauttyp	**Beschreibung**	**Haarfarbe**	**Sonnenreaktion**	**Eigenschutz bei UV-Index 8 und höher**
I	Hellhäutig mit Sommersprossen	Rötlich	Extrem hohe Sonnenbrandneigung	5–10 Minuten
II	Hellhäutig, meist ohne Sommersprossen	Blond bis braun	Hohe Sonnenbrandneigung	10–20 Minuten
III	Helle bis hellbraune Haut ohne Sommersprossen	Dunkelblond bis braunhaarig	Geringe Sonnenbrandneigung	20–30 Minuten
IV	Hellbraune bis olivbraune Haut ohne Sommersprossen	Dunkelbraun	Sehr gute Bräunung, kaum Sonnenbrandneigung	40 Minuten

Als Faustregel gilt, dass der Lichtschutzfaktor des verwendeten Sonnenschutzmittels bei höherer Strahlungsintensität wenigstens dem doppelten Wert des UV-Index entsprechen sollte. Für besonders empfindliche Personen mit dem Hauttyp I und für Kinder wird grundsätzlich ein Sonnenschutzmittel mit einem Lichtschutzfaktor von mindestens 15 empfohlen.

Seit bekannt ist, dass auch die lange Zeit als harmlos angesehene UV-A-Strahlung wesentlich zur Entstehung von chronischen Hautschäden einschließlich Malignomen beiträgt, bieten Lichtschutzmittel-Hersteller seit Mitte der 90er Jahre auch Lichtschutzmittel mit protektiver Wirksamkeit gegen UV-A-Licht an. Für die Beurteilung des Schutzes gegen diese Strahlung gibt es jedoch bisher noch keine einheitlichen Standards.

Was Reisende bei der Anwendung von Sonnenschutzmitteln wissen sollten

- Die Applikation von Sonnenschutzmitteln sollte in ausreichender und gleichmäßiger Schichtdicke erfolgen; hierbei bedürfen die sogenannten Sonnenterrassen des Körpers, wie Lippen, Nasenrücken, Ohrhelix, Unterarme und Fußrücken besonders sorgfältiger Vorkehrungen.
- Da Lichtschutzmittel eine gewisse Anlaufzeit benötigen, sollten diese Präparate mindestens 30 Minuten vor der Sonnenexposition aufgetragen werden.
- Viele Lichtschutzmittel sind nicht „photostabil", so dass deren UV-Schutz mit der Zeit der Besonnung abnimmt. Generell gilt, dass Sonnenschutzmittel alle 2 Stunden erneut aufgetragen werden sollten. Hierbei ist auch zu bedenken, dass der Lichtschutzeffekt durch Schwitzen, Baden und Abrieb beim Abtrocknen abnimmt. Da bei nasser Haut zudem eine um den Faktor 4 höhere Lichtempfindlichkeit besteht, sollte die Haut nach jedem Bad zunächst abgetrocknet und erneut eingecremt werden.
- Da UV-B-Strahlen im Wasser z. B. bei einer Tiefe von 1 Meter nur zur Hälfte absorbiert werden, kann es beim Schwimmen und Schnorcheln zu Lichtschäden kommen (s. Kap. III.4). Bei Aufenthalten im Wasser ist mit einer Schutzdauer von etwa 40 bis 80 Minuten bei Verwendung „wasserfest" deklarierter Präparate zu rechnen.
- Durch die gleichzeitige Verwendung von DEET-haltigen Repellents wird die Wirksamkeit von Sonnenschutzmitteln um etwa 30 % gesenkt. Viele der Präparate, die einen Schutz sowohl gegen Insekten als auch gegen UV-Strahlung versprechen, sind noch nicht hinreichend untersucht.

Weiterhin sollte beachtet werden, dass es bei etwa 20 % der Benützer von Sonnenschutzmitteln aufgrund bestimmter Inhaltsstoffe zu unerwünschten Reaktionen im Bereich der Haut kommt. Unter den Unverträglichkeitsreaktionen ist die durch Emulgatoren und Lipide in Verbindung mit UV-A-Strahlen hervorgerufene **Mallorca-Akne** (s. Kap. II.6.9) von besonderer Bedeutung.

Hilfe in der Not: Was tun bei Sonnenbrand?

Ein Sonnenbrand (Dermatitis solaris) äußert sich meist innerhalb weniger Stunden nach Sonnenexposition mit sichtbarer Rötung und brennenden Schmerzen. Diese Beschwerden erreichen oft nach 24 Stunden ihr Maximum und klingen nach 2 bis 3 Tagen wieder ab. Schwere Reaktionen können mit Schwellungen und blasigen Abhebungen der Haut, Fieber und Zeichen einer Dehydrierung einhergehen.

Zur Linderung eignen sich kühlende, feuchte Umschläge; bei exsudativen Entzündungszeichen haben sich kortikosteroidhaltige Lotionen (z. B. Fluocortolon 0,05 %) bewährt. Zusätzlich helfen Analgetika, wie z. B. Acetylsalicylsäure oder Ibuprofen, bei starkem Juckreiz Antihistaminika, wie z. B. Diphenhydramin.

Eine bereits eingetretene Schädigung der Haut ist durch keine Therapiemaßnahme rückgängig zu machen. Die Applikation von Substanzen wie lokal wirksame Anästhetika, Sonnenschutzmittel, Repellents, Aloe vera etc. auf die betroffenen Hautareale kann zu erheblichen Unverträglichkeitsreaktionen führen.

Vorsicht bei Medikamenteneinnahme und gleichzeitiger Sonnenexposition!

Eine Reihe von Medikamenten kann eine **phototoxische Reaktion** auslösen, die klinisch dem Bild eines Sonnenbrands gleicht und sich als akute toxische Dermatitis mit Rötung, Ödem und Bläschenbildung im Bereich der lichtexponierten Haut zeigt. In erster Linie sind hier Tetracycline zu nennen, wobei in dieser Stoffgruppe Doxycyclin und Minocyclin deutlich seltener phototoxische Reaktionen hervorrufen. Weiterhin können in unterschiedlichem Ausmaß folgende Arzneimittel zu einer Photosensibilisierung führen: Phenothiazine (Neuroleptika, Antihistaminika), Trizyklische Antidepressiva, Furosemid und Hydrochlorothiazid (Diuretika), Amiodaron, Diltiazem und Nifedipin (Herz-Kreislaufmittel), Piroxicam, Ibuprofen (Antiphlogistika/Antirheumatika), Sulfonylharnstoffe (Antidiabetika), Sulfonamide und Chinolone sowie Ovulationshemmer.

Es empfiehlt sich also, vor einer Reise die Medikamentenbeschreibungen aufmerksam zu lesen. Behandelt werden diese Photodermatosen lokal wie ein akuter Sonnenbrand; natürlich muss die Einnahme des auslösenden Medikamentes sofort eingestellt werden. Weiterhin sollte auch auf die Verwendung von Parfüms, Deodorants und Kosmetika verzichtet werden, da diese Substanzen die Empfindlichkeit gegenüber UV-Strahlung erhöhen.

Hautalterung und maligne Entartungen: Die Haut vergisst keinen Sonnenstrahl!

Chronische Hautschädigungen durch UV-Licht führen zu einer **Alterung der Haut** mit vermehrter Hautfaltenbildung durch Degeneration elastischer und kollagener Bindegewebsfasern und zum Auftreten von Altersflecken. Daneben können sich an vermehrt der Sonnenstrahlung ausgesetzten Körperregionen **Präkanzerosen** in Form von aktinischen Keratosen sowie **maligne Hauttumoren** entwickeln. Eine kumulative, oft über lange Lebensphasen anhaltende UV-Exposition begünstigt das Auftreten von Basaliomen und spinozellulären Karzinomen. Für die Entstehung von Melanomen wird ein kausaler Zusammenhang mit intermittierenden und intensiven UV-Belastungen gesehen.

> Vieles deutet darauf hin, dass vor allem Sonnenbrände bis zum 15. Lebensjahr das Risiko superfiziell spreitender Melanome drastisch erhöhen. Aus Unachtsamkeit einem Kleinkind einen Sonnenbrand zuzufügen, muss als Körperverletzung gewertet werden!

Wichtigste Maßnahmen in der Prävention chronischer Lichtschäden sind das Vermeiden einer Sonnenexposition während der Mittagsstunden und ein „textiler“ Sonnenschutz. Hierauf ist bei Kindern in besonderer Weise zu achten. Daneben kann die Inzidenz von Präkanzerosen und Malignomen der Haut durch Lichtschutzmittel gesenkt werden, solange deren Anwendung nicht Anreiz ist, sich länger der Sonne auszusetzen.

Dank erheblicher Anstrengungen bei der Förderung von Sonnenschutzmaßnahmen konnte in Australien, wo – verglichen mit Deutschland – eine zehnmal höhere Melanominzidenz besteht, inzwischen die Häufigkeit maligner Melanome wieder gesenkt werden.

Schädigungen durch Hitze

> Gesundheitsschädigungen durch Hitzeeinwirkung lassen sich ätiologisch in Entgleisungen des Wasser- und Elektrolythaushalts, Beeinträchtigungen von Kreislauffunktionen, Versagen des Thermoregulationssystems und hitzebedingte Hautveränderungen unterteilen.

Wann ist besonders mit Hitzeschäden zu rechnen?

Wie in Kapitel II.2 ausgeführt wurde, führen klimatische Faktoren wie eine hohe Umgebungstemperatur und Luftfeuchtigkeit bei gleichzeitig geringer Luftbewegung oft zu erheblichen Belastungen. Zusätzlich können vor allem bei nicht akklimatisierten Personen körperliche Anstrengungen, ein fahrlässiges Verhalten und eine ungeeignete Bekleidung gesundheitliche Schädigungen aufgrund einer extremen thermoregulatorischen Überbeanspruchung bewirken.

Eine **vermehrte Gefährdung hinsichtlich Hitzeschäden** besteht generell für ältere Menschen (s. Kap. II.5.4) sowie für Personen mit Übergewicht und fehlender körperlicher Fitness. Daneben sind Aufenthalte unter feucht-heißen Klimabedingungen bei Vorliegen folgender Krankheitsformen ungünstig: bei floriden infektiösen Erkrankungen, einer Herzinsuffizienz und einer koronaren Herzkrankheit mit Angina-pectoris-Anfällen, einem während der vorausgegangenen sechs Monate aufgetretenen Herzinfarkt, einer arteriellen Hypertonie (mit systolischen Werten > 200 mmHg), bei endokrinologischen Erkrankungen (z. B. Hyperthyreose, Diabetes mellitus), neurologischen (z. B. Morbus Parkinson), psychiatrischen und konsumierenden Krankheitsbildern, einem Alkohol- und Drogenabusus sowie bei Störungen der Schweißsekretion.

Ebenso ist ein erhöhtes Risiko von Hitzeschäden bei **Einnahme von Medikamenten** und Drogen zu bedenken, die mit Thermoregulationsmechanismen interferieren:

- Substanzen, die zu einer Erhöhung der körpereigenen Wärmeproduktion führen:
  - Schilddrüsenhormonpräparate
  - Amphetamine
  - trizyklische Antidepressiva
  - LSD
- Medikamente, die mit einer Durstminderung einhergehen:
  - Haloperidol
- Arzneimittel, die ein vermindertes Schwitzen bewirken:
  - Antihistaminika
  - Anticholinergika
  - Phenothiazine.

Auch können unter Hitzebelastung Veränderungen des Flüssigkeits- und Elektrolythaushalts unter einer diuretischen Medikation zu schwerwiegenden Folgen führen.

Die in Tabelle 1-4 angeführten wichtigsten Hitzeschäden werden vorwiegend unter nicht hitzeakklimatisierten Reisenden beobachtet. Das Risiko, lebensbedrohliche Schädigungen zu erleiden, beschränkt sich jedoch nicht nur auf heiße Regionen, sondern betrifft auch Reisende in mittelwarmen Klimazonen, z. B. während Hitzeperioden oder unter besonderer körperlicher (z. B. sportlicher) Überlastung. So kann es z. B. in **städtischen Ballungsgebieten** bei verminderter Luftströmung und hohen Schadstoff-Emissionen zur Bildung von Wärmeinseln mit erheblicher „Aufheizung" des Stadtkerns und geringer nächtlicher Abkühlung kommen.

Hitzschlag stellt als schwerste Form der Hitzeschädigung stets einen medizinischen Notfall dar. Die Prognose ist von der Dauer und Höhe der Hyperthermie abhängig. Mit rascher Reduzierung der Kerntemperatur, Rehydrierung und intensivmedizinischer Betreuung (z. B. in speziellen „Cooling Units") konnte die Mortalität erheblich gesenkt werden. In die differenzialdiagnostischen Überlegungen sollten andere Krankheitsbilder mit ZNS-Beteiligung (Hypoglykämien, Intoxikationen, intrazerebrale Blutungen etc.) und Infektionskrankheiten wie die Malaria tropica, Meningitiden, Enzephalitiden einbezogen werden.

Wie können Schädigungen durch Hitze vermieden werden?

- Bei der Planung von Reisen in den Süden sollten im Zusammenhang mit der Wahl des Reiseziels und der Reisezeit die klimatischen Bedingungen vor Ort Beachtung finden (s. Kap. II.2). Ebenso sind Reisedauer, Transportmittel und Reiseaktivitäten mit dem individuellen Gesundheitszustand abzustimmen und bestimmte Begleit- ☞

erkrankungen (s.o.) zu berücksichtigen.

- Die Akklimatisation an ein warmes Klima kann durch geeignetes körperliches Training vor der Ausreise erleichtert werden. Ansonsten sollten während der Akklimatisationsphase im Reiseland vermehrte körperliche Anstrengungen vermieden werden.
- Während der Reise sollte das Ausmaß körperlicher Aktivitäten entsprechend der individuellen Fitness an die thermischen Umweltbedingungen angepasst werden. Für besondere (z.B. sportliche) Anstrengungen werden Tageszeiten mit geringer Sonnenstrahlung (vor 8 Uhr morgens und nach 6 Uhr abends) empfohlen, wobei jedoch in den frühen Morgenstunden die Luftfeuchtigkeit oft am höchsten ist.
- Unter Hitzebedingungen sowie vor und während körperlicher Anstrengungen ist eine ausreichende Hydrierung besonders wichtig. Leider werden die entstehenden Flüssigkeitsverluste durch spontanes Trinken vielfach nicht ausgeglichen, zumal Durst ein spätes Warnzeichen einer Dehydrierung darstellt. Als gewisser Anhaltspunkt für eine ausreichende Flüssigkeitszufuhr gilt, dass ein Mensch für eine 30 km lange Wanderung unter gemäßigten Klimabedingungen 3,5 Liter Wasser und bei trockenem Wüstenklima die doppelte Flüssigkeitsmenge trinken sollte. Eine helle Urinfärbung kann als relativ sicheres Zeichen einer ausreichenden Hydrierung angesehen werden. Elektrolyt- und kohlenhydrathaltige Getränke kommerzieller Hersteller scheinen gegenüber Wasser lediglich den Vorteil zu besitzen, dass sie durch Aromazusätze eher zu spontanem Trinken anregen.
- Die übliche Salzzufuhr über die Nahrung ist meist ausreichend, um Verluste durch die Schweißsekretion auszugleichen. Bei anhaltendem exzessivem Schwitzen kann insbesondere bei nichtakklimatisierten Personen eine gewisse Supplementierung (z.B. durch Bouillon) erforderlich sein. Ungeeignet ist die Einnahme von Salztabletten, die neben dem Risiko einer hypernatriämischen Dehydrierung auch zu Magenirritationen führen kann.
- Bei Aufenthalten in warmen Regionen sollte auf Kleidung aus Baumwollmaterialien oder atmungsaktiven Mikrofasergeweben Wert gelegt werden. Die Kleidungsstücke sollten nicht beengend sein und eine konvektive Wärmeabgabe durch Luftzirkulation ermöglichen. Häufig kann die landesübliche Bekleidung als Leitfaden für eine den klimatischen Bedingungen angepasste Kleidung dienen.
- Im Vergleich zur Verdunstung von Schweiß an der Körperoberfläche kommt es bei „verschwitzter" Kleidung nur zu einer geringen Wärmeabgabe des Körpers. Solche Kleidungsstücke sollten deshalb möglichst rasch gegen trockene ausgetauscht werden. Da fast die Hälfte der Schweißverdunstung in der Kopfregion stattfindet, sollten Kopfbedeckungen häufig gelüftet und Schweißabsonderungen abgetrocknet werden, um die evaporative Oberfläche zu erneuern.

Weiterführende Literatur

Collins, K.J.: Heat Stress and Associated Disorders. In: Cook, G.C., A.J. Yumla (ed.): Manson's Tropical Diseases 21st ed. Saunders, London 2003.

Gutenbrunner, K.J., C.G. Hildebrand: Handbuch der Balneologie und medizinischen Klimatologie. Springer, Berlin 1998.

Hubbard, R.W. et al.: Heat-related illness. In: Auerbach, P.S. (ed.): Wilderness Medicine. Mosby, St. Louis 2001.

Seidel, B., M. Schwarz: Lichtschutz im Süden. Flug- und Reisemedizin (1) 2002

WHO: Global Solar UV Index. A practical guide. World Health Organisation, Geneva 2002; www.who.int/mediacentre/factsheets/fs271/en/

Tabelle 1-4. Formen von Hitzeschäden

Hitzeschaden	Ätiologie	Pathogenese	klinische Manifestationen	Behandlungsmaßnahmen
Hitzekollaps	❑ häufig im Anschluss an körperliche Überlastung unter gleichzeitiger Wärmeeinwirkung und fehlender Akklimatisierung ❑ wird durch einengende Kleidung, Orthostase, Dehydrierung, Salzmangel oder Einnahme bestimmter Medikamente verstärkt ❑ vermehrtes Risiko bei An-/Dyshidrose (s. u.)	❑ periphere Gefäßweitstellung ❑ zentrale Hypoxie aufgrund einer Umverteilung des Kreislaufs in die Körperperipherie	❑ Synkopen von kurzer Dauer, denen Schwindel, profuses Schwitzen und innere Unruhe vorausgehen können	❑ Betroffene in Kopftieflage an Schattenplatz bringen, Öffnen oder Entfernen beengender Kleidung ❑ Flüssigkeitszufuhr, z. B. in Form oraler Elektrolytlösungen
Hitzekrämpfe	❑ bei körperlichen Belastungen, erheblichem Schwitzen, großer Zufuhr an Wasser bei geringem Salzkonsum ❑ Abkühlung der Muskulatur (z. B. kaltes Duschen)	❑ Hyponatriämie ❑ Wasserintoxikation ❑ Depolarisation von Muskelzellen durch plötzlichen Kältereiz	❑ schmerzhafte, häufig rezidivierende Krämpfe in belasteten Skelettmuskeln von 1–3 Minuten Dauer ❑ eventuell Auftreten anderer Manifestationen eines Salzmangelsyndroms (s. u.)	❑ mineralstoffreiche Lösungen, gegebenenfalls Bouillon zuführen ❑ keine Salztabletten einnehmen (Gefahr von Magenreizungen)

Tabelle 1-4. Formen von Hitzeschäden *(Fortsetzung)*

Hitzeschaden	Ätiologie	Pathogenese	klinische Manifestationen	Behandlungsmaßnahmen
Hitzeerschöpfung (vorwiegend) durch Salzmangel	❑ vermehrtes Schwitzen ❑ unzureichender Salzkonsum bei eventuell großen Trinkmengen an Wasser	❑ Salzmangel ❑ Hypovolämie ❑ Flüssigkeitsverschiebung in den intrazellulären Raum	❑ Mattigkeit, Schwindel, Muskelkrämpfe, selten Durst ❑ Appetitlosigkeit, Erbrechen und Durchfälle können den Verlauf verschlimmern ❑ Symptome dauern meist 3–5 Tage ❑ gelegentlich Entwicklung eines hypovolämischen Schocks	❑ Bettruhe unter kühlen Bedingungen ❑ Flüssigkeit (z. B. Obstsäfte) mit Salzzusatz verabreichen ❑ bei bewusstseinsgetrübten Personen sind isotone (selten hypertone) NaCl-Infusionen erforderlich
Hitzeerschöpfung (vorwiegend) durch Wassermangel	❑ unzureichende Flüssigkeitszufuhr aufgrund von Trinkwassermangel oder bei exzessivem Schwitzen ❑ evtl. zusätzliches Auftreten von Durchfällen	❑ Dehydrierung ❑ Hypovolämie ❑ Flüssigkeitsverschiebung aus dem intrazellulären in den extrazellulären Raum	❑ bei Defiziten von 3–6% hochgradiger Durst, Mattigkeit, Schwäche, Angstzustände, herabgesetztes Urteilsvermögen ❑ Sistieren der Schweißproduktion ❑ bei Defiziten von 10–20% Auftreten von hypovolämischem Kollaps, Krämpfe, Amnesie	❑ kontrollierte Rehydrierung unter kühlen Bedingungen ❑ eventuell Infusionsbehandlung mit 5%iger Glukose ❑ Gabe isotoner Kochsalzlösungen, wenn Salzmangel (s. o.) nicht sicher ausgeschlossen werden kann

Fortsetzung Tab. 1-4 nächste Seite ▸

Tabelle 1-4. Formen von Hitzeschäden *(Fortsetzung)*

Hitzeschaden	Ätiologie	Pathogenese	klinische Manifestationen	Behandlungsmaßnahmen
Hitzschlag (Hitzehyperpyrexie)	❑ „Anstrengungshitzschlag" unter körperlichen Belastungen und Hitzeeinwirkung oder „klassischer" Hitzschlag (meist bei älteren oder chronisch kranken Personen), auch bei fehlenden physischen Aktivitäten ❑ erhöhtes Risiko unter Einnahme bestimmter Arzneimittel (s. u.)	❑ Versagen der Thermoregulationsmechanismen, verzögerter Wärmetransport vom Kern zur Körperschale hin ❑ Hyperthermie (Kerntemperaturen um 42 °C) führt zu Zellschäden im ZNS, der Herz-/Skelettmuskulatur, der Nieren und der Leber ❑ zusätzliche Schädigung durch Endotoxinbildung, Hämolyse und intravaskuläre Gerinnungsstörungen	❑ nach meist kurzfristigen Prodromalzeichen mit Übelkeit, Kopfschmerzen, Schwindel, Erregtheit, Desorientiertheit und motorischen Störungen tritt häufig rasch Bewusstlosigkeit ein ❑ bei jungen Personen kann nach körperlichen Aktivitäten leichtes Schwitzen vorhanden sein, bei „klassischem" Hitzschlag ist die Haut jedoch trocken und heiß ❑ Kerntemperatur liegt > 40,6 °C ❑ oft Gesichtsflush oder eine Zyanose sowie eine vorübergehende Blutdruckerhöhung ❑ später Schockzustand mit Hautblässe und fadenförmigem Puls ❑ gelegentlich tonisch-klonische Krampfanfälle oder gastrointestinale Blutungen	❑ Patienten sofort in kühle Umgebung transportieren, Kleidung entfernen, Körper mit kaltem Wasser benetzen und ausgiebige Ventilation (z. B. mit Fön) durchführen ❑ neben kalten Kompressen sind Eiswasserbäder mit Bürsten der Körperoberfläche (Verhinderung einer peripheren Gefäßkonstriktion) wirksam ❑ zusätzliche Maßnahmen: Rehydrierung, eventuell Schockbehandlung, Behebung von Elektrolytverschiebungen und Gerinnungsstörungen

Tabelle 1-4. Formen von Hitzeschäden *(Fortsetzung)*

Hitzeschaden	Ätiologie	Pathogenese	klinische Manifestationen	Behandlungsmaßnahmen
Sonnenstich	❑ starke direkte Sonnenbestrahlung des Kopfes ❑ besonders gefährdet sind Säuglinge, Menschen mit fehlender oder hellblonder Kopfbehaarung	❑ Reizerscheinungen der Meningen durch langwellige UV-Strahlen, die auf ein erwärmtes Gehirn treffen (Pachymeningitis haemorrhagica)	❑ Kopfschmerzen, Schwindel, Meningismus, hochrote Verfärbung des Kopfes, gelegentlich Konvulsionen ❑ Drucksteigerung sowie Eiweiß- und Zellzahlvermehrung im Liquor	❑ allgemeine Abkühlungsmaßnahmen ❑ kalte Kompressen auf Kopf und Nacken
An-/Dyshidrose bei Miliaria (Schweißfrieseln, prickly heat)	❑ Talgverarmung der Haut, häufig Folge einer Mazeration des Stratum corneum ❑ zusätzlich mangelnde Hautpflege oder übertriebene Hygiene	❑ akute oder chronische Verlegung der Schweißdrüsenausführungsgänge: Verschluss innerhalb der Hornhaut (Miliaria cristallina) oder tieferer Abschnitte der ekkrinen Ausführungsgänge (Miliaria rubra, Miliaria profunda)	❑ **Miliaria cristallina:** am Stamm winzige klare Bläschen ohne Juckreiz ❑ **Miliaria rubra:** intertriginös kleine, rote, juckende, etwas brennende Flecke oder Papeln, spätere Bildung von Bläschen ❑ **Miliaria profunda:** Papeln sind etwas größer und bilden sich langsamer zurück ❑ Risiko der Hyperthermie und lokaler bakterieller bzw. mykotischer Infektionen	❑ Schwitzen vermeiden (Ruhe in kühler Umgebung) ❑ beengende Kleidung entfernen ❑ kaltes Abduschen, adstringierende bzw. antiseptische Lokalbehandlung

2 Kälte

HELMUT SCHERBAUM

Schädigungen durch Kälte können in den verschiedensten geographischen Zonen, selbst in tropischen und subtropischen Gebieten auftreten. Wegen des vermehrten Risikos von Kälteunfällen bei beruflichen Expositionen in kalten Klimazonen und bestimmten Reiseaktivitäten, wie z. B. beim Hochgebirgstrekking, Wintercamping, bei Skitouren und beim Wassersport, ist dieses Thema auch in der reisemedizinischen Beratung von Bedeutung.

Kälteschäden können sich in systemischer Unterkühlung (Hypothermie) oder als Erfrierungen bestimmter Körperteile äußern.

Bei der Entstehung von Kälteschäden sind folgende Formen von Wärmeverlusten zu unterscheiden:

- **Konduktion:** Ableiten von Wärme z. B. über **nasse Kleidung** oder beim Liegen auf kaltem Untergrund.
- **Konvektion:** Abströmen von Wärme **zur kälteren bewegten Außenluft;** hierbei sind insbesondere die **Windgeschwindigkeit** (sogenannter Windkältefaktor (s. Kap. II.2)) aber auch die **Luftfeuchtigkeit** von Bedeutung.
- **Abstrahlung** von Wärme: **in erheblichem Umfang** über die Kopfregion möglich.
- Wärmeabgabe durch **Verdunstung:** bei intensivem Schwitzen, über die Atmung und durch feuchte Kleidung.

Das Risiko, Kälteschäden zu entwickeln, steigt in **größeren Höhen** (s. Kap. III.3) aufgrund eines verminderten Sauerstoffangebots, einer höheren Viskosität des Blutes und einem größeren Energieaufwand für Bewegungsabläufe.

Neben exogenen Faktoren werden die physiologischen (vasomotorischen, metabolischen etc.) Regulationsmechanismen des Körpers zum Ausgleichen von Wärmeverlusten (s. Kap. II.2), zu denen auch Kältezittern und vermehrte willkürliche Bewegungen zählen, durch folgende **endogene Faktoren** nachteilig beeinflusst:

- Mangel an Bewegung, Fitness, Akklimatisation und Disziplin; Erschöpfungszustände, psychischer Stress.
- Traumen, Blutungen, Dehydrierungszustände, Hyperhidrose, Vorschäden nach vorausgegangenen Erfrierungen.
- Erkrankungen wie z. B. Diabetes mellitus, Hypothyreose, Arteriosklerose, Rheumatische Polyarthritis, Vaskulitiden etc.
- Medikationen (wie z. B. Betablocker, Neuroleptika) sowie Alkohol und Nikotin

Akzidentelle Hypothermie – nicht nur Abenteurer und Sportenthusiasten sind gefährdet

Eine Hypothermie setzt ein, wenn im Körperkern unterkühlter Menschen die Temperatur auf 35 °C und darunter absinkt.

Formen der Hypothermie

- **Immersionshypothermie** (Beispiel: Sturz in kaltes Wasser (s. Kap. III.4)): Durch plötzliche extreme Kälteeinwirkungen wird die Kerntemperatur rasch abgesenkt. Bei einer Wassertemperatur von 5 °C liegt die Überlebenszeit bei 90 Minuten. Durch forcierte Schwimmaktionen wird die Gewebsisolierung durch Blutzufuhr in die Gliedmaßen zusätzlich reduziert und die Wärmeabgabe durch Bewegung des kalten Wassers über die Körperoberfläche erhöht. Die geringsten Wärmeverluste treten bei einer Fetalhaltung des Verunglückten auf.

- **Erschöpfungshypothermie** (Beispiel: Bergtrekking): Mit zunehmender Erschöpfung und nachlassender Wärmeproduktion durch Bewegung können bei unzureichenden Energiereserven auch kleinere Kälteeinwirkungen zu schwerer Unterkühlung führen. Auch im unmittelbaren Anschluss an vermehrte körperliche Aktivitäten besteht aufgrund einer Hypoglykämie, Hypovolämie und peripheren Gefäßerweiterung eine erhöhte Gefahr von Unterkühlungen.
- **Subklinische chronische Hypothermie** (Beispiel: ältere Reisende, Mangelernährungszustände): Hierbei kann bei anhaltender leichtgradiger Kälteexposition ein Absinken der Körpertemperatur durch die eigene Wärmeproduktion nicht verhindert werden. Auslöser der Unterkühlung sind dabei oft auch Traumen (z. B. Stürze).

Stadien und klinische Zeichen einer Hypothermie

In der Bergrettung werden folgende Hypothermie(HT)-Stadien unterschieden:

HT I:	Person ist bewusstseinsklar, Muskelzittern, Kerntemperatur 35–32 °C
HT II:	Bewusstseinstrübung, kein Muskelzittern, Kerntemperatur 32–28 °C
HT III:	Bewusstlosigkeit, Kerntemperatur 28–24 °C
HT IV:	sog. Scheintod, Kerntemperatur 24–15°C
HT V:	Erfrierungstod, Kerntemperatur < 15°C

Stadium I wird auch als **leichte**, II als **mäßige** und die Stadien III–V als **schwere Hypothermie** bezeichnet. Die Hypothermiezeichen können individuell sehr unterschiedlich sein. So treten nicht bei allen Personen anfängliche Zeichen eines **Exzitationsstadiums** mit Muskelzittern und allgemeiner Erregung auf. Erste **Zeichen einer Erschöpfung durch Kälte** sind eine Verlangsamung der Schrittfolge und Gangunsicherheiten mit häufigem Stolpern. Die Symptomatik kann in dieser Phase von einer Apathie über Angstzustände, Ziellosigkeit bis zu einem gesteigerten Risikoverhalten mit paradoxem Wärmegefühl reichen. Bei fortschreitender Unterkühlung verstärken sich im **Adynamiestadium** Zeichen von Verwirrtheit, Ataxie und eine Beeinträchtigung des Sprechvermögens; nach anfänglich gesteigerten Muskeleigenreflexen kommt es später zur Hyporeflexie. Mit zunehmender Bewusstseinstrübung werden im **Paralysestadium** eine Hypoventilation, Bradyarrhythmie sowie eine Hypotonie deutlich; vitale Zeichen sind schließlich nur noch schwer nachzuweisen. Die allgemeine Muskel- und Gelenkstarre ist von einem Rigor mortis kaum zu unterscheiden. Die extreme Abkühlung des Myokards führt schließlich zu Kammerflimmern und zum Herzstillstand.

Vor einem Transport ins Krankenhaus: Erstmaßnahmen bei Unterkühlung

- Verhinderung weiterer Wärmeverluste. Suche nach schützenden trockenen Stellen oder Verwendung von Kunststoffplanen zum provisorischen Wind- und Regenschutz.
- Gabe von warmen gesüßten Getränken an bewusstseinsklare Personen.
- Kein Abreiben, Massieren oder passives Bewegen von Gliedmaßen! Personen mit hochgradiger Hypothermie möglichst in liegender Position belassen; mechanische Irritationen können bei unterkühltem Myokard ein Kammerflimmern auslösen.
- Feuchte Kleidung behutsam entfernen und austauschen; eventuell Verwendung trockener Decken und Schlafsäcke, zusätzlich mit Kunststoffplane einhüllen, Isolationsmatte unterlegen. Vorbereitung zum raschen Transport in medizinische Einrichtungen. In einigen Fällen, z. B. bei Verletzungen, kann es nötig sein, dass eine Rettungsperson einen gut isolierten Schlafsack mit dem Betroffenen teilt.

Auch bei komatösen Personen mit schwerster Unterkühlung sind erfolgreiche Rettungs- und Wiederbelebungsmaßnahmen möglich.

Methoden zum Wiedererwärmen unterkühlter Personen

Bei leichter Unterkühlung:

- **Passive äußerliche Maßnahmen:** Verwendung von wärmeisolierenden Materialien; ausreichend nur bei vorhandener körpereigener Wärmeproduktion.

Bei ausgeprägter Hypothermie (Körpertemperatur < 32 °C), nur **unter medizinischer Überwachung**:

- **Aktive Methoden:**
  - aktives externes Wiederaufwärmen: Verwendung von Heizdecken, Wärmflaschen, Wärmelichtbögen, -bädern etc.
  - **aktives Wiederaufwärmen des Körperkerns** mittels erwärmter Infusionslösungen und Inhalationen, peritonealer Lavage, extrakorporaler Bluterwärmung sowie Diathermie in Verbindung mit einem **aktiven Erwärmen des Rumpfes.** Als Komplikationen können während des Wiederaufwärmens ein Kollaps („after drop"), Herzrhythmusstörungen, kardiale Schockzustände und Hypoglykämien auftreten.

Lokalisierte Kälteschäden (Erfrierungen)

Lokalisierte Kälteschäden werden durch Zellschädigungen aufgrund von Eiskristall-Bildungen und Zirkulationsstörungen im Bereich der Gefäßendstrombahnen hervorgerufen; sie betreffen vor allem prominente Körperabschnitte, wie Finger, Zehen, Jochbeine, Ohren und Nase.

Entstehung lokaler Kälteschäden

Das Ausmaß der Schädigung hängt von der Dauer der Kälteeinwirkung sowie der Art und der Intensität der Temperaturminderung ab. Neben der **Kombination Kälte und Wind** besteht eine vermehrte Gefährdung, wenn es zu Kontakt feuchter Körperpartien (Risiko von Hand- und Fußschweiß) mit Materialien, wie z. B. Metall, kommt. Vor allem können auch eine Akroasphyxie, feuchte, abschnürende Kleidungsstücke mit unzureichender Isolation sowie Erschöpfungszustände zu Erfrierungen führen. Weiterhin sind Alkohol- und Nikotinkonsum sowie vorausgegangene Kälteschädigungen als Risiken für die Entstehung lokaler Kälteschäden bekannt.

Stadien von Erfrierungen

- Erfrierung 1. Grades (Dermatitis congelationis erythematosa): Die Haut wird weiß und gefühllos; es bestehen Schmerzen in den von Kälteeinwirkungen betroffenen Strukturen. Nach Ausschaltung der Kälte kommt es zu einem juckenden Erythem und alsbald zur Restitutio ad integrum; eine lokale Kälteempfindlichkeit kann jedoch bestehen bleiben.
- Erfrierung 2. Grades (Dermatitis congelationis bullosa): Die Kälteeinwirkung ist tiefergreifend. Nach Wiedererwärmung treten Blasen auf; ein hämorrhagischer Blaseninhalt ist hinsichtlich des Heilungsverlaufs ein ungünstiges Zeichen.
- Erfrierung 3. Grades (Dermatitis congelationis escharotica): Es kommt zur Nekrose des erfrorenen Gewebes, das blauschwarz, hart und unempfindlich wird. Prognostisch ungünstig ist die Entwicklung einer feuchten Gangrän. Das volle Ausmaß der Nekrosen ist erst nach 2 bis 3 Wochen erkennbar.

Eine frühzeitig einsetzende Behandlung von Erfrierungen entscheidet über das Schicksal der geschädigten Körperpartien

- Sofern ein medizinischer Notfalldienst innerhalb von etwa zwei Stunden erreichbar ist, sollten Maßnahmen durchgeführt werden, wie sie im Zusammenhang mit der Erstversorgung bei Hypothermie beschrieben wurden, und Vorbereitungen für den Transport getroffen werden. Hierbei sollte ein **Aufwärmen der Extremitäten nicht erfolgen,** da ein erneutes Einfrieren (sogenannter Freezing-thawing-refreezing-Effekt) die Gewebsschädigung verschlimmern würde. Unter den Bedingungen einer Expeditionsreise, bei denen medizinische Dienste erst nach längerer Zeit erreicht werden können, sollten Maßnahmen des Aufwärmens am Unfallort getroffen werden. Ein erneutes Einfrieren und mechanische Traumen müssten dann aber unter allen Umständen verhindert werden.

- Bei geringfügigen Erfrierungen und fehlenden Zeichen einer Hypothermie kann sich der Betroffene aktiv zur Berghütte oder dem Basislager fortbewegen.
- In medizinischen Notfalldiensten, z. B. in Basislagern, muss zunächst die **Behandlung einer ausgeprägten Hypothermie** vorrangig sein; erst bei einer Körperkerntemperatur von mindestens 34 °C sollte ein **schnelles Wiedererwärmen der Extremität** (z. B. in einem Wasserbad von 37–40 °C) angestrebt werden. Kommt es unter diesen Maßnahmen zu Rötung, Schwellung, Erwärmung und Schmerzen der betroffenen Gliedmaße, besteht eine gute Prognose. Bleibt die Extremität bei blass-bläulicher Verfärbung kalt, wird eine Heparinisierung und die Gabe von 100 mg Acetylsalicylsäure empfohlen. Auf ausreichende Schmerzmittelgabe, antibiotischen Schutz (z. B. Penicillin G) und nötigenfalls eine Tetanusimmunisierung ist zu achten. Bei schwereren Erfrierungen, bei denen sich ein Kompartment-Syndrom entwickeln kann, ist nicht selten eine Fasziotomie erforderlich.
- Bei flächenhaften Erfrierungen (z. B. im Gesicht) hat sich die Applikation feuchtwarmer Umschläge bewährt. Blasen sollten nicht punktiert oder geöffnet, sondern mit antiseptischer Gaze abgedeckt werden. Durch Hochlagern betroffener Extremitäten können Ödembildungen verhindert werden.

Die beste Absicherung gegen Kälteschäden sind eine funktionelle Kleidung und das Einhalten von Vorsichtsmaßnahmen

Es gibt keine „ideale" Kleidung, die allen Kältesituationen und körperlichen Aktivitäten gleichermaßen gerecht wird

Bei der Bekleidung ist auf eine an äußere Bedingungen und an die körperliche Betätigung angepasste Beschaffenheit von **drei verschiedenen Kleidungsschichten** (sog. Zwiebelprinzip) zu achten (ausführliche Ratschläge zu Fragen der Bekleidung und Ausrüstung, geeigneter Schlafsäcke, Zelte und Isomatten sind den zahlreichen „Backpacker-" und Bergsportmagazinen sowie der empfohlenen Literatur am Ende des Kapitels zu entnehmen):

1. **Komfortschicht:** Bei der untersten Bekleidungsschicht ist das rasche Ableiten von Feuchtigkeit von der Haut entscheidend, da feuchte Gewebe 25-mal mehr Wärme vom Körper abführen als trockene. Bei intensiver körperlicher Betätigung haben sich dicht am Körper anliegende Unterwäsche aus Kunstfasergewebe (z. B. Polypropylene), unter Ruhebedingungen (z. B. Fotografieren von Tieren) Materialien mit einem hohen Isolationsgrad (z. B. Schurwolle-Mischgewebe) bewährt.
2. **Isolationsschicht:** Für die Pufferzone zwischen warmer Haut und kalter Außenluft eignen sich atmungsaktive Materialien mit hoher Wärmeisolation (z. B. Fleece, Wolle). Bei extremer Kälte sind mehrere dünnere Schichten einem dicken Kleidungsstück vorzuziehen.
3. **Schutzschicht:** Für diese Schicht, die wasserdicht, winddicht (Schutz vor Wind-Chill, siehe Kap. II.2) und zugleich atmungsaktiv sein sollte, werden Nylon-Polyester-Gemische, bei trockenem Klima Fleece und extrem dichtgewobene feine Baumwollgewebe empfohlen. Anoraks sollten über das Gesäß reichen und eine fest vernähte Kapuze besitzen.

4. **Zusätzliche Schicht:** Unter extremen Kältebedingungen empfiehlt sich eine zusätzliche Schicht (z. B. Daunenjacke, Stepphose oder zusätzliches Fleece unter dem Anorak).
5. Da bis zu 50% der Wärmeverluste über die Kopfregion stattfinden, ist eine **warme Mütze** oder eine **Stirnband**, gegebenenfalls mit Schutz von Gesicht und Nacken, besonders wichtig. Eine Kopfbedeckung sollte bei großer Kälte auch im Schlafsack getragen werden. Unter extremen Kältebedingungen sind Fäustlinge (z. B. aus weichem Wildleder) besser geeignet als Fingerhandschuhe; zusätzlich können auch Unterhandschuhe aus feinem Fleece getragen werden.

Auch über die Atmung können bei trocken-kalter Außenluft, wie in größeren Höhen, extreme Wärmeverluste auftreten. Ein Schal, eine Gesichtsmaske und Vergrößerung des Totraums, z. B. durch einen hochgestellten Kragen des Anoraks, können diese Wärmeverluste deutlich verringern.

Feuchte und zu enge Kleidungsstücke sind besondere Gefahrenpunkte

Eine durchnässte Kleidung verliert ihre Isolierfähigkeit und leitet Wärme vermehrt ab. Das Eindringen von äußerer Feuchtigkeit, aber auch Schwitzen durch Überhitzen sind deshalb stets zu vermeiden. Hierbei ist es auch wichtig, durch das Ablegen von Kleidungsschichten nach dem „Zwiebelprinzip" (bzw. Öffnen an Hals, Handgelenken und Brust) den Grad der Isolierung an die Außentemperaturen bzw. an die körperliche Betätigung anzupassen. Bei beginnender Erhitzung sollte als erstes die Kopfbedeckung abgenommen werden.

Zu erheblichen Problemen, vor allem an Händen und Füßen, können abschnürende Kleidungsstücke führen; dies gilt in besonderer Weise für enganliegende Schuhe, da es unter Belastung häufig zu einem Anschwellen der Füße kommt.

Als Vorkehrung gegen Wundwerden und Druckstellen sollten Socken gut passen sowie die Füße nach Tagesetappen getrocknet und gepudert werden. Es hat sich bewährt, direkt am Fuß weiche leichte Polypropylene-Socken und dickere (Doppel-)Socken darüber zu tragen. Da feuchte Strümpfe vermehrt zu Kälteschäden und Blasenbildung führen, sollte das Tragen von sog. Dampfsperrsocken und die Mitnahme von Ersatzsocken und -sohlen in Betracht gezogen werden.

> Bei Außenaktivitäten in großer Kälte sollte immer ein Gefühl in den Zehen bestehen, ansonsten sind die Stiefel zu öffnen und die Zehen zu inspizieren.

Allgemeine Sicherheitsvorkehrungen

Unternehmungen unter Kältebedingungen bedürfen immer einer vorausschauenden Planung von Zeit, Ausrüstung, Wegstrecken etc. und damit auch einer mentalen Vorbereitung auf verschiedene Szenarios. Aktivitäten mit hohem Anforderungsprofil sollten möglichst **nur in Gruppen** in Angriff genommen werden, wobei Ausgeruhtsein und in der Höhe eine gute Akklimatisierung wichtige Voraussetzungen sind. Auf ältere Menschen und Kinder, die durch Kälte besonders gefährdet sind, ist Rücksicht zu nehmen. Um Erschöpfungszustände während längerer Touren zu vermeiden, sollte im Voraus ein gleichmäßiges Marschtempo und ausreichend Zeit für Rückwege sowie unvorhergesehene Verzögerungen eingeplant werden.

Informationen über Schutzhütten, aktuelle Wetterbedingungen, Lawinengefahr (z. B. www.slf.ch/laworg/map.html) sollten eingeholt und neben einem speziellen Notfallkit (Auerbach, 2001) auch eine Notfallausrüstung (Alufolie, Biwaksack, ggf. Lawinen-Notfallausrüstung, siehe www.alpenverein.de, www.bergundsteigen.at) mitgenommen werden.

Steigerung der körpereigenen Wärmeproduktion, Energie- und Flüssigkeitszufuhr

Durch zusätzliche Muskelaktivität (Laufen, Herumspringen, Schwingen der Arme etc.) kann bei drohender Unterkühlung die körpereigene Wärmeproduktion in gewissem Umfang gesteigert werden. Hierbei ist jedoch zu beachten, dass durch die Bewegungen kalte Luft durch den Ruhewärmefilm um den Körper gepumpt wird und der Energiebedarf ebenfalls zunimmt.

Kohlenhydrat- und fettreiche Nahrungsmittel, in kleinen Zeitintervallen verzehrt, sind am besten geeignet, Energieverluste (z. B. 3000 bis 5000 kcal bei einem sechsstündigen Trekking unter Kältebedingungen) auszugleichen und in Bergregionen Risiken einer Höhenkrankheit zu mindern.

Körperliche Anstrengungen führen insbesondere bei trockener Kälte und in größeren Höhenlagen sowie durch mögliches Schwitzen zu erheblichen **Flüssigkeitsverlusten.** Diese werden nicht immer durch entsprechendes Durstgefühl angezeigt. Je nach Ausmaß körperlicher Aktivitäten sollten während sechs Stunden 1–3 Liter getrunken werden, wobei warme Getränke besonders günstig sind. Zur Deckung von Flüssigkeitsdefiziten ist im Mund schmelzender Schnee oder Eis wenig ergiebig. Alkoholkonsum ist zu vermeiden.

Weitere Vorsichtsmaßnahmen gegen Erfrierungen

Eine geeignete **Körperpflege** sowie ausreichend gekürzte Finger- und Zehennägel sind wichtig; wegen des Risikos lokaler Kälteschäden sollte jedoch das Gesicht nicht vor einer extremen Kälteexposition, sondern besser abends im Schlafplatz gewaschen werden. Bei Verwendung bestimmter Seifen kann es durch Entfernen des kutanen Fettfilms zu rissiger, gegenüber Kälteschäden anfälliger Haut kommen. Die Verwendung wasserhaltiger Hautcremes ist zu vermeiden. Metallgegenstände sollten bei extremer Kälte möglichst nicht mit blanken – insbesondere nicht mit feuchten – Händen angefasst werden. Auch das Tragen von metallenen Ohrringen kann zu Erfrierungen führen. Durch eine gegenseitige Partnerkontrolle können z. B. weißliche Hautveränderungen im Gesicht als Frühzeichen einer Erfrierung entdeckt werden.

Sonstige, durch Kälte ausgelöste Krankheitserscheinungen

Perniones: ein besonderes Risiko bei vegetativ stigmatisierten Personen

Perniones (Frostbeulen) treten gehäuft bei jungen Menschen sowie bei Frauen unter feucht-kühler Witterung an den Akren, gehäuft an den Dorsalseiten von Fingern und Zehen auf (s. Farbtafel, Abb. III.2-1). Ursache der Noduli, die teilweise mit Hämorrhagien, blasiger Abhebung und Ulzeration mit intensivem Juckreiz oder brennenden Schmerzen einhergehen, sind periphere funktionelle Gefäßstörungen. Vorbeugen kann man der lästigen, wenn auch harmlosen Perniosis durch nicht zu eng anliegende, trockene und wärmende Kleidungsstücke (z. B. pelzgefütterte Stiefel und weite Handschuhe).

Immersions-Kälte-Nässe-Schaden

Wird eine Körperregion über lange Zeit einem kalt-feuchten Milieu (z. B. Schmelzwasser in Stiefeln) ausgesetzt, kann es zu Gefäß- und Gewebsschädigungen mit schmerzhaften, teilweise zyanotischen Schwellungen und Blasenbildungen kommen. Diese bevorzugt im Bereich des Fußes (sog. Schützengrabenfuß oder trench foot) in Erscheinung tretenden Kälteschäden werden wie Erfrierungen (s. o.) behandelt.

Krankheitsbilder mit kutaner Kälteintoleranz

Eine vermehrte Kälteempfindlichkeit kann bei Krankheitsbildern bestehen, die mit dem Auftreten von Kälteagglutininen oder Kryoglobulinen assoziiert sind. Hierzu zählt die **Kältepannikulitis**, die Stunden bis Tage nach starker Kälteexposition in tieferen Hautschichten der betroffenen Körperpartien auftritt. Meist kommt es in diesen Regionen zu platten- und knotenförmigen Veränderungen, die sich innerhalb von Wochen wieder zurückbilden, gelegentlich aber auch als Einsenkung der Haut bestehen bleiben.

Nicht selten wird bei entsprechend sensibilisierten Menschen nach Kälteeinwirkung an unbedeckten Körperstellen eine

Kälte-Urtikaria, in Form von juckenden Erythemen und Quaddeln beobachtet. Solche Hauterscheinungen werden auch durch kalten Wind als sogenannte **Kaltluft-Urtikaria** ausgelöst, während eine **Kaltwasser-Urtikaria** durch kalte Waschungen sowie durch den Genuss kalter Speisen und Flüssigkeiten hervorgerufen wird. Ist ein Vermeiden auslösender Faktoren nicht möglich, kann eine Therapie mit Antihistaminika versucht werden, die jedoch nicht immer zu einem Erfolg führt.

Weiterführende Literatur

Auerbach, P.S. (ed.): Wilderness Medicine. Mosby, St. Louis 2001.

Dissemond, J.: Ulzerationen nach Kälteexposition. Hartmann Wundforum (3) 2003.

Höbenreich, C.: Wenn Fleisch gefriert. Berg & Steigen (4) 2000.

Lloyd, E.L.: Heat Exchange and Physiological Reactions to Cold Stress at Altitude. Medicine Sport Sci 19 (1995) 132–139.

Thomas, A.: Erfrierungen – Was tun? Bergmedizin 1 (1997) 34.

3 Höhe

FRANZ BERGHOLD UND WOLFGANG SCHAFFERT

Jährlich, so schätzt man, suchen weltweit über 40 Millionen Reisende große und extreme Höhen auf. Fast ½ Milliarde Menschen leben ständig in Gebirgsregionen, davon mehr als 40 Millionen in Gebieten oberhalb von 2500 m über N. N. Der Umstand, dass der Aufenthalt in hohen Gebirgsregionen mit ganz spezifischen Gesundheitsrisiken verbunden ist, wird von vielen Reisenden und von Vertretern der mittlerweile fast schrankenlosen Fernreise-Industrie, die selbst vor den höchsten Gipfeln dieser Erde nicht mehr Halt macht, hartnäckig verdrängt.

Die Illusionen sind professionell inszeniert: Alles ist machbar, weil bezahlbar. Satellitentelefon, Reiseversicherung, Sherpas und Bergführer suggerieren ein trügerisches Sicherheitsnetz. Viele glauben daher, alles laufe ja so ähnlich ab wie zuhause, nur eben ein wenig höher und exotischer. Ein im wahrsten Sinne des Wortes atemberaubendes Abenteuer, von dem jedes Jahr immer mehr Menschen nicht mehr lebend zurückkehren!

Neben der bitteren Kälte, der extremen Witterung und der Strahlung in großen und extremen Höhen ist es vor allem der Sauerstoffmangel, der das Leben des Menschen bedroht, wenn er dort hinaufsteigt. Das muss aber nicht unbedingt so sein. Niemand muss höhenkrank werden oder gar den Höhentod sterben; sind doch Millionen Menschen in große und extreme Höhen vorgedrungen und wieder gesund und voller unvergesslicher Eindrücke von dort zurückgekommen, weil sie sich an die Spielregeln der Höhen gehalten haben.

Zu diesen Spielregeln gehört, dass bei manchen Erkrankungen ärztlicherseits von Reisen in größere Höhen unbedingt abgeraten werden muss:

- Schwere restriktive und chronisch obstruktive Lungenerkrankungen (COPD)
- Koronare Herzkrankheit mit instabiler Angina pectoris
- Dekompensierte Herzinsuffizienz
- Schwere (angeborene) Herzfehler
- Pulmonale Hypertonie
- Pulmonalarterien-Anomalien
- Sichelzell-Anämie
- Risiko-Schwangerschaft

Im Folgenden soll als wichtigster Gesundheitsaspekt beim Aufenthalt in großen und extremen Höhen die akute Höhenkrankheit dargestellt werden.

Akute Höhenkrankheit

Jeder kann höhenkrank werden, wenn er nur schnell genug hochsteigt. Damit ist zur **Prävention** der akuten Höhenkrankheit eigentlich schon das Wesentliche gesagt. Tatsächlich entwickelt sich die Höhenkrankheit nie schicksalhaft, sondern ist immer ein Resultat einer ungenügenden Anpassung an ungewohnte Höhenlagen oberhalb von 2500 m Schlafhöhe. Entscheidend für das Auftreten der akuten Höhenkrankheit ist immer die Schlafhöhe und nie die höchste erreichte Tageshöhe.

Erscheinungsformen der akuten Höhenkrankheit

Alle Erscheinungsformen der akuten Höhenkrankheit treten in Stunden bis Tagen nach Höhenexposition auf und reagieren alle in günstiger Weise und rasch auf Abstieg und Sauerstoffatmung. Man kann davon ausgehen, dass die Ursache für die akute Höhenkrankheit in einer mangelhaften Adaptation an hypobare Hypoxie liegt, vor allem in einer zu geringen Ventilationssteigerung (relative Hypoventilation). Die Folgen: Ausgeprägtere Hypoxämie, höherer Pulmonalarteriendruck, höherer intrakranieller Druck, Flüssigkeitsretention und geringere Erythropoese.

AMS (Acute Mountain Sickness), die **leichte Form der akuten Höhenkrankheit**, tritt vornehmlich in Höhen zwischen etwa 2500 und 6000 m auf, also auch in den Alpen. Mehr als 50% aller Bergsteiger in Höhen über 3500 m entwickeln Zeichen einer AMS. Im Gegensatz zu außeralpinen Höhenregionen verläuft diese in Europa nur selten dramatisch, weil meist in kürzester Zeit ein Abstieg in tiefere Lagen möglich ist.

Man unterscheidet zerebrale und pulmonale Formen der **schweren akuten Höhenkrankheit.**

Zerebrale Form der Höhenkrankheit

HACE, das Höhenhirnödem (High Altitude Cerebral Edema), beruht vermutlich auf einer identischen Pathogenese wie AMS. Die Steigerung von AMS zum seltenen, aber häufig letalen HACE, welches sich nicht nur in extremen Höhen entwickeln kann, ist fließend. HACE beginnt meist in der Nacht und kann innerhalb von wenigen Stunden zum Tode führen.

Pulmonale Form der Höhenkrankheit

HAPE, das Höhenlungenödem (High Altitude Pulmonary Edema), kommt ebenfalls vornehmlich in Höhen zwischen 2500 und 6000 m vor. HAPE beginnt meist in der zweiten Nacht nach einem erneuten Höhenaufstieg und kann völlig unabhängig von, häufig aber auch gemeinsam mit AMS/HACE auftreten.

HACE und HAPE weisen bezüglich Morbidität (HACE ca. 0,3%, HAPE ca. 0,7%) und Letalität (HACE ca. 40–100%, HAPE ca. 24%) deutliche Unterschiede auf.

Disposition und Risikofaktoren

Tabelle 3-1. Auslösende Faktoren der akuten Höhenkrankheit

- ❑ Nichtbeachtung höhentaktischer Regeln
- ❑ Überanstrengung mit Pressatmung
- ❑ Kälte
- ❑ Atemwegsinfekte
- ❑ Schlafmittel
- ❑ Alkohol
- ❑ Angst

Die Ätiologie der akuten Höhenkrankheit ist multifaktoriell (Tab. 3-1), und es gibt große individuelle **Dispositionsunterschiede**. Die wichtigsten Ursachen für ihr Auftreten sind wahrscheinlich die **Geschwindigkeit des Aufstiegs** und die **absolute Höhe**. Nahezu jeder Mensch kann bei entsprechender Aufstiegsgeschwindigkeit und in der entsprechenden Höhe – vor allem bei körperlicher Belastung – höhenkrank werden. Personen, die schon früher höhenkrank wurden, bleiben auch weiterhin besonders anfällig.

AMS weist **keine Geschlechtsdisposition** auf, während HAPE offensichtlich männliche Bergsteiger (vor allem unter 18 und über 60 Lebensjahren) bevorzugt betrifft. Die Anfälligkeit für AMS ist unabhängig vom Trainingszustand, nimmt aber mit erhöhtem Körpergewicht zu.

Symptomatologie

In den ersten Höhentagen treten fast immer folgende typische Beschwerden auf: Atemnot, Beklemmungsgefühl, Unterhautödeme und nächtliche periodische Atmung mit kurzen Apnoephasen. Diese Phänomene stellen an sich noch keine Zeichen von AMS dar, sind aber ganz typische Phänomene eines noch nicht akklimatisierten Organismus und erfordern daher eine erhöhte Wachsamkeit. Treten nur zwei bis drei der in den Tabellen 3-2 bis 3-4 aufgelisteten Symptome auf, gilt die Diagnose als gesichert und muss zu entsprechenden Sofortmaßnahmen führen (s. unter Therapie).

Drei Leitsymptome erfordern besondere Beachtung:

- ❑ Höhenkopfschmerz,
- ❑ Ataxie,
- ❑ plötzlicher Leistungsabfall.

Beim Leitsymptom **Höhenkopfschmerz** handelt es sich charakteristischerweise um dumpfklopfende, okzipitale oder bitemporale Schmerzen, die sofort bei Erreichen einer neuen Höhe auftreten. Sie verstärken sich häufig nachts und beim Aufwachen.

Anstrengungen intensivieren den Höhenkopfschmerz.

Differenzialdiagnostisch kommen Meningealreizungen (z.B. ein sog. „Sonnenstich"), vor allem aber Migräne in Betracht, wobei Hypoxie möglicherweise als Trigger wirkt und ähnliche pathophysiologische Mechanismen stattfinden dürften wie beim Höhenkopfschmerz. Dehydrierung (durch Schweißverluste bzw. Abatmung) verursacht ebenfalls häufig Kopfschmerzen. Kopfschmerzen allein, also ohne andere AMS-Symptome (s. Tab. 3-2), sind keine Höhenkrankheit.

Bei jeder Form von Höhenbeschwerden ist immer ein besonderes Augenmerk auf die Entwicklung von Gang- und Stehunsicherheiten zu lenken: Das Auftreten von **Ataxie** ist das wichtigste Alarmzeichen für den Übergang von AMS zum lebensbedrohlichen HACE.

HACE tritt nie aus heiterem Himmel auf. Stets bestehen bereits über 12 bis 24 Stunden AMS-Symptome, die aber meist verschwiegen, bagatellisiert oder verleugnet werden. Subjektiv empfundener „Gruppendruck" ist also ein besonderes Risiko! Man kann davon ausgehen, dass die Entwicklung zu HACE bei rechtzeitigen Gegenmaßnahmen vermeidbar ist.

Das alarmierende Leitsymptom für ein unmittelbar bevorstehendes oder bereits beginnendes HAPE ist typischerweise ein **plötzlicher Leistungsabfall:** Eine bisher leistungsfähige Person benötigt plötzlich die zwei- bis dreifach längere Gehzeit als seine Partner, muss häufig rasten und erholt sich bei diesen Pausen kaum.

AMS, HACE und HAPE weisen die in den Tabellen 3-2 bis 3-4 dargestellten, in unterschiedlicher Häufigkeit auftretenden Symptome auf. Schon das Leitsymptom mit einem oder zwei weiteren Symptomen sichern die Diagnose.

Differenzialdiagnosen: AMS wird gerne mit einem banalen Virusinfekt, mit Erschöpfung, Magenverstimmung, Dehydrierung und Unterkühlung verwechselt. Bei differentialdiagnostischen Überlegungen gilt der Grundsatz, dass eine verdächtige Symptomatologie so lange als AMS gilt, wie nicht das Gegenteil bewiesen ist.

HACE ist zwar seltener als **HAPE**, hat aber viele Gesichter und verläuft sehr häufig tödlich. Die Symptome können sich wie bei keiner anderen Form der akuten Höhenkrankheit sehr rasch zu Koma und Tod entwickeln. Wegen der fließenden

Tabelle 3-2. Leitsymptom und Symptome der leichten Höhenkrankheit (AMS).

- ❑ Kopfschmerz (Leitsymptom)
- ❑ Müdigkeit
- ❑ Schwäche
- ❑ Inappetenz
- ❑ Übelkeit
- ❑ Ruhe-Herzfrequenzerhöhung über 20%
- ❑ Belastungsdyspnoe
- ❑ Schlaflosigkeit
- ❑ Apathie
- ❑ periphere Unterhautödeme
- ❑ Flüssigkeitsretention

Tabelle 3-3. Leitsymptom und Symptome des Höhenhirnödems (HACE).

- ❑ Ataxie (Leitsymptom)
- ❑ schwerste, analgetikaresistente Kopfschmerzen
- ❑ Übelkeit bis Erbrechen
- ❑ Schwindelzustände
- ❑ Lichtscheu
- ❑ Halluzinationen
- ❑ Sehstörungen
- ❑ Papillenödem
- ❑ vernunftwidriges Verhalten
- ❑ neurologische Veränderungen (Nystagmus, Pyramidenbahnzeichen, Hemiparesen, Nackensteifigkeit, Augenmuskelparesen)
- ❑ subfebrile Temperaturen
- ❑ Unansprechbarkeit, Bewusstseinsstörungen bis Koma

Übergänge von AMS zu HACE, aber auch wegen des mit HACE häufig vergesellschafteten HAPE, muss man bei jeder unklaren schweren Befindensstörung in der Höhe an HACE denken.

Differenzialdiagnosen: Auf Grund ihrer relativen Häufigkeit beim Höhenbergsteigen müssen **bei HACE-Verdacht** vor allem folgende zerebrale Differenzialdiagnosen in Betracht gezogen werden: Migräne, transient-ischämische Attacke (TIA), ischämische und hämorrhagische zerebrale Insulte, transiente globale Amnesie (TGA), Retinavenenthrombose, Hirntumoren. Eine orientierende Unterscheidung basiert vor allem auf anamnestischen Kriterien, Progredienz des Krankheitsverlaufes und neurologischer Symptomatik. Eine fokale Symptomatik spricht stets gegen HACE.

Bei HAPE sind **auskultatorische Rasselgeräusche**, vornehmlich im Mittellappenbereich, kein obligatorisches Kriterium, denn sie fehlen bei etwa 30% der HAPE-Fälle, und zwar immer dann, wenn es sich um kein alveoläres, sondern um ein interstitielles Ödem handelt. Andererseits können RG auch in rund 3% der AMS-Fälle, aber auch bei zahlreichen asymptomatischen Höhenneulingen am Beginn der Akklimatisation als Zeichen einer völlig normalen, vorübergehenden physiologischen Flüssigkeitsansammlung in den Lungen auskultiert werden. Das Fehlen verlässlicher diagnostischer Hilfsmittel im Gelände soll immer dazu veranlassen, bei plötzlichem Leistungsabfall, trockenem Husten und progredienter Dyspnoe (Ruhedyspnoe) primär an ein HAPE zu denken.

Differenzialdiagnosen bei HAPE-Verdacht: Bronchitis, Bronchopneumonie, Asthma, toxische Ödeme (Kohlenmonoxidvergiftung), Lungenembolie (!), Myokardinfarkt u. a. m.

Tabelle 3-4. Leitsymptom und Symptome des Höhenlungenödems (HAPE).

- ❑ plötzlicher Leistungsabfall (Leitsymptom)
- ❑ anfangs schwere Belastungsdyspnoe
- ❑ später Tachypnoe und Ruhedyspnoe
- ❑ Tachykardie
- ❑ Zyanose
- ❑ trockener Husten, im weiteren Verlauf mit blutig-schaumigem Auswurf
- ❑ evtl. auskultatorisch feinblasige Rasselgeräusche
- ❑ später Distanzrasseln (frei hörbares Rasseln)
- ❑ brennender retrosternaler Druck
- ❑ Erbrechen
- ❑ Fieber
- ❑ eine Flachlagerung des Patienten ist unmöglich

Therapie

Die mit Abstand wichtigste Sofortmaßnahme besteht im **raschestmöglichen Abstieg oder Abtransport in tiefere Lagen**. Sauerstoff, mobiler Überdrucksack und höhenspezifische Notfallmedikamente stellen keine Alternativen zu den Sofortmaßnahmen Abstieg/Abtransport dar, sondern dienen lediglich zur lebensrettenden Überbrückung in einer Situation, in der ein Wechsel in tiefere Lagen wegen gelände- oder witterungsbedingter Widrigkeiten vorerst nicht rasch genug erfolgen kann.

Ibuprofen und Naproxen erweisen sich zur Behandlung des sehr häufigen **Höhenkopfschmerzes** als wirkungsvolle und relativ nebenwirkungsarme Medikamente. Die gastrointestinalen Nebenwirkungsrisiken von nicht-steroidalen Antirheumatika sind weitgehend dosisabhängig (Anamnese beachten).

Dexamethason: Bei **schwerer akuter Höhenkrankheit und beginnendem HACE** ist Dexamethason seit Jahren das Mittel der Wahl. Es gilt als das derzeit einzige erwiesenermaßen wirksame Medikament bei der Behandlung von schwerer akuter Höhenkrankheit und HACE. Das übliche Nebenwirkungsrisiko von Steroiden ist in Anbetracht der vitalen Bedrohung vernachlässigbar. Dosierung: Initial 8 mg, dann alle 6 Stunden 4 mg in Tablettenform, bei bewusstlosen Patienten intramuskulär oder intravenös (ist dann aber meist wirkungslos). Dexamethason unterstützt nicht die Akklimatisation. Ein frühzeitiges und abruptes Absetzen von Dexamethason kann zu einem schweren Rebound-Effekt führen.

Nifedipin: Der Kalzium-Antagonist Nifedipin gilt heute beim **akuten Höhenlungenödem** (HAPE) als Notfalltherapeutikum der Wahl, ist jedoch für diese Indikation offiziell nicht zugelassen (besondere Aufklärungspflicht!). Dass diese Substanz jedoch schon häufig mit beeindruckendem Erfolg bei HAPE eingesetzt werden konnte, wurde vielfach dokumentiert. Erfahrungsgemäß kann mit Nifedipin zumindest eine Verschlechterung des HAPE verhindert werden. Bei AMS und HACE ist Nifedipin unwirksam.

Wegen des nicht auszuschließenden Risikos schwerer hypotoner Zwischenfälle sollte ausschließlich die Retardform Verwendung finden: Sofort und dann bei Bedarf alle 6 Stunden 1 Nifedipin retard 20 mg Filmtablette.

Kombinationstherapie „Tripeltherapie": Bei unklaren schweren Formen der Höhenkrankheit wird zur Vorbereitung des Abtransportes oft folgende Kombination („Tripeltherapie") angewandt: Dexamethason + Nifedipin + Sauerstoff/Überdrucksack.

Acetazolamid (Diamox®): Das in einschlägigen Kreisen weit bekannte Diamox® ist heute als Notfalltherapeutikum **umstritten, problematisch und riskant.** Es gilt daher heute bei den verschiedenen Formen der akuten Höhenkrankheit aus folgenden Gründen nicht mehr als Notfalltherapeutikum:

- Bei milder AMS ist Acetazolamid nicht notwendig.
- Bei mittelschwerer bis schwerer AMS ist es nicht so wirksam wie Dexamethason.
- Bei HAPE ist Acetazolamid nicht nur weitgehend wirkungslos, sondern sogar riskant: Die bei HAPE ausgeprägte Gasaustauschstörung bedingt eine respiratorische Azidose, die durch die Carboanhydrase-Hemmung von Diamox® (metabolische Azidose) lebensbedrohend verstärkt werden kann.

Regeln zur Vorbeugung der akuten Höhenkrankheit

- Langsamer Aufstieg
- Überanstrengung vermeiden
- kein Nachtlager oberhalb 3000 m an den ersten 2–3 Tagen
- oberhalb 3000 m im Durchschnitt nicht mehr als 500 Höhenmeter pro Tag aufsteigen, bei weiterem Anstieg eher weniger
- Schlafhöhe stets tiefer als die höchste erreichte Tageshöhe
- Ruhetag bei Symptomen oder nach Tageszielen mit Anstiegen über 500 m/ Tag
- ausreichende Flüssigkeitszufuhr
- Alkohol und Schlafmittel während der Akklimatisierung meiden.

Regeln bei Erkrankungen in der Höhe

- Bei Unwohlsein in Höhenregionen ist von einer akuten Höhenkrankheit auszugehen, bis diese definitiv ausgeschlossen werden kann.
- Bei Auftreten von Symptomen einer akuten Höhenkrankheit ist jeder weitere Höhenanstieg lebensgefährlich.
- Bei Verschlechterung der Symptomatik, insbesondere bei Zeichen von HACE und HAPE, ist sofortiger Abstieg oder Abtransport in tiefere Lagen unerlässlich und lebensrettend.

Weiterführende Literatur

Bärtsch P.: Höhenanpassung. Dtsch Ztschr Sportmed, 61 (2000) 139–140.

Berghold, F., W. Schaffert: Handbuch der Trekking- und Expeditionsmedizin. Eigenverlag des DAV-Summit-Club, München, 6. Auflage (2004).

Hackett P.H., R.C. Roach: High-Altitude Illness. N Engl J Med, 345 (2001) 107–114.

Hornbein T.F., R.B. Schoene: High Altitude, An Exploration of Human Adaptation. Marcel Dekker Inc. New York-Basel (2001).

Ward M.P., J.S. Milledge, J.B. West: High Altitude Medicine and Physiology. 3rd ed., Arnold, London (2000).

Informationen im Internet

Deutsche Gesellschaft für Berg- und Expeditionsmedizin: www.bexmed.de.

Österreichische Gesellschaft für Alpin- und Höhenmedizin: www.alpinmedizin.org.

Schweizerische Gesellschaft für Gebirgsmedizin, www.gebirgsmedizin.ch

International Society for Mountain Medicine, www.ismmed.org.

Wilderness Medical Society: www.wms.org.

4 Wasser

HELMUT SCHERBAUM

Neben Unfällen beim Wassersport ist eine Reihe von Erkrankungen des Magen-Darm-Traktes, der Atemwege, Augen, Ohren und der Haut auf Freizeitaktivitäten im Wasser zurückzuführen.

„Wellness im Urlaub" bedeutet für die meisten Reisenden „Wasser". Dieses Element belebt Freizeitaktivitäten in Baggerseen, reißenden Gebirgsflüssen oder an sturmumbrandeten Küsten und darf selbst in Regionen mit ansonsten extremer Wasserknappheit nicht fehlen. Wasser fordert auch den Wagemut heraus und es kann, wie bei Tsunami-Katastrophen, ein Schreckensszenario auslösen. Doch nicht nur Unfälle „auf, im und unter Wasser", sondern auch Erreger, die im Badewasser ideale Bedingungen vorfinden, können Reisende gefährden. Auf einige dieser Aspekte wird im folgenden Kapitel eingegangen; Informationen zum Thema „Tauchen" sind dem Kapitel II.3.2.2 und zur Wasserhygiene dem Kapitel III.5 zu entnehmen.

Wassersport und Infektionskrankheiten

Kontamination von Gewässern

Wasserverschmutzung ist als Teil einer weltweiten Wasserkrise zu sehen, die sich nach dem Weltwasserentwicklungsbericht der Vereinten Nationen auf die Bevölkerung wirtschaftlich ärmerer Länder besonders nachteilig auswirkt. Aber auch reiche Industriestaaten leiden an einer Krise des Wassermanagements und der Umweltpolitik. So hat eine mangelhafte Entsorgung von Abfällen, Mineralölen oder schwer lösliche Industriechemikalien an einigen Küsten dieser Länder zu einem permanenten Badeverbot geführt. Alarmierend ist vielerorts auch die meist „weniger augenfällige" Überlastung von Gewässern mit Krankheitserregern – durch das direkte Einleiten von Abwässern, überlastete oder defekte Kanalisationen bzw. Kläranlagen, Verunreinigungen durch Oberflächenwasser, Sturm- und Flutschäden sowie illegale Entsorgungspraktiken, z. B. von Schiffsabfällen. Auch ist die Selbstreinigungskraft vieler Gewässer durch Schadstoffe, wie z. B. Detergenzien oder Phenole, erheblich beeinträchtigt. Hierdurch kommt es besonders in Meeren und Meeresteilen mit geringer Verbindung zu größeren Ozeanen (z. B. Mittelmeer, Golf von Mexiko) zu irreversiblen Umweltschäden.

Wie aus Tabelle 4-1 zu ersehen ist, können einige Enteritiserreger über lange Zeit in Gewässern überleben. Begünstigende Faktoren sind ein annähernd neutraler pH-Wert, kühle Wassertemperaturen von Süßwasser (besonderes Risiko z. B. in Bergseen) und ein hoher Gehalt von Nährstoffen (z. B. in tropischen Gewässern). Ein durch erhebliche Schadstofflast bedingtes Überangebot an Nährstoffen findet man häufig in den Durchmischungszonen von Süß- und Meereswasser in den Mündungsbecken großer Flüsse, wie z. B. im Golf von Bengalen. Durch den relativ niedrigen Salzgehalt werden günstige Lebensbedingungen z. B. für Cholera-Erreger geschaffen, die sich bevorzugt im Meeresplankton anreichern. Eine Erwärmung der oberen Wasserschichten und das Einspülen organischer Verunreinigungen durch Stürme wie El Niño haben zudem dazu beigetragen, dass sich die 7. Cholera-Pandemie Anfang der 90er Jahre auch an den Küsten Mittel- und Südamerikas ausbreitete.

Zur Beurteilung der **mikrobiologischen Qualität** von offenen Gewässern werden Keimzahlmessungen von koliformen Erregern bzw. Escherichia coli als Indikatoren einer fäkalen Kontamination durchgeführt. Als **Grenzwerte** gelten hierbei in Deutschland:

- 10 000 koliforme Keime pro 100 ml Wasser bzw.

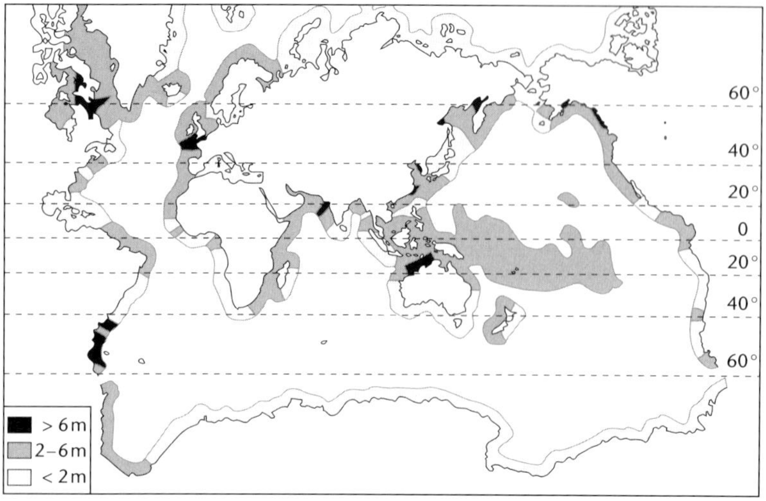

Abbildung 4-1. Gezeiten und Springfluten an den Meeresküsten (nach Burton, 1996).

- 2000 Escherichia-coli-Keime pro 100 ml Wasser.

In **Beckenschwimmbädern** ist trotz gesetzlich vorgeschriebener Überwachung der Wasserqualität eine vermehrte Kontamination durch unzureichende Reinigungs- und Chlorierungsmaßnahmen stets möglich. So besteht für Schwimmbadbenutzer in den USA, die während des Schwimmens mit ihrem Kopf untertauchen, ein Infektionsrisiko von 2–4 %.

Infektionsrisiken für Badeurlauber und Wassersportler

Bei Wasser-Freizeitaktivitäten können Erkrankungen durch Infektionen mit unterschiedlichen Erregern erworben werden:

Gastroenteritiden: durch enteropathogene E. coli, Salmonellen, Shigellen und Giardia lamblia sowie Kryptosporidien. Letztere sind gegen eine Chlordesinfektion relativ resistent.

Infektionen der Atemwege: Pharyngitiden z.B. durch Infektionen mit Adenoviren; Legionellosen durch Benützung von Whirlpools und Warmwasser-Schwimmbecken.

Otitis-externa-Erkrankungen: das sog. „swimmers ear" wird häufig durch Infektionen mit Pseudomonas aeroginosa, aber auch durch Staphylococcus aureus verursacht.

Konjunktivitiden: werden relativ häufig durch Adenoviren oder Pseudomonas aeruginosa hervorgerufen.

Erkrankungen des ZNS: tödlich verlaufende Meningoenzephalitiden durch Infektionen mit Protozoen des Typs Naegleria fowleri nach Baden in Tümpeln und in heißen Quellen (z.B. im Yellowstone-Nationalpark in den USA).

Hepatitiden: durch Hepatitis-A-Viren

Leptospirosen: durch Baden in kontaminierten Gewässern (s. Kap. IV.4.12); Häufung von Erkrankungsfällen im Zusammenhang mit Triathlon, Kanufahren und Rafting (bei der „Eco Challenge" in Malaysia im Jahr 2000 erkrankten 37 Teilnehmer).

Hauterkrankungen: durch Infektionen mit Pseudomonas aeruginosa kommt es zur sog. Whirlpool-Dermatitis, die mit entzündlichen Veränderungen der Haarfollikel, häufig mit Juckreiz, Fieber und Lymphknotenschwellungen einhergeht.

Häufige Badedermatitiden bei Reisenden: „swimmer's itch" und „seabather's eruption"

Ein ähnliches Erscheinungsbild wie die Zerkariendermatitis bei Schistosomiasis wird bei dem in gemäßigten Klimazonen Europas und Nordamerikas auftretenden **swimmer's itch** beobachtet, der durch Zer-

Tabelle 4-1. Überlebenszeit wichtiger Enteritiserreger in natürlichen Gewässern.

Erreger	Bedingungen	Überlebenszeit
Giardia lamblia	15°C, Seen und Gewässer	10–28 Tage
Entamoeba histolytica	kalte Gewässer	3 Monate
Kryptosporidien	kalte Gewässer	12 Monate
Vibrio cholerae	tropische Gewässer	> 1 Jahr
Campylobacter	mäßig warme Gewässer	3–10 Tage
Escherichia coli	mäßig warme Gewässer tropische Gewässer	13 Stunden > 1 Jahr
Salmonellen	mäßig warme Gewässer	16–32 Stunden
Yersinien	mäßig warme Gewässer	540 Tage
Shigellen	mäßig warme Gewässer	22–44 Stunden
Viren	kalte Gewässer	17–130 Tage
Hepatitis-A-Viren	kalte Gewässer, Meerwasser, Abwasser	1 Jahr 12 Wochen

karien der Gattung Trichobilharzia hervorgerufen wird, deren Endwirt meist Vögel sind. (s. Kap. IV.2.7 und IV.4.12.1). Bei dieser sog. „**Entenbilharziose**" entwickelt sich beim Menschen eine Zerkariendermatitis kurze Zeit nach Eindringen der Zerkarien in die Haut mit Juckreiz und papulösen Veränderungen. Die Zerkarien sterben im „Fehlwirt" rasch ab, und nach einer Woche ist die Dermatitis abgeklungen. Aufgrund von Sensibilisierungen können spätere Kontakte mit Schistosomen heftigere Hautreaktionen hervorrufen.

Am höchsten ist die Zerkarienpopulation und damit das Infektionsrisiko für Badende in den frühen Morgenstunden, da die Larven zu dieser Zeit vermehrt von Schnecken, die Zwischenwirte darstellen, freigesetzt werden. Generell ist es günstig, Aufenthalte in Flachwasserbereichen, die von Wasservögeln bevölkert sind, zu vermeiden. Auch ist es sinnvoll, nach dem Bad den Körper mit einem Handtuch gut abzureiben.

Zur **Behandlung** können kühlende Externa (ggf. mit Glukokortikoidzusatz) und systemische Antihistaminika verwendet werden.

Zu ähnlichen Hautveränderungen mit quälendem Juckreiz kommt es bei der **seabather's eruption**, die durch Kontakt mit Nesselkapseln von Larven der Seeanemonen, sog. sea lice hervorgerufen wird. Da diese durch engsitzende Badebekleidung am Körper festgehalten werden, treten die erythematösen Papeln bei diesem Krankheitsbild vorwiegend an bedeckten Körperregionen auf.

Die Möglichkeiten einer lokalen symptomatischen Therapie sind aufgrund eines meist ausgedehnten Befalls eingeschränkt, weshalb häufig eine systemische Glukokortikoidtherapie erforderlich ist.

Immersion, Submersion und Hypothermie bei Wassersportunfällen

Ertrinken ist eine wesentliche Ursache unfallbedingter Todesfälle auf Reisen (z.B. 15% aller Todesursachen bei amerikanischen Touristen). Wie in den Abbildungen

4-1 und 4-2 dargestellt, besteht für Badeurlauber und Wassersportler in bestimmen Küstenregionen eine besondere Gefährdung, von Gezeitenströmungen erfasst zu werden oder durch Stürme und hohen Wellengang zu verunglücken. Hinzu kommt, dass in vielen Ländern Warn- und Rettungsdienste an den Küsten nicht existieren.

Weltweit sind Ertrinkungsunfälle am häufigsten bei Kleinkindern (aufgrund ihrer vermehrten Entdeckungsfreude bei mangelnder Aufsicht durch Eltern) und bei jungen Männern (wegen einer größeren Risikobereitschaft sowie Gefährdung durch Alkohol und Drogen).

Beim Eintauchen des Körpers ins Wasser **(Immersion)** kommt es durch Erhöhung des hydrostatischen Druckes zu einer Steigerung der kardialen Vorlast sowie des Herzzeitvolumens und vor allem bei niedrigen Wassertemperaturen zu einer Vasokonstriktion und Hyperventilation. Bei Kleinkindern besteht zudem ein erhöhtes Risiko, während des Eintauchens einen reflektorischen Herzstillstand und aufgrund einer kleineren Körperoberfläche rascher eine Hypothermie zu entwickeln (siehe Kap. III.2). Eine **Submersion** mit komplettem Untertauchen des Körpers führt, bedingt durch einen Laryngospasmus und/oder eine Aspiration von Wasser, meist sehr rasch zu einer Hypoxämie.

Eine Kaltwasser-induzierte **Hypothermie** wirkt sich auf verschiedene Organfunktionen und in besonderer Weise auf das kardiovaskuläre, respiratorische und neuromuskuläre System aus, wobei sich mit zunehmender Abkühlung meist eine Bewusstseinstrübung bis hin zum Koma und einer Parese der Extremitäten entwickelt.

Zu Maßnahmen der Wiedererwärmung wird auf das Kapitel III.2 und zum Notfallmanagement bei Beinahe-Ertrinken auf die weiterführende Literatur verwiesen.

Schnorcheln und Sonnenbrand?

Kaum bekannt ist, dass Sonnenstrahlen bis in die Tiefe von einem Meter unter der Wasseroberfläche noch die Hälfte ihrer UV-Intensität besitzen und somit auch unter Wasser einen heftigen Sonnenbrand verursachen können. Dies betrifft insbesondere Schnorchler, die in südlichen Gewässern durchaus Stunden unter Wasser verbringen. Um einer Dermatitis solaris vorzubeugen, empfiehlt es sich, eine wasserfeste Sonnenschutzcreme aufzutragen

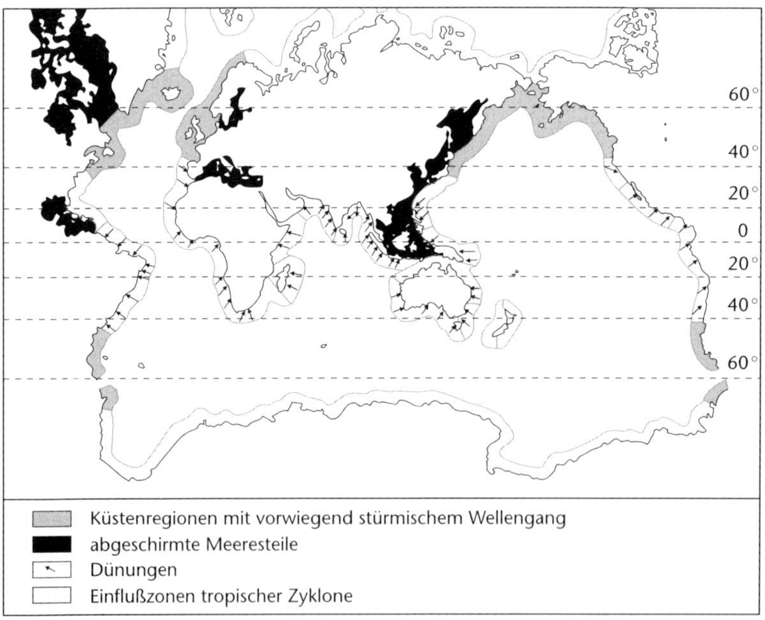

Abbildung 4-2. Arten des Wellengangs (nach Burton, 1996).

und diese bei längeren Aufenthalten im Wasser zu erneuern (s. Kap. III.1).

Da auch Tragen eines T-Shirts beim Schnorcheln nur einem Lichtschutz mit dem Faktor 5 gleichkommt, empfiehlt es sich, auch auf bedeckte Körperteile wasserresistente Sonnenschutzmittel aufzutragen.

Zusammenfassung: Vorsichtsmaßnahmen bei Freizeitaktivitäten im Wasser

- ❑ Bei der Reiseplanung ist es vorteilhaft, Informationen zur Wasserqualität von Badegewässern zum hygienischen Zustand an Stränden, sofern sie in manchen Reisegebieten existieren, einzuholen (z. B. www.adac.de, www.oeamtc.at)
- ❑ Auf Hinweise, die für eine erhöhte Belastung von Gewässern mit Krankheitskeimen sprechen, ist zu achten:
  - kleine seichte Teiche, eine größere Zahl plantschender Kleinkinder (z. B. in Windeln)
  - vielbevölkerte Schwimmbäder an heißen Tagen
  - vermehrtes Algenwachstum
  - Badestellen in der Nähe von städtischen Siedlungen und Industrieanlagen
- ❑ In Gebieten mit Schistosomiasis-Infektionsrisiko sollte das Baden in Binnengewässern grundsätzlich unterbleiben (s. Kap. III.4.12.1).
- ❑ Bei erhöhter Wassertemperatur entweicht Chlor schneller. An Whirlpools und Warmwasser-Schwimmbädern sollte am Geruch eine ausreichende Chlorierung erkennbar sein.
- ❑ Warnungen an Stränden bezüglich des vermehrten Risikos von Gifttierunfällen sind zu beachten (siehe Kap. III.12).
- ❑ Kinder sind insgesamt einem vermehrten Risiko von Unfällen ausgesetzt und benötigen besondere Aufsicht und Schutzmaßnahmen.

☞

- ❑ Wegen des hohen Risikos von Sonnenschäden an Stränden (besonders Gefährdung von Kindern!) sind ein geeigneter Lichtschutz und bei Aufenthalten im Wasser (z. B. beim Schnorcheln) die Verwendung „wasserfester" Sonnenschutzmittel wichtig (s. Kap. III.1).
- ❑ Auf Sicherheitsvorkehrungen (wie Tragen von Rettungswesten) ist z. B. bei Bootsfahrten zu achten. Luftmatratzen und Schwimmhilfen gehören nicht ins tiefe Wasser. Zur Sicherheit beim Tauchen siehe Kapitel II.3.2.2
- ❑ Der Kopf sollte beim Schwimmen möglichst oberhalb der Wasseroberfläche gehalten und das Schlucken von Wasser vermieden werden.
- ❑ Jeder Badende sollte selbst Maßnahmen der Körperhygiene (Duschen vor dem Baden etc.) beachten. Nach dem Schwimmen sind mögliche Keime durch erneutes Duschen von der Haut zu entfernen.
- ❑ Bei Neigung zu Infektionen des Ohres („swimmer's ear") sollte eine die Ohren bedeckende Badekappe getragen werden (s. Kap. II.6.13).
- ❑ Nie überhitzt ins Wasser und nicht in trübe oder unbekannte Gewässer springen; lange Strecken nie allein schwimmen! Auch der besttrainierte Schwimmer kann eine Schwäche erleiden. Nach üppigem Essen sollte 2 Stunden mit dem Schwimmen gewartet werden.
- ❑ Intensives Abtrocknen („Abreiben") nach dem Baden hilft gegen Hauterkrankungen durch Zerkarien und andere Mikroorganismen (einschließlich Pilzbefall).
- ❑ Durch Tragen von Schuhen im Badegebiet können Pilzinfektionen, Plantarwarzenbefall und Larva-migrans-Infektionen sowie Verletzungen verhindert werden.

Weiterführende Literatur

Burton, R.: Travel Geography. Pitman, London 1996.

Centers for Disease Control (CDC): Healthy swimming www.cdc.gov/healthyswimming/fact_sheets.htm

Gries, A.: Notfallmanagement bei Beinahe-Ertrinken und Akzidenteller Hypothermie. Anaesthesist 2001, 50: 887–901.

MacSween, R. et al.: Seabather's eruption and swimmer's itch: two bothers for bathers. Travel Med Int 15 (1997) 45–47.

Neumann, K.: Illness from water-related recreational activities. Travel Med Int 14 (1996) 69–73.

Weltwasserentwicklungsbericht der Vereinten Nationen 2003 www.unesco.org/bpi/wwdr

5 Ernährungsverhalten, Nahrungsmittel- und Wasserhygiene

ANDREAS FABRICIUS UND HARALD KRETSCHMER

Die durch mangelnde Nahrungsmittel- und Trinkwasserhygiene bedingte „Traveller's Diarrhoea" gilt als die häufigste Reisekrankheit. 20 bis über 60 % der jährlich 350 Millionen Reisenden aus Industrieländern sind davon betroffen. Häufigste Ursache ist die Kontamination der Nahrungsmittel mit Fäkalkeimen, besonders mit enterotoxischen Escherichia-coli-Bakterien (ETEC).

Die WHO schätzt, dass ca. 2 Millionen Menschen pro Jahr an Durchfallerkrankungen sterben. Am stärksten betroffen sind Kleinkinder in den sog. Entwicklungsländern.

Die Qualität von Wasser und Nahrungsmitteln steht mit Krankheit und Gesundheit in enger Wechselwirkung. Mangelnde Nahrungsmittelhygiene, unzureichende Menge und schlechte Qualität des Wassers sowie mangelhafte sanitäre Einrichtungen sind Ursachen zahlreicher Infektionskrankheiten in den armen Ländern der Erde, in denen weit mehr als die Hälfte der Bevölkerung keinen Zugang zu hygienisch einwandfreiem Trinkwasser hat. In den meisten Industriestaaten dagegen sind Wasser und Nahrungsmittel durch viele Auflagen und entsprechende Kontrollen als sehr sicher anzusehen.

Vorbeugung durch ausreichende Nahrungsmittelhygiene und der Einsatz des gesunden Menschenverstandes sind die wichtigsten Maßnahmen einer Infektionsvermeidung und sinnvoller als die prophylaktische Gabe von Antibiotika oder anderen Medikamenten. Bei aller Vorsicht gibt es jedoch Situationen, in denen es schwierig sein kann, hygienisch bedenkliches Essen abzulehnen, z. B. wenn eine Einladung zu lokalen Feierlichkeiten ansteht. Hier sollte der Reisende von seinem „Wahlrecht" Gebrauch machen und sich die Speisen aussuchen, die gekocht oder gebraten sind. Der Wert des interkulturellen Austausches in Form eines gemeinsamen Festes mit Essen ist nicht unterzubewerten. Eine Darminfektion vergisst man in der Regel schnell, während eine schöne afrikanische Hochzeitsfeier lange in Erinnerung bleibt.

Gefahren durch Kontamination von Nahrungsmitteln und Wasser

Laut WHO lassen sich nahrungsmittelbedingte Krankheiten (food-borne diseases) einteilen in **infektiöse Erkrankungen** und **Vergiftungen**.

Infektionen durch Nahrungsmittel und Trinkwasser

Tabelle 5-1 zeigt die wichtigsten Krankheitserreger, die durch Wasser oder Nahrungsmittel aufgenommen werden können. Aus dieser Liste sind die Hauptverursacher von **Durchfallerkrankungen**:

- **Viren**: Rota- und Norwalkviren, Hepatitis-A- und -E-Viren,
- **Bakterien:** Escherichia coli, Campylobacter spp, Salmonella spp., Shigellen und Brucellen,
- **Protozoen:** Giardia lamblia, Entamoeba histolytica und Kryptosporidien,
- **Helminthen:** Nematoden, Trematoden und Zestoden.

Krankheit als Resultat einer fäkal-oral erworbenen Infektion ist nicht nur eine Frage der Art des Erregers (Tab. 5-1), sondern auch von dessen Menge (Infektionsdosis)

Tabelle 5-1. Die wichtigsten Infektionserreger in Nahrungsmitteln (alphabetisch geordnet).

Erreger	übertragen durch Wasser	übertragen durch Speisen	Erkrankung bzw. Symptome
Viren			
Hepatitis-A- und -E-Virus	+	+ (besonders Meeresfrüchte)	Hepatitis
Norwalkviren	+	+	Diarrhö
Polioviren	+	+	Poliomyelitis
Rotaviren	+	+	Diarrhö
Bakterien			
Aeromonas	+	+	Diarrhö
Brucellen	Ø	+ (besonders rohe Milch und Molkereiprodukte)	Brucellose
Campylobacter	+	+	Diarrhö
Escherichia coli	+	+	Diarrhö
Listerien	+	+	Listeriose
Mycobacterium bovis	Ø	+ (rohe Milch)	Tuberkulose
Plesiomonas	+	+	Diarrhö
Salmonellen	+	+	Typhus, Paratyphus, Enteritis
Shigellen	+	+	Dysenterie
Staphylococcus aureus	Ø	+	Lebensmittelintoxikation
Vibrio cholerae	+	+	Cholera
Vibrio parahaemolyticus	Ø	+ (Fische, Meeresfrüchte)	Diarrhö
Yersinien	+	+	Diarrhö
Protozoen			
Cyclospora cayetanensis	+	+	Diarrhö
Entamoeba histolytica	+	+	Amöbiasis
Giardia lamblia	+	+	Giardiasis
Kryptosporidien	+	+	Diarrhö
Helminthen			
Ascaris lumbricoides	+	+	Ascariasis
Clonorchis sinensis	Ø	+	hepatobiliäre Symptome
Diphyllobotrium latum	Ø	+	Megaloblastische Anämien
Fasciola hepatica	Ø	+	hepatobiliäre Symptome
Opisthorchis spp.	Ø	+	hepatobiliäre Symptome
Paragonimus spp.	Ø	+	Paragonimiasis, chron. Bronchitis, Lungenabszess
Taenia saginata	Ø	+	Taeniasis
Taenia solium	Ø	+	Taeniasis, Zystizerkose
Trichuris trichiura	+	+	Trichuriasis

und von wirtsspezifischen Faktoren (Magensaft) abhängig. Die Stärke der Kontamination von frisch zubereiteten Lebensmitteln ist abhängig vom Ausmaß der primären Verunreinigung, von der Umgebungstemperatur und den Lagerbedingungen. So kann auch eine ursprünglich nur geringe Verunreinigung bei feuchtwarmem Klima und einer längeren Verweildauer zu einem erheblichen Anstieg der Keimzahl führen.

Nicht alle Fälle von Reisedurchfall sind klar einem Erreger zuzuordnen. Häufig liegen Misch- oder Mehrfachinfektionen vor. Die Essensumstellung im Reiseland, verbunden mit einer sich an die neuen Gegebenheiten anpassenden Darmflora, kann ein weiterer Grund für auftretende Darmbeschwerden sein.

Vergiftungen durch Lebensmittel und Trinkwasser

In Lebensmitteln vorhandene Bakterien schädigen nicht nur durch ihr direktes infektiöses Potential, sondern stellen auch eine Gefahrenquelle durch von ihnen produzierte Toxine als Ursache von Lebensmittelvergiftungen dar. Toxine sind wasserlösliche Giftstoffe biologischen Ursprungs, die aus Proteinen oder Lipopolysacchariden bestehen. Bei den bakteriellen Toxinen unterscheidet man die **thermolabilen**, eiweißhaltigen, von lebenden Bakterien abgesonderten **Ektotoxine** (z. B. von Kolibakterien, Shigellen, Diphtherie-, Tetanus-, Botulismus- und Gasbranderregern) von den **thermostabilen**, an die zelluläre Substanz der Bakterien gebundenen und erst nach der Auflösung der Bakterien frei werdenden **Endotoxinen** (z. B. gramnegative Bakterien wie Salmonellen oder Cholera-Vibrionen).

Die wichtigsten toxinbildenden Bakterien sind in der Tabelle 5-2 dargestellt.

Toxine entstehen überall dort, wo Nahrungsmittel oder Getränke mit toxinbildenden Mikroorganismen infiziert sind oder waren. Je nachdem, ob die durch die bakterielle Infektion bedingten Krankheitssymptome oder die durch die Intoxikation hervorgerufenen Vergiftungserscheinungen im Vordergrund stehen, spricht man von einer **Nahrungsmittelinfektion** oder einer **Nahrungsmittelvergiftung**. Eine strenge Unterscheidung ist nicht immer möglich und wäre auch klinisch wenig sinnvoll, z. B. bei Salmonella-Enteritiden, wo sich durch Bakterien bedingte Infektionserscheinungen und Toxinwirkung häufig überschneiden.

Der klassische Vertreter der reinen Lebensmittelintoxikation ist das **Botulismustoxin**, welches wegen seiner hohen Toxizität auch Aufmerksamkeit als potentielle Biowaffe findet. Die Kategorie der Toxine hat allgemein mehr Interesse geweckt, seit öffentlich die Möglichkeit ihres Einsatzes in der biologischen Kriegsführung diskutiert wird.

Neben den oben beschriebenen Toxin-Gruppen sind auch Mykotoxine wie **Aflatoxin** (gebildet von Schimmelpilzen der Gattung Aspergillus, besonders Aspergillus flavus oder Aspergillus parasiticus) oder Ochratoxine (gebildet von Aspergillus ochraceus u. a.) von Bedeutung. Mykotoxine sind sehr hitzestabil.

Ein von einer Alge (Dinoflagellaten der Species Gamberdicus toxicus) gebildetes **Ciguateratoxin** bzw. Maitoxin ist konzentriert in Riff-Fischen, z. B. Barracudas, zu finden (s. a. Kap. III.12). Vergiftungen werden alljährlich von Reisenden in pazifischen und karibischen Regionen berichtet. 1–6 Stunden nach der Aufnahme kommt es zu gastrointestinalen Störungen, gefolgt von neurologischen Symptomen, die einige Tage bis manchmal Jahre dauern können. Typisch ist das reverse Empfinden von Temperatur: Im Mund wird Kaltes als warm und umgekehrt empfunden. Die geschmacks- und geruchslosen Toxine sind hitzestabil und werden auch nicht durch Trocknen und Tieffrieren zerstört.

Einige Fische oder Muscheln besitzen sehr potente körpereigene Gifte zur Verteidigung. Der wohl bekannteste Vertreter ist der Kugelfisch. Er produziert Tetrodotoxin, das bei falscher Zubereitung freigesetzt wird. Hier tritt der Tod wenige Stunden nach dem Verzehr ein (s. a. Kap. III.12).

In Lebensmitteln vorhandene Zusätze oder Verunreinigungen, wie z. B. Schwermetalle oder chemische Rückstände, können toxisch sein und eine Reihe von akuten Gesundheitsstörungen oder langfristigen Problemen hervorrufen.

Tabelle 5-2. Toxinbildende Bakterien.

Bakterien	Quelle	Inkubationszeit	Dauer der Vergiftung	Symptome
Staphylococcus aureus	kalte kontaminierte Speisen, Milch, Fleisch und Salate	0,5–8 Stunden	1 Tag	toxisches Schocksyndrom, Enterokolitis, Erbrechen
Bacillus cereus	verschiedene Lebensmittel wie Reis, Gemüse, Fleisch und Suppen	1–6 Stunden	1–2 Tage	Übelkeit, Erbrechen, wässriger Durchfall, Krämpfe
Clostridium botulinum	luftdicht verschlossene Speisen, Konserven, z. B. Bohnen und Fleisch	12–36 Stunden	unterschiedlich	Doppelbilder, Schluckprobleme, Muskellähmungen, Atemstillstand
Clostridium perfringens (im Darm)	Geflügelfleisch, Steaks und Fleischsoßen	8–20 Stunden	1 Tag	Koliken, Durchfall

Praktische Tipps zur Vermeidung von durch Nahrungsmittel und Wasser übertragbaren Krankheiten

Hält man sich an einige einfache Ernährungstipps, kann die Gefahr, zu erkranken, verringert werden. Gegen Durchfallerkrankungen und Wurminfektionen hilft eine gute Expositionsprophylaxe, gegen Hepatitis A und Typhus gibt es wirksame Schutzimpfungen.

Essen

In fast allen Reiseländern gibt es ein in qualitativer, finanzieller und gesundheitlicher Hinsicht breites Spektrum von Nahrungsmittelangeboten, das von Lebensmittelmärkten (Abb. 5-1) über den Imbissstand an der Straßenecke und einfache Garküchen bis zu Restaurants in exklusiven Hotels reicht.

Im Allgemeinen tut man gut daran, so weit wie möglich das zu essen, was im Gastland beliebt ist und häufig verzehrt wird. „Tropische“ Gerichte haben sich meist auf Grund von Erfahrungen vieler Jahrhunderte entwickelt und sind dem Klima des Landes angepasst. Dabei ist natürlich nicht alles für Europäer bekömmlich; nicht jeder wird z. B. die oft stark gewürzten einheimischen Gerichte tolerieren. Brot ist in vielen Ländern oft gar nicht oder nur als Weißbrot erhältlich, und auch Kartoffeln gibt es nicht überall. Gerichte aus Reis, Mais, auch Yams und Hirse können Brot und Kartoffeln voll ersetzen. Auch Milch und Milchprodukte sind in den Tropen nicht regelmäßig verfügbar.

Mit besonderer Vorsicht sind solche Lebensmittel zu genießen, die für das Reiseland untypisch sind, z. B. lokal hergestelltes Eis oder Salat in einem tropischen Land. Alles, was frisch gebraten oder gut durchgekocht ist, kann bedenkenlos verzehrt werden. Alle rohen, kalten oder abgestandenen Speisen sind zu vermeiden, bei Buffet-Essen sollte deshalb Vorsicht walten. Einmal zubereitetes Essen muss vor

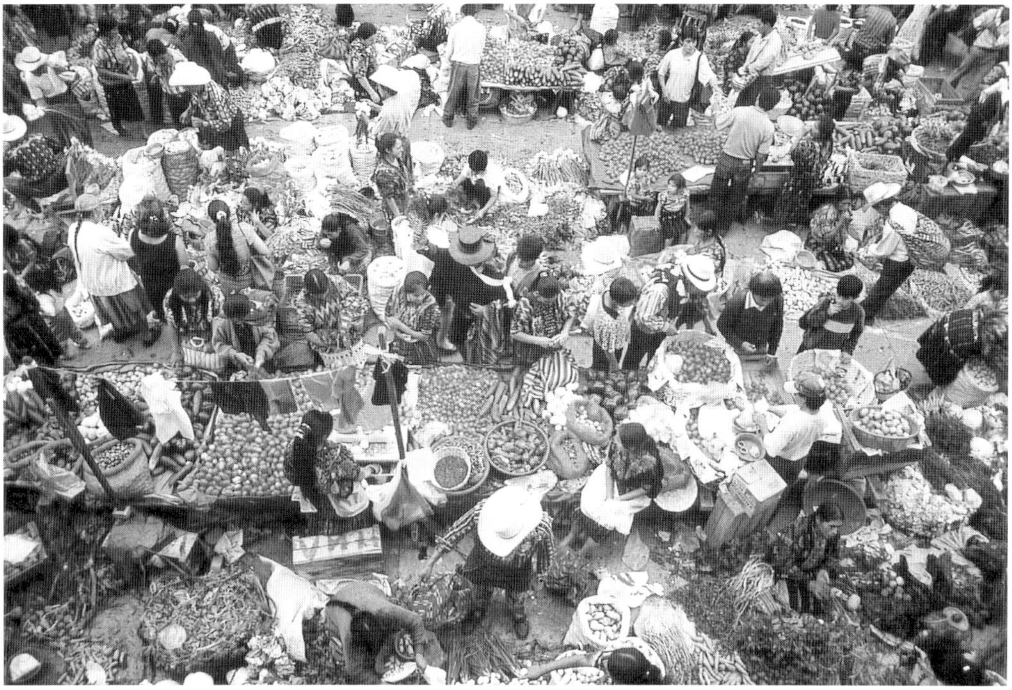

Abbildung 5-1. Lebensmittelmarkt in Chichicastenango/Guatemala.

dem Verzehr unbedingt wieder stark erhitzt werden, das inaktiviert die meisten Toxine. In vielen Reiseländern sind Fleischspieße erhältlich. Der Verkäufer legt diese sehr gern auch ein zweites Mal auf den Rost, wenn diese nicht ganz durchgebraten sind oder einige Zeit gelagert wurden. Fast jeder hat schon einmal den Ausspruch: „Cook it, boil it, peel it – or forget it!" gehört. Studien haben allerdings ergeben, dass ein Großteil der Reisenden oft entgegen besserem Wissen nicht widerstehen kann, von dem verlockenden Essen zu probieren. So geht er das Risiko einer Infektion oder Vergiftung ein.

Rohe oder halbrohe **Eier** sollten vermieden werden. In Ländern, wo es giftige Fischsorten gibt, darf man nur Fisch aus einer sicheren Quelle genießen. **Nicht-pasteurisierte Milch** muss vor dem Trinken gekocht werden.

Frische Lebensmittel sind immer separat von älteren zu lagern, um eine eventuelle „Kreuzkontamination" zu vermeiden. Die Lagerung hat in einer Weise zu erfolgen, dass Ungeziefer wie Fliegen und Kakerlaken („mechanische Krankheitsvektoren") keinen Zugang haben. Lebensmittel sollten bei Raumtemperatur nicht länger als 4 Stunden bis zum Verzehr gelagert werden. Bei entsprechender Kühlschranklagerung ist eine weitaus längere Lagerung möglich.

Laut WHO und UNICEF ist das Händewaschen mit Seife vor der Essenszubereitung und dem Essen eine der effektivsten Vorbeugemaßnahmen gegen Durchfall. Dadurch könnte sich die Inzidenz fäkal-oral übertragbarer Krankheiten um 35 % reduzieren lassen. Eine Lufttrocknung der Hände ist dem Trockenreiben mit einem Handtuch vorzuziehen, um erneute Schmierinfektionen zu vermeiden. Geschirr sollte immer trocken sein.

Straßenverkauf

Aus verschiedensten Gründen sind Nahrungs- und Genussmittel aus Straßenverkauf für die Gesundheit höchst gefährlich (Abb. 5-2). Sie sollten nur unter der Voraussetzung gegessen werden, dass sie vor

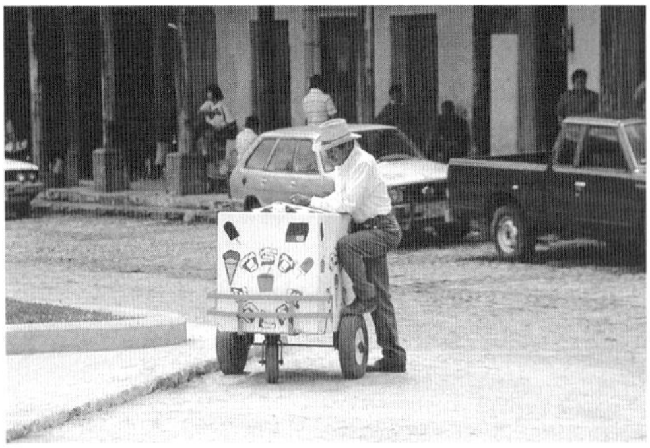

Abbildung 5-2. Eisverkäufer in Antigua/Guatemala.

den Augen des Käufers frisch zubereitet und heiß serviert werden. Teller (eventuell Einmalteller aus Pappe) und Besteck sollten nicht erkennbar verschmutzt sein. Vom Straßenverkauf von Nahrungsmitteln leben Hunderttausende von Menschen, in Mexiko City z.B. soll ihre Zahl über 300000 betragen.

Einheimische Restaurants

In vielen Ländern gibt es keinerlei Hygienevorschriften für Restaurants. Der eigene Augenschein und Empfehlungen von Einheimischen sowie von anderen Touristen müssen bei der Auswahl helfen. In vielen Ländern ist es keine Beleidigung, einen Blick in die Küche zu werfen. Auch der Blick auf die Toiletten gibt Hinweise auf die Sauberkeit. Im Speisesaal weisen schmutziges Geschirr und Abfälle unter den Tischen sowie Fliegenschwärme auf unhygienische Zustände hin, unter denen man keine Mahlzeit zu sich nehmen sollte.

Restaurants in internationalen Hotels

Was immer gegen größere Hotels eingewandt werden mag, weltweit halten ihre Restaurants am ehesten strengeren hygienischen Anforderungen stand. Doch auch hier kann es zu Nahrungsmittelintoxikation kommen, da manche vorhandene Hygienevorschrift nicht eingehalten wird oder nicht eingehalten werden kann (z.B. Wasser- und Elektrizitätsausfälle). Ein besonderes Risiko stellen auch in sehr guten Restaurants die Buffets dar. Auch hier wissen Einheimische und vor Ort lebende Reiseleiter, welches Restaurant eines Fünf-Sterne-Hotels lieber gemieden werden sollte.

Nahrungsmittel, die auf Reisen gemieden werden sollten:

Folgende Speisen sind ganz zu meiden oder nur mit größter Vorsicht zu genießen:

- Rohes Fleisch (z.B. Tatar),
- kaltes Fleisch und Geflügel als Aufschnitt,
- kalte Meeresfrüchte, insbesondere rohe Austern,
- roher Fisch,
- ungekochtes Gemüse und Salate,
- kalte dicke Soßen (Mayonnaise, Sauce Hollandaise etc.),
- bereits geschälte Früchte,
- Pudding und Cremedesserts,
- offenes Speiseeis und Eiswürfel.

Trinken

Ein erwachsener Mensch benötigt bei normaler körperlicher Belastung und europäischen klimatischen Bedingungen höchstens 2 l Flüssigkeit pro Tag. Unter extremeren klimatischen Bedingungen kann der Bedarf jedoch wesentlich höher sein. Flüssigkeits- und Elektrolytverluste müssen rasch ausgeglichen werden. Das Trinken sollte nicht verschoben werden. Daher ist es wichtig, zur richtigen Zeit genügend unbedenkliche Flüssigkeiten bereit zu haben.

Auch während Flugreisen (s. Kap. II.3.1.4), bei Aufenthalten in größerer Höhe (s. Kap. III.3) und bei stärkeren körperlichen Belastungen ist eine vermehrte Flüssigkeitszufuhr erforderlich. Bei hoher Luftfeuchtigkeit oder bei ungeeigneter Kleidung ist die Wärmeabgabe durch Schweißverdunstung vermindert. In einer sehr trockenen Umgebung kann es scheinen, dass viel weniger geschwitzt wird, weil der Schweiß sofort verdampft. In Wirklichkeit sind die Flüssigkeitsverluste durch Schwitzen aber größer, als sie wahrgenommen werden. Deshalb ist es in den Tropen immer notwendig, viel mehr als in gemäßigten Zonen zu trinken. Das oft gehörte Argument, Trinken führe zum Schwitzen, beruht auf einer Verwechslung von Ursache und Folge.

Ein gutes Kriterium für die Menge der benötigten Flüssigkeit ist die Farbe des Urins, der hellgelb und klar sein sollte. Besondere Aufmerksamkeit ist geboten, wenn es bei Durchfällen und Fieber zu zusätzlichen Flüssigkeitsverlusten kommt. So ist bei Durchfallkrankheiten die weitaus wichtigste Behandlungsmaßnahme der Ersatz der verloren gegangenen Flüssigkeit und Elektrolyte. Normal gesalzene, abwechslungsreiche Mahlzeiten, besonders Suppen, enthalten alle nötigen Mineralien. Zusätzliche Salzzufuhr und Einnahme von Elektrolytpräparaten sind nur bei schwerem Durchfall und Erbrechen oder bei bestimmten Hitzeschäden nötig (s. Kap. III.1), dann ggf. parenteral.

Eine gute „Trinkplanung" ist wichtig. So sollte man sich möglichst großzügig mit Wasser eindecken. Bei Autofahrten sollten Pannen und ein Extra-Tag „im Busch" einkalkuliert werden.

Milch sollte pasteurisiert sein oder abgekocht werden. Alkoholische Getränke wie Bier oder Wein enthalten in der Regel keine Krankheitskeime. Wein kann gelegentlich mit Pilzen kontaminiert sein, weshalb er von Immungeschwächten nur mit Vorsicht genossen werden sollte (s. Kap. II.6.7).

Methoden der Wasserdesinfektion

(s. Tab. 5-3)

Industriell abgefüllte Getränke sowie mit kochendem Wasser zubereiteter Tee oder Kaffee sind in den meisten Ländern als sicher anzusehen. Getränke mit Kohlensäure unterdrücken durch den sauren pH-Wert das Wachstum von Bakterien zusätzlich.

Leitungswasser, auch als Eiswürfel „getarnt", sollte tabu sein. Auch zum Zähneputzen sollte abgefülltes Wasser verwendet werden. Katadyn® Filter sind für Reisende, die sich abseits der klassischen Reiserouten bewegen, praktisch. Sie filtern Bakterien, Wurmeier und Protozoen. Zu bevorzugen sind Filterkerzen mit Silberkern, sie verhindern ein „Durchwachsen" der Keime. Viren werden nicht sicher zurückgehalten. Daher wird vor dem Filtervorgang ein vorheriges 5- bis 7-minütiges Abkochen empfohlen. Das zu filternde Wasser sollte schwebstoffarm sein, um die Filterkerze nicht zu verstopfen (bei Bedarf vorher den Schmutz setzen lassen oder Wasser durch den Stofffilter gießen). Nicht alle Filter halten Kryptosporidien zurück! Es ist darauf zu achten, dass die absolute Porengröße $\leq 1\ \mu m$ ist.

Eine Wasserdesinfektion durch Chlor, Jod oder Silberionen (Mikropur®) eliminiert Bakterien, Viren und Protozoen wie Giardien. Wasser wird für Monate konserviert, hat bei Chlorierung oder Jodierung allerdings einen unangenehmen Beigeschmack Die Wirksamkeit der Halogenierung ist bei niedriger Temperatur und hoher Schwebstoffmenge verringert. Auch eine Kombination von Chlor und Silberionen ist erhältlich (Mikropur® forte).

Schließlich ist zur Wasserdesinfektion noch eine UV-Bestrahlung möglich.

Als **optimales Vorgehen der Wasserentkeimung** ist neben dem mindestens 1-minütigen Abkochen die Filtration mit anschließender Halogenierung (Chlor, Jod) anzusehen, durch die das Wasser für längere Zeit als keimfrei angesehen und aufbewahrt werden kann.

Zusammenfassende Empfehlung

Um Erkrankungen durch kontaminierte Nahrungsmittel während einer Reise zu vermeiden oder zumindest zu vermindern, sollten Lebensmittel gut gekocht oder durchgebraten sein („boil it, cook it, peel it – or forget it") und Getränke nur aus originalverschlossenen Behältern getrunken werden. Milch und Wasser sollten in armen Ländern abgekocht werden; Wasser kann darüber hinaus gefiltert und/oder chemisch behandelt werden. Das Maß der Vorsorge wird sicher individuell unterschiedlich sein und wird sich – z. B. bei Einladungen – gelegentlich anderen Zielen unterordnen müssen. Für manchen Touristen wird die Reisefreude höher sein, wenn nicht alle Hygienevorschriften penibel eingehalten werden, selbst wenn dadurch eventuell unerfreuliche Konsequenzen wie Darminfektionen in Kauf genommen werden müssen.

Tabelle 5-3. Methoden der Wasserdesinfektion.

	Hauptvorteile	**Hauptnachteile**
Abkochen	Hohe Effektivität, tötet alle Erreger ab und ist überall möglich. Keine Geschmacksveränderung des Wassers.	Nur für kleinere Flüssigkeitsmengen. Längere Zeit des Kochens und Abkühlens vor Gebrauch. Großer Wärmeenergieverbrauch.
Filtration nach vorheriger mechanischer Reinigung von Schwebstoffen (Sedimentation, Koagulation/Flokkulation, Verwendung von Aktivkohle)	Einfache Durchführbarkeit. Gute Wirksamkeit gegen Protozoen und Wurmeier, geringer gegen Bakterien.	Unzureichende Wirkung gegen Viren. Relativ teuer. Erhöht Gewicht des Reisegepäcks.
Halogenierung	Keine Elektrizität nötig. Desinfizierende Wirkung hält lange an. Große Wassermengen können behandelt werden. Billige Desinfektionsmethode. Gute Wirksamkeit gegen Viren, Bakterien und manche Protozoen.	Geschmacksbeeinträchtigung des Wassers. Nicht ausreichende Wirksamkeit gegen Protozoen (Kryptosporidien!) und Wurmeier.
Silberionen-Anwendung	Gute Wirksamkeit gegen Bakterien. Keine Änderung von Geruch und Geschmack.	Begrenzte Wirksamkeit gegen Viren, Protozoen und Wurmeier.
UV-Bestrahlung	Rasche Abtötung von Bakterien und Viren. Keine Änderung des Wassergeruchs und -geschmacks.	Hoher Verbrauch an elektrischer Energie. Nicht ausreichende Wirksamkeit auf Protozoen und Wurmeier. Keine länger anhaltende Wirkung.

Weiterführende Literatur

Ericsson, C. D., H. L. Dupont, R. Steffen: Travellers Diarrhea. B.C. Decker Hamilton, London 2003.

Rieke, B.: Wasserfibel. Trinkwasser auf Reisen. Viva AG für Kommunikation, Zürich 2003.

WHO: International Travel and Health. World Health Organization Geneva 2005 (erscheint jährlich).

6 Durchfälle

PETER CLAUS DÖLLER

Als Durchfall wird eine Konsistenzverminderung des Stuhls und die Zunahme der Stuhlgangfrequenz auf über drei Entleerungen pro Tag sowie die Zunahme der Stuhlmenge auf über 200 g pro Tag definiert.

Prophylaxe

Um infektionsbedingte Diarrhöen zu vermeiden, sollte auf ausreichende Trinkwasser- und Nahrungsmittelhygiene geachtet werden (s. Kap. III.5). Wegen der Möglichkeit **helminthenbedingter Diarrhöen** durch perkutane Infektion ist das Tragen von geeignetem Schuhwerk und das Meiden einer Exposition in bilharzioseverseuchten Gewässern von Bedeutung (s. Kap. IV.4.12.1 und IV.4.12.3). **Malariabedingte Durchfälle** können durch Expositions- und medikamentöse Prophylaxe weitgehend verhindert werden (s. Kap. IV.4.1).

Patienten mit bekannter **Maldigestion** bzw. **Malabsorption** sollten auch auf Reisen ihre Diät einhalten, während Personen mit **Morbus Crohn** oder **Colitis ulcerosa** ihre remissionserhaltende Therapie nicht unterbrechen dürfen (s. Kap. II.6.1).

Auf die Differenzialdiagnose von Durchfallerkrankungen wird im Kapitel IV.2.2 eingegangen.

Von einer Antibiotikaprophylaxe wird aufgrund von Resistenzentwicklung und möglichen Nebenwirkungen grundsätzlich abgeraten. Einzelne Untersuchungen belegen eine gewisse Wirksamkeit von Saccharomyces boulardii in der Prophylaxe von Durchfallerkrankungen. Hygienemaßnahmen sollten beachtet werden. Wirksame Impfungen gegen Durchfälle sind bislang nicht im Handel.

Selbsttherapie

Durchfälle ohne Blutbeimengungen und ohne Fieber

In der Regel sind unkomplizierte Durchfälle selbstlimitierend und meist innerhalb weniger Tage wieder abgeklungen.

Elektrolyt- und Flüssigkeitsverluste sollten frühzeitig über Elektrolytlösungen (orale Rehydratationslösungen: ORS) ersetzt werden.

Neben einer Reihe kommerzieller Produkte, die für Reisende in Frage kommen, kann die ORS auch aus den Einzelsubstanzen selbst hergestellt werden (WHO-ORS, Tab. 6-1). 2002 hat die WHO eine neue Zusammensetzung der seit 25 Jahren im Einsatz befindlichen ORS publiziert. Die neue ORS zeichnet sich durch eine reduzierte Osmolalität aus, die in der Behandlung einer Diarrhö noch effektiver ist. Näheres siehe Kapitel II.5.5.

Bei Erwachsenen (und Kindern älter als zwei Jahre) ist das Trinken genügender Flüssigkeitsmengen, z. B. von Fruchtsäften, industriellen Getränken oder Suppen meist ausreichend. Bei Durchfallerkrankungen mit exzessiven Flüssigkeitsverlusten ist dagegen eine parenterale Rehydrierung unter

Tabelle 6-1. Neue orale Rehydratationslösung (ORS) (WHO) mit reduzierter Osmolalität.

Zusammensetzung	
❑ 2,6 g Kochsalz	auf 1 Liter Flüssigkeit
❑ 2,9 g Trinatriumzitrat-Dihydrat oder 2,5 g Natriumbikarbonat	
❑ 1,5 g Kaliumchlorid	
❑ 13,5 g Glukose	

stationärer Überwachung erforderlich (zum Management von Durchfallerkrankungen nach einer Reise s. Kap. IV.4.4).

Blutige, mit Fieber einhergehende Durchfälle

Bei Durchfallerkrankungen mit Fieber und Blutbeimengungen im Stuhl sollten Antibiotika, am ehesten Chinolone (z. B. Ciprofloxacin, Ofloxacin), eingesetzt werden.

Gegen andere Antibiotika bestehen in tropischen Ländern häufig Resistenzen. Dies gilt insbesondere für die meisten Shigellen gegenüber Cotrimoxazol und Tetrazyklinen. Vor allem in Südostasien werden zunehmend Chinolonresistenzen bei Campylobacter beobachtet. Im Bedarfsfall sind Makrolide wirksam.

Einsatz sonstiger Arzneimittel bei Durchfällen

In Gebieten mit hoher Amöbiasis-Prävalenz ist die gleichzeitige Gabe eines **Nitroimidazolpräparates** zu erwägen (s. Kap. IV.4.2.1). Bei Durchfällen ohne Fieber, jedoch mit Meteorismus und anderen Symptomen einer Giardiasis kann die Einnahme eines Nitroimidazolpräparates zu rascher Besserung führen (s. Kap. IV.4.2.2).

Bei Durchfallerkrankungen ohne Blutbeimengungen oder Fieber können **Motilitätshemmer** (z. B. Loperamid) eingesetzt werden. Eine Wirksamkeit von **Adsorbenzien** (Aktivkohle, Pektin) und **Adstringenzien** (Gerbstoffe) konnte bisher nicht eindeutig nachgewiesen werden; bei gleichzeitiger Einnahme dieser Arzneistoffe mit bestimmten Antibiotika (z. B. Wismutpräparate und Tetrazykline) wird eine verminderte Resorption der Antibiotika beobachtet.

Fazit

Durchfälle sind das häufigste Symptom während und nach einer Reise in warme Klimazonen. Ursache sind in der Regel Infektionen mit darmpathogenen Erregern bei Hygienemängeln. Meist sind die Durchfälle selbstlimitierend und durch Flüssigkeits- und Elektrolytersatz beherrschbar. Nur in schweren Fällen mit blutigem Stuhlgang und Fieber sind spezifische medikamentöse Maßnahmen angezeigt.

Weiterführende Literatur

Diemert, D. J.: Prevention and self-treatment of travelers' diarrhea. Prim Care, 29 (2002) 843–855.

World Health Organization: Aktuelle Informationen auch zu ORS: www.who.int

7 Fieber

GERD DIETER BURCHARD

Fieber ist eine häufige Gesundheitsstörung auf Reisen in tropischen und subtropischen Regionen. So sind z. B. respiratorische Infekte – nach Reisediarrhö und Obstipation die dritthäufigste Gesundheitsstörung unterwegs – in etwa 10–20% der Fälle von Fieber begleitet. Fieber tritt bei einer Reihe von Infektionskrankheiten auf, auch bei potentiell lebensbedrohlichen Erkrankungen wie der Malaria (s. Kap. IV.4.1). Jeder Reisende sollte deshalb ärztlicherseits über die Verhaltensmaßregeln bei Fieber aufgeklärt werden.

Jede Reiseapotheke sollte ein Fieberthermometer enthalten. Besonders empfehlenswert sind **Quecksilberthermometer,** da sie im Unterschied zu batteriebetriebenen Thermometern keine Korrosion und keine Erschöpfung aufweisen.

Der Reisende sollte über den Unterschied zwischen Fieber und Schäden durch Hitzeeinwirkung aufgeklärt sein (s. Kap. III.1). Die Wärmestauung ist Folge einer starken Wärmeeinwirkung, insbesondere bei hoher Luftfeuchtigkeit. Die gefährlichste Form der Hitzeschädigung ist der sogenannte **Hitzschlag**; typisch ist eine hohe Körpertemperatur bei trockener, heißer Haut.

Bei Auftreten von Fieber muss in Malariaendemiegebieten immer an eine Malaria gedacht werden. Bei Fieber in Malariaendemiegebieten muss deshalb unverzüglich ein medizinischer Dienst aufgesucht werden.

Das Malariarisiko ist besonders hoch in Afrika südlich der Sahara, ohne Chemoprophylaxe beträgt das Risiko hier etwa zwei bis vier Erkrankungen auf 100 Reisende pro Monat. Ein hohes Risiko besteht auch in einigen Regionen Brasiliens und in Südostasien, insbesondere östlich von Bali. Für diese Gebiete wird deshalb im Allgemeinen eine regelmäßige Chemoprophylaxe angeraten – gegen jedes der zur Verfügung stehenden Mittel (also insbesondere Mefloquin, Atovaquon/Proguanil oder Doxycyclin) sind aber Resistenzen möglich. Also sollte auch bei Fieber während einer Chemoprophylaxe an eine Malaria gedacht werden.

Bei Reisen in Gebiete mit niedrigem oder mittlerem Malariarisiko kann eventuell auf die regelmäßige Chemoprophylaxe verzichtet werden, wenn die therapeutische Dosis eines Reservemittels mitgeführt wird. Bei Auftreten von Fieber über 38,5 °C sollte dieses Reservemittel als **notfallmäßige Selbstbehandlung („Stand by"-Behandlung)** eingenommen werden, wenn am jeweiligen Aufenthaltsort innerhalb von etwa einem Tag kein Arzt erreicht werden kann. Dies sollte jedoch nur eine Notfallmaßnahme bis zum Erreichen ärztlicher Hilfe darstellen. Als Reservemittel kommen in Frage Mefloquin (außer in Südostasien), Atovaquon/Proguanil oder Artemether/Lumefantrin, in Mittelamerika auch Chloroquin.

Zur Diagnose einer Malaria sind sogenannte **Schnelltests** verfügbar (erhältlich über Apotheken), mit denen auch der Laie aus einem Blutstropfen eine Malaria diagnostizieren kann (z. B. Mala-Quick®). Die Mitnahme eines solchen Testkits zur Verbesserung der Entscheidungsgrundlage vor einer notfallmäßigen Selbstbehandlung ist nur in Ausnahmefällen sinnvoll. Es hat sich gezeigt, dass die Anwendung des Tests durch Laien oft fehlerhaft ist. Zu beachten ist ferner, dass in Ausnahmefällen falsch-negative Testergebnisse vorkommen können.

Bei Fieber während Aufenthalt in Gebieten ohne Malaria, während Aufenthalt in Malariagebieten unter regelmäßiger Chemoprophylaxe oder bei anhaltendem Fieber etwa zwei bis drei Tage nach Malariaselbsttherapie müssen andere Infektionskrankheiten als Ursache bedacht werden. In Frage kommen vorwiegend therapeutisch kaum zu beeinflussende **Viruskrankheiten** oder einer antibiotischen Therapie zugängliche **bakterielle Erkrankungen**, die teilweise ebenfalls lebensbedrohlich sein können, wie z.B. Typhus abdominalis. Andere **parasitäre Erkrankungen** oder **Erkrankungen durch Pilze** kommen dagegen eher selten vor. Bei Fieber mit starken Schmerzen im rechten Oberbauch wird man in erster Linie an einen **Amöbenleberabszess** denken müssen.

> Bei anhaltendem Fieber in Gebieten ohne medizinische Versorgung kann deshalb eine antibiotische Selbsttherapie erwogen werden. Die besten Erfahrungen liegen mit Chinolonen vor.

Gegen eine antibiotische Selbsttherapie lassen sich einige **Bedenken** vorbringen:

- Grundsätzlich muss damit gerechnet werden, dass in tropischen und subtropischen Ländern antibiotikaresistente Stämme häufiger vorkommen als in Europa. Man sollte z.B. bedenken, dass Campylobacter- und Salmonellen-Stämme in Thailand bereits in einem hohen Prozentsatz gegen Chinolone resistent sind.
- Eine invasive Amöbiasis (Amöbenruhr oder Amöbenleberabszess) durch Entamoeba histolytica wird durch Antibiotika nicht ausreichend behandelt.
- Antibiotika haben Nebenwirkungen, Chinolone können z.B. zentralnervöse Störungen verursachen.

Die **Indikation** zur antibiotischen Selbsttherapie ist daher streng zu stellen; als Anhaltspunkte seien genannt:

- Keine ärztliche Versorgung in zwei bis drei Tagen zu erreichen.
- Fieber länger als drei Tage anhaltend.
- Fieber in Malariaendemiegebieten trotz regelmäßiger Chemoprophylaxe bzw. nach notfallmäßiger Malariaselbsttherapie (s.o.) länger als zwei bis drei Tage anhaltend.
- Nur in bestimmten Situationen kann bereits sofort mit einer antibiotischen Selbsttherapie begonnen werden, z.B. bei blutig-schleimigen Diarrhöen mit Fieber oder bei Fieber mit Symptomen eines Harnweginfektes sowie Zeichen einer Pneumonie.
- Bei Reisenden mit bestimmten Vorerkrankungen kann ebenfalls bereits eher mit einer Selbsttherapie begonnen werden, z.B. bei Patienten mit HIV-Infektion; die Empfehlungen müssen für jeden Reisenden individuell festgelegt werden (s. Kap. II.6).

Bei Fieber und Schmerzen im rechten Oberbauch ist an einen **Amöbenleberabszess** zu denken. Dieser ist lebensbedrohlich. Wenn die genannten Indikationen zur antibiotischen Selbsttherapie erfüllt sind (s.o.), sollte in diesen Fällen eine Selbsttherapie mit **Tinidazol** oder **Metronidazol** durchgeführt werden, sofern diese Medikamente vor Ort erhältlich sind.

> Bei Fieber mit Erkältungssymptomen sollte in Malariaendemiegebieten wie bei Malariaverdacht vorgegangen werden (s.o.).

Eine antibiotische Selbsttherapie ist bei Erkältungssymptomatik und fehlenden Zeichen einer Pneumonie nicht indiziert; empfehlenswert sind in diesem Fall Inhalationen mit ätherischen Ölen, Kopfschmerztabletten und Nasentropfen.

WeiterführendeLiteratur

Jäger, H: Gesundheitsinformation für Ihre Reise. Bernhard-Nocht-Institut für Tropenmedizin, Hamburg, 2003.

von Laer, G.: Gesundheit und Alltag in den Tropen. Fischer, Jena 1995.

8 Schmerzen

THOMAS SCHLUNK

Akuter Schmerz ist oft ein sinnvolles Warnsymptom, das auf eine Erkrankung hinweist. Die ausschließlich symptomatische Unterdrückung eines akuten Schmerzes – durch Selbstbehandlung ohne Beratung durch einen Arzt – ist daher nur zulässig, wenn man sich sicher ist, dass dadurch keine ernste Diagnose (z. B. Herzinfarkt, Pleuritis, Lungenembolie, Cholezystitis, Appendizitis, Divertikulitis, Bandscheibenvorfall) verschleppt oder verschleiert wird. Im Zusammenhang dieses Buches kann es nur um Ratschläge zur sinnvollen, risikoarmen und effektiven (Selbst-)Behandlung von undramatischen Schmerzzuständen während einer Reise gehen, derentwegen kein Arzt aufgesucht werden muss.

Grundregeln

Physikalische Maßnahmen, z. B. Wärmeanwendung bei Rückenschmerzen oder Kühlung bei einer Verstauchung, sind risikolos und stehen daher zur Linderung von banalen Schmerzen an erster Stelle.

Folgende **Grundregeln** gelten für jede medikamentöse Behandlung mit Analgetika:

- Man verwende nur wirksame Substanzen in adäquater Dosis. Mischpräparate mit fixer Kombination mehrerer Wirkstoffe sind meist abzulehnen; sie können die Entstehung einer Medikamentenabhängigkeit begünstigen.
- Die Wahl des Wirkstoffs und der Applikationsform hängt von der Schmerzart und -intensität, von der voraussichtlichen Therapiedauer und vom Vorliegen allgemeiner oder spezieller Risiken bei bestimmten Begleiterkrankungen oder -medikationen ab. ☞
- Jede Arzneimittelgabe beinhaltet auch Risiken. Dem muss immer eine klare Indikation gegenüberstehen. Dies ist insbesondere bei leichten Schmerzzuständen zu bedenken.
- Bei vergleichbarer Wirkung ist die Substanz mit dem geringeren Risiko von Nebenwirkungen oder der besseren Verträglichkeit vorzuziehen.
- Weitere Hinweise zu den allgemeinen Prinzipien der Schmerztherapie siehe Kapitel II.6.15.

Reiseapotheke

Die Reiseapotheke (s. Kap. VI.3) soll normalerweise nur Medikamente für **leichte** und **mittelschwere** Schmerzen enthalten.

Die im Folgenden beschriebenen **einfachen Schmerzmittel** eignen sich für eine **Reiseapotheke** (Tab. 8-1).

Acetylsalicylsäure (ASS) und nichtsteroidale Antirheumatika (NSAR)

Diese Gruppe stellt die größte Klasse der Analgetika dar, sowohl vom Umfang der Anwendung als auch von der Anzahl der Substanzen. Der entzündungshemmende Wirkmechanismus ist gut aufgeklärt: Es handelt sich um Cyclooxygenasehemmer, die durch Unterdrückung der Prostaglandinsynthese Entzündungsprozesse – und am Nozizeptor die Schmerzentstehung – hemmen. Bei einigen Schmerzformen (Rheumaschmerz, Arthrose) sind diese Analgetika somit **kausal wirksam**.

Hauptindikationen für ASS und NSAR sind **inflammatorisch (mit)ausgelöste Schmerzzustände**. Hierzu zählen neben **rheumatischen Schmerzzuständen** auch andere mit Beteiligung von Muskeln, Sehnenansätzen, Gelenken oder des Knochensystems. Besonders ASS wird auch zur **Akutbehandlung der Migräne** sowie,

Tabelle 8-1. Wirkungsprofil und Indikationen einfacher Schmerzmittel.

Wirkstoff	Wirkungsprofil				Indikationen	Vor- und Nachteile
	1	2	3	4		
Acetylsalicylsäure und NSAR	++	+++	+	Ø	inflammatorisch (mit)ausgelöste Schmerzzustände	wichtige Kontraindikationen: Magen-Darm-Trakt, Niere (s. Text)
Butylscopolaminiumbromid	Ø	Ø	Ø	++	Spasmen der glatten Muskulatur des Magen-Darm-Traktes und der Harnwege	
Metamizol	+++	(+)	+++	+	Mittel der Wahl bei kolikartigen Schmerzen, Ausweichpräparat bei Kontraindikationen gegen Acetylsalicylsäure und NSAR	günstiges Nebenwirkungsprofil
Paracetamol	+	(+)	++	Ø	bei blanden Schmerzen und insbesondere bei Kindern Mittel der ersten Wahl	risikoarm

1 = analgetisch; 2 = antiphlogistisch (antiödematös); 3 = antipyretisch; 4 = spasmolytisch;
+++ = stark wirksam; ++ = gut wirksam; + = wirksam; (+) = fraglich wirksam; Ø = nicht wirksam.

meist als Selbstmedikation, zur **Kupierung banaler, kurzfristiger Schmerzen** unterschiedlicher Genese eingesetzt. Ein ähnliches Indikationsspektrum hat auch Ibuprofen, das im Vergleich zu anderen NSAR zwar schwächer wirksam ist, aber ein geringeres Nebenwirkungsrisiko aufweist.

Bei allen NSAR können typische, im Einzelfall sogar lebensbedrohliche Gefahren auftreten, besonders bei Einsatz höherer Dosierungen. Auch diese Nebenwirkungen sind durch die Hemmung der Prostaglandinsynthese bedingt. Alle NSAR erhöhen das relative Risiko eines Magen- oder Duodenalulkus, wobei dieses Risiko mit Dosis und Dauer der Therapie steigt. NSAR können auch ein akutes Nierenversagen induzieren.

NSAR **interagieren** mit vielen anderen Arzneimitteln, insbesondere oralen Antidiabetika, Antihypertensiva, Dicumarolen, Kortikosteroiden, Digoxin und Diuretika. Bei Patienten mit floridem oder anamnestisch gesichertem Ulkus, mit Gastritis und Nephropathie sind ASS und NSAR **kontraindiziert** bzw. nur bei wirksamer Ulkusprophylaxe vertretbar.

Butylscopolaminiumbromid

Diese Substanz kann bei Spasmen der glatten Muskulatur des Magen-Darm-Traktes und der Harnwege eingesetzt werden. Butylscopolaminiumbromid wirkt bei Koliken der Gallen- und ableitenden Harnwege. Der Wirkstoff wird bei oraler und rektaler Anwendung nur schlecht resorbiert (5% bzw. 2%), die parenterale Gabe ist daher bei starken Koliken vorzuziehen. Gegen krampfartige Dysmenorrhöen wirken NSAR wie Ibuprofen besser.

Metamizol

Wie Paracetamol hemmt auch Metamizol die Prostaglandinsynthese am Nozizeptor kaum, es ist also kein Antiphlogistikum.

Diese Tatsache ist auch der Grund für das günstige Nebenwirkungsprofil und macht Metamizol zu einem hervorragenden Ausweichpräparat für Patienten mit Kontraindikationen gegen Acetylsalicylsäure und nicht-steroidale Antiphlogistika. Metamizol unterdrückt Schmerzen auf spinaler und supraspinaler Ebene. Seine **fiebersenkende Wirkung** ist der von Paracetamol vergleichbar. Zusätzlich senkt Metamizol den Tonus der glatten Muskulatur speziell im Harnleiter und in den Gallenwegen. Daher ist diese Substanz Mittel der Wahl bei **kolikartigen Schmerzen** (bei denen Opioide eher spasmogen wirken).

Metamizol kann oral (Tropfen, Tabletten) oder rektal und bei besonderer Indikation auch parenteral (intramuskulär, intravenös) appliziert werden. Nach oraler oder rektaler Gabe hält die Wirkung von Metamizol vier bis maximal sechs Stunden an. Die Tagesdosis darf bei Dauerschmerzen 4 bis 6 g betragen. Eine rasche intravenöse Gabe von Metamizol kann zu gravierendem Blutdruckabfall und sogar Schock führen und ist daher abzulehnen.

Paracetamol

Paracetamol ist in verschiedenen Applikationsformen (Tabletten, Saft, Suppositorien) **bei Kindern und bei vielen blanden Schmerzen auch bei Erwachsenen Mittel der ersten Wahl**. Seine antiphlogistische Wirkung ist gering. Abgesehen von Leberschäden bei Überschreitung der Höchstdosis (5–6 g/Tag beim Erwachsenen) und allergischen Hautreaktionen sind bei einer **Monotherapie kaum gravierende Nebenwirkungen** bekannt.

Opioide

Starke Opioide unterliegen der Betäubungsmittel-Verschreibungsverordnung (BtM VV) und dürfen nur von Patienten mitgeführt werden, die eine Schmerztherapie nach Stufe 3 des WHO-Stufenplans benötigen (s. dazu Kap. II.6.15).

Von den der BtM VV nicht unterliegenden schwachen Opioiden können Tilidin/Naloxon Tropfen am ehesten zur kurzfristigen Anwendung empfohlen werden, wenn ein adäquat dosiertes nicht-opioides Analgetikum allein nicht ausreicht (Stufe 2 des WHO-Stufenplans). Tilidin-/Naloxon-Tropfen (Einzeldosis 20–40 Tr.) haben eine Wirkdauer von maximal 4 Stunden. Sie führen bei erstmaliger Anwendung viel seltener zu Übelkeit als Tramadol-Tropfen.

Schmerzmanagement unter besonderen Gegebenheiten

Tabelle 8-2 nennt die Indikationen und Dosierungen der wichtigsten antipyretischen Analgetika.

Tabelle 8-3 zeigt die Dosierung des Spasmolytikums Butylscopolaminiumbromid.

Ergänzende Hinweise

Zentral sedierende Medikamente

Es ist manchmal sinnvoll, eine starke emotionale Erregung, Angst und Unruhe, die mit akuten Schmerzen verbunden sein können, insbesondere bei Kindern, durch die Gabe eines Sedativums, z. B. Diazepam, zu behandeln. Diese Maßnahme ersetzt nicht die Gabe von Analgetika, sondern ergänzt sie.

Medikamente in warmen Ländern

Eine Aufbewahrung von Zäpfchen ist bei Temperaturen über 25 °C problematisch. Dies ist bei der Zusammenstellung und Lagerung der Reiseapotheke zu beachten.

Fazit

Ausschließlich zur Behandlung undramatischer Schmerzzustände sollte eine Reiseapotheke wenige einfache Schmerzmittel für leichte und mittelschwere Schmerzen enthalten. Vor jeder (Selbst-)Behandlung sollten gerade auch Laien die wichtigsten Kontraindikationen kennen und beachten. Opioide gehören in der Regel nicht in die Reiseapotheke. Eine Ausnahme bilden Schmerzzustände, die vor der Reise stabil mit einem Opioid eingestellt waren (s. Kap. II.6.15).

Weiterführende Literatur

Brune, K., A. Beyer, M. Schäfer (Hrsg.): Schmerz. Pathophysiologie – Pharmakologie – Therapie. Springer-Verlag Berlin – Heidelberg 2001.

Diener, H. C., C. Maier (Hrsg.): Das Schmerz-Therapie-Buch. Urban & Schwarzenberg München – Wien – Baltimore 1997.

Jage, J.: Medikamente gegen Krebsschmerzen: Wirkungen und Nebenwirkungen. Chapman & Hall, 3. Aufl. Weinheim 1998.

Schlunk, T.: Schmerztherapie bei Tumorpatienten. In: Bokemeyer, C., H.-P. Lipp (Hrsg.): Praktische Aspekte der supportiven Therapie in Hämatologie und Onkologie. Springer-Verlag Berlin – Heidelberg 1998.

Zenz, M., M. Strumpf, A. Willweber-Strumpf (Hrsg.): Taschenbuch der Schmerztherapie. Wissenschaftliche Verlagsgesellschaft mbH, 2. Auflage Stuttgart 2004.

Tabelle 8-2. Indikationen und Dosierungen der wichtigsten antipyretischen Analgetika.

Indikation	Acetylsalicylsäure	Diclofenac	Ibuprofen	Metamizol	Paracetamol
Fieber	1- bis 3-mal tgl. ~ 10 mg/kg	?[a]	1- bis 3-mal tgl. 10 mg/kg[b]	1- bis 3-mal tgl. 15 mg/kg	1- bis 3-mal tgl. 15 mg/kg[b]
Kopfschmerz	0,5 – 1 g	?	0,2 – 0,6 g[c]	0,5 – 1 g[c]	0,5 – 1 g[c]
Dysmenorrhö	?	?	0,2 – 0,6 g[c]	?	(0,5 – 1 g[c])
Kolik	?	75 mg p. e.	?	1,5 g i. v.	?
Arthrose	0,5 – 1 g[c]	25 – 50 mg[c]	0,2 – 0,6 g[c]	?	(0,5 – 1 g[c])
Rheumatoide Arthritis	?	50 mg[c]	0,8 g[c]	?	?[d]
Gichtanfall	?	50 mg[c]	0,8 g[c]	?	?
Metastasenschmerz	?[a]	50 mg[c]	0,8 g[c]	1 g[c]	1 g[c]

[a] keine Indikation der 1. Wahl; [b] Kinderdosierungen sind gleich; [c] Einzeldosen (bis zu 4-mal tgl. wiederholbar); [d] evtl. als Zusatzmedikation zur Kupierung von Schmerzspitzen; p.e. = parenteral; i.v. = intravenös.

Tabelle 8-3. Dosierung des Spasmolytikums Butylscopolaminiumbromid.

Indikation	oral (Drg. à 10 mg)	rektal (Supp. à 10 ml)	parenteral[a] (Amp. à 20 mg/ml)
Spasmen im Bereich von Magen, Darm, Gallen- und Harnwegen sowie des weiblichen Genitale	Einzeldosis 10–20 mg; max. Tagesdosis 60 mg	Einzeldosis 10–20 mg; max. Tagesdosis 60 mg	Einzeldosis 20–40 mg; max. Tagesdosis 100 mg

[a] Bei akuten spastischen Schmerzzuständen je nach Stärke der Beschwerden 20–40 mg s.c., i.m. oder langsam i.v.

9 Augenprobleme

VOLKER KLAUSS UND
ULRICH-CHRISTOPH SCHALLER

Zu den häufigsten Augenerkrankungen auf Reisen gehören Infektionen des äußeren Auges durch Bakterien und Viren sowie oberflächliche Verletzungen.

Neben einer höheren Prävalenz bestimmter Infektionskrankheiten in tropischen und subtropischen Regionen wird das Infektionsrisiko auch durch veränderte hygienische Bedingungen erhöht. Tropentypische Infektionserkrankungen wie Onchozerkose, Loiasis, Leishmaniose und Lepra gehören dagegen bei Touristen zu den Ausnahmen. So ist auch eine Augenbeteiligung bei diesen Erkrankungen unter Reisenden selten zu finden, da sie von der Dauer des Aufenthalts und möglicher Exposition im Endemiegebiet abhängt.

Konjunktivitiden

Häufigste „Reisekrankheit" der Augen: die bakterielle Konjunktivitis

Bakterielle Konjunktivitiden werden durch eine Vielzahl von Erregern verursacht. In der Regel ist die Bindehautentzündung eine selbstlimitierende Erkrankung, die nur selten zu schwereren Komplikationen wie einer Keratitis führt (s. Kap. II.6.14).

Es ist sinnvoll, in die Reiseapotheke antibiotische Augentropfen (kein Antibiotika-Steroid-Gemisch!) aufzunehmen, um die Dauer der Erkrankung zu verkürzen.

Trachom – eine Chlamydieninfektion mit zum Teil chronischem Verlauf

(s. Farbtafel Abb. III.9-1)

Zu den bakteriellen Konjunktivitiden gehört auch das in den Tropen und Subtropen von Auge zu Auge als Schmierinfektion übertragene Trachom. Wesentliche Endemiegebiete sind die südlichen Mittelmeerländer von Marokko bis Ägypten, die Arabische Halbinsel, der Gürtel von Iran bis nach Indien sowie die trockeneren Regionen Ost- und Zentralafrikas. Das Infektionsrisiko ist für Rucksackreisende, die engeren Kontakt zur Bevölkerung haben, größer als für Gruppen- oder Geschäftsreisende, die sich in klimatisierten Hotels aufhalten. Die Inkubationszeit beträgt im Schnitt 10 bis 15 Tage; die Erkrankung beginnt als Konjunktivitis mit Rötung der Bindehaut, Lidschwellung und Entwicklung von wenig Sekret. Anders als bei sonstigen bakteriellen Konjunktivitiden ist die Chlamydieninfektion nicht in jedem Fall selbstlimitierend; sie kann chronisch werden und reagiert nicht auf die üblichen in der Ophthalmologie verwendeten Antibiotika wie Aminoglykoside und Chloramphenicol. Chlamydien sind sensibel auf Tetrazyklin, Erythromycin und Gyrasehemmer. Idealerweise sollte zunächst der Erregernachweis geführt und erst danach die spezifische Therapie begonnen und über mindestens zwei Wochen fortgesetzt werden. Dies ist unter Reisebedingungen nicht immer möglich. Der Erkrankte sollte wissen, dass eine chronisch werdende Konjunktivitis durch Chlamydien bedingt sein kann. Für den betreuenden Arzt ist die Reiseanamnese von großer Bedeutung.

Hämorrhagische Konjunktivitis, eine Infektion mit Enteroviren

Zunehmend häufiger wird die akute hämorrhagische Konjunktivitis aus Asien und Afrika nach Deutschland importiert. Die Infektiosität bei dieser Erkrankung ist ähnlich wie bei der Adenovirusinfektion, die zur epidemischen Keratokonjunktivitis führt. Ausbreitungsgebiete sind vor allem die Küstenregionen West- und Ostafrikas sowie Asiens. Die Übertragung erfolgt als Schmierinfektion und fraglich auch als Tröpfcheninfektion. Die hämorrhagische

Konjunktivitis zeichnet sich zum einen durch eine extrem kurze Inkubationszeit von Stunden bis wenigen Tagen, zum anderen durch flächige Bindehautblutungen aus. Die Erkrankung verursacht heftige Symptome wie Schmerzen, Lidschwellung, massive Sekretbildung und dauert etwa zwei Wochen an. Eine spezifische Therapie gibt es nicht; zur Linderung können Tränenersatzmittel gegeben werden. Der Erkrankte ist auf das hohe Infektionsrisiko anderer Personen hinzuweisen.

Keratitiden – Kontaktlinsenträger sind besonders gefährdet

Personen, die insbesondere weiche Kontaktlinsen tragen (s. Kap. II.6.14), sowie Patienten mit Lidfehlstellungen und Lagophthalmus sind einem erhöhten Risiko ausgesetzt, während einer Reise an **bakteriellen Keratitiden** zu erkranken.

In seltenen Fällen kann eine Keratitis auch durch **Pilz- oder Akanthamöben-Infektionen** bedingt sein. Wegen des hohen Risikos einer Visusschädigung sind gefährdete Personen auf die Dringlichkeit einer augenärztlichen Behandlung im Erkrankungsfall sowie auf erforderliche Kontrollen hinzuweisen (s. Kap. II.6.14).

Ebenso sollten Patienten mit **rezidivierender Herpes-Keratitis** über das Risiko eines Rezidivs aufgeklärt werden und eine geeignete Medikation mitführen.

Durch geeignete Schutzmaßnahmen vermeidbar: „Schneeblindheit"

Eine intensivere Exposition mit kurzwelliger energiereicher UV-B-Strahlung kann zu einer Keratitis photoelectrica mit kleinsten Erosionen im Bereich der Hornhaut und Bindehaut führen (s. Kap. II.2). Neben starken Schmerzen (aufgrund freigelegter Nervenenden) sind eine Augenrötung, ein starker Tränenfluss und eine übermäßige Lichtempfindlichkeit typische Symptome; die Umwelt wird oft nur noch verschwommen wahrgenommen. Die Beschwerden treten meist nach einer Latenz von über 3 Stunden auf.

Einem besonderen Risiko ausgesetzt sind Bergwanderer, die Schneefelder und Gletscher überqueren, sowie Reisende in Wüstenregionen, da dort zusätzlich zur direkten Sonneneinstrahlung bis zu 80% des Ultraviolettlichts reflektiert wird. Zur Therapie der „Schneeblindheit" werden initial Lokalanästhetika, eine desinfizierende Salbenapplikation mit Verband beider Augen und gleichzeitiger Analgetikagabe angewandt, wodurch es meist innerhalb von 24 Stunden zu einem Abheilen ohne Narbenbildung kommt.

Durch Tragen einer hochabsorbierenden Sonnenbrille, möglichst mit Seitenschutz sowie einer Kopfbedeckung kann die Keratitis photoelectrica verhindert werden. Personen, die ihre Sonnenbrille im Hochgebirge verlieren, sollten – mit Freilassen eines kleinen Lichtspaltes im Bereich der Augen – einen Schal um den Kopf binden.

Infektiöse/tropenspezifische Erkrankungen mit okulärer Beteiligung

Bei Reisenden extrem selten: Augenerkrankungen durch Filarien

Der Kurzzeitreisende hat nur ein sehr geringes Risiko, an **Onchozerkose** oder **Loiasis** (s. Farbtafel Abb. III.9-2) mit Augenbeteiligung zu erkranken (s. Kap. IV.4.12.2).

Erfahrungsgemäß ist ein Langzeitaufenthalt von etwa zehn Jahren erforderlich, bis es zu Krankheitszeichen im Bereich der Augen kommen kann. Mit okulären Symptomen durch eine Filariose während einer Reise ist deshalb nicht zu rechnen. Reiseanamnese, Hautsymptome und Erregernachweis bzw. Serologie führen zur Diagnose.

Immunologische Geschehen im Zusammenhang mit Infektionskrankheiten

Eine Konjunktivitis kennzeichnet, zusammen mit einer Urethritis und Arthritis, das **Reiter-Syndrom**, wobei diese Manifestationen nur bei etwa einem Drittel der Patienten in der klassischen Trias beobachtet werden. Die seröse, gelegentlich auch purulente Bindehautentzündung tritt als abnorme immunologische Reaktion häufig zwei bis drei Wochen nach Infektionen des Darmes (Shigellen, Campylobacter, Yersinien, Salmonellen-Spezies) oder des Urogenitaltraktes (Chlamydien, Mykoplasmen) in Erscheinung; in 70–80% der Fälle besteht eine immungenetische HLA-B-27-Assoziation. Bei meist selbstlimitierendem Verlauf sind häufig keine besonderen therapeutischen Maßnahmen erforderlich. Eine augenärztliche Therapie ist dagegen bei dem seltenen Auftreten einer Uveitis oder einer Iridozyklitis angezeigt. Antibiotische Medikationen, die bei floriden Enteritiden bzw. Urogenitalinfektionen angewandt werden, haben meist auf die okulären Krankheitserscheinungen keinen Einfluss.

Eine **Uveitis** kann auch als Immunreaktion bei **Parasitosen** wie **Lambliasis** (s. Kap. IV.4.2.2), **viszeraler Leishmaniose** (s. Kap. IV.4.11) und **Wurmkrankheiten** (s. Kap. IV.4.10) auftreten. Auch bei **Lepra** (s. Kap. IV.4.12.6), die keine Gefährdung für Kurzzeitreisende darstellt, werden neben direkten bakteriellen Gewebeschädigungen okuläre Komplikationen aufgrund von immunologischen Typ-I- oder Typ-II-Reaktionen beobachtet. Eine sorgfältige Erkrankungsanamnese während und nach der Reise sowie eine tropenmedizinische Durchuntersuchung des Patienten können bei immunologischen Augenkrankheiten helfen, einen kausalen Zusammenhang aufzuklären.

Verletzungen der Hornhaut

Das Risiko einer Superinfektion bei oberflächlichen Hornhautverletzungen durch Sand, Fremdkörper (Insekten!), Äste, Dornen etc. ist unter den hygienischen und klimatischen Bedingungen in den Tropen und Subtropen größer als in gemäßigten Zonen. Zu den Gefahren einer oberflächlichen Augenverletzung muss auch das Tragen von Kontaktlinsen gerechnet werden.

Ratschläge für Reisende mit **Refraktionsanomalien** und Hinweise zum Tragen von **Kontaktlinsen**, **Brillen** bzw. **Sonnenbrillen** sind in Kapitel II.6.14 angeführt. Eine in der Reiseapotheke mitgeführte pflegende (z. B. Bepanthen®-Augensalbe) oder auch eine antibiotische Salbe können die Heilung beschleunigen und die Ausbildung einer Keratitis verhindern.

Seltene Sehstörungen unter Einnahme von Chloroquin

Durch die Verwendung von Chloroquin zur Malariatherapie kann es gelegentlich wenige Stunden nach der Einnahme zu passageren akuten Sehstörungen kommen. Ein Unscharfsehen wird hierbei insbesondere durch Akkommodationsspasmen hervorgerufen. Bleibende Schädigungen unter der früher üblichen Malariaprophylaxe mit Chloroquin traten erst nach mehrjähriger Einnahme auf, weshalb Reisende hiervon nicht betroffen waren.

Zusammenfassend ist festzuhalten, dass Reisende **mit persistierenden Entzündungen eines oder beider Augen** auch im Reiseland einen Augenarzt aufsuchen sollten, wenn spontan oder durch mitgeführte Medikamente keine Besserung eintritt. Eine adäquate Therapie sollte insbesondere dann nicht verzögert werden, wenn die Entzündung mit einer Sehverschlechterung verbunden ist (Tab. 9-1), was Hinweis auf eine Keratitis oder Uveitis sein kann.

Weiterführende Literatur

Bialasiewicz, A. A., V. Klauss, H. Knothe, A. Kramer, H.-P. Werner: Infektionskrankheiten des Auges. Fischer, Stuttgart–Jena–New York 1995.

Klauss, V.: Augenkrankheiten. In: Knobloch, J. (Hrsg.): Tropen- und Reisemedizin, S. 421–440. Fischer, Jena–Stuttgart–Lübeck–Ulm 1996.

Schaller UC, V. Klauss: Keratoconjunctivitis epidemica. Diagnose, Therapie und Prävention. MMW Fortschr Med. 144 (2002) 46–47.

Schaller UC, V. Klauss: Von der Bindehautentzündung bis zum Glaukomanfall – Wann ist das „rote Auge" ein Alarmsignal? MMW Fortschr Med. 144 (2002) 30–33.

Tabelle 9-1. Diagnostische Charakteristika ausgewählter ophthalmologischer Beschwerdebilder.

	Konjunktivitis	**Anteriore Uveitis, Iritis**	**Keratitis**
Hyperämie	diffus	diffus, am ausgeprägtesten im Bereich des Limbus	diffus
Sekret	ja	wenig	ja, bei infektiöser Ursache
Pupille	unbeteiligt	eng, reduzierte Lichtreaktion	eng bei sekundärer Uveitis, sonst unbeteiligt
Hornhaut	klar	möglicherweise etwas eingetrübt	etwas eingetrübt, Infiltrat
Schmerzen	kaum	mittel	mittel bis stark
Visus	in der Regel nicht beeinträchtigt	wenig bis mittelstark reduziert	mittel bis stark reduziert

10 Zahnprobleme

WALTER MAUTSCH

Während einer Reise sind Schmerzen aufgrund von Karies und Zahnfleischerkrankungen, Abszessen sowie Weisheitszahnbeschwerden und Traumen die häufigsten Gründe für den Besuch eines Zahnarztes.

Um solchen Problemen vorzubeugen, lassen sich viele Personen – insbesondere bei der Vorbereitung eines längeren Auslandsaufenthaltes – vor Reiseantritt vom Zahnarzt untersuchen. Daneben kommt niedergelassenen Ärzten gelegentlich die Aufgabe zu, erste Verdachtsdiagnosen von Zahnerkrankungen zu stellen und entsprechende Behandlungsmaßnahmen zu veranlassen. Hierfür sind anamnestische Angaben, eine Inspektion, Palpation und ein Perkussionstest sowie eventuell eine Vitalitätsprüfung der betreffenden Zähne (mit Kälteschnee, Eis oder kalter Luft) von entscheidender Bedeutung. Gleichzeitig können „typische" Leitsymptome, wie **Schmerzen, Schwellung** und **Läsionen,** Hilfestellung zum Erkennen der häufigsten Erkrankungen im zahnmedizinischen Bereich geben (Tab. 10-1).

Beschreibung der häufigsten Krankheitsbilder

Zahnkaries und Parodontopathie: Fast jeder ist betroffen – fast jeder könnte sie verhindern

Karies wird durch bakteriellen Zahnbelag (Plaque) und falsche Ernährung (zu hoher und häufiger Zuckerkonsum) verursacht. Der Prozess verläuft zunächst schmerzlos, bis die Karies das Dentin erreicht hat und ein Sekundenschmerz bei kalt, warm, süß, sauer auftritt. Klinisch sind Verfärbungen oder eine Kavität in der Fissur des Zahnes sichtbar (s. Farbtafel, Abb. III.10-1). Bei fehlender Therapie (Kariesentfernung, Füllung) schreitet die Karies in Richtung Pulpa (Zahnmark) fort, und es treten Folgeerkrankungen auf: **Pulpitis** → Pulpanekrose → akute oder chronische **Parodontitis apicalis** (Entzündung an der Wurzelspitze) → eventuell **Abszess**bildung (s. Tab. 10-1).

Prophylaktische Maßnahmen sind regelmäßige Fluorierung, gute Mundhygiene und Reduzierung des Zuckerkonsums.

Hauptfaktor für Parodontal-(Zahnhalteapparat-)Erkrankungen ist die bakterielle Plaque, die zu einer **Gingivitis** (Zahnfleischentzündung) führt (s. Farbtafel, Abb. III.10-1). Während das Zahnfleisch bei Gesunden rosarot, mattglänzend, fest und (wie Orangenschale) gestippelt ist, weist es bei der Gingivitis eine rote bis livide, glänzende und geschwollene Beschaffenheit auf. Es besitzt dann eine weiche, glasige Gewebestruktur, wobei die Stippelung verloren geht und es auf Druck bzw. Berührung leicht blutet. Bei schwereren Formen kommt es zu Spontanblutungen und Mundgeruch, gelegentlich entleert sich auch Pus. Fast 90% der Bevölkerung haben mehr oder weniger ausgeprägte Formen einer Gingivitis.

In ca. 15–20% der Fälle entwickelt sich eine progressive Form **(schwere chronische Parodontitis)** mit starkem Abbau des Alveolarknochens und dadurch bedingten tiefen Zahnfleischtaschen (> 6 mm). Im fortgeschrittenen Stadium tritt bei Druck zum Teil eitriges Sekret aus der Zahnfleischtasche. Das Zahnfleisch flottiert, und es werden Zahnlockerungen, Zahnwanderungen und eine Elongation der Zähne beobachtet. Systemische Faktoren, wie z. B. hormonelle Veränderungen in der Pubertät, Schwangerschaft, ein Diabetes mellitus sowie die Einnahme von Hydantoin, können den Verlauf der Erkrankung beeinflussen.

Bei beiden Formen der Gingivitis haben die Betroffenen meistens keine oder nur geringe Schmerzen. Eine Ausnahme besteht bei tiefen Taschen mit Sekretstau und Abszessbildung **(Parodontalabszess).**

Eine schwerere Form ist die **akute nekrotisierende ulzerierende Gingivitis** (ANUG) bzw. **Parodontitis (Plaut-Vincent),** die

Tabelle 10-1. Häufige Leitsymptome von Zahnerkrankungen und deren Behandlung.

Anamnese/Symptome	Diagnose/ Differenzialdiagnose	Maßnahmen
Schmerzen		
❑ Zahn hat eventuell Loch oder dunkle Verfärbung; Sekundenschmerz bei heiß/kalt/süß/sauer; lokalisierbar auf einen Zahn	Verdacht auf Karies; Differenzialdiagnose: freiliegende Zahnhälse	Entfernung der Karies mit Exkavator, provisorische Füllung (Zinkoxid-Eugenol)
❑ stechender Spontanschmerz ohne Fremdeinwirkung, für einige Minuten anhaltend; Zahn temperatur- und klopfempfindlich; keine apikale Druckdolenz; Zahn reagiert stark auf Zugluft oder Kälte	Pulpitis	Schmerztabletten (oft keine Wirkung); Eröffnung des Zahns, Wurzelkanalbehandlung oder Extraktion
❑ dumpfer, pochender Dauerschmerz, nachts stärker, oft nicht lokalisierbar; Schmerzlinderung durch Kälte; Zahn stark klopfempfindlich, apikale Druckdolenz, Vitalitätsprüfung negativ; Gefühl des „Längerwerdens" des Zahns, eventuell Mundvorhof leicht angehoben	akute Parodontitis apicalis; Differenzialdiagnose: subperiostaler Abszess	Eröffnung des Zahns, Wurzelkanalbehandlung oder Extraktion; Analgetikum (wirksam?), eventuell Antibiotikum
❑ mehrere Zähne im Oberkiefer-Seitenzahn-Bereich schmerzen, klopfempfindlich; keine größeren Zahndefekte, Patient hatte eine Erkältung; Knochen über dem 1. und 2. Molaren ist druckdolent; Nervus infraorbitalis druckschmerzhaft	Sinusitis; Differenzialdiagnose: ausstrahlender Schmerz bei Pulpitis	Antibiotikum, Antiphlogistikum, Analgetikum, Dampfbäder (Kamille), Nasentropfen
❑ Schmerzen zwischen den Zähnen, bei Druck auf Gingiva eventuell Blut/Eiter; Schmerz bei Sondierung der Tasche	Verdacht auf Parodontitis marginalis; Differenzialdiagnose: Parodontalabszess	gute Mundhygiene trotz Blutens; Spülung mit lauwarmem Salzwasser, Chlorhexidinlösung; Einreiben mit Chlorhexamed®-Gel
❑ Dauerschmerz, Ausstrahlung in Kieferwinkel und Ohr, Entzündung und Schwellung hinter unteren Backenzähnen; Schluckbeschwerden; eventuell Mundöffnung eingeschränkt; je nach Schweregrad subfebrile bis febrile Temperaturen; Lymphadenitis submandibulär	Verdacht auf Weisheitszahndurchbruch (Dentitio difficilis)	abhängig vom Schweregrad: **leicht:** Spülung, Desinfektion (H_2O_2, Chlorhexidin, Jod); Inzision **schwer:** Inzision, Drainage, Antibiotika; später Entfernung des Zahns

Tabelle 10-1. Häufige Leitsymptome von Zahnerkrankungen und deren Behandlung. *(Fortsetzung)*

Anamnese/Symptome	Diagnose/ Differenzialdiagnose	Maßnahmen
Schwellung		
❑ Schwellung im Mundvorhof, fluktuierend, weich; eventuell äußere Schwellung sichtbar; Patient gibt an, Zahnschmerzen gehabt zu haben; Zahn ist kariös und eventuell klopfempfindlich	Verdacht auf submukösen Abszess; Differenzialdiagnose: Zyste	Inzision, Trepanation des Zahns; später Wurzelkanalbehandlung oder Extraktion
❑ häufig junge Person, Schwellung im Kieferwinkelbereich, eingeschränkte Mundöffnung, eventuell Lymphadenitis, Zahnfleisch hinter den letzten Zähnen geschwollen	Verdacht auf Dentitio difficilis des unteren Weisheitszahns	Therapie s. o.; bei Schmerzen: Überweisung zum Zahnarzt
❑ Zähne passen nicht mehr zusammen, Kiefer ist in sich beweglich, Schmerz bei Berührung, anamnestisch: Schlag oder Unfall	Verdacht auf Kieferbruch	Überweisung zum Facharzt
❑ rezidivierende Schwellungen und Schmerzen, abhängig von den Mahlzeiten (besonders bei sauren Speisen), im Mundbodenbereich, seltener in der Wange bzw. vor dem Ohr	Verdacht auf Speicheldrüsenentzündung; Differenzialdiagnose: odontogener Prozess	Überweisung zum HNO-Facharzt oder Kieferchirurgen
❑ Schwellung besteht seit längerer Zeit, harte Konsistenz, wird nicht kleiner trotz Antibiotikagabe; regionale Lymphknotenschwellung	Verdacht auf Tumor	Überweisung zum Facharzt
Läsionen		
❑ Zahnfleisch ist geschwollen, gerötet, blutet bei der Zahnreinigung, eventuell Sekret bei Druck auf Zahnfleisch	Gingivitis, Parodontitis marginalis	Mundhygiene, Spülung mit Salzwasser, Chlorhexidin
❑ Zahnpapillen zwischen den Zähnen sind verschwunden, abgeflacht oder eingedellt; Eiter und Blut um die Zähne, schlechter Geschmack, Fibrinbelag	akute nekrotisierende ulzerierende Gingivitis (ANUG); Differenzialdiagnose: Diphtherie	Reinigung, Desinfektion, antibiotikahaltige Salben; in schweren Fällen systemische Antibiotikagabe
❑ gelblich-weißer Fleck mit hellroter Umgebung, schmerzt stark bei Berührung, Essen etc.; meist drei bis vier Läsionen	Aphthen	symptomatische Schmerzlinderung (Mundsalben Dynexan®, Solcoseryl®; Gentianaviolett); heilen innerhalb zwei bis drei Wochen ab

Fortsetzung Tab. 10-1 nächste Seite ▸

Tabelle 10-1. Häufige Leitsymptome von Zahnerkrankungen und deren Behandlung. *(Fortsetzung)*

Anamnese/Symptome	Diagnose/ Differenzialdiagnose	Maßnahmen
❑ Ulkus schmerzhaft unter Prothese oder an der Zunge in der Nähe von scharfen Kanten	Prothesendruckstelle, Reizulkus	Entfernung des mechanischen Reizes (z. B. Prothese einige Tage nicht tragen, einschleifen), Salbe (Dynexan®, Solcoseryl®)
❑ weißlicher Belag am Gaumen oder auf der Zunge, nicht abwischbar, bei Versuch des Abwischens blutend; während oder nach längerer Antibiotikatherapie; oft bei Babys, die dann nicht trinken	Soor, Candidiasis. An HIV-Infektion denken!! Differenzialdiagnose: Leukoplakie, Diphtherie	lokale antimykotische Behandlung (Nystatin®-, Clotrimazol®-Salben), Mundhygiene; falls lokal kein Erfolg: systemische antimykotische Behandlung, z. B. Amphotericin® B, Nystatin®
❑ multiple Bläschen und Aphthen auf Gingiva und Mundschleimhaut, Fieber, regionäre Lymphadenitis	Gingivostomatitis herpetica durch Infektion mit Herpes-simplex-Virus	symptomatisch: Lokalanästhetika, Desinfektionslösungen; in schweren Fällen systemisch Antibiotika zur Verhütung der bakteriellen Superinfektion
❑ Ulkus, Fistel im Gesicht, intraorale Inspektion ergibt frakturierten oder zerstörten Zahn, eventuell Schwellung	extraorale Fistel eines intraoralen Abszesses; Differenzialdiagnose: Aktinomykose	Überweisung zum Facharzt
❑ Ulkus im Wangenbereich, Zahnfleisch stark entzündet, fötider Geruch von nekrotisierender Haut und aus dem Mund	Plaut-Vincent-Infektion (ANUG); Differenzialdiagnose: Noma, Leishmaniasis, Tumor, Aktinomykose,	Überweisung zum Facharzt
❑ Ulkus auf den Lippen, heilt über längeren Zeitraum trotz Medikation nicht ab	Verdacht auf Lippenkarzinom	Überweisung zum Facharzt

häufig bei Kindern in Entwicklungsländern vorkommt. Prädisponierende Faktoren sind ein schlechter Allgemeinzustand und starker Tabakkonsum. Der akute Verlauf geht mit einer Nekrose der Interdentalpapillen einher, die sich innerhalb von Tagen entlang der marginalen Gingiva ausbreitet. Bei Abstreifen des graugelben Belages kommt es zu oberflächlichen Blutungen. Bereits geringfügige Berührungen führen zu Blutungen der Gingiva, die äußerst druckempfindlich und – im Gegensatz zur normalen Gingivitis – schmerzhaft ist. Weitere Kennzeichen sind Foetor ex ore, regionale Lymphadenitis, allgemeines Unwohlsein und eventuell subfebrile Temperaturen, wobei sich zunehmend Zeichen eines generalisierten Krankheitsbildes entwickeln können.

Die beste **Prophylaxe** von Parodontalerkrankungen ist eine gute Mundhygiene. Diese wird **therapeutisch** durch Mundspülungen mit warmem Salzwasser, Kamille oder einer 0,1- bis 0,2%igen Chlorhexidinlösung unterstützt, wodurch eine Gingivitis meist innerhalb von ein bis zwei Wochen ausheilt. Bei der Parodontitis marginalis sind weitergreifende Maßnahmen notwendig (professionelle Zahnreinigung, Kürettage der Taschen, chirurgische Eingriffe).

In schweren Fällen und bei ANUG ist häufig eine systemische Antibiose angebracht (z. B. Tetrazyklin oder eine Kombination von Amoxicillin und Metronidazol).

Wenn der Weisheitszahn keinen Platz hat: Durchbruchsstörung (Dentitio difficilis)

Aufgrund fehlenden Platzangebots ist häufig der Durchbruch der unteren Weisheitszähne erschwert. Es bildet sich eine Zahnfleischtasche, die einen Schlupfwinkel für Speisereste und Bakterien darstellt. Zahnfleisch und Wangenschleimhaut in der Zahnumgebung entzünden sich und schwellen an; aus der Zahnfleischtasche entleert sich seröses oder eitriges Sekret. Die Mundöffnung ist oft behindert, es treten Schmerzen und Schluckbeschwerden auf, und die regionalen Lymphknoten sind betroffen. Bei mittleren und schweren Fällen sind subfebrile Temperaturen vorhanden. In der Folge können Osteomyelitis oder Logenabszesse als Komplikationen auftreten.

Die **Therapie ist abhängig vom Schweregrad**; das Spektrum reicht von der einfachen **Säuberung der Tasche und Desinfektion** (3% H_2O_2, Gentianaviolett, Jod, Chlorhexidin) bis zur **Exzision der Schleimhautkapuze** bzw. **Inzision eines Abszesses und systemischen Antibiotikagabe.** In der Regel hat nach Abklingen der akuten Beschwerden eine Entfernung des Weisheitszahns zu erfolgen.

Odontogene Abszesse – häufige Ursache von Schwellungen im Gesicht

Ursache sind meist devitale Zähne, in deren Umgebung es häufig zur Bildung eines **submukösen Abszesses** im Mundvorhof kommt (s. Farbtafel, Abb. III.10-2). Klinisch ist eine weich fluktuierende, oft nur wenig schmerzhafte Vorwölbung des Vestibulums (verstrichene Umschlagfalte) zu sehen und zu tasten. Ein ausgedehntes Begleitödem lässt das Bild dramatischer erscheinen, als es in Wirklichkeit ist. Bei relativ gutem Allgemeinbefinden ist die Temperatur leicht erhöht.

Schwerwiegendere Krankheitsbilder sind Infektionen im Bereich der Logen des Gesichtsschädels (submandibulär, perimandibulär, pterygomandibulär, parapharyngeal), die lebensbedrohlich sein können und einer stationären Behandlung bedürfen.

Die grundsätzliche **Therapie** besteht aus der **Inzision und Drainage**. Bei den normalen submukösen Abszessen ist kein Antibiotikum indiziert. **Bei Logenabszessen** (Ausbreitungsgefahr!) sowie stark eingeschränktem Allgemeinzustand sollten Antibiotika, wenn möglich nach **Antibiogramm**, gegeben werden. Zur **Blindtherapie** ist sehr gut die Kombination Clindamycin/Gentamicin geeignet. Die Verwendung von Penicillin G ist dagegen nicht sinnvoll, da nur in durchschnittlich 44% der Eiterabstriche Penicillin-G-empfindliche Bakterien, wie z. B. Streptokokken, vorhanden sind.

Trauma: Ein herausgeschlagener Zahn ist nicht immer verloren!

Bei Traumata im Mund-Kiefer-Gesichts-Bereich können Frakturen der verschiedenen Hartgewebe erfolgen. Es wird daher zwischen Zahnfrakturen (Kronen-, Wurzelfrakturen), Alveolarfortsatz-, Kiefer- und Kiefergelenksfrakturen unterschieden.

> Die Versorgung solcher Frakturen sollte durch einen Zahnarzt oder Kieferchirurgen erfolgen.

Einen Sonderfall stellt die **Zahnluxation** dar. Dabei handelt es sich um die gewaltsame Lockerung des Zahnes mit teilweiser oder vollständiger Zerreißung des Zahnhalteapparates. Der Zahn ist beweglich, schmerzhaft, eventuell aus der ursprünglichen Stellung herausgedrückt (unvollständige Luxation), in das Zahnfach intrudiert oder aus dem Zahnfach ganz herausgeschlagen (vollständige Luxation).

Bei vollständiger Zahnluxation sollte immer **so schnell wie möglich** eine **Replantation** versucht werden!

Hierbei sind folgende Maßnahmen wichtig:

- richtiger Transport des ausgeschlagenen Zahns (in ein feuchtes Tuch einwickeln, in einem Behälter oder im Mund des Patienten aufbewahren; cave: Verschlucken, Aspiration). Aufbewahrungsmedien: Mittel der Wahl: frische Milch, sonst physiologische Kochsalzlösung
- Zahn **nicht** abputzen, bürsten etc.
- Abspülung mit körperwarmer physiologischer Kochsalzlösung
- Eintauchen in Nebacetin- bzw. Penicillinlösung
- Reposition in die leere Alveole
- Tetanusprophylaxe, weiche Kost
- Stabilisierung des Zahns durch Schienung (Zahnarzt).

Empfehlungen für den Reisenden

Vor der Reise

Allgemein

- **Rechtzeitiger** Besuch beim Zahnarzt.
- Manche zahnärztlichen Behandlungsmaßnahmen (z. B. prothetische Arbeiten) erfordern einen längeren Zeitraum und sollten vor der Reise abgeschlossen sein. Provisorische Kronen und Brücken können auch einmal brechen oder sich lösen.
- Bei **chirurgischen Eingriffen** (z. B. Zahnextraktionen, Weisheitszahnentfernung) können postoperative Komplikationen auftreten, daher frühzeitig vor der Reise durchführen lassen.
- **Röntgenkontrolle** von devitalen Zähnen.
- Bedingt durch Hitze und Abwehrschwäche können chronische Prozesse akut ausbrechen.

Bei Kurzreisen

- Größere zahnmedizinische, nicht akute Behandlungen erst nach der Reise beginnen.
- Falls **provisorische Kronen/Brücken** getragen werden, sollte man diese vor der Reise noch einmal kontrollieren und evtl. neu befestigen lassen.
- In besonderen Fällen kann der Zahnarzt provisorischen Befestigungszement sowie Instrumente mitgeben.

Bei Langzeitaufenthalten

- Gründliche zahnmedizinische Untersuchung bereits **mehrere Monate vorher** durchführen lassen.
- Chronische entzündliche Prozesse rechtzeitig behandeln, um die Gefahr von akuten Ausbrüchen während des Aufenthalts zu minimieren.
- Zahnmedizinische Behandlungen unbedingt vorher definitiv abschließen, keine provisorischen Versorgungen tragen.
- Prothesenträger sollten ausreichenden Vorrat an Haftcreme mitnehmen, falls sie diese benötigen.
- In Reiseausstattergeschäften gibt es **Zahnreparatur-Sets** (z. B. von Relags: www.relags.de) für den zahnärztlichen Notfall (Abb. 10-3). Darin sind steril verpackt enthalten: Füllmaterial, Spiegel, Spachtel und Tupfer; daneben fin-

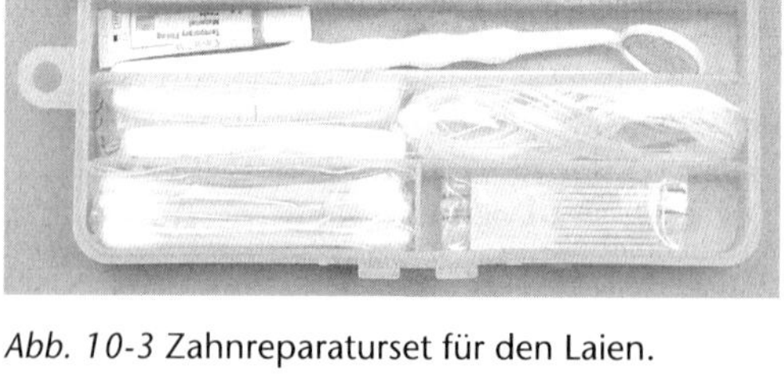

Abb. 10-3 Zahnreparaturset für den Laien.

det man ein Fläschchen für Nelkenöl (zur Beruhigung der gereizten Pulpa), Kamillosan® (für Spülungen bei Zahnfleischentzündungen) und Salviathymol (antibakterielles Mund- und Rachentherapeutikum). Letztere sind nicht unbedingt notwendig. Um eine geeignete Zusammenstellung kann man auch den Hauszahnarzt bitten.

- Chlorhexidinspülungen bzw. -Gele können bei auftretenden Zahnfleischentzündungen die Beschwerden bis zum Besuch eines Zahnarztes lindern und sind wirkungsvoller als die angeführten pflanzlichen Extrakte und Öle.

Während der Reise

Was sollte man bei bestimmten Zahnproblemen tun?

- Bei klopfenden Schmerzen sofort einen Zahnarzt aufsuchen! (Gefahr eines Abszesses).
- Bei starken pulsierenden Schmerzen nicht auf ein Antibiotikum allein vertrauen. Der Zahn sollte trepaniert (eröffnet) werden, um dem Eiter einen Abfluss zu gewähren. Antibiotika unterdrücken zwar die akute Reaktion, können aber zu chronischen Infiltraten führen. Die eigentliche Ursache, eine nekrotische bzw. gangräne Pulpa, wird hierdurch nicht beseitigt.
- Meist reicht eine Trepanation (Eröffnung) und Entfernung der Pulpa sowie das Einbringen eines Desinfektionsmittels zur unmittelbaren Schmerzbeseitigung aus und hilft in den meisten Fällen über die Reisezeit hinweg. Dadurch vermeidet man den sofortigen Verlust des Zahns. Die endgültige Behandlung kann dann beim Hauszahnarzt erfolgen.
- Auf der Verwendung steriler, unbenützter Einmalspritzen und -kanülen sollte bestanden werden; häufig werden diese Materialien mit ungeeigneten Methoden „sterilisiert". Abhilfe schafft der eigene Vorrat an Einmalspritzen und -kanülen.
- **Cave!** Da in manchen Ländern mitgebrachte Einmalspritzen und -kanülen als Drogenbesteck missverstanden werden könnten, sollten mögliche Problemstellungen vorher abgeklärt werden!
- Gelöste provisorische Kronen und Brücken können im Notfall auch mit etwas Zahnpasta oder Haftcreme befestigt werden, bis man einen Zahnarzt aufsuchen kann.
- Ein herausgeschlagener Zahn sollte so schnell wie möglich reponiert (eingesetzt) werden. Am besten versucht man, den Zahn selbst zu reponieren. Der Zahn sollte mit Milch oder Kochsalzlösung nur abgespült und nicht abgebürstet werden, um die kleinen Fasern zu erhalten. Sollte dies nicht gelingen, ist der Zahn in feuchtem Tuch oder Behälter (Milch, Kochsalzlösung) aufzubewahren und sofort der nächste Zahnarzt aufzusuchen.

Hinweise zu zahnärztlichen Diensten im Ausland

- Die deutschen Botschaften und Konsulate haben meist Informationen über Zahnärzte, die deutsch oder englisch sprechen.
- In größeren Städten sollte man sich nach zahnmedizinischen Fakultäten an den Universitäten erkundigen.
- Die zahnärztlichen Dienste in den Gesundheitszentren vieler Länder sind häufig schlecht ausgerüstet und nur auf Extraktionen und Notfallbehandlung eingestellt. Man sollte daher versuchen, eine Privatpraxis in einer größeren Stadt aufzusuchen.

Weiterführende Literatur

Dickson, M.: Where there is no Dentist. The Hesperian Foundation, Palo Alto 1983.

Federspiel, K.: Zahn um Zahn. Vom Umgang mit Zahnproblemen und Zahnärzten. Kiepenheuer & Witsch, Köln 1992.

Mautsch, W.: Dental Health. In: Krawinkel, M., H. Renz-Polster (eds.): Medical Practice in Developing Countries. Jungjohann, Lübeck 1995.

11 Psychiatrische Probleme

REINHARD KRIPPNER

Touristen mit psychiatrischen Erkrankungen – häufig Problemfälle

Wenn Menschen während einer Auslandsreise wegen psychiatrischer Krankheitszeichen auffällig werden, beschäftigen die damit verbundenen Probleme nicht nur die eingeschalteten Ärzte, sondern häufig auch die Mitarbeiter der Rechts- und Konsularabteilungen von Botschaften, die örtliche Polizei und die Angehörigen zu Hause. Die damit einhergehenden finanziellen Belastungen können für den Patienten selbst oder seine Angehörigen erheblich sein.

Veröffentlichungen über neuropsychiatrische Erkrankungen bei Reisenden sind vergleichsweise spärlich. Es scheint jedoch, dass Exazerbationen einer vorbestehenden Erkrankung häufiger sind als Erstmanifestationen. Nach den Ergebnissen einer Untersuchung waren in 15–20% der Fälle psychische Erkrankungen der Grund der medizinischen Repatriierung.

Während einer Reise kann eine akute psychiatrische Symptomatik durch unterschiedliche Faktoren ausgelöst werden: Hierzu zählen Jetlag, Mangel an Schlaf, Trennung von zu Hause und die Auseinandersetzung mit einer unvertrauten Umgebung und Sprache. So zeigten Untersuchungen bei Touristen mit **Panikattacken**, dass diese vermehrt bei Erstreisen auftreten und die Häufigkeit von Angststörungen mit den kulturellen und sozialen Unterschieden zwischen dem Herkunftsland des Besuchers und der Reiseregion zunimmt.

Weiterhin kommen als Ursache für neuropsychiatrische Erkrankungen bei Reisenden das Absetzen einer Psychopharmaka-Dauermedikation, die Einnahme des Antimalariamittels Mefloquin (s. Kap. IV.4.1) und nicht zuletzt ein Konsum von Substanzen mit psychoaktiver Wirkung in Frage. Auffällig ist ein überdurchschnittlich häufiger Drogenkonsum in der Anamnese psychiatrisch erkrankter Reisender; in diesem Zusammenhang könnte ein in bestimmten Reiseländern leichterer Zugang zu entsprechenden Substanzen eine Rolle spielen. Nicht mit Sicherheit lässt sich auch die Häufung neuropsychiatrischer Probleme während Asien- und Ostasien-Reisen durch eine mögliche Vorliebe der betreffenden Personen für diese Region erklären. In diesem Zusammenhang sind auch das gehäufte Auftreten psychotischer Manifestationen bei Reisenden mit oder ohne vorausgegangene psychiatrische Erkrankungen an religiösen Pilgerorten (sog. Jerusalem-Syndrom) oder an berühmten Kunststätten (sog. Stendhal-Syndrom) zu erwähnen.

Auch psychisch nicht-manifest gestörte Menschen können auf eine außergewöhnliche physische oder psychische Belastung (Erschöpfung, Höhenkrankheit: s. Kap. III.3; Unfälle und andere Notfälle: s. Kap. III.13) im Rahmen einer **akuten Belastungsreaktion** mit Bewusstseinseinengung, eingeschränkter Aufmerksamkeit, Unfähigkeit, Reize zu verarbeiten, und Desorientiertheit reagieren. Gelegentlich folgen diesen Symptomen Stupor oder Unruhezustände.

Infektionskrankheiten, die neuropsychiatrische Symptome verursachen können, werden in Kapitel IV besprochen: **Malaria** (s. Kap. IV.4.1), **HIV/AIDS** (s. Kap. IV.4.8), **Meningitis/Enzephalitis** (s. Kap. IV.4.10), **Tollwut** (s. Kap. IV.4.14.2) und **Schlafkrankheit** (s. Kap. IV.4.14.12).

Der **Dermatozoen**-Wahn, die krankhafte Angst, von Läusen, Milben, Würmern etc. befallen zu sein, beschäftigt Internisten und Tropenmediziner meist erst nach der Reise.

Wenn Zwangseinweisungen oder Heimtransporte erforderlich werden ...

In der Regel wird der psychiatrische Patient durch ein abnormes Verhalten auffällig. Nicht selten wird die örtliche Polizei wegen Aggressivität des Reisenden oder z. B. wegen eines angedrohten Sprungs von einem Gebäude eingeschaltet. Verletzungen eines aggressiven Kranken durch Einheimische oder Polizisten können vorkommen. Meist ist es auch die Polizei, die die zuständige Botschaft benachrichtigt. Oft befindet sich der Patient in einem Zustand, der einen Heimtransport selbst in Begleitung eines Arztes ausschließt und zunächst eine stationäre Behandlung erforderlich macht. Von Glück kann gesprochen werden, wenn der zugezogene einheimische oder europäische Arzt den Betroffenen mit dessen Einverständnis in eine psychiatrische Institution einweisen kann, die es in der Regel nur in größeren Städten oder sogar nur in der Hauptstadt gibt. Selten besitzt der Patient jedoch Krankheitseinsicht. Bei dringender Behandlungsbedürftigkeit stellt sich die sehr schwierige Frage der Zwangseinweisung. Der einheimische Arzt erwartet, da es sich um einen ausländischen Kranken handelt, die Anordnung von einem Vertreter der zuständigen Botschaft, der sich dazu aber meist nicht in der Lage sieht. Gleichermaßen stellt sich das Problem für einen verfügbaren europäischen Arzt.

Ist der Kranke schließlich, auf welche Weise auch immer, im Krankenhaus angekommen, sind Verständigungsprobleme die Regel. Aufgenommen wird der Patient nur, wenn bar vorausbezahlt wird oder die Botschaft eine Kostenübernahmeerklärung ausstellt. Die Kosten, sofern sie nicht von der Krankenversicherung übernommen werden, fallen auf den Patienten zurück. Das Gleiche gilt für den Rücktransport. Es kann sich die Frage stellen, ob dem Kranken eher die sehr viel billigere Behandlung vor Ort unter sehr einfachen Bedingungen und nicht europäischem Standard entsprechend zuzumuten ist, bis er den Heimflug ohne ärztliche Begleitung eventuell Wochen später antreten kann, oder ein Heimtransport im Rettungsflugzeug, dessen Kosten der Patient bei fehlendem Versicherungsschutz oft jahrelang abzahlen muss. Bei Verletzungen oder anderen organischen Leiden erhält der Patient möglicherweise keine adäquate Versorgung, wenn die psychiatrische Abteilung nicht Teil eines größeren Krankenhauses ist.

Wurde der Patient vor Ort erfolgreich behandelt und kann er in eigener Verantwortung ohne Begleitung das Land verlassen, so bleibt es seiner Entscheidung überlassen, ob er sich zur weiteren Behandlung zurück in die Heimat begibt oder seine Reise fortsetzt, mit der Gefahr eines erneuten Rückfalls.

Die geschilderte Problematik soll anhand zweier Kasuistiken dargestellt werden.

Kasuistik 1: Ein Europäer mittleren Alters bereist Südostasien, lernt auf einer indonesischen Insel eine junge einheimische Frau kennen und beschließt, mit ihr zusammenzuleben. Nach mehreren Monaten fällt er zunehmend durch abnormes Verhalten, Aggressivität und Verwirrtheit auf. Dies führt zu Konfliktsituationen, bei denen von der Familie der Frau auch die lokale Polizei in Anspruch genommen wird. Die Frau trennt sich schließlich von dem Mann, der daraufhin nach Jakarta reist. Dort fällt er weiter durch sein Verhalten auf. Wegen wiederholter Tätlichkeiten wird erneut die Polizei eingeschaltet und das für den Mann zuständige Konsulat kontaktiert. Dort taucht der Betroffene mehrfach auf; als man bei einem Besuch versucht, ihn zum Heimflug zu bewegen, flüchtet er regelrecht. Einem hinzugezogenen europäischen Arzt gelingt es schließlich, ein Gespräch mit dem offensichtlich Kranken zu führen. Hierbei stellt sich heraus, dass sich der Reisende in seinem Heimatland seit Jahren in ambulanter und mehrfach in stationärer psychiatrischer Behandlung befand. Wegen einer Schizophrenie wurde er schließlich früh berentet. Er beschloss, seine freie Zeit zum Erkunden fremder Länder zu nutzen

☞

und nach Südostasien zu reisen. Die Erkrankung war zuletzt mit Neuroleptika oral und vierwöchentlichen Depotinjektionen eingestellt. Letztere unterblieben auf der Reise; die mitgebrachten Neuroleptika gingen nach zwei Monaten aus, so dass der Patient allmählich in eine psychotische Krise rutschte. Ein sofortiger Heimflug war nicht möglich, ebenso wenig, aus finanziellen Gründen, ein Rettungsflug nach Anbehandlung.

Die Frage einer Zwangseinweisung in ein psychiatrisches Krankenhaus wurde diskutiert. Ist hierfür das europäische Konsulat oder eine Behörde des Gastlandes zuständig? Entsprechend welcher medizinisch-juristischen Kriterien kann die Zwangseinweisung von wem ausgesprochen werden?

Glücklicherweise gelang es dem europäischen Arzt, den Patienten zur stationären Behandlung in einer privaten psychiatrischen Klinik mit recht guten Bedingungen zu bewegen. Nach einer vierwöchigen Behandlung verließ er Indonesien selbstständig. Eine Ungewissheit blieb jedoch bestehen: Selbst wenn er nach Europa zurückkehrte – wird sich das Problem nicht bald wiederholen?

Kasuistik 2: Ein älterer Europäer sucht in Jakarta/Indonesien seine zuständige Botschaft auf. Er wirkt etwas verwahrlost und verwirrt. Der hinzugezogene europäische Arzt findet heraus, dass der Patient erst seit wenigen Tagen im Land ist und offensichtlich kurz nach Ankunft in eine Klinik stationär aufgenommen wurde. Weitere Recherchen ergeben, dass er wegen eines ausgeprägten, neu aufgetretenen Tremors aufgefallen und von Mitreisenden der Reisegruppe in ein Krankenhaus gebracht worden war. Dort wurde er vom Aufnahmearzt wegen des Verdachts auf eine Parkinsonsche Erkrankung in die Neurologische Abteilung eingewiesen, aus welcher der Patient entfloh.

Die Untersuchung durch den europäischen Arzt ergab alle Anzeichen eines Entzugsdelirs, ausgelöst vermutlich durch einen verminderten Alkoholkonsum während des langen Fluges und gleichzeitiger Dehydratation. Der Patient verweigerte zunächst eine erneute stationäre Behandlung und erst, als eine Zwangseinweisung wegen Eigen- und Fremdgefährdung erwogen wurde, ließ sich der Kranke umstimmen. Der weitere Verlauf war ohne Besonderheiten. Nach Behandlung des Entzugsdelirs kehrte der Patient mit dem Linienflug in sein Heimatland zurück.

Bei vorbestehenden psychiatrischen Erkrankungen kann Problemen während der Reise durch folgende Maßnahmen vorgebeugt werden:

- ❑ Konsultation eines Arztes vor der Reise
- ❑ stabile medikamentöse Einstellung und gegebenenfalls psychotherapeutische Behandlung
- ❑ Kenntnisse von Wirkungen und Nebenwirkungen der Medikamente
- ❑ Mitnahme eines genügend großen Medikamentenvorrats
- ❑ sorgfältige Reiseplanung mit ausreichend Zeit
- ❑ gegebenenfalls Reise mit einer Begleitperson
- ❑ Kenntnisse über die medizinischen Versorgungsmöglichkeiten im Gastland
- ❑ Abschluss einer Reisekranken- und Rückholversicherung.

Weiterführende Literatur

Beny, A., A. Paz, I. Potasman: Psychiatric Problems in Returning Travelers: Features and Associations. J Travel Med 8 (2001) 243–246.

Gomez, J.: Psychiatric emergencies in recently-arrived travellers. Travel Med Int 9 (1991) 167–170.

Monden, M.A., W.J. Meester: Mental decompensation during vacation abroad. Ned Tijdschr Geneeskd 138 (1994) 1520–1523.

Potasman, I., A. Beny, H. Seligmann.: Neuropsychiatric Problems in 2500 Long-Term Young Travelers to the Tropics. J Travel Med 7 (2000) 5–9.

Sauteraud, A., M. Hajjar: Psychotic Disorders. Higher incidence during travels in Asia. Presse Med 21 (1992) 805–810.

12 Gifttierunfälle

THOMAS JUNGHANSS UND MAURO BODIO

Gifttiere sind Lebewesen, die in spezialisierten Drüsen für den Menschen giftige Substanzen produzieren und einen Giftapplikationsapparat besitzen sowie Tiere, die Giftstoffe im Gewebe angereichert enthalten.

Eine einfache Klassifizierung der Gifttiere ist nach folgenden Kriterien möglich:

- **passiv giftige Tiere** (engl. poisonous animals): Die Gifte dieser Tiere sind Bestandteil ihrer Gewebe oder Körperflüssigkeiten. Vergiftungen kommen **durch orale Aufnahme** zustande.
- **aktiv giftige Tiere** (engl. venomous animals): diese verfügen über einen Giftapplikationsapparat. Vergiftungen werden **durch Kontakt, Biss oder Stich** folgender Gifttiere hervorgerufen: Nesseltiere, aktiv giftige Fische, Skorpione, Spinnen, Bienen, Wespen und andere Hymenopteren, Seeschlangen, terrestrische Giftschlangen.

Für Reisende spielen unter der Vielzahl an Gifttieren nur wenige Arten eine Rolle, wobei verlässliche Statistiken über die Häufigkeit von Gifttierunfällen während Reisen fehlen.

Vor Reisen sollte in erster Linie auf Gifttierunfälle wie Fisch- und Muschelvergiftungen, Nesselungen durch Quallen und Stichverletzungen durch Fische hingewiesen werden. Äußerst selten werden bei Reisenden schwere Vergiftungen durch andere Gifttiere, wie z.B. Schlangen und Spinnen, verursacht.

Gifttierunfälle sind ein unterschätztes Gesundheitsproblem der ländlichen Bevölkerung tropischer und subtropischer Regionen. In diesen Gebieten sind die in Bananen- und Gummiplantagen meist ohne Schuhe arbeitenden Bauern und Arbeiter, aber auch spielende Kinder in besonderer Weise durch Schlangen gefährdet. Unfälle mit diesen Gifttieren treten auch in Wohnstätten z.B. beim Umdrehen im Schlaf auf dem Hüttenboden auf; die nachtaktiven Schlangen sind dort häufig auf der Suche nach Nagetieren, die sich ihrerseits von Vorräten und Abfällen ernähren. Alleine in Indien sterben jedes Jahr 15000 bis 20000 Menschen an Schlangenbissen; in Myanmar liegt die Sterberate pro Jahr bei über 3:100000 Einwohnern, und Nigeria verzeichnet jährliche Schlangenbiss-Raten von bis zu 500:100000 Einwohnern, mit einer Letalität von über 12%.

Seeschlangenbisse und Stiche von giftstachelbewehrten Fischen stellen berufsspezifische Risiken für Fischer dar; diese Unfälle ereignen sich gehäuft beim Leeren von Netzen oder Waten im flachen Wasser.

Gifte und ihre Wirkungen auf den Menschen

Gifte dienen Tieren zum Beuteerwerb und -verdauen, zur Verteidigung und Brutpflege, zum Schutz vor mikrobieller Besiedelung und zur Kommunikation. Die Wirkungsweise der Gifte ist Spezies-spezifisch, d.h., die bei Beutetieren beobachteten Effekte sind nicht ohne weiteres auf die bei Menschen übertragbar. Kenntnisse der Vergiftungserscheinungen beim Menschen stammen daher zum größten Teil aus klinischen Beobachtungen.

Die meisten **parenteral** applizierten tierischen Gifte sind komplexe, artspezifische Mischungen pharmakologisch außerordentlich aktiver Substanzen. Diese entfalten bei Beutetieren und beim Menschen eine Vielzahl von Effekten, wie lokale Schwellungen und Nekrosen, generalisierte Ödeme, Blutgerinnungsstörungen, Muskellähmungen, Rhabdomyolysen usw.

Im Gegensatz dazu sind die Effekte oral aufgenommener Gifte von Tieren, die diese nicht selbst produzieren, sondern aus Mikroorganismen in der Nahrungskette anreichern, recht einheitlich: Erbrechen, Diarrhö, Muskellähmungen und Sensibilitätsstörungen stehen im Vordergrund.

Bei den Giftwirkungen sind folgende **klinisch unterschiedliche Effekte** zu unterscheiden:

- ❑ autopharmakologische,
- ❑ lokale,
- ❑ hämostatische,
- ❑ neurologische,
- ❑ muskuläre,
- ❑ kardiale,
- ❑ renale Effekte.

Identifikation des Gifttieres

In Notfallsituationen werden sich die Bemühungen eines Arztes, den Verursacher des Gifttierunfalls zu identifizieren, auf das für eine sachgerechte Behandlung Nötigste beschränken. Hierbei wird das Ausmaß der Identifikationsarbeit in erster Linie von der Frage bestimmt: Kann ein spezifisches Antidot (Antivenin) eingesetzt werden?

Von nachgeordnetem Nutzen ist eine solche Identifikation für die Beurteilung klinischer Zeichen und Laborparameter zum Zwecke der Überwachung und gezielten symptomatischen Therapien (z.B. Beatmung, Dialyse etc.) und für die Prognoseeinschätzung. In den meisten Fällen wird das Gifttier jedoch nicht gesehen, und Beschreibungen der Betroffenen sind wenig hilfreich.

Als nützliches Instrument hat sich folgender **Fragenkatalog für die Eingrenzung von Unfallverursachern** bewährt (Wichtige Gifttiergruppen sind fett hervorgehoben, reisemedizinisch besonders relevante Tiere sind zusätzlich kursiv):

Wurde das Gift oral aufgenommen?

❑ Vergiftung durch **passiv giftiges Tier:**
- ***Muscheln***,
- Schnecken,
- Stachelhäuter (Seesterne, Seeigel, Seegurken),
- Krebstiere,
- Pfeilschwanzkrebse,
- ***Fische*** oder Fischeier,
- Meeresschildkröten,
- Wale und polare Säugetiere.

Wurde das Gift **parenteral** verabreicht, d. h. durch eine äußere Verletzung (Biss, Stich)?

❑ Vergiftung durch **aktiv giftiges Tier**:

Hat die Vergiftung im **Süßwasser** stattgefunden?
- **Fische**,
- Seeschlangen,
- Schnabeltier (nur Australien).

Hat die Vergiftung im **Salz- oder Brackwasser** stattgefunden?

Liegt eine Verletzung durch **flächigen Kontakt/Schürfung** vor?
- Schwämme,
- ***Nesseltiere*** (Quallen, Seeanemonen, Korallen, Federpolypen),
- Borstenwürmer.

Liegt eine Verletzung durch **Stich/Biss** vor?
- Conusschnecken,
- blaugeringter Octopus,
- ***Stachelhäuter*** (Seesterne, Seeigel, Seegurken),
- ***Fische,***
- Seeschlangen.

Hat die Vergiftung an **Land** stattgefunden?
- **Skorpione**,
- **Spinnen**,
- Zecken,
- Hundertfüßler,
- ***Hymenopteren*** (Bienen, Wespen, Ameisen),
- Schmetterlinge und Raupen,
- Käfer,
- Krustenechsen,
- **Giftschlangen**.

Vergiftungen durch passiv giftige Tiere

In tropischen Regionen sind Fische und Krustentiere, in gemäßigten Regionen Muscheln als Verursacher von Vergiftungen von größter Bedeutung.

Die **klinische Symptomatik** wird durch Erbrechen, Diarrhö, Gefühlsstörungen, Paralysen, Herzrhythmusstörungen und eine arterielle Hypotension bestimmt. **Differenzialdiagnostisch** schwer zu unterscheiden sind andere Nahrungsmittel-induzierte Erkrankungen mit vergleichbar kurzem Zeitintervall zwischen oraler Aufnahme und Erkrankungsbeginn. Hierzu gehören Lebensmittelvergiftungen, Gastroenteritiden durch Noroviren und der Botulismus Typ E. Abzugrenzen sind auch gegenüber Meeresfrüchten bestehende Allergien bei Individuen, während Vergiftungen meist in Ausbrüchen mehrere Menschen betreffen.

Aus reisemedizinischer Perspektive können vor allem folgende, durch passiv giftige Tiere hervorgerufene Vergiftungen eine Rolle spielen, wobei im Hinblick auf spezifische Therapien (mit Einschränkungen) die Ciguatera- sowie die Scombroid-(Histamin-)Vergiftung ätiologisch abzugrenzen sind. Die Behandlung sonstiger Vergiftungen durch passiv giftige Tiere beschränkt sich auf symptomatische Maßnahmen.

Ciguatera

Jedes Jahr erkranken an dieser durch Verzehr tropischer Riff-Fische (s. Abb. 12-1) verursachten Vergiftung, weltweit schätzungsweise 50000 Menschen, wobei die Letalität bei ca. 0,1% liegt. Die Toxine stammen von Dinoflagellaten, wie z.B. Gambierdiscus toxicus, und werden über die Nahrungskette – Algen → herbivore Fische → carnivore Speisefische – angereichert.

Die Vergiftung beginnt mit einer Phase gastrointestinaler Beschwerden (Erbrechen, Durchfall), an die sich neurologische Erscheinungen, vor allem Dysästhesien beim Berühren kalter Gegenstände, anschließen. Diese Gefühlsstörungen gelten als relativ spezifisch (vergleichbare Symptome werden nur durch neurotoxische Muschelvergiftungen verursacht).

Unter einer **Therapie** mit 20%igem **Mannitol** (250 ml über 30 Minuten; evtl. wiederholt verabreicht) wurde eine Besserung der neurologischen Symptomatik, insbesondere der Sensibilitätsstörungen beobachtet, wenn diese Behandlung innerhalb von 72 Stunden begonnen wurde (wobei die Wirksamkeit dieser seit über 25 Jahren angewandten Behandlung durch eine im

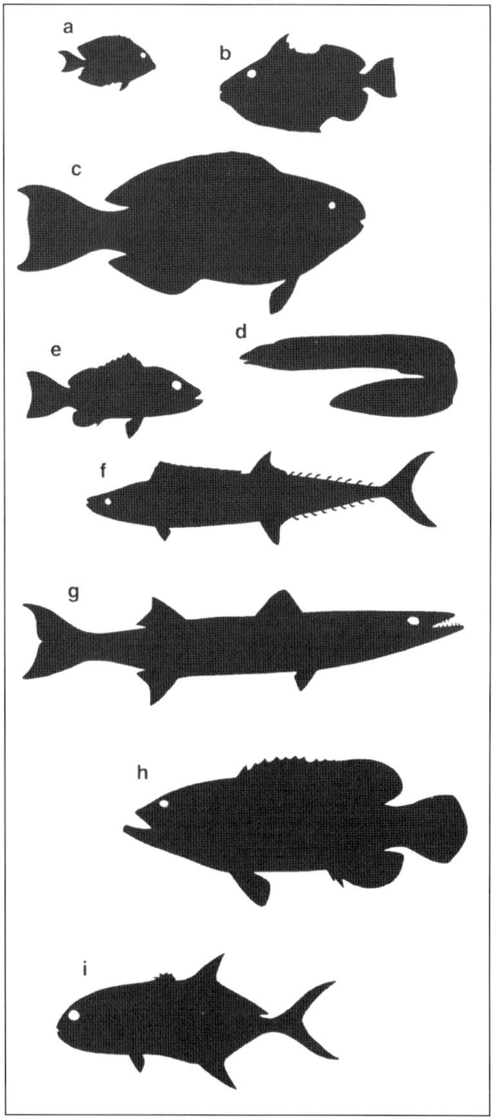

Abbildung 12-1. Körperumrisse einiger typischer Riff-Fische, die temporär ciguatoxisch werden können.

a. Acanthurus spp. (Doktorfisch)
b. Balistoides spp. (Drückerfisch)
c. Scarus spp. (Papageifisch)
d. Muraena spp. (Muräne)
e. Lutjanus spp. (Schnapper)
f. Scomberomorus spp. (Makrele)
g. Sphyraena spp. (Barrakuda)
h. Cephalophis spp. (Zackenbarsch)
i. Caranx spp. (Stachelmakrele)

Jahr 2002 erstmalig durchgeführte randomisierte Doppelblindstudie nicht bestätigt werden konnte). Auf eine Besserung der polyneuropathischen Beschwerden unter einer Behandlung mit dem Antikonvulsivum **Gabapentin** weisen neuere Fallberichte hin.

Während die Sensibilitätsstörungen bei Ciguatera-Vergiftung über Monate anhalten können und für die chronische Phase der Erkrankung bisher keine gesichert wirksame Therapie zur Verfügung steht, sollten die Patienten aufgeklärt werden, dass diese Symptome offensichtlich immer **vollständig reversibel** sind.

Fischvergiftungen durch Histidin-Abbauprodukte

Bei Fischen mit rotem Muskelfleisch, wie z. B. Tunfischen und Makrelen, kann es bei unsachgemäßer Lagerung auf der Haut dieser Fische zu einer bakteriellen Umwandlung von muskulärem Histidin in Histamin und andere Toxine kommen. Die Vergiftung äußert sich in „flushs" mit Erythem und Hitzewallungen, die 10 Minuten bis 2 Stunden nach dem Essen auftreten.

In der **Therapie** der Scombroid-(Histamin-)Vergiftung kann mit einer Kombination von H_1- und H_2-Rezeptorblockern antagonisiert werden. Die Vergiftungserscheinungen verschwinden jedoch auch ohne spezifische Behandlung innerhalb kurzer Zeit; Todesfälle wurden bisher nicht berichtet.

Tetrodotoxin-Vergiftung

Zahlreiche schuppenlose tropische Fische können diese Vergiftung verursachen, wobei der **Fugu-Fisch** – eine japanische Delikatesse – die bekannteste Tetrodotoxin-Quelle ist.

Innerhalb von etwa 45 Minuten nach der Mahlzeit kann es zu Lähmungen der Skelett-, also auch der Atemmuskulatur, und zu Koordinations- und Wahrnehmungsproblemen durch Affektion von Hirnnerven kommen. Nach unprofessionell zubereiteten Fugu-Fischmahlzeiten kommt es immer wieder zu Todesfällen.

Muschelvergiftungen

Diese Vergiftungen treten meist saisonal während der wärmeren Monate (in Europa und Nordamerika von Mai bis Oktober) auf. In dieser Zeit kommt es zu sogenannten *red tides,* einer starken Vermehrung von Dinoflagellaten, die das für diese Vergiftung hauptsächlich verantwortliche **Saxitoxin** produzieren.

Bei Muschelvergiftungen werden vier verschiedene Erscheinungsformen unterschieden: eine gastrointestinale, neurotoxische, amnestische und eine paralytische Form, die mit einer Letalität von über 10 % einhergeht.

Als **Erste-Hilfe-Maßnahmen** erscheinen wie bei vielen anderen oralen Vergiftungen induziertes Erbrechen sowie die Anwendung von Aktivkohle und Laxantien sinnvoll, um der Resorption von Toxinen entgegenzuwirken. Diese Maßnahmen wurden bei durch passiv giftige Tiere verursachten Vergiftungen jedoch nie systematisch evaluiert.

Die symptomatische Behandlung betrifft insbesondere Rehydrierungsmaßnahmen bei Erbrechen und Durchfällen sowie eine künstliche Beatmung im Falle neurotoxischer Erscheinungen, die eine Atemmuskelparese verursachen.

Prävention von Vergiftungen durch passiv giftige Tiere – Hinweise und Empfehlungen:

- Die Gifte sind hitzestabil, d. h. Kochen und Braten „entgiften" nicht.
- Der Geschmack warnt nicht zuverlässig.
- Nur Fische essen, die vom Fang bis zum Verzehr konstant gekühlt wurden.
- Riff-Fische verursachen Ciguatera-Vergiftungen; es ist nicht erkennbar, ob ein solcher Fisch die dafür verantwortlichen Gifte enthält oder nicht.

Vergiftungen durch aktiv giftige Tiere im Meer

Nesseltiere (Cnidaria)

Quallen, Seeanemonen, Korallen und ihre Verwandten jagen und verteidigen sich mit Hilfe giftbeladener Kapseln (Nematozysten). Wird das Sinneshaar einer Nematozyste berührt oder chemisch gereizt, kommt es zum Ausstülpen eines fadendünnen Schlauches, der mit seiner Spitze in die Haut eindringt. Auf diese Weise gelangt das Gift unzähliger Nematozysten in das Gewebe der Beute oder des Badenden. Die sogenannten „prints" der nesselnden Bestandteile der Cnidaria – in den meisten Fällen sind dies die Tentakeln – sind bei einigen Arten so charakteristisch, dass damit die Identifikation möglich ist (s. Abb. 12-2).

Quallen haben im Indopazifik, Atlantik und in der Karibik immer wieder zu lebensgefährlichen Nesselungen geführt. In den USA wurden mehrere Todesfälle durch die atlantische Form der **portugiesischen Galeere** (Physalia physalis) und in Australien durch die **Würfelqualle** (Chironex fleckeri) gemeldet. Da es bei großflächigem Kontakt mit den Tentakeln der Würfelqualle innerhalb von Minuten zu tödlichen Herz-Kreislauf-Komplikationen kommen kann, wurden in Australien einige Maßnahmen ergriffen, um diese Gefahr zu minimieren: Neben ausschwenkbaren, Fußballfeld-großen Netzen ermöglichen sog. „stinger suits" aus hauchdünnem Nylon einen individuellen Schutz im Wasser. Auch wird an einigen australischen Stränden Haushaltsessig (4- bis 6%ige Essigsäure) in Metallboxen bereitgestellt.

An manchen Buchten des Mittelmeeres kann die **Leuchtqualle** Pelagia noctiluca zu sehr schmerzhaften Nesselungen führen und für eine ganze Saison das Baden verargen.

Für die **Klinik der Nesseltiervergiftungen** sind lokale Hauterscheinungen mit Rötung, unter Umständen unerträglichen Schmerzen, Schwellungen, Nekrosen- und Narbenbildungen charakteristisch. Hautverfärbungen können über lange Zeit oder auch lebenslang bestehen bleiben. Einige Quallenarten, wie z.B. Chironex fleckeri, Carukia barnesi, Physalia physalis, können schwere systemische Vergiftungen hervorrufen; hierbei handelt es sich sehr wahrscheinlich um neuro- und kardiotoxische Giftwirkungen.

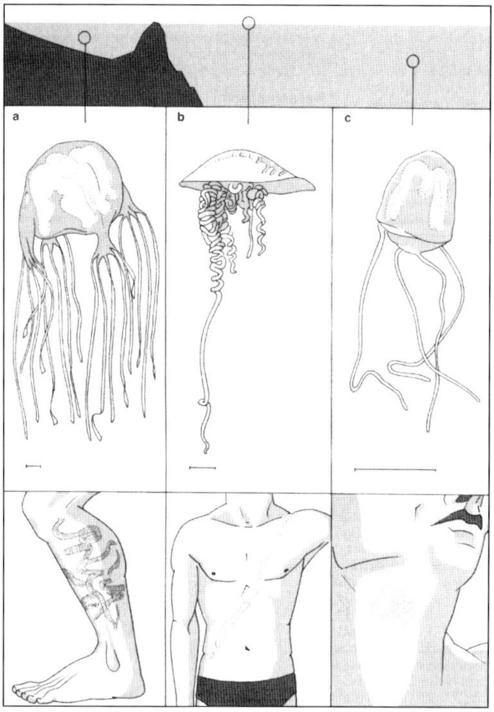

Abbildung 12-2. Ökologische, morphologische und klinische Charakterisierung von gefährlichen Quallen im indoaustralischen Raum.

a. Chironex fleckeri lebt vor allem in den flachen Uferzonen. Nach einer Nesselung bleiben typische Nesselabdrücke mit Strickleitermuster zurück.

b. Physalia wird auf der Wasseroberfläche segelnd auch in die küstennahen Gebiete verdriftet. Der Tentakelabdruck ist peitschenartig.

c. Carukia barnesi ist eine daumengroße Qualle des offenen Wassers. Nach starken Stürmen kann sie auch auf die Innenseite des Riffs gelangen. Nesselungen erfolgen durch die Glocke und sind kaum sichtbar. Unfälle ereignen sich des Öfteren beim Tauchen, wo auch kleinste ungeschützte Hautareale (Hals, Gesicht) als Kontaktfläche genügen.

Als Nesseltiere mit harter Gerüstsubstanz verursachen **steinbildende Korallen** mechanische Verletzungen, die oft äußerst schmerzhaft sind und mit einer schlechten Wundheilungstendenz einhergehen.

Eine Besonderheit stellt die sogenannte **seabather's eruption** dar (s. Kap. III.4). Die schmerzhaften, urtikariellen Hauterscheinungen werden von Linuche unguiculata, sogenannten „sea lice", hervorgerufen und finden sich vor allem an exponierten Hautarealen (z. B. bei Brustschwimmern im Thoraxbereich) oder unter der Badebekleidung (aufgrund einer verlängerten Kontaktzeit bei engem Hautkontakt).

Nach Sensibilisierung gegenüber Nesseltiertoxinen wurden anaphylaktische Reaktionen beobachtet. Auch können allergische Reaktionen vom verzögerten Typ auftreten und ein differenzialdiagnostisches Problem darstellen.

Es gibt kein universell wirksames **Erste-Hilfe**-Mittel zur Inaktivierung von Nesselkapseln. Bei Nesselungen durch Würfelquallen hat sich Haushaltsessig als wirksames Mittel erwiesen, das jedoch bei der pazifischen Form der portugiesischen Galeere versagt und bei der atlantischen Form sogar zu einer Aktivierung der Nematozysten führt. Eine Entladung der Nesselkapseln wird aus osmotischen Gründen auch durch Alkohol und Süßwasser gefördert.

Die **Therapie** der Nesseltiervergiftungen besteht meist aus Maßnahmen der Wundpflege, einer evtl. erforderlichen Tetanusimmunisierung und der Schmerzbehandlung, die sich nicht immer unproblematisch gestaltet. In Australien wurden zur Schmerzstillung Kühlelemente mit größerem Erfolg verwendet.

Im Zusammenhang mit Quallenkontakten können systemische Gifteffekte eine Reanimation und intensivmedizinische Behandlung erforderlich machen. Für Chironex-Vergiftungen steht in Australien ein spezifisches Antivenin zur Verfügung. Nicht mehr empfohlen wird der Einsatz des Kalziumantagonisten Verapamil, dem in früherer Zeit ein günstiger Effekt zugesprochen wurde.

Mit Stacheln bewehrte Fische

Eine Vielzahl von Fischen setzt Stacheln, die mit Giftdrüsen ausgestattet sind, zur Verteidigung ein. Die Stacheln befinden sich zumeist in der Rückenflosse, bei Skorpionfischen, Feuer- und Steinfischen auch in Brust- und Analflossen. Stechrochen haben einen sägeartigen, bei manchen Arten bis über 30 cm langen Dornstachel am Schwanz. Beim Auftreten auf die schlecht sichtbaren Grundbewohner des Flachwassers wird der Schwanz peitschenartig eingesetzt. Die Weberfische oder Petermännchen (Trachinus draco) der Küstenregionen des Mittelmeeres und Nordatlantiks schmecken gut in der Suppe (Bouillabaisse), fügen jedoch unvergessliche Schmerzen zu, wenn sie mit den Stacheln ihrer Rückenflossen und Kiemendeckel stechen.

Neben erheblichen Schmerzen bestimmen Weichteilverletzungen die **klinische Symptomatik** bei Unfällen durch stachelbewehrte Fische. Zwei Komponenten sind hierbei zu unterscheiden, eine **mechanische** (hervorgerufen durch den harten, bei Stechrochen z. B. sehr großen Stachel) und eine **lokal-toxische** Komponente (durch Gift, das entlang des Stichkanals appliziert wurde). Während die meisten Verletzungen oberflächlich sind, wurden auch tief penetrierende Verletzungen mit Schädigung von Nerven, Gelenken und inneren Organen beschrieben. Zu systemischen Gifteffekten kann es bei Stein- und Feuerfischen kommen.

Als sofortige **Erste-Hilfe**-Maßnahme müssen Verletzte so schnell wie möglich an Land gebracht werden. Der vernichtende lokale Schmerz kann Panikreaktionen auslösen, die zum Ertrinken führen können. Über den Nutzen einer Heißwasserbehandlung gibt es weiterhin unterschiedliche Meinungen. Da die Toxine hitzelabil sind, ist diese Methode bei Giftstoffen, die sich dicht unter der Hautoberfläche befinden, mit großer Wahrscheinlichkeit von Vorteil. Die Temperatur des Wassers muss jedoch zuvor mit einer gesunden Extremität kontrolliert werden, da eine mögliche Verbrühungsgefahr an der verletzten Körperstelle nicht immer wahrgenommen wird.

Die **Therapie** wird in den meisten Fällen aus einer Bekämpfung der erheblichen Schmerzen und einer lokalen Wundversorgung bzw. Behandlung häufiger Wundinfektionen einschließlich Tetanusprophylaxe bestehen. Bei stark schmerzhaften Stichen an Fingern und Zehen kann eine regionale Nervenblockade mit einem Lokalanästhetikum (ohne Adrenalinzusatz!) von erheblichem Nutzen sein. Liegt eine tiefe Verletzung vor oder wird in der Wunde verbliebenes Stachelmaterial vermutet, muss eine chirurgische Exploration erwogen werden.

Für Steinfischvergiftungen ist ein **Antivenin** erhältlich, dessen Wirksamkeit hinsichtlich der Schmerzsymptomatik gesichert ist.

Seeschlangen

Unfälle von Badenden sind außerordentlich selten. Kinder sollten am Strand angespülte Tiere nicht anfassen. Die Bezahnung der Seeschlangen ist in Abbildung 12-3 dargestellt.

Prävention von Gifttierunfällen im Wasser – Hinweise und Empfehlungen:

- Schuhe mit fester Sohle und Taucheranzüge schützen vor Verletzungen. Zum Schutz vor Quallen eignen sich sogenannte „stinger suits", wie sie in Australien erhältlich sind.
- Beim Baden und Tauchen besser Schwimmen als Waten. Eine Taucherbrille schafft klare Sicht
- In trübem Wasser und bei stürmischem Wetter nicht schwimmen oder tauchen.
- Keine giftigen oder unbekannten Tiere anfassen

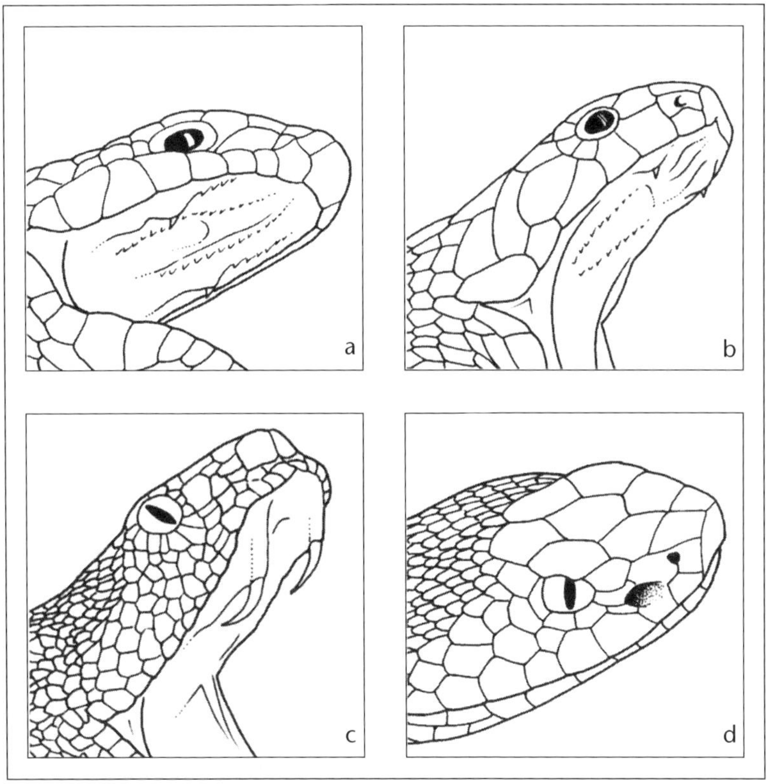

Abbildung 12-3. Dentition der giftigen Schlangenfamilien: a. Colubriden (opisthoglyphe Nattern, vergrößerte, gefurchte Zähne befinden sich im hinteren Bereich des Oberkiefers). b. Elapiden und Hydrophiiden (proteroglyphe Bezahnung, die Giftzähne sind fest im Oberkiefer verankert). c. Viperiden. d. Crotaliden (ähnliche Bezahnung wie bei den Viperiden; beachte das Grubenorgan, das die Crotaliden von den Viperiden unterscheidet).

Vergiftungen durch aktiv giftige Tiere auf dem Land

Skorpione

Skorpione kommen – mit Ausnahme der Antarktis – auf allen Kontinenten vor. Alle Arten verursachen schmerzhafte Stiche, die bei Skorpionen der Familien Buthidae und Scorpionidae auch lebensgefährliche systemische Vergiftungen hervorrufen können. Vertreter dieser Familien kommen im Südwesten der USA, in Mexiko, Brasilien, Trinidad, im Norden und Süden Afrikas, im Nahen und Mittleren Osten sowie auf dem indischen Subkontinent vor. Reisende sind nur gefährdet, wenn sie sich unvorsichtig verhalten oder unter sehr einfachen Bedingungen unterwegs sind.

Die **Klinik der Skorpionstiche** wird durch lokale Schmerzen, Erythem und Schwellung bestimmt. Systemische Effekte beruhen auf einer toxininduzierten Freisetzung von endogenem Azetylcholin und Katecholaminen. Eine cholinerge Vergiftungsphase mit Erbrechen, Schwitzen, Hypersalivation, Priapismus, Bradykardie und arterieller Hypotension geht meist einer adrenergen Phase voraus, die durch eine Tachykardie, arterielle Hypertension und Herzversagen gekennzeichnet ist. Dieses Vergiftungsbild findet sich vor allem bei Leiurus quinquestriatus in Nordafrika und dem Mittleren Osten, bei Tityus spp. in Südamerika und bei Mesobuthus tamulus in Indien. Stiche von Centruroides sculpturatus in südlichen Landesteilen der USA und in Mexiko sind durch eine ausgeprägte neurotoxische Vergiftungskomponente gekennzeichnet.

Die Wirksamkeit von **Erste-Hilfe**-Maßnahmen wie einer Ruhigstellung bzw. Anlegen eines Kompressionsverbandes zum Zwecke einer Verzögerung systemischer Giftwirkungen wurde bisher nicht systematisch evaluiert.

In der **Therapie** lokaler Schmerzen haben sich eine lokale oder eine regionale Anästhesie gut bewährt. Eine Wundbehandlung und Tetanusprophylaxe gehören zur Grundversorgung. Die Kontroverse zwischen Verfechtern einer ausschließlich medikamentösen Therapie bei überstimuliertem autonomen Nervensystem und Befürwortern des Einsatzes von Antivenin besteht weiterhin. Medikamentöse Behandlungsschemata z.B. mit Vasodilatatoren wie Prazosin wurden in den letzten Jahren in Israel und Indien mit Erfolg eingesetzt.

Spinnen

Die allermeisten der über 30000 bekannten Spinnenarten haben mit Giftdrüsen versehene Mundklauen, die dem Beutefang und der Verteidigung dienen. Mit Ausnahme weniger Arten sind diese Klauen jedoch zu klein und die Gifte zu schwach, um beim Menschen Vergiftungen hervorzurufen.

In warmen und tropischen Regionen sind Loxosceles spp. (brown spiders) sowie – zwischen 50° N und 45° S – Schwarze Witwen (Latrodectus spp.) als Kosmopoliten anzutreffen, während Kammspinnen oder Bananenspinnen (Phoneutria spp.) ausschließlich in Südamerika leben, mitunter jedoch mit Bananentransporten in andere Teile der Welt gelangen. Der Lebensraum von Trichterspinnen (Atrax spp. und Hadronyche spp.) beschränkt sich auf Südostaustralien.

Klinik der Spinnenbisse: Schmerzen im Bereich der Biss-Stelle treten nicht regelmäßig auf. Auch kann es zu relativ harmlosen Lokalerscheinungen wie Erythem und Schwellung kommen. Die in der Regel nicht sehr „beißfreudigen" Vogelspinnen können zur Verteidigung Brennhaare des Hinterleibes abstreifen, die zu Haut- und Bindehautirritationen führen.

Den sogenannten **nekrotisierenden Arachnoidismus** mit erheblicher Nekrosenbildung können vor allem Bisse von Loxosceles spp. verursachen, während systemische Gifteffekte offensichtlich nur bei einem kleinen Prozentsatz der Gebissenen auftreten.

Dagegen werden systemische Vergiftungen von der berüchtigten Schwarzen Witwe (Latrodectus spp.) und von Phoneutria-, Atrax- sowie Hadronyche-Arten verursacht. Die klinische Symptomatik ist zum Teil vergleichbar mit Skorpionstichen, die ein phäochromozytomartiges Krankheitsbild mit Freisetzung von Katecholaminen auslösen. Die Symptomatik von

Latrodectus-Vergiftungen wird dagegen von Muskelspasmen bestimmt

Ähnlich wie bei Skorpionstichen sind **Erste-Hilfe**-Maßnahmen bei Spinnenbissen nur unzureichend evaluiert. Eine Ausnahme stellt die Anwendung von Kompressionsverbänden bei **Atrax**-Bissen in Australien dar.

In der **Therapie** lokaler Verletzungen reichen Wundbehandlung und Tetanusprophylaxe in den meisten Fällen aus. Wenig einheitlich ist die Behandlung des nekrotischen Arachnoidismus, bei dem es mit Ausnahme einer sorgfältigen Wundbehandlung bisher keine erwiesen wirksamen Therapien gibt.

Systemische Vergiftungen sprechen nach Erfahrungen in Australien und Südafrika sehr gut auf eine Antiveninbehandlung an. Dies gilt insbesondere für die Schmerzstillung bei Vergiftungen durch Schwarze Witwen.

Prävention von Gifttierunfällen durch Skorpione und Spinnen – Hinweise und Empfehlungen:

- Kleidung und Schuhe nicht am Boden deponieren. Vor dem Anziehen Kleidung kontrollieren und Schuhe ausklopfen.
- Sauberkeit im und um das Haus vermindert die Ungezieferdichte, die wiederum Spinnen und Skorpionen als Nahrung dienen.
- Ritzen und Löcher sind Wohnnischen für Skorpione und müssen verschlossen werden. Glattes Verputzen von Wänden und Böden ist empfehlenswert.
- Ein Saum glatter, senkrecht ans Haus gemauerter Kacheln sowie das Abdichten von Türen und Fenstern verhindern das Eindringen von Skorpionen.

Bienen, Wespen und andere Hymenopteren

Insektengiftallergien sind im engeren Sinn nicht zu Vergiftungen durch tierische Gifte zu zählen. Toxische Effekte werden bei nur ca. 5% der Hymenopterenstiche verursacht. Bei Kindern können lebensbedrohliche toxische Dosen bereits mit 30 Bienenstichen erreicht werden, während Erwachsene zuweilen über 2000 Stiche überlebt haben.

Die medizinisch mit Abstand wichtigsten Hymenopteren sind Bienen und Wespen, die weit verbreitet von kalten bis tropischen Klimazonen vorkommen.

Bei der **Klinik der Hymenopterenstiche** stellen Vergiftungen durch Bienengift in vieler Hinsicht ein Histamin-Überdosierungssyndrom dar. Es kommt zur Vasodilatation, Blutdruckabfall, Erbrechen, Diarrhö, Kopfschmerzen und Koma. Dagegen imponieren bei multiplen Stichen afrikanischer Bienen als charakteristische Vergiftungserscheinungen eine Hämolyse und Rhabdomyolyse sowie ein Hyperkatecholaminsyndrom. Vergiftungen durch Hornissen- und Wespenstiche führen ebenfalls zu einer Rhabdomyolyse, Hämolyse und zum Nierenversagen.

Eine wichtige **Erste-Hilfe-Maßnahme** ist das Entfernen von Stacheln. Auch durch abgerissene Stacheln von Bienen, die meist mit den Giftdrüsen verbunden bleiben, gelangt weiterhin Gift in die Wunden.

Zur **Therapie** sind bei toxischen Effekten hohe Antihistaminika- und Steroiddosen, ggf. zusätzlich Adrenalin sowie – im Falle eines Histamin-Überdosierungssyndroms – β_2-Sympathomimetika zu verwenden. Eine Hypovolämie muss rasch korrigiert werden; vor allem bei gleichzeitiger Rhabdomyolyse und Hämolyse gilt es, hierdurch ein akutes Nierenversagen zu vermeiden.

Allergische Effekte sind entsprechend dem Schweregrad zu behandeln.

Kommt es zur Anaphylaxie, ist Adrenalin 0,1% i.m. in einer Dosierung von 0,5–1,0 ml bei Erwachsenen und 0,01 ml/kg bei Kindern die wirksamste Behandlung. Personen mit bekannter Hymenopterengiftallergie sollten eine Erkennungsmarke und ein Spritzenset zur i.m.-Selbstapplikation von Adrenalin bei sich tragen und in der Verabreichung dieses Notfallmittels geübt sein. Leichtere allergische Reaktionen können mit einem H_1-Antihistaminikum, zunächst durch i.v.- oder i.m.-Gabe, anschließend für 24–48 Stunden durch orale Medikation behandelt werden. Mit Steroiden können wiederkehrende, anaphylaktische Reaktionen, die in ca. 10% der Fälle nach wenigen Stunden erneut eintreten, vermieden werden.

Terrestrische Giftschlangen

Die echten Giftschlangen umfassen etwa 500 Arten, die 4 Familien angehören: Colubriden (Nattern), Elapiden (Giftnattern), Viperiden (Vipern) und Crotaliden (Grubenottern).

Auch viele der als ungiftig ausgeschlossenen Nattern besitzen toxische Bestandteile in ihren Drüsen (sogenannte Trugnattern). Sie haben jedoch noch keinen effizienten Giftapplikationsapparat ausgebildet. Bei Colubriden befinden sich die Giftzähne im hinteren Gaumen, sie sind damit äußerst ineffiziente Beißer. Vipern haben dagegen ihr Giftzahnpaar, wie die Elapiden und Crotaliden, ganz vorne im Oberkiefer. Die Zähne der Vipern und Grubenottern sind ausgesprochen lang, sie werden beim Biss ausgeklappt (s. Abb. 12-3).

Die bedeutendsten Verursacher schwerer Vergiftungen sind in Tabelle 12-1 dargestellt.

Das Gift ist Schlangen wert und teuer und ist in erster Linie für den Beuteerwerb reserviert. Verteidigungsbisse sind daher häufig sogenannte trockene Bisse, bei denen kein Gift abgegeben wird.

> In über 50% aller Bisse giftiger Schlangenarten ist mit keinen oder nur geringen Gifteffekten zu rechnen.

Dies erklärt, warum

- Patienten selbst bei Bissen sehr giftiger Schlangen unbeschadet davonkommen,
- völlig unwirksame – zudem oft schädliche – Erste-Hilfe-Maßnahmen (s.u.) erfolgreich erscheinen,
- es nicht leicht ist, die Indikation zur Antiveningabe zu stellen.

Die **klinischen Zeichen** der durch die verschiedenen Giftschlangenarten verursachten Vergiftungen sind verwirrend vielfältig. Bewährt hat sich die Einteilung in folgende Gifteffekte:

- **autopharmakologische** (aus der Freisetzung von Autakoiden, vor allem Histamin, Serotonin, Bradykinin, resultierende) Gifteffekte – z.B. Erbrechen, Diarrhö, Urtikaria, generalisierte Ödeme, Hypotension,
- **lokal zytotoxische** Gifteffekte – Schmerzen, Rötungen, Schwellungen, Nekrosen,
- **hämatotoxische** Gifteffekte – vor allem Hämostasestörungen, selten Hämolysen,
- **neurologische** Gifteffekte – Muskellähmungen,
- **muskuläre** Gifteffekte – Rhabdomyolysen,
- kardiale Gifteffekte – Herzrhythmusstörungen,
- renale Gifteffekte – tubuläre Nekrosen.

Da der Gifteintrag von der Bissstelle in die Blutzirkulation in Abhängigkeit von verschiedenen Faktoren wie Molekülgröße der Toxine, Aktivität der Muskelpumpe etc. längere Zeit in Anspruch nehmen kann, können vor allem systemische klinische Zeichen um viele Stunden verzögert in Erscheinung treten. Hieraus resultiert die dringende Empfehlung, Patienten ausreichend lange (mindestens 24 Stunden) nach einem Biss zu beobachten.

Typische Vergiftungsmuster lassen sich auf Gattungs-, Art- und Unterartniveau, z.T. sogar auf der Ebene geographischer Varianten beschreiben (s. Tab. 12-2). Nicht zulässig sind dagegen globale Zuordnungen und generelle Aussagen, wie z.B. „Elapiden verursachen Muskellähmungen".

Lokale Erscheinungen wie Schwellungen, Blasenbildungen und Einblutungen weisen bei Schlangenarten, die bekanntermaßen systemische Vergiftungen hervorrufen, darauf hin, dass unter Umständen mit einer Generalisierung der Vergiftungserscheinungen zu rechnen ist. Es gibt jedoch Arten, wie z.B. Mambas und Kraits, bei denen systemische Vergiftungen völlig ohne lokale Zeichen ablaufen.

Mittels geeigneter Erste-Hilfe-Maßnahmen werden bei Schlangenbissen 2 Ziele verfolgt:

- Die Verzögerung gesundheitsschädigender, insbesondere lebensbedrohlicher Auswirkungen des injizierten Giftes,

Tabelle 12-1. Geographische Verbreitung medizinisch wichtiger terrestrischer Giftschlangen.

	Nordamerika	Mexiko und Zentralamerika	Südamerika	Europa	Nordafrika und Naher/Mittlerer Osten	Zentral- und Südafrika	Indien und Südostasien	Ferner Osten	Australien
Colubriden						x	x	x	
Elapiden									
Bungarus („kraits")							x	x	
Dendroaspis (Mambas)						x			
Micrurus (Korallenottern)	x	x	x						
Naja (Kobras)					x	x	x	x	
Ophiophagus (Königskobra)							x	x	
Acanthophis notechis, oxyuranus, pseudechis, pseudonaja (australische Elapiden)									x
Viperiden									
Bitis (Puffotter, Gabunviper)					x	x			
Echis (Sandrasselotter)					x	x	x		
Vipera				x	x	x	x		
Crotaliden									
Agkistrodon	x	x		(x)	x		x	x	
Bothrops		x	x						
Calloselasma (Malaysische Mokassinschlange)							x		
Crotalus (Klapperschlangen)	x	x	x						
Deinagkistrodon							x	x	
Lachesis (Buschmeister)		x	x						
Trimeresurus							x	x	

Tabelle 12-2. Klinik medizinisch wichtiger terrestrischer Giftschlangenbisse, systematisiert nach Gifteffekten.

	Autopharmakologische Gifteffekte	Lokale Gifteffekte	Hämostatische Gifteffekte	Neurologische Gifteffekte	Muskuläre Gifteffekte	Kardiale Gifteffekte	Renale Gifteffekte
Colubriden							
Dispholidus	x	(x)	x				
Rhabdophis		x	x				
Thelotornis		x	x				
Elapiden							
Acanthophis	x			x			
Bungarus				x			
Dendroaspis				x			
Micrurus				x			
Naja		x	x[1]	x		?[2]	
Notechis	x		x	x	x		
Ophiophagus		x		x			
Oxyuranus	x		x	x	x		
Pseudechis	x	x	(x)		x		
Pseudonaja	x		x	(x)			x
Viperiden							
Bitis	x	x	x			x	x
Causus	(x)	x	(x)		(x)		
Cerastes	(x)	x					
Echis	x	x	x				
Vipera	x	x	x[3]	x[4]	x[5]	x[6]	x[7]
Crotaliden							
Agkistrodon	(x)	x	(x)	x[8]	?[9]		
Bothrops	x	x	x		?[10]		x
Calloselasma		x	x			?	
Crotalus	x[11]	x[11]	x	x[12]	x[13]		?[14]
Deinagkistrodon		x	x				
Lachesis		x	x				
Trimeresurus	x	x	x				

[1] Nur berichtet von der afrikanischen Speikobra (Naja nigricollis).
[2] Kann bei asiatischen Kobras vorkommen (Naja naja ssp.).
[3] Nicht von europäischen Vipern berichtet.
[4] Nur von der Russel-Viper in Südindien und Sri Lanka und von einigen europäischen Vipernpopulationen berichtet.
[5] Nur von der Russel-Viper in Südindien und Sri Lanka berichtet.
[6] Nur von europäischen Vipern berichtet.
[7] Nur von der asiatischen Russel-Viper (Vipera russelli) berichtet.
[8] Nur von Agkistrodon blomhoffi im Fernen Osten berichtet.
[9] Kann bei einigen Arten im Fernen Osten vorkommen.
[10] Kann bei der südamerikanischen Bothrops moojeni vorkommen.
[11] Wird nicht von der südamerikanischen Klapperschlange (Crotalus durissus ssp.) berichtet.
[12] Wird nur von der südamerikanischen Klapperschlange (Crotalus durissus ssp.) und von einer nordamerikanischen Klapperschlangenpopulation (Crotalus scutulatus scutulatus) berichtet.
[13] Wird nur von der südamerikanischen (Crotalus durissus ssp.) und der nordamerikanischen (Crotalus horridus) Klapperschlange berichtet.
[14] Kann bei der südamerikanischen Klapperschlange (Crotalus durissus ssp.) vorkommen.

- die Linderung der Beschwerden, insbesondere von Schmerzen und Angst.

Ideal wäre die Extraktion oder die Inaktivierung des Gifts unmittelbar nach dem Biss. Um dies zu erreichen, wurden – bisher jedoch ohne Erfolg – vielfach Anstrengungen unternommen: So haben sich sogenannte **Giftextraktionsapparate** nicht nur als **ineffektiv**, sondern auch als **gefährlich** erwiesen. Wirkungslos ist auch der vor einigen Jahren als Elektroschockmethode propagierte Versuch, das Gift noch am Eintrittsort zu inaktivieren. In die gleiche Kategorie ineffektiver und schädlicher Maßnahmen fallen zahlreiche „traditionelle" Behandlungsmethoden, lokale Inzisionen, die Anwendung sog. „schwarzer Steine", Kryotherapien sowie Kaliumpermanganat- oder Eisanwendungen. Auch können Unterbindungen proximal der Bissstelle und unkontrollierte Kompressionsverbände im Extremfall schwere Ischämien verursachen.

Nur zwei Erste-Hilfe-Methoden sind mit gewissen Einschränkungen zu empfehlen:

- **Immobilisation** der betroffenen Extremität: Durch Ruhigstellung mit einem Stock und einer Binde und „Ausschalten" der Muskelpumpe wird vor allem bei Bissen an den unteren Extremitäten der systemische Eintrag von Gift verringert.
- **Druck-Immobilisations-Methode** (s. Abb. 12-4): Mittels einer elastischen Binde soll das Gift am Ort des Eintritts „fixiert" werden. Dieses Konzept erscheint

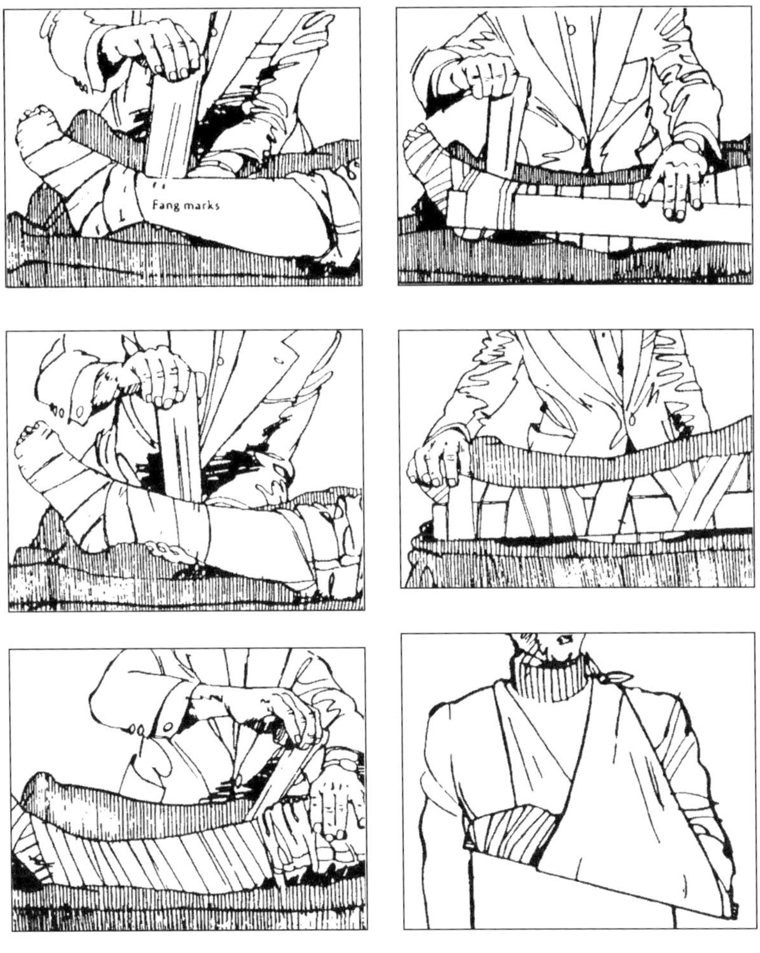

Abbildung 12-4. Druck-Immobilisations-Methode nach Sutherland.

plausibel bei Vergiftungen durch australische Elapiden, deren Gifte allenfalls sehr geringe lokale zytotoxische Wirkung entfalten. Enthält ein Gift jedoch nekrotisierende Substanzen, kann diese Methode zu lokal verheerenden Folgen führen. Hierdurch wird die Anwendbarkeit dieses Verfahrens, das in erster Linie bei Bissen neurotoxischer Elapiden empfohlen wird, deutlich eingeschränkt. Häufig ist die Gefährdung jedoch nur schwer einzuschätzen, zumal in zahlreichen Regionen Giftschlangenarten mit unterschiedlichsten Giftwirkungsspektren nahe zusammenleben und in der überwältigenden Mehrzahl der Fälle der Verursacher eines Bisses nicht identifiziert, sehr oft nicht einmal gesehen wird.

Bei Giftschlangenbissen ist das unumstrittene Kernstück der Ersten Hilfe die Beruhigung des Gebissenen und der schnelle Transport zur nächsten medizinischen Versorgungseinrichtung mit völliger Immobilisation der betroffenen Extremität.

Die Therapie terrestrischer Giftschlangenbisse beruht auf drei Prinzipien:

- Symptomatische Therapie zur Wiederherstellung und Aufrechterhaltung vitaler Organfunktionen,
- spezifische Behandlung mit Antivenin zur Neutralisation des Giftes,
- Wundbehandlung und Tetanusprophylaxe.

Die symptomatische Therapie folgt den Prinzipien der medizinischen Notfall- und Intensivtherapie. Hierbei ist jedoch zu bedenken, dass sich die meisten Gifttierunfälle in ressourcenarmen Ländern ereignen, wo medizinische Einrichtungen oft nur schwer erreichbar sind und die erforderlichen apparativen (Beatmungsgeräte, Dialyseeinrichtungen etc.) sowie medikamentösen Voraussetzungen für eine adäquate Versorgung von Unfallopfern fehlen.

Ähnliches gilt auch für die Gabe von **Antiveninen:** Meist fehlt es an einer ausreichenden Produktion und Verteilung dieser spezifisch wirksamen, oft lebensrettenden Medikamente. Hinzu kommt, dass in den letzten Jahren mehrere Firmen die Produktion aus Rentabilitätsgründen eingestellt haben.

Die Therapie mit Antiveninen

Antivenine sind spezifische Therapeutika, die im Idealfall die klinisch relevanten Komponenten tierischer Gifte neutralisieren. Neben der Behandlung bei Giftschlangenbissen werden sie bei Vergiftungen durch bestimmte Skorpione, Spinnen, Nesseltiere, aktiv giftige Fische (Steinfisch) und Zecken (Ixodes holocyclus) eingesetzt. Antivenine bestehen aus Antikörpern, die durch Immunisierung von Tieren, meist Pferden und Schafen, gewonnen werden. Antivenine unterscheiden sich stark in ihrer Wirksamkeit und ihrer Nebenwirkungsrate in Abhängigkeit vom Herstellungsverfahren. Eine intradermale oder konjunktivale Vortestung hat bis auf seltene Fälle einer vorbestehenden Sensibilisierung, z. B. gegenüber Pferdeserum, keinen Vorhersagewert für Antiveninreaktionen.

Monospezifische Antivenine enthalten Antikörper gegen das Gift einer Art oder Unterart, **polyspezifische** Antivenine gegen Gifte verschiedener Arten bzw. Unterarten.

Antiveninlisten sind den in der weiterführenden Literatur angeführten Publikationen von Junghanss und Bodio, 1996, und Warrell, 2003, zu entnehmen.

Zahlreiche der in tropischen Ländern verfügbaren Antivenine sind außerordentlich nebenwirkungsreich, da sie nicht mittels der heute möglichen Reinigungs- und Verfeinerungstechniken hergestellt werden. Eine hohe Qualität und ein entsprechend geringes Nebenwirkungsrisiko besteht deshalb meist nur bei in europäischen Ländern, in Nordamerika und in Australien hergestellten Antiveninen, die gegen Gifte der dort verbreiteten wichtigen Gifttierarten wirksam sind.

Bei jedem Gifttierunfall muss die Frage geklärt werden, ob ein geeignetes wirksa- ☞

mes Antivenin zur Verfügung steht und ob der Einsatz indiziert ist (Antiveninindikationen s. Tab. 12-3).

In der reisemedizinischen Beratung wird oft die Frage gestellt, ob Antivenine auf die Reise mitgenommen werden sollen. In der Regel ist die Antwort ein klares „Nein“, da die Entscheidung, Antivenin zu verabreichen, eine intravenöse Applikation und die Beherrschung schwerer Nebenwirkungen erforderlich macht; dies kann von Laien überhaupt nicht und selbst von Ärzten unter Expeditionsbedingungen nur schwer geleistet werden.

Prävention von Giftschlangenbissen – Hinweise und Empfehlungen:

- Fernhalten von Schlangen aus dem Wohnbereich: Keine Abfälle und Nahrungsreste herumliegen lassen. Diese ziehen Nager als Beutetiere der Schlangen an.
- Schauen, wo man hingreift.
- Beim Gehen fest auftreten, Schlangen sind sehr vibrationsempfindlich.
- Lange Hosen und feste, hohe Schuhe bieten sehr guten Schutz.
- Wo ein Weg ist, soll dieser benutzt werden.
- Vorsicht beim Hochheben von Steinen und Holz oder beim Klettern in Bäumen: Schlangen immer einen Fluchtweg offen halten.
- Bei Nacht keinen Schritt ohne Taschenlampe gehen.
- Keine Schlangen, auch nicht vermeintlich tote Tiere anfassen.
- Moskitonetze schützen auch vor Schlangen.

Wie wirksam in der Prävention von Giftschlangenbissen ein umsichtiges Verhalten ist, zeigen Daten von Mitgliedern der „Southern Arizona Rescue Association“: In über 30 Jahren Tätigkeit (entspricht über 115 000 Personenstunden) wurde in Gebieten mit hoher Klapperschlangendichte in Südost-Arizona kein Biss registriert, obwohl man regelmäßig Klapperschlangen während der Operationen im Gelände begegnet war.

Tabelle 12-3. Wichtige Antivenin-Indikationen.

Systemische Vergiftungszeichen:

- Hämostasestörungen (spontane systemische Blutungen, relevante pathologische Gerinnungsparameter etc.).
- Klinische Zeichen neurotoxischer Vergiftung (Ptosis, Lähmung der Skelettmuskulatur etc).
- Hypotension, Schock und andere Zeichen kardiovaskulärer Dysfunktion.
- Zeichen der generalisierten Rhabdomyolyse (Myalgien bei aktiver und passiver Bewegung etc.).

Lokale Vergiftungszeichen (bei Schlangenbissen, die bekanntermaßen lokale Nekrosen verursachen):

- Ausgedehntes lokales Ödem ($> ^1/_2$ Extremität).
- Ausgedehnte Blasenbildung und Blutergüsse.
- Bisse an Fingern und Zehen bei Schlangenbissen mit bekannten ausgeprägten lokal zytotoxischen Effekten.
- Rasch zunehmende Schwellung.

Weiterführende Literatur

Junghanss, T., M. Bodio: Notfallhandbuch Gifttiere. Diagnose–Therapie–Biologie. Thieme Verlag Stuttgart 1996.

Malasit, P., D.A. Warrell, P. Chanthavanich, C. Viravan, J. Mongkolsapaya, B. Singhthong: Prediction, prevention, and mechanism of early (anaphylactic) antivenom reactions in victims of snake bites. BMJ 1986 (292) 17–20.

Meier, J., J. White (Hrsg.): Handbook of clinical toxicology of animal venoms and poisons. CRC Press, Boca Raton 1995.

Mueller, U.R.: Insect sting allergy: Clinical picture, diagnosis and treatment. Fischer Verlag, Stuttgart 1990.

Perez, C.M., P.A. Vasquez, C.F. Perret: Treatment of ciguatera poisoning with gabapentine. N Engl J Med 2001 (344) 692–693.

Schnorf, H., M. Taurarii, T. Cundy: Ciguatera fish poisoning. A double-blind randomized trial of mannitol therapy. Neurology 2002; (58) 873–880.

Weise auch tut, lassen daran zweifeln. Dies betrifft nicht nur die spektakulären Ereignisse, wie z.B. den Bombenanschlag in Bali, die Katastrophe in Djerba oder die Entführung zweier deutscher Radfahrer in Belutschistan, sondern ebenso gut kleinere Vorkommnisse, die nicht in die Medien geraten: Überfälle, Diebstähle, schwerste Unfälle in unterversorgten Gebieten, etwa beim Rafting im Himalaya, wo das nächste Krankenhaus 400 km entfernt ist, oder bei Forschungen im Amazonasgebiet, bei denen eine Wissenschaftlerin auf der Suche nach neuen, medizinisch wirksamen Pflanzen von einem Urwaldriesen stürzte.

Die Angst – Faktor der persönlichen Sicherheit

Risiko und **Wagnis** beschreiben sowohl den außer- wie den innerpsychischen Aspekt derjenigen, die sich auf das Fremde einlassen wollen.

Kalkulierbar wird das **Risiko** einer Reise in erster Linie über die Auswertung der Sicherheitsinformationen, die durch die Empfehlungen der Tropen- und Reisemedizin oder die Länderhinweise des Auswärtigen Amtes, aber auch in persönlichen Gesprächen im Reisebüro oder mit dem Sicherheitsmanager der entsendenden Firma gewonnen werden können. Eine völlige Risikovermeidung kann schwerlich erreicht werden, aber ein persönliches Risikomanagement für die Reisenden und ihre Familien gibt vor der Reise Sicherheit und grenzt unbekannte Gefahren ein.

Der innerpsychische Aspekt, das **Wagnis**, ist eng verbunden mit der **Angst**. Dieser vorwiegend negativ besetzte Begriff (im Sinne von Kopflosigkeit, Überreaktion, Lähmung und Kontrollverlust) trägt, recht verstanden, zur persönlichen Sicherheit Wesentliches bei:

- Angst macht vorsichtig, warnt uns vor Gefahren und lässt uns das beschützen, was wir für wertvoll und schützenswert erachten. Lustvoll wird erlebt, die eigenen Grenzen hinauszuschieben, zu erweitern, der eigenen Neugier und somit einer positiven Persönlichkeitserfahrung Platz zu machen. Dazu gehört auch Mut und die Lust, nach vorne zu gehen, wenn das Risiko vertretbar bleibt bzw. das Eingehen des Risikos unter einer großen Selbstdisziplin geschieht, ohne dass daraus ein selbstbeschädigendes, tollkühnes Unternehmen wird.
- Wie die Lust ist auch die Angst ein Grundfaktor des Menschen. Sie veranlasst Vorsichtsmaßnahmen und hält zu nochmaligem Überlegen an. Dies zuzulassen, ist in vielen Situationen eminent wichtig. Oft wird man von der Lust am eigenen Wagnis so hinweggetrieben, dass die eigenen warnenden Stimmen vor Abenteuern nicht gehört werden. Sie kaschiert oft die Schwellenangst, die man sich nicht gestattet, da man ja ein wagemutiger ganzer Kerl ist.
- Deshalb muss die „Angstkontrolle" ein rationaler, bewusster Faktor werden: damit lässt man zu, dass Angst sich in „Furcht vor etwas" wandelt. Die Angst wird benennbar und beschreibbar, sie geht vom Diffusen hin zu einer eher klaren Beschreibung der Gefahr. Der Zweifel am eigenen Wagemut ist der Beginn des Prozesses, in dem sich eine unterdrückte „Angst" in die bekannte „Furcht vor etwas" verwandelt. Zweifel zu kommunizieren, verbindet und schafft ein Mehr an eigener Sicherheit.

Es gilt also, diese innere Stimme zu hören, sie als Teil des eigenen Wagemuts zu akzeptieren und ihre positiven Aspekte zu nutzen.

Risikofaktor „transkultureller Sprung"

Wenn wir an unserem Reiseziel angekommen sind, geht das Gefühl „von zu Hause weg zu sein" schnell verloren, es wird ersetzt durch das Gefühl „da zu sein", da zu sein in der Fremde. Damit treten die Auswirkungen eines „transkulturellen Sprungs", der heute ja nach nur wenigen Reisestunden bis ins Extreme gesteigert sein kann, in ihr Recht, und schon ein kleiner Urlaub kann gewaltige seelische Auswirkungen haben.

Transkulturelle Sprünge sind massive Stressoren, die drei Veränderungen mit sich bringen:

1. eine eingeengte Wahrnehmung bis hin zum Tunnelblick,
2. einen geringeren oder ganz fehlenden Zugang zur eigenen Kreativität und zur eigenen Ressource,
3. eine sehr schnelle Freund-/Feind-Kennung, ausgelöst durch neurohormonelle Vorgänge.

Bei transkulturellen Sprüngen treten oft Beschwerden auf, die in dieser Situation als „normale", nicht krankheitswertige Warnsignale der Achse Körper/Geist/Seele gewertet werden müssen:

- **Kognitiv** sind es vorwiegend Konzentrations- und Aufmerksamkeitsstörungen, Irritierbarkeit und Störungen des Kurzzeitgedächtnisses.
- **Körperliche Zeichen** sind oft Anspannungen im gesamten Wirbelsäulenbereich und Spannungskopfschmerzen, Schweißausbrüche und Verdauungsbeschwerden, die der Volksmund treffend mit „Das schlägt mir auf den Magen" wiedergibt.

Kritisch wird es, wenn es zu Durchschlafstörungen kommt, die den Beginn tieferer psychischer Befindlichkeitsstörungen anzeigen; das kann bis zu sogenannten Erschöpfungsdepressionen reichen, die bereits nach zwei bis drei Wochen auftreten können.

Das Eigene im Fremden – Rituale

Alle haben wir die „guten" Rituale, die uns unbewusst tragen, und die wir erst bemerken, wenn sie gestört werden. Wichtig ist es, in der Fremde – auch bei Kurzurlauben – ein gutes Ritual zu geben, beim Aufstehen und Frühstücken z. B. oder durch regelmäßige Mittagspausen und Schlafenszeiten. Indem wir durch äußere Struktur eine innere Stabilität und Sicherheit gewinnen, wirken wir auf diese Weise einer innerpsychischen Unsicherheit entgegen. Damit wird das Ich wieder ein guter Vermittler zwischen der psychischen Innenwelt und der fremden Außenwelt. Somit sind Rituale nicht sinnloser Krempel, sondern wir brauchen sie dringender denn je – im Sinne von gesundheitserhaltenden äußeren Strukturen in einem fremden Umfeld. Sie sind der Boden, von dem aus das Fremde erkundet und integriert werden kann.

> Risiken und Wagnisse kalkuliert eingehen, sich den positiven Auswirkungen der Angst stellen und den transkulturellen Sprung bewältigen: Damit schützen wir uns vor der Fremde, aber auch die Fremde vor uns, vor unserem Versagen.

Persönliche Sicherheit – Ratschläge für Reisende

HELMUT SCHERBAUM UND PETER PLATIEL

> Der weitaus größte Teil aller Auslandsreisen verläuft ohne Sicherheitsprobleme. Dennoch können Besucher in jedem Land der Erde Opfer von Gewalttaten werden; angesichts der Kluft zwischen der ärmeren Bevölkerung und den vergleichsweise wohlhabenden Urlaubern kommt es in Entwicklungsländern jedoch häufiger zu solchen Übergriffen.

Ein deutliches Nord-Süd-Gefälle hinsichtlich der persönlichen Sicherheit zeigte eine Analyse aus dem Jahr 2003, in der Kriminalitätsraten, die Durchsetzung gesetzlicher Vorschriften und die innere Stabilität in Großstädten bewertet wurden (siehe weiterführende Literatur).

Neben Regionen mit instabiler politischer und wirtschaftlicher Lage sowie nachlässiger Strafverfolgung stellen Orte mit vermehrtem Urlaubstourismus besondere Anziehungspunkte für Menschen mit kriminellen Absichten dar; hierbei lassen sich nach Glaesser folgende Kategorien der Kriminalität unterscheiden:

1. Touristen werden zufällig Opfer krimineller Aktivitäten, unabhängig davon, ob es sich

bei dem Ort um ein Touristenziel handelt oder nicht.
2. Die Gegend wird deshalb von Kriminellen genutzt, weil sie Touristenziel ist. Opfer der kriminellen Aktivitäten sind aber nicht nur Touristen.
3. Die Gegend zieht kriminelle Elemente an, da Touristen leichte Opfer sind.
4. Kriminelle Aktivitäten nehmen organisierte Formen an, um spezielle Formen des Tourismus zu erreichen.
5. Organisierte kriminelle und terroristische Gruppen begehen spezifische gewalttätige Aktionen gegen Touristen und touristische Einrichtungen.

Angesichts einer Vielzahl von Einflussfaktoren und individueller Umstände stellt sich sowohl das Phänomen „Gewalt" als auch die Sicherheitssituation am jeweiligen Ort sehr unterschiedlich dar, so dass starre Verhaltensregeln nur in begrenztem Maße hilfreich sein können. Hinzu kommt das Fehlen verlässlicher Studien zur Effektivität bestimmter Strategien des Risiko-Managements auf Reisen. So können im folgenden Abschnitt nur einige auf Erfahrungen basierende Empfehlungen angeführt werden, die sich zur Minimierung von Sicherheitsrisiken während Auslandsaufenthalten bewährt haben.

Voraussetzung für „sicheres Reisen": den Informationsstand zur Reiseregion optimieren

Folgende Informationen erweisen sich als besonders hilfreich:

- ❑ Soziale, kulturelle religiöse Verhaltensregeln, sensible Themenbereiche
- ❑ historische, politische Hintergründe, aktuelle Ereignisse, lokale Konflikte
- ❑ Vorschriften, Verbote (z. B. Alkoholkonsum, Fotografieren öffentlicher Gebäude, Waffenbesitz)
- ❑ Sicherheitssituation in bestimmten Regionen, Stadtgebieten
- ❑ Sicherheit in Unterkünften, Transportmitteln, häufige Formen krimineller Aktivitäten gegenüber Touristen
- ❑ mögliche Hilfestellungen in Gefahrensituationen, geeignete Kontaktpersonen, Telefonnummern.

Beispiele von Informationsquellen (siehe auch Internetadressen):

- ❑ Landesbezogene Literatur, aktuelle Reiseführer, lokale Medien
- ❑ Länderinfos im Internet, Auswärtiges Amt, Auslandsvertretungen des Heimatlandes
- ❑ internationale („Risiko-Management") Beratungsdienste
- ❑ Bevölkerung vor Ort (auch Personal von Hotels, Reiseunternehmen etc.), Erfahrungen anderer Reisender

- ❑ Sicherheitshinweise von Auslandsvertretungen sowie Warnungen der einheimischen Bevölkerung vor Besuchen in bestimmten Gebieten sind ernst zu nehmen. Stets sollten sich Reisende die Frage stellen, ob Aufenthalte in Regionen mit bekannten Sicherheitsrisiken zwingend erforderlich sind.
- ❑ Im Vergleich zum Alleinreisen besteht bei Exkursionen, die mit anderen Personen bzw. in Begleitung eines anerkannten Reiseführers durchgeführt werden, in der Regel ein geringeres Sicherheitsrisiko.
- ❑ Vor Reiseaktivitäten in entlegene Gebiete kann es nützlich sein, einem Bekannten mitzuteilen, wo man sich voraussichtlich zu welchen Zeiten aufhalten wird. Diese Person sollte regelmäßig über den aktuellen Reiseverlauf und über auftretende Schwierigkeiten informiert werden.

Bei Ankunft im Reiseland: offizielle Transportdienste benützen

- ❑ Die oft überfüllten Ankunftshallen von Flughäfen sind Orte mit erhöhten Sicherheitsrisiken, insbesondere für Reisende, die übermüdet, mit viel Gepäck und nicht vertraut mit den Gegebenheiten vor Ort eintreffen. Stets sollten Telefonnummern, Adressen von geeigneten Kontaktpersonen, Unterkünften etc. griffbereit sein.
- ❑ Erkennungsschilder mit Namen von Besuchern bzw. mit Logos von Organisation/Firmen sollten beim Empfang von

Besuchern vermieden werden, da ein Missbrauch dieser Informationen durch Kriminelle nicht auszuschließen ist. Vorzuziehen sind Schilder mit einem vereinbarten Code-Wort oder sonstige Erkennungszeichen.

- Transfers vom Flugplatz zum Hotel bieten Menschen mit kriminellen Absichten vielfältige Gelegenheiten. Ankommende Reisende sollten sich nicht unbekannten Personen, die Transportmöglichkeiten in die Stadt anbieten, anschließen. Sicherer ist es, Fahrten offizieller Taxiunternehmen in Anspruch zu nehmen, die Fahrscheine zu fixen Preisen im Ankunftsbereich verkaufen oder mit sichtbarer Registriernummer vor den Flughäfen bereit stehen.
- Das Taxi sollte nur verlassen werden, wenn das gewünschte Fahrtziel (z. B. Name des Hotels erkennbar) zu identifizieren ist. Niemals im Dunkeln in einer menschenleeren Gegend aussteigen!

Verhalten in der Öffentlichkeit

- In Situationen mit besonderem Gefährdungspotential ist stets große Wachsamkeit vonnöten; dies betrifft:
  - Dichtbevölkerte Märkte, Bahnhöfe, touristische Sehenswürdigkeiten, Menschengedränge bei Festen, Versammlungen etc.,
  - Rempeleien und unbeabsichtigt erscheinende Körper-Berührungen durch Passanten,
  - abgelegene Strände, touristische Plätze und Nebenstraßen im Dunkeln.
- Ein Gespür für sich anbahnende Gefahren kann sich stets als wertvoll erweisen. Besteht die Wahrnehmung, kontinuierlich beobachtet oder verfolgt zu werden, sollte rasch Hilfe (z. B. in Einkaufsläden, Reisebüros, Banken oder in der nächsten Polizeistation) gesucht werden. Um keinen Verdacht beim Beschatten von Reisenden zu erwecken, werden nicht selten Personen in der Rolle von Straßenverkäufern, Arbeitern der städtischen Versorgung und sogar Ordnungshütern, nicht selten auch Frauen und Kinder eingesetzt.
- Täglich gleichartige Abläufe von bestimmten Aktivitäten (z. B. morgendlicher Spaziergang, Jogging zur selben Zeit an gleichen Orten) können die Planung gezielter krimineller Übergriffe erleichtern.
- Die Kleidung eines Reisenden sollte kulturellen Normen Rechnung tragen und möglichst wenig Aufmerksamkeit auf die Person lenken. Auch sollten keine Schmuckstücke, Kameras, elektronische Geräte, wertvolle Taschen etc. in der Öffentlichkeit getragen werden, da dies zu Raubdelikten geradezu einlädt.
- Das Entreißen eines Gepäckstücks durch Diebe, die auf Motorrädern vorbeifahren, kann verhindert werden, wenn dieses eng am Körper und nicht zur Straße hin getragen wird. Sofern Wertsachen nicht an sicherer Stelle deponiert werden können, sollten sie vorzugsweise unter Jacken, evtl. mit einem Gurt am Körper gesichert, getragen werden. Eine freie Hand gibt zusätzliche Sicherheit.
- Sind Stadtbesichtigungen auf eigene Faust geplant, sollte zur besseren Orientierung die Route mittels Stadtplan festgelegt werden. Ein unsicheres, schlecht organisiert wirkendes Verhalten sowie das Studieren von Stadtplänen in der Öffentlichkeit kann bei Menschen mit kriminellen Absichten leicht den Eindruck von Hilflosigkeit vermitteln und zu Übergriffen motivieren.
- Auf der Straße sollten Einladungen von Unbekannten zu Drinks oder Snacks in Bars und Restaurants nicht vorbehaltlos angenommen werden. Auch ist es wichtig, Getränke und Speisen nicht unbeaufsichtigt stehen zu lassen, da in einigen Fällen sedierende Arzneistoffe (sog. „K. O.-Tropfen“) beigemengt wurden.
- Grundsätzlich besteht eine erhöhte Gefährdung, wenn größere Geldbeträge, wichtige Dokumente, Flugtickets etc. bei sich getragen werden; eine gewisse Sicherheit bei Diebstählen bieten Travellers Cheques. Für den Fall von Raubüberfällen mit Androhung von Gewalt kann sich die Mitnahme von zwei Geld-

beuteln in verschiedenen Kleidungsstücken als nützlich erweisen: Nach Aushändigung einer Brieftasche mit kleineren Mengen an Bargeld besteht die Chance, dass z. B. in einer Innentasche versteckte Geldbeträge, Kreditkarten, etc. unentdeckt bleiben.

- Bei bewaffneten Überfällen sollte kein Widerstand geleistet werden – der Schutz des eigenen Lebens muss Vorrang vor Wertgegenständen und Ehrgefühlen haben!
- Ein Mobiltelefon, das in Notsituationen wichtige Dienste leistet, kann in vielen Ländern vor Ort gemietet werden. Bei Mitnahme eines solchen Gerätes ist vor Reiseantritt zu erfragen, ob der eigene Mobilfunkanbieter das Netz im Reiseland unterstützt.

Im Hotel: keine Unbekannten vorbehaltlos ins Zimmer lassen

- Bei der Hotelbuchung sollten Sicherheitskriterien (Sicherheitslage im betreffenden Stadtgebiet, Nähe zu wichtigen Lokalisationen, Empfehlungen vertrauenswürdiger Personen etc.) Berücksichtigung finden. Ausschließlich von ausländischen Touristen bewohnte Unterkünfte können Kriminelle in besonderer Weise anziehen.
- Geeignet sind Hotelzimmer zwischen dem 3. bis zum 5. Stockwerk, da diese für Einbrecher von außen schwer zugängig und im Falle eines Brandes für die Feuerwehr noch relativ einfach zu erreichen sind. Grundsätzlich ist es sinnvoll, sich mit den Fluchtwegen im Hause vertraut zu machen.
- Wertsachen, Flugtickets, Reisedokumente sollten nicht offen im Zimmer herumliegen, sondern in einem Zimmersafe oder besser in einem eigenen Schließfach an der Rezeption aufbewahrt werden.
- Auf gut verschließbare Eingangs- und Balkontüren sowie Fenster ist in den Hotelzimmern stets Wert zu legen. Daneben sind ein Spionloch an der Tür, ein Zusatzschloss, Sperrriegel sowie eine Türkette vorteilhaft. Die eigene Zimmernummer sollte nicht – für Außenstehende hörbar – im Empfangsbereich diskutiert und der Schlüssel nicht mit der Zimmernummer sichtbar auf den Tisch des Hotelrestaurants gelegt werden.
- Stets ist es wichtig, an die Zimmertür anklopfende Personen zu identifizieren, bevor sie eingelassen werden. Bei Unbekannten, die als angebliche Hotelbedienstete um Einlass bitten, sollte man sich bei der Rezeption telephonisch hinsichtlich angeordneter Dienstleistungen versichern. Zu einem Treffen angemeldete Besucher sollten besser in der Hotellobby als auf dem Hotelzimmer empfangen werden.

Bei der Benützung von Verkehrsmitteln: auf gängige Tricks von Dieben achten

- Ein beträchtlicher Teil der Gewalttaten an Reisenden wird innerhalb oder in unmittelbarer Nähe von Personenfahrzeugen verübt.
- In vielen Ländern sollten Nachtfahrten mit dem Pkw möglichst vermieden werden. Bei fehlender Begleitung durch ortskundige Personen gilt dies vor allem für Fahrten auf unbekannten Landstraßen. Eine erhöhte Gefährdung besteht auch bei Mitnahme von Anhaltern und bei unbekannten Mitbenützern von Taxis; diese geben nicht selten vor, Freunde des Taxifahrers zu sein.
- An die Möglichkeit eines geplanten Raubüberfalls bzw. einer Autoentführung („car jacking") ist in folgenden Situationen zu denken:
  - Das Fahrzeug wird von einem anderen Wagen von hinten angefahren.
  - Ein nachfolgender Pkw versucht, durch Aufblenden auf ein Problem am Wagen des Reisenden aufmerksam zu machen.
  - Ein Wagen folgt bis zur Einfahrt in die Garage oder den Hotelparkplatz, wo zum Öffnen des Tors meist angehalten und das Fahrzeug verlassen werden muss.
  - Auf einer abgelegenen Straße wird wegen eines angeblichen Unfalls um Hilfe gewunken (hierbei kommt es zu einem Konflikt zwischen Unterlassen

evtl. nötiger Hilfeleistungen und der eigenen Sicherheit).

- In Situationen, in denen der Reisende zum Anhalten gedrängt wird, kann es ratsam sein, bis zu einem sicher erscheinenden öffentlichen Platz weiterzufahren und dort z. B. die Polizei oder andere vertrauenswürdige Personen zu informieren.
- Während der Fahrt sollten Wagentüren möglichst von innen abgesperrt und – vor allem im Stadtverkehr sowie bei Staus und an Ampeln – die Scheiben geschlossen sein. Wertsachen sind – von außen nicht sichtbar – besser im unteren Teil des Wageninnern zu platzieren. Zum Parken sollten nachts beleuchtete und möglichst bewachte Plätze benutzt werden.
- Ein besonders hohes Diebstahlrisiko besteht bei Reisen ohne Begleitpersonen in überfüllten öffentlichen Verkehrsmitteln und während Nachtfahrten. Am Ankunftsort von Bekannten abgeholt zu werden, ist stets vorteilhaft.

Verbote, Ängste und Reisefreuden – eine Schlussbemerkung

Eine absolute Sicherheit ist auch bei striktem Einhalten aller Verhaltensregeln nie zu erreichen. Stetige Ängste schaffen nicht nur Anreize für Kriminelle, sie verhindern auch wertvolle Reiseerfahrungen: In vielen Kulturen werden Besucher noch spontan auf der Straße angesprochen. Taxifahrer geben wichtige Informationen zu Land und Leuten und erweisen sich oft als die besten Reiseführer. Sollte man sich solchen Kontakten und Eindrücken entziehen? Ab wann ist Vorsicht und Misstrauen berechtigt? Hierzu sollte man neben diesen Richtlinien auch dem Gespür und gesunden Menschenverstand folgen.

Weiterführende Literatur

Eime R. Passport to death, 2003 (http://www.monolith.com.au/passport/).

Mercer Human Resource Consulting. World-wide quality of life survey, London 2003 (www.mercerhr.com/pressrelease/details.jhtml?idContent=1084835).

Pelton, R.Y.: The world's most dangerous Places. 5th Ed. Harper Collins 2003.

Todd, R. Health and safety in hostile environments. The Lancet, extreme medicine 362 (2003) 54–55.

Informationen im Internet

Adressen der Vertretungen im Ausland:

Deutschland, www.konsulate.de

Schweiz,
www.eda.admin.ch/eda/g/home/emb/addch.html

Österreich,
www.bmaa.gv.at/view.php3?r_id=204&LNG=de&version

Länderinfos mit Reisewarnungen:

Auswärtiges Amt, www.auswaertiges-amt.de/www/de/laenderinfos/reise_warnung_html
Eidgenössisches Departement für Auswärtige Angelegenheiten,
www.eda.admin.ch/eda/g/home/traliv/travel/travelad.html#0002www.travel.state.gov//travel/warnings_consular.html
Außenministerium Österreich,
www.bmaa.gv.at/view.php3?f_id=1822&LNG=de.
U.S.Department, www.travel.state.gov/travel/warnings_current.html

Risiko-Management, Informationen und Beratungsdienste

Robert Young Pelton´s dangerous Places (www.comebackalive.com/df/index.htm).
Control Risks group risk consultancy (www.crg.com).
iJet Travel Intelligence Travel risk Management (www.ijet.com).
International SOS Assistance (www.intsos.com).

Englischsprachige Zeitungen im Ausland

http://www.world-newspapers.com.

14 Medizinische Ratgeber für Reisende

HARALD KRETSCHMER

Für längere Auslands-, insbesondere Tropenreisen sind Kenntnisse in Erster Hilfe sehr nützlich.

Entsprechende Kurse, wie sie z. B. auch für den Führerscheinerwerb vorgeschrieben sind, werden von verschiedensten Organisationen angeboten. Der hausärztliche Rat vor einer Reise sollte auch die Empfehlung zur Mitnahme eines Erste-Hilfe-Buches einschließen.

Hier empfehlen sich z. B.:

- Dürfeld, B. M., E. Rickels: Selbstdiagnose und Behandlung unterwegs. Reise Know-How Verlag Rump, Bielefeld 2002.
- Werner, D.: Wo es keinen Arzt gibt. Reise Know-How Verlag Rump, Bielefeld 2004 (besonders für Langzeitaufenthalte; auch in englisch erhältlich).
- Wirth, A.: Erste Hilfe unterwegs. Reise Know-How Verlag Rump, Bielefeld 2002.

Nützlich kann insbesondere auch die Anschaffung eines für Laien geschriebenen medizinischen Reisetaschenbuches sein, ganz besonders auch bei Reisen mit Kindern.

Bewährt haben sich folgende Bücher:

- Daewood, R.: Travellers' Health: How to Stay Healthy Abroad. Oxford University Press, Oxford 2002.
- Huss, G.: Mit Kindern in die Tropen. Kilian, Marburg 1994.
- Junghanss, T., B. Braendli: Gesund in den Tropen. Huber, Bern 1992.
- Kretschmer, H., P. C. Döller, R. Bialek, B. Schüle: Ratschläge zur Erhaltung der Gesundheit in tropischen und subtropischen Ländern. Bundesverwaltungsamt, 50728 Köln, 1999.
- Ochel, K.: Reisen, leben, arbeiten in den Tropen: Fischer, Stuttgart 1994 (besonders für Langzeitaufenthalte).
- Rous, M. M., E. B. Ward: Anyone Can Travel, The Essential Guide for Seniors, People with Disabilities, Health Problems & All Travellers. Trafford 2002.

Einige Länder-Reiseführer enthalten spezifische Gesundheitsempfehlungen für die jeweilige Region.

F

Farbtafeln

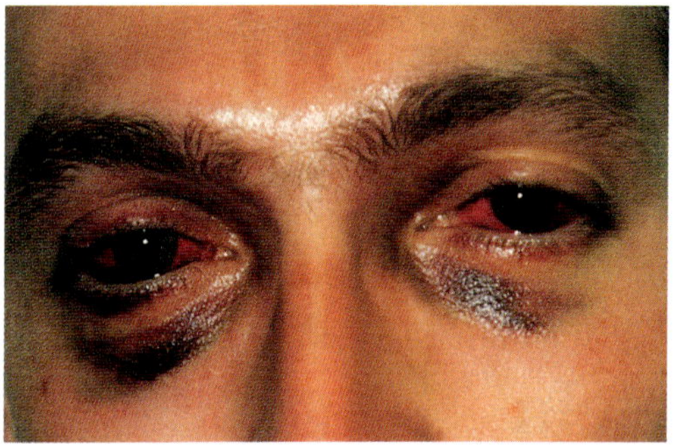

Abbildung II.3-7. Lidödeme und konjunktivale Einblutung („mask squeeze") durch fehlenden Druckausgleich in der Maske beim Abtauchen.

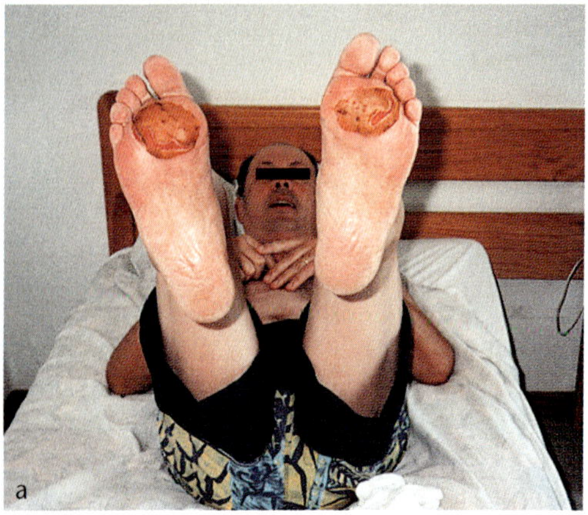

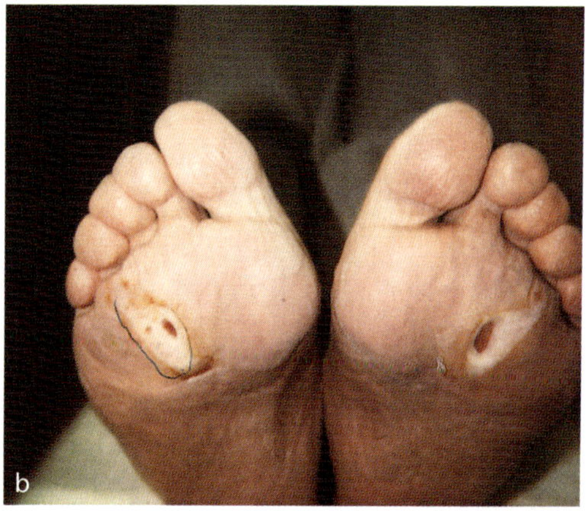

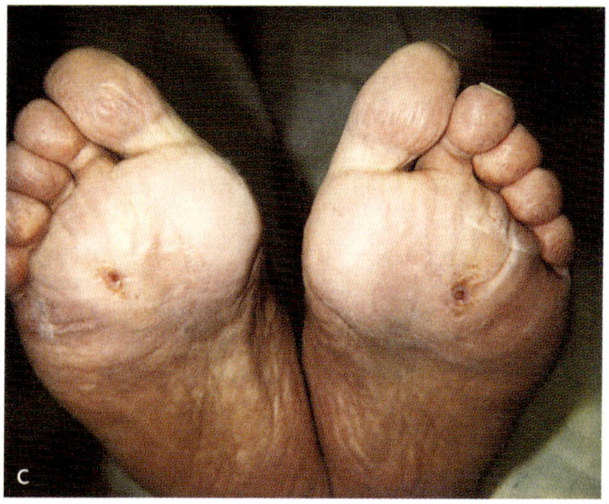

Abbildung II.6-1. a) Großflächige Verbrennung mit Blasen beidseits im Vorfußbereich am 26.05.95 nach Spaziergang im heißen Sand auf Teneriffa. Der 65-jährige Patient mit Diabetes mellitus Typ II hatte eine diabetische periphere symmetrische Polyneuropathie mit fehlendem Vibrations- und Temperaturempfinden. Während seine Frau im Wasser ging, weil der Sand zu heiß war, spazierte der Patient im trockenen, für ihn nicht merklich heißen Sand. b) Aus der Verbrennung ist bis zum 28.12.95 auf Grund unzureichender Druckentlastung ein chronisches Mal perforans geworden. c) Fast vollständig abgeheilte neuropathische Ulcera nach Druckentlastung mittels Vorfußentlastungsschuh mit diabetesadaptierten Weichteilbetteinlagen am 26.01.96.

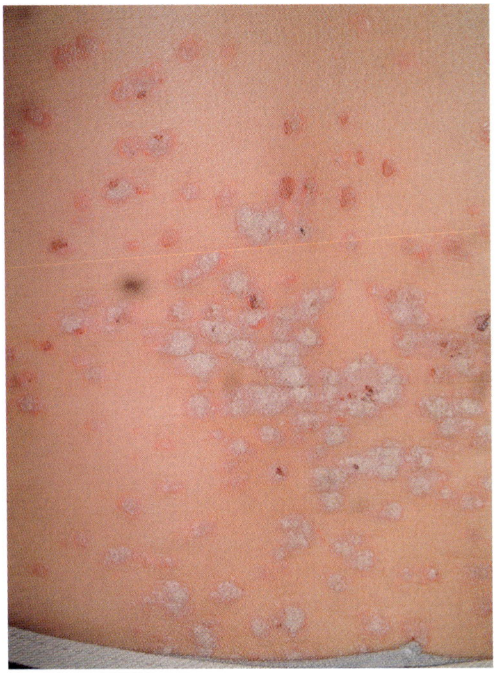

Abbildung II.6-4. Psoriasis (Clinique Dermatologique Strasbourg).

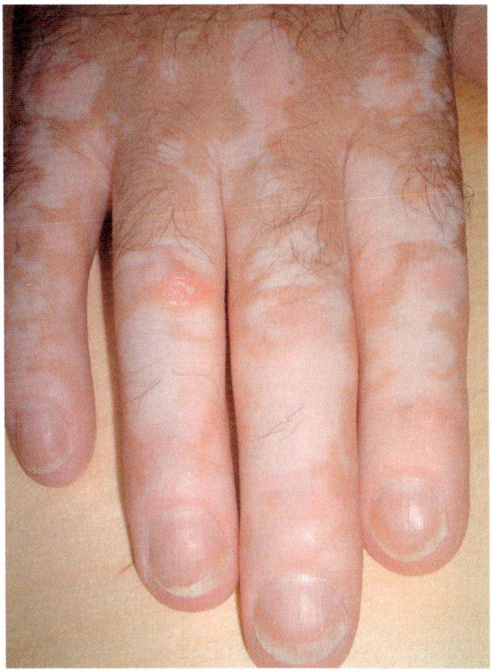

Abbildung II.6-6. Vitiligo (Clinique Dermatologique Strasbourg).

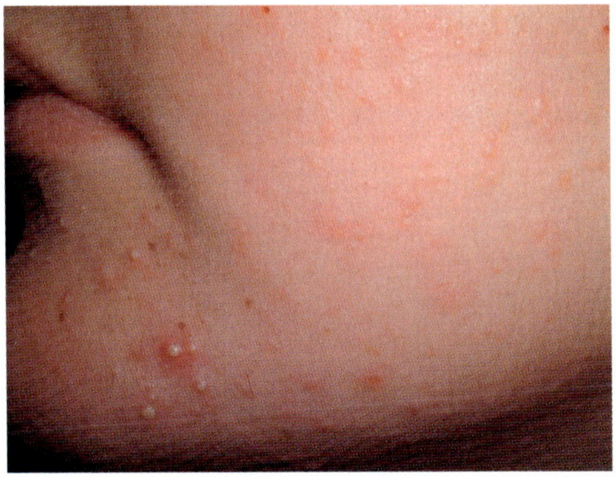

Abbildung II.6-5. Akne (Clinique Dermatologique Strasbourg).

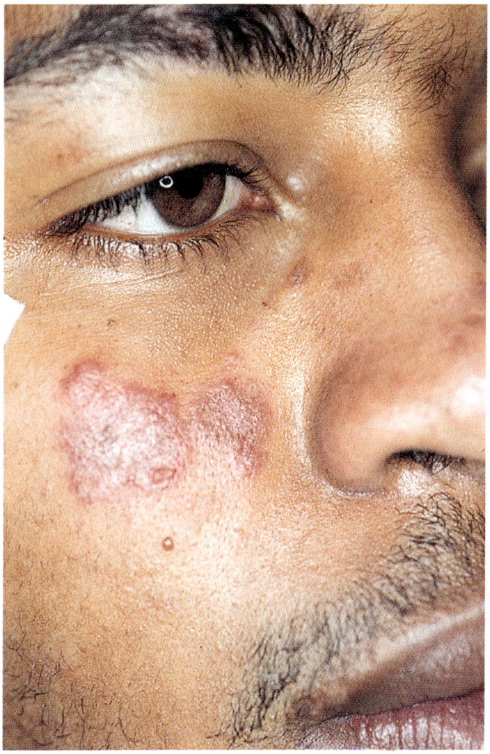

Abbildung II.6-7. Lupus erythematodes (Clinique Dermatologique Strasbourg).

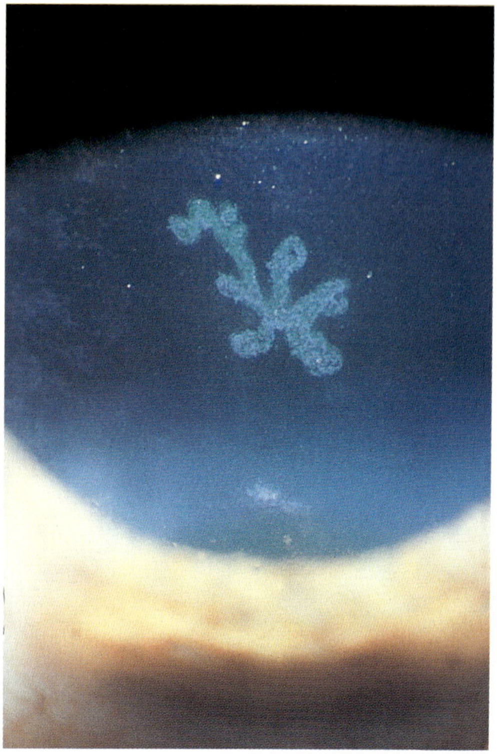

Abbildung II.6-9. Herpes – Keratitis, typisches Herpesbäumchen.

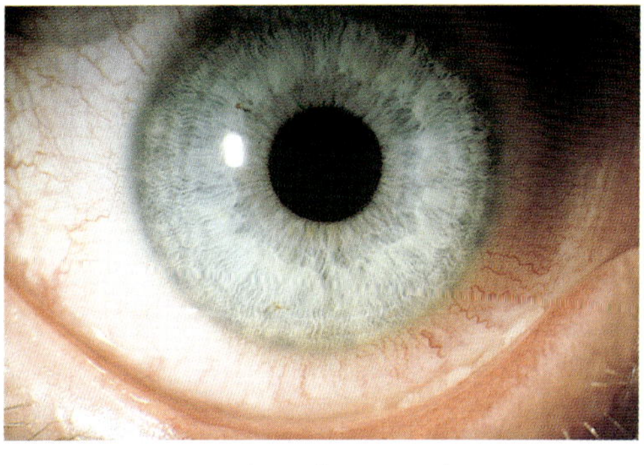

Abbildung II.6-8. Bakterielle Konjunktivitis.

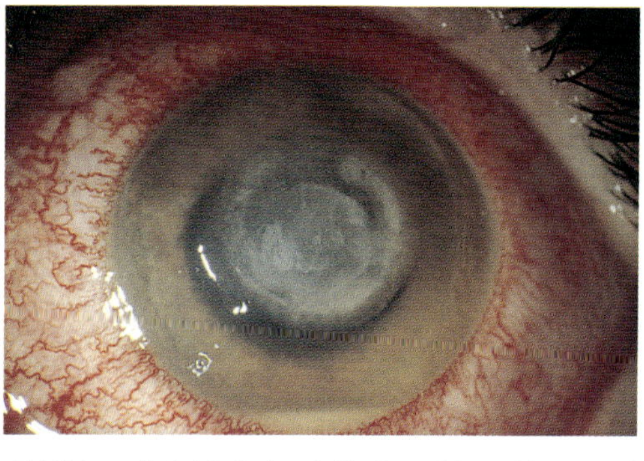

Abbildung II.6-10. Bakterielle Keratitis, Infiltrat und Hypopyon.

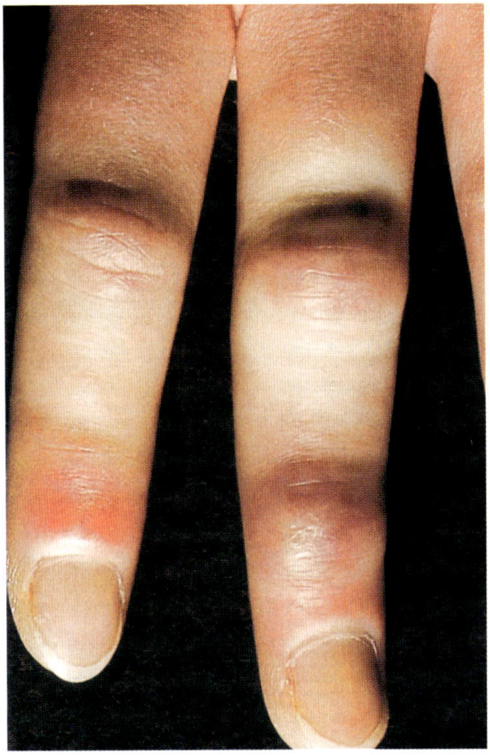

Abbildung III.2-1. Pernionen (Frostbeulen). (aus: Rassner, G.: Dermatologie: Lehrbuch und Atlas, 5. Aufl. Urban & Schwarzenberg, München–Wien–Baltimore 1997).

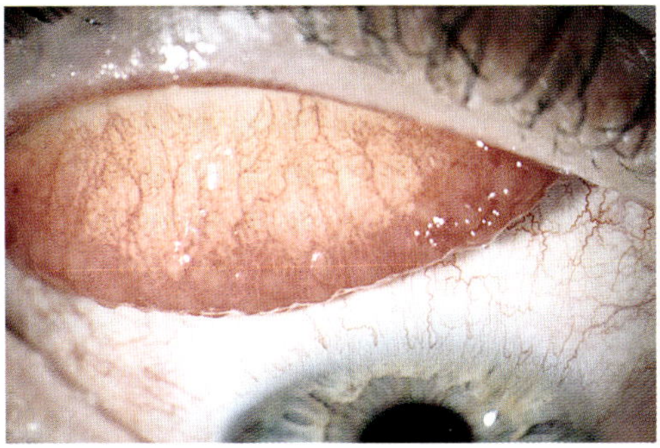

Abbildung III.9-1. Trachom: typische subtarsale Follikel durch Chlamydia trachomatis.

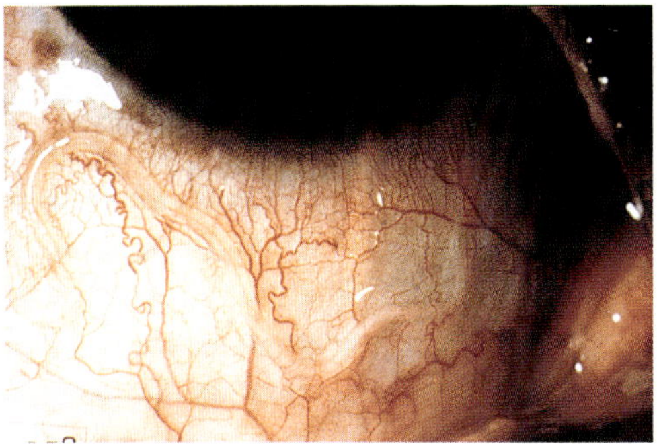

Abbildung III.9-2. Loa-Loa bei okulärer Loiasis.

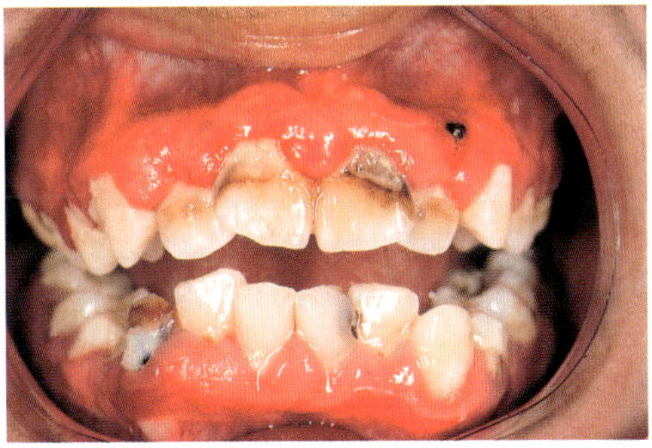

Abbildung III.10-1. Jugendliches Gebiss mit kariösen Frontzähnen in unterschiedlichen Stadien, Milchzahnresten sowie einer ausgeprägten Gingivitis mit stark geschwollenen, glasigen Interdentalpapillen, bedingt durch mangelnde Hygiene.

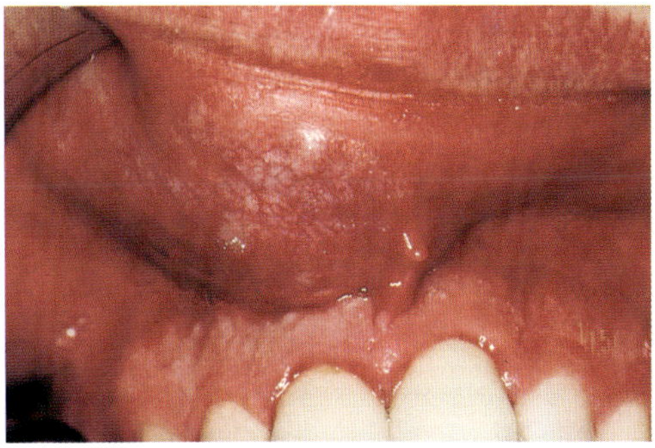

Abbildung III.10-2. Submuköser Abszess, ausgehend vom überkronten oberen rechten mittleren Schneidezahn. Die gut abgrenzbare Schwellung wölbt sich in den Mundvorhof, die Umschlagfalte ist dadurch verstrichen.

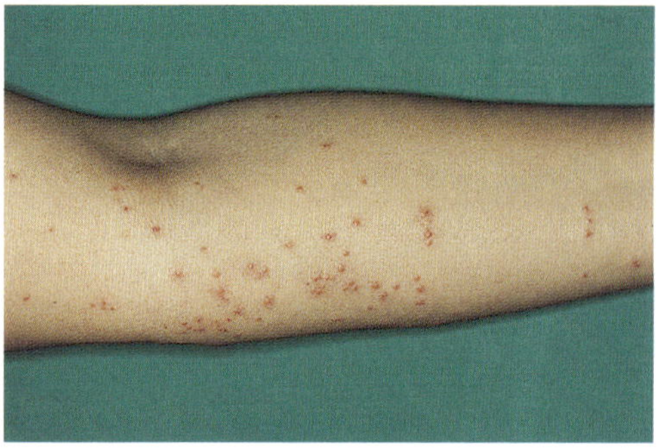

Abbildung IV.2-2. Insektenstiche (Clinique Dermatologique Strasbourg).

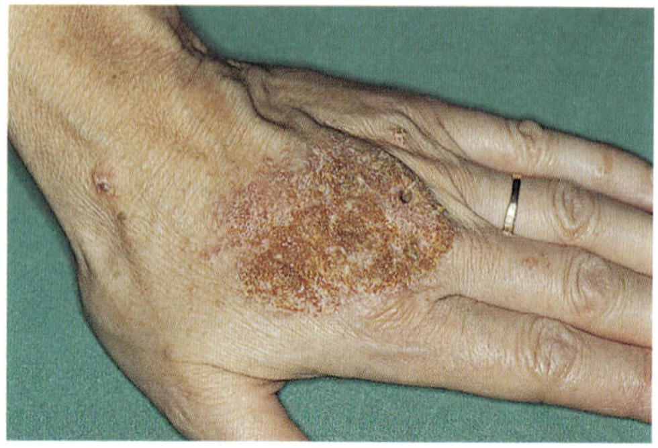

Abbildung IV.2-3. Impetigo (Clinique Dermatologique Strasbourg).

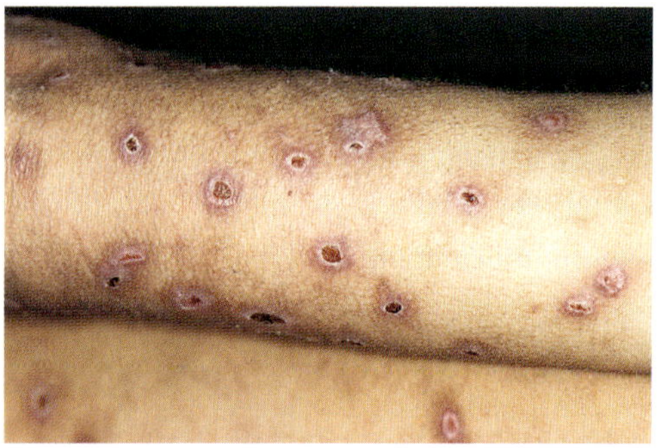

Abbildung IV.2-4. Ekthyma (Clinique Dermatologique Strasbourg).

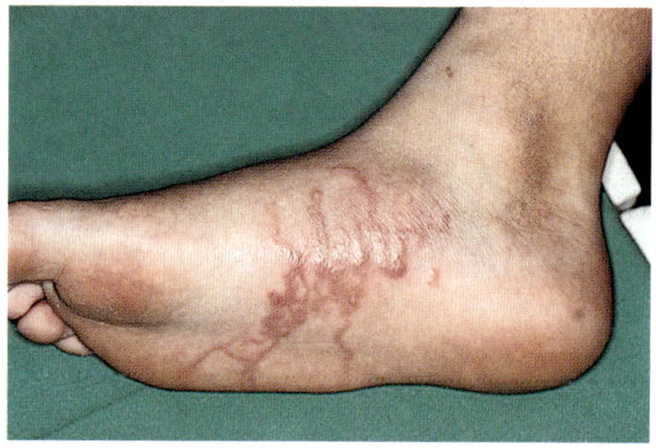

Abbildung IV.2-5. Larva migrans cutanea (Clinique Dermatologique Strasbourg).

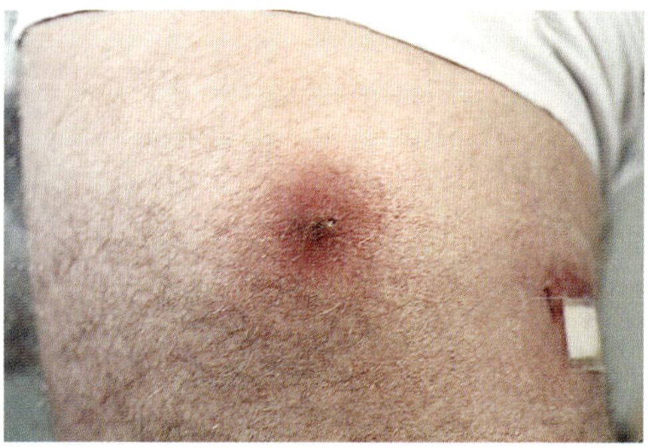

Abbildung IV.2-6. Myiasis (Clinique Dermatologique Strasbourg).

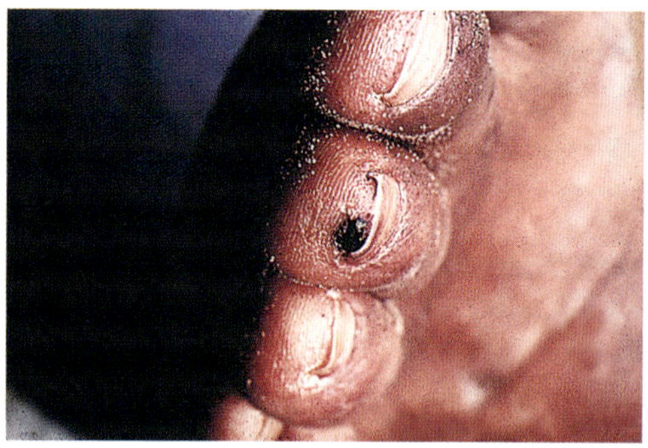

Abbildung IV.2-7. Tungiasis (Clinique Dermatologique Strasbourg).

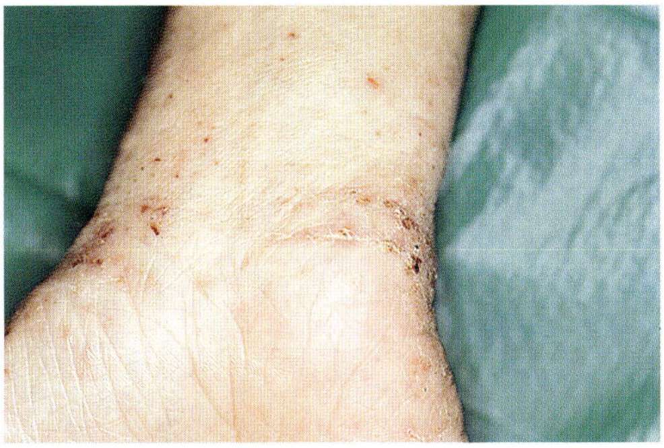

Abbildung IV.2-8. Skabies (Clinique Dermatologique Strasbourg).

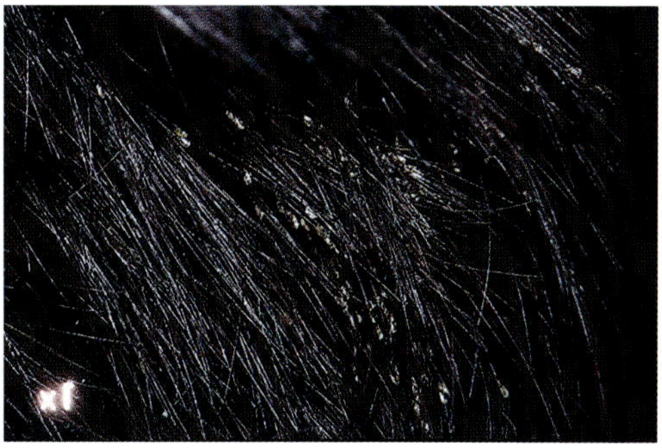

Abbildung IV.2-9. Läuseerkrankung (Clinique Dermatologique Strasbourg).

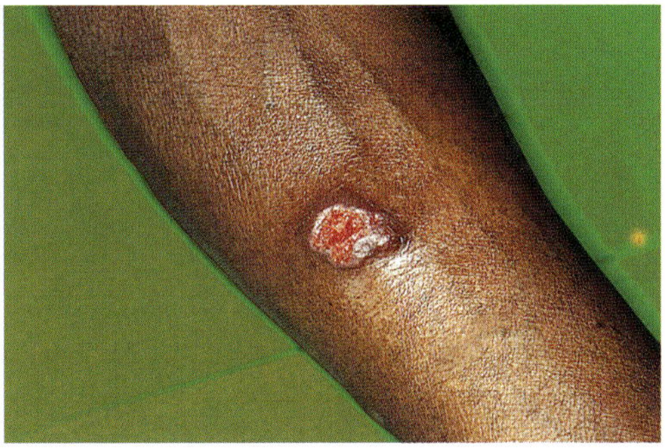

Abbildung IV.2-10. Kutane Leishmaniose (Clinique Dermatologique Strasbourg).

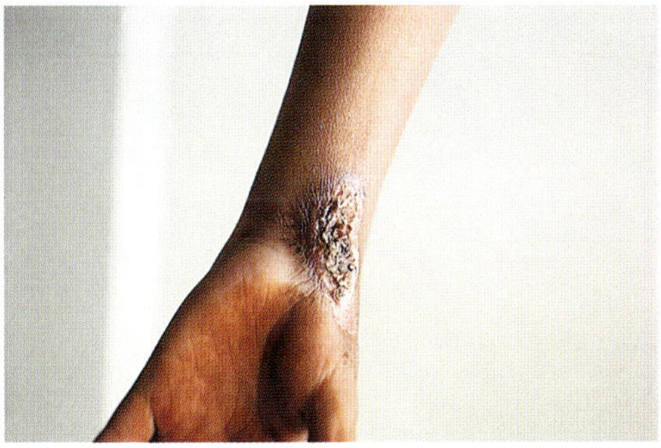

Abbildung IV.2-11. Kutane Tuberkulose (Clinique Dermatologique Strasbourg).

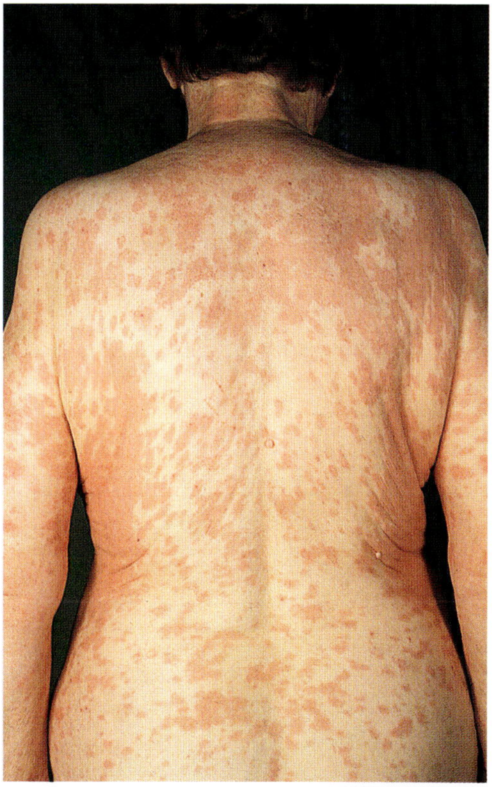

Abbildung IV.2-12. Medikamenten-allergische Reaktion (Ampicillin) (Clinique Dermatologique Strasbourg).

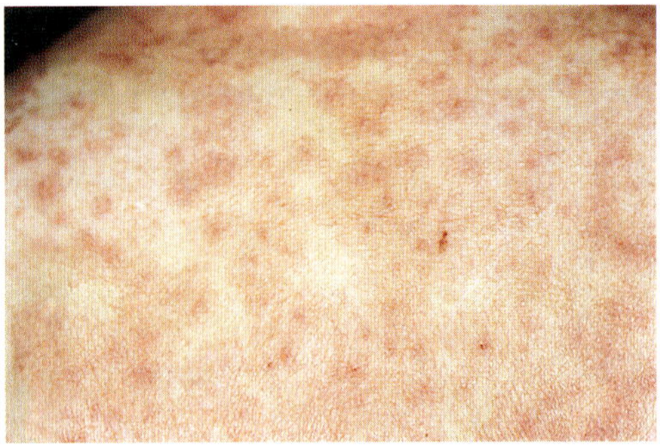

Abbildung IV.2-13. Medikamenten-allergische Reaktion (Ampicillin) (Clinique Dermatologique Strasbourg).

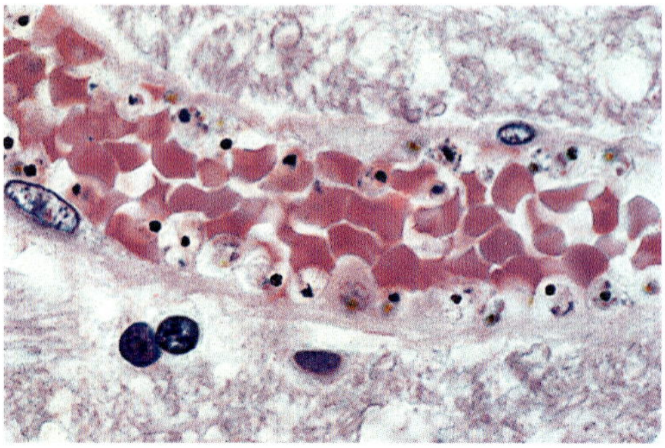

Abbildung IV.4-2. Sequestrierte parasitierte Erythrozyten in einer Hirnkapillare (Aufnahme Prof. H.M. Seitz).

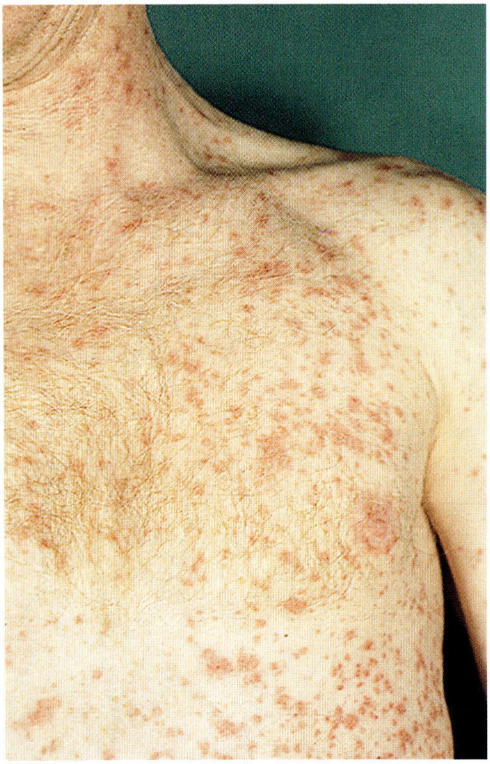

Abbildung IV.2-14. HIV-Exanthem (Primoinfektion) (Clinique Dermatologique Strasbourg).

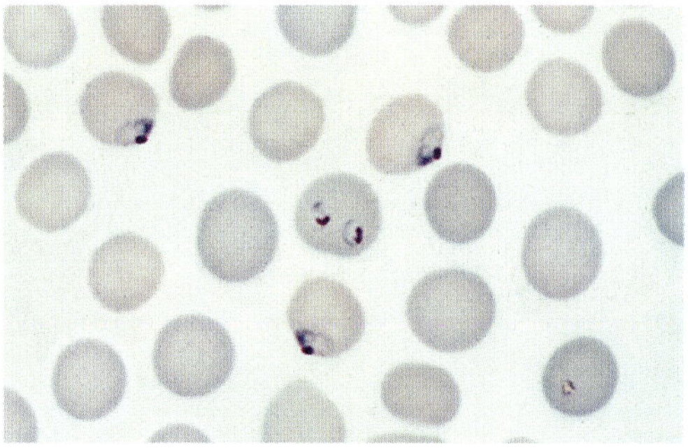

Abbildung IV.4-4. Plasmodium falciparum – Ringformen im dünnen Blutausstrich.

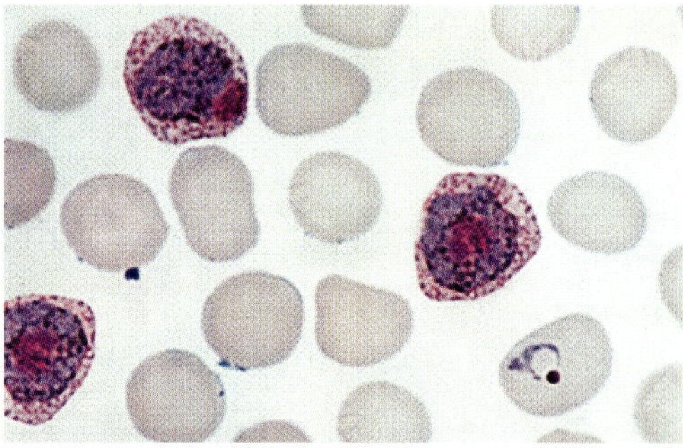

Abbildung IV.4-5. Plasmodium vivax (junger Trophozoit und Gametozyten) im dünnen Blutausstrich.

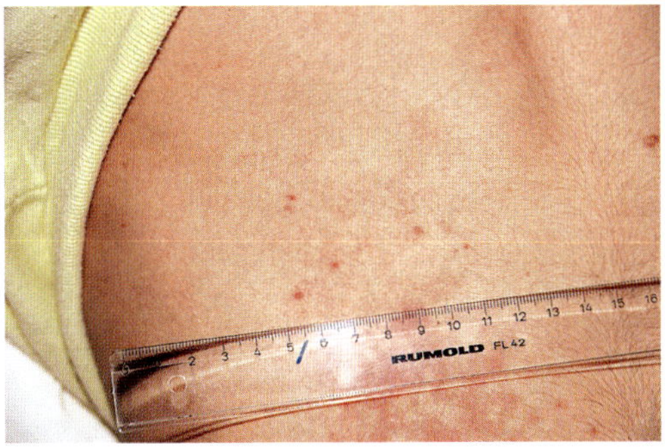

Abbildung IV.4-8. Typhus-Roseolen am Bauch bei einem 30-jährigen Indienreisenden, der sich wegen Fieber und Kopfschmerzen vorstellte.

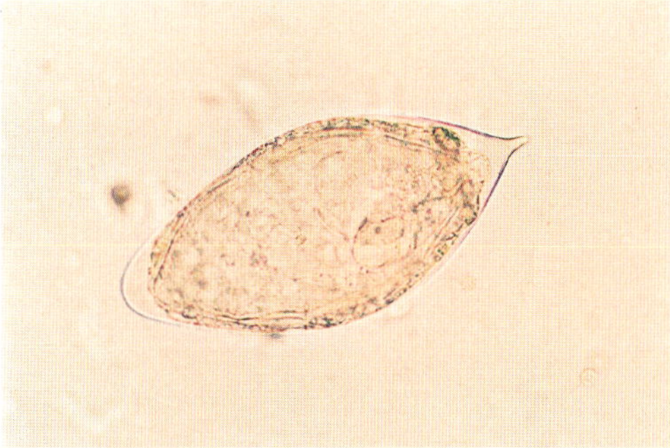

Abbildung IV.4-21. Ei von Schistosoma haematobium.

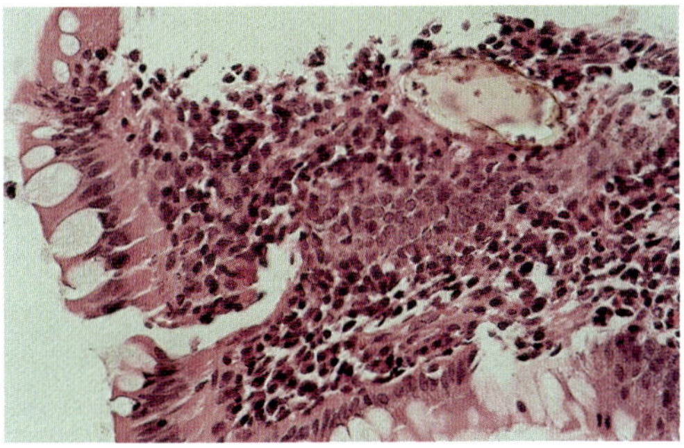

Abbildung IV.4-22. Pankolitis bei Schistosomiasis (S. mansoni).

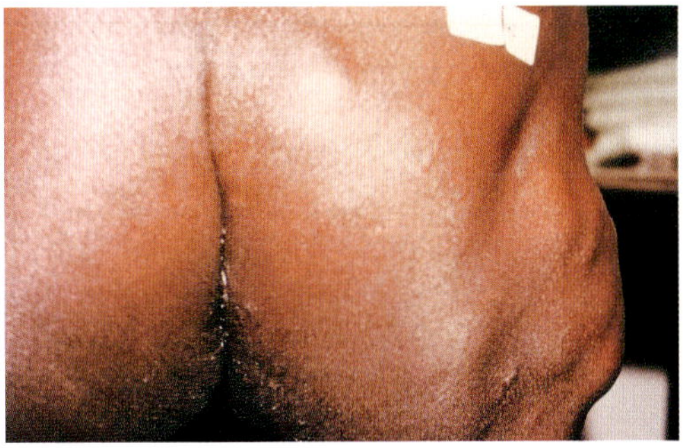

Abbildung IV.4-24. Onchozerkome als Knotenpaket subkutan am Trochanter femoris rechts (Aufnahme G. von Laer).

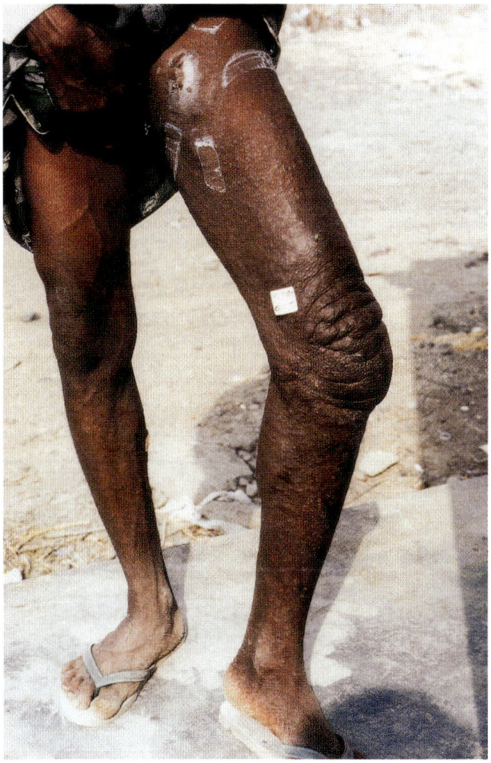

Abbildung IV.4-25. Typische Ausprägung der Onchozerkose als Sowda bei einem jemenitischen Patienten. Die Schwellung, die Exkoreationen und die Superinfektionen der Haut finden sich bei starkem Juckreiz in einer Körperregion für ca. zwei Jahre und verschwinden dann. Die durchgeführte Nodulektomie verkürzt die Erkrankung (Aufnahme G. von Laer).

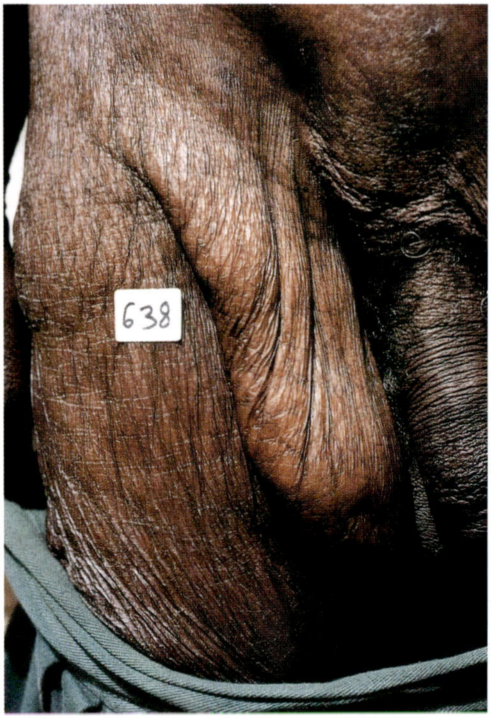

Abbildung IV.4-26. „Hanging groins" inguinal als Ausdruck der chronischen-atrophischen Bindegewebsveränderungen durch Onchodermatitis und Lymphadenitis (Aufnahme G. von Laer).

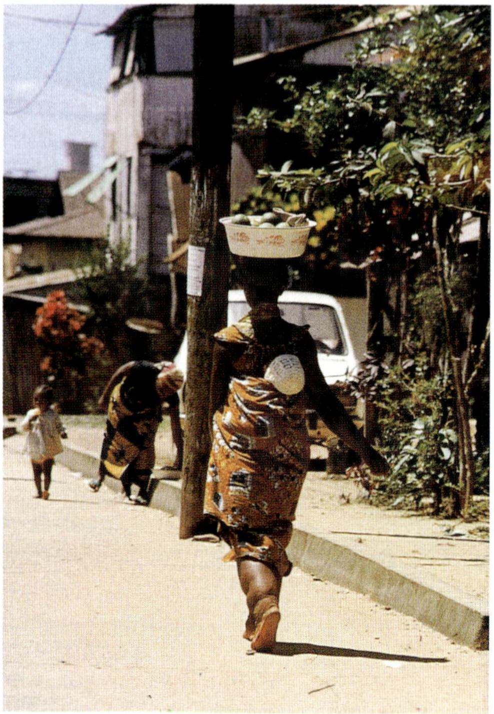

Abbildung IV.4-30. Massives Lymphödem linker Unterschenkel, im Endemiegebiet am ehesten bedingt durch lymphatische Filariose (Aufnahme G. von Laer).

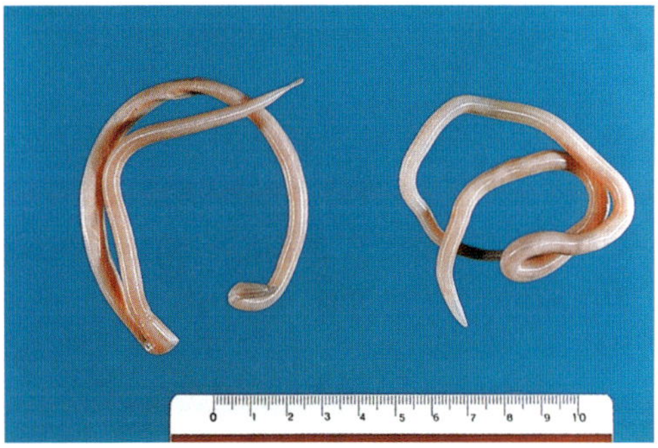

Abbildung IV.4-31. Im Stuhl ausgeschiedene Spulwürmer.

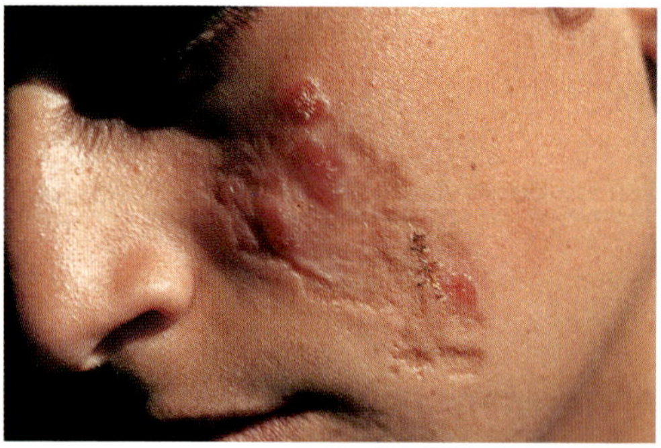

Abbildung IV.4-33. Patient mit kutaner, rezidivierender Leishmaniose.

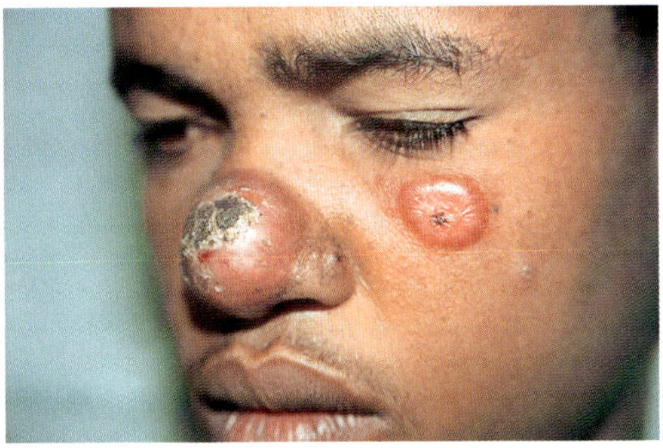

Abbildung IV.4-34. Patient mit mukokutaner Leishmaniose.

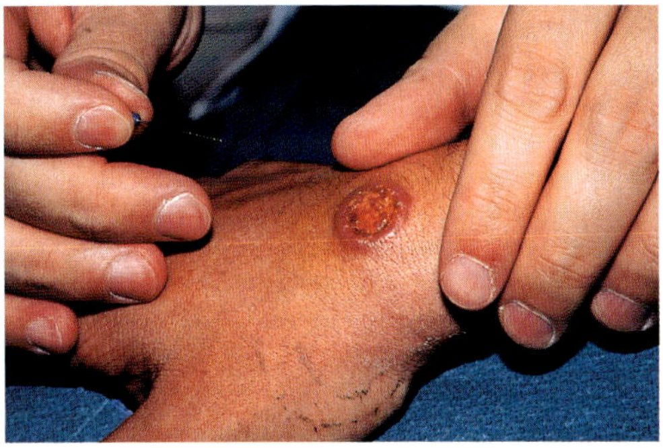

Abbildung IV.4-36. Entnahme eines Inzisionpräparats zum Erregernachweis bei einem Patienten mit kutaner Leishmaniose.

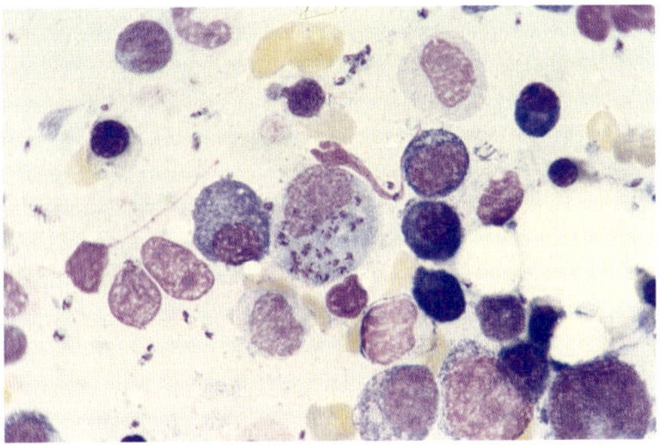

Abbildung IV.4-37. Knochenmarkausstrich bei Kala-Azar (Giemsa-Färbung).

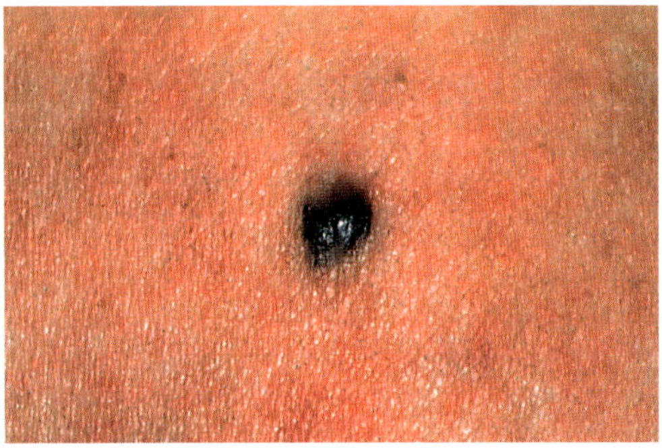

Abbildung IV.3-38. Eschar bei Rickettsiose.

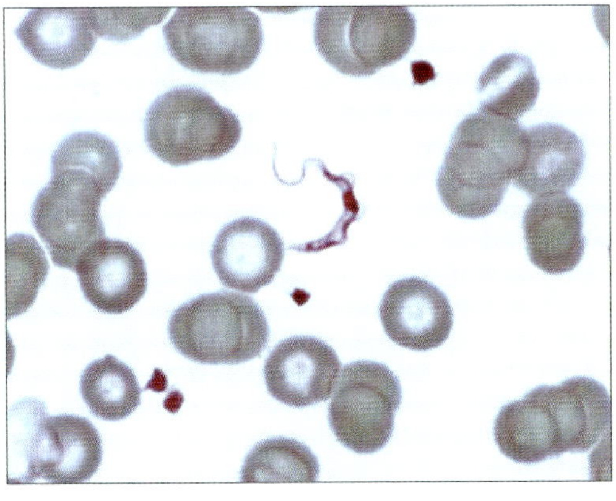

Abbildung IV.4.40. Trypanosoma brucei im Giemsa-gefärbten Blutausstrich eines Patienten mit Schlafkrankheit.

IV
Gesundheitsprobleme nach der Reise

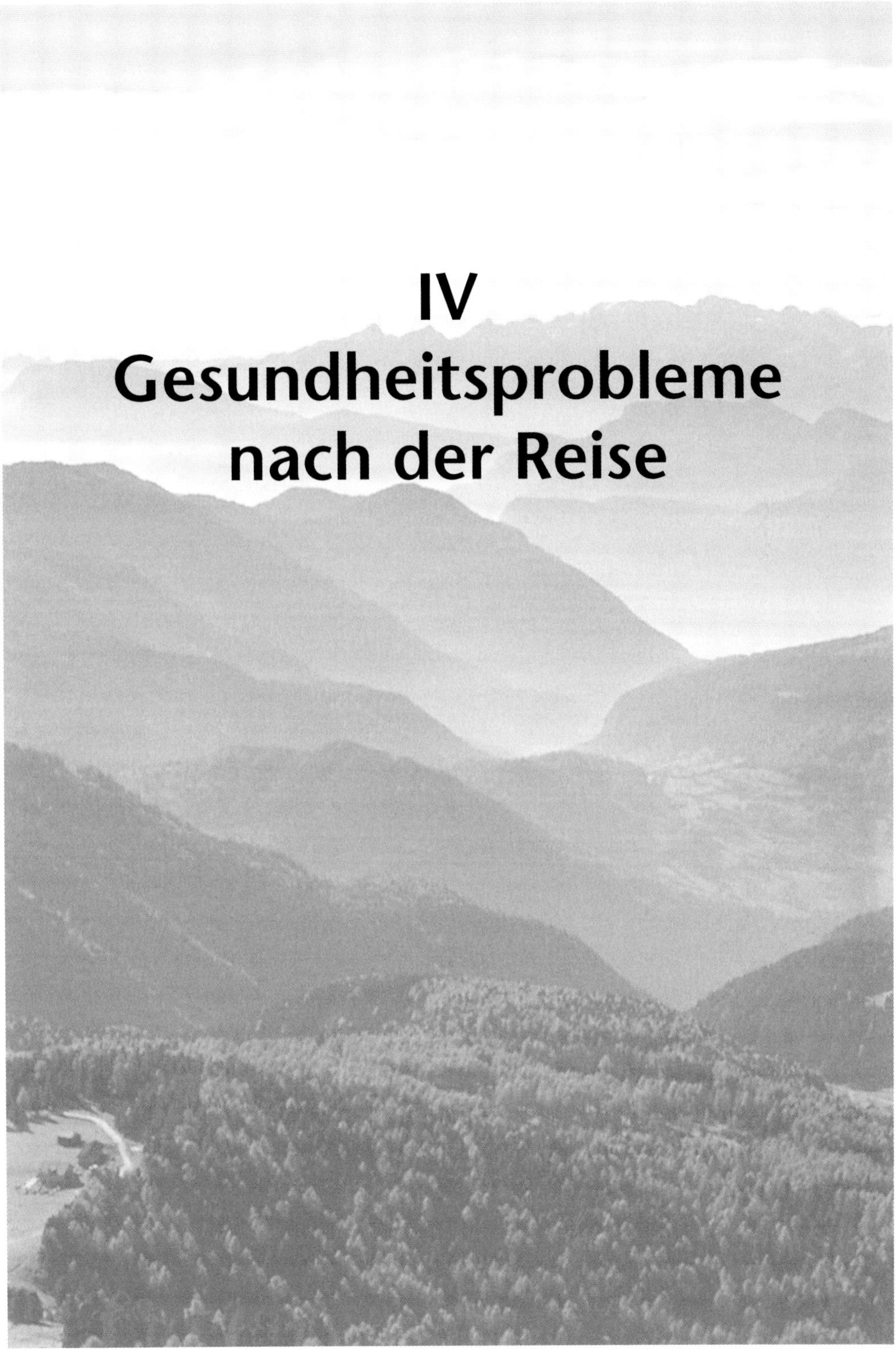

1 Zeitpunkt des Auftretens reisebedingter Krankheiten

GOTTFRIED KUSCH

Reisebedingten Krankheiten liegt eine Vielzahl ätiologischer Faktoren zugrunde. Sie können mit vorbestehenden und vor der Reise mehr oder weniger kompensierten Erkrankungen oder Behinderungen zu tun haben, deren Bedeutung für die Reisefähigkeit möglicherweise falsch eingeschätzt wurde. Durch eine besondere Belastung (Klima, Transport, Bergtrekking, Tauchen etc.) können solche Erkrankungen eine Verschlimmerung erfahren oder sogar zu Unfällen führen. In diesen Situationen ist der zeitliche Zusammenhang zwischen der Belastung und den Folgen evident. Das Gleiche gilt auch für Unfälle gesunder Reisender einschließlich Gifttierunfälle sowie für Schäden durch Sonne und Hitze, Wasser und Kälte. Bei reisebedingten Krankheiten durch Infektionen stellt die Kenntnis der Inkubationszeiten eine wichtige Hilfe bei der Differenzialdiagnose dar.

■ *Die Inkubationszeit als Schlüssel zur Diagnose*

> Unter der Inkubationszeit wird die Zeitspanne zwischen der Ansteckung und dem Auftreten von Krankheitszeichen verstanden.

Je länger der zeitliche Abstand zwischen der Rückkehr von einer Reise und dem Auftreten von Gesundheitsstörungen ist, desto schwieriger ist es, einen eventuellen Zusammenhang mit der Reise zu erkennen. Nicht selten wird der zuerst konsultierte Arzt nicht einmal auf einen Auslandsaufenthalt hingewiesen. Leider gilt das auch für Reisen in Malariaendemiegebiete! Wenn der Arzt nicht direkt nachfragt, kommt es dann zu erheblichen Verzögerungen in der Diagnosestellung, manchmal sogar zu einem verspäteten Beginn einer lebenswichtigen Therapie. Unter Berücksichtigung von Reiseanamnese, Symptomen und Befunden kann das Spektrum der in Frage kommenden Reise- und Tropenkrankheiten meist erheblich eingeengt werden, so dass ein „diagnostischer Rundumschlag" vermieden wird. Im Zweifelsfall ist ein erfahrener Tropenmediziner zu Rate zu ziehen.

Zum praktischen Vorgehen empfiehlt es sich, zunächst die in Frage kommenden Krankheiten anhand der Leitsymptome und -befunde (s. Kap. IV.2 und 3) zu identifizieren, die Möglichkeit ihres Vorliegens anhand ihres Vorkommens im Reisegebiet (s. Kap. II.4) zu eruieren und bei positivem Ergebnis den Zeitpunkt ihres Auftretens mit der bekannten Inkubationszeit zu vergleichen (Abb. 1-1 und Tab. 1-1). Dabei muss berücksichtigt werden, dass die Inkubationszeiten je nach Krankheit nicht unerheblich variieren. Das liegt zum einen an der erheblichen **Latenz** mancher Infektionskrankheiten, wie z. B. der Tuberkulose und Amöbiasis, zum anderen daran, dass manche Infektionskrankheiten, wie z. B. die Borreliose, in verschiedenen **Stadien** ablaufen, von denen das erste inapparent sein kann. Bei Infektionskrankheiten, die neben einem akuten und chronischen Stadium auch eine **Lokalreaktion** aufweisen, wie z. B. Chagas- und Schlafkrankheit, wird das Auftreten der Lokalreaktion definitionsgemäß bereits als Krankheitssymptom gewertet. Nicht selten jedoch wird dem ersten Symptom von Reisenden selbst keine Bedeutung beigemessen, da es relativ flüchtig ist. Später erinnert man sich dann nicht mehr daran. Häufig tritt das 1. Stadium auch gar nicht in Erscheinung, wie z. B. bei der Schistosomiasis die Zerkariendermatitis. Wegen der erheblichen Variabilität der Inkubationszeiten macht es Sinn, eine Einteilung nach **kurz** (bis zu einer Woche), **mittel** (eine Woche bis zu einem Monat), **lang** (ein bis sechs Monate) und **sehr lang** (über sechs Monate bis Jahre) vorzunehmen.

Bei einigen Helmintheninfektionen ist zu beachten, dass bei Vorliegen von Symptomen noch kein Nachweis von Geschlechtsprodukten (Eier, Mikrofilarien) möglich ist, d.h., dass die **präpatente Periode** länger ist als die Inkubationszeit.

Eine besondere Bedeutung hat die Äußerung eines Verdachtes auf das Vorliegen eines **kontagiösen viralen hämorrhagischen Fiebers** (s. Kap. IV.2.7 und IV.4.14.3). Inkubationszeit und Infektionsort müssen solch einen Verdacht rechtfertigen. Wenn die Reise in das Endemiegebiet oder der Kontakt mit einer erkrankten Person länger als 20 Tage zurückliegt, sind Isolierungsmaßnahmen überflüssig.

Weiterführende Literatur

Cohen, J., W.G. Powderly: Infectious Diseases, Mosby, Edinburgh–London–New York 2004.

Committee on Infectious Diseases: Red Book 2003, American Academy of Pediatrics, Elk Grove Village 2003.

Lang, W.: Tropenmedizin in Klinik und Praxis. Thieme, Stuttgart–New York 2000.

Zielonka, M. von: Reisen und Infektionsrisiko. Schwer, Stuttgart 1993.

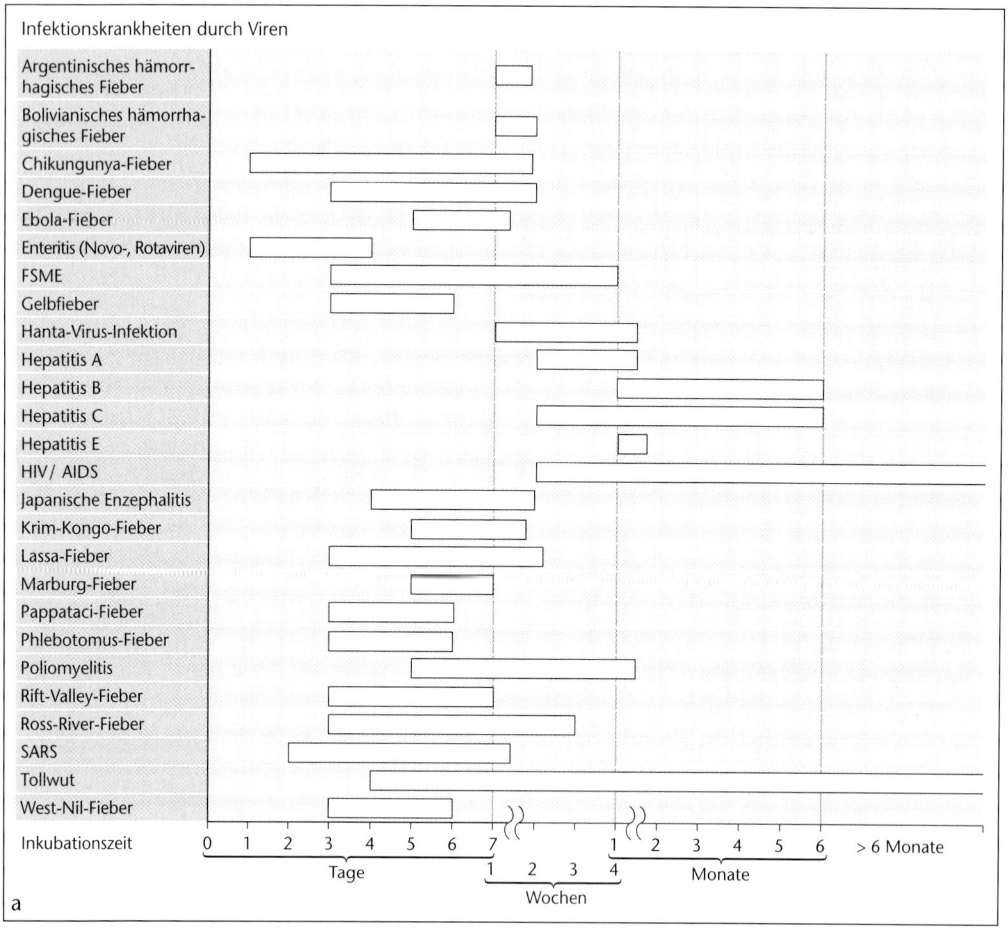

Abbildung 1-1 a–c. Inkubationszeiten von Infektionskrankheiten (Auswahl nach Erregergruppen und in alphabetischer Reihenfolge; *Fortsetzung nächste Seite*).

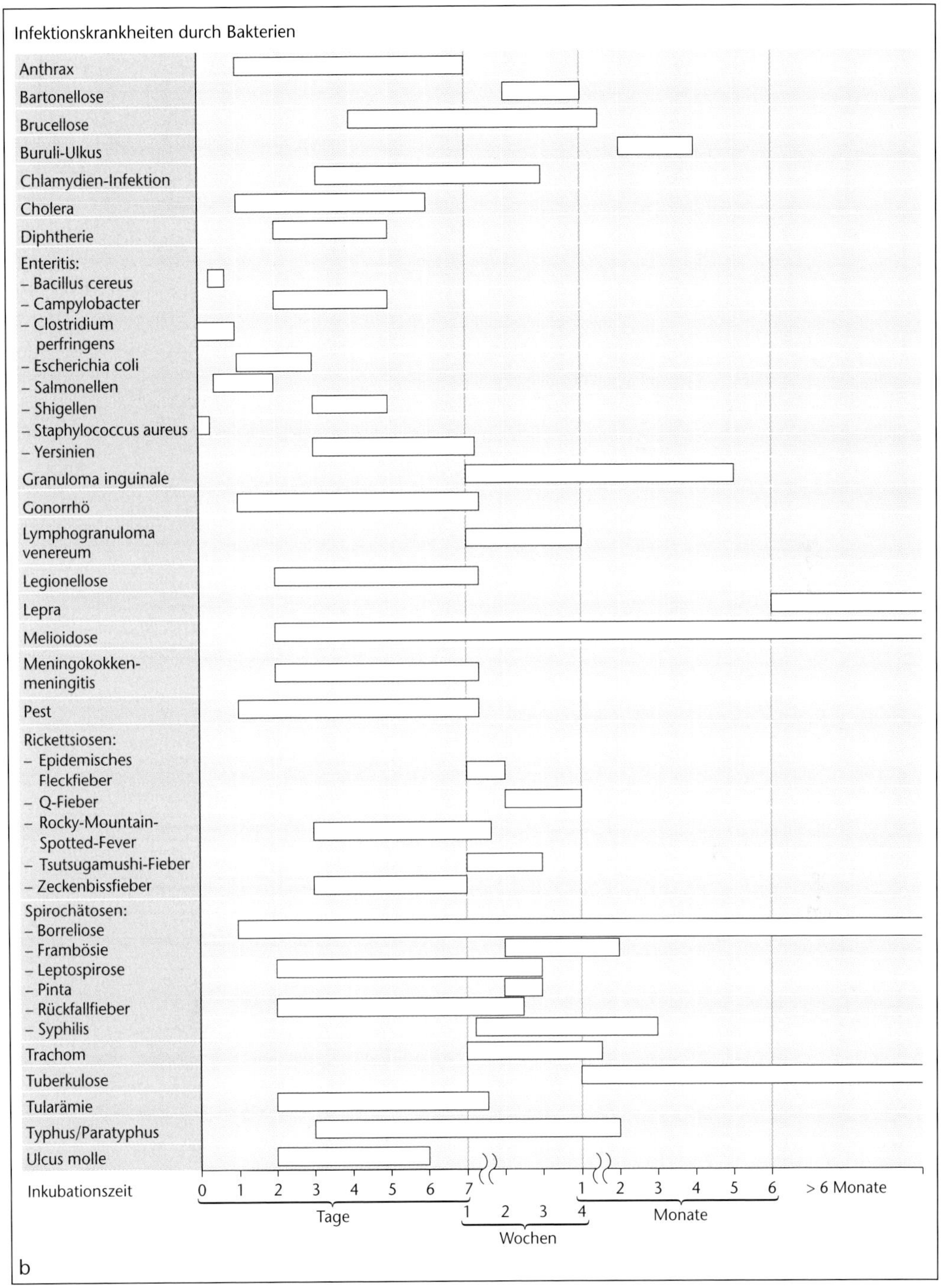

Abbildung 1-1. Fortsetzung

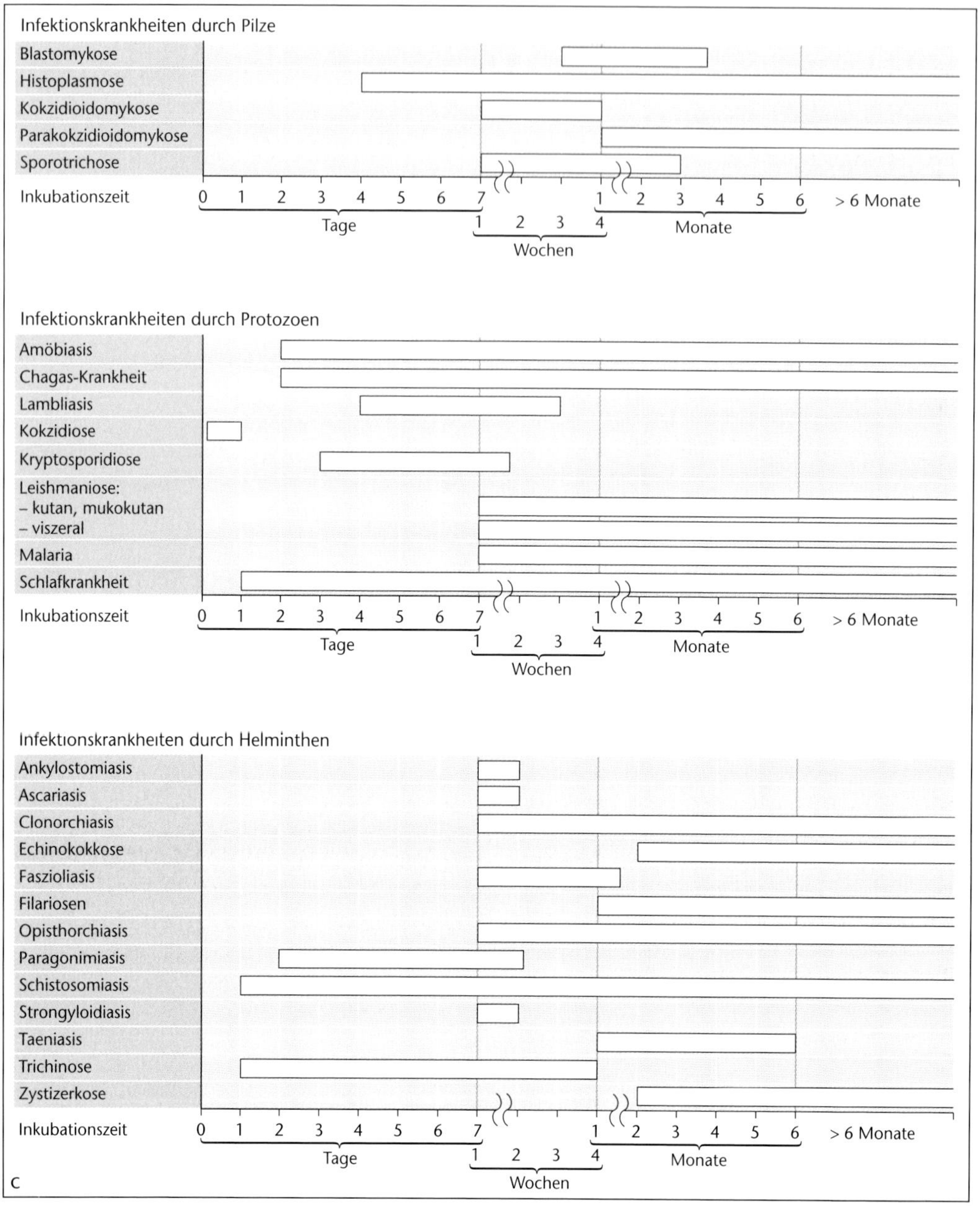

Abbildung 1-1. Fortsetzung

Tabelle 1-1. Inkubationszeiten von Infektionskrankheiten (Auswahl nach Erregergruppen und in alphabetischer Reihenfolge).

Infektionskrankheiten durch Viren	
Argentinisches hämorrhagisches Fieber	7–12 Tage
Bolivianisches hämorrhagisches Fieber	7–14 Tage
Chikungunya-Fieber	1–12 Tage
Dengue-Fieber	3–14 Tage
Ebola-Fieber	5–9 Tage
Enteritis (Norvovirus, Rota-Viren)	1–3 Tage
FSME	3–28 Tage
Gelbfieber	3–6 Tage
Hanta-Virus-Infektion	1–6 Wochen
Hepatitis A	2–6 Wochen
Hepatitis B	1–6 Monate
Hepatitis C	2 Wochen bis 6 Monate
Hepatitis E	4–6 Wochen
HIV/AIDS	2 Wochen bis Jahre
Japanische Enzephalitis	4–14 Tage
Krim-Kongo-Fieber	5–12 Tage
Lassa-Fieber	3–16 Tage
Marburg-Fieber	5–7 Tage
Pappataci-Fieber	3–6 Tage
Phlebotomus-Fieber	3–6 Tage
Poliomyelitis	5–35 Tage
Rift-Valley-Fieber	3–7 Tage
Ross-River-Fieber	3–21 Tage
SARS	2–12 Tage
Tollwut	4 Tage bis 4 Jahre
West-Nil-Fieber	3–6 Tage
Infektionskrankheiten durch Bakterien	
Anthrax	1–7 Tage
Bartonellose	2–4 Wochen
Brucellose	4 Tage bis 6 Wochen
Buruli-Ulkus	2–3 Monate
Chlamydien-Infektionen	3–21 Tage
Cholera	1–6 Tage
Diphtherie	2–5 Tage
Enteritis:	
❑ Bacillus-cereus-Infektion	6–14 Stunden
❑ Campylobacter-Infektion	2–5 Tage
❑ Clostridium-perfringens-Infektion	bis 24 Stunden
❑ Escherichia-coli-Infektion	1–3 Tage
❑ Salmonellose	8–48 Stunden
❑ Shigellose	3–5 Tage
❑ Staphylococcus-aureus-Infektion	1–6 Stunden
❑ Yersiniose	3–10 Tage

Fortsetzung Tab. 1-1 nächste Seite ▸

Tabelle 1-1. Inkubationszeiten von Infektionskrankheiten (Auswahl nach Erregergruppen und in alphabetischer Reihenfolge). *(Fortsetzung)*

Granuloma inguinale	7 Tage bis 5 Monate
Gonorrhö	1–10 Tage
Lymphogranuloma venereum	7–30 Tage
Legionellose	2–10 Tage
Lepra	6 Monate bis Jahrzehnte
Leptospirose	2 Tage bis 3 Wochen
Melioidose	2 Tage bis Jahre
Meningokokkenmeningitis	2–10 Tage
Pest	1–12 Tage
Rickettsiosen:	
❑ epidemisches Fleckfieber	1–2 Wochen
❑ Q-Fieber	2–4 Wochen
❑ Rocky-Mountain-Spotted-Fever	1–10 Tage
❑ Tsutsugamushi-Fieber	1–3 Wochen
❑ Zeckenbissfieber	3–7 Tage
Spirochätosen:	
❑ Borreliose	1–180 Tage
❑ Leptospirose	2–8 Wochen
❑ Frambösie	2–26 Tage
❑ Pinta	2–3 Wochen
❑ Rückfallfieber	2–18 Tage
❑ Syphilis	9–90 Tage
Trachom	1–6 Wochen
Tuberkulose	4 Woche bis Jahre
Tularämie	2–10 Tage
Typhus/Paratyphus	3–60 Tage
Ulcus molle	2–6 Tage
Infektionskrankheiten durch Pilze	
Blastomykose	3–15 Wochen
Histoplasmose	4 Tage bis 10 Monate
Kokzidioidomykose	1–4 Wochen
Parakokzidioidomykose	Monate bis Jahre
Sporotrichose	1–12 Wochen
Infektionskrankheiten durch Protozoen	
Amöbiasis	2 Tage bis Jahre
Chagas-Krankheit	2 Tage bis Jahre
Lambliasis	4–21 Tage
Kokzidiose	2–24 Stunden
Kryptosporidiose	3–12 Tage

Tabelle 1-1. Inkubationszeiten von Infektionskrankheiten (Auswahl nach Erregergruppen und in alphabetischer Reihenfolge). *(Fortsetzung)*

Leishmaniose:	
❏ kutan, mukokutan	1 Woche bis 1 Jahr
❏ viszeral	Tage bis Jahre
Malaria	1 Woche bis Jahre
Schlafkrankheit	1 Tag bis Jahre
Infektionskrankheiten durch Helminthen	
Ankylostomiasis	1–2 Wochen
Ascariasis	1–2 Wochen
Clonorchiasis	1 Woche bis Jahre
Echinokokkose	2 Monate bis Jahre
Faszioliasis	1–6 Wochen
Filariasis	1 Monat bis Jahre
Opisthorchiasis	1 Woche bis Jahre
Paragonimiasis	2–15 Tage
Schistosomiasis	1 Tag bis Jahre
Strongyloidiasis	1–2 Wochen
Taeniasis	1–6 Monate
Trichinose	2–30 Tage
Zystizerkose	2 Monate bis Jahre

2 Differenzialdiagnose reisebedingter Krankheiten

Fieber

GERD DIETER BURCHARD

Als Fieber werden Körpertemperaturen von mehr als 37,8 °C oral bzw. 38,2 °C rektal bezeichnet. Fieber ist neben Diarrhöen eine der häufigsten Gesundheitsstörungen während bzw. nach Tropenreisen. Eine Vielzahl von tropischen Infektionskrankheiten geht mit Fieber einher und muss in der Differenzialdiagnose berücksichtigt werden. In erster Linie geht es bei einem febrilen Tropenrückkehrer darum, eine potentiell lebensbedrohliche Erkrankung zu erkennen.

Untersuchungen bei Reisenden, die aus den Tropen oder Subtropen zurückkehren, zeigen übereinstimmend, dass eine Malaria die wichtigste Fieberursache ist. Es folgen meist unspezifische Virusinfekte, Dengue-Fieber, Harnweginfekte; nicht selten und wegen der Gefährlichkeit zu bedenken sind immer auch Typhus abdominalis und Amöbenleberabszess.

Erste Hinweise auf die Fieberursache lassen sich aus der Anamnese und aus dem Fiebertyp gewinnen. Die differenzialdiagnostische Abklärung berücksichtigt ansonsten zunächst die häufigsten Erkrankungen und orientiert sich nach Ausschluss dieser an der Begleitsymptomatik. Grundsätzlich können bei Patienten mit Fieber nach Tropenaufenthalt nicht nur tropenspezifische Infektionskrankheiten, sondern auch ubiquitäre Infektionen oder nicht-infektiöse Fieberursachen vorliegen (Abb. 2-1).

Basisdiagnostik

Bei febrilen Patienten aus den Tropen muss bei der Basisuntersuchung zunächst geprüft werden, ob eine Malaria oder der Verdacht auf ein hämorrhagisches Fieber vorliegen, da diese Krankheiten sofortiges Handeln erfordern. Die Basisdiagnostik, die **bei jedem** Patienten durchgeführt werden muss, umfasst:

- Anamnese
- klinische Untersuchung
- Malariaausschluss
- Laborchemie
- bakteriologische Untersuchungen
- technische Untersuchungen.

Anamnese

Selbstverständlich ist die erste Frage die nach der geographischen Anamnese (s. Kap. VI.4.2). Weiterhin sind zu berücksichtigen die Dauer des Aufenthaltes, der Reisestil, der Impfstatus und die Malariaprophylaxe. Wichtig sind Fragen nach Medikamenteneinnahme (drug fever), nach einer Verfärbung des Urins, nach Hauterscheinungen etc. sowie nach Krankheiten, die zu einer Immunsuppression führen können (z. B. HIV-Infektion). Nach den in Tabelle 2-1 aufgeführten Risikofaktoren sollte immer gezielt gefragt werden. An die sehr seltene, aber folgenreiche Möglichkeit eines viralen hämorrhagischen Fiebers (VHF) sollte gedacht werden bei einem febrilen Patienten, der sich bis zu drei Wochen vor Erkrankungsbeginn im Endemiegebiet aufgehalten hat, sofern sich An-

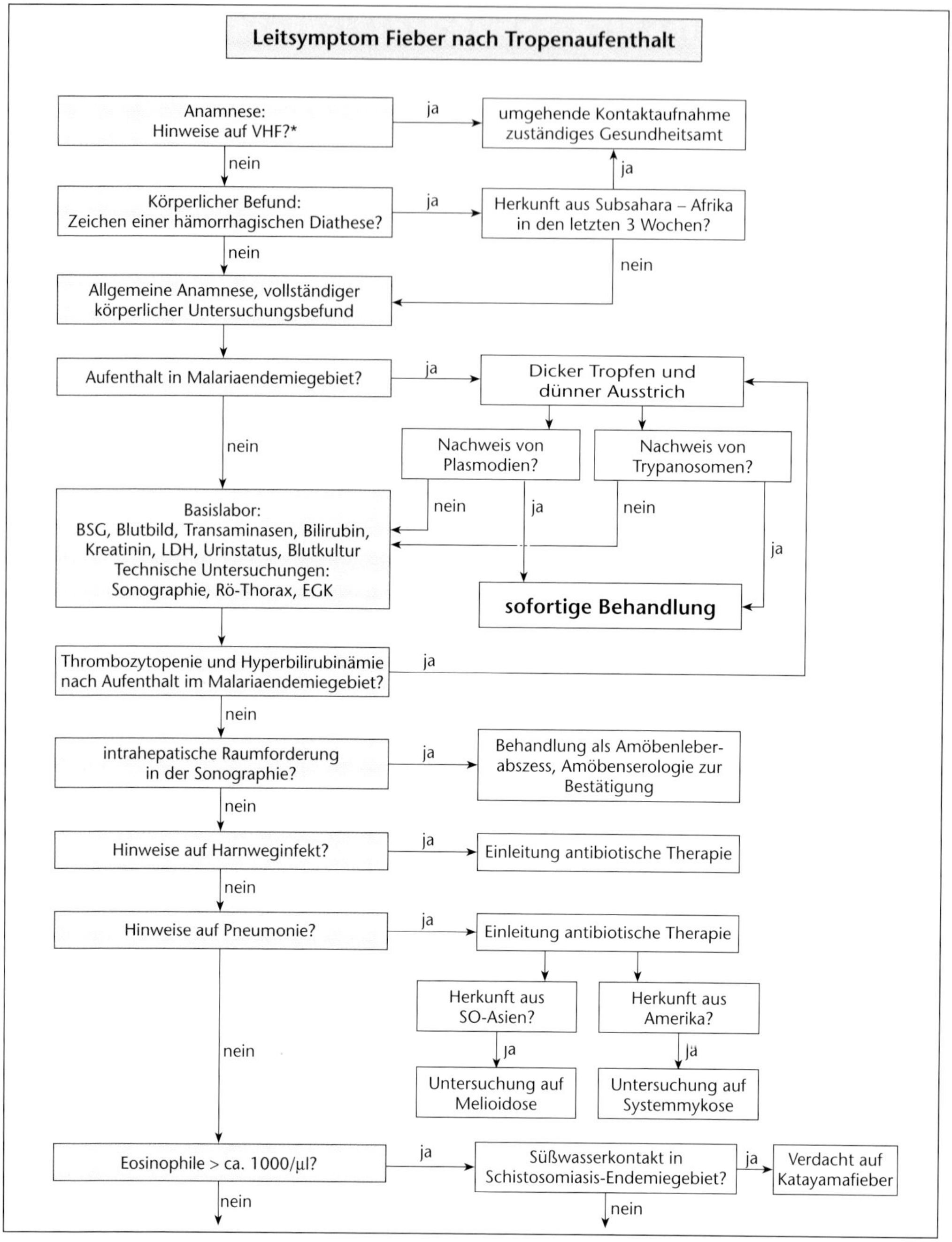

Abbildung 2-1. Leitsymptom Fieber nach Tropenaufenthalt.

* Nach den Kriterien des Robert-Koch-Instituts: Personen, die Patienten mit Fieber oder hämorrhagischer Diathese nach Tropenrückkehr gepflegt oder behandelt haben. Personen, die sich in Endemiegebieten länger als 4 Stunden in einem Haus aufgehalten haben, in dem Kranke mit vermutetem viralem hämorrhagischem Fieber (VHF) anwesend waren, oder die Kranke mit diesen Symptomen gepflegt haben.

** nur wenn Einreise aus den Tropen in den letzten 3 Wochen.

*** nur bei Einreise aus Subsahara – Afrika.

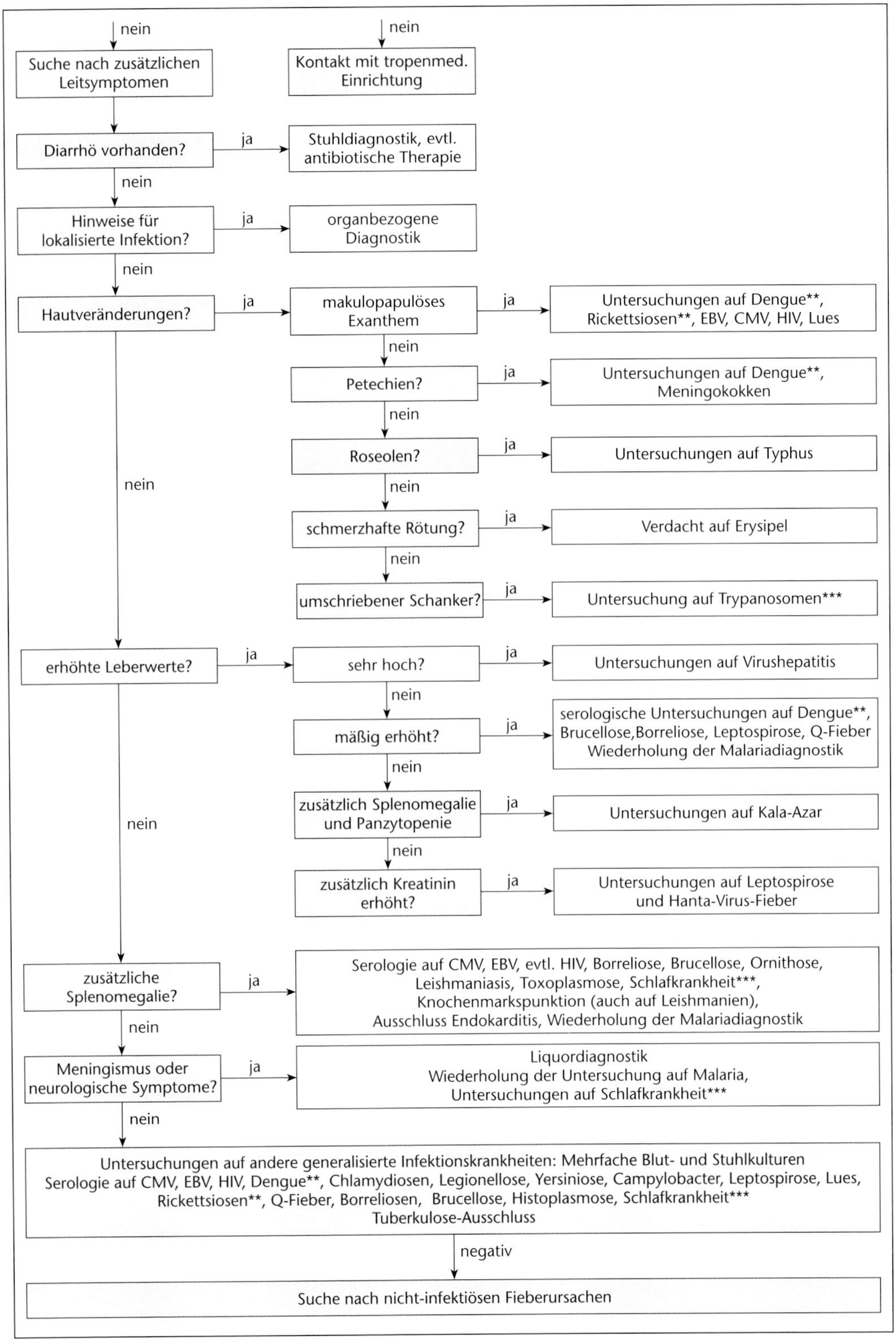
nein
Suche nach zusätzlichen Leitsymptomen
nein
Kontakt mit tropenmed. Einrichtung
Diarrhö vorhanden?
ja
Stuhldiagnostik, evtl. antibiotische Therapie
nein
Hinweise für lokalisierte Infektion?
ja
organbezogene Diagnostik
nein
Hautveränderungen?
ja
makulopapulöses Exanthem
ja
Untersuchungen auf Dengue**, Rickettsiosen**, EBV, CMV, HIV, Lues
nein
Petechien?
ja
Untersuchungen auf Dengue**, Meningokokken
nein
Roseolen?
ja
Untersuchungen auf Typhus
nein
schmerzhafte Rötung?
ja
Verdacht auf Erysipel
nein
umschriebener Schanker?
ja
Untersuchung auf Trypanosomen***
nein
erhöhte Leberwerte?
ja
sehr hoch?
ja
Untersuchungen auf Virushepatitis
nein
mäßig erhöht?
ja
serologische Untersuchungen auf Dengue**, Brucellose,Borreliose, Leptospirose, Q-Fieber Wiederholung der Malariadiagnostik
nein
zusätzlich Splenomegalie und Panzytopenie
ja
Untersuchungen auf Kala-Azar
nein
zusätzlich Kreatinin erhöht?
ja
Untersuchungen auf Leptospirose und Hanta-Virus-Fieber
nein
zusätzliche Splenomegalie?
ja
Serologie auf CMV, EBV, evtl. HIV, Borreliose, Brucellose, Ornithose, Leishmaniasis, Toxoplasmose, Schlafkrankheit***, Knochenmarkspunktion (auch auf Leishmanien), Ausschluss Endokarditis, Wiederholung der Malariadiagnostik
nein
Meningismus oder neurologische Symptome?
ja
Liquordiagnostik Wiederholung der Untersuchung auf Malaria, Untersuchungen auf Schlafkrankheit***
nein
Untersuchungen auf andere generalisierte Infektionskrankheiten: Mehrfache Blut- und Stuhlkulturen Serologie auf CMV, EBV, HIV, Dengue**, Chlamydiosen, Legionellose, Yersiniose, Campylobacter, Leptospirose, Lues, Rickettsiosen**, Q-Fieber, Borreliosen, Brucellose, Histoplasmose, Schlafkrankheit*** Tuberkulose-Ausschluss
negativ
Suche nach nicht-infektiösen Fieberursachen

Tabelle 2-1. Risikofaktoren für fieberhafte Erkrankungen.

Süßwasserkontakt	❑ Schistosomiasis
Tierkontakt	❑ Q-Fieber ❑ Leptospirose ❑ Tollwut ❑ Pest ❑ Tularämie ❑ Brucellose ❑ Milzbrand
Genuss nicht-pasteurisierter Milch	❑ Brucellose ❑ Salmonellose ❑ Tuberkulose
Genuss rohen Fisches	❑ Clonorchiasis
Genuss von Barracuda und Ähnlichem	❑ Ciguatera
Verzehr von ungekochtem Schweinefleisch und anderem	❑ Trichinose
promiskes Sexualverhalten	❑ HIV ❑ Hepatitis B ❑ Lues
Injektionen oder Transfusionen	❑ HIV ❑ Hepatitis B und C ❑ Malaria ❑ Toxoplasmose ❑ Chagas-Krankheit ❑ Leishmaniasis (selten)
Besuche in Höhlen	❑ Histoplasmose
Kontakt mit Arthropoden (Läuse, Flöhe, Mücken, Wanzen, Zecken, Milben)	❑ Malaria ❑ Chagas-Krankheit ❑ Arbovirosen ❑ Krim-Kongo-Fieber ❑ Rickettsiosen ❑ Rückfallfieber ❑ Lyme-Borreliose ❑ Babesiose ❑ Tularämie

haltspunkte dafür ergeben, dass er dort in Kontakt mit Körperflüssigkeiten an VHF erkrankter Personen gekommen sein könnte (s. Kap. IV.4.14.3).

Der Fiebertyp ist im Allgemeinen wenig hilfreich. Am ehesten ist **rezidivierendes Fieber** zu verwerten; es kommt vor bei Malaria, Rückfallfieber, Kala-Azar, Trypanosomiasis, Filariasis oder Cholangitis; **kontinuierliches Fieber** findet sich beim Typhus abdominalis. Bei einigen Erkrankungen treten **zwei Fieberepisoden** auf, z. B. beim Dengue-Fieber und der Leptospirose. Ein **sattelförmiger Fiebertyp** mit morgendlichen und abendlichen Temperaturanstiegen gilt als typisch für die Kala-Azar.

Aus der Kenntnis der **Inkubationszeiten** (s. Kap. IV.1) sind einige Schlüsse möglich: so kann beispielsweise eine Malaria frühestens 7 Tage nach Exposition auftreten; Arbovirosen wie das Dengue-Fieber können nicht später als zwei Wochen nach Rückkehr symptomatisch werden, Rickettsiosen spätestens nach vier Wochen.

■ *Klinische Untersuchung*

Die klinische Untersuchung eines Patienten mit Fieber soll eventuelle Begleitsymptome erfassen. So ist insbesondere zu achten auf:

- ❑ Hauterscheinungen (z. B. Exanthem, Erythema migrans, Eschar, Roseolen, Ikterus, Operationsnarben)
- ❑ Veränderungen der Schleimhäute
- ❑ Lymphknotenschwellungen
- ❑ Thoraxkompressionsschmerz
- ❑ Rasselgeräusche über den Lungen
- ❑ Herzgeräusche
- ❑ Milzvergrößerung
- ❑ Resistenzen im Abdomen
- ❑ Nierenklopfschmerz
- ❑ Gelenkschwellungen
- ❑ Nackensteifigkeit.

■ *Malariaausschluss*

Bei jedem Patienten mit Fieber, der sich in Malariaendemiegebieten aufgehalten hat, müssen zum eventuellen Nachweis einer ☞

Malaria ein dünner **Blutausstrich** und ein **Dicker Tropfen** durchgeführt werden.

Bei unauffälliger Basisdiagnostik (also insbesondere nach Ausschluss einer Malaria, eines Amöbenleberabszesses und eines Typhus abdominalis) erfolgt die weitere Differenzialdiagnostik bei unklarem Fieber insbesondere nach der Begleitsymptomatik. Wenn keine richtungweisenden Begleitsymptome vorliegen, sind nach Aufenthalt in den Tropen oder Subtropen diverse mikrobiologisch-serologische Untersuchungen auf Infektionskrankheiten indiziert, die monosymptomatisch nur mit Fieber verlaufen können. Gleichzeitig sollten Untersuchungen auf versteckte lokale Infektionen und auf nicht-infektiöse Fieberursachen erfolgen.

Laborchemie

Es sollten zunächst laborchemische Untersuchungen mit hoher Sensitivität (bei meist geringer Spezifität) durchgeführt werden: Rotes und weißes Blutbild inklusive Differenzialblutbild sowie Thrombozyten müssen immer untersucht werden. Bei auffälligen Befunden ist eine Knochenmarksuntersuchung anzuschließen. Die Akute-Phase-Proteine sollten bestimmt werden, um Hinweise auf eine Infektion und Verlaufsparameter zu erhalten: z.B. Blutsenkungsreaktion nach Westergren und C-reaktives Protein. Laborchemische Untersuchungen im Hinblick auf eventuelle Organkomplikationen sollten umfassen: GOT, GPT, γ-GT, Lipase, Kreatinin, LDH. Ein Urinstatus gehört zur Basisuntersuchung wie auch eine Stuhluntersuchung auf okkultes Blut und Leukozyten. Ebenso sollten Untersuchungen auf prädisponierende Grundkrankheiten durchgeführt werden (z.B. Blutzucker, HIV-Test bei entsprechender Anamnese). In Einzelfällen könnten Neopterin als Marker für einen lymphotropen Virusinsfekt oder Procalcitonin als Marker für bakterielle Infektionen und Malaria bestimmt werden.

Bakteriologische Untersuchungen

Mehrfache **Blut-, Stuhl- und Urinkulturen** gehören zum Routineprogramm bei jedem febrilen Patienten. Wichtig ist, dass damit ein Typhus abdominalis erfasst werden kann. Darüber hinaus sollte dem Labor immer mitgeteilt werden, dass die Blutkulturen auch auf Brucellen zu untersuchen sind.

Technische Untersuchungen

Auch bei fehlender Organsymptomatik sollten immer ein **Thorax-Röntgenbild** und ein **EKG** angefertigt werden. Eine **Ober- und Unterbauchsonographie** gehören ebenfalls zum Routineprogramm, insbesondere auch im Hinblick auf einen Amöbenleberabszess.

Erweiterte Diagnostik bei Fieber mit gleichgewichtigen zweiten Symptomen

Tropenspezifische Infektionen zeigen manchmal eine mehr oder weniger typische Begleitsymptomatik. In diesen Fällen ist differenzialdiagnostisch stets an eine Malaria, dann aber auch an die im Folgenden beschriebenen Erkrankungen zu denken.

Fieber mit Schmerzen

Fieber ist oft von Kopf- und Gliederschmerzen begleitet, so außer bei der Malaria insbesondere bei Virusinfektionen. Für das Dengue-Fieber ist plötzliches Fieber mit Kopf- und Gliederschmerzen typisch („breakbone fever"). Bei Fieber mit lokalisierten Schmerzen ist an lokalisierte Infektionen zu denken.

Fieber mit Hautveränderungen

Manche Fieberpatienten weisen ein Exanthem auf, welches die Diagnosestellung erleichtert (s. Kap. IV.2.7). Die wichtigsten Differenzialdiagnosen bei Fieber und makulopapulösem Exanthem sind Viruskrankheiten und Rickettsiosen.

Fieber mit Zeichen einer Leberbeteiligung

Fieber und Zeichen einer Hepatitis können bei Erkrankungen durch Viren, Bakterien, Pilze oder Parasiten auftreten (Tab. 2-2; s. Kap. IV.2.4). Eine biliäre Verlaufsform einer Malaria sollte immer ausgeschlossen werden. Es ist zu beachten, dass auch im Rahmen einer Lobärpneumonie ein Ikterus auftreten kann.

Relativ häufig wird die Hepatitis A, viel seltener die Hepatitis E aus tropischen Ländern importiert. Bei ihnen tritt Fieber meist bereits in der präikterischen Phase auf. Differenzialdiagnostisch ist immer zu bedenken, dass viele Medikamente zu einer Hepatitis (eventuell zu einer cholestatischen Hepatitis) mit Fieber führen können.

Tabelle 2-2. Untersuchungsprogramm bei Fieber und Leberbeteiligung.

Erstuntersuchung:
- ❏ Basisdiagnostik inkl. Dicker Tropfen
- ❏ HAV-IgM, HBsAg und Anti-HBc

wenn Erstuntersuchung ohne Befund:
- ❏ Serologie: Hepatitis C, Hepatitis E, Zytomegalie, EBV, HIV, Dengue, Herpes simplex, Rift-Valley, Hanta-Virus, Coxsackie, Chlamydiosen, Rickettsiosen, Q-Fieber, Brucellose, Tularämie, Legionellose, Leptospirose, Borreliose, Lues, Histoplasmose, Toxoplasmose, Toxokariasis, Schistosomiasis

⇓

bei rezidivierendem Fieber:
- ❏ Blutuntersuchungen auf Borrelien

⇓

zusätzlich Splenomegalie und Panzytopenie:
- ❏ Leishmanien-Serologie und Knochenmark-Aspirat auf Leishmanien
- ❏ Histoplasmose-Serologie und Knochenmark-Aspirat auf Histoplasma capsulatum

⇓

zusätzlich Nierenfunktionsstörungen:
- ❏ Leptospirose-Serologie
- ❏ Hantavirus-Serologie

Fieber mit Splenomegalie

Eine Splenomegalie ist für einige febrile Infektionskrankheiten charakteristisch. Die in Tabelle 2-3 aufgeführten Untersuchungen sind indiziert. Wichtig ist, bei Fieber, Splenomegalie und Panzytopenie an Kala-Azar zu denken.

Fieber und Lymphknotenschwellung

Generalisierte Lymphknotenschwellungen treten bei einer Vielzahl von viralen, bakteriellen und parasitären Infektionen auf und sind daher diagnostisch wenig wegweisend (Tab. 2-4; s. Kap. IV.2.5). Vergrößerte Lymphknoten nuchal sind typisch für die Schlafkrankheit (Winterbottom-Zeichen). Das frühe Stadium der lymphatischen Filariosen kann mit rezidivierenden Attacken von Lymphadenitis und Lymph-

Tabelle 2-3. Untersuchungsprogramm bei Fieber und Splenomegalie.

Basisdiagnostik:
- ❏ Dicker Tropfen (Plasmodien und Trypanosomen)
- ❏ Blutkultur (insbesondere auf S. Typhi und Brucellen)
- ❏ Sonographie (z. B. Ausschluss Milzabszesse)

Serologie:
- ❏ CMV, EBV, HIV
- ❏ Arbovirosen, insbesondere Dengue
- ❏ Borreliose, Brucellose, Leptospirose, Ornithose, Lues, Leishmaniasis, Toxoplasmose

Knochenmarkuntersuchung:
- ❏ Ausschluss hämatologischer Erkrankungen
- ❏ mikroskopische Untersuchung auf Leishmanien und Histoplasma capsulatum
- ❏ Kultur auf Brucellen

Ausschluss Endokarditis

Bei gleichzeitiger Eosinophilie:
- ❏ Katayama-Fieber bedenken

angitis zusammen mit Fieber einhergehen, kommt aber bei Reisenden nur extrem selten vor.

Fieber mit Zeichen einer kardialen Beteiligung

Bei einigen spezifischen Tropenkrankheiten, vor allem auch bei einigen parasitären Erkrankungen, kann eine Mitbeteiligung des Herzens vorliegen. So können bei einer **Malaria** oder bei einer **Schlafkrankheit** Erregungsausbreitungs- und Repolarisationsstörungen, manchmal auch Rhythmusstörungen auftreten – im Allgemeinen steht die Herzbeteiligung hierbei aber nicht im Vordergrund. Bei gleichzeitigem Vorliegen einer **Eosinophilie** ist an eine **Trichinose** zu denken. Ein **Amöbenleberabszess** im linken Leberlappen kann ins Perikard rupturieren und zu einer Herzbeuteltamponade führen. Andererseits können auch eine **virale** oder **bakterielle Endokarditis, Myokarditis** oder **Perikarditis** während einer Auslandsreise erworben werden; das virale oder bakterielle Erregerspektrum unterscheidet sich dann kaum von dem Erregerspektrum in Mitteleuropa.

Tabelle 2-4. Fieber und Lymphknotenschwellungen.

Virale Infektionen
- ❏ Zytomegalie
- ❏ Mononukleose
- ❏ Dengue-Fieber
- ❏ HIV-Infektion

Bakterielle Infektionen
- ❏ Rickettsiosen
- ❏ Brucellose
- ❏ Listeriose
- ❏ Pest
- ❏ Tularämie
- ❏ Tuberkulose
- ❏ Katzenkratzkrankheit

Mykosen
- ❏ Systemmykosen, z. B. Histoplasmose

Parasitäre Erkrankungen
- ❏ Toxoplasmose
- ❏ kutane Leishmaniasis
- ❏ Schlafkrankheit
- ❏ lymphatische Filariasis

Fieber mit pulmonalen Infiltraten

Pneumonien werden oft importiert (s. Kap. IV.2.3). Häufige Erreger sind **Streptococcus pneumoniae** (oft Penicillin-resistent), auch **Adenoviren, Influenzaviren, Mycoplasma pneumoniae** und **Haemophilus influenzae.** Es sollte bei unklaren pulmonalen Symptomen immer auch an eine **Systemmykose** gedacht werden. So wurden z. B. Histoplasmosen nach Besuch von Fledermaushöhlen beschrieben, Kokzidioidomykosen nach Durchquerung des Südwestens der USA. Selbstverständlich muss man immer auch die Möglichkeit einer importierten Tuberkulose im Auge behalten. Bei Tuberkulose-verdächtigen Symptomen und entsprechenden Röntgenbildern ist nach Aufenthalt in Südostasien differenzialdiagnostisch an eine **Melioidose** zu denken, eine bakterielle Erkrankung, die endemisch in Südostasien, Neuguinea und in Nordaustralien ist und durch Burkholderia pseudomallei hervorgerufen wird. Im akuten Stadium sind eine nekrotisierende Pneumonie oder eine Septikämie typische Manifestationen. Bei der Pneumonie zeigen sich noduläre Infiltrate in den Oberlappen, die nicht konfluieren; auch noduläre Infiltrate in allen Lungenfeldern oder alveoläre Infiltrate sind möglich.

Fieber mit Gelenkschmerzen

Bei Fieber und Gelenkschmerzen ist differenzialdiagnostisch an infektiöse Arthritiden und reaktive Arthritiden zu denken (s. Tab. 2-5).

> **Infektiöse Arthritiden** sind definiert als Gelenkerkrankungen, bei denen lebende Erreger im Gelenk nachweisbar sind. Unter **reaktiven Arthritiden** werden Gelenkentzündungen subsumiert, die während (parainfektiös) oder infolge (postinfektiös) eines extraartikulären Infektes auftreten, vorwiegend vermittelt über immunologische Mechanismen.

Tabelle 2-5. Untersuchungsprogramm bei Fieber und Gelenkschmerzen.

Verdacht auf infektiöse Arthritis
- ❑ Blutkultur
- ❑ Gelenkpunktion

Verdacht auf reaktive Arthritis
- ❑ Rheumafaktoren, ANA, ASL, Immunglobuline, Harnsäure
- ❑ Stuhl auf Salmonellen, Shigellen, Yersinien, Campylobacter
- ❑ Serologie auf Chlamydien, Mykoplasmen, Salmonellen, Shigellen, Campylobacter, Yersinien, Brucellen, Borrelien, Parvo-B 19 und andere Viren (Röteln, Mumps, Coxsackie, besonders bei Befall kleiner Gelenke), Dengue, Ross River (bei entsprechender geographischer Anamnese)

Unter den reaktiven Arthritiden haben die größte Bedeutung die **postdysenterischen** und die **posturethritischen** Formen. Während des Prodromalstadiums bei **Hepatitis-B-Infektionen** wird in einigen Fällen eine Arthralgie beobachtet. In tropischen und subtropischen Ländern kommen spezifische **virale Erkrankungen** vor, die mit Arthritiden einhergehen können (z.B. Dengue-Fieber), zum anderen können Arthritiden auch bei Infektionen mit **Parasiten** auftreten. Speziell erwähnenswert ist das **Ross-River-Fieber:** Das Ross-River-Virus wird von Mücken übertragen und kommt vor in Australien, Neuguinea und im Pazifik. Nach einer Inkubationszeit von etwa sieben Tagen kommt es zu Fieber und Arthralgien, meist der Handgelenke, Fingergelenke und Fußgelenke. Die Gelenkschmerzen können über Monate anhalten.

Fieber und Blutbildveränderungen

Gewisse differenzialdiagnostische Hinweise lassen sich aus eventuellen Blutbildveränderungen gewinnen (Tab. 2-6; s. Kap. IV.3.1).

Tabelle 2-6. Blutbildveränderungen bei Infektionen.

Leukozytose
- ❑ Sepsis
- ❑ Amöbenleberabszess
- ❑ Cholangitis
- ❑ bakterielle Infektionen im Allgemeinen
- ❑ Miliartuberkulose
- ❑ Rheumatisches Fieber

toxische Neutrophile
- ❑ bakterielle Infektionen

Neutropenie
- ❑ Malaria
- ❑ Tuberkulose
- ❑ Kala-Azar
- ❑ Brucellose

normale Leukozytenzahl
- ❑ umschriebene Tuberkulose
- ❑ Brucellose
- ❑ sekundäre Syphilis
- ❑ Trypanosomiasis
- ❑ Toxoplasmose

Leukopenie
- ❑ Typhus und Paratyphus
- ❑ Brucellose
- ❑ Viruskrankheiten
- ❑ Malaria
- ❑ Kala-Azar

Lymphozytose
- ❑ EBV
- ❑ CMV
- ❑ andere Viruskrankheiten
- ❑ Brucellose
- ❑ Tuberkulose
- ❑ Lues
- ❑ Toxoplasmose

Monozytose
- ❑ Tuberkulose
- ❑ Lues
- ❑ bakterielle Endokarditis
- ❑ granulomatöse Erkrankungen

Eosinophilie
- ❑ Katayama-Fieber
- ❑ Trichinose
- ❑ akute Fasciola-hepatica-Infektion
- ❑ allergische bronchopulmonale Aspergillose
- ❑ disseminierte Kokzidioidomykose

Tabelle 2-6. Blutbildveränderungen bei Infektionen. *(Fortsetzung)*

Eosinopenie
- ❑ Typhus

Thrombozytopenie
- ❑ Malaria
- ❑ Trypanosomiasis
- ❑ Viruskrankheiten (z. B. Dengue-Fieber)
- ❑ Borreliosen
- ❑ Rickettsiosen
- ❑ Leptospirosen
- ❑ Sepsis

Erweiterte Diagnostik bei monosymptomatischem Fieber

Untersuchungen bei negativer Basisdiagnostik und nach Ausschluss einer Malaria

Rickettsiosen inklusive Q-Fieber (s. Kap. IV.4.14.11)

Rickettsien sind intrazellulär lebende Bakterien, die von Arthropoden auf den Menschen übertragen werden. Gelegentlich importiert werden das altweltliche **Zeckenbissfieber** (Rickettsia conorii und R. africae) sowie das **Tsutsugamushi-Fieber** (Orientia tsutsugamushi). Das altweltliche Zeckenbissfieber kommt vor im Mittelmeergebiet, in Afrika und Indien. Typisch ist eine Primärläsion an der Zeckenbissstelle; sie kann ulzerieren und ist dann von einer schwärzlichen Kruste bedeckt: Tache noire oder Eschar.

Rückfallfieber (s. Kap. IV.4.14.9)

Zwei Arten von Borrelien führen zu Krankheitsbildern mit periodisch auftretendem Fieber, meist mit Zeichen einer Leberbeteiligung. Borrelia recurrentis wird durch Kleiderläuse übertragen und führt zum **Läuserückfallfieber**, Borrelia duttoni wird durch Lederzecken übertragen und führt zum **Zeckenrückfallfieber**. Rückfallfieber wird gelegentlich von Touristen nach Europa importiert. Es tritt plötzlich hohes Fieber auf, meist mit starken Kopf-, Rücken- oder Wadenschmerzen. Bauchschmerzen können folgen, bei Perisplenitis auch Schmerzen im Bereich der linken Schulter. Ein Anfall dauert fünf bis sieben Tage. Nach fünf bis neunTagen kann ein Rückfall auftreten; dieser ist meist weniger schwer. Im Blutbild zeigen sich oft eine Leukozytose und eine Thrombopenie. Die Diagnose erfolgt durch den Nachweis der Borrelien im Blut (im Dicken Tropfen, Färbung nach Giemsa oder mit Acridin-Orange), allerdings liegt die Sensitivität dieser Methode nur bei etwa 70%.

Chlamydiose, Legionellose, Listeriose, Tularämie, Yersiniose, Campylobacter-Infektion, Lyme-Borreliose, Leptospirose, Lues und Toxoplasmose

Hier handelt es sich um ubiquitäre bakterielle Infektionskrankheiten, die in tropischen oder subtropischen Ländern nicht wesentlich häufiger (oder seltener, wie z.B. die Yersiniose) vorkommen als in Deutschland, gelegentlich aber für unklares Fieber nach Tropenaufenthalt ursächlich in Frage kommen können – entsprechende serologische Untersuchungen sind daher zu veranlassen.

Melioidose

Eine Melioidose führt akut zur Pneumonie (s.o.), kann aber auch monosymptomatisch nur mit Fieber einhergehen. Bei subakuten und chronischen Verlaufsformen finden sich größere oder kleinere Abszesse in verschiedenen Organen. Multiple Abszesse in der Leber oder in den Nieren können ein charakteristisches sonographisches Bild hervorrufen („swiss cheese"). Die **Diagnose** erfolgt durch den Erregernachweis in Blutkulturen bzw. im Abszesseiter. Immundiagnostische Tests stehen zur Verfügung.

Systemmykosen

Durch Pilze verursachte Krankheiten sind in den Tropen weit verbreitet. Es gibt Pilzerkrankungen, die nur in den Tropen vorkommen oder hier besonders häufig sind. Die Systemmykosen weisen im Allgemeinen eine Organbeteiligung auf, häufig ist die Lunge befallen (s.o.). In frühen Stadien kann aber Fieber im Vordergrund stehen. Die **Diagnose** erfolgt serologisch und durch Nachweis der Erreger im Knochenmark.

Trypanosomiasis und Kala-Azar

Schlafkrankheit und Kala-Azar werden sehr selten als Reisekrankheiten importiert (s. Kap. IV.4.13 und 4.14.12). Bei Fieber nach Aufenthalt in Lateinamerika muss auch an eine Chagas-Krankheit gedacht werden – die Erkrankung ist bei Reisenden allerdings extrem selten (s. Kap. IV.4.14.13).

Lokalisierte Infektionen

Lokalisierte Infektionen, die ein Fieber unklarer Ursache hervorrufen, sind oft im Oberbauch oder im Becken zu finden. Auszuschließen sind Leberabszesse, subphrenische und subhepatische Abszesse, intermittierende Obstruktionen der Gallenwege als Ursache einer Cholangitis, Nierenkarbunkel, perinephritische Abszesse, Pyelonephritis, Psoasabszesse, subakute bakterielle Endokarditis, periodontale Granulome, Morbus Whipple, u. a.

Indiziert sind also CT, gegebenenfalls auch Kernspintomographie, in Einzelfällen PET, Nasennebenhöhlen-Röntgen, i. v. Pyelogramm, Echokardiographie, Koloskopie, Knochenszintigramm, gynäkologische Untersuchung und zahnärztliche Untersuchung. Knochenmarkbiopsien sind im Hinblick auf hämatologische Systemerkrankungen indiziert, sollen aber auch sorgfältig auf Leishmanien und Histoplasma capsulatum untersucht werden (auch bei negativer Serologie), ebenso kulturell auf Bakterien. Eine Lumbalpunktion sollte auch bei leichten Kopfschmerzen, Rückenschmerzen oder Persönlichkeitsveränderungen immer durchgeführt werden.

Nicht-infektiöse Fieberursachen

Hier kommen ursächlich Autoimmun- bzw. Kollagenkrankheiten (systemischer Lupus erythematodes, rheumatoide Arthritis, Polyarthritis, Still-Syndrom, Thyreoiditis, Periarteriitis nodosa, Polymyalgia rheumatica) und rheumatisches Fieber oder Tumoren (Hypernephrom, Hepatom, Adenokarzinome des Darmes, Vorhofmyxom) in Frage. Andere, weniger häufige Ursachen sind z. B. rezidivierende Lungenembolien, Sarkoidose, Morbus Crohn und metabolische Störungen. Deshalb sind entsprechende serologische Untersuchungen und o. g. technische Untersuchungen indiziert.

> Bei jeder fieberhaften Erkrankung während und nach einem Tropenaufenthalt muss zuerst an eine Malaria gedacht und die entsprechende Diagnostik umgehend durchgeführt werden.

Weiterführende Literatur

Doherty, J. F. et al.: Fever as the presenting complaint of travellers returning from the tropics. Q J Med 88 (1995) 277–281.

Fock, R. et al.: Erste medizinische und antiepidemische Maßnahmen bei Verdacht auf virales hämorrhagisches Fieber. Med Welt 52 (2001) 126–132.

Humar, A., J. Keystone: Evaluating fever in travellers returning from tropical countries. Br Med J 312 (1996) 953–956.

O'Brien, D. et al.: Fever in returned travellers: review of hospital admissions for a 3-year period. Clin Inf Dis 33 (2001) 603–609.

Winkelmann, G., H. Hawle: Fieber unbekannter Ursache. Differentialdiagnostik mit Fallbeispielen. Thieme, Stuttgart, 1998.

Durchfälle, abdominelle Krämpfe

2.2

GERD DIETER BURCHARD

Als Durchfall wird eine Konsistenzverminderung des Stuhls, die Zunahme seiner Frequenz (auf über drei Entleerungen pro Tag) oder seiner Menge (auf über 200 g pro Tag) definiert. Durchfälle sind oftmals von abdominellen Krämpfen begleitet.

Während des Aufenthaltes in tropischen oder subtropischen Ländern ändert sich die intestinale Flora bei den Reisenden plötzlich; unter den neuerworbenen Mikroorganismen ist auch eine Vielzahl potenziell pathogener Keime. Das Erregerspektrum variiert je nach geographischer Herkunft. Die Reisediarrhö ist in den meisten Fällen eine selbstlimitierende Erkrankung. Nur etwa 1% der Rückkehrer aus tropischen Regionen weisen eine Diarrhö auf, die länger als 30 Tage anhält.

Enterotoxigene Escherichia coli (ETEC) sind für die meisten Fälle einer Reisediarrhö verantwortlich, weitere häufig vorkommende Erreger sind Shigellen, Salmonellen und Campylobacter.

Viren sind nur für einen kleinen Teil der Reisediarrhöen verantwortlich. Rotavirusinfektionen wurden besonders aus Zentralamerika beschrieben. In jüngster Zeit häufen sich die Fälle von Magen-Darm-Grippen, bei denen die hochinfektiösen **Noroviren** als Krankheitsverursacher diagnostiziert werden. Klinisch stehen Übelkeit und Erbrechen im Vordergrund.

Selten isolierte **bakterielle Durchfallerreger** sind Aeromonas hydrophila, Plesiomonas shigelloides und Vibrio parahaemolyticus. Die Cholera spielt in der Reisemedizin keine Rolle. Yersinien sind in den Tropen seltener als in Mitteleuropa.

Unter den **parasitär bedingten Infektionen** des Intestinaltraktes ist die Amöbenruhr zu nennen. Sie kommt zwar nur selten als Ursache einer Reisediarrhö in Frage, sollte aber diagnostiziert und behandelt werden, um die Spätkomplikation Amöbenleberabszess zu verhindern. Erreger eher chronisch verlaufender Diarrhöen sind Giardia lamblia und fakultativ Blastocystis hominis. Weitere einzellige Erreger selbstlimitierender Diarrhöen (bei immunkompetenten Patienten) sind Kryptosporidien, Cyclospora cayetanensis und Isospora belli. Würmer führen in der Regel nicht zu akuten Durchfallerkrankungen; Ausnahmen sind die Strongyloidiasis und schwere Verläufe bei der Schistosoma-mansoni- und Trichuris-trichiura-Infektion (s. Kap. IV.4.12).

Bemerkenswert ist, dass auch unter Einsatz aller diagnostischer Möglichkeiten bei etwa einem Viertel der Patienten mit Reisediarrhö die Ursache nicht aufzudecken ist.

Eine **Differenzialdiagnose** anhand der Symptomatik ist nicht möglich. Zwar führen virale Infektionen häufiger zu Übelkeit und Erbrechen, Shigellen und Entamoeba histolytica häufiger zu blutigen Diarrhöen, Giardia lamblia und Blastocystis hominis eher zu Diarrhöen mit Meteorismus – im Einzelfall ist ein Rückschluss auf den zugrunde liegenden Erreger aber nicht möglich.

Es muss daher bei allen Patienten ein standardisiertes Untersuchungsschema ablaufen. Dieses sollte diejenigen Erreger identifizieren, die keine selbstlimitierenden Erkrankungen hervorrufen und die potenziell gefährlich sind.

Das heißt, auf Viren, z.B. Rotaviren, wird man normalerweise nicht untersuchen, ebenfalls nicht auf enterotoxigene Escherichia coli.

Es ist darauf hinzuweisen, dass auch eine **Malaria** mit einer gastrointestinalen Symptomatik einhergehen kann. Ebenfalls sollte immer bedacht werden, dass es sich bei einer anhaltenden Reisediarrhö um die erste Manifestation einer **Colitis ulcerosa** oder eines **Morbus Crohn** handeln kann. Bei unklaren Diarrhöen sollte nach einer vorbestehenden **HIV-Infektion** gefragt werden. Differenzialdiagnostische Probleme können manchmal Vergiftungen nach dem Verzehr von Meerestieren bereiten. Am wichtigsten ist **Ciguatera,** eine Vergiftung mit einem Toxin, das von Dinoflagellaten gebildet wird und sich in Raubfischen anreichert. Die zunächst bestehenden gastrointestinalen Symptome werden im weiteren Verlauf durch neurologische Symptome ersetzt: Parästhesien, Umkehrung des Temperaturempfindens, Schwindel etc.

Wie bei der Differenzialdiagnose anderer Beschwerden wird das Symptom Durchfall ebenfalls schrittweise abgeklärt:

Wässrige Diarrhö

ohne Fieber:

- bakteriologische Stuhluntersuchung auf Salmonellen, Shigellen, Campylobacter
- parasitologische Stuhluntersuchung auf Protozoen und Wurmeier.

mit Fieber:

- Blutbild, Entzündungsparameter, Dicker Tropfen auf Plasmodien
- bakteriologische Stuhluntersuchung auf Salmonellen, Shigellen, Campylobacter
- parasitologische Stuhluntersuchung auf Protozoen und Wurmeier.

Folgeuntersuchung, wenn Erstuntersuchung ohne Befund, und bei anhaltenden Beschwerden:

- Blutbild, Entzündungsparameter, Laborchemie
- Wiederholung der bakteriologischen Stuhluntersuchung (mit Yersinien)
- Wiederholung der parasitologischen Stuhluntersuchungen
- Stuhl-Antigentest auf Giardia-lamblia-Antigen
- Ziehl-Neelsen-Färbung eines Stuhlausstriches (auf Kryptosporidien und Cyclospora).

In folgenden Fällen ist die Überweisung des Patienten mit Reisediarrhö an einen Tropenmediziner bzw. an ein Tropeninstitut angezeigt:

- **blutige Diarrhö** (Untersuchung des frischen Stuhls auf Entamoeba histolytica; Koloskopie mit Untersuchung von Schleim und Biopsien auf Entamoeba histolytica; wenn Amöbendiagnostik negativ, Untersuchung auf enterohämorrhagische Escherichia coli)
- **Eosinophilie im Blutbild** (Spezialuntersuchungen des Stuhls und des Duodenalsaftes auf Larven des Zwergfadenwurms Strongyloides stercoralis)
- **Längere Zeit bestehende Diarrhö** (Spezialuntersuchungen auf Giardia lamblia, Ausschluss tropische Sprue)
- **Bekannte HIV-Infektion** (Ziehl-Neelsen- oder Trichrom-Färbung eines Stuhlausstriches; PCR auf Mikrosporidien; Gastroduodenoskopie und Koloskopie mit Untersuchung der Biopsien auf Viren, Mykobakterien und Pilze)

Weiterführende Literatur

Caeiro, J.P., H.L. DuPont: Management of travellers' diarrhoea. Drugs 56 (1998) 73–81.

Danowitz, M. et al.: Evaluation of patients with chronic diarrhea. N Engl J Med 332 (1995) 725–729.

DuPont, H.L., E.G. Capsuto: Persistent diarrhea in travellers. Clin Inf Dis 22 (1996) 124–128.

Husten

GOTTFRIED KUSCH

Unter Husten wird eine explosionsartige Exspiration verstanden, die durch verstärkte Irritation der Hustenrezeptoren durch entzündliche, chemische, thermische oder mechanische Reize ausgelöst wird.

Während und nach einer Reise sind Symptome von Seiten des oberen Respirationstraktes die zweithäufigste Befindensstörung nach Durchfallerkrankungen. Husten ist dabei ein führendes Symptom und bei Rückkehrern aus den Tropen häufig von Fieber begleitet. Beim Reisenden, der mit Husten zurückkehrt, handelt es sich überwiegend um eine bronchopulmonale Infektion, die zu akutem Husten führt. Meistens ist Husten Ausdruck einer Bagatellinfektion, manchmal Folge umweltbedingter Toxine oder Allergene (Milben, Pestizide, Pilze, Pollen, Staub), kann aber auch im Zusammenhang mit einer tropentypischen Infektion oder anderen Erkrankung stehen. Husten muss deshalb sorgfältig abgeklärt werden, insbesondere wenn er nicht innerhalb von 7–10 Tagen verschwindet, als Hämoptyse in Erscheinung tritt oder von anderen Symptomen, wie z. B. Bronchospastik, Fieber oder produktivem Sputum begleitet wird. Eine Basisdiagnostik hilft, seltenere Ursachen nicht zu übersehen.

Husten muss nicht notwendigerweise durch eine Irritation der Atemwege bedingt sein. Das hängt damit zusammen, dass Hustenrezeptoren sich nicht nur in Nase, Larynx, Trachea, Bronchien und Lungen befinden, sondern auch in den Nasennebenhöhlen, im Gehörgang, in der Tuba Eustachii, in der Pleura, im Perikard sowie im Gastrointestinaltrakt und im Zwerchfell. Die größte Rezeptordichte ist jedoch in den oberen Atemwegen zu finden. Bei einem länger als acht Wochen dauernden **chronisch-persistierenden Husten** muss deshalb nach Ausschluss pneumologischer Ursachen eine weitere Abklärung auf HNO-ärztlichem, kardialem und gastrointestinalem Fachgebiet erfolgen.

In Tabelle 2-7 ist die typische Husten- und Auswurfsymptomatik bei Lungen- und Bronchialerkrankungen zusammengefasst.

Basisdiagnostik

Eine sorgfältige **Anamnese** (unproduktiver oder produktiver Husten, das zeitliche Auftreten von Husten und Auswurf, deren Ausmaß und Qualität und die Begleitumstände, Hämoptysen, Thoraxschmerz, vorbestehende kardiopulmonale Erkrankungen und ACE-Hemmer-Einnahme, Immunsuppression, Allergien, Rauchgewohnheiten, Exposition gegenüber toxischen Dämpfen, Stäuben und Rauch, Inhalation von kontaminiertem Wasser, Tierkontakte, Stiche und Bisse von Insekten, Nahrungsmittel, Kontakte mit erkrankten Personen) und **Befunderhebung** (Ganzkörperstatus, häufig Begleitsymptome!) geben wichtige Hinweise auf die Ätiologie des Hustens.

Bei jedem Patienten sollten folgende **Laboruntersuchungen** durchgeführt werden:

- Rotes und weißes Blutbild einschließlich Differenzialblutbild und Thrombozyten
- Blutsenkungsreaktion
- C-reaktives Protein
- γ-GT und SGPT
- Urinstatus
- Stuhl auf okkultes Blut und Parasiten.

Bei anamnestischen oder klinischen Verdachtsmomenten für eine HIV-Infektion sollte auch ein HIV-Test durchgeführt werden.

Weiterführende Diagnostik

Bei **Husten mit Fieber** muss eine **Röntgenuntersuchung der Thoraxorgane** durchgeführt werden (s. Kap. IV.3.4). Außerdem ist das Anlegen von **Blutkulturen** empfeh-

Tabelle 2-7. Typische Husten- und Auswurfsymptomatik bei Lungen- und Bronchialerkrankungen (nach Fabel, 1995).

Symptomatik	Erkrankungen
trocken, besonders bei Belastung	Lungenfibrose
initial trocken, quälend, bellend-blechern, oft mit Heiserkeit verbunden	akute Tracheobronchitis, Laryngitis
meist wenig produktiv, bevorzugt morgens; bei obstruktiver Bronchitis: exspiratorisches Giemen	chronische Bronchitis (ohne Bronchiektasie)
bevorzugt morgens und bei Lagewechsel, produktiv, große Mengen, putride, gelegentlich Hämoptysen	Alveolarzellkarzinom, bakterielle Bronchitis, Bronchiektasie, Lungenabszess, Pneumonie
nicht typisch, eher trocken, gelegentlich mit Hämoptysen	Tuberkulose
nicht typisch, eher trocken, gelegentlich Hämoptysen; bei Alveolarzellkarzinom oft reichlich apfelgeleeartiges Sputum (**Beachte:** Wechsel von Husten und Auswurf in Qualität und Quantität bei vorbestehender Bronchitis)	Bronchialkarzinom (zentral sitzend)
anfallsartig trocken bis produktiv (insbesondere nachts und bei Belastung); Auswurf zäh, schaumig oder gelatinös (**Beachte:** Bei hohem Gehalt an eosinophilen Granulozyten gelbliches Sputum möglich, Differenzialdiagnose: Infekt)	Asthma bronchiale
bei Belastung und nachts („kann nicht schlafen"); eher trocken; ausgeprägte Zyanose; Sputum bei Lungenödem schaumig-flüssig	Asthma cardiale (akute Lungenstauung, chronische Lungenstauung, z. B. bei Mitralvitium)
beim Essen; trocken, später Hämoptysen möglich; einseitiger Auskultationsbefund	Aspiration bei Schluckstörung, broncho-ösophageale Fistel, Ösophagusdivertikel
oft initial trockener Reizhusten; einseitiger Thoraxschmerz	Pneumothorax, Lungenembolie
Stakkatohusten mit Apnoe und Reprise sowie Erbrechen zähen Schleims	Pertussis im Stadium convulsivum

lenswert. Ergibt die Röntgenuntersuchung Veränderungen wie pulmonale Infiltrate, Hohlraumbildungen, Knötchen und raumfordernde Läsionen, Pleuraergüsse oder -empyeme, eine Herzvergrößerung mit oder ohne eine pulmonalvenöse Stauung bzw. ein Lungenödem, oder Lymphknotenvergrößerungen (s. Kap. IV.2.5), sollte die weitere Diagnostik unter stationären Bedingungen durchgeführt werden. Das Gleiche gilt für Husten mit Zeichen einer Begleithepatitis, bei Hämoptysen und bei bekannter oder neu diagnostizierter Immunschwäche.

Routinemäßig sollen dann auch ein **Elektrokardiogramm** (s. Kap. IV.3.3) angefertigt und eine **Oberbauchsonographie** (s. Kap. IV.3.2) sowie ein komplettes internistisches Routinelabor durchgeführt werden. Entsprechend den differenzialdiagnostisch in Frage kommenden Erregern werden insbesondere bei schwerer Erkrankung serologische und PCR-Untersuchungen durchgeführt.

Bei einer Bluteosinophilie und chronischem Husten sollten mehrfach **tropenmedizinische Zusatzuntersuchungen** erfolgen (s. Kap. IV.3.1):

- Stuhluntersuchungen auf Wurmeier/Wurmlarven
- Urinuntersuchung auf Schistosomoseneier
- Untersuchungen auf Mikrofilarien
- Bakterien (Mykobakterien!), Pilze und Paragonimus-Eier im Sputum
- Mendel-Mantoux-Test
- serologische Untersuchungen auf Helminthen.

Neben **parasitologischen und mikrobiologischen** Untersuchungen (Blut, Sputum, Tracheal- und Bronchialsekret, Pleuraflüssigkeit) sind ggf. auch eine **zytologische** (Sputum, bronchoalveoläre Lavage) und evtl. auch eine **histologische** (Lungengewebe mittels transbronchialer Biopsie) Diagnostik erforderlich.

Differenzialdiagnose des Hustens infolge von Infektionskrankheiten

(s. a. Kap. IV.4.9)

Nach klinischen Gesichtspunkten

Akute Erkältungskrankheiten sind meistens durch virale Bagatellinfektionen (Reihenfolge entsprechend absteigender Häufigkeit von assoziiertem Husten: Rhino-, Corona-, Parainfluenza- und Respiratory syncytial- Virus) bedingt. Der meist leichte Husten verschwindet in der Regel mit den anderen Symptomen nach 7–10 Tagen. Bei Infektionen mit Influenza- und Adenovirus, Bordetella pertussis, Mycoplasma und Chlamydia pneumoniae kann der Husten als das vorrangige und schwer beeinträchtigende Symptom länger als einen Monat bestehen. Übergänge in ein Asthma bronchiale kommen vor. Eine Tuberkulose muss bei **chronischem** Husten immer ausgeschlossen werden.

Im Rahmen einer **Bronchitis** muss außer an virale und bakterielle Erreger (einschließlich Typhuserkrankungen, s. Kap. IV.4.3) an eine Ankylostomiasis, Ascariasis und Strongyloidiasis gedacht werden, aber auch an seltenere Infektionskrankheiten wie Aktinomykose, Kokzidioidomykose und Paragonimiasis. **Bronchospasmen** kommen besonders im Rahmen einer Ascariasis, Aspergillose, Filariose, Strongyloidiasis und Toxokariasis vor.

Hämoptysen kommen nicht selten bei Bronchitiden (meist bakteriell) und Pneumonien (viral und bakteriell) sowie bei Karzinomen und Lungenembolien vor. An eine Tuberkulose muss immer gedacht werden, die Angabe von Thoraxschmerzen erfordert den Ausschluss einer Lungenembolie. Von den Helminthosen kommen eine Ankylostomiasis, Ascariasis, Echinokokkose, Gnathostomiasis, eine Paragonimiasis und eine Trichinose in Betracht. Zu hochkontagiösen hämorrhagischen Fiebern siehe Kapitel IV.4.14.3, zu Lungenblutungen bei Pest siehe Kapitel IV.4.14.8.

Husten mit **begleitender Hepatitis** findet sich häufig bei Erregern atypischer Pneumonien, insbesondere bei Q-Fieber und Chlamydien-Pneumonie.

Bei **immungeschwächten Patienten** ist insbesondere auf das Vorliegen einer Tuberkulose, CMV-Pneumonie, Toxoplasmose, Legionellose, Herpes-Infektion, Nokardiose sowie einer Pilzinfektion (Pneumocystis-carinii-Pneumonie, Candidose, Aspergillose, Kryptokokkose, Histoplasmose, Kokzidioidomykose, Parakokzidioidomykose und Blastomykose) zu achten.

Nach radiologischen (s. Kap. IV.3.4) und sonographischen (s. Kap. IV.3.2) Gesichtspunkten

Die wohl umfangreichste Differenzialdiagnose für Husten muss beim Nachweis **pulmonaler Infiltrate** berücksichtigt werden: **Viruspneumonien** einschließlich CMV, Hanta-Virus-Infektionen, SARS und Vogelgrippe; **bakterielle Pneumonien** einschließlich der durch Bacillus anthracis, Brucellen, Burkholderia pseudomallei (Melioidose), Chlamydien, Coxiella burnetii (Q-Fieber), Francisella tularensis, Legionella-Arten, Mycoplasma pneumoniae, Nokardien, Rickettsia tsutsugamushi und Yersinia pestis; **Pilzinfektionen** (Aspergillose, Blastomykose, Candidose, Histoplasmose, Kokzidioidomykose, Kryptokokkose, Parakokzidioidomykose, Pneumocystis carinii); **Protozoeninfektionen** (Amöbiasis, Toxoplasmose, viszerale Leishmaniose) und **Helminthosen** (Ankylostomiasis, Ascariasis, Filariasis, Gnathostomiasis, Paragonimiasis, Schistosomiasis, Strongyloidiasis und Toxokariasis).

Bei **Kavernenbildungen** sind außer der Tuberkulose andere Bakterien, insbesondere Klebsiella pneumoniae, Pseudomonas aeruginosa, Staphylococcus aureus sowie Anaerobier, außerdem eine Paragonimiasis und Pilzinfektionen (Aspergillose, Blastomykose, Histoplasmose, Kokzidioidomykose und Lungenbeteiligung durch Pneumocystis carinii) zu berücksichtigen.

Wenn ein **Pleuraerguss** und/oder ein **Leber- oder Lungenabszess** gefunden werden, muss parasitologisch und serologisch auf eine Amöbeninfektion untersucht werden.

Bei sonographisch und röntgenologisch nachgewiesenen **zystischen Formationen in Leber und Lunge** muss eine serologische Untersuchung auf eine Echinokokkose erfolgen.

> Bei der Vielfalt der für Husten in Frage kommenden Infektionserreger sind eine sorgfältige Anamneseerhebung und klinische Untersuchung sowie ein Basis-Labor zunächst ausreichend. Bei zusätzlichen Leitsymptomen wie Fieber, Hämoptysen, Begleithepatitis und Immunschwäche wird die Basis-Diagnostik durch EKG, Röntgen und Sonographie sowie in Abhängigkeit von der Reiseanamnese durch parasitologische/mikrobiologische, zytologische und ggf. auch histologische Untersuchungen ergänzt.

Weiterführende Literatur

Cohen, J., W.G. Powderly: Infectious Diseases, Mosby, Edinburgh–London–New York 2004.

Fabel, H.: Husten, Auswurf. In: Fabel, H. (Hrsg.): Pneumologie. Urban & Fischer, München–Stuttgart–Jena 1995.

Kardos, P.: Chronisch persistierender Husten (CPH). Pneumonologie 49 (1995) 2–13.

Mandell, G.L., J.E. Bennet, R. Dolin: Principles and Practice of Infectious Diseases. Churchill Livingstone, Philadelphia–London–Toronto 2000.

2.4 Schmerzen im Leberbereich – Ikterus

HARALD KRETSCHMER

> Schmerzen im Leberbereich sowie Ikterus treten bei Erkrankungen der Leber und Gallenwege auf, seien sie infektiös (Hepatitis), toxisch (Hepatose), immunologisch oder allergisch bedingt oder Zeichen einer Stoffwechselkrankheit.

Klinisch sind solche Hepatopathien häufig durch eine Lebervergrößerung gekennzeichnet, weniger häufig durch einen Ikterus (Serum-Bilirubin > 2,5 mg/dl). Labortechnisch finden sich in wechselnder Konstellation Erhöhungen der Serum-Transaminasen GOT und GPT, Vermehrung der sogenannten cholestatischen Enzyme γ-GT, AP und LAP, Erhöhung des

Serum-Bilirubinwertes und vermehrte oder fehlende Ausscheidung von Bilirubin und Urobilinogen im Urin.

Vorgehensweise

Differenzialdiagnostische Überlegungen bei Hepatopathien während oder nach einer Reise folgen dem im Kapitel **Fieber** angegebenen Vorgehen (Anamnese, insbesondere Erhebung einer genauen Reiseanamnese, körperliche und labortechnische Befunde, Anwendung bildgebender Verfahren; s. Kap. IV.2.1). Insbesondere sei auf den dortigen Abschnitt **Fieber mit Zeichen einer Leberbeteiligung** verwiesen.

Infektiöse Hepatopathien

Aus reisemedizinischer Sicht muss bei Vorliegen einer Hepatopathie während und nach Auslandsaufenthalt in erster Linie an infektiöse Ursachen gedacht werden. Diese sollen hier nach Erregerarten eingeteilt werden (Tab. 2-8).

Durch Viren verursachte Hepatopathien

Die meisten viral bedingten Hepatopathien können durch serologische Untersuchungen eindeutig nachgewiesen werden. Daneben stützt sich die Diagnose auf den klinischen Verlauf und die klinisch-chemischen Untersuchungen. Bei viralen Hepatitiden liegen typischerweise die GPT-Werte höher als die GOT-Werte. Infektionen mit den Hepatitis-A-, -B-, -C-, -D- und -E-Viren (s. Kap. IV.4.6) kommen in Ländern der Tropen und Subtropen sehr viel häufiger vor als in Mitteleuropa, während Infektionen mit z.B. HI-, Epstein-Barr-, Zytomegalie-, Coxsackie-, Herpes-simplex- und Mumps-Viren weltweit in etwa gleicher Häufigkeit auftreten. Das Gelbfieber-Virus kommt nur in Afrika und Südamerika vor (s. Kap. IV.4.14.1). In den Tropen lebende und reisende Europäer sind wegen der Gelbfieber-Impfpflicht bei Einreise in gefährdete Gebiete von dieser Krankheit nicht bedroht, mit ihr muss also auch nach Rückkehr von einer Tropenreise nicht gerechnet werden. Die Dengue-Viren sind inzwischen weltweit in den Tropen verbreitet (s. Kap. IV.4.11). Sehr selten sind Erkrankungen durch Hanta-Viren und fulminante Verläufe hämorrhagischer Fieber (z.B. Lassa-Fieber, s. Kap. IV.4.14.3).

Durch Bakterien verursachte Hepatopathien

Bakterielle Erkrankungen können regelmäßig (z.B. Leptospirose, Brucellose, Salmonellose) oder bei bestimmter Reaktionslage (z.B. Tuberkulose, Lepra, Lues, Borreliose, Melioidose) mit dem Zeichen einer Hepatopathie einhergehen. Bakteriologische Untersuchungen von Blut, Sputum, Stuhl, Urin und eventuell Knochenmark helfen in der Diagnostik ebenso wie serologische Tests. Die histologische Untersuchung eines Leberpunktionszylinders ist insbesondere zum Nachweis oder Ausschluss einer Tuberkulose und Brucellose hilfreich. Bei mittels Sonographie festgestellten Raumforderungen im Leberbereich haben – nach Ausschluss einer Echinokokkose (s. Kap. IV.4.12.3) und eines Amöbenleberabszesses (s. Kap. IV.4.2.1) – die Punktion des vermuteten Abszesses und die bakteriologische Untersuchung des Aspirates einen wichtigen Stellenwert. Auch an die bakterielle Superinfektion eines Amöbenleberabszesses sollte gedacht werden.

Im Verlauf der verschiedenen Rickettsiosen (s. Kap. IV.4.14.11) kommt es unter anderem auch zu einer Störung der Leberfunktion, die das Krankheitsbild aber nicht beherrscht und gegenüber den Leitsymptomen Fieber, Exanthem, neurologische Symptomatik und Pneumonie differenzialdiagnostisch eher im Hintergrund steht. Der definitive Nachweis einer Rickettsiose wird durch serologische Untersuchungen geführt.

Durch Pilze verursachte Hepatopathien

Viele systemische Mykosen führen zu einer Leberbeteiligung, so z.B. die Histoplasmose. Die genaue Diagnostik ist nur durch spezielle serologische und kulturelle Untersuchungsmethoden möglich. Wegen der Seltenheit solcher Mykosen mit Leberbeteiligung in der Reisemedizin wird hier nicht näher auf sie eingegangen.

Tabelle 2-8. Differenzialdiagnose der infektiösen Hepatopathien während und nach Auslandsreise.

Erreger	Krankheit	entscheidende Untersuchung
Viren	Hepatitis A bis E	Serologie
	Mononukleose	Serologie
	CMV-Infektion	Serologie
	Herpes-simplex-Infektion	Serologie
	Coxsackie-Virus-Infektion	Serologie
	Dengue-Fieber	Serologie
	Gelbfieber	Serologie
Bakterien	Brucellose	Bakteriologie, Serologie
	Leptospirose	Serologie
	Salmonellose	Bakteriologie, Serologie
	bakterieller Leberabszess	Sonographie, Punktion des Abszesses mit bakteriologischer Untersuchung
	Tuberkulose	Leberpunktion (Histologie, Bakteriologie)
	Lues	Serologie
	Lepra	Klinik
	Rickettsiosen	Serologie
Pilze	diverse Mykosen	kulturelle und serologische Untersuchungen
Protozoen	Malaria (biliäre Verlaufsform)	parasitologischer Blutausstrich
	Amöbiasis (Amöbenleberabszess)	Serologie, Sonographie
	Leishmaniasis (Kala-Azar)	parasitologischer Knochenmarkausstrich, Serologie
Helminthen	Schistosomiasis	Ei-Nachweis in Stuhl und/oder Urin, Serologie
	Echinokokkose	Sonographie, Serologie
	Clonorchiasis	parasitologische Stuhluntersuchung, Serologie
	Opisthorchiasis	parasitologische Stuhluntersuchung, Serologie
	Faszioliasis	parasitologische Stuhluntersuchung, Serologie
	Toxokariasis	Serologie
	Ascariasis	parasitologische Stuhluntersuchung

Durch Protozoen verursachte Hepatopathien

Die drei wichtigsten Protozoenerkrankungen mit schwerster Leberbeteiligung sind die Malaria, die Amöbiasis und die viszerale Leishmaniose (Kala-Azar).

Die „biliäre" Verlaufsform einer Malaria tropica gehört zu den schweren komplizierten Verläufen dieser lebensbedrohlichen Erkrankung (s. Kap. IV.4.1). Erhöhte Serum-Transaminasen und eine oft starke Bilirubin-Erhöhung bei ebenfalls stark erhöhter LDH kennzeichnen neben den anderen Malaria-typischen Symptomen das klinische Bild. Entscheidend für die Diagnosestellung ist die parasitologische Untersuchung dicker („Dicker Tropfen") und dünner Blutausstriche. Diese Untersuchung sollte also in jedem Fall einer fieberhaften Lebererkrankung in Zusammenhang mit einem Tropen- oder Subtropenaufenthalt durchgeführt werden.

Der Amöbenleberabszess geht mit hohem Fieber, ausgeprägter Leukozytose und erhöhter BSG einher (s. Kap. IV.4.2.1). Sonographie und serologische Untersuchungen sichern die Diagnose. **Diagnostische** Punktionen tragen kaum je zum Beweis eines Amöbenleberabszesses bei und sollten wegen der Gefahr der Verschleppung vegetativer Amöbenformen unterbleiben.

Leitsymptome der viszeralen Leishmaniose sind neben der Lebervergrößerung und Einschränkung der Leberfunktion die oft exzessive Splenomegalie, die maximal erhöhte BSG, die Anämie mit Leukopenie und Thrombopenie sowie das stets bestehende Fieber (s. Kap. IV.4.13). Der Nachweis von Leishmanien im Knochenmarkausstrich, eventuell auch in Leber- oder Milzpunktaten, ist beweisend für Kala-Azar; hilfreich sind auch serologische Tests.

Durch Helminthen verursachte Hepatopathien

Trematoden (Schistosoma, Clonorchis, Opisthorchis, Fasciola), Cestoden (Echinococcus) und seltener Nematoden (Ascaris, Toxocara) können zu Hepatopathien führen (s. Kap. IV.4.12.3). Ascaris lumbricoides führt nur in Einzelfällen durch Wanderung des adulten Wurms in die großen Gallengänge zu den Zeichen eines Verschlussikterus. Der sichere Nachweis der weltweit in umschriebenen Gebieten vorkommenden Echinokokkose gelingt durch die Verbindung von Serologie und Sonographie (und eventuell Computertomographie). Bei den späten Stadien von Schistosomiasis mansoni oder japonica steht die Hepatopathie mit fibrotischem Umbau (Pipe-stem-Fibrose) ganz im Vordergrund. Der parasitologische Nachweis von Schistosomeneiern im Stuhl (und eventuell Urin), die oft bestehende Eosinophilie, die spezifischen serologischen Befunde und das typische sonographische Bild sichern die Diagnose (s. Kap. IV.4.12.1).

Nicht-infektiöse Hepatopathien

Von den genannten infektiösen und parainfektiösen Hepatopathieformen müssen ubiquitär, deshalb also auch im zeitlichen Zusammenhang mit einer Reise vorkommende Hepatopathien ebenso abgegrenzt werden wie auch der „prähepatische" Ikterus bei Hämolyse.

Zu den Ursachen für einen **hepatozellulären Ikterus** zählen:

- familiäre Hyperbilirubinämie (z. B. Morbus Crigler-Najjar, Morbus Gilbert-Meulengracht)
- nutritiv-toxische Hepatopathien (Alkohol, Pilzgifte etc.)
- medikamentös bedingte Hepatopathien (z. B. Antibiotika, Tuberkulostatika, Tetrachlorethylen, Zytostatika etc.)
- Leberzirrhose
- Leberzellkarzinom und Metastasen von Primärtumoren anderer Lokalisation
- Stoffwechselkrankheiten (z. B. Hämochromatose, Morbus Wilson etc.)

Ursachen einer Hepatopathie mit **cholestatischem Ikterus** sind vor allem:

- bakterielle Cholangitis
- Gallengangsverschluss (z. B. durch Cholelithiasis, Gallenwegs- oder Papillenstriktur, Gallengangs- oder Pankreastumor)
- primär biliäre Zirrhose
- primär sklerosierende Cholangitis
- Medikamentenunverträglichkeiten.

> Bei Schmerzen im Leberbereich sowie Ikterus nach einer Tropenreise müssen wegen der Gefährlichkeit der Erkrankung und der lebensrettenden therapeutischen Möglichkeiten zunächst ein Amöbenleberabszess und eine Malaria nachgewiesen bzw. ausgeschlossen werden. Differenzialdiagnostisch ist sodann an weitere infektiöse, aber auch an nichtinfektiöse Ursachen von Hepatopathien zu denken.

Weiterführende Literatur

Cook, C.G.: Liver and biliary system. In: Cook, G. C. and A. Zumla (ed.): Manson's Tropical Diseases, 21st ed., Saunders, London 2003.

Hansen, W.E., M. Classen: Gelbsucht. In: Classen, M., V. Diehl, K.M. Koch, K. Kochsiek, D. Pongratz, P.C. Scriba (Hrsg.): Differentialdiagnose Innere Medizin, Urban & Schwarzenberg München–Wien–Baltimore 1998.

Kretschmer, H., G.-D. Burchard, J. Knobloch: Hepatopathien. In: Knobloch, J. (Hrsg.): Tropen- und Reisemedizin, Fischer, Jena 1996.

2.5 Lymphknotenvergrößerungen

GOTTFRIED KUSCH

Palpable Lymphknoten sind bei schlanken Personen mit Ausnahme der inguinalen Lymphknoten als **vergrößert** anzusehen. Bei einer Größe bis zu 1 cm Durchmesser liegt meistens eine **unspezifische** Lymphadenopathie vor.

Lymphknotenvergrößerung: unspezifisch, benigne oder maligne?

Eine regionale oder generalisierte Lymphknotenvergrößerung ist ein wichtiges Leitsymptom für viele Erkrankungen infektiöser und nicht-infektiöser Genese. **Anamnese** und **körperlicher Untersuchungsbefund** geben wertvolle Hinweise darauf, ob eine infektiöse Ätiologie im Zusammenhang mit einer Reise wahrscheinlich ist oder nicht. Sie werden durch **technische Untersuchungen** ergänzt.

Anamnese und körperlicher Untersuchungsbefund

Wichtige Anhaltspunkte für die Ätiologie einer Lymphknotenvergrößerung sind ein **akuter Krankheitsbeginn** (z.B. bei bakteriellen und viralen Infektionen sowie akuter Leukämie), ein eher **schleichender Krankheitsverlauf** (z.B. bei Tuberkulose, Toxoplasmose, Aktinomykose, Sarkoidose, malignen Lymphomen und Metastasen) sowie **Begleitsymptome** wie Fieber, Gewichtsabnahme und Nachtschweiß, Hautveränderungen, Pruritus, Ikterus, Husten, Durchfälle, Arthralgien, Myalgien sowie eine Hepato- und/oder Splenomegalie. **Lange bestehende Lymphknotenvergrößerungen** sind oft unspezifisch, können aber auch Ausdruck einer chronisch-lymphatischen Leukämie oder anderer Lymphome sein. Wichtig ist die Untersuchung hinsichtlich möglicher Eintrittspforten für Erreger – sehr häufig Streptokokken und/oder Staphylokokken – im Zuflussgebiet der Lymphknoten.

Berufs- und Reiseanamnese sowie Fragen im Hinblick auf das Vorliegen einer **Immundefizienz** und nach dem **Sexualverhalten** (s. Kap. IV.4.7 und 8) sowie nach **Tierkontakten** (Toxoplasmose, Tularämie, Katzenkratzkrankheit) sind ebenfalls wichtig.

Bei der körperlichen Untersuchung ist auf die **Lokalisation** (generalisierte oder regionale Lymphknotenvergrößerungen, Tab. 2-9), die **Konsistenz** (weich oder derb), die **Beweglichkeit** (verschieblich oder verbacken) und die begleitenden **Veränderungen der Haut und der subkutanen Gewebe** (einschließlich Fistelbildungen) zu achten.

Schmerzhaftigkeit und **Druckdolenz** sind zu erfragen.

Tabelle 2-9. Lokalisation vergrößerter Lymphknoten im Rahmen von Infektionskrankheiten (Auswahl).

Infektionskrankheiten	generalisierte Lymphknoten-vergrößerungen	regionale Lymphknoten-vergrößerungen
Viren		
Dengue-Fieber	+	
Mononukleose	+	+ (zervikal, submandibulär, hilär)
Herpes-simplex-Infektion		+ (inguinal)
HIV/AIDS	+	+
Lassa-Fieber	+	
Masern	+	(+) (hilär)
Röteln	+	(+) (postaurikulär, nuchal)
Varizellen-Zoster	+	
Zytomegalie	+	(+) (zervikal)
Bakterien		
Aktinomykose		+ (zervikal, submandibulär)
Anthrax		+
Bartonellose	+	
Borreliose	+	
Brucellose	+	(+) (axillär, mediastinal)
Diphtherie		+ (zervikal)
Frambösie		+ (mesenterial)
Gonorrhö		+ (inguinal)
Granuloma inguinale		+ (inguinal)
Katzenkratzkrankheit		+ (axillär, submandibulär)
Lepra	+	+
Leptospirose	+	
Listeriose		+
Lymphogranuloma inguinale	+	+ (inguinal)
Melioidose	+	+
Morbus Whipple	+	+ (mesenterial, retroperitoneal)
Pinta		+
Pest		+
Rickettsiose (R. tsutsugamushi)	+	+
Rückfallfieber	+	
Syphilis	+	+ (inguinal)
Tuberkulose	+	+ (zervikal, nuchal, supraklavikulär, hilär, mediastinal)
Tularämie	+	+ (axillär, inguinal, hilär)
Ulcus molle		+ (inguinal)
Yersiniose	+	+ (abdominal, retroperitoneal, hilär)
Pilze		
Histoplasmose	+	+ (hilär, mediastinal)
Kokzidioidomykose		+ (zervikal, hilär)
Kryptokokkose	+	+
Parakokzidioidomykose		+
Sporotrichose	+	+ (axillär, epitrochlear)

Fortsetzung Tab. 2-9 nächste Seite ▸

Tabelle 2-9. Lokalisation vergrößerter Lymphknoten im Rahmen von Infektionskrankheiten (Auswahl). *(Fortsetzung)*

Infektionskrankheiten	generalisierte Lymphknotenvergrößerungen	regionale Lymphknotenvergrößerungen
Protozoen		
Chagas-Krankheit	+	
Leishmaniose	+	+
Toxoplasmose	+	+ (zervikal, postaurikulär, nuchal, supraklavikulär, hilär)
Schlafkrankheit	+	+
Helminthen		
Filariosen	+	+
Opisthorchiasis	+	
Schistosomiasis (Katayama-Fieber)	+	

Weiche, schmerzhafte und druckdolente Lymphknoten sowie **Fistelbildungen** (z. B. bei Aktinomykose, Lymphogranuloma venereum, Tularämie) sprechen eher für entzündliche Lymphknotenvergrößerungen meist infektiöser Genese. Die Lues macht dabei eine Ausnahme, da bei ihr in der Regel schmerzlose Lymphknotenvergrößerungen gefunden werden. Das Gleiche gilt für Lymphknotenvergrößerungen bei der HIV-Infektion, die außerdem nicht selten derb erscheinen.

Derbe und schmerzlose Lymphknotenvergrößerungen können außer bei der HIV-Infektion auch bei der Tuberkulose auftreten. Sie finden sich außerdem bei der Sarkoidose, bei Autoimmunerkrankungen und malignen Tumoren.

Bei Lymphknotenvergrößerungen und Fieber sollte der Temperaturverlauf beachtet werden.

Fiebermessungen (s. auch Kap. IV.2.1) können im mehrtägigen Verlauf durch ihren Typ als remittierendes, kontinuierliches oder auch periodisches Fieber, durch ihre Höhe (febril, subfebril) und den Tagesverlauf (Sattelform) weitere Hinweise auf mögliche Ursachen einer Lymphknotenvergrößerung geben.

Als Ursachen von **Lymphknotenvergrößerungen und Fieber** (s. Kap. IV.2.1) müssen virale Infektionen (Dengue-Fieber, HIV-Infektion, Mononukleose, Zytomegalie), Streptokokken- und Staphylokokkeninfektionen und weniger häufige bakterielle Infektionen (Borreliose, Brucellose, Bartonellosen, wie z. B. die Katzenkratzkrankheit, Listeriose, Morbus Whipple, Pest, Rickettsiosen, Tuberkulose, Tularämie, Yersiniose), Mykosen (Histoplasmose), Protozoonosen (Leishmaniose, Toxoplasmose, Trypanosomiasis) und Helminthosen (lymphatische Filariose und Katayama-Fieber im Rahmen einer Schistosomiasis) in die Differenzialdiagnose einbezogen werden.

Technische Untersuchungen im Rahmen einer Basisdiagnostik

Laboruntersuchungen

Folgende Untersuchungen werden im Rahmen einer Basisdiagnostik empfohlen: Blutbild einschließlich Differenzierung (s. Kap. IV.3.1), BSG, CRP, Serum-Eiweißelektrophorese, LDH, Leberenzyme sowie gezielte serologische, mikroskopische und kulturelle Untersuchungen entsprechend der geographischen Reiseanamnese (s. Kap. II.4) und der vermuteten Reise- bzw. Tropenkrankheit (s. Kap. IV.4).

Röntgenuntersuchung der Thoraxorgane (s. Kap. IV.3.4)

Insbesondere bei Beteiligung hilärer und/oder mediastinaler Lymphknoten ergeben sich wertvolle Hinweise auf bestimmte Infektionskrankheiten (s. Tab. 2-9 und 3-6). Dies gilt insbesondere für die Tuberkulose und die Toxoplasmose, selten auch für die Brucellose, die Pest, die Tularämie, die Histoplasmose und die Kokzidioidomykose. Bei vielen Infektionskrankheiten ist die Lymphknotenvergrößerung eher ein Zufallsbefund und kein Leitsymptom. Das Vorliegen oder Fehlen weiterer röntgenmorphologischer Befunde erlaubt manchmal eine differenzialdiagnostische Eingrenzung. Bei der Mononukleose, bei Masern, bei der Mykoplasmen-Pneumonie und bei der Varizellen-Zoster-Infektion finden sich meist bilateral vergrößerte hiläre Lymphknoten als Nebenbefund.

Sonographie des Abdomens (s. Kap. IV.3.2) **und der Weichteile**

Hier kommt speziell der Erkennung einer Hepato- und/oder Splenomegalie eine besondere Bedeutung bei Abklärung einer Lymphknotenvergrößerung zu. Eine Hepatosplenomegalie kann bei Infektionen mit viralen (Mononukleose, Masern, Röteln) oder bakteriellen (Brucellose, Tuberkulose) Erregern oder auch bei Protozoen-Infektionen (Leishmaniose, Trypanosomiasis, Toxoplasmose) vorkommen. Abszesse, insbesondere in der Leber, der Milz und in den Weichteilen dürfen nicht übersehen werden.

Elektrokardiogramm (s. Kap. IV.3.3)

Zeichen einer Myokarditis bzw. Myoperikarditis bei Lymphknotenvergrößerung weisen auf eine infektiöse Genese hin.

Dies gilt insbesondere für folgende **Viren:**

- Epstein-Barr,
- Herpes simplex,
- Human Immunodeficiency,
- Rubella,
- Varicella-Zoster,
- Zytomegalie.

Bei den **Bakterien** sind dies vor allem:

- Borrelien,
- Brucellen,
- Corynebacterium diphtheriae,
- Francisella tularensis,
- Leptospiren,
- Mycobacterium tuberculosis,
- Rickettsien,
- Treponemen.

Bei **Pilzinfektionen** kommen vorwiegend Histoplasmen in Betracht, bei den **Protozoen** Toxoplasma gondii und Trypanosomen, bei den **Helminthen** Schistosomen.

Weiterführende Diagnostik

Kann durch eine Basisdiagnostik und eine Verlaufsbeobachtung, die bei Verdacht auf eine infektiöse Genese auch einen entsprechenden Therapieversuch einschließen kann, die Frage nach der Genese einer Lymphknotenvergrößerung nicht geklärt werden, sollte eine **Lymphknotenbiopsie** zur histopathologischen und mikrobiologischen Untersuchung erfolgen. Die **Aspiration** eines oder mehrerer Lymphknoten mit nachfolgender zytologischer und mikrobiologischer Untersuchung kann einer Lymphknotenbiopsie vorausgehen oder – zum Beispiel bei Vorliegen einer eitrigen Lymphadenitis mit Nachweis von Bakterien – diese sogar ersetzen. Wenn trotz Biopsie die Diagnose unklar bleibt, sollte sie in kurzem zeitlichen Abstand wiederholt werden, um die Weiterentwicklung zu einer definierbaren Erkrankung – nicht selten ein Lymphom! – nicht zu verpassen.

Insbesondere bei Verdacht auf maligne Lymphknotenvergrößerung werden weitere **bildgebende Verfahren** (CT, NMR, gegebenenfalls Szintigraphie) notwendig. Bei weiterhin unklarem Befund kann auch auf eine **Knochenmarkpunktion** und **endoskopisch-chirurgische Untersuchungen** mit weiteren Organbiopsien nicht verzichtet werden.

Bei der Erstkonsultation muss zunächst eine Zuordnung der Lymphknotenvergrößerung nach „unspezifisch", „benigne" oder „maligne" versucht werden, da beim Verdacht auf Malignität eine histologische Untersuchung angestrebt werden muss. Die klinische Differenzierung ist manchmal schwierig, da benigne entzündliche Erkrankungen mit gleichen Allgemeinsymptomen (B-Symptomatik) verlaufen können wie maligne Erkrankungen. Als nicht-infektiöse Ursachen von Lymphknotenvergrößerungen müssen granulomatöse (Sarkoidose), autoimmunologische (Kollagenosen), allergische (Medikamente – insbesondere Phenytoin und Carbamazepin, Serumkrankheit), Tumor- und Speicherkrankheiten differenzialdiagnostisch berücksichtigt werden. Ein zeitlicher Zusammenhang mit Impfungen muss erfragt werden.

Weiterführende Literatur

Committee on Infectious diseases: Red Book 2003, American Academy of Pediatrics, Elk Grove Village 2003.

Doherty, T.: Lymphadenopathy, Splenomegaly and Anemia. In: Cohen, J., W.G. Powderly: Infectious Diseases, Mosby, Edinburgh–London–New York 2004.

Kaufmann, W.: Internistische Differentialdiagnostik. Schattauer, Stuttgart–New York 1997.

Rubinovitch, B., I. Levi. E. Rubinstein: Generalized and Regional Lymphadenopathie. In: Cohen, J., W.G. Powderly: Infectious Diseases, Mosby, Edinburgh–London–New York 2004.

Swartz, M.N.: Lymphadenitis and Lymphangitis. In: Mandell, G.L., J.E. Bennett, R. Dolin: Principles and Practice of Infectious Diseases, Churchill Livingstone, Philadelphia–London–Toronto 2000.

Winckelmann, G., H. Hawle: Fieber unbekannter Ursache. Thieme, Stuttgart–New York 1998.

Wolf, J., S. Schmitz, V. Diehl: Lymphknotenschwellung. In: Classen, M., V. Diehl, K.-M. Koch, K. Kochsiek, D. Pongratz, P.C. Scriba (Hrsg.): Differentialdiagnose Innere Medizin. Urban & Schwarzenberg, München–Wien–Baltimore 1998.

2.6 Blut im Urin

HARALD KRETSCHMER

Ist der Urin eines Patienten nach einer Reise dunkel verfärbt und bestehen eventuell zusätzlich Beschwerden beim Wasserlassen, muss zunächst abgeklärt werden, ob die Dunkelfärbung auf zu geringe Flüssigkeitsaufnahme (s. Kap. III.5), eine Bilirubinausscheidung bei Ikterus (s. Kap. IV.2.4), eine Hämoglobinurie oder eine Hämaturie zurückzuführen ist. Nur wenige reisebedingte Krankheiten führen zu einer Makro- oder Mikrohämaturie.

Reiseanamnese

Bei dem Symptom „Hämaturie" ist wie stets die Frage nach vorausgegangenen Reisen von entscheidender Bedeutung. Reiseziel und Aktivitäten während der Reise wie Schwimmen und Baden in Flüssen und Seen können z.B. das Vorliegen einer Infektion mit Schistosomen bereits ausschließen oder aber sehr wahrscheinlich machen.

Allgemeine Anamnese und Basisdiagnostik

Die Frage, ob die Hämaturie zu Beginn, zum Ende oder während der ganzen Zeit des Wasserlassens beobachtet wird, kann bereits wichtige Hinweise auf die Lokalisation der Blutungsquelle geben. Begleitsymptome wie Fieber, abdominelle Schmerzen und Harndrang können weitere Anhaltspunkte für die Ursache der Blutung geben.

Neben der obligatorischen klinischen Untersuchung, bei der besonders auf Schmerzen in der Nieren- und Blasenregion sowie auch auf Hauterscheinungen geachtet werden sollte, muss eine **Labordiagnostik** durchgeführt werden. Das Urinsediment muss unbedingt mikroskopisch angesehen werden, um sicher zu sein, dass die Verfärbung des Urins durch eine Erythrozyturie bedingt ist, und um das eventuelle Vorliegen von Wurmeiern erkennen zu können. Des Weiteren müssen Urinkulturen angelegt werden, bei entsprechendem Verdacht auch auf Mykobakterien. BSG, rotes und weißes Blutbild und Thrombozyten sind ebenso zu untersuchen wie Gerinnungs- und Hämolyseparameter sowie das Kreatinin im Serum. Bei Bestehen von Fieber sind mehrfache Blutkulturen notwendig ebenso wie die Untersuchung dicker und dünner Blutausstriche auf Parasiten (Malariaausschluss!). Eine **Ultraschalluntersuchung** von Nieren und Blase ist unabdingbar. Weiterführende eingreifendere Untersuchungen wie Zystoskopie (mit Gewebsprobenentnahme) und Röntgendarstellung von Niere und ableitenden Harnwegen müssen sich eventuell anschließen.

Bei jedem Patienten mit Makro- und Mikrohämaturie nach Auslandsreise in die Tropen muss eine parasitologische Untersuchung von Urin und Stuhl und bei gleichzeitigem Fieber auch von Blutausstrichen erfolgen.

Hämaturie ohne sonstige Symptome

Bei einer zufällig entdeckten Hämaturie nach einer Reise ist bei einem Abstand von mindestens acht Wochen seit Reisebeginn in erster Linie an eine **Schistosomiasis** zu denken, sofern der Reisende sich in einem Endemiegebiet befand und Süßwasserkontakte durch Schwimmen stattfanden oder Wasser unklarer Herkunft getrunken wurde (s. Kap. IV.4.12.1). Der Urin muss mit Anreicherungsverfahren auf Schistosomeneier untersucht werden. Dies kann in der Regel nur in tropenmedizinisch erfahrenen Labors durchgeführt werden. Da sich oft gleichzeitig Eier im Stuhl nachweisen lassen, sollte auch der Stuhl parasitologisch untersucht werden. Des Weiteren sollten serologische Untersuchungen stattfinden. Differenzialdiagnostisch sind insbesondere (Glomerulo-) Nephritiden in Erwägung zu ziehen. Eine Hämaturie kann auch nach **körperlicher Belastung** auftreten (Marschhämaturie). Bei Frauen sollte daran gedacht werden, dass Erythrozyten im Urinsediment Ausdruck einer **Blutung aus dem Uterus** sein können (Menstruation, Tumor). Nicht selten wird bei ansonsten asymptomatischer Hämaturie trotz intensiver nephrologischer und urologischer Untersuchungen keine Ursache der Erythrozyturie gefunden.

Hämaturie mit Dysurie

Häufig geht eine Hämaturie mit Dysurie einher. Ursache können dann verschiedenste **Infektionen** sein, wie bakterielle Harnweginfektionen (Pyelonephritis, hämorrhagische Zystitis) (s. Kap. II.6.4). Bei gleichzeitigem Fieber besteht Verdacht auf eine Urosepsis. Nie vergessen werden darf das mögliche Vorliegen einer Gonorrhö oder einer anderen sexuell übertragenen Krankheit. Auch eine Herpes-simplex-Infektion der Urethra sowie eine genitale Candidiasis bei Frauen führen zu Hämaturie und Dysurie. Typisch ist die Kombination dieser beiden Symptome für die urogenitale Schistosomiasis (s. Kap. IV.4. 12.1). Des Weiteren muss an eine Tuberkulose der Nieren und der ableitenden Harnwege gedacht werden. **Nieren- und Harnleitersteine** gehen mit typischen kolikartigen, in das Skrotum oder die Labien ausstrahlenden Schmerzen einher. Schließlich ist noch an das Vorliegen von **Tumoren** im Bereich des Harntraktes zu denken. Die gehäuft bei jahre- oder jahrzehntelangen Verläufen von Infektionen mit S. haematobium auftretenden Blasenkarzinome betreffen ausschließlich die einheimische Bevölkerung endemischer Gebiete und spielen in der Reisemedizin keine Rolle.

Bei einer Hämaturie mit oder ohne Dysurie muss bei entsprechender Reiseanamnese eine Schistosomiasis ausgeschlossen werden. Andere Infektionskrankheiten einschließlich Tuberkulose, Dengue-Fieber (s. Kap. IV.4.11), virale hämorrhagische Fieber (bei entsprechend schwerem Krankheitsverlauf, siehe auch Kap. IV.4.14.3) und sexuell übertragene Krankheiten müssen ebenso bedacht werden wie Steinbildungen und Tumoren in Niere und ableitenden Harnwegen.

Weiterführende Literatur

Amman, R.: Schmerzen im Bereich des Abdomens. In: Siegenthaler, W. (Hrsg.): Differenzialdiagnose innerer Krankheiten, 17. Aufl. Thieme, Stuttgart 1993.

Burchard, G.-D., D.W. Büttner, R. Korte, H. Kretschmer, C. Meier-Brook: Schistosomiasis. In: Knobloch, J. (Hrsg): Tropen- und Reisemedizin, 1. Aufl. Fischer, Jena 1996.

Maartens, G.: Symptoms and Signs in Tropical Medicine. In: Cook, G.C. and A. Zumla (eds.): Manson's Tropical Diseases, 21st ed., Saunders, London 2003.

2.7 Häufige Hautveränderungen

STEFAN WALTHER

Hautveränderungen gehören zu den drei häufigsten Krankheitsbildern auf Reisen und werden in Deutschland und der Schweiz bei 3 bis 11% der Reiserückkehrer nachgewiesen.

Neben einer Kenntnis häufiger reiseassoziierter Krankheitsbilder der Haut (Tab. 2-10) sind zur raschen und sicheren Diagnosefindung vor allem das zeitliche Auftreten der Hautveränderungen in Bezug zur Reise (Tab. 2-11, s. Kap. IV.1), deren Verlauf und Lokalisation (Tab. 2-12) sowie extrakutane Begleitzeichen und -symptome (s. Tab. 2-13) von großer Hilfe. Mit Informationen zur Reiseregion und eventuell vorbestehenden (Haut-)Erkrankungen lässt sich häufig eine Diagnose ableiten. In unklaren Fällen sollte der Patient unverzüglich an einen Dermatologen oder Tropenmediziner überwiesen werden.

Neben der Darstellung der in Tabelle 2-10 aufgelisteten häufigen Krankheitsbilder wird in diesem Kapitel auch auf Exantheme eingegangen, die Zeichen einer systemischen – und nicht primär dermatologischen Erkrankung sind. Zuletzt sollen auch Hautveränderungen bei Infektionskrankheiten beschrieben werden, die we-

Tabelle 2-10. Häufigste reiseassoziierte Dermatosen.

- Insektenstiche
- Pyodermien
- Lichtinduzierte Hauterkrankungen
- Larva migrans
- Myiasis
- Tungiasis
- Skabies
- Urtikaria
- Mykosen

Tabelle 2-11. Zeitliches Auftreten von Hauterkrankungen in Bezug zur Reise.

Erkrankungsbeginn (nach Beginn des Aufenthalts im Reiseland)	Mögliche Erkrankungen
innerhalb von 4 Wochen	❑ Insektenstiche ❑ Pyodermien ❑ Lichtdermatosen ❑ Tungiasis ❑ Myiasis ❑ kertane Larva migrans ❑ Skabies
nach mehr als 4 Wochen	❑ Leishmaniose (1–3 Monate) ❑ Schistosomiasis („swimmer's itch" sofort nach Exposition, ansonsten 4–10 Wochen) ❑ Onchozerkose (Dermatitis: 1 Jahr und länger) ❑ Hauttuberkulose ❑ Strongyloidiasis (z.T. Jahre)

Tabelle 2-12. Verteilungsmuster von Läsionen.

Verteilungsmuster	Erkrankungen
eng begrenzt	❑ kutane Larva migrans ❑ Kontaktdermatitis ❑ kutane Leishmaniose
Gesicht, oberer Rumpf	❑ Läuseerkrankung ❑ Lichtdermatosen
bevorzugt Extremitäten	❑ Insektenstiche/-bisse ❑ Pyodermien ❑ Tungiasis (meist Füße) ❑ (Lichtdermatosen)
generalisiert (einschließlich bedeckter Körperareale)	❑ Skabies ❑ Floh-/Wanzenbisse ❑ Urtikaria ❑ virale Infektionen einschließlich HIV

sentliche Gesundheitsprobleme in tropischen und subtropischen Regionen darstellen, von denen Reisende jedoch relativ selten betroffen sind.

Insektenstiche und -bisse

(s. Farbtafel Abb. IV.2-2)

Stiche von Stechmücken und Bisse von Flöhen und Wanzen gehören zu den häufigsten Hautveränderungen bei Reisenden.

Mückenstiche lösen stark juckende, meist papulöse, teils aber auch urtikarielle oder vesikulöse Hautveränderungen aus, die sich innerhalb von Stunden ausbilden und gelegentlich über viele Wochen persistieren können. Diagnostisch wegweisend sind zahlreiche kleine, papulös-exkoriierte Läsionen, die bereits während der Reise aufgetreten sind und nach Rückkehr persistieren oder langsam abheilen. Dieses typische Bild wird zuweilen durch Superinfektionen (meist durch Staphylococcus aureus) mit daraus resultierenden nässenden Erosionen, Pusteln oder Krusten verschleiert.

Klinisch sehr ähnlich erscheinen **Flohbisse** (Pulikose), die aber meist an bedeckten Körperpartien in kleinen Gruppen von 4 bis 7 Läsionen auftreten und eventuell auch an einen Herpes simplex oder eine Gürtelrose denken lassen. Im Gegensatz zum Menschenfloh (Pulex irritans) finden sich die Bisse durch Katzen- und Hundeflöhe (Ctenocephalides felis, canis) meist an den Unterschenkeln oder Unterarmen. Krankheiten werden von Flöhen nur selten übertragen (z.B. Pest s. Kap. IV.14.8, Endemisches Fleckfieber s. Kap. IV.14.11).

Wanzenbisse (Cimikose) werden in der Regel durch die Bettwanze *Cimex lectularis* hervorgerufen. Die Bisse erfolgen nachts durch Ankriechen der Insekten z.B. aus Wandritzen oder durch Herabfallen von der Zimmerdecke auf unbedeckte Körperteile. Es handelt sich meist um gruppierte, teils urtikarielle Papeln mit hämorrhagischem Zentrum. Raubwanzen sind in Südamerika für die Übertragung der amerikanischen Trypanosomiasis (Chagas-Krankheit, s. Kap. IV.14.13) verantwortlich.

Die **Therapie** aller Insektenstichreaktionen kann durch eine lokale Behandlung mit nicht halogenierten Kortikoiden erfolgen. Hierbei eignen sich bei stark entzündlichen Läsionen besonders Lotionen und Emulsionen: z.B. Adavantan® Milch, Alfason® Crelo. Für eher chronische, trockene Läsionen ist eine Creme oder Salbe besser geeignet. Bei ausgeprägtem Juckreiz kann die abendliche Gabe eines Antihistaminikums, wie z.B. Hydroxyzin (Atarax®) oder Dexchlorpheniramin (Polanoril®), erwogen werden.

Durch Kratzen der stark juckenden Insektenstichreaktionen können **Superinfektionen** auftreten, die durch nässende, eitrige oder gelb-krustige Auflagerungen imponieren. In diesen Fällen sollte entsprechend einer Pyodermie lokal antiseptisch, bei ausgedehntem bzw. phlegmonösem Befund auch mittels systemischer Antibiose behandelt werden.

Pyodermien

Reiseassoziierte Pyodermien unterscheiden sich weder im klinischen Bild noch im Erregerspektrum wesentlich von im Inland erworbenen Erkrankungen. Meist liegt eine Infektion mit Staphylococcus aureus sowohl einer Follikulitis als auch den in tiefere Gewebsschichten reichenden Pyodermien (Furunkel, Karbunkel, Abszesse) zugrunde, die neben einer chirurgischen Behandlung unter Umständen eine systemische Antibiose erforderlich machen. Für eine solche Therapie eignen sich beta-Lactamase-stabile Penicilline (z.B. Flucloxacillin, Dicloxacillin) oder Cephalosporine (z.B. Cefalexin).

Die **Impetigo contagiosa** (s. Farbtafel Abb. IV.2-3) manifestiert sich mit rasch platzenden Bläschen, die nässende, typischerweise mit honiggelben Krusten belegte oberflächliche Erosionen hervorrufen. Als Erreger finden sich sowohl betahämolysierende Streptokokken als auch Staphylococcus aureus. Neben lokaler antiseptischer (z.B. Chlorhexidin) oder antibiotischer (z.B. Fusidinsäure) Behandlung ist bei multiplen Herden bzw. fieberhaften Begleitsymptomen eine systemische Antibiose mit einem beta-Lactamase-stabilen Penicillin angezeigt.

Das **Ekthyma** (s. Farbtafel Abb. IV.2-4) kann als nekrotisierende Variante der Impetigo gedeutet werden und wird durch Streptokokken der Gruppe A hervorgerufen. Es finden sich meist mehrere, mit einer nekrotischen Kruste belegte Ulzerationen, die in der Regel keine Spontanheilungstendenz aufweisen und mit systemischer Antibiose (Penicillin über 2 bis 3 Wochen) behandelt werden sollten.

Lichtinduzierte Hauterkrankungen

(s. auch Kap. III.1)

Der **Sonnenbrand** kann primär mit kühlenden feuchten Auflagen, in schweren, mit einer Blasenbildung einhergehenden Fällen mittels kortikoidhaltiger Externa behandelt werden.

Die **polymorphe Lichtdermatose** (s. Kap. II.6.9) tritt meist in den ersten Urlaubstagen auf und ist als sog. „Sonnen- oder Lichtallergie" häufig schon seit längerer Zeit bekannt. Leichte Krankheitsbilder klingen innerhalb weniger Tage spontan ab, während die Hauterscheinungen bei schwereren Verläufen auch über die gesamte Aufenthaltsdauer in einem sonnenintensiven Gebiet hinweg persistieren können. Im akuten Stadium eignen sich zur Therapie lokale Kortikoide (z. B. Hydrocortisonbutyrat, Alfason®) und systemisch verabreichte Antihistaminika (z. B. Loratidin, Cetirizin). Vorbeugend ist eine UV-Therapie oder die Gabe von Chloroquin bzw. Hydroxychloroquin zu erwägen.

Bei Auftreten ausgedehnter oder schwerer Krankheitsbilder muss auch an **phototoxische oder photoallergische Reaktionen** durch lokale oder systemische Medikamente (vor allem Phenothiazine, Furosemid, Amiodaron, Ciprofloxacin, Piroxicam, Tiaprofensäure) oder Furocumarin-haltige Pflanzen (Berloque-Dermatitis) sowie an eine Porphyria cutanea tarda gedacht werden.

Larva migrans cutanea

(s. Farbtafel Abb. IV.2-5)

Synonym: Hautmaulwurf, creeping eruption, ground itch, sandworm disease.

Diese weltweit, vor allem in tropischen und subtropischen Regionen vorkommende Erkrankung wird durch Larven zoonotischer Hakenwürmer (z. B. Ancylostoma braziliense, Ancylostoma caninum), häufig von Hunden oder Katzen hervorgerufen. Mit dem Kot dieser Tiere werden Wurmeier ausgeschieden, aus denen sich im Boden oder feuchten Sand infektiöse Larven entwickeln. Reisende infizieren sich häufig während eines Strandurlaubs durch Barfußgehen oder Liegen im Sand. Da der Mensch für diese Wurmspezies einen Fehlwirt darstellt, können die Larven nach Eindringen in die Haut die Epidermis nicht durchdringen und sterben nach einer Wanderung von wenigen Tagen bis Wochen, in einigen Fällen sogar Monaten, schließlich ab. Dagegen wird bei einer Infektion mit humanpathogenen Strongyloiden-Larven (Larva currens) ein anschließender Organbefall beobachtet (s. Kap. IV.4.12.3).

Das **klinische Bild** der kutanen Larva migrans ist durch erhabene erythematöse und in typischer Weise serpiginös gewundene Gänge charakterisiert, die meist 2 bis 5 cm pro Tag fortschreiten. Eine deutlich raschere Entwicklung von 5 bis 15 cm pro Stunde wird bei Infektionen mit Strongyloidenlarven beobachtet. Begleitende Kratzeffekte und eine bakterielle Superinfektion können das ansonsten charakteristische Bild verschleiern.

Zur **Therapie** wird Albendazol (Eskazole® 400 mg über 3 Tage) empfohlen. Alternativ kann mit Ivermectin (Stromectol® 12 mg als Einmaldosis), das in Deutschland bisher nicht zugelassen ist, wirksam therapiert werden. Bei leichteren Fällen kann eine lokale Behandlung, z. B. mit Thiabendazol-Salbe, verordnet werden.

Zur Vermeidung einer Larva migrans cutanea ist das Tragen von Schuhen und das Unterlegen eines Handtuches am Strand zu empfehlen.

Nosologisch abzugrenzen ist das Krankheitsbild der **Larva migrans viscerale.**

Durch Infektion mit **Toxocara canis** und anderen bei Tieren verbreiteten Spulwurmspezies kann es zur Larvenwanderung mit Befall innerer Organe sowie des Auges kommen. Als seltene Hautmanifestation einer Toxocariasis wird eine Urtikaria beobachtet.

Ein viszerales und subkutanes Larva-migrans-Syndrom ist bei der meist in Süd- und Ostasien sowie in Lateinamerika vorkommenden **Gnathostomiasis** anzutreffen, die durch Larven von Gnathostoma spinigerum durch Verzehr von rohem Fisch sowie unzureichend gekochten Krebsen und Geflügel hervorgerufen wird. Neben einem Befall innerer Organe kann es zu subkutanen Schwellungen sowie oberflächlichen erythematös-strangförmigen Läsionen und wandernden ödematösen Plaques der Haut mit erheblichem Juckreiz kommen. (s. Kap. II.4.2.6). Zur Behandlung wird eine 3-wöchige Therapie mit Albendazol empfohlen.

Myiasis (s. Farbtafel Abb. IV.2-6)

Syn.: Screw worm (engl.), myiase (frz.)

Das Beschwerdebild der kutanen Myiasis wird durch Fliegenlarven hervorgerufen, die in die Haut eindringen und sich in der Subkutis weiterentwickeln.

Bei der afrikanischen Myiasis werden von **Tumbu-Fliegen** (Cordolybia anthropophaga) Eier auf den Boden, häufig auch auf zum Trocknen ausgelegte Wäsche gelegt. Die Larven schlüpfen beim Tragen der Kleidungsstücke aus und können anschließend die Haut penetrieren.

Die in Mittel- und Südamerika heimische **Dasselfliege** (Dermatobia hominis) hingegen heftet ihre Eier an Stechmücken; bei der Blutmahlzeit dieser Insekten wird den geschlüpften Larven ein Durchdringen der Haut ermöglicht.

Das **klinische Bild** der Myiasis ist durch furunkelähnliche, teils juckende oder schmerzende, (sub-)kutane Läsionen charakterisiert. Bei der afrikanischen Form kommt es oft zu einem multiplen Hautbefall, während bei der in Lateinamerika erworbenen Myiasis meist nur einzelne Läsionen zu finden sind. Diagnostisch hilfreich ist es, mit einer Lupe die Läsion zu betrachten: in der Hautöffnung sind die Bewegungen der Fliegenlarve meist gut zu erkennen.

In der **Therapie** der afrikanischen Form der Myiasis hat sich der luftdichte Verschluss der Hautöffnung mit Vaseline bewährt, da hierdurch die Tumbu-Fliegenlarve nach oben tritt und leicht exprimiert werden kann.

Zur Extraktion der lateinamerikanischen Dasselfliegenlarve, die seitliche Stachel besitzt, muss in der Regel eine Stichinzision durchgeführt werden. Um sekundäre Entzündungen zu vermeiden, ist auf ein vollständiges Entfernen einer möglichst intakten Larve zu achten.

Zur Vermeidung einer afrikanischen Myiasis ist das Bügeln gewaschener Kleidungsstücke einschließlich der Unterwäsche zu empfehlen.

■ *Tungiasis* (s. Farbtafel Abb. IV.2-7)

Syn.: Jigger, Chigoe infestation, sand flea infestation (engl.), puce chique, tungose (frz.)

Die durch den Sandfloh (Tunga penetrans) hervorgerufene Tungiasis kommt vor allem in Mittel- und Südamerika, auf dem afrikanischen Kontinent sowie in Indien und Pakistan vor. Die nur etwa 1 mm großen weiblichen Flöhe bohren sich in die Haut (bevorzugt der Füße) und nehmen dort innerhalb einer Woche deutlich an Größe zu. Durch die bestehende Hautöffnung werden von dem Sandfloh Eier nach außen abgegeben.

Im **klinischen Bild** der Tungiasis, die vor allem im Bereich der Zehen, subungual und in den Interdigitalräumen vorzufinden ist, imponieren punktförmige schwarze Läsionen, nicht selten mit verhornendem Randwall und teilweise erheblichem lokalem Juckreiz.

Die **Therapie** erfolgt durch vorsichtige und vollständige Entfernung des Sandflohs mit Hilfe eines Skalpells, einer Pinzette bzw. einer Kürette. Bakterielle Infektionen mit Lymphangitis/-adenitis sowie Phlegmonen sind auch nach Entfernen des Flohs keine Seltenheit.

■ *Skabies* (s. Farbtafel Abb. IV.2-8)

Syn.: Krätze, scabies (engl.), gâle (frz.)

Bei Reiserückkehrern mit Juckreiz wird meist eher an exotische Wurminfektionen gedacht als an eine durch Krätzemilben (Sarcoptes scabiei) hervorgerufene Skabies. Bei dieser weltweit vorkommenden Hauterkrankung, die vor allem durch enge Hautkontakte übertragen wird, sind charakteristische Läsionen bevorzugt in den Fingerzwischenräumen, im Axillar-, Mamillen- und im Genitalbereich zu finden. Durch den Juckreiz neigen die Hautveränderungen der Skabies leicht zur Superinfektion (Impetigo) und Hautverdickung (Lichenifikation).

Die **Therapie** erfolgt klassischerweise durch lokale Applikation von Lindan (z. B. Jacutin®, Quellada H®), Benzylbenzoat (z. B. Antiscabiosum®) oder Crotamiton (z. B. Crotamitex®). Bei ausgedehntem oder therapieresistentem Befund kann auch systemisch mit Ivermectin (Stromectol® 200 mg/kg KG, in Deutschland bisher nicht zugelassen) als Einmalgabe behandelt werden. Nach erfolgreicher Behandlung kommt es oft erst nach 2 bis 3 Wochen zu einem Sistieren des Juckreizes und zum vollständigen Abheilen der aufgekratzten Hautläsionen. Wichtig ist die Untersuchung und gegebenenfalls Behandlung von Partnern und Familienangehörigen!

Zur lokalen Therapie bei **Neugeborenen, Säuglingen** und **Kleinkindern** ist Crotamiton (1× täglich über 5 Tage dünn auftragen) geeignet.

Kinder ab dem 6. Lebensjahr können auch mit Lindan-haltigen Externa therapiert werden: Hierbei sollte am 1. und 3. Tag die untere Körperhälfte eingerieben und nach 3 Stunden mit lauwarmem Wasser abgewaschen werden. In ähnlicher Weise ist am 2. und 4. Tag die obere Körperhälfte des Kindes zu behandeln. Anschließend sollten eine Woche lang pflegende Cremes appliziert werden.

Während einer **Schwangerschaft** sollte Crotamiton oder Permethrin 5% über 4 Tage verwendet werden. Eine Anwendung von Lindan oder Benzylbenzoat sollte nur unter ärztlicher Kontrolle erfolgen. Während der **Stillzeit** ist die Behandlung mit Benzylbenzoat einer Therapie mit Lindan oder Crotamiton vorzuziehen.

Akute Urtikaria

Eine akute Urtikaria führt Reiserückkehrer meist rasch zum Arzt. Bei dem klassischen klinischen Bild mit stark juckenden erythematösen Quaddeln, die innerhalb weniger Stunden abklingen, ist meist eine Blickdiagnose möglich. Schwieriger kann sich in Einzelfällen die Abgrenzung gegenüber makulo-papulösen (Arzneimittel-) Exanthemen gestalten. Entscheidend ist der flüchtige Charakter der Urtikaria-Quaddeln, die meist auch größer sind als die Papeln eines Exanthems.

Zur diagnostischen Abklärung einer reiseassoziierten Urtikaria gehört – in Abhängigkeit vom Reiseziel – die Suche nach einer invasiven Wurmerkrankung (Schistosomiasis), Nematodeninfektionen wie z.B. Strongyloidiasis, Toxokariasis, Trichinose, Ankylostomiasis, Anisakiasis (s. Kap. IV.4.12), einer präikterischen Hepatitis A (s. Kap. IV.4.6), einer arzneimittelinduzierten Urtikaria (z.B. Antibiotika, Malariamittel) oder einer toxischen Genese.

Neben der Behandlung von Grunderkrankungen kann bei der akuten Urtikaria eine Einnahme von Antihistaminika erfolgen.

Läuseerkrankung

(s. Farbtafel Abb. IV.2-9)

An einen Befall mit **Kopfläusen** (Pediculosis capitis) ist bei jedem Patienten mit Juckreiz im Kopf- und Nackenbereich zu denken. Leicht zu sichern ist die Diagnose durch den Nachweis der an den Haaren festhaftenden Nissen, vor allem im Kopfbereich oberhalb der Ohren.

Bei einem Befall mit **Kleiderläusen** (Pediculosis vestimentorum) sind neben einem ausgeprägten Juckreiz häufig strichförmige Kratzeffekte am Körper vorzufinden. Bei längerem Verlauf können zusätzlich Superinfektionen, Hyper- und Hypopigmentierungen sowie Narbenbildungen (sog. Vagabundenhaut) beobachtet werden.

Der **Filzlausbefall** (Pediculosis pubis, Phthiriase) manifestiert sich nicht in allen Fällen mit Juckreiz; häufiger kommt es zu kleinen hämorrhagischen Hautveränderungen in der Region der Scham- und Achselbehaarung, zuweilen auch der Brustbehaarung, der Wimpern und Augenbrauen. Die Diagnose wird durch Auffinden von Nissen gestellt, die fest an den Haaren haften.

Die **Therapie** der Läuseerkrankungen erfolgt in der Regel durch lokale Anwendung von Permethrin (z.B. Infectopedul®, Goldgeist forte®) oder Lindan (Jacutin Gel®).

Um Reinfektionen zu verhindern, ist bei Patienten mit Läusebefall stets darauf zu achten, Personen der Umgebung zu untersuchen und ggf. zu behandeln.

Permethrin-haltige Produkte sollten 30 bis 45 Minuten in den befallenen Haararealen einwirken und anschließend ausgewaschen werden. Sie können auch bei Säuglingen, ab dem 2. Lebensmonat, angewendet werden. Ein zweiter Behandlungszyklus kann nach 7 bis 10 Tagen erfolgen.

Lindan-haltige Produkte sollten 3 Tage im befallenen Haarareal verbleiben, bevor sie ausgewaschen werden.

Als Therapeutika der zweiten Wahl kommen Malathion (Prioderm® in Frankreich) zur Lokalanwendung und Ivermectin (Stromectol®) für die systemische Behandlung

Tabelle 2-13. Häufige Begleitzeichen/-symptome reiseassoziierter Erkrankungen mit Hautmanifestationen

Fieber	❑ bakterielle/virale Erkrankungen einschließlich HIV ❑ Schistosomiasis (Katayama Syndrom) ❑ Filariosen ❑ afrikanische Trypanosomiasis
Juckreiz	❑ Skabies ❑ HIV ❑ Insektenstiche/-bisse ❑ Onchozerkose ❑ Phytophotodermatitis ❑ kutane Larva migrans
Urtikaria	❑ invasive Helminthosen ❑ Hepatitis A ❑ Arzneimittelreaktionen ❑ afrikanische Trypanosomiasis ❑ Ciguatera
Subkutane Ödeme	❑ Filariosen ❑ Trichinose ❑ Gnathostomiasis ❑ Schistosomiasis ❑ Trypanosomiasen
Vergrößerte Lymphknoten	❑ virale Erkrankungen einschließlich HIV ❑ Filariosen ❑ afrikanische Trypanosomiasis
Respiratorische Symptome	❑ Helminthosen einschließlich Schistosomiasis und Gnathostomiasis
Neurologische Symptome	❑ virale Erkrankungen ❑ Schistosomiasis ❑ Strongyloidiasis ❑ Gnathostomiasis ❑ afrikanische Trypanosomiasis
Augen-Befall	❑ Loiasis ❑ Toxocariasis

hen, ist eine Fortsetzung der Einnahme zu verantworten, wenn eine sehr enge ärztliche Überwachung gesichert ist. Ein solches Exanthem klingt in der Regel auch bei weiterer Einnahme des Präparates wieder ab.

Unter den **Medikamenten**, die Arzneimittelexantheme auslösen, finden sich besonders häufig Penicilline, Cephalosporine, Sulfonamide, Barbiturate, Allopurinol und nicht-steroidale Antiphlogistika aus der Klasse der Oxicame. Schwere Reaktionen im Sinne eines **Stevens-Johnson-Syndroms** bzw. einer **Toxisch Epidermalen Nekrolyse** sind meist durch Trimethoprim-Sulfamethoxazol, Carbamazepin, Oxicam und Chlormezanon ausgelöst.

Eine Sonderstellung nimmt das **fixe Arzneimittelexanthem** mit einer einzelnen oder einigen wenigen erythematösen oder hyperpigmentierten nummulären Läsionen ein. Bei Einnahme von Medikamenten, wie z.B. Salicylaten, Tetrazyklinen, Sulfonamiden, nicht-steroidalen Antiphlogistika und Barbituraten kann es im Bereich vorbestehender Läsionen nach wenigen Stunden zu einer starken Entzündungsreaktion kommen. In einigen Fällen können diese Reaktionen mit einer Blasenbildung einhergehen; eine Lokalisation an den Schleimhäuten ist nicht ungewöhnlich. Tabelle 2-14 gibt eine Übersicht über typische allergische Reaktionen bei Arzneimitteln, die im Zusammenhang mit Reisen von Bedeutung sind.

Exantheme bei infektiösen Erkrankungen

Bei Infektionskrankheiten kann ein Exanthem häufig ein herausragendes Krankheitszeichen, nicht selten auch eine begleitende Manifestation darstellen; eine Übersicht – geordnet nach typischen Hautläsionen – findet sich in Tabelle 2-15.

Besonders zu beachten: hämorrhagische Exantheme:
Petechiale Blutungen (Purpura) können sowohl bei medikamenten-allergischen Reaktionen und Vergiftungen als auch bei infektiösen Erkrankungen in Erscheinung treten. ☞

Tabelle 2-14. Typische Hautreaktionen bei von Reisenden häufig verwendeten Medikamenten.

Medikament	Hautreaktionen
Chloroquin	Urtikaria, Pruritus, lichenoide Reaktionen Pigmentierung von Nägeln und Schleimhaut* Exazerbation einer Psoriasis* (Stevens-Johnson-Syndrom)*
Proguanil	Aphthen
Mefloquin	Exanthem*, Pruritis*
Chinin	Erythem*, Pruritus*, Flush*
Loperamid	Exanthem*
Chinolone	Urtikaria, Exanthem Photosensibilität*, Purpura*
Amoxicillin	Urtikaria, Exanthem
Trimethoprim + Sulfamethoxazol	Urtikaria, Exanthem Fixes Arzneimittelexanthem* Erythema multiforme* Stevens-Johnson-Syndrom*

* sehr seltene Manifestationen.

Bei Reiserückkehrern sollte stets an die Möglichkeit einer lebensbedrohenden Infektionskrankheit, wie z.B. ein virales hämorrhagisches Fieber (VHF), gedacht werden. Hierzu gehören hochkontagiöse, von Mensch zu Mensch übertragene Erkrankungen **wie Lassa-, Ebola-, Krim-Kongo-Fieber** und die **Marburg-Krankheit**. Der Verdacht einer solchen quarantänepflichtigen Erkrankung wird anamnestisch durch den Aufenthalt des Reisenden in entsprechenden Endemiegebieten unter Berücksichtigung der Inkubationszeiten von weniger als 20 Tagen erhärtet. (Vorgehensweisen bei Verdachtsfällen eines VHF werden im Kapitel IV.4.14.3 beschrieben.)

Differenzialdiagnostisch sind nichtvirale infektiöse Erkrankungen, wie z.B. eine komplizierte Malaria tropica, eine Leptospirose, eine Meningokokken-Sepsis und eine Rickettsiose auszuschließen.

Neben einer raschen Erregerdiagnostik sind bei allen Patienten mit hämorrhagischen Exanthemen internistische Untersuchungen einschließlich einer Überwachung der Blutgerinnung und der Nierenfunktion einzuleiten.

Typische Hautläsionen von Infektionskrankheiten

Im Anschluss sollen einige, nicht selten diagnostisch wegweisende Hautläsionen von Infektionskrankheiten beschrieben werden, die mit unterschiedlich hohem Infektionsrisiko Reisende in tropischen und subtropischen Regionen gefährden können. Ausführliche Beschreibungen der einzelnen Krankheiten sind im Kapitel IV.4 dieses Buches zu finden.

Eine **HIV-Infektion** (s. Farbtafel Abb. IV.2-14 sowie Kap. II.6.8) zeigt sich im Stadium der Primärinfektion in ca. 50% der Fälle mit einem makulo-papulösen, teils petechialen Exanthem. Zugleich ist ein Enanthem mit z.T. erosiven Läsionen zu beobachten.

Im Verlauf der HIV-Erkrankung und zunehmender Immundefizienz zeigen sich im Bereich der Haut folgende Krankheitsbilder: Seborrhoische Dermatitis, Pruritus, Aphthen, Herpes zoster, Kaposi-Sarkom, oropharyngeale Candidose, chronischer Herpes simplex, Molluscum contagiosum, oberflächliche und systemische Mykosen.

Mykobakterielle Infektionen der Haut können durch akzidentelle Inokulation, durch direkten Hautkontakt mit infizierten Personen und durch Inhalation der Erreger erworben werden; hierbei ist eine hämatogene Aussaat von primären Infektionsherden möglich. Die vor allem bei der Bevölkerung in tropischen und subtropischen Ländern häufige Tuberkulose sowie die Lepra stellen für Reisende in der Regel kaum eine Gefährdung dar, so dass auf diese Erkrankungen nur kurz eingegangen wird:

Tabelle 2-15. Typische Läsionen bei infektiös bedingten Exanthemen.

	Makulo-papulöse Läsionen	Bläschenartige oder pustulöse Läsionen	Purpura
Virale Infektionen	❑ Masern ❑ Röteln ❑ Parvovirus B19 ❑ Virushepatitis ❑ EBV-Infektion ❑ HIV-Primärinfektion ❑ Arbovirosen inkl. Dengue-Fieber	❑ Hand-Fuß-Mund-Exanthem ❑ Windpocken ❑ Herpes simplex	❑ Hämorrhagische Fieber inkl. Dengue ❑ HIV-Primärinfektion
Bakterielle Infektionen	❑ Scharlach ❑ Syphilis ❑ Borreliose ❑ Leptospirose ❑ Typhus/Paratyphus ❑ Rickettsiosen	❑ Endokarditis ❑ Gonokokken-infektion ❑ Rickettsiosen	❑ Endokarditis ❑ Meningokokken-infektion ❑ Rickettsiosen ❑ Leptospirose ❑ Rückfallfieber
Mykosen	❑ Histoplasmose ❑ Kryptokokkose		
Protozoen-Infektionen	❑ afrikanische Trypanasomiasis		❑ komplizierte Malaria tropica
Helminthosen	❑ Schistosomiasis ❑ invasive Helminthosen		

- Die **Hauttuberkulose** (s. Farbtafel Abb. IV.2-11) kann sich sehr unterschiedlich manifestieren. Bei einer **Tuberculosis luposa (Lupus vulgaris)** zeigt sich meist eine braun-rötliche Papel, die bei Betrachtung mit einem Glasspatel eine apfelgeleeartige Farbe annimmt. Dieses Phänomen findet sich auch bei anderen granulomatösen Reaktionen (z.B. Sarkoidose, Lupus erythematodes, Rosacea). Die Diagnose erfolgt durch histologische und bakteriologische Untersuchung eines Hautbiopsates.
- Die **Tuberculosis verrucosa** manifestiert sich am häufigsten am Hand-, Finger- oder Fußrücken mit einer warzenähnlichen Läsion, die sich meist im Zeitraum von Jahren ausbreitet und durchaus den ganzen Handrücken befallen kann.
- Die **Tuberculosis colliquativa (Skrophuloderm)** kommt häufig in der Submandibular- und Supraklavikular-Region sowie im seitlichen Halsbereich vor. Es finden sich umschriebene, subkutan liegende, entzündliche Knoten, die zur Perforation mit Fistelbildung und Ulzeration neigen. Die Diagnose erfolgt über den Direktnachweis von Tuberkelbakterien im Sekret.
- Bei hämatogener Aussaat von Tuberkelbakterien entstehen unter dem Bild einer **Miliartuberkulose** dichtstehende, rötlichbraune, makulöse oder papulöse Läsionen, die im Verlauf ulzerieren können.
- Da die verschiedenen Formen der Hauttuberkulose meist im Zusammenhang mit spezifischen Infektionen anderer Organe, insbesondere der Lunge, auftreten, bedarf es einer entsprechenden Diagnostik und systemischen tuberkulostatischen Therapie (s. Kap. IV.4.14.5).
- Auch die durch Mycobacterium leprae hervorgerufene **Lepra** besitzt in der Reisemedizin keine große Bedeutung (s. Kap. IV.4.14.6).

Typisch für die paucibakterielle Form, deren Inkubationszeit nur wenige Monate betragen kann, sind randbetonte Läsionen und Plaques, die fast immer anästhetisch sind und niemals jucken. Bei der selteneren multibakteriellen Form findet man nach einer Inkubationszeit von mehreren Jahren Makulae, Plaques, Papeln und Knoten. Die klinische Diagnose wird durch bakterielle und histopathologische Untersuchungen z.B. aus einer Hautbiopsie gesichert.

- Das sog. **Schwimmbadgranulom** wird durch Infektionen mit Mycobacterium marinum hervorgerufen, einem Erreger, der besonders häufig auf Pazifischen Inseln und bei exotischen Tieren, insbesondere Süßwasserfischen zu finden ist. Meist nach Bagatellverletzungen z.B. beim Hantieren in Aquarien oder Terrarien können sich an den Händen, gelegentlich auch an den Füßen, noduläre, verruköse oder ulzeröse Läsionen, teilweise auch mit schmerzhaften Schwellungen entwickeln. Die Verdachtsdiagnose wird mittels Nachweis von Mykobakterien durch Kulturverfahren sowie histopathologisch bestätigt.

Bei den **Rickettsiosen** (s. Kap. IV.4.14. 11) sind je nach Erregertyp ein makuläres, teilweise petechiales (endemisches Fleckfieber) oder makulo-papulöses Exanthem (Rocky mountain spotted fever) in unterschiedlicher Häufigkeit anzutreffen. Dieses findet man auch bei einigen Patienten mit **Zeckenbissfieber** (Fièvre boutonneuse, tick bite fever) und bei dem durch Milben übertragenen **Tsutsugamushi-Fieber** (Scrub typhus); eine „Blickdiagnose" wird bei diesen Erkrankungen meist durch Nachweis eines sog. „Eschars" ermöglicht:

Bei dem **Eschar** (s. Farbtafel Abb. IV.4-38) handelt es sich um eine Papel mit Ulzerierung und zentraler Nekrosebildung, die als schwarzer Schorf (**„tâche noir"**) imponiert. Bei Rickettsiosen tritt diese schmerzlose Primärläsion im Bereich des Stiches/Bisses einer Zecke oder Milbe auf und kann über ca. eine Woche, häufig begleitet von einer regionalen Lymphadenitis fortbestehen. Differenzialdiagnostisch ist an bestimmte Stadien von Läsionen bei Anthrax, Tularämie, Hautdiphtherie sowie an einen Schanker bei afrikanischer Trypanosomiasis (s.u.) zu denken.

Bei der **afrikanischen Trypanosomiasis** (Syn.: Schlafkrankheit, s. Kap. IV.4.14.12) kann sich, insbesondere bei der ostafrikanischen Rhodesiense-Form, wenige Tage nach dem Stich einer Tsetsefliege an der Inokulationsstelle ein Schanker bilden. Diese zunächst als schmerzhafte Schwellung imponierende entzündliche Primärläsion (sog. Trypanom) kann in einigen Fällen ulzerieren, meist jedoch als Induration über 2 bis 3 Wochen persistieren. In der anschließenden Phase der Parasitämie kommt es u.a. zu Fieberepisoden, Kopf- und Gliederschmerzen sowie zur Vergrößerung der Lymphknoten, die bei Rhodesiense-Infektion generalisiert und bei der westafrikanischen Gambiense-Infektion mit Lymphadenopathie im Nackenbereich einhergeht.

Neben Juckreiz findet sich ein Exanthem, das bevorzugt am Rumpf auftritt; die erythematös-makulösen Läsionen (sog. Trypanide) sind polyzyklisch mit einem Durchmesser von 5 bis 20 cm. Im späteren Verlauf entwickeln sich vor allem im Gesicht Ödeme sowie zunehmende Zeichen einer Meningoenzephalitis.

Im Anfangsstadium einer **amerikanischen Trypanosomiasis** (Chagas-Krankheit) wird relativ selten eine erythematös-makulöse, später nodöse Läsion (sog. Chagom) an der Biss-Stelle der Raubwanze gefunden. Bei Infektion im Bereich der Augen können Lidödeme und eine präaurikuläre Lymphadenopathie (sog. Romaña-Zeichen) in Erscheinung treten. Gelegentlich werden in den ersten Wochen auch röteln- und masernähnliche oder urtikarielle Exantheme beobachtet (s. Kap. IV.4.14.13).

Kutane und mukokutane Leishmaniosen
(s. Farbtafel Abb. IV.2-10, s. Kap. IV.4.13)

Die im Mittelmeerraum, in Afrika und Asien vorkommenden, durch Protozoen hervorgerufenen **kutanen Leishmanio-**

sen der Alten Welt manifestieren sich 4 bis 6 Wochen nach dem Stich infizierter Schmetterlingsmücken (engl.: sand flies). Ausgehend von einer juckenden erythematösen Papel entwickelt sich unterhalb einer serösen Kruste langsam ein chronisches Ulkus (sog. Orientbeule). Diese einzeln oder multipel auftretenden Läsionen werden häufig von Lymphknotenschwellungen begleitet. Eine spontane Selbstheilung unter Narbenbildung erfolgt nach etwa 9 bis 12 Monaten.

Dagegen zeigen die in Lateinamerika erworbenen **kutanen Leishmaniosen der Neuen Welt** eine vergleichsweise schlechtere Heilungstendenz und neigen zur Progression.

Bei **mukokutanen Formen** (Espundia) ist eine Schleimhautbeteiligung vor allem im Nasopharynx mit nicht selten systemischer Ausbreitung und fortschreitender Gewebedestruktion anzutreffen.

Die **Diagnose** kann häufig durch eine parasitologische Untersuchung eines Ausstrichs von Probenmaterial aus dem Ulkusrand gesichert werden. Zusätzlich können nach Entnahme einer (Stanz-) Biopsie aus dem Randwall eine histologische und kulturelle Untersuchung durchgeführt werden. Neben der Anzucht auf einem speziellen Kulturmedium kann eine Spezifizierung des Erregertyps auch durch molekularbiologische Methoden (PCR) erfolgen. Eine eingeschränkte Aussagekraft serologischer Untersuchungen besteht insbesondere bei kutanen Leishmaniosen, bei denen ein Nachweis spezifischer Serumantikörper häufig nicht möglich ist.

Eine **Therapie** der spontan ausheilenden kutanen Leishmaniosen der Alten Welt ist nicht zwingend erforderlich. Zur Reduzierung möglicher entstellender Narbenbildungen stehen lokale Maßnahmen, vor allem die Unterspritzung der Läsionen mit einem Antimonpräparat zur Verfügung. Die Behandlung sollte in aller Regel durch einen Tropenmediziner oder Dermatologen erfolgen.

Mukokutane Leishmaniosen der Neuen Welt sollten stets systemisch therapiert werden. Auf Behandlungsmethoden und verwendete Präparate wird im Kapitel IV.4.13 genauer eingegangen.

Im Verlauf einer **Strongyloidiasis** können neben einer durch Larvenwanderung in der Haut hervorgerufenen „creepig eruption" auch mit Juckreiz einhergehende makulo-papulöse bzw. urtikarielle Hautläsionen als Folge einer allergischen Reaktion auf Strongyloiden-Antigene auftreten. Diese Hautveränderungen können sich noch einige Jahre nach einer Infektion intermittierend als Plaques präsentieren.

> Cave: Bei einer Infektion mit Strongyloiden birgt eine systemische Kortikoidtherapie die Gefahr einer lebensbedrohlichen Larvenaussaat mit ZNS-Befall (dies gilt jedoch nicht für eine Kortikoidsubstitutionstherapie).

Bei der **Onchozerkose**, einer durch Kriebelmücken übertragenen Filariose, sind häufig subkutane Knoten (sog. Onchozerkome) mit eingekapselten adulten Makrofilarien tastbar (s. Kap. IV.4.12.2).

Nach frühestens einem Jahr kommt es zu einem Juckreiz, der nicht selten auch das einzige Zeichen eines Hautbefalls mit Mikrofilarien ist; dieser kann in unterschiedlicher Ausprägung permanent oder intermittierend in Erscheinung treten. Pruritus und Kratzeffekte führen zur Lichenifizierung, zu Exkoriationen und Sekundärinfektionen.

Reisende erkranken sehr selten an einer Onchozerkose, so dass späte Hautmanifestationen wie fleckige Depigmentierungen, Hyperkeratose und Atrophien kaum anzutreffen sind.

Kutane Manifestationen der **Schistosomiasis** (Bilharziose, s. Kap. IV.4.12.1) können in verschiedenen Stadien der Erkrankung in unterschiedlicher Form in Erscheinung treten: Bei der **Zerkariendermatitis** (sog. „swimmer's itch"), die kurze Zeit nach Exposition durch das Eindringen infektiöser Zerkarien in die Haut hervorgerufen wird, treten meist an den Beinen stark juckende erythematös-papulöse Läsionen auf. Diese Erscheinungen können – nicht selten sehr ausgeprägt – auch durch

Infektion mit zoonotischen Schistosomenspezies (z. B. beim Baden in europäischen Seen) verursacht werden.

Vor allem bei Infektionen mit S. mansoni und S. japonicum kann es nach etwa 4 bis 8 Wochen zu einer akuten fieberhaften Allgemeinerkrankung (sog. **Katayama-Fieber**) mit Kopf- und Gliederschmerzen, einem papulösen oder urtikariellen Exanthem sowie Ödembildung und einer ausgeprägten Eosinophilie kommen.

Weiterführende Literatur

Braun-Falco, O., G. Plewig, H. H. Wolff: Dermatology, 2nd ed., Springer, Berlin 2000.

Caumes, E.: Atlas de Dermatologie Tropicale. Janssen-Cilag 1998.

Jappe, U., H. Gollnick: Tropendermatologie, Reisemedizin, Impfungen. Hautarzt 49 (1998) 421–34.

Kain, K. C.: Skin lesions in returned travelers. Travel Medicine 83 (1999) 1077–1102.

Pönnighaus, J. M.: Importierte Erkrankungen der Haut. Internist 40 (1999) 1174–80.

3 Auffällige Veränderungen bei technischen Untersuchungen

Blutbildveränderungen

GOTTFRIED KUSCH

Viele Infektionskrankheiten rufen Veränderungen hämatologischer Parameter hervor, die sich als wegweisend bei der Differenzialdiagnose zeigen, auch wenn sie nicht pathognomonisch sind. Als Beispiel seien die Eosinophilie bei vielen Wurminfektionen, die Thrombozytopenie bei Arbovirosen und Malaria und die Anämie bei Malaria genannt.

Die **Eosinophilie** ist ein häufiger Überweisungsgrund für eine tropenmedizinische Abklärung, auch wenn (noch) keine Krankheitssymptome vorhanden sind. Dabei ist jedoch immer zu beachten, dass trotz einer entsprechenden Reiseanamnese auch nicht-infektiöse Ursachen für die hämatologischen Veränderungen verantwortlich sein können. Symptome müssen, selbst wenn z. B. eine Helminthose bei Eosinophilie diagnostiziert wurde, nicht unbedingt im Zusammenhang mit dieser Helminthose stehen. So kann z. B. ein trockener Reizhusten bei Nachweis von Ascaris-Eiern im Stuhl Ausdruck eines Bronchialkarzinoms sein. Eine transpulmonale Migration von Ascaris-Larven zum Zeitpunkt des Ei-Nachweises im Stuhl käme als Ursache für den Reizhusten ohnehin nur bei mehrmaliger Exposition in Frage, bei einmaliger Exposition wäre die Larven-Migration zum Zeitpunkt des Ei-Nachweises bereits abgeschlossen. Eine **Thrombozytopenie** bei vermutetem Dengue-Fieber darf nicht dazu führen, eine Verbrauchskoagulopathie bei bakterieller Septikämie zu übersehen. Bis zum Eintreffen des serologischen Befundes muss deshalb „mehrgleisig" gedacht werden. Bei einer durch Blutausstrich sofort zu diagnostizierenden Malariainfektion müssen bei Vorliegen einer **Anämie** auch andere Ursachen als eine begleitende Hämolyse in Erwägung gezogen werden.

Selbst bei typischen hämatologischen Veränderungen im Zusammenhang mit Infektionskrankheiten darf nie ausschließlich monokausal gedacht werden. Sorgfältige und kritische Verlaufsbeobachtung hilft, Fehler zu vermeiden. So können hämatologische und onkologische (s. Kap. II.6.7) sowie andere Erkrankungen bereits vor Antritt der Reise bestanden haben und von der Infektionskrankheit überlagert werden. Es macht deshalb Sinn, die hämatologischen Parameter in einem geeigneten zeitlichen Abstand nach überstandener Infektionskrankheit zu überprüfen.

Veränderungen der Leukozytenzahlen

Die Normwerte für Leukozyten im Erwachsenenalter liegen bei $4-9 \times 10^9/l$, im Säuglings- und Kindesalter liegen sie deutlich höher: $9-15 \times 10^9/l$ für Säuglinge und $8-12 \times 10^9/l$ für Kinder ab dem 2. Lebensjahr.
Im Differenzialblutbild gelten für Erwachsene (Säuglinge/Kinder) folgende Richtwerte:
stabkernige Granulozyten < 5 %
(0–10 %/0–10 %),
segmentkernige Granulozyten 50–70%
(22–65%/25–65%),
eosinophile Granulozyten < 6%
(1–7%/1–5%),
basophile Granulozyten 1%
(0–2%/0–1%),

Lymphozyten 25–40 % (20–70 %/25–50 %), Monozyten < 6 % (7–20 %/1–6 %).

Folgende Aufstellung gibt eine Übersicht über Veränderungen im Differenzialblutbild bei Infektionskrankheiten einschließlich ihrer Differenzialdiagnosen. Dabei ist zu beachten, dass die Befunde entsprechend der Schwere der Erkrankung und phasentypisch (z. B. Eosinophilie als „Morgenröte der Genesung") variieren können. Die Angaben folgender **Absolutwerte** gelten für Erwachsene.

Neutrophile Granulozytose (Blutneutrophile > 7,5 × 10^9/l)

Vorkommen bei vielen Infektionen und Entzündungszuständen (z. B. Vaskulitis), aber auch bei akuter Blutung, Hämolyse, Kortisontherapie, Myokardinfarkt, malignen Erkrankungen und Stoffwechselstörungen.

Linksverschiebung und toxische Neutrophile (Doehle-Einschlusskörperchen, Granulationen und Vakuolisierung) sind Zeichen einer bakteriellen Infektion oder bakteriellen Superinfektion bei primär anderen Infektionserregern.

Neutrophilie ohne deutliche Gesamtleukozytose tritt häufig bei Leptospiren- und Rickettsien-Infektionen auf.

Lymphozytose (Blutlymphozyten > 4,8 × 10^9/l)

Infektionskrankheiten: Brucellose, CMV- und EBV-Infektionen, Malaria, Mumps, Pertussis, Röteln, Schlafkrankheit (afrikanische Trypanosomiasis), Syphilis, Toxoplasmose, Tuberkulose, Virushepatitis; phasenspezifisch („Überwindungsphase") auch bei Typhus und bakteriellen Pneumonien.

Andere Ursachen: Lymphatische Leukämien und andere Lymphome, Thyreotoxikose, chronische T-Zell-Lymphozytose.

Neutropenie (Blutneutrophile < 1,5 × 10^9/l)

Infektionskrankheiten: Häufig mit relativer Lymphozytose bei Brucellose, Paratyphus, Typhus, Histoplasmose, Kala-Azar, Miliartuberkulose und Viruserkrankungen (Dengue-Fieber, Erythema infectiosum (Parvovirus), Hepatitis, Influenza, Masern, Mumps, Mononukleose).

Andere Ursachen: Allergisch, aplastische Krise, Auto- und Isoimmunogranulozytopenie, familiär, Felty-Syndrom, Hypersplenie-Syndrom, Lupus erythematodes, maligne Erkrankungen, ethnisch (Afrika, Mittlerer Osten), toxisch.

Lymphopenie (Blutlymphozyten < 1,0 × 10^9/l)

AIDS, Miliartuberkulose, Morbus Hodgkin.

Monozytose (Blutmonozyten > 0,8 × 10^9/l)

Infektionskrankheiten: Brucellose, bakterielle Endokarditis, Kala-Azar, Listeriose, Malaria, Mononukleose, Rickettsiosen, Schlafkrankheit (afrikanische Trypanosomiasis), Syphilis, Tuberkulose, Typhus.

Andere Ursachen: Colitis ulcerosa, Lupus erythematodes, Morbus Crohn, Morbus Hodgkin, myelodysplastische Syndrome und myelomonozytäre und Monozyten-Leukämien, Sarkoidose.

Eosinophilie (Bluteosinophile > 0,4 × 10^9/l)

Die Zahl der eosinophilen Granulozyten im Gewebe übersteigt die der eosinophilen Granulozyten im Blut um das 300- bis 500-fache. Es besteht ein zirkadianer Rhythmus mit den höchsten Eosinophilenzahlen frühmorgens. Mit dem Alter nimmt die Zahl an eosinophilen Granulozyten ab. Kortikosteroide und Katecholamine vermindern die Zahl zirkulierender eosinophiler Granulozyten, Betablocker erhöhen sie.

Eosinophilie im Rahmen parasitärer Erkrankungen

Bei den durch Helminthen verursachten Krankheiten ist die Höhe der Bluteosinophilie vom Ausmaß der Gewebeinvasion durch den Parasiten abhängig. Entsprechend kann das Ausmaß der Eosinophilie erheblich schwanken, wie bei der Gnathostomiasis, der Drakunkulose und der Loiasis. Andererseits können selbst Infektionen mit großen Parasiten, wie z. B. mit

Ascaris oder Bandwürmern, da sie im Darm quasi „sequestriert" sind, ohne Eosinophilie verlaufen. Ähnliches gilt für die „Sequestrierung" von Leberegeln im Gallengangssystem. Auch durch Ausbildung von Zysten, wie z. B. bei der Echinokokkose, fehlt häufig der antigene Stimulus zur Entwicklung einer Eosinophilie. Bei der akuten Infektion ist sie oft erheblich ausgeprägter als im chronischen Stadium. Das gilt für die Schistosomiasis (insbesondere beim Katayama-Fieber), die Trichinellose und die viszerale Larva migrans durch Toxocara canis. Helminthosen mit hoher Eosinophilie (> 30 % oder 3×10^9/l) – zum Teil besteht diese auch nur vorübergehend – sind: Angiostrongyliasis, Ascariasis, Clonorchiasis, Fasziolose, Filariose, Gnathostomiasis, Schistosomiasis, Strongyloidiasis und Toxocariasis. Protozoen, z. B. Amöben und Giardia lamblia, verursachen in der Regel keine Eosinophilie; Ausnahmen sind bei Isospora belli und Dientamoeba fragilis möglich.

Das Ausmaß der Eosinophilie bei parasitären Infektionen hängt ab von der Art des Parasiten, seinem Stadium im Entwicklungszyklus, der Migration, der Gewebeinvasion, einer Sequestrierung sowie der Ausbildung von Barrieren, die die Wirt-Parasiten-Interaktion unterbinden (Zysten, Granulome).

In Tabelle 3-1 sind Helminthosen entsprechend der für das Krankheitsbild wesentlichen Lokalisationen im Körper des Menschen den jeweiligen Geweben, Organen und Organsystemen zugeordnet. Weitere Informationen zu wichtigen Wurmkrankheiten finden sich in Kapitel IV.4.12, Beispiele für die bildgebende Diagnostik in Kapitel IV.3.2 und 3.4.

Differenzialdiagnose bei einer Eosinophilie, die nicht durch Helminthen hervorgerufen wurde

In Tabelle 3-2 sind Differenzialdiagnosen einer Eosinophilie mit Ausnahme von Helminthosen aufgeführt.

Diagnostisches Vorgehen bei Verdacht auf infektionsbedingte Eosinophilie

Epidemiologische Gesichtspunkte: Bei entsprechender Reiseanamnese, negativer Medikamentenanamnese und Eosinophilie erfolgt zunächst eine internistisch-tropenmedizinische Grunduntersuchung unter Berücksichtigung der epidemiologischen Daten, wie Prävalenz von Infektionskrankheiten, Infektionsmodus, Präpatenz- und Inkubationszeiten. Daraus ergibt sich, dass der Untersuchungsplan individuell gestaltet werden muss. So kann man zum Beispiel bei **Insektenstich**-Anamnese und Verdacht auf Filariose nicht erwarten, in den ersten vier Monaten nach Verlassen des Endemiegebietes Mikrofilarien im Blut oder innerhalb von zehn Monaten Mikrofilarien in der Haut zu finden, weshalb entsprechende Untersuchungen sinnlos sind. Hier kann nur die serologische Untersuchung einen Verdacht bestätigen oder entkräften, wobei allerdings die häufigen Kreuzreaktionen mit anderen Nematodeninfektionen berücksichtigt werden müssen. Bei fehlendem **Süßwasserkontakt** wird man keine Untersuchung auf Schistosomiasis veranlassen, bei Fieber und Expositionsanamnese im Viktoriasee – bekannt für die hohe Infektionsgefahr durch Schistosomenlarven – dagegen ein Katayama-Syndrom vermuten, selbst wenn noch keine Eier im Stuhl nachweisbar sind. Bei **Barfußläufern** muss an eine perkutane Larveninvasion durch Hakenwürmer und Strongyloides gedacht werden, wobei die Eier bzw. Larven im Stuhl nicht vor zwei bzw. vier Wochen nach Infektion nachweisbar sind. Wichtig ist die Frage nach **Essensgewohnheiten:** Genuss von nicht durchgebratenem oder gegartem Fleisch von Haus- oder Wildtieren, von Fisch, Fröschen, Krabben, Krebsen oder Reptilien sowie der Genuss von Salaten und Gemüse (z. B. Wasserkresse) kann u. a. eine Toxokariasis, Trichinose, Anisakiasis, Gnathostomiasis, Clonorchiasis, Opisthorchiasis, Paragonimiasis, Ascariasis oder Fasziolose zur Folge haben. Bei **Staubinhalationen** ist an eine Kokzidioidomykose zu denken.

Tabelle 3-1. Organmanifestationen bei Helminthenbefall (Auswahl).

Auge
- Dirofilariose
- Filariose (Loa loa, Onchocerca volvulus)
- Toxokariasis
- Trichinose
- Zönurose

Blut
- Filariose (Brugia malayi, Brugia timori, Loa loa, Mansonella ozzardi, Wuchereria bancrofti)

Haut, Subkutis
- Dirofilariose
- Drakunkulose
- Fasziolose
- Filariose (Loa loa, Mansonella streptocerca, Onchocerca volvulus)
- Gnathostomiasis
- Hakenwurmkrankheit (Ancylostoma duodenale, Necator americanus)
- kutane Larva migrans (Ancylostoma brasiliense)
- Paragonimiasis
- Schistosomiasis
- Sparganose
- Strongyloidiasis
- Toxokariasis
- Zystizerkose

Harntrakt
- Schistosomiasis (S. haematobium)

Leber, Gallenwege
- Capillariasis (C. hepatica)
- Clonorchiasis
- Echinokokkose
- Fasziolose
- Opisthorchiasis
- Schistosomiasis (S. mansoni, S. intercalatum, S. japonicum, S. mekongi)
- Toxokariasis

Lunge
- Ascariasis
- Dirofilariose
- Echinokokkose
- Fasziolose,
- Filariose (Brugia malayi, Brugia timori, Wuchereria bancrofti)

Tabelle 3-1. Organmanifestationen bei Helminthenbefall (Auswahl). *(Fortsetzung)*

- Hakenwurmkrankheit (Ancylostoma duodenale, Necator americanus)
- Paragonimiasis
- Schistosomiasis
- Strongyloidiasis
- Toxokariasis

Lymphsystem
- Filariose (Brugia malayi, Brugia timori, Onchocerca volvulus, Wuchereria bancrofti)

Magen-Darm-Trakt
- Angiostrongyliasis (A. costaricensis)
- Anisakiasis
- Ascariasis
- Capillariasis (C. philippinensis)
- Enterobiasis
- Fasciolopsiasis
- Gnathostomiasis
- Hakenwurmkrankheit (Ancylostoma duodenale, Necator americanus)
- Heterophyiasis
- Hymenolepiasis
- Metagonimiasis
- Schistosomiasis (S. mansoni, S. intercalatum, S. japonicum, S. mekongi)
- Strongyloidiasis
- Taeniasis
- Trichostrongyliasis
- Trichuriasis

Muskulatur
- Trichinose
- Zystizerkose

ZNS
- Angiostrongyliasis (A. cantonensis)
- Echinokokkose,
- Fasziolose
- Gnathostomiasis
- Paragonimiasis
- Schistosomiasis (S. mansoni, S. japonicum, S. haematobium)
- Toxokariasis
- Trichinose
- Zönurose
- Zystizerkose

Tabelle 3-2. Differenzialdiagnose bei nicht-helminthen-bedingter Eosinophilie (Auswahl).

Eosinophilie im Rahmen anderer Infektionskrankheiten:

- Aspergillose
- Brucellose
- Kokzidioidomykose
- Histoplasmose
- Katzenkratzkrankheit

Eosinophilie im Rahmen internistischer Erkrankungen:

- exogen-allergisches und intrinsisches Asthma bronchiale
- allergische Granulomatose nach Churg-Strauss
- allergische und nichtallergische Rhinitis
- allergische Konjunktivitis
- Urtikaria
- angioneurotisches Ödem
- Nahrungsmittelallergie
- eosinophiles Granulom
- eosinophile Fasziitis
- Eosinophilie-Myalgie-Syndrom
- Periarteriitis nodosa
- rheumatoide Arthritis
- Sarkoidose
- systemischer Lupus erythematodes
- Sklerodermie
- entzündliche Darmerkrankungen
- Dressler-Syndrom
- selektiver IgA-Mangel
- Hyperimmunoglobulinämie E
- Wiskott-Aldrich-Syndrom
- Graft-versus-host-Erkrankung
- Nebennierenrindenunterfunktion
- familiäre Eosinophilie

Eosinophilie im Rahmen von Hauterkrankungen:

- atopische Dermatitis
- Dermatitis herpetiformis
- Ekzem
- Erythema multiforme
- bullöses Pemphigoid
- Pemphigus

Tabelle 3-2. Differenzialdiagnose bei nicht-helminthen-bedingter Eosinophilie (Auswahl). *(Fortsetzung)*

Eosinophilie im Rahmen von Neoplasien:

- Morbus Hodgkin
- Non-Hodgkin-Lymphome
- chronisch-myeloische Leukämie
- Eosinophilen-Leukämie
- Polycythaemia vera
- Sarkome
- Karzinome (Ovar, Lunge, Pankreas, Kolon, Zervix)

Eosinophilie durch Medikamente hervorgerufen:

- Acetylsalicylsäure
- Allopurinol
- Carbamazepin
- Cephalosporine
- Chinidin
- Clofibrat
- Cromoglicinsäure
- Desipramin
- Gold
- Isoniazid
- Methyldopa
- Minocyclin
- Nitrofurantoin
- Phenothiazin
- Phenytoin
- Tryptophan
- Rifampicin

Eosinophilie im Rahmen eines idiopathischen hypereosinophilen Syndroms

Eine Bluteosinophilie von > 1,5 x 10^9/l besteht über mehr als sechs Monate, und es liegen Allgemeinsymptome und/oder eine Infiltration mehrerer Organe durch reife eosinophile Granulozyten mit Organdysfunktion vor. Eine der oben genannten Ursachen einer Eosinophilie muss ausgeschlossen sein. Organbeteiligungen betreffen vorwiegend das Nervensystem, die Haut, das Herz, die Milz, die Lunge und die Leber.

Gesichtspunkte nach Leitsymptomen (s. Tab. 3-1):

- Bei **Fieber** (s. Kap. IV.2.1) wird man an ein Katayama-Syndrom im Rahmen einer Schistosomiasis, an Leberegelinfektionen im akuten Stadium, eine Toxocariasis, eine Trichinose und eine tropische Eosinophilie bei (okkulter) Filariose denken.
  Procedere: Stuhl auf Eier untersuchen, Serologien, gegebenenfalls Muskelbiopsie.
- Bei **bronchopulmonaler Symptomatik** und/oder **Lungeninfiltraten** müssen das Löffler-Syndrom bei transpulmonaler Migration von Helminthenlarven (u. a. Ascaris, Hakenwürmer, Strongyloides, Toxocara), andere Helminthosen (u. a. die tropische pulmonale Eosinophilie im Frühstadium von Wuchereria- und Brugia-Filariosen, die Echinokokkose und die Paragonimiasis) sowie Mykosen (Aspergillose, Histoplasmose, Kokzidioidomykose) und die Tuberkulose erwogen werden (s. Kap. IV.2.3 und Kap. IV.3.4).
  Procedere: Röntgen-Thorax, Stuhl auf Eier/Larven untersuchen, Serologien, gegebenenfalls Mikrofilarien im Blut, Mendel-Mantoux-Test, Sputum auf säurefeste Stäbchen und Paragonimus-Eier, gegebenenfalls bronchoalveoläre Lavage.
- **Weichteilschwellungen** finden sich bei Dirofilariose, Drakunkulose, Fasziolose, Filariose, Gnathostomiasis, kutaner Larva migrans, Myiasis, Paragonimiasis, Sparganose, Strongyloidiasis, Toxokariasis und Zystizerkose, wobei ein **Wandern der Schwellungen** bei kutaner Larva migrans, Drakunkulose, Fasziolose, Filariose durch Loa loa, Gnathostomiasis, Myiasis, Paragonimiasis, Sparganose und Stongyloidiasis (Larva currens) gefunden wird. Die Wanderungsgeschwindigkeit bei kutaner Larva migrans ist sehr langsam, bei der Gnathostomiasis kann sie über 1 cm pro Stunde betragen, bei der Strongyloidiasis bis zu 10 cm pro Stunde. Durch die Wanderungsgeschwindigkeit und ihre Lokalisation lassen sich die typischen serpiginösen Läsionen der kutanen Larva migrans von denen der Larva currens gut unterscheiden (s. Kap. IV.2.7).
  Procedere: Stuhl auf Eier/Larven untersuchen, Serologien, gegebenenfalls Mikrofilarien im Blut und/oder in der Haut, Exzision.
- Eine **Urtikaria** bei Wurminfektionen ist häufig (s. Kap. IV.2.7). Eine Helminthose muss deshalb im Rahmen der differenzialdiagnostischen Abklärung einer Urtikaria berücksichtigt werden.
  Procedere: Stuhl auf Eier/Larven untersuchen, gegebenenfalls Serologien.
- **Zentralnervöse Symptome** (epileptische Anfälle, Mono- und Hemiplegie, Meningoenzephalitis) bedürfen der dringenden Abklärung auf Angiostrongyliasis (A. cantonensis), Echinokokkose, Fasziolose, Gnathostomiasis, Paragonimiasis, Schistosomiasis, Trichinose, Toxocariasis, Zönurose und Zystizerkose.
  Procedere: Stuhl auf Eier untersuchen, Serologien, CT/NMR, Lumbalpunktion, gegebenenfalls Muskelbiopsie.
- Bei **gastrointestinalen Symptomen** kommen am ehesten Infektionen mit Rundwürmern und Egeln in Betracht, bei den Rundwürmern insbesondere die Geohelminthen, deren Entwicklungszyklus über Stadien im Erdboden verläuft (s. Kap. IV.2.4). Bei Bandwurminfektionen findet sich in der Regel keine Eosinophilie. Bei einer endoskopisch gesicherten Gewebe-Eosinophilie kann erst bei negativem parasitologischem Befund, insbesondere nach Ausschluss einer Infektion mit Ancylostoma canium und einer Anisakiasis und nach Ausschluss einer Nahrungsmittelallergie das Vorliegen einer idiopathischen **eosinophilen Gastroenteritis** angenommen werden. Die Klinik der eosinophilen Gastroenteritis variiert entsprechend den histologischen Befunden (Lokalisation der eosinophilen Infiltrate in der Mukosa, der Muskularis oder der Serosa). Besondere Bedeutung hat das Vorliegen eines eosinophilenreichen Aszites bei Serosabeteiligung. Zwischen Blut- und Gewebe-Eosino-

philie besteht dabei nicht immer eine Korrelation.
Procedere: Stuhl (gegebenenfalls auch Galle und Duodenalsaft) auf Eier/Larven untersuchen, Serologien, Endoskopie (gegebenenfalls auch ERCP).

Eine sorgfältige Anamnese (u. a. Allergenexposition, Medikamente, Reisen) und klinische Untersuchung einschließlich der Haut, Weichteile und Lymphknoten sowie die Berücksichtigung epidemiologischer Gesichtspunkte und Leitsymptome sind der Schlüssel für das weitere diagnostische Vorgehen bei Verdacht auf eine infektionsbedingte Eosinophilie. Vor einer Kortisontherapie wegen einer eosinophilen Gastroenteritis oder eines hypereosinophilen Syndroms muss eine Strongyloidiasis ausgeschlossen sein.

Veränderungen der Thrombozytenzahl

Die Normalwerte der Thrombozyten liegen zwischen 100×10^9/l und 400×10^9/l für Erwachsene, im Säuglings- und Kindesalter liegt der untere Normwert bei 150×10^9/l.

Folgende Aufstellung gibt eine Übersicht über Ursachen einer Veränderung der Thrombozytenzahl. Die Angaben der Absolutwerte gelten für Erwachsene.

Thrombozythämie (Thrombozyten im Blut > 400×10^9/l)

Die Thrombozythämie spielt im Rahmen infektiologischer Gesichtspunkte in der Reisemedizin keine wesentliche Rolle. Ganz allgemein gilt, dass im Rahmen von Infektionen wie auch bei anderen entzündlichen Prozessen, insbesondere von malignen Neoplasien, und posttraumatisch/postoperativ die Thrombozyten erhöht sein können. Differenzialdiagnostisch muss auch an frische Blutungen, Eisenmangel und einen Zustand nach Splenektomie gedacht werden.

Thrombozytopenie (Thrombozyten im Blut < 100×10^9/l)

Viruserkrankungen, insbesondere die Arbovirosen (u. a. Dengue-Fieber, virale hämorrhagische Fieber), die viszerale Leishmaniose (Kala-Azar) und die Malaria gehen häufig mit einer Thrombozytopenie einher, beim Dengue-Fieber und der Malaria tropica wird sie regelmäßig gesehen. Aber auch bakterielle Infektionen (Brucellen, Meningokokken, Salmonellen) können eine Thrombozytopenie aufweisen, insbesondere im Rahmen einer disseminierten intravaskulären Gerinnung oder eines hämolytisch-urämischen Syndroms (enterohämorrhagische E. coli). An weiteren internistischen Differenzialdiagnosen müssen erwogen werden: Knochenmarkinfiltration, Radiatio, ineffektive Erythropoese bei Vitamin-B_{12}- und Folsäure-Mangel, zytotoxische allergische Reaktion, Vorliegen von Auto- oder Allo-Antikörpern, Medikamentennebenwirkung (Phenytoin, Thiazid-Diuretika) und Alkohol, künstliche Herzklappen, Splenomegalie und Massentransfusion. Einer Pseudothrombozytopenie liegt oft ein Artefakt bei automatisierter Blutbildanalyse zugrunde (Riesenthrombozyten, Anlagerung von Thrombozyten an Leukozyten, Bildung von Plättchenaggregaten in vitro vor allem bei Antikoagulation mit EDTA). Sie lässt sich durch Zählung in der Neubauer-Zählkammer oder durch Verwendung von Natriumzitrat-antikoaguliertem Blut erkennen.

Eine Thrombozytopenie bei einer fieberhaften Allgemeinerkrankung lässt bei entsprechender Reiseanamnese zunächst an eine Malaria und ein Dengue-Fieber denken.

Veränderungen der Erythrozyten (Anämie)

Eine Anämie liegt vor, wenn der Hämoglobin-Wert bei Schwangeren < 11 g/dl, bei nicht-graviden Frauen < 12 g/dl und bei Männern < 13 g/dl beträgt. Bei den angegebenen Grenzwerten wird davon ausgegangen, dass die betreffende Person auf Meereshöhe lebt. Je 1000 m oberhalb davon liegen die Grenzwerte um 2 g/dl höher. Bei Kindern variiert der Gesamt-Hämoglobin-Wert in den ersten Lebensmonaten erheblich von 16,2–21,2 g/dl unmittelbar nach der Geburt bis 11,0–14,4 g/dl ab dem 4. Lebensmonat.

Während bei der **Malaria** die Pathogenese der Anämie sehr komplex ist (vorwiegend Hämolyse durch rupturierende infizierte Erythrozyten, Autoimmunhämolyse, Dyserythropoese), beruht sie bei **Wurminfektionen** (Hakenwürmer, Ascaris, Trichuris) auf gastrointestinalem Blutverlust, bei der **viszeralen Leishmaniose** im Wesentlichen auf einem sekundären Hypersplenismus, bei der **Tuberkulose** und der **HIV-Infektion** auf einer Knochenmarkdepression. Hämoglobinopathien (**Thalassämie:** Mittelmeerstaaten über den Mittleren Osten und Indien bis nach Südostasien, Afrika; **Sichelzellanämie:** tropisches Afrika, Arabische Halbinsel, Indien, Amerika), Enzymdefekte **(Glukose-6-Phosphat-Dehydrogenase-Mangel)**, Membrandefekte (**Ovalozytose:** Südostasien, **Elliptozytose:** West- und Nordafrika) und **diätetische Mangelzustände** (Eisen, Folsäure und Vitamin B_{12}) müssen besonders bei Migranten im Rahmen einer Anämie-Abklärung berücksichtigt werden. Ursache eines Folsäure- und Vitamin-B_{12}-Mangels kann gelegentlich ein **Malabsorptionssyndrom** bei Lambliasis, tropischer Sprue, Strongyloidiasis oder intestinaler Tuberkulose sein. Von besonderer Bedeutung sind die **aplastische Krise** bei der Sichelzellanämie – oft im Zusammenhang mit einer Parvovirus-Infektion – mit raschem Abfall des Hämoglobins sowie die **hämolytische Anämie** beim Glukose-6-Phosphat-Dehydrogenase-Mangel, ausgelöst durch Medikamenteneinnahme (Chinin, Primaquin, Sulfonamide!). Besonders bei Menschen mit Sichelzellanämie und Glukose-6-Phosphat-Dehydrogenase-Mangel wird bei den ubiquitären viralen Infektionen mit Epstein-Barr-Virus, aber auch Zytomegalie-Virus und insbesondere bei viraler Hepatitis eine Hämolyse beobachtet. Weniger große Bedeutung haben die durch **Schlangen-** oder **Spinnengifte** ausgelösten Hämolysen. Auf die weitere umfangreiche internistische Differenzialdiagnose soll an dieser Stelle verzichtet werden. Auf das hämolytisch-urämische Syndrom wurde bereits hingewiesen (s. unter Thrombozytopenie).

Bei entsprechender Reiseanamnese und Anämie muss auf tropentypische Infektionen untersucht werden. Bei Migranten sind auch Hämoglobinopathien, Membran- und Enzymdefekte und diätetische Mangelzustände in die differenzialdiagnostischen Überlegungen einzubeziehen.

Weiterführende Literatur

Cohen, J., W.G. Powderly: Infectious Diseases, Mosby, Edinburgh–London–New York 2004.

Lang, W., T. Löscher: Tropenmedizin in Klinik und Praxis, 3. Aufl. Thieme, Stuttgart–New York 2000.

Mandell, G.L., J.E. Bennett, R. Dolin: Principles and Practice of Infectious Diseases, Churchill Livingstone, Philadelphia–London–Toronto 2000.

THOMAS SCHLUNK

Die Sonographie ist eine unverzichtbare Standard-Untersuchung zur Abklärung von Erkrankungen bei Tropenrückkehrern. In diesem Zusammenhang interessiert vor allem die Differenzialdiagnose der Hepatosplenomegalie. Diagnostisch wegweisend ist die Sonographie der Leber bei:

- ❑ Amöbenleberabszess
- ❑ Schistosomiasis
- ❑ Echinokokkose.

Fallen anlässlich der Ultraschalluntersuchung abdominelle Lymphknoten auf, ist differenzialdiagnostisch an die in Kapitel IV.2.5 besprochenen Krankheiten zu denken.

Differenzialdiagnose der Hepatosplenomegalie

Viele Erkrankungen bei Tropenrückkehrern gehen mit einer Vergrößerung von Leber und/oder Milz einher, wobei die Organgrößen vom Stadium der jeweiligen Erkrankung abhängen (Tab. 3-3). Die Sonographie beurteilt neben der Organgröße immer auch Form, Kontur, Echomuster und Architektur von Leber und Milz sowie insbesondere herdförmige Veränderungen bzw. pathologische Raumforderungen, so dass jede Befundkonstellation die sonographische Differenzialdiagnose bereits auf wenige Erkrankungen einengt.

Leber

Die Lebergröße ist sonographisch schwer messbar, weil das Organ keinem exakt definierbaren geometrischen Körper entspricht. Oft werden die maximale Länge und Tiefe mit 14 bzw. 12 cm angegeben (gemessen in der MCL). Eine Abrundung der Leberränder kann auf eine Leberver-

Tabelle 3-3. Hepatosplenomegalie bei Tropenrückkehrern. Die Krankheiten sind nach Häufigkeit angeordnet.

überwiegende Hepatomegalie:

- ❑ akut (meist mit Druckschmerz)
  - Virushepatitis (A–E), Epstein-Barr-Virus
  - **Amöbenleberabszess**
  - Malaria
  - Leptospirose
  - Brucellose
  - Gelbfieber
  - Chagas-Krankheit
- ❑ chronisch (meist kein Druckschmerz)
  - Zirrhose (Hepatitis B, Alkohol, Hämosiderose)
  - Leberzellkarzinom
  - **Schistosomiasis**
  - Viszerale Leishmaniose (Kala-Azar)
  - **Echinokokkose**
  - **Fascioliasis**
  - **Clonorchiasis**
  - **Opisthorchiasis**
  - Trypanosomiasis
  - Bartonellose

überwiegende Splenomegalie:

- Malaria*
- Typhus abdominalis
- Brucellose
- Rückfallfieber
- Fleckfieber
- Viszerale Leishmaniose (Kala-Azar)*
- Trypanosomiasis
- **Schistosomiasis** (Pfortaderhochdruck)
- HIV-Infektion
- **Echinokokkose**
- Lymphom
- Leptospirose
- Bartonellose

* kann zu extremer Splenomegalie führen
Fettdruck: in diesem Beitrag besprochen.

größerung hinweisen. Bei akuter Virushepatitis sieht man häufig ovale Lymphknoten am Leberhilus und eine homogene Wandverdickung der Gallenblase.

Milz

Eine normale Milz hat eine Länge (Polabstand) ≤ 12 cm, eine Breite ≤ 7 cm und eine Tiefe ≤ 5 cm.

Eine diffuse Milzvergrößerung kann viele Ursachen haben:

- akute und chronische Infektionskrankheiten
- Sepsis
- Speicher- und Stoffwechselerkrankungen
- einige Anämieformen
- systemische Erkrankungen
- portale Hypertonie bei Lebererkrankungen oder Pfortaderthrombose
- chronische kardiale Dekompensation.

Die Milz reagiert bei nahezu allen bakteriellen Infektionskrankheiten mit. Es sind überwiegend chronisch-entzündliche oder rezidivierende Erkrankungen (z.B. Malaria), die mit einer ausgeprägten Splenomegalie einhergehen. Bei Zunahme des Volumens wird die Milz runder (Abb. 3-1). Sie kann dann die Niere überragen und den linken Leberlappen berühren. Schließlich wird die Niere nach kaudal verlagert und die Milz kann das kleine Becken erreichen und die Abdomenmitte überschreiten.

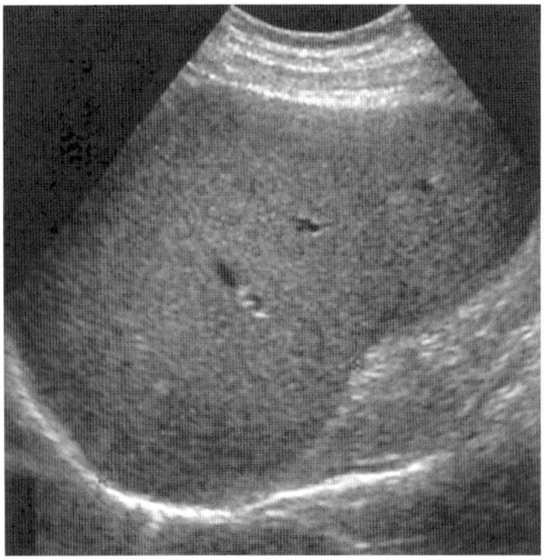

Abbildung 3-1. Splenomegalie bei Malaria (aus: Meckler, U., W. Wermke, 1997; mit freundlicher Genehmigung des Deutschen Ärzte-Verlags).

Amöbenleberabszess

(s. Kap. IV.4.2.1)

Der Amöbenleberabszess, die häufigste Manifestation einer extraintestinalen Amöbiasis, gehört zu den lebensbedrohlichen Reisekrankheiten. Er tritt meist 8–20 Wochen nach Verlassen des Endemiegebietes auf, gelegentlich auch wesentlich später. Bei der oft akut verlaufenden Erkrankung, die klinisch durch Fieber und erst dumpfe, dann heftige Schmerzen im rechten Oberbauch (evtl. ausstrahlend zur Pleura, zum Rücken, zum Epigastrium und zur rechten Schulter – Schmerzzunahme beim Durchatmen, bei Erschütterung oder Husten) und im Labor durch Leukozytose mit Linksverschiebung, BSG-Erhöhung und leichte normochrome Anämie charakterisiert ist, ermöglicht die Sonographie der Leber zusammen mit dem serologischen Antikörper-Nachweis die notwendige rasche Diagnosestellung.

Amöbenleberabszesse können singulär oder multipel auftreten, ihre Größe kann von wenigen Millimetern bis zum Ausmaß eines Leberlappens mit gerade noch erhaltenem Parenchymsaum reichen. Der Amöbenleberabszess zeigt sich anfangs als rundliche, unscharf begrenzte echoarme Nekrosezone (Abb. 3-2), oft kranial im rechten Leberlappen; gelegentlich ist er im Beginn sonographisch auch echoreich. Später wirkt er wie eine zystische, schallverstärkende, jedoch mit feinen, beweglichen Echos besetzte Raumforderung (Abb. 3-3) und bekommt einen deutlicheren Rand.

Ein sonographisch nachweisbarer **rechtsseitiger Pleuraerguss** kann auf einen frischen Amöbenleberabszess hinweisen. Grundsätzlich muss die gesamte Leber sorgfältig durchgemustert werden.

Wenn der Saum des verbliebenen Lebergewebes dünn ist, besteht die Gefahr einer

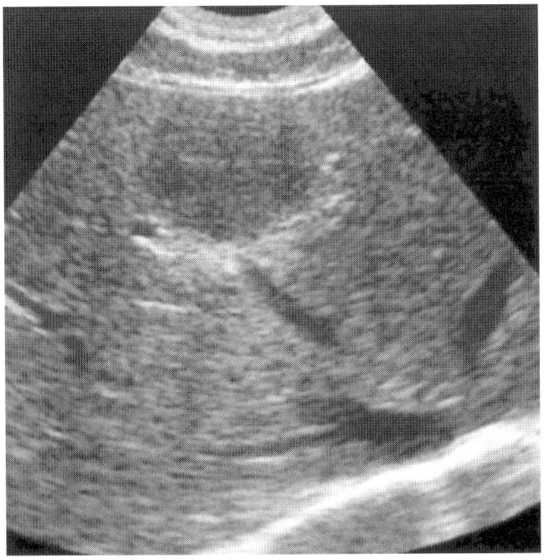

Abbildung 3-2. Kleiner Amöbenleberabszess (aus: Meckler, U., W. Wermke, 1997; mit freundlicher Genehmigung des Deutschen Ärzte-Verlags).

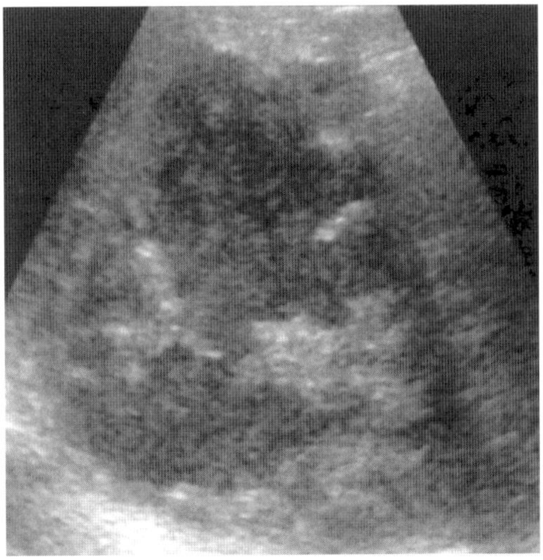

Abbildung 3-3. Großer Amöbenleberabszess (aus: Meckler, U., W. Wermke, 1997; mit freundlicher Genehmigung des Deutschen Ärzte-Verlags).

Abszessruptur, vor allem in den Peritoneal- oder den rechten Pleuraraum; ein Amöbenabszess im linken Leberlappen kann in das Perikard rupturieren.

Die **sonographische Verlaufsbeobachtung unter amöbizider Therapie** beurteilt als wichtige Parameter die Größenentwicklung der Raumforderung(en) und die Dicke des Parenchymsaums zwischen Abszess und Leberoberfläche. Die Besserung des Ultraschallbildes hinkt der Besserung des klinischen Bildes oft nach.

Kleine Abszesse verkleinern sich meist rasch und resorbieren sich vollständig innerhalb weniger Wochen. Große Abszesse zeigen oft in den ersten Tagen bis Wochen kaum eine Tendenz zur Verkleinerung oder können trotz adäquater Therapie noch vorübergehend an Größe zunehmen. Der Abszessrand wird unschärfer und die Struktur des Abszesslumens gleicht sich durch Organisation langsam der Struktur des umgebenden gesunden Leberparenchyms an. Eine streifige Parenchymverdickung und nach Monaten bis Jahren auch eine Kalksichel können als Narbe zurückbleiben.

Eine wegen der Ähnlichkeit von Klinik und sonographischem Bild schwierige, wegen der abweichenden Therapie aber extrem wichtige **Differenzialdiagnose** zum Amöbenleberabszess ist der bakterielle Leberabszess. Gasblasen sprechen für einen pyogenen Abszess. Serologischer Nachweis oder Fehlen von Amöben-Antikörpern klärt die Differenzialdiagnose. In Einzelfällen kann die Serologie auch erst nach Sichtbarwerden des Amöbenleberabszesses positiv werden!

Weitere sonographische Differenzialdiagnosen bei raumforderndem Leberprozess sind:

- zentral zerfallendes Leberkarzinom
- Empyem der Gallenblase (sonographisch besser abgrenzbar)
- Echinokokkuszysten (charakteristischer Bodensatz).

Die Sonographie der Leber ist unbedingt notwendig für die Diagnosestellung und Verlaufsbeobachtung des Amöbenleberabszesses; sie ermöglicht zusätzlich eine Abschätzung des Risikos einer Ruptur. Eine Computertomographie ist in der Regel überflüssig.

Schistosomiasis (Bilharziose)
(s. Kap. IV.4.12.1)

Im Rahmen einer **urogenitalen Schistosomiasis** ist zunächst die Harnblase am stärksten betroffen (Erstsymptome: Dysurie, Pollakisurie, Algurie und terminale Hämaturie). Bei starkem Befall kann sonographisch eine Verdickung der Blasenwand nachgewiesen werden. Eine Beteiligung der Ureteren kann Strikturen meist im unteren Drittel mit prästenotischer Dilatation hervorrufen. Dies führt zum sonographischen Bild von Hydroureter und Aufstau des betroffenen Nierenbeckens bis hin zur Hydronephrose.

Die **intestinale Schistosomiasis** mansoni und japonica führen in den späten Stadien zu einer Hepatopathie mit fibrotischem Umbau: chronische hepatolienale Schistosomiasis mit Hepatosplenomegalie und Zeichen der portalen Hypertonie. Diese Veränderungen sind in der Regel nur bei Migranten aus Endemiegebieten zu erwarten.

Das sonographische Bild der bandförmigen Fibrose der Periportalfelder (pipestem fibrosis) ist pathognomonisch für die intestinale Schistosomiasis (Abb. 3-4).

Eine Hepatosplenomegalie ohne fibrotischen Umbau kommt auch bei Reisenden im Rahmen eines Katayama-Fiebers vor.

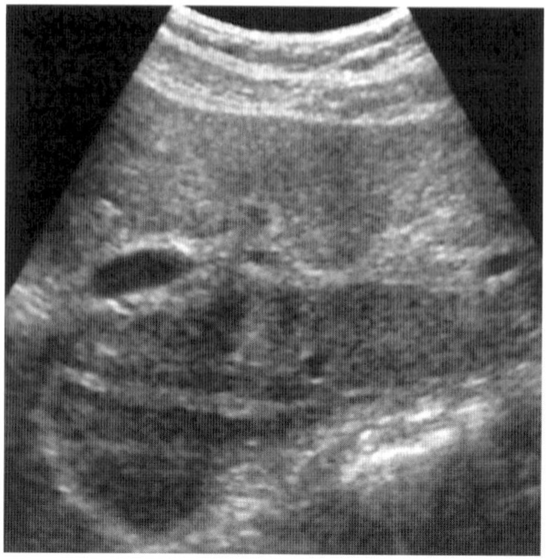

Abbildung 3-4. Schistosomiasis (periportale Fibrose) (aus: Meckler, U., W. Wermke, 1997; mit freundlicher Genehmigung des Deutschen Ärzte-Verlags).

Echinokokkose (s. Kap. IV.4.12.3)

Die Diagnose einer Echinokokkose beruht auf dem Nachweis der Zysten bzw. des Metazestodengewebes mit bildgebenden Verfahren und auf dem Nachweis spezifischer Serumantikörper.

Die **zystische Echinokokkose** (verursacht durch den Hundebandwurm **Echinococcus granulosus**) führt als Folge sich vergrößernder Zysten (Abb. 3-5) erst relativ spät zu klinischen Symptomen. Leberzysten führen zu Hepatomegalie mit Druckgefühl und Schmerzen im rechten Oberbauch, eventuell zu Übelkeit, Erbrechen und – durch Druck auf die Gallenwege – Verschlussikterus. Auch Lungen-, zerebrale und Knochenzysten kommen vor; nahezu sämtliche Organe können betroffen sein.

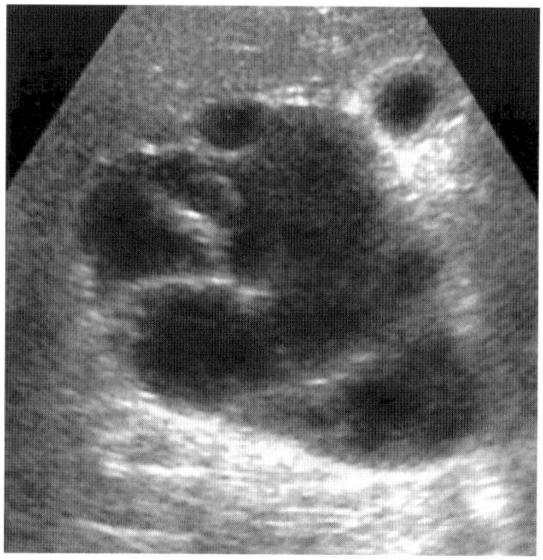

Abbildung 3-5. Zystische Echinokokkose (aus: Meckler, U., W. Wermke, 1997; mit freundlicher Genehmigung des Deutschen Ärzte-Verlags).

Charakteristisch sind Septen und insbesondere Hydatidensand, manchmal ist die Zystenwand verkalkt.

Die **alveoläre Leberechinokokkose** (verursacht durch den kleinen Fuchsbandwurm **Echinococcus multilocularis**) kann große Teile der Leber durchsetzen (Abb. 3-6) und führt zu Schmerzen im rechten Oberbauch; im Verlauf können ein Verschlussikterus und durch Kompression der Pfortader eine portale Hypertonie auftreten. Auch andere Organe, z.B. die Milz, können betroffen sein.

Die alveoläre Echinokokkose der Leber zeigt sich sonographisch als meist unscharf begrenzte heterogene, vorwiegend echoreiche Raumforderung mit zahlreichen schollen- und stippchenförmigen Verkalkungen. Sie stellt sich wegen ihres infiltrativen Wachstums wie ein Tumor dar.

Ein Befall des Peritoneums führt zu Aszites.

Differenzialdiagnostisch müssen intrahepatische Echinokokkus-Zysten von dysontogenetischen Leberzysten abgegrenzt werden. Dabei spricht der Nachweis von Septen und von Hydatidensand für eine zystische Echinokokkose. Verkalkungen sind häufig, aber nicht pathognomonisch für die Echinokokkose. Amöben- und bakterielle Leberabszesse lassen sich meist durch ihre akute klinische Symptomatik von Echinokokkus-Zysten abgrenzen und imponieren sonographisch als echoarme, aber nicht als echofreie Raumforderungen. Die alveoläre Echinokokkose der Leber gleicht sonographisch einem Leberkarzinom und ist in fortgeschrittenen Stadien schwierig von einer Leberzirrhose abzugrenzen.

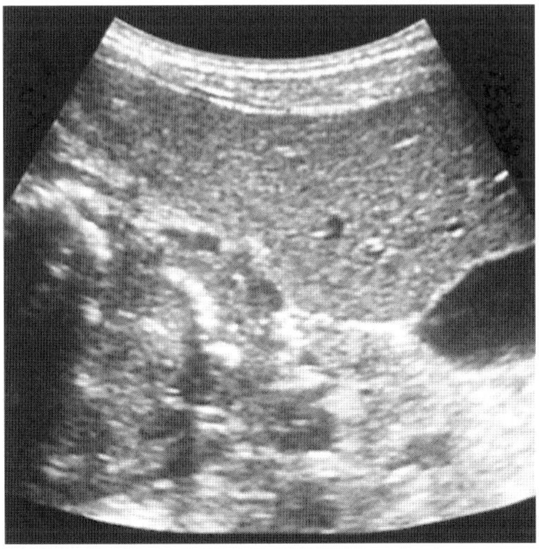

Abbildung 3-6. Alveoläre Echinokokkose (Leber) (aus: Meckler, U., W. Wermke, 1997; mit freundlicher Genehmigung des Deutschen Ärzte-Verlags).

Leberegelinfektionen

(s. Kap. IV.4.12.3)

Die zu den Saugwürmern (Trematoden) gehörenden Leberegel **Fasciola, Clonorchis und Opisthorchis spp.** verursachen beim Menschen überwiegend hepatobiliäre Erkrankungen. Man unterscheidet ein akutes und ein chronisches Stadium.

Im akuten Stadium der Fasziolose (Klinik: Fieber, Eosinophilie, schmerzhafte Hepatomegalie) sind sonographisch fokale Leberläsionen nachweisbar, es können multiple Leberabszesse auftreten.

Wenn adulte Würmer in die Gallenwege gelangen, führen sie dort zu chronisch-entzündlichen Veränderungen, schließlich zu Gangdilatation und periduktaler Fibrose.

Infektionen mit Clonorchis und Opisthorchis spp. verlaufen meist primär chronisch und ohne Bluteosinophilie. Komplikationen sind bakterielle Superinfektion und Obstruktion der Gallenwege, Cholelithiasis, Cholangiokarzinom sowie Leberabszesse, -fibrose und -zirrhose. Wenn ein Ei-Nachweis nicht gelingt, werden u.U. auch komplementäre bildgebende Verfahren (z.B. Computertomographie) zum Einsatz kommen.

Weiterführende Literatur

Brenner-Maucher, K., U. Szeimies, M. Mannstadt, M. Gross: Fasciola hepatica: Sonographische und computertomographische Veränderungen bei Befall mit einem Leberegel. Fortschr. Röntgenstr. 172 (2000) 562–563.

Cook, G.C., A. Zumla: Manson's Tropical Diseases. 21st edition. Saunders London 2003.

Gharbi, H.A., W. Hassine, M.W. Brauner, K. Dupuch: Ultrasound examination of the hydatic liver. Radiology 139 (1981) 459–463.
Meckler, U., W. Wermke: Sonographische Differenzialdiagnostik. Systematischer Atlas. Abdomen–Urogenitaltrakt–Schilddrüse. Deutscher Ärzte-Verlag Köln 1997.
Palmer, P.E.S., M.M. Reeder: The Imaging of Tropical Diseases, Vol. 1 and 2. Springer-Verlag Berlin–Heidelberg 2001.

3.3 EKG-Veränderungen

GOTTFRIED KUSCH

Das EKG zeigt den elektrischen Elementarvorgang (Reizbildung, Erregungsleitung und -rückbildung) am Herzen auf. Außerdem können die Muskelmassenverhältnisse differenziert werden.

Dabei ist zu berücksichtigen, dass beim jungen Kind eine physiologische Rechtsherzhypertrophie vorliegt, beim Erwachsenen jedoch das linke Herz überwiegt. Im Rahmen der Reisemedizin haben EKG-Veränderungen im Zusammenhang mit Infektionskrankheiten eine besondere Bedeutung.

Stellenwert der EKG-Diagnostik in der Reisemedizin

Viele Infektionskrankheiten können zu einer Herzbeteiligung im Sinne einer **Myokarditis** (Tab. 3-4) oder **Myoperikarditis** führen. Bei einer **Perikarditis** muss differenzialdiagnostisch vorrangig an eine Tuberkulose gedacht werden. Während das Perikard bei Entzündungen einen direkten Ausdruck im EKG findet, lassen sich akute Schädigungen der Herzklappen im Rahmen einer **Endokarditis** nicht im EKG erkennen. Erst die chronischen Auswirkungen einer vermehrten Druck- und/oder Volumenbelastung finden im EKG wieder ein Korrelat. Bei Verdacht auf eine Endokarditis muss deshalb immer zusätzlich eine Echokardiographie erfolgen, außerdem müssen mikrobiologische und serologische Untersuchungen durchgeführt werden (s. Kap. IV.2.1).

Im Rahmen einer **Malariatherapie** mit Artemether/Lumefantrin, Chinin oder Mefloquin sind außerdem **Erregungsleitungs- und Erregungsrückbildungsstörungen** und hier insbesondere eine **QT_c-Zeit-Verlängerung** zu beachten, die mit der Gefahr von **tachykarden Rhythmusstörungen** durch Wiedereintrittsmechanismen verbunden ist.

Bei **Durchfallerkrankungen** (s. Kap. IV.2.2) führt insbesondere die **Hypokaliämie** zu EKG-Veränderungen.

Im Zusammenhang mit Flugreisen müssen Zeichen der **Rechtsherzbelastung** (P dextroatriale, Rechtstyp, Rechtsverspätungskurve, verschobener R/S-Umschlag sowie rechts-präkordiale Endstreckenveränderungen) an eine **Lungenembolie** im Rahmen einer Reisethrombose denken lassen (s. Kap. II.8.4 und IV.3.4).

Verdachtsdiagnose Myokarditis

Im Rahmen vieler Infektionskrankheiten kann es zu einer Herzbeteiligung im Sinne einer **Myokarditis** oder **Myoperikarditis** kommen. Tabelle 3-4 gibt eine Zusammenstellung möglicher Erreger. Auch das Hypereosinophilie-Syndrom (s. Kap. IV.3.1) kann zu einer Myokarditis führen.

Folgende **EKG-Befunde** können auf eine Myokarditis hinweisen:

- ❑ AV-Überleitungs- oder intraventrikuläre Leitungsstörungen mit Blockbild,

Tabelle 3-4. Ursachen einer infektiösen Myokarditis.

Viren:
- Adeno
- Coxsackie
- Echo
- Epstein-Barr
- Entero
- Gelbfieber
- Herpes simplex
- Hepatitis
- Human Immunodeficiency
- Influenza*
- Mumps
- Poliomyelitis
- Rubella
- Varicella-Zoster
- Zytomegalie

Bakterien:
- Borrelien*
- Brucellen
- Corynebacterium diphtheriae
- Francisella tularensis
- Gonokokken
- Hämophilus
- Leptospiren
- Meningokokken
- Mycobacterium tuberculosis
- Mykoplasmen
- Pneumokokken
- Rickettsien*
- Salmonellen
- Staphylokokken*
- Streptokokken*
- Treponemen

Pilze:
- Aspergillen
- Candida
- Histoplasmen

Protozoen:
- Amöben
- Plasmodien
- Toxoplasma gondii
- Trypanosomen

Helminthen:
- Schistosomen
- Toxocara
- Trichinella spiralis
- Zystizerken

* Diese Erreger verursachen nicht selten eine Endokarditis. Dies gilt auch für Legionella pneumophila.

- Herzrhythmusstörungen (Brady- oder Tachykardien, supraventrikuläre oder ventrikuläre Extrasystolen, Vorhofflimmern oder Vorhofflattern),
- Erregungsrückbildungsstörungen (ST-Senkungen und -Abflachungen, T-Negativitäten, QT_c-Verlängerung, TU-Verschmelzungswellen).

Bei den Blockbildern können verschiedene Formen einzeln oder in Kombination vorkommen. Auch das gleichzeitige Auftreten von Blockbildern mit Herzrhythmusstörungen ist möglich. Dies gilt zum Beispiel für das chronische Stadium der Chagas-Krankheit.

> Die beschriebenen EKG-Veränderungen im Rahmen einer Infektionskrankheit sprechen dann für eine Myokarditis, wenn ein früher abgeleitetes EKG diese Veränderungen nicht aufwies und nach überstandener Infektion die entsprechenden Veränderungen nicht mehr nachweisbar sind.

Vorsicht mit Antimalaria-Medikamenten bei verlängerter QT_c-Zeit!

Im Rahmen einer Malariatherapie mit **Artemether/Lumefantrin**, **Chinin** und **Mefloquin** kann es zur Verlängerung der QT_c-Zeit kommen. Deshalb sollte vor Gabe des Medikamentes ein EKG geschrieben werden, um das Vorliegen einer angeborenen oder erworbenen QT_c-Zeit-Verlängerung auszuschließen. Andernfalls besteht die Gefahr von Wiedereintrittsmechanismen. Besondere Vorsicht ist geboten bei Patienten mit plötzlichem Herztod in der Familienanamnese, mit symptomatischen Herzrhythmusstörungen in der Eigenanamnese und schweren Elektrolytstörungen, insbesondere mit Hypokaliämie. Das Gleiche gilt, wenn die Patienten andere Arzneimittel einnehmen, die die QT_c-Zeit verlängern können, z.B. Antiarrhythmika (vor allem der Klassen IA und III), Neuroleptika, Antidepressiva, Chemotherapeutika (Makrolide, Fluorochinolone, Imidazol- und Triazol-Antimykotika) und bestimmte nicht-sedierende Antihistaminika

(Terfenadin, Astemizol). Besondere Vorsicht ist geboten, wenn nach vorausgegangener Mefloquineinnahme eine Chininbehandlung durchgeführt werden muss. Bei vielen Medikamenten aus den genannten Gruppen wurde torsade de pointes beschrieben, bevorzugt bei Menschen mit TU-Anomalien bzw. Verlängerung von QT_c.

Abbildung 3-7 zeigt eine verlängerte QT_c-Zeit. (Die obere Normgrenze im deutschen Sprachraum beträgt 0,44 Sekunden.) Das EKG-Lineal „Cardio-Control" wurde dabei so auf einen EKG-Streifen gelegt, dass die mit Q bezeichnete senkrechte Linie am Beginn eines QRS-Komplexes und die mit Q bezeichnete schräge Trapezlinie am Beginn des nächsten QRS-Komplexes die Isoelektrische kreuzt. Die QT_c-Linie sollte erst hinter der T-Welle die Isoelektrische kreuzen. Die QT_c-Zeit lässt sich auch durch Messung der QT-Zeit (Sekunden) und der Frequenz f (pro Minute) tabellarisch ermitteln (s. Tab. 3-5).

In der Reisemedizin hat das Elektrokardiogramm besondere Bedeutung bei Vorliegen einer Myokarditis, Myoperikarditis und Perikarditis und im Zusammenhang mit Medikamentennebenwirkungen während einer Malariatherapie, außerdem bei Elektrolytverschiebungen im Rahmen von Durchfallerkrankungen. Zeichen für eine Rechtsherzbelastung müssen an eine Lungenembolie denken lassen.

Im Falle einer QT_c-Zeit-Verlängerung vor Beginn einer Malariatherapie sollte geprüft werden, ob die Malariatherapie zum Beispiel mit Atovaquon/Proguanil erfolgen kann. Wenn eine Therapie mit Artemether/Lumefantrin, Chinin oder Mefloquin erforderlich ist, sollte die Einnahme von anderen Medikamenten, die die QT-Zeit verlängern können, während der Malariabehandlung unterbrochen werden. Wenn das nicht möglich ist, muss

☞

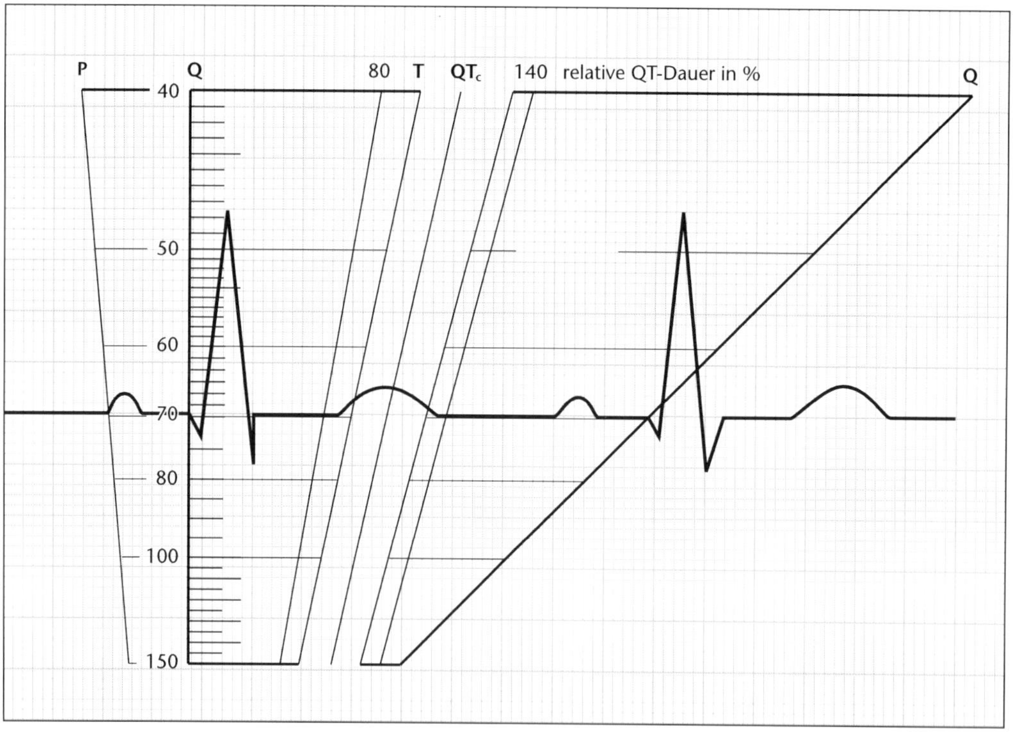

Abbildung 3-7. Nachweis einer verlängerten QTc-Zeit mit dem EKG-Lineal „Cardio Control" (mit freundlicher Genehmigung von ASTA-Pharma).

Tabelle 3-5. Tabelle zur Ermittlung der frequenzkorrigierten QT-Dauer (nach Gonzka und Heinecker, 1999).

f (pro Minute)	Gemessene QT-Dauer (Sekunden) 0,20	0,25	0,30	0,35	0,40	0,45	0,50	0,55	0,60	0,65
40	0,16	0,20	0,25	0,29	0,33	0,37	0,41	0,45	0,49	0,53
45	0,17	0,22	0,26	0,31	0,35	0,39	0,44	0,48	0,52	0,57
50	0,18	0,23	0,27	0,32	0,37	0,41	0,46	0,50	0,55	0,59
55	0,19	0,24	0,29	0,33	0,38	0,43	0,48	0,52	0,57	0,62
60	0,20	0,25	0,30	0,35	0,40	0,45	0,50	0,55	0,60	0,65
65	0,21	0,26	0,31	0,37	0,42	0,47	0,52	0,57	0,63	0,68
70	0,22	0,27	0,32	0,38	0,43	0,49	0,54	0,59	0,65	0,71
75	0,22	0,28	0,34	0,39	0,45	0,50	0,56	0,62	0,67	0,73
80	0,23	0,29	0,35	0,40	0,46	0,52	0,58	0,64	0,69	0,75
85	0,24	0,30	0,36	0,42	0,47	0,53	0,59	0,65	0,71	0,77
90	0,24	0,31	0,37	0,43	0,49	0,55	0,61	0,67	0,73	0,79
95	0,25	0,32	0,38	0,44	0,50	0,57	0,63	0,69	0,76	0,82
100	0,26	0,32	0,39	0,45	0,52	0,58	0,65	0,71	0,78	0,84
110	0,27	0,34	0,41	0,47	0,54	0,61	0,67	0,74	0,81	0,88
120	0,28	0,35	0,42	0,50	0,57	0,64	0,71	0,78	0,85	0,92
130	0,30	0,37	0,44	0,52	0,59	0,66	0,74	0,81	0,89	0,96
140	0,31	0,38	0,46	0,53	0,61	0,69	0,76	0,84	0,92	0,99
150	0,32	0,40	0,47	0,55	0,63	0,71	0,79	0,87	0,95	1,00
160	0,32	0,41	0,49	0,57	0,65	0,73	0,81	0,89	0,97	1,05
180	0,35	0,44	0,52	0,61	0,70	0,78	0,87	0,96	1,05	1,13

eine entsprechende Herzrhythmus-Überwachung gewährleistet sein. Das gilt auch, wenn eine Chininbehandlung nach einer vorausgegangenen Mefloquin-Einnahme notwendig wird.

Weiterführende Literatur

Gonzka, B.-D., R. Heinecker: EKG in Klinik und Praxis. Thieme, Stuttgart–New York 1999.

3.4 Röntgenveränderungen am Thorax

GOTTFRIED KUSCH

■ *Wann soll geröntgt werden?*

Bei vielen der in Kapitel IV.4 genannten Reise- und Tropenkrankheiten, bei Fieber (s. Kap. IV.2.1), Husten (s. Kap. IV.2.3), Auswurf, Atemnot und Herzbeschwerden sowie bei Lymphknotenvergrößerungen ☞ (s. Kap. IV.2.5) gehört die Anfertigung von Röntgenbildern zur Basis- bzw. weiterführenden Diagnostik.

Bei Erwachsenen wird die **Röntgenaufnahme** zunächst im p.a.-Strahlengang durchgeführt. Die alleinige p.a.-Aufnahme lässt jedoch Veränderungen im retrokardialen Bereich, im vorderen Mediastinum sowie vor und hinter dem Zwerchfell durch die entsprechenden Weichteilüberlagerungen oft nicht erkennen. Deshalb muss ggf. eine Aufnahme im seitlichen Strahlengang angeschlossen werden. Auf die besonderen Strahlenschutzbestimmungen für Kinder wird ausdrücklich hingewiesen. Bei Schwangeren ist die Indikation zur Röntgenuntersuchung besonders streng zu stellen.

Bei vielen Befunden ist der Vergleich mit Voraufnahmen von unschätzbarem Wert: Diese lassen vor der Reise vorhandene Veränderungen von neu hinzugekommenen differenzieren. Aus dem zeitlichen Zusammenhang können Informationen über die Dignität eines Prozesses, die zeitliche Dynamik einer Veränderung und den Neuerwerb erhalten werden. Eine zusätzliche **Durchleuchtung** dient insbesondere der Lokalisation von Prozessen als intra- oder extrapulmonal oder auch dem Nachweis von Artefakten bzw. Summationsphänomenen.

Aussagekraft von Röntgenaufnahmen

Die Beurteilung erfasst alle in der Aufnahme abgebildeten Organe, insbesondere aber die Lunge, den Herz-, Mediastinal- und Zwerchfellschatten. Da die röntgenmorphologischen Zeichen obstruktiver Ventilationsstörungen nicht mit der Schwere des klinischen Bildes und den Lungenfunktionsparametern korrelieren, geht es bei Röntgenveränderungen am Thorax vorwiegend um die Erkennung restriktiver Erkrankungen, insbesondere von pleuralen (Erguss, Schwiele), interstitiellen (Fibrose), intraalveolären (Lungenödem) sowie interstitiell-intraalveolären (Pneumonie) Veränderungen, aber auch von Raumforderungen, Hohlraumbildungen, Lymphknotenvergrößerungen und Verkalkungen. Die Beurteilung des Herzschattens erfasst im Wesentlichen die äußeren Herzkonturen; im Übrigen sind lediglich die Vergrößerungen des linken Vorhofes und die Erweiterung der rechten Ausflussbahn einigermaßen verlässlich in der Röntgen-Thoraxübersicht einzuschätzen. Bei Verdacht auf Erweiterung einzelner Herzkammern wird deshalb eine zusätzliche **echokardiographische Untersuchung** notwendig. Dies gilt auch zum Ausschluss eines Perikardergusses. Insbesondere bei Raumforderungen, Hohlraumbildungen und Lymphknotenvergrößerungen wird zusätzlich eine **Computertomographie** notwendig. Mit ihr lassen sich manchmal auch im Falle unauffälliger Röntgen-Übersichtsaufnahmen zum Teil erhebliche pneumonische Infiltrationen nachweisen, z. B. bei einer Pneumocystis-carinii-Pneumonie oder eosinophilen Infiltraten (Abb. 3-8 und 3-9). Für letztere ist der wechselnde Befund bei Verlaufsuntersuchungen typisch.

Wesentlich bei der Beurteilung von Röntgenbildern des Thorax ist auch eine Analyse hinsichtlich Lungenstauung, pulmonaler arterieller Hypertonie und Lungenembolie. An letztere sollte immer bei Vorliegen von Infiltraten und gleichzeitigem Verdacht auf eine Reisethrombose gedacht werden (s. Kap. II.8.4). Ein klinischer Zustand von Dyspnoe bei normalem Röntgen-Thorax, insbesondere wenn eine pathologische Blutgasanalyse mit stark erweiterter alveoloarterieller Sauerstoffdifferenz vorliegt, muss zu einer weiteren Abklärung (D-Dimere, Computertomographie, Lungenfunktion, Lungenperfusions- und Ventilationsszintigraphie) Anlass geben. Umgekehrt kann auch bei Nachweis eines Pleuraergusses und/oder einer infiltrativen Verschattung, die zunächst an ein infektiöses Geschehen denken lassen, eine Lungenembolie vorliegen. Bei pulmonalvenöser Stauung nach Reisen in ein Malariaendemiegebiet muss umgehend die Malariadiagnostik erfolgen.

> Hauptindikationsgebiet für Röntgenaufnahmen sind restriktive Lungenerkrankungen. Bei Verdacht auf Lungenembolie und Malaria tropica müssen sich sofort weitere Untersuchungen anschließen.

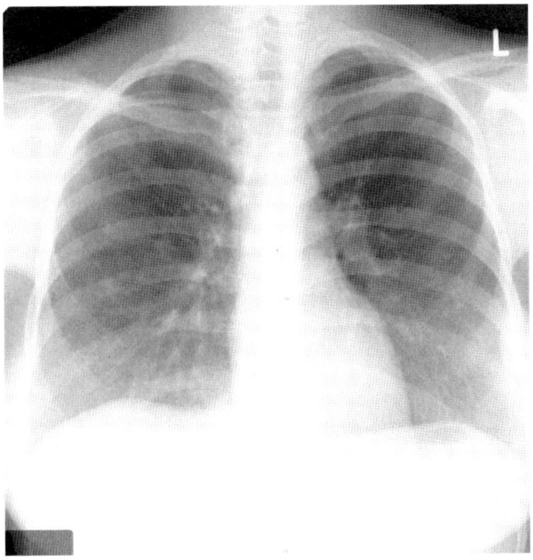

Abbildung 3-8. P. a.-Aufnahme. Die 20-jährige Touristin erkrankte 7 Wochen nach ihrer Rückkehr aus Afrika (Simbabwe, Malawi, Sambia) mit einer subkutanen Schwellung an der Stirn; Bluteosinophilie von 29 %. Anamnestisch Baden im Malawi-See. Im Röntgen-Thorax diskrete Infiltrate, im CT (mit freundlicher Genehmigung von Dres. Majer, Kölbel, Aicher) typische bilaterale Infiltrate in der Lungenperipherie. Diagnose: Infiltrate bei urogenitaler Schistosomiasis.

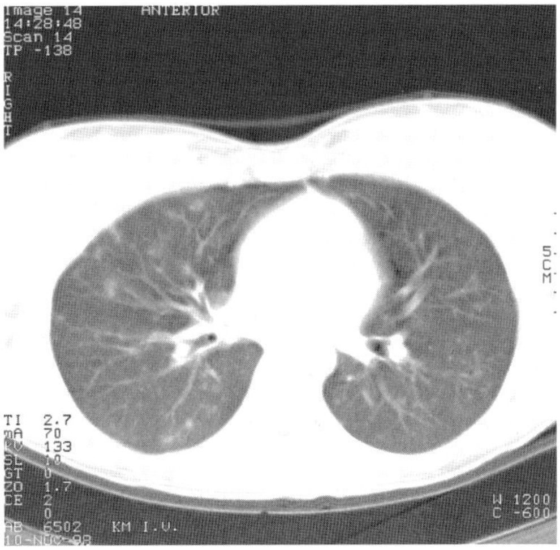

Abbildung 3-9. CT-Aufnahme der in Abb. 3-8 beschriebenen Patientin.

Systematik der Röntgen-Morphologie

In Tabelle 3-6 sind die **röntgenmorphologischen Merkmale von Infektionskrankheiten** zusammengestellt, die bei einer Röntgenuntersuchung der Thoraxorgane ins Auge fallen:

- pulmonale Infiltrate,
- Hohlraumbildungen,
- Knötchen und raumfordernde Läsionen,
- Pleuraerguss oder -empyem,
- Herzvergrößerung,
- pulmonalvenöse Stauung,
- Lymphknotenvergrößerung,
- Verkalkungen.

Innerhalb der Gruppen der Viren, Bakterien, Pilze, Protozoen und Helminthen wurden die Erreger alphabetisch geordnet. Ein großer Teil der aufgeführten Erreger kommt ubiquitär vor, so zum Beispiel auch die Chlamydien (Abb. 3-10 und 3-11) und Coxiella burnetii (Abb. 3-12 und 3-13).

Bei den **pulmonalen Infiltraten** (Abb. 3-8 und 3-9) wird zwischen alveolären und interstitiellen Infiltraten unterschieden. In der Tabelle wird der bevorzugte Infiltrattyp angegeben. So zeigen z. B. die Infiltrate bei Virusinfektionen vorwiegend alveoläre Infiltrate; interstitielle Infiltrate sind jedoch grundsätzlich auch möglich. Zu den interstitiellen Infiltraten werden diffuse retikuläre oder retikulonoduläre Veränderungen, Wabenzeichnung und disseminierte Knötchen mit einem Durchmesser von weniger als 1 cm gerechnet.

Unter **Hohlraumbildungen** (Abb. 3-14) werden Kavernenbildungen und Zysten zusammengefasst. Bei vorwiegend solitärem oder multiplem Vorkommen ist dies entsprechend kenntlich gemacht.

Tabelle 3-6. Röntgenmorphologische Veränderungen der Thoraxorgane infolge von Infektionskrankheiten.

Erreger	pulmonale Infiltrate		Hohlraumbildungen	Knötchen und raumfordernde Läsionen	Pleuraerguss oder -empyem	Vergrößerungen der Herzsilhouette	pulmonalvenöse Stauung	Lymphknotenvergrößerungen		Verkalkungen
	alveolär	interstitiell						mediastinal	hilär	
Viren										
❑ Adeno	+				(+)					
❑ Coxsackie	+				(+)	+	+			
❑ Entero	+									
❑ Epstein-Barr	+								+ (b)	
❑ Hanta	+									
❑ Influenza	+				(+)					
❑ Masern	+								+ (b)	
❑ Parainfluenza	+				(+)					
❑ Respiratory Syncytial	+									
❑ SARS	+									
❑ Varicella-Zoster	+	+			(+)				(+) (b)	
❑ Zytomegalie	+									
Bakterien										
❑ Aktinomyzeten	+		+ (s)	+	+					
❑ Bordetella pertussis	+								(+)	
❑ Brucellen	+				(+)			(+)		(+)
❑ Burkholderia pseudomallei		+	+	(+)						

Tabelle 3-6. Röntgenmorphologische Veränderungen der Thoraxorgane infolge von Infektionskrankheiten. *(Fortsetzung)*

Erreger	**pulmonale Infiltrate**		**Hohlraumbildungen**	**Knötchen und raumfordernde Läsionen**	**Pleuraerguss oder -empyem**	**Vergrößerungen der Herzsilhouette**	**pulmonalvenöse Stauung**	**Lymphknotenvergrößerungen**		**Verkalkungen**
	alveolär	**interstitiell**						**mediastinal**	**hilär**	
❏ Chlamydien	+	+		(+)					+	
❏ Francisella tularensis	+				+				+ (u)	
❏ Haemophilus influenzae	+			(+)	+					
❏ Klebsiella pneumoniae	+		+ (s)	+	+					
❏ Legionellen	+				(+)					
❏ Mycobacterium tuberculosis	+	+	+	+	+	(+)	(+)	+	+	+
❏ Mycoplasma pneumoniae	+	+			(+)				+ (b)	
❏ Nocardia asteroides	+		+ (s)	+	+					
❏ Pseudomonas aeruginosa/mallei	+		+ (m)	+						
❏ Rickettsien: Coxiella burnetii	+				(+)					
❏ Salmonellen	+	+		(+)						
❏ Staphylococcus aureus	+	+	+	+	+					

Fortsetzung Tab. 3-6 nächste Seite ▸

Tabelle 3-6. Röntgenmorphologische Veränderungen der Thoraxorgane infolge von Infektionskrankheiten. *(Fortsetzung)*

Erreger	**pulmonale Infiltrate**		**Hohlraum-bildungen**	**Knötchen und raumfordernde Läsionen**	**Pleuraerguss oder -empyem**	**Vergrößerungen der Herzsilhouette**	**pulmonalvenöse Stauung**	**Lymphknotenvergrößerungen**		**Verkalkungen**
	alveolär	**interstitiell**						**mediastinal**	**hilär**	
❑ Streptococcus pneumoniae	+			+						
❑ Yersinia pestis	+			(+)	+			+ (b)	+ (b)	
Pilze										
❑ Aspergillen	+		+	+						
❑ Blastomyces dermatitis	+	+	+ (s)	+				+		
❑ Candida	+		+							
❑ Coccidioides immitis	+	+	+	+					+	+
❑ Cryptococcus neoformans	+	+	+ (s)	+						
❑ Histoplasma capsulatum	+	+	+	+				+	+	+
❑ Paracoccidioides brasiliensis	(+)	(+)								
❑ Pneumocystis carinii	+	+								
Protozoen										
❑ Entamoeba histolytica	+		+ (s)	+	(+)	(+)				

Tabelle 3-6. Röntgenmorphologische Veränderungen der Thoraxorgane infolge von Infektionskrankheiten. *(Fortsetzung)*

Erreger	pulmonale Infiltrate		Hohlraumbildungen	Knötchen und raumfordernde Läsionen	Pleuraerguss oder -empyem	Vergrößerungen der Herzsilhouette	pulmonalvenöse Stauung	Lymphknotenvergrößerungen		Verkalkungen
	alveolär	interstitiell						mediastinal	hilär	
❑ Leishmania donovani	+									
❑ Plasmodium falciparum							+			
❑ Toxoplasma gondii	+	+				(+)	(+)		+	
❑ Trypanosoma cruzi						+	+			
Helminthen										
❑ Ascaris lumbricoides	+									
❑ Echinococcus			+	+	(+)					
❑ Filarien: Wuchereria brancrofti		+								
❑ Gnathostoma spinigerum	+				+					
❑ Hakenwürmer	+									
❑ Paragonimus westermani	+		+ (m)		(+)					
❑ Schistosomen		+								
❑ Strongyloides stercoralis	+				(+)					

Erläuterungen: + = häufiges Vorkommen; (+) = seltenes Vorkommen; s = solitär; m = multipel; b = bilateral; u = unilateral.

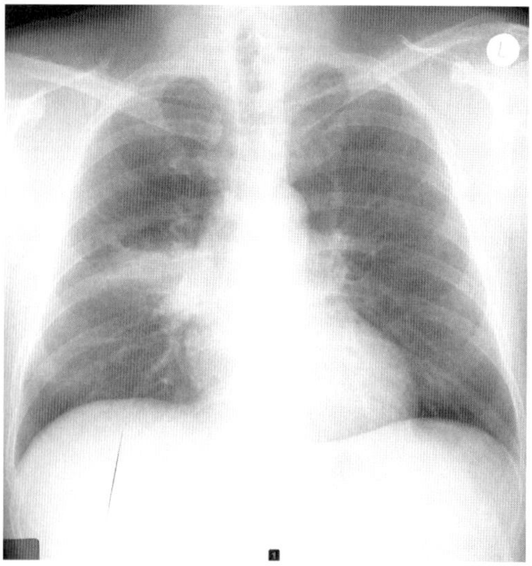

Abbildung 3-10. P.a.-Aufnahme. Der 42-jährige Tourist erkrankte 2 Tage nach seiner Rückkehr aus Brasilien mit Husten, retrosternalen Schmerzen, Fieber, Übelkeit und Alpträumen. Diagnose: Chlamydien-Pneumonie.

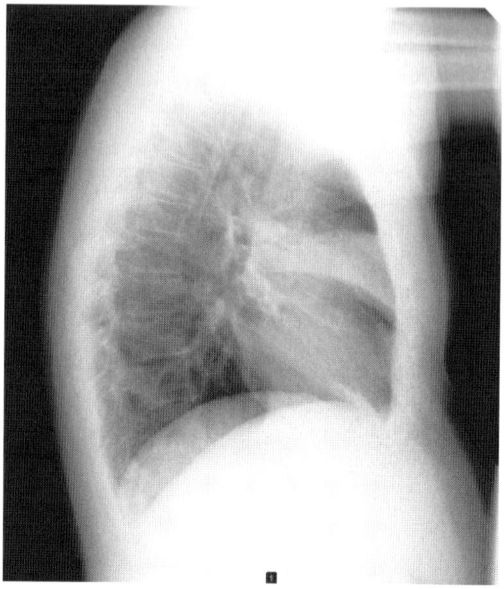

Abbildung 3-11. Seitliche Aufnahme zu Abb. 3-10.

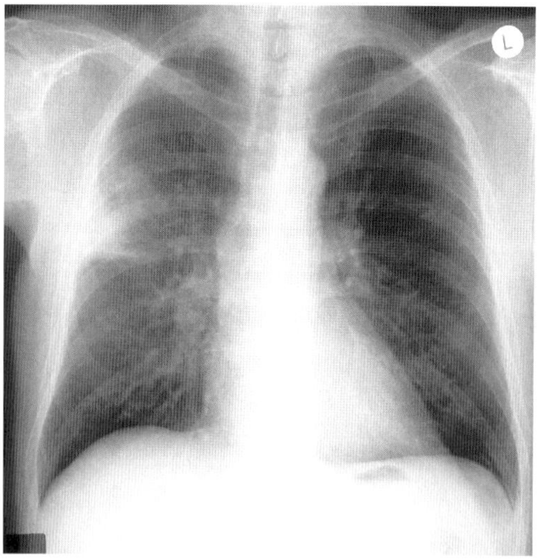

Abbildung 3-12. P.a.-Aufnahme. Der 59-jährige Tourist erkrankte während seiner Rückreise aus Nordafrika (Tunesien, Libyen) mit Fieber und Schüttelfrost. Diagnose: Q-Fieber.

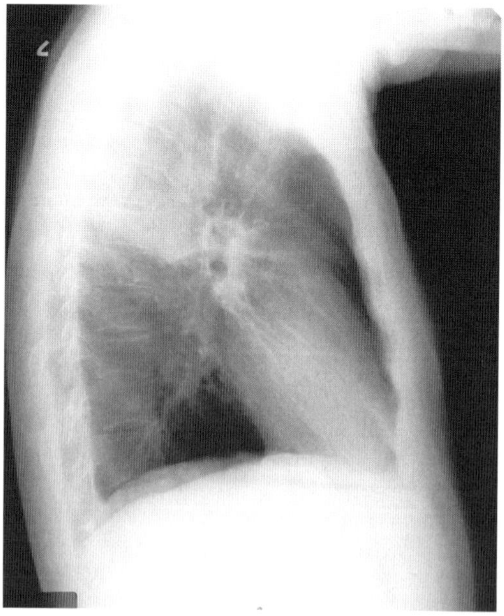

Abbildung 3-13. Seitliche Aufnahme zu Abb. 3-12.

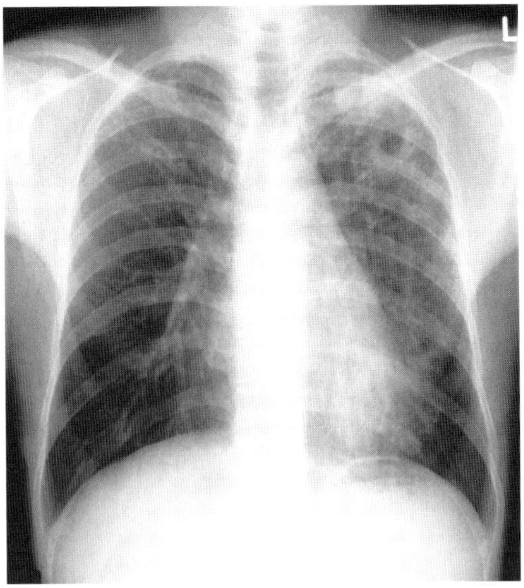

Abbildung 3-14. P.a.-Aufnahme. Der 31-jährige Immigrant aus Brasilien erkrankte 2 Jahre nach Einreise in die Bundesrepublik während eines Aufenthalts in seinem Herkunftsland mit Kopfschmerzen, Heiserkeit, Husten und Abgeschlagenheit; 2 Monate nach Erkrankungsbeginn wurde die Aufnahme angefertigt. Diagnose: Kaverne bei offener Lungentuberkulose.

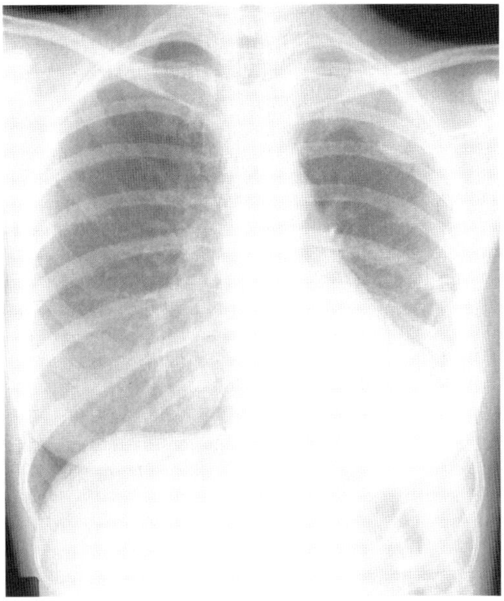

Abbildung 3-15. P.a.-Aufnahme. Die 28-jährige Immigrantin aus Sri Lanka erkrankte 2 Jahre nach Einreise in die Bundesrepublik mit Abgeschlagenheit, Appetitlosigkeit, Halsschmerzen und Fieber. Ärztliche Vorstellung 11 Monate nach Symptombeginn mit einer subkutanen paravertebralen fluktuierenden Schwellung in Höhe der linken Scapula. Diagnose: Verkäsende Pleuritis tuberculosa, mit der paravertebralen Schwellung kommunizierend.

Unter **Knötchen und raumfordernden Läsionen** werden Veränderungen von über 1 cm Durchmesser verstanden. Dazu gehören auch die Lungenabszesse.

Pleuraerguss und **Pleuraempyem** (Abb. 3-15) wurden in einer Spalte zusammengefasst.

Vergrößerungen der Herzsilhouette sind bei manchen Infektionskrankheiten durch einen Perikarderguss bedingt, bei anderen durch eine dilatative Kardiomyopathie (z.B. in der chronischen Phase der Chagas-Krankheit).

Eine **pulmonalvenöse Stauung** entsteht u.a. bei einer komplizierten Malaria tropica, einer Myokardiopathie oder einer Pericarditis constrictiva.

Bei **Lymphknotenvergrößerungen** wurde zwischen mediastinalen und hilären Lymphknotenvergrößerungen unterschieden und kenntlich gemacht, ob diese überwiegend unilateral (u) oder bilateral (b) vorkommen.

Verkalkungen können perikardial, pulmonal, pleural, hilär oder mediastinal vorkommen.

Das durch Helminthenlarven bedingte **Löffler-Syndrom** (pneumonische Infiltrate bei Bluteosinophilie, s. Abb. 3-8 und 3-9) besteht aus bilateralen, fleckförmigen Verdichtungen in der Lungenperipherie mit wechselnder Lokalisation.

Chronische Veränderungen in Form einer **pulmonalen arteriellen Hypertonie**, wie sie bei dauerhafter Exposition und Infektion mit Schistosomen und Filarien entstehen können, wurden nicht in die Tabelle aufgenommen.

Für die weitere Diagnostik bei positivem röntgenmorphologischem Befund gelten die in Kapitel IV.2.3 zur Diagnostik von Husten gegebenen Empfehlungen.

Röntgenmorphologische Veränderungen bei der Röntgenuntersuchung der Thoraxorgane geben wertvolle Hinweise auf mögliche Infektionserreger. Flüchtige Infiltrate (Löffler-Syndrom) können durch Verlaufsuntersuchungen identifiziert werden. Bei Verdacht auf tropentypische Erreger empfiehlt sich die Hinzuziehung eines Tropenmediziners.

Weiterführende Literatur

Burgener, F.A., M. Kormano: Röntgenologische Differentialdiagnostik. Thieme, Stuttgart–New York 1993.

Palmer, P.E.S., M.M. Reeder: The Imaging of Tropical Diseases, Vol. 1 and 2. Springer, Berlin–Heidelberg–New York 2001.

Schinz, H.R.(Begr.); Frommhold, W. (Hrsg.): Radiologische Diagnostik in Klinik und Praxis. Thieme, Stuttgart–New York 2003.

Vogel, H.: Tropenradiologie. ecomed, Landsberg 1994.

4 Diagnostik und Management der wichtigsten Reise- und Tropenkrankheiten

IV

Malaria

4.1

GERD DIETER BURCHARD

Die Malaria ist eine akute, durch **Protozoen der Gattung Plasmodium** hervorgerufene Infektionskrankheit. Sie ist die wichtigste Tropenkrankheit. Ein Drittel der Menschheit lebt in Gebieten, in denen die Malaria vorkommt. 300–500 Millionen Menschen erkranken jährlich an ihr. Es wird geschätzt, dass jedes Jahr zwischen 1,5 und 2,7 Millionen Menschen an einer Malaria sterben. 80–90% der malariabedingten Krankheits- und Todesfälle treten im tropischen Afrika auf.

Gegenüber den weltweit hohen Malariazahlen nehmen sich die 1000 Erkrankungen, die jährlich in Deutschland gemeldet werden, gering aus – auch wenn von einer gewissen Dunkelziffer ausgegangen werden muss. Trotzdem hat die Malaria auch in der Reisemedizin eine überragende Bedeutung:

- da sie relativ häufig importiert wird;
- da sie eine lebensbedrohliche Erkrankung ist, die aber bei frühzeitiger Diagnosestellung stets geheilt werden kann;
- da sie differenzialdiagnostisch bei einer Vielzahl von Symptomen bedacht werden muss.

Nur die rasch einsetzende und korrekt durchgeführte Therapie kann bei einer Malaria tropica schwerwiegende Komplikationen aufhalten und das Leben des Patienten retten.

Wo kann man sich anstecken?

Malaria ist eine der am weitesten verbreiteten Infektionskrankheiten. Sie ist früher bis an den Polarkreis und südlich bis Nordargentinien aufgetreten, die heutige Verbreitung ist auf die Tropen und Subtropen beschränkt. Am höchsten ist das Malariarisiko im tropischen Afrika, woher auch die meisten importierten Fälle kommen. Ausgedehnte Malariagebiete gibt es auch in Brasilien und benachbarten Ländern Südamerikas. Seltener ist die Malaria in Mittelamerika. In Haiti und den angrenzenden Gebieten der Dominikanischen Republik tritt sie in einem einzigen isolierten Gebiet in der sonst malariafreien Karibik auf. Im Vorderen Orient findet sich die Malaria nur sporadisch. Malariagebiete erstrecken sich aber von Pakistan über China bis Südostasien. In Ozeanien sind vorwiegend Papua-Neuguinea, die Salomoninseln und Vanuatu betroffen (Abb. 4-1).

Was sollte man von der Parasitologie der Erreger wissen?

Erreger der Malaria ist der einzellige Parasit **Plasmodium.** Vier Plasmodienarten infizieren den Menschen:

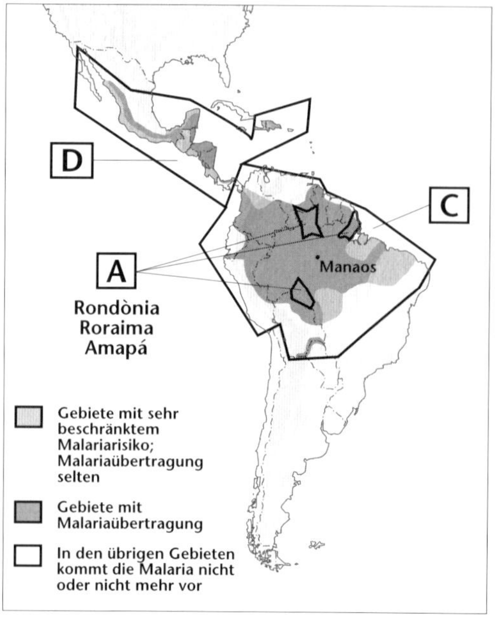

A	Mefloquin (Lariam®), alternativ Atovaquon/Proguanil (Malarone®) oder Doxycyclin* zur Chemoprophylaxe *für diese Indikation in Deutschland nicht zugelassen
B	Atovaquon/Proguanil (Malarone®) oder Doxycyclin* zur Chemoprophylaxe *für diese Indikation in Deutschland nicht zugelassen
C	Keine Chemoprophylaxe empfohlen, Mefloquin (Lariam®) oder alternativ Atovaquon/Proguanil (Malarone®) oder alternativ Artemether/Lumefantrin (Riamet®) zur Notfalltherapie
D	Keine Chemoprophylaxe empfohlen, Chloroquin zur Notfalltherapie
E	Keine Chemoprophylaxe empfohlen, Atovaquon/Proguanil (Malarone®) oder alternativ Artemether/Lumefantrin (Riamet®) zur Notfalltherapie

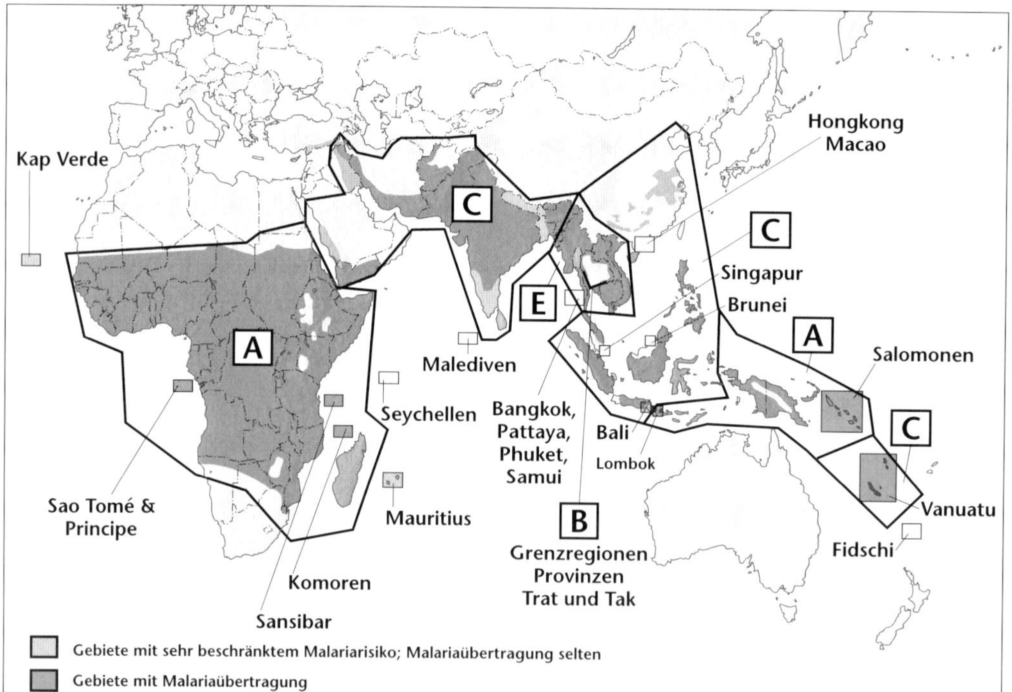

Abbildung 4-1. Malariaverbreitung 2005 und empfohlene medikamentöse Chemoprophylaxe (nach Empfehlungen der Deutschen Gesellschaft für Tropenmedizin und Internationale Gesundheit, DTG).

- **Plasmodium falciparum** ist der Erreger der **Malaria tropica** (englisch: malignant tertian malaria [m. t.])
- **Plasmodium vivax** und **Plasmodium ovale** verursachen die **Malaria tertiana** (englisch: benign tertian malaria [b. t.])
- **Plasmodium malariae** ist verantwortlich für die **Malaria quartana**.

Weitaus am gefährlichsten ist die Malaria tropica; fast alle der oben erwähnten Todesfälle werden von ihr verursacht.

Plasmodien werden durch blutsaugende weibliche Stechmücken der Gattung **Anopheles** übertragen. Im Verlauf des Lebenszyklus in der Mücke und im Menschen durchlaufen die Plasmodien eine Reihe von Entwicklungsstadien, in denen sie immer wieder die äußere Gestalt verändern:

- Mit Hilfe von Geruchssinnesorganen an Antennen und Fühlern finden die Mücken den Wirt und durchbohren mit ihrem Stechapparat die Haut und Gefäßwand. Sie injizieren ein Antikoagulans und saugen etwa 1–3 µl Blut. Während dieser Blutmahlzeit werden von der Mücke die infektiösen Stadien der Plasmodien – die **Sporozoiten** – in die Blutbahn injiziert.
- Die Sporozoiten dringen innerhalb von 30–60 Minuten in Leberzellen ein, wo sie sich in eine große, vielkernige Zelle, den **Schizonten**, verwandeln. Dieser teilt sich in viele tausend kleine Zellen, die **Merozoiten**, die nach ein bis zwei Wochen in den Blutstrom freigesetzt werden (präerythrozytäres Stadium).
- Die Merozoiten heften sich über spezifische Rezeptoren an Erythrozyten, dringen in diese ein und entwickeln sich vom **Trophozoiten** durch ungeschlechtliche Teilung zu **Präschizonten** und **Schizonten** weiter. Dabei werden 10–20 neue Merozoiten frei, die weitere Erythrozyten befallen (erythrozytäres Stadium). **Plasmodium vivax** invadiert nur Retikulozyten, **Plasmodium falciparum** dringt in Erythrozyten aller Altersklassen ein.
- Einige Merozoiten entwickeln sich zu **Gametozyten.** Werden diese von einer Stechmücke aufgenommen, machen sie in der Mücke eine geschlechtliche Vermehrung durch.

Wie führen die Plasmodien zu Krankheitserscheinungen?

Pathogen sind die erythrozytären Formen der Plasmodien, Gewebe-Schizonten und Gametozyten spielen keine Rolle. Anämie, Ischämie, Immunreaktionen und Speicherphänomene des retikulohistiozytären Systems (RHS) sind die Hauptkomponenten der Pathogenese. Im Einzelfall sind die Organe in unterschiedlicher Relation beteiligt, dadurch wird der klinische Aspekt des jeweiligen Patienten bestimmt.

Histopathologisch wurde bereits vor Jahrzehnten beschrieben, dass viele parasitierte Erythrozyten – also Erythrozyten, die **Plasmodium falciparum** enthalten – sich in den zerebralen Kapillaren anreichern und diese zu verstopfen scheinen (s. Farbtafel Abb. IV.4-2). Elektronenmikroskopische Untersuchungen ergaben, dass parasitierte Erythrozyten Ausstülpungen ihrer Zellmembran, sogenannte **knobs**, aufweisen und dass diese knobs sich an die Endothelzellen anlagern. Auf den parasitierten Erythrozyten werden Neoantigene exprimiert (z. B. PfEMP-1 = P. falciparum erythrocyte membrane protein 1), die an Rezeptoren wie z. B. ICAM-1 auf den Endothelzellen adhärieren. Zellen des Makrophagen-Monozyten-Systems sezernieren darüber hinaus proinflammatorische Zytokine. Man nimmt an, dass Plasmodienprodukte zur Stimulation von CD4-Zellen führen, die γ-Interferon exprimieren und freisetzen. γ-Interferon führt zur Aktivierung von Makrophagen. Als weiteres Produkt wird von den Makrophagen Stickstoffmonoxid freigesetzt, dem eine eher protektive Rolle bei der Entstehung der zerebralen Symptome zugeschrieben wird. Zytokine wie TNF führen nun wiederum dazu, dass bestimmte Adhäsionsmoleküle auf den Gefäßwandzellen im Gehirn in erhöhter Zahl exprimiert werden – damit wird also wiederum die Adhärenz parasitierter Erythrozyten verstärkt.

Gibt es eindeutige klinische Zeichen einer Malaria?

Die **Präpatenzzeit** (bis zum Auftreten von Trophozoiten im Blut) beträgt im Allgemeinen 7–21 Tage, die **Inkubationszeit** (bis zum Auftreten von Symptomen) meist einige Tage länger. Nach Durchführung einer nicht voll wirksamen medikamentösen Prophylaxe kann die Inkubationszeit deutlich verlängert sein. Durch Synchronisation des Parasitenzyklus können bei der Malaria tertiana die Fieberschübe alle 48 Stunden, bei der Malaria quartana alle 72 Stunden auftreten (Abb. 4-3). **Symptome aller Malariaformen sind plötzlich auftretendes Fieber, Schüttelfrost, Kopf- und Gliederschmerzen**. Die Symptome sind vielgestaltig, die Malaria wurde deshalb auch als „a master of masquerade" bezeichnet.

Verlauf der Malaria tertiana

Bei der Malaria tertiana erlöschen die Krankheitserscheinungen meist nach zwei bis drei Wochen, Organkomplikationen treten meist nicht auf. Rezidive (englisch: **relapse**) können nach längerer Zeit auftreten durch Hypnozoiten, die sich aus den Sporozoiten entwickeln und in der Leber verbleiben.

Verlauf der Malaria quartana

Bei der Malaria quartana beträgt die Zahl der Anfälle bei unbehandelten Patienten 20 oder mehr, es können auch nach längerer Zeit Rezidive durch persistierende Blutformen auftreten (sogenannte **Rekrudeszenz**). Wie bei der Malaria tertiana sind Organkomplikationen selten, allerdings kann sich gelegentlich ein nephrotisches Syndrom entwickeln.

In der Reisemedizin spielen die Malaria quartana und das assoziierte nephrotische Syndrom keine wesentliche Rolle.

Verlauf der unkomplizierten Malaria tropica

Der Fieberverlauf bei der Malaria tropica ist meist **unregelmäßig** (Abb. 4-3).

Wenn Periodizität vorliegt, ähnelt sie der Malaria tertiana. Dabei können die ersten Fieberattacken in verkürztem Rhythmus auftreten, deshalb auch der englische Ausdruck **„subtertian malaria"**. Es kann aber

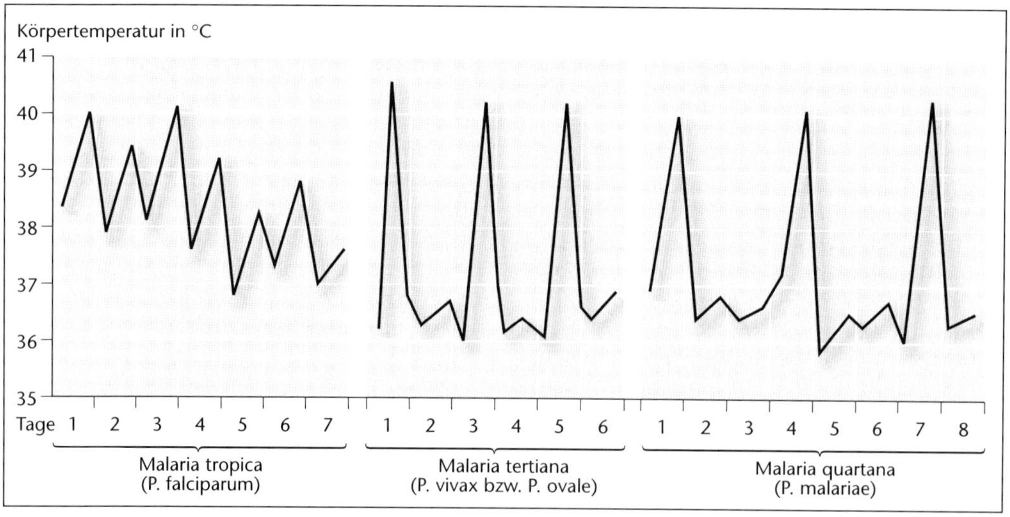

Abbildung 4-3. Typischer Fieberverlauf bei den verschiedenen Malariaarten. Bei der Malaria tropica kein rhythmischer Fiebertyp!

auch bereits zu Anfang eine Kontinua auftreten. Die ersten Fieberschübe können noch milde sein und zur Verwechslung mit einem banalen Virusinfekt Anlass geben.

Welches sind die Zeichen eines schweren Malariaverlaufes?

Bei der Malaria tropica kann die Parasitendichte rasch zunehmen, und es können sich Organkomplikationen entwickeln.

Gehirn

Ausdruck einer zentralnervösen Mitbeteiligung sind allgemeine Unruhe, gesteigerte Erregbarkeit, später Somnolenz und zunehmende Benommenheit, die in ein Koma übergeht. Möglich sind auch hirnorganische Psychosyndrome, spastische oder schlaffe Lähmungen und Krampfanfälle.

Niere

Ein akutes Nierenversagen ist eine häufige Komplikation. Pathophysiologisch liegt eine akute Tubulusnekrose vor, bedingt durch einen verminderten renalen mikrovaskulären Blutfluss; zusätzlich spielen prärenale Faktoren eine Rolle, manchmal eine massive Hämolyse und eventuell eine Immunkomplex-Glomerulonephritis. Das Nierenversagen führt oft in Kombination mit metabolischer Azidose und Lungenödem zum Tode. Es tritt häufig um den fünften Tag herum auf. Eine schwere Malaria tropica geht häufig mit einer Hyponatriämie einher.

Lungen

Durch einen Endothelschaden kommt es zum Flüssigkeitsaustritt ins Interstitium. Es entwickeln sich daher schnell nichtkardiale Lungenödeme. Diese werden nicht selten iatrogen durch eine Volumenüberladung verstärkt oder erst hervorgerufen. Erstes Zeichen kann eine Tachypnoe sein, im Vollbild ähnelt die Klinik einem ARDS.

Herz

Gelegentlich kann eine Myokarditis zum Tode führen. Eine Linksherzinsuffizienz tritt allerdings eher selten auf, Lungenödeme sind meist nichtkardial bedingt. Neben diesen primären Schädigungen des Myokards kann es sekundär zu einer Beeinträchtigung der Herzfunktion kommen durch eine Anämie, durch Einschränkung der Nierenfunktion, Störungen des Wasserhaushalts und schließlich auch durch die medikamentöse Therapie (s. u.).

Leber

Die Malaria tropica kann zu einer unspezifischen hepatozellulären Dysfunktion führen mit Dilatation der Sinusoide, eventuell mit Stase in den zentrolobulären Kapillaren sowie Hyperplasie und Pigmentspeicherung der Kupffer-Sternzellen. Die Leberdurchblutung ist herabgesetzt. Ein eventueller Ikterus ist einerseits Folge der Hämolyse, kann aber andererseits auch durch den Leberschaden bedingt sein.

Intestinaltrakt

Wichtig ist, dass bei der Malaria auch der Intestinaltrakt betroffen sein kann. Gastrointestinale Symptome, wie z. B. Diarrhöen, können vorkommen und sogar im Vordergrund stehen. Es gibt darüber hinaus einige Einzelfallberichte über eine akute Pankreatitis im Rahmen einer akuten Malaria.

Laborbefunde, technische Befunde

Das **Blutbild** zeigt typischerweise eine Anämie. Die Thrombozyten sind bei der Mehrzahl der Patienten mit Malaria tropica erniedrigt. Pathogenetisch hierfür verantwortlich sind Verteilungsstörungen der Thrombozyten, eine erhöhte Thrombozytenaggregation und auch ein Verbrauch von Thrombozyten in Abhängigkeit von Endotheldefekten. Die Granulozyten verhalten sich unterschiedlich, etwa ein Drittel der Patienten weist eine Leukopenie auf. **Laborchemisch** finden sich LDH-Erhöhung, Haptoglobinabfall, je nach Organbeteiligung Anstieg der harnpflichtigen Substanzen und Anstieg der Leberenzyme. Gefährlich sind Hypoglykämien, besonders bei Chinintherapie. Das Gerinnungssystem ist aktiviert, eine Verbrauchskoagulopathie tritt aber nur sehr selten auf. Neben der häufig vorkommenden Hyponatriämie (s.o.) ist auch eine Hypokalzämie erwähnenswert.

Im **Röntgen-Thorax** können bei pulmonaler Beteiligung Zeichen der Stauung und interstitielle Infiltrate bis zum ARDS gefunden werden. Eine Myokardbeteiligung lässt sich gelegentlich **elektrokardiographisch** nachweisen. **Sonographisch** kann eine Splenomegalie bestehen.

Diagnostik

Voraussetzung für die Diagnose „Malaria" ist das Darandenken!

Grundlage der Diagnostik ist auch heute noch der direkte Erregernachweis unter dem Lichtmikroskop. Wichtig ist dabei eine schnelle Diagnostik inklusive Erregerdifferenzierung. Ein Labor mit tropenmedizinischer Erfahrung sollte unbedingt eingeschaltet werden. Für das Labor gilt, dass die Untersuchungen des Materials sofort nach der Ankunft der Einsendung erfolgen und der Befund umgehend dem einsendenden Arzt mitgeteilt werden muss.

Die Plasmodien lassen sich in einem Blutausstrich nachweisen, bei geringer Parasitendichte muss ein Dicker Tropfen als Anreicherungsverfahren herangezogen werden. Diese einfachen Techniken haben bei korrekter Durchführung eine hohe Sensitivität und Spezifität.

Wichtig ist, dass die Serologie **keine** Rolle in der Diagnostik der akuten Malaria spielt.

Die Plasmodien sind anhand ihrer charakteristischen Morphologie intraerythrozytär zu erkennen (s. Farbtafel Abb. IV.4-4, und IV.4-5). Eine Speziesdifferenzierung muss in jedem Fall durchgeführt werden, da die Therapie der verschiedenen Malariaformen unterschiedlich ist (s.u.). Sowohl im Dicken Tropfen als auch im Ausstrich erscheinen das Chromatin der Zellkerne rot-violett, das Plasma blau und die Erythrozyten im Ausstrich grau. Da der Dicke Tropfen nicht fixiert wird, ist die Form der Parasiten nicht so gut erhalten, deshalb setzt diese Methode viel Erfahrung in der Beurteilung voraus und sollte zur sicheren Speziesdifferenzierung immer mit einem Ausstrich kombiniert angewandt werden. Diese kombinierte Methode ist nach wie vor die sicherste Art der Malariadiagnostik.

Zur qualitativen Identifizierung von Plasmodium-Antigenen im Vollblut stehen immunchromatographische Tests zur Verfügung. Diese beruhen auf dem Nachweis von PfHRP-2 (histidine-rich protein 2) oder einer spezifischen Laktatdehydrogenase aus P. falciparum sowie einer Aldolase aus P. vivax. Mikroskopisch ungeübten Untersuchern kann der Test zum Ausschluss oder Nachweis einer Malaria unter Umständen empfohlen werden, es gibt aber falsch-positive Resultate insbesondere in Gegenwart von Rheumafaktoren und auch falsch-negative Ergebnisse – sogar bei hohen Parasitämien (s. Kap. III.7).

Während der Nachweis von Plasmodien im Blutausstrich das Vorliegen einer Malaria sichert, schließt ein negatives Untersuchungsergebnis diese Erkrankung keineswegs aus. Zu Beginn einer Malaria können die Parasiten noch so spärlich sein, dass sie im Blutausstrich nicht nachgewiesen werden können. Bei starkem Verdacht auf das Vorliegen einer Malaria sollte der Plasmodiennachweis in 12- bis 24-stündlichem Abstand mehrfach versucht werden. Dabei kann Blut unabhängig vom Fieberrhythmus abgenommen werden, da Plasmodien grundsätzlich jederzeit und keinesfalls nur während des Fieberanstiegs nachweisbar sind.

Die Anfertigung und Beurteilung parasitologischer Blutausstriche erfordert viel Erfahrung, die in der Regel nur bei geübten Ärzten und medizinisch-technischen Assistentinnen bzw. spezialisierten Institutionen vorhanden ist. Wenn keine eigene Erfahrung vorliegt, sollte bei jedem Verdacht auf das Vorliegen einer Malaria Blut an ein solches spezialisiertes Labor geschickt werden **(luftgetrocknete, unfixierte und ungefärbte dünne und dicke Blutausstriche sowie 2 ml EDTA-Blut).**

Nach Diagnose der Plasmodieninfektion muss der Schweregrad der Erkrankung abgeschätzt werden, da die Therapie hiervon abhängig ist. Dazu sind folgende Untersuchungen erforderlich:

- **Blut:** Blutbild mit Thrombozyten
- **Gerinnung:** Gerinnungsstatus
- **Herz-Kreislauf:** Hämoglobin, Herzfrequenz und Blutdruck, EKG
- **Stoffwechsel:** Blutzucker
- **Nieren:** Ausscheidung über 24 Stunden, Kreatinin (oder Cystatin C), Natrium, Kalium, Chlorid, Kalzium
- **Leber:** Transaminasen, Bilirubin
- **Lunge:** Atemfrequenz, Röntgen-Thorax, Bestimmung des Säure-Basen-Status und der Blutgase
- **Gehirn:** Bewusstseinszustand.

Kriterien für das Vorliegen einer **komplizierten Malaria tropica** sind:

- Bewusstseinstrübung
- wiederholte epileptische Anfälle (> 3/24 h)
- respiratorische Insuffizienz
- Blutung
- Schock
- schwere Anämie (Hb < 5 g/dl)
- Niereninsuffizienz (Ausscheidung < 400 ml/24 Stunden, Kreatinin > 3 mg/dl)
- Hypoglykämie (BZ < 40 mg/dl)
- Azidose (pH < 7,25)
- Hyperlaktatämie (venös > 45 mg/dl)
- Transaminasenerhöhung > 3-fach
- Ikterus, Bilirubin > 2,5 mg/dl
- Hämoglobinurie
- Hyperparasitämie (> 4 % der Erythrozyten befallen).

Klinisches Management

Die Therapie einer Malaria sollte **stationär** erfolgen. Eine komplizierte Malaria tropica muss intensivmedizinisch betreut werden. Die Empfehlungen zur Therapie beruhen auf den Leitlinien der Deutschen Gesellschaft für Tropenmedizin und Internationale Gesundheit (DTG), sie sind abrufbar über die Internetseite der DTG (www.dtg.mwn.de). Grundsätzlich richtet sich die Therapie nach der Art der Malaria, nach der Schwere der Erkrankung und nach der Wahrscheinlichkeit einer Medikamentenresistenz sowie nach eventuell vorhandenen Vorkrankheiten. Dementsprechend müssen folgende Informationen vorliegen:

- Anamnestische Angaben
  - Reiseland
  - wahrscheinlicher Infektionszeitpunkt und Beginn der ersten Symptome
  - Art und Compliance einer Chemoprophylaxe
  - Vorkrankheiten
- Parasitologische Untersuchungsergebnisse
  - Speziesdifferenzierung
  - Quantifizierung der Parasitenzahl
- Laboruntersuchungen und technische Befunde (s. o.).

Therapie der Malaria tertiana und Malaria quartana

Malaria tertiana und Malaria quartana werden mit Chloroquin behandelt. Bei Import einer Malaria tertiana aus Südostasien oder Ozeanien muss mit einer Chloroquinresistenz gerechnet werden und die Therapie kann deshalb auch mit Mefloquin durchgeführt werden.

Behandlung der Malaria mit Chloroquin

- Therapiebeginn: 10 mg Chloroquin-Base/kg KG
- 6 Stunden nach Therapiebeginn: 5 mg Chloroquin-Base/kg KG
- 24 Stunden nach Therapiebeginn: 5 mg Chloroquin-Base/kg KG
- 48 Stunden nach Therapiebeginn: 5 mg Chloroquin-Base/kg KG

Eine Tablette Resochin® (Chloroquin-dihydrogenphosphat) enthält 155 mg Chloroquin-Base.

- **Nebenwirkungen:** meist gering, eventuell Übelkeit und Erbrechen, sehr selten neuropsychiatrische Symptome oder zerebelläre Dysfunktion

- **Kontraindikationen:** Psoriasis, Porphyrie
- **Therapiekontrolle:** Verschwinden der Schizonten aus dem peripheren Blut innerhalb von sieben Tagen.

Bei der Malaria tertiana muss, falls kurzfristig keine erneute Reise in ein Endemiegebiet geplant ist, eine **Nachbehandlung** mit Primaquin angeschlossen werden, um möglicherweise vorhandene Hypnozoiten in der Leber abzutöten. Primaquin ist in Deutschland nicht zugelassen und muss aus dem Ausland bezogen werden.

- **Dosierung:** 15–22,5 mg/d über insgesamt 14 Tage (0,25 bis 0,33 mg Base/kg KG)
- **Nebenwirkungen:** Übelkeit und Erbrechen, besonders bei Einnahme nüchtern. Hämolytische Anämie bei Glukose-6-Phosphat-Dehydrogenase-Mangel. Wichtig: Patienten auf Hämolysezeichen hinweisen (Dunkelfärbung des Urins). Trotz der Behandlung mit Primaquin kann es zu weiteren Spätanfällen der Malaria tertiana kommen.

Therapie der unkomplizierten Malaria tropica

Mittel der Wahl zur antiparasitären Therapie ist Mefloquin (Lariam®), alternativ können eingesetzt werden Atovaquon-Proguanil (Malarone®) oder Artemether-Lumefantrin (Riamet®).

Behandlung der Malaria tropica mit Mefloquin

- Therapiebeginn: 750 mg Mefloquin-Base
- 6–8 Stunden nach Therapiebeginn: 500 mg Mefloquin-Base
- 12–16 Stunden nach Therapiebeginn (bei KG > 60 kg): 250 mg Mefloquin-Base

Eine Tablette Lariam® enthält 250 mg Mefloquin-Base.

- **Pharmakokinetik:** Mefloquin wird nur langsam ausgeschieden, Eliminationshalbwertszeit 2–3 Wochen.
- **Nebenwirkungen:** häufiger Bauchschmerzen oder Erbrechen, in seltenen Fällen bradykarde Herzrhythmusstörungen (daher Überwachung bei gleichzeitiger Gabe von Betablockern, Kalziumantagonisten, Antiarrhythmika, Digitalispräparaten oder Antidepressiva); in etwa 0,5–1% zentralnervöse Nebenwirkungen: Koordinationsstörungen, Gleichgewichtsstörungen, Tremor, Verwirrtheit, Psychosen, Krämpfe.
- **Kontraindikationen:** Krampfanfälle oder psychische Auffälligkeiten in der Anamnese.
- **Resistenzen:** relativ häufig in Südostasien, deshalb bei entsprechender Herkunft nach Möglichkeit kein Mefloquin.

Behandlung der Malaria tropica mit Atovaquon-Proguanil

- 1. Tag: 4 Tabletten (Einzeldosis)
- 2. Tag: 4 Tabletten (Einzeldosis)
- 3. Tag: 4 Tabletten (Einzeldosis)

1 Tablette Malarone® enthält 250 mg Atovaquon + 100 mg Proguanil

- **Pharmakokinetik:** Die Pharmakokinetik von Atovaquon ist durch die hohe Lipophilie charakterisiert. Die Bioverfügbarkeit ist mit rund 20% recht gering und zudem sehr variabel, lässt sich jedoch durch die Einnahme mit Milch oder einer Mahlzeit erheblich verbessern. Atovaquon bindet zu 99% an Plasmaproteine. Atovaquon wird kaum metabolisiert und überwiegend unverändert mit den Fäzes eliminiert. Die Eliminationshalbwertzeit beträgt zwei bis drei Tage. Proguanil wird rasch und vollständig enteral resorbiert. Es bindet zu 75% an Plasmaproteine und wird in das aktive Cycloguanil und 4-Chlorophenylbiguanid metabolisiert. Die Metaboliten werden ebenso wie die Muttersubstanz renal mit einer Halbwertzeit von 12–15 Stunden eliminiert.
- **Nebenwirkungen:** häufiger Bauchschmerzen oder Übelkeit, eventuell Diarrhö, Husten, selten reversible Transaminasenanstiege.
- **Kontraindikationen:** schwere Niereninsuffizienz.

- **Resistenzen:** kommen in Einzelfällen vor durch Mutationen im Gen für Cytochrom b.

Behandlung der Malaria tropica mit Artemether-Lumefantrin

- 1. Tag: 4 Tabletten sofort, 4 Tabletten nach 8 Stunden
- 2. Tag: 2 × 4 Tabletten
- 3. Tag: 2 × 4 Tabletten

1 Tablette Riamet® enthält 20 mg Artemether + 120 mg Lumefantrin.

- **Pharmakokinetik:** Die Resorption der Substanzen aus dem Magen-Darm-Trakt ist im nüchternen Zustand nicht optimal, deshalb Einnahme zusammen mit fetthaltiger Mahlzeit. Beide Substanzen binden zu mehr als 95% an Serumproteine. Sie werden in der Leber über Cytochrom-P450-abhängige Enzyme (z. B. CYP3A) metabolisiert. Die Eliminationshalbwertzeit von Artemether liegt bei etwa zwei Stunden; Lumefantrin besitzt bei Malaria-Patienten eine terminale Halbwertzeit von drei (bis zu sechs) Tagen.
- **Nebenwirkungen:** Kopfschmerzen, Anorexie, Bauchschmerzen, Schwindel und Schlafstörungen.
- **Kontraindikationen:** bekannte Herzkrankheit, Verlängerung der QT_c-Zeit, plötzlicher Herztod in der Familienanamnese, Einnahme von Medikamenten, die die QT-Zeit verlängern oder die Cytochrom CYP2D6 hemmen.
- **Resistenzen:** kommen in Einzelfällen vor.

Therapie der komplizierten Malaria tropica

Eine komplizierte Malaria tropica wird mit Chinin und Doxycyclin behandelt. Die Behandlung muss stets stationär unter intensivmedizinischer Überwachung erfolgen.

Behandlung der komplizierten Malaria tropica

- über 10 Tage: 3 × 10 mg Chinin per infusionem/kg KG/Tag
- zusätzlich:
  3 mg Doxycyclin i. v./kg KG/Tag

Auf Grund pharmakokinetischer Untersuchungen wird empfohlen, die Chinintherapie mit einer **loading dose** zu beginnen: 20 mg/kg KG Chinin per infusionem über die ersten vier Stunden, dann weiter mit 10 mg/kg KG alle acht Stunden. **Keine** loading dose bei vorausgegangener Mefloquingabe. Bei fortbestehenden Zeichen einer komplizierten Verlaufsform sollte die Dosis nach 3 Tagen um 30–50% reduziert werden. Bei Nierenversagen muss die Dosis nach zwei Tagen auf die Hälfte reduziert werden (falls möglich: Plasmaspiegelbestimmungen). Dosis ebenfalls reduzieren, wenn bei Patienten mit vorbestehender Herzkrankheit die QT-Zeit um mehr als 25% ansteigt. Bei Besserung des Zustandes kann von Chinin per infusionem auf die gleiche Dosis Chinin oral übergegangen werden. Chinin nie als Bolusinjektion geben!

- **Chinin:** Nebenwirkungen sind Tinnitus, Schwindel, Tremor, Hypotonie, Herzrhythmusstörungen, av-Überleitungsstörungen, Dysphonie, Bauchschmerzen, selten Urtikaria, Asthma, Thrombozytopenie, Hämolyse, drug fever. Wichtig: Hypoglykämien unter Chinintherapie beachten!
- **Doxycyclin:** nicht bei Schwangeren oder Kindern unter acht Jahren! Kein Doxycyclin bei schweren Leberfunktionsstörungen.

Neben der antiparasitären Therapie ist eine **supportive Behandlung** notwendig. Wichtige Maßnahmen sind:

- Kreislaufüberwachung mit Messung des zentralen Venendrucks. Entscheidend ist eine restriktive Flüssigkeitszufuhr; eine Hypotonieneigung sollte nicht durch Überwässerung bekämpft werden.
- Antipyretika bei Fieber, **Acetylsalicylsäure** sollte dabei wegen der häufigen Thrombopenie aber **nicht** gegeben werden.
- Glukose-Dauerinfusionen bei der häufig auftretenden Hypoglykämie.
- Hypotone Kreislaufverhältnisse und Mikrozirkulationsstörungen in der Niere

führen zum Bild der akuten Tubulusnekrose (s.o.). Es sollte dann frühzeitig dialysiert oder filtriert werden.
- Bei einem Hämoglobin unter 8 g/dl sollte üblicherweise transfundiert werden, da die Anämie die vorbestehenden Mikrozirkulationsstörungen verstärkt.
- Eine Thrombozytopenie muss nur bei manifester Blutung substituiert werden.

Folgende Parameter sollten unter der Therapie kontrolliert werden:

- klinische Parameter
  - Temperatur, Puls, Blutdruck, ZVD, Flüssigkeitsbilanz
  - neurologischer Status
- parasitologische Parameter
  - Parasitenzählung im Blutausstrich
- Laborparameter
  - wie vor Therapie.

Welches sind die häufigsten Fehler bei der Diagnose?

Das wichtigste Problem bei der Diagnose einer Malaria ist die zu spät gestellte Diagnose:
- Patient missachtet Frühsymptome
- Arzt vergisst Reiseanamnese
- Arzt vergisst Malaria bei atypischen Symptomen
- verzögerte Blutuntersuchung im Labor
- nur Blutausstrich beurteilt, kein Dicker Tropfen
- einmalige (negative) Blutuntersuchung

Dies soll an einem **Fallbeispiel** demonstriert werden (nach Hatz, 1994):

Ein 25-jähriger Steward erleidet an einem Freitagabend einen akuten Fieberschub mit starken Kopfschmerzen. Da die Beschwerden nach antipyretischer Therapie am nächsten Tag verschwinden, sucht er keinen Arzt auf. Am folgenden Abend kommt es zu einem weiteren Fieberschub, es wird deswegen ein Notarzt gerufen. Da der Patient diesen nicht auf die vorausgegangenen Kurzaufenthalte in Kenia aufmerksam macht, wird keine Blutuntersuchung veranlasst. Weitere Fieberschübe bis 40 °C treten am Sonntag auf, der Patient sucht am Montagmorgen in noch ordentlichem Allgemeinzustand den Tropenarzt auf. Es besteht eine Plasmodium-falciparum-Parasitämie von über 30%. Eine Chinintherapie wird sofort eingeleitet. Acht Stunden nach Therapiebeginn wird der Patient komatös und kann trotz intensivmedizinischer Bemühungen nicht gerettet werden.

Die Diagnose einer Malaria, einer der wichtigsten Reisekrankheiten überhaupt, darf nicht verzögert oder verfehlt werden, damit möglichst rasch die lebensrettende Behandlung begonnen werden kann!

Prophylaxe

Zur Expositions- und Chemoprophylaxe siehe Kapitel II.8.2 und 3.

Meldepflicht

Bei manchen Patienten hat die Malariainfektion während eines beruflichen Aufenthaltes in den Tropen stattgefunden. In diesen Fällen ist die ärztliche Anzeige über eine Berufskrankheit zu erstatten, die zu einer Begutachtung und Anerkennung als Berufskrankheit nach Ziffer 3104 führt.

Laut Infektionsschutzgesetz ist der Nachweis von Plasmodien nicht-namentlich zu melden.

Weiterführende Literatur

Gilles, H.M, D.A. Warrell: Essential Malariology. Arnold, London 4. Auflage, 2002.

Hatz, C.F.: Aktuelles Malariamanagement in der Schweiz. Schweiz Med Wochenschr 124 (1994) 2249–2259.

Knobloch, J.: Malaria, Grundlagen und klinische Praxis. Uni-Med Verlag 2003.

Schlagenhauf, P.: Travelers' malaria. BC Decker Inc 2001.

WHO: Severe falciparum malaria. Trans R Soc Trop Med Hyg 94, Suppl. 1 (2000) S. 1–90.

Amöbiasis, Lambliasis, Kokzidien- und Blastocystisinfektionen

4.2.1 Amöbiasis

GERD DIETER BURCHARD

Die Amöbiasis ist eine symptomatische oder asymptomatische Infektion mit Ruhramöben der Spezies **Entamoeba histolytica.** In der Reisemedizin spielt die Amöbiasis eine wichtige Rolle.

Wo und wie kann man sich anstecken?

Amöbenruhr und Amöbenleberabszess kommen weltweit, vor allem aber in tropischen und subtropischen Regionen vor. Die Infektion mit E. histolytica erfolgt durch die orale Aufnahme der Zysten. Die Zysten können entweder direkt fäkal-oral oder über kontaminierte Nahrung oder kontaminiertes Wasser übertragen werden. Das Infektionsrisiko steigt unter schlechten hygienischen Verhältnissen beim Ausscheider und beim Empfänger an.

Was sollte man über den Erreger wissen?

E. histolytica besitzt einen relativ einfachen Lebenszyklus. Dieser umfasst zwei morphologisch klar zu unterscheidende Entwicklungsstadien, das Stadium der Zyste und das vegetative Stadium, auch Trophozoitenstadium genannt. Nach Ingestion der typischerweise vierkernigen Zysten, die im Gegensatz zu den Trophozoiten an der Außenwelt über Monate infektiös bleiben können und resistent gegenüber dem sauren Milieu des Magens sind, entwickeln sich im Dünndarm die einkernigen Vegetativformen, die dann vor allem den oberen Dickdarm besiedeln und sich hier vermehren. Diese, auch als Minutaformen bezeichnet, werden in der Regel nur bei einer beschleunigten Darmpassage mit dem Stuhl abgesetzt. Vermutlich durch die besonderen Bedingungen im unteren Dickdarm kommt es zur Entzystierung der Trophozoiten.

E. histolytica kann morphologisch nicht von der Spezies **Entamoeba dispar** abgegrenzt werden. Nur wenn man Amöben findet, die Erythrozyten phagozytiert haben, kann man davon ausgehen, dass es sich um E. histolytica handelt. E. dispar ist wie andere apathogene Darmamöben (z. B. Entamoeba coli) als reiner Kommensale zu betrachten und bedarf keiner Therapie. Eine invasive Amöbiasis geht also ausschließlich mit einer Infektion durch E. histolytica, nicht aber mit einer Infektion durch E. dispar einher – allerdings findet man gelegentlich auch asymptomatische Ausscheider von E. histolytica.

Wie kommt es zu Symptomen?

Ausgelöst durch unbekannte Mechanismen – und oft erst lange Zeit nach der Besiedlung des Dickdarmes – können die Amöben ihre Eigenschaften ändern und in die Kolonschleimhaut eindringen. Es kommt dann typischerweise zu einer Amöbenruhr. Im weiteren Verlauf können die Amöben dann in das Gefäßsystem einbrechen und zu Abszessen vor allem in der Leber führen.

Klinik der Amöbenruhr

Typische Symptome einer Amöbenruhr sind Bauchschmerzen und meist blutige Diarrhöen. Fieber tritt bei der Amöbenruhr nur in etwa einem Drittel der Fälle auf.

Die Bauchschmerzen reichen von Druckgefühl, leicht ziehenden Schmerzen und leichten Koliken vor der Defäkation bis zu Tenesmen. Der Stuhl ist in den ersten Tagen eventuell noch geformt oder breiig, mit aufgelagertem Schleim, dann entwickelt sich eine Dysenterie mit 4–6 blutig-schleimigen Stühlen pro Tag. In typischen Fällen erscheint der Stuhl himbeergeleeartig. Andererseits können bei der akuten Amöbenruhr auch wässrige Stuhlentleerungen auftreten; profuse, wässrige Durchfälle, die zur Elektrolytentgleisung führen, sind allerdings eher selten. Bei wässrigen Durchfällen ohne Blutauflagerungen ist meist die Untersuchung auf okkultes Blut positiv. Seltene, aber gefährliche Komplikationen einer Amöbenruhr sind eine Perforation mit Peritonitis und ein toxisches Megakolon.

Klinik des Amöbenleberabszesses

Ein Amöbenleberabszess äußert sich durch meist akut auftretenden, zunächst dumpfen, dann heftigeren Schmerz im rechten Oberbauch und durch Fieber. Es handelt sich um ein akutes, lebensbedrohliches Krankheitsbild mit Abgeschlagenheit und schwerem Krankheitsgefühl, seltener entwickelt sich die Symptomatik schleichend.

Die Schmerzen im rechten Oberbauch können in den Rücken und zur rechten Schulter und Scapula ausstrahlen, die Schmerzen sind manchmal atemabhängig. In anderen Fällen können Bauchschmerzen mit Abwehrspannung vorhanden sein, selten kann ein Amöbenleberabszess als akutes Abdomen imponieren. Linksseitige Abszesse können differenzialdiagnostische Probleme bereiten, da sie mit retrosternalen oder präkordialen Schmerzen einhergehen können.

Fieber ist fast immer vorhanden. Dabei sind die Temperaturerhöhungen uncharakteristisch intermittierend oder auch remittierend.

Die wichtigsten Komplikationen des Amöbenleberabszesses sind Ruptur in die Bauchhöhle, Ruptur in den Pleuraraum und Ruptur ins Perikard. Offene Perforationen in die Bauchhöhle oder gedeckte Perforationen können vorkommen, dementsprechend kann die Symptomatik plötzlich oder allmählich einsetzen. Bei offenen Perforationen stehen Zeichen einer schweren, generalisierten Peritonitis mit Fieber, Abwehrspannung, bretthartem Abdomen und Schock im Vordergrund, die Prognose ist schlecht. Eine gedeckte Perforation ist schwieriger zu diagnostizieren; Fieber, schlecht lokalisierbare Bauchschmerzen und umschriebene Abwehrspannung stehen im Vordergrund. Bei Ruptur in den Pleuraraum kann der Abszess Anschluss an das Bronchialsystem erlangen, es werden dann große Mengen nekrotischen Materials abgehustet, andernfalls entwickeln sich Lungenabszesse. Eine Ruptur ins Perikard führt zur Herzbeuteltamponade.

Laborwerte bei Amöbenleberabszess

Beim Amöbenleberabszess ist laborchemisch am wichtigsten der Nachweis stark erhöhter Entzündungsparameter.

Eine Beschleunigung der Blutsenkungsgeschwindigkeit ist fast immer vorhanden, eine Leukozytose bei mehr als 75% der Fälle. Entsprechend sind die Akutphase-Proteine im Serum erhöht, z.B. C-reaktives Protein, Fibrinogen, Haptoglobin. Die Transaminasen sind meist nur gering erhöht, die alkalische Phosphatase ist meist mäßig erhöht. Eine Erhöhung des Bilirubins ist ungewöhnlich, das Auftreten einer Cholestase hängt von der Lokalisation des Abszesses und dem daraus resultierenden Druck auf die Gallenwege ab.

Fieber, Leukozytose und Druckschmerz im rechten Oberbauch sollten bei entsprechender Reiseanamnese stets an einen Amöbenleberabszess denken lassen. Ein erfahrener Tropenmediziner sollte bei solchem Verdacht unbedingt konsultiert werden.

Wie diagnostiziert man eine Amöbiasis?

Amöbenruhr

Die Diagnose beruht auf dem Erregernachweis im Stuhl. Dieser wird entweder in frischen oder in fixierten Stuhlproben geführt. Es sollten nach Möglichkeit drei Stühle auf Amöben untersucht werden. Bei Nachweis von Amöben, die Erythrozyten phagozytiert haben („Magnaformen"), kann die Diagnose einer Amöbenruhr mit ausreichender Sicherheit gestellt werden. Dies gelingt oft bei der Untersuchung frischer Stuhlproben, da die Amöben sich noch bewegen.

Insgesamt ist die Sensitivität der mikroskopischen Methoden jedoch unbefriedigend, insbesondere bei niedriger Parasitendichte. Außerdem ist eine Abgrenzung gegen die apathogene Spezies E. dispar nicht möglich, wenn die Amöben keine Erythrozyten phagozytiert haben. Wenn man keine Magnaformen findet, ist daher ein Stuhl-ELISA zum E. histolytica-Antigennachweis (kommerziell erhältlich) oder besser noch eine spezifische PCR aus dem Stuhl anzufordern.

Amöbenleberabszess

Beim Amöbenleberabszess bedient man sich in erster Linie bildgebender Verfahren zum Nachweis entsprechender Strukturdefekte in der Leber sowie serologischer Verfahren mit Nachweis spezifischer Antikörper zur Bestätigung der Diagnose.

Sonographie

Sonographisch findet sich typischerweise eine runde oder ovale Raumforderung. Diese ist meist solitär, meist im rechten Leberlappen und meist peripher gelegen. Eine prominente Wand ist nicht nachweisbar. Die Raumforderung ist meist echoarm, mit feinen Binnenechos und mit dorsaler Schallverstärkung. Allerdings kann der Amöbenleberabszess auch als echoreich imponieren, gelegentlich auch heterogen mit echoreichen und echoarmen Anteilen. Diese echoreichen Abszesse werden im weiteren Verlauf meist echoarm, daher können Verlaufskontrollen manchmal zur Diagnose beitragen.

Computertomographie

Nach Form und Größe stellt sich der Amöbenleberabszess computertomographisch entsprechend den Befunden in der Sonographie dar (Abb. 4-6).

NMR

Auf T1-gewichteten Aufnahmen erscheint der Amöbenleberabszess scharf begrenzt und signalarm. Auf T2-gewichteten Aufnahmen findet man eine hyperintense Region. Entsprechend morphologisch normalem, aber ödematösem Lebergewebe erscheint auch die Umgebung des Abszesses hyperintens. Auch kernspintomographisch ist eine sichere Abgrenzung eines Amöbenleberabszesses von bakteriellen Abszessen oder nekrotischen Tumoren nicht möglich.

Immundiagnostik

Beim Amöbenleberabszess sind in fast allen Fällen Antikörper nachweisbar. Die Antikörper persistieren Monate bis Jahre, sie sind am längsten im ELISA nachweisbar. Es stehen mehrere Testverfahren zur Verfügung, neuerdings wurden Tests mit rekombinant hergestellten Antigenen entwickelt.

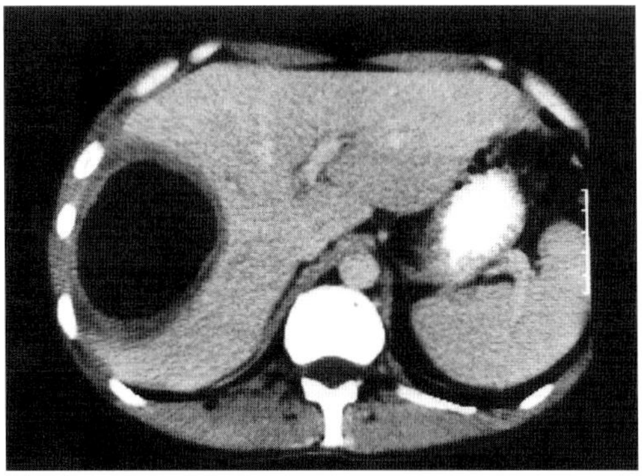

Abbildung 4-6. Amöbenleberabszess im Computertomogramm.

Therapie

Die Therapie einer Amöbenruhr und eines Amöbenleberabszesses, der stets stationär behandelt werden muss, besteht in einer oralen oder intravenösen zehntägigen Behandlung mit **Metronidazol** oder **Tinidazol.** Es sollte immer eine Therapie mit **Paromomycin** (Humatin®) angeschlossen werden, um eventuell noch im Darmlumen vorhandene E. histolytica sicher zu eliminieren. Der Therapieerfolg wird klinisch anhand der raschen Besserung des Allgemeinbefindens und am Rückgang der Entzündungsparameter verifiziert. **Sonographische Kontrolluntersuchungen** sollten zu Beginn täglich, später dann wöchentlich bis monatlich durchgeführt werden. Punktionen bzw. Drainagen eines Amöbenleberabszesses sind nur bei drohender Ruptur, also eher selten notwendig.

Asymptomatische Zystenausscheider von E. histolytica (bzw. von E. histolytica/E. dispar, wenn nur mikroskopisch untersucht wurde und eine Differenzierung nicht möglich ist) werden nur mit Paromomycin therapiert.

Welches sind die häufigsten Fehler bei der Diagnose?

An einen Amöbenleberabszess wird häufig nicht gedacht; typische Fehler sind:

- Es wird nicht bedacht, dass der Amöbenleberabszess erst Jahre nach Verlassen des Endemiegebietes auftreten kann.
- Bei zunächst negativem Sonographiebefund werden keine Verlaufsuntersuchungen durchgeführt.
- Es wird angenommen, dass fehlende blutige Diarrhöen in der Anamnese einen Amöbenleberabszess ausschließen.
- Es wird vermutet, dass ein fehlender Nachweis von E. histolytica im Stuhl einen Amöbenleberabszess ausschließt.

Dies soll an einem **Fallbeispiel** demonstriert werden (nach Limberg und Kohlhäufl, 1994):

Im Oktober 1990 traten bei einem 37-jährigen Patienten erstmals Fieber und rechtsseitige Oberbauchschmerzen auf. Bei der deshalb durchgeführten ambulanten Ultraschalluntersuchung ließ sich eine 5 cm große Raumforderung im rechten Leberlappen nachweisen. Diese Raumforderung hatte eine inhomogene Binnenstruktur und wies echoreiche und echoarme Areale auf. Der Befund wurde als ein Leberhämangiom interpretiert. Wegen der Zunahme der Beschwerden suchte der Patient fünf Tage später die Ambulanz einer chirurgischen Klinik auf. Unter der klinischen Diagnose „akute Appendizitis" wurde eine Appendektomie durchgeführt. Die histologische Untersuchung der resezierten Appendix zeigte jedoch keine akute Entzündung. Postoperativ erhielt der Patient für drei Tage eine antibiotische Behandlung mit Metronidazol. Nach zunächst zweiwöchiger weitestgehender Beschwerdefreiheit kam es zu einer erneuten Verschlechterung des Allgemeinzustandes. Wegen einer bei ambulanter sonographischer Kontrolle nachgewiesenen Größenzunahme der vorbeschriebenen Raumforderung im rechten Leberlappen wurde eine Computertomographie durchgeführt. Es wurde die Verdachtsdiagnose „Leberabszess, DD Echinokokkuszyste" gestellt. Daraufhin erfolgten im November 1990 in einer chirurgischen Klinik eine dreiwöchige Abszessdrainage und lokale Spülung. Unter dieser Therapie war eine Verkleinerung der Abszesshöhle auf 3,2 cm zu verzeichnen. Bei der Punktion wurde steriles Punktat gewonnen. Die Ätiologie des Leberabszesses wurde jedoch nicht geklärt. Eine antibiotische Behandlung erfolgte nicht. Im März 1991 traten erneut Fieber und rechtsseitige Oberbauchschmerzen auf. Eine Oberbauchsonographie zeigte ein 4 × 5 cm großes Rezidiv des Leberabszesses. Die daraufhin eingeleitete ambulante ungezielte antibiotische Behandlung mit Erythromycin blieb erfolglos. Der Allgemeinzustand verschlechterte sich erheblich, es trat ein Gewichtsverlust von 5 kg innerhalb von drei Wochen auf, weiterhin unverändert Nachweis von Fieber. Im April 1991 erfolgte dann die erneute stationäre Einweisung. Auf gezieltes Befragen gab der Patient an, zuletzt vor vier Jahren im Ausland (Indonesien, Philippinen) als Rucksacktourist gewesen zu sein. Dabei seien einmal Fieber und anhaltende Bauchschmerzen, jedoch keine Diarrhöen aufgetreten. Serologisch ließ sich die Diagnose eines Amöbenleberabszesses bestätigen.

Prophylaxe

Die einzige Prävention der Amöbiasis besteht derzeit in einer Expositionsprophylaxe (Nahrungsmittelaufnahme). Eine medikamentöse Prophylaxe wird nicht empfohlen, und ein Impfstoff steht bisher nicht zur Verfügung.

Wegen des selten auftretenden, aber lebensbedrohlichen Amöbenleberabszesses spielt die Amöbiasis in der Reisemedizin eine wichtige Rolle.

Weiterführende Literatur

Haque, R., C.D. Huston, M. Hughes, E. Houpt, W.A. Petri Jr.: Amebiasis. N Engl J Med 348 (2003) 1565–1573.

Limberg, B., M. Kohlhäufl: Amöbenleberabszess. Zur Problematik der Diagnostik der hepatischen Amöbiasis nach mehrjähriger Inkubationszeit. Internist 35 (1994) 178–181.

Stanley, S.L: Amoebiasis. Lancet 361 (2003) 1025–1034.

Stauffer, W., J.I. Ravdin:, Entamoeba histolytica: an update. Curr Opin Infect Dis 16 (2003) 479–485.

4.2.2 Lambliasis

REINHARD KRIPPNER

Giardia lamblia (auch Lamblia intestinalis oder duodenalis) – ein begeißelter Einzeller – ist als Erreger von Durchfallerkrankungen von großer Bedeutung.

Die frei beweglichen **Trophozoiten** besiedeln vorwiegend das Duodenum, können sich jedoch auch im Gallensystem und bei Hypazidität im Magen finden. Im Verlauf der Passage durch den Dünndarm wandeln sie sich in **Zysten** um, die mit dem Stuhl ausgeschieden werden.

Unterschiedliche Giardia-Stämme oder eine erworbene Immunität sind möglicherweise die Ursache, dass längst nicht jede Infektion mit Giardia auch zur Erkrankung führt.

Nicht nur in den Tropen

Giardia kommt weltweit vor. In gemäßigten Klimazonen gehört der Einzeller zu den am häufigsten gefundenen intestinalen Parasiten, ebenso bei Reiserückkehrern in Deutschland. Die Übertragung geschieht bei mangelnder Stuhlhygiene durch direkten Kontakt sowie gehäuft über kontaminierte Nahrung. Trinkwasserkontamination durch ungenügende Wasseraufbereitung, bei defekten Leitungssystemen oder bei Benutzung von Oberflächenwasser kann zu epidemischem Auftreten von Giardia-Erkrankungen führen.

Schwere Diarrhöen sind keine Seltenheit

Während bei einigen Reisenden Inkubationszeiten von nur vier Tagen beobachtet wurden, kommt es meist nach zwei bis drei Wochen zu Durchfällen, die zu Beginn oft wässrig, dann faulig riechend und fetthaltig sind. Hinzu kommen krampfartige Bauchschmerzen, Meteorismus, Übelkeit, Appetitlosigkeit und Abgeschlagenheit. Nicht selten wird über Aufstoßen mit dem Geruch von faulen Eiern geklagt. Fieber ist die Ausnahme; ebenso sind Schleim- und Blutbeimengungen im Stuhl normalerweise nicht zu beobachten.

Die Beschwerden können nach einer akuten Phase von einigen Tagen auch ohne Behandlung allmählich abklingen. Wiederkehrende Beschwerden oder anhaltender Durchfall führen den Kranken meist zum Arzt. Die Patienten berichten häufig über Gewichtsverlust, bei stärkerer Ausprägung auch über Schwäche und Zeichen der Malabsorption, wie z.B. Steatorrhö.

Die Unterscheidung von Durchfallerkrankungen anderer Genese ist oft schwierig

Differenzialdiagnostisch in Frage kommen bakterientoxin-bedingtes „food poisoning", Enteritiden viraler und bakterieller Genese, eine HIV-Enteropathie, Infektionen mit Parasiten wie Cyclospora, Kryptosporidien, Isospora belli und Strongyloides stercoralis. Auch nicht-infektiöse Ursachen wie entzündliche Darmerkrankungen, Sprue, Gallenblasen- und Pankreaserkrankungen sollten nicht außer Acht gelassen werden.

Verdachtsmomente für eine Giardia-Infektion:
- ❑ längere Inkubationszeit,
- ❑ anhaltender oder rezidivierender Durchfall ohne Fieber,
- ❑ starker Meteorismus, faulig riechender Stuhl und Flatus,
- ❑ Aufstoßen mit Geruch von faulen Eiern.

Ein mikroskopischer Erregernachweis kann Schwierigkeiten bereiten

Giardia tritt im Stuhl zyklisch auf, so dass drei oder mehr Stuhluntersuchungen in einem tropenmedizinisch erfahrenen Labor notwendig sein können, um die Infektion nachzuweisen. Bei der mikroskopischen Stuhluntersuchung stellen sich ovale Zysten von 8–12 µm Größe, bei intensiverem Befall eventuell auch 9–21 µm große, bewegliche Trophozoiten dar. Daneben steht ein ELISA-Test zum Nachweis von Giardia-Antigen im Stuhl mit einer hohen Sensitivität zur Verfügung. Die Untersuchung von Duodenalsaft auf Giardia durch Aspiration mit Hilfe einer Duodenalsonde bzw. Duodenoskopie oder mittels eines zu schluckenden Wollfadens (string-test) kann die Diagnose sichern, wenn Stuhluntersuchungen ergebnislos verliefen und der Antigentest nicht zur Verfügung steht.

Einmalbehandlung mit Tinidazol ist die Therapie der Wahl

Tinidazol ist als orale Einmaldosis (Erwachsene: 2 g, Kinder: 50 mg/kg) mit einer Wirksamkeit von über 90 % der mehrtägigen Behandlung mit Metronidazol überlegen. Bei wiederholtem Therapieversagen kann – sofern eine Reinfektion ausgeschlossen ist – die Kombination eines Nitroimidazol-Präparates mit Albendazol zum Erfolg führen. Neu in der Behandlung ist die Substanz Nitazoxanide (seit 2003 in den USA für Kinder zugelassen, jedoch noch nicht in Deutschland), der eine gute Wirksamkeit bescheinigt wird. Für Schwangere kommt eine Behandlung mit Paromomycin (3 × 500 mg/Tag für 5–10 Tage) in Betracht.

Alkoholkonsum ist unter der Therapie mit Nitroimidazol-Präparaten in jedem Fall zu meiden!

Vorbeugung: „Peel it, boil it, cook it or forget it" gilt auch hier

Abkochen oder Filtern (z.B. Keramikfilter) des Wassers beseitigt Giardia (s. Kap. III.5). Die bekannten, aber nicht immer befolgten Empfehlungen wie das Meiden von rohem Gemüse, der Verzicht auf Eiswürfel, die Beschränkung auf schälbares Obst helfen, einer Infektion vorzubeugen.

Weiterführende Literatur

Cacopardo B., I. Patamia, V. Bonaccorso, O. Di Paola, S. Bonforte, G. Brancati: Synergic effect of albendazole plus metronidazole association in the treatment of metronidazole-resistant giardiasis. Clin Ter 146 (1995) 761–767.

Gardner, T. B., D. R. Hill: Treatment of Giardiasis. Clin Microbiol Rev 14 (2001) 114–128.

Robert-Koch-Institut: Epidemiologisches Bulletin 46 (2002) 377.

Rossignol, J. F., A. Ayoub, M.S. Ayers: Treatment of Diarrhea Caused by Giardia intestinalis and Entamoeba histolytica or E. dispar: A Randomized, Double-Blind, Placebo-Controlled Study of Nitazoxanide. J Infect Dis 184 (2001) 381–384.

Ruitenberg, E. J., A. J. MacInnis (eds.): Human Parasitic Diseases: Giardiasis, Vol. 3, pp. 187–198. Elsevier, Amsterdam 1990.

Sharp, S. E., C. A. Suarez, Y. Duran, R. J. Poppiti: Evaluation of the Triage Micro Parasite Panel for the Detection of Giardia lamblia, Entamoeba histolytica/Entamoeba dispar, and Cryptosporidium parvum in Patient Stool Specimen. J Clin Microbiol 39 (2001) 332–334.

Zaat, J. O. M., T. G. Mank, W. J. J. Assendelft: A systematic review on the treatment of giardiasis. Trop Med Int Health 2/1 (1997) 63–82.

4.2.3 Kokzidieninfektionen

REINHARD KRIPPNER

Zu den Kokzidien gehören die humanpathogenen Darmprotozoen Cyclospora cayetanensis, Cryptosporidium parvum und Isospora belli.

Diese Erreger sind durch folgende gemeinsame Merkmale charakterisiert:

- weltweites Vorkommen, jedoch häufiger in den Tropen und Subtropen,
- fäkal-orale Übertragungswege,
- bei Immunkompetenten: selbstlimitierende akute Durchfallerkrankungen, gelegentlich chronisch rezidivierende Verläufe mit Malabsorption,
- bei Immunsupprimierten: chronische Diarrhö mit Gewichtsabnahme, Schwäche und Kachexie,
- Sprue-ähnliche histologische Dünndarmveränderungen bei chronischem Verlauf,
- wechselnd starke Erregerausscheidung im Stuhl.

Cyclospora cayetanensis

Ein neuer Erreger

Dieser intestinale Parasit wurde erstmalig im Jahre 1979 in Papua-Neuguinea beschrieben. Eindeutig zugeordnet wurde er jedoch erst in den 90er Jahren, nachdem sich Berichte über sporadische Krankheitsfälle und Ausbrüche überwiegend aus Entwicklungsländern, aber auch aus Nordamerika mehrten. Ende 2000 wurde erstmalig ein kleiner Ausbruch aus Süddeutschland gemeldet. Betroffen sind Menschen aller Altersgruppen. Bei Reisenden werden Cyclospora-Infektionen mit zunehmender Häufigkeit diagnostiziert. Gesichert ist bisher nur die Übertragung durch kontaminiertes Trinkwasser. Allerdings wurden auch Salate und Himbeeren als Infektionsvehikel nachgewiesen. Ein tierisches Erregerreservoir konnte bisher nicht identifiziert werden.

Akuter Erkrankungsbeginn, rezidivierender Verlauf

Nach einer Inkubationszeit von ein bis etwa elf Tagen erkrankt der Patient mit plötzlichem, oft „explosionsartigem“, wässrigem Durchfall, Appetitlosigkeit, Schwächegefühl, Übelkeit, Darmkneifen und Meteorismus. Erbrechen, Fieber oder krampfartige Bauchschmerzen werden weniger häufig geklagt. Die akute Erkrankung dauert meist nur wenige Tage. Nach anfänglichem Abklingen der Beschwerden kommt es zu wiederkehrenden Durchfallepisoden, unterbrochen von Phasen der Besserung. Malabsorption und häufig eine deutliche Gewichtsabnahme sind die Folge. Das Allgemeinbefinden kann erheblich beeinträchtigt sein.

Bei immunkompetenten Personen heilt die Infektion spontan aus. Unbehandelt beträgt die Dauer der Erkrankung etwa drei bis sieben Wochen. Asymptomatische Infektionen kommen vor.

AIDS-Patienten hingegen leiden meist an chronischer oder intermittierender Diarrhö.

Erregernachweis im Stuhl-Nativpräparat

Der mikroskopische Nachweis von 8–10 µm großen, hyalinen Zysten im ungefärbten Stuhl-Nativpräparat führt zur Diagnose. Bei niedriger Parasitendichte können zwei oder drei Stuhluntersuchungen erforderlich sein. Die Größenbestimmung mit einem Messokular ist notwendig, um den Erreger nicht mit Kryptosporidien (Größe 4–6 µm) zu verwechseln. Anreicherungsverfahren und spezielle Färbemethoden (z.B. modifizierte Ziehl-Neelsen-Färbung) werden in parasitologisch erfahrenen Labors durchgeführt.

Verdachtsdiagnose:

- akute wässrige Diarrhö zu Beginn der Erkrankung,
- Phasen vorübergehender Besserung und Rückfälle,
- Gewichtsabnahme.

Differenzialdiagnostisch kommen alle Ursachen einer Durchfallerkrankung mit Rezidiven in Betracht, bei Reiseanamnese in erster Linie eine Lamblien- oder Kryptosporidien-Infektion. Die seltene tropische Sprue (auch tropisches oder postinfektiöses Malabsorptionssyndrom) ist klinisch nicht zu unterscheiden. Der Cyclospora-Nachweis ist hier das entscheidende Kriterium, da bei Cyclosporeninfektion das histologische Bild des Dünndarmbiopsats dem einer tropischen Sprue ähnelt.

Co-trimoxazol – das Mittel der Wahl

Bisher hat sich nur Co-trimoxazol (Trimethoprim-Sulfamethoxazol) als wirksam erwiesen. Bei Sulfonamid-Allergie kann ein Versuch mit Ciprofloxacin unternommen werden. Nitazoxanide, das in Deutschland noch nicht zugelassen ist, scheint auch bei diesem Parasiten (s. Kap. IV.4.2.2) eine gewisse Wirksamkeit zu haben.

- Erwachsenendosis: Co-trimoxazol forte 160 mg/800 mg 2 × pro Tag für 7 Tage
- Kinder: 5 mg Trimethoprim und 25 mg Sulfamethoxazol (Co-trimoxazol) pro kg KG.

Vorbeugung

Cyclospora widersteht der üblichen Chlorierung des Trinkwassers. Bei Wasser unbekannter Qualität ist daher das Abkochen oder Filtrieren z.B. mit Keramikfiltern zu empfehlen.

Weiterführende Literatur

Fryauff, D.J., R. Krippner et al.: Case report of Cyclospora infection acquired in Indonesia and treated with co-trimoxazole. Am J Trop Med Hyg 55/6 (1996) 584–585.

Fryauff, D.J., R. Krippner, P. Prodjodipuro, C. Ewald, S. Kawengian, K. Pegelow, T. Yun, C.v. Heydwolff-Wehnert, B. Oyofo, R. Gross: Cyclospora cayetanensis among expatriates and indigenous populations of West Java, Indonesia. Emerg Infect Dis 5 (1999) 585–589.

Herwaldt, B.L.: Cyclospora cayetanensis: A Review, Focusing on the Outbreaks of Cyclosporiasis in the 1990s. Clin Infect Dis 31 (2000) 1040–1057.

Hoge, C., D.R. Shlim, M. Ghimire, J.G. Rabold, P. Pandey, A. Walch, R. Rajah, P. Gaudio, P. Echeverria: Placebo-controlled trial of cotrimoxazole for cyclospora infections among travellers and foreign residents in Nepal. Lancet 345 (1995) 691–693.

Ortega, Y.R., C.R. Sterling, R.H. Gilman, V.A. Cama, F. Diaz: Cyclospora species – a new protozoan pathogen of humans. N Engl J Med 328 (1993) 1308–1312.

Robert-Koch-Institut: Epidemiologisches Bulletin 20 (2001) 133–135.

Cryptosporidium parvum – Behandlungsmöglichkeiten sind begrenzt

Kryptosporidien werden bei 2–5% der Reisenden in tropische Länder nachgewiesen. Bei Immunkompetenten findet man diese Infektion am häufigsten im Alter von ein bis fünf Jahren. Prävalenzraten von 11–48% wurden bei AIDS-Patienten mit Diarrhö berichtet.

Als Infektionsquellen sind – neben infizierten Personen – auch Haus- oder Farmtiere von Bedeutung. Seltene Manifestationen sind Gallenwegsinfektionen, Pankreatitis, Hepatitis und Luftwegsinfektionen. Für die Diagnostik der runden Oozysten im ungefärbten Stuhl-Nativpräparat ist die Größenmessung (ca. 5 µm) zur Unterscheidung von Cyclospora wichtig. Anreicherungsverfahren und spezielle Färbemethoden (z.B. modifizierte Ziehl-Neelsen-Färbung) werden in parasitologisch erfahrenen Labors durchgeführt. Inzwischen stehen auch ELISA-Tests zum Nachweis von Cryptosporidien-Antigen im Stuhl zur Verfügung.

Bisher blieb die Behandlung gegen Kryptosporidien unbefriedigend. Unter Spiramycin, Paromomycin und Eflornithin wurde gelegentlich eine gewisse Besserung berichtet. Erfolgversprechender scheint die Behandlung mit der Substanz Nitazoxanide zu sein, das seit 2003 in den USA für Kinder, in Deutschland bisher jedoch nicht zugelassen ist.

Während Kryptosporidien durch Abkochen abgetötet werden, sind die Erreger gegen die üblichen Maßnahmen der Trinkwasserchlorierung resistent. Gute persönliche Hygiene (Händewaschen) stellt die wichtigste Vorbeugungsmaßnahme dar.

Isospora belli – ein bei immunkompetenten Personen seltener Erreger

Die Prävalenz von Isospora-belli-Infektionen ist in den Industriestaaten auch bei AIDS-Patienten relativ niedrig (USA ca. 0,2–1,9%). Dagegen konnte in Entwicklungsländern bei 10–20% der Patienten mit AIDS und gleichzeitiger Durchfallsymptomatik dieser Erreger nachgewiesen werden. Die Diagnose wird in parasitologisch erfahrenen Labors durch mikroskopischen Nachweis der charakteristischen ellipsoiden Oozysten (22–23 µm × 12–15 µm) im Stuhl gestellt. Im Gegensatz zu anderen intestinalen Protozoen-Infektionen kann eine **Eosinophilie** im Blutbild nachweisbar sein.

Trimethoprim-Sulfamethoxazol (Co-trimoxazol) wird mit gutem Erfolg zur Behandlung eingesetzt.

4.2.4 Blastocystisinfektionen

REINHARD KRIPPNER

Blastocystis hominis ist ein anaerober Einzeller mit drei unterschiedlichen morphologischen Formen.

Im Stuhl des Menschen findet sich meist die 5–30 µm große rundliche, vakuolisierte Form.

Infektionsraten bis zu 36% bei Reisenden ohne aktuelle Beschwerden wurden berichtet. Damit gehört der Einzeller zu den **am häufigsten im menschlichen Stuhl gefundenen Parasiten.** Umstritten ist jedoch noch seine Pathogenität. Eine Reihe abdomineller Beschwerden sowie akute und chronische Diarrhö wurden ihm zugeschrieben. Das Auftreten von Krankheitssymptomen in Abhängigkeit von der Intensität der Infektion bzw. von möglicherweise pathogenen und apathogenen Formen wurde diskutiert. Die bisher vorliegenden Untersuchungen sprechen gegenwärtig jedoch eher gegen eine Pathogenität. Vorhandene abdominelle Symptome wurden durch andere gleichzeitig vorhandene Erreger erklärt.

Eine Behandlung ist normalerweise nicht notwendig. Sollte bei einer länger anhaltenden Diarrhö allein Blastocystis als möglicher Verursacher nachweisbar sein, kann ein Therapieversuch mit Metronidazol oder Co-trimoxazol unternommen werden. Nitazoxanide (s.o.) scheint ebenfalls wirksam zu sein.

Weiterführende Literatur

Diaz, E., J. Mondragon, E. Ramirez, R.M. Bernal: Epidemiology and Control of Intestinal Parasites with nitazoxanide in Children in Mexico. Am J Trop Med Hyg, 68 (2003) 384–385.

Nigro, L., L. Larocca, L. Massarelli, I. Patamia, S. Minniti, F. Palermo, B. Cacopardo: A Placebo-Controlled Treatment Trial of Blastocystis Hominis Infection with Metronidazole. J Travel Med 10 (2003) 128–130.
Okhuysen, P.C.: Traveler's Diarrhea Due to Intestinal Protozoa. Clin Infect Dis 33 (2001) 110–114.
Stenzel, D.J. P.F.L. Boreham: Blastocystis Hominis Revisited. Clin Microbiol Rev (1996) 563-584.

4.3 Typhuserkrankungen: Typhus abdominalis und Paratyphus

GOTTFRIED KUSCH UND HELMUT SCHERBAUM

Die Infektion mit **Salmonellen** der Serovare S. Typhi und S. Paratyphi (A, B, C) führt nach einer **Inkubationszeit** von 3–60 Tagen häufig zu einem akuten systemischen Krankheitsbild mit septischen Temperaturen und Bakteriämie.

Sporadische Erkrankungen bei Reisen unter einfachen Bedingungen

Typhuserkrankungen kommen weltweit vor, gehäuft jedoch unter schlechten sozioökonomischen Bedingungen mit mangelhafter Wasserversorgung und unzureichenden Abwassersystemen sowie eingeschränkter Gesundheitsfürsorge (s. Abb. 4-7). Die Inzidenzen sind dementsprechend sehr unterschiedlich und variieren gemäß Ländern mit sporadischem (Nord- und Mitteleuropa, Nordamerika, Australien), endemischem (1–10 Erkrankungen pro 100000 Einwohner pro Jahr) und hyperendemischem Vorkommen (> 10 Erkrankungen pro 100000 Einwohner pro Jahr). Hyperendemische Gebiete finden sich in Peru, auf dem indischen Subkontinent sowie in West- und Nordafrika außer Tunesien. Die höchste Inzidenz wird bei Kindern im Alter von 3–15 Jahren gefunden. In Nord- und Mitteleuropa sowie Nordamerika sind die meisten Krankheitsfälle importiert (Touristen, Immigranten). Die Zahl der Einschleppungen nach Deutschland, Österreich und der Schweiz ist jedoch sehr gering. Im Jahr 2003 wurden in Deutschland insgesamt nur 66 Erkrankungen an Typhus abdominalis und 72 Erkrankungen an Paratyphus gemeldet.

Prophylaxe

Die Infektion erfolgt auf fäkal-oralem Weg durch direkten Kontakt oder über Nahrungsmittel (Früchte, Gemüse, Milch, Milchprodukte, Fleisch) und Trinkwasser. Deshalb kommt dem Ernährungsverhalten und der Wasser- und Nahrungsmittelhygiene (s. Kap. III.5) zur Prophylaxe einer Typhuserkrankung die wichtigste Rolle zu.

Impfprophylaxe gegen Typhus abdominalis bei erhöhtem Risiko

Bei insgesamt niedrigem Erkrankungsrisiko während einer Reise empfiehlt sich eine Impfprophylaxe gegen Typhus abdominalis (s. Kap. II.8.1.15) bei längeren Reisen in hyperendemische Gebiete (s.o.), wenn häufige Kontakte mit Erkrankten oder Dauerausscheidern (Ausscheidung von Bakterien länger als sechs Monate) wahrscheinlich sind, hygienische Standards nicht immer eingehalten werden können und/oder bei Reisenden mit reduzierter Magensäurebarriere. Die Schutzrate einer Impfung mit dem oralen Lebendimpfstoff und mit dem parenteralen Polysaccharidimpfstoff beträgt jeweils 50–70%; die Impfung bewirkt keinen Schutz gegen Paratyphus. Bei hohem Risiko können

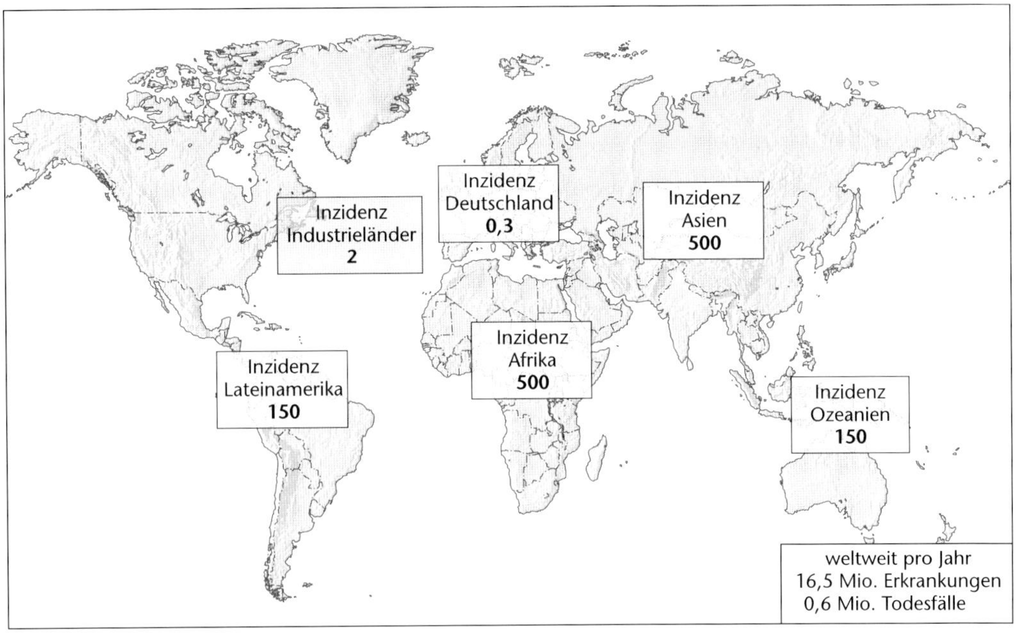

Abbildung 4-7. Inzidenzen von Typhuserkrankungen pro 100 000 Einwohner (mit freundlicher Genehmigung von Peter Claus Döller).

beide Impfungen simultan erfolgen, da sich lokale und humorale Immunität ergänzen. Dieses Vorgehen könnte zum Beispiel für Helfer in Katastrophensituationen erwogen werden. Zu beachten ist, dass der orale Impfstoff nicht gleichzeitig mit Antibiotika eingenommen werden sollte. Eine Malariaprophylaxe sollte frühestens drei Tage nach der letzten oralen Impfdosis begonnen werden. In diesem Zusammenhang sei auch auf die Möglichkeit der gleichzeitigen parenteralen Immunisierung mit einem Kombinationsimpfstoff gegen Typhus und Hepatitis A hingewiesen.

Tabelle 4-1. Zeichen und Symptome bei Typhuserkrankungen.

Fieber	75–100%
Kopfschmerzen	59–90%
Husten	28–86%
Obstipation	10–79%
Splenomegalie	39–64%
Durchfälle	43–57%
Erbrechen	24–54%
Hepatomegalie	15–52%
Abdominelle Schmerzen	19–49%
Relative Bradykardie	42%
Roseolen	3–33%

Leitsymptome: Fieber und Kopfschmerzen

Nach Ingestion einer entsprechend hohen Keimzahl, Invasion der Dünndarmmukosa, Vermehrung im retikulohistiozytären System (lymphatische Gewebe, Leber, Milz, Knochenmark) kommt es zu klinischen Zeichen mit Fieber und Kopfschmerzen als Leitsymptomen (Tab. 4-1).

Das Fieber erreicht dabei in der Regel Temperaturen über 39 °C, nicht selten über 40 °C, die Durchfälle sind meist wässrig, seltener breiig oder schleimig.

Manche Verläufe sind durch intestinale Blutungen, Darmperforationen, Cholezystitis, Leberabszess, Pyelonephritis, Bronchopneumonie, Meningitis und/oder Myokarditis kompliziert. Entsprechend breit ist die Differenzialdiagnose. Der Verlauf bei Paratyphus ist oft leichter als bei Typhus.

Frühe Diagnose durch Erregeranzüchtung anstreben

Die größte Sensitivität (40–80%) für die Erregeranzucht in der ersten Krankheitswoche besteht bei der Untersuchung von Blutkulturen. In der zweiten bis dritten Krankheitswoche liegt die Sensitivität für Blut-, Stuhl- und Urinkulturen in der gleichen Größenordnung; danach ist die Sensitivität für Stuhl- und Urinkulturen größer als die für Blutkulturen. Durch simultane Kulturierung von Blut, Stuhl und Urin kann die Sensitivität auf über 95% erhöht werden.

Serologische Untersuchungen ergänzen die Diagnostik und können hilfreich sein, wenn die Erregeranzucht aus Blut, Stuhl und Urin nicht gelingt. Bei der **Gruber-Widal-Reaktion** werden O- und H-Antikörper gegen das somatische Antigen (O-Antigen) und das Geißel-Antigen (H-Antigen) nachgewiesen. Bei der Diagnosestellung muss beachtet werden, dass Kreuzreaktionen mit anderen Salmonellenarten, z.B. bei Salmonellen-Enteritis, möglich sind. Isolierte Antikörper gegen H-Antigene können außerdem nach Typhus-Impfung und zurückliegender Typhus- bzw. Paratyphus-Erkrankung vorkommen.

Grundsätzlich sollen bei Typhus- bzw. Paratyphus-Verdacht von mehreren Blut-, Stuhl- und Urinproben Kulturen angelegt werden. Auch Knochenmarkaspirat (Sensitivität 80–85%) eignet sich zur Kulturierung.

Die Leukozytenzahlen im Blut können vermindert, normal oder vermehrt sein. Eine Linksverschiebung, Eosinopenie, Monozytose und Lymphozytose sowie Thrombozytopenie werden häufig beobachtet, außerdem kann eine geringe Erhöhung der Transaminasen vorkommen.

Antibiotische Therapie indiziert

Bei dringendem klinischem Verdacht, Wachstum von gramnegativen Stäbchenbakterien in der Kultur und spätestens bei Identifizierung der Stäbchen als Typhus- oder Paratyphus-Erreger muss eine antibiotische Therapie eingeleitet werden. Die Anfertigung eines **Antibiogramms** ist obligat. Nach Vorliegen des Antibiogramms muss die antibiotische Therapie überprüft werden. Eine stationäre Behandlung ist bei leichten Verläufen nicht zwingend. In den meisten Fällen kann mit einer Entfieberung innerhalb von fünf Tagen nach Beginn der antibiotischen Therapie gerechnet werden. Während für Erkrankte, die in endemischen Gebieten leben, eine dreitägige Behandlung mit einem Chinolon ausreichend sein kann, wird für Reisende eine 7-tägige (Azithromycin) bzw. 7- bis 14-tägige (Chinolone, Breitspektrum-Cephalosporine) Therapie empfohlen. Bei einer **Chinolon-Resistenz**, die zunehmend häufiger aus Asien berichtet wird, kann Azithromycin eingesetzt werden. Wegen des schnellen Ansprechens und der niedrigen Rezidiv-Rate sind die Chinolone bei sensiblen Erregern die Medikamente der ersten Wahl. Für **Schwangere und Kinder** (bis 17 Jahre) sowie in der **Stillperiode** werden wegen potentieller Nebenwirkungen der Chinolone Breitspektrum-Cephalosporine oder Azithromycin vorgezogen. Die **Versagerquote** unter antibiotischer Therapie liegt bei bis zu 10%, die **Letalität** bei < 1%, die **Rezidivrate** bei 5–10%.

Bei besonders schwerem Krankheitsverlauf (Verwirrtheit, Vigilanzstörungen, Schock) liegt die Letalitätsrate unter Einsatz von **Dexamethason** i.v. (initial 3 mg/kg KG, dann 1 mg/kg KG alle 6 Stunden für 2 Tage) deutlich niedriger als ohne Dexamethason.

Personen, die noch ein Jahr nach der Erkrankung Erreger ausscheiden, gelten als **Dauerausscheider**.

Medikamente der Wahl bei Typhuserkrankungen von **Erwachsenen mit Ausnah-** ☞

me von Schwangeren und Stillenden sind **Chinolone,** z.B. Ciprofloxacin (2 × 500 mg täglich). Da Chinolone für die Anwendung im Kindesalter nicht zugelassen sind, kommen bei der Therapie von **Kindern** vor allem **Breitspektrum-Cephalosporine,** z.B. Ceftriaxon (20–80 mg/kg KG/Tag i.v. in 1–2 Dosen, maximal 4 g/Tag) in Frage, außerdem **Azithromycin** (10 mg/kg KG p.o. an Tag 1, dann 5 mg/kg KG/Tag). Dieses Makrolid-Antibiotikum kann wie die Breitspektrum-Cephalosporine auch bei **Schwangeren und Stillenden** Anwendung finden, außerdem bei **Resistenz gegen Chinolone**. Die Azithromycin-Dosierung für Erwachsene ist 500 mg an Tag 1, dann 250 mg einmal täglich. Zu beachten ist, dass sowohl Ceftriaxon als auch Azithromycin in die Muttermilch übergehen, fruchtschädigende Nebenwirkungen sind bisher jedoch nicht bekannt. Multiresistenzen, insbesondere gegen Ampicillin und Trimethoprim, sind nicht selten, deshalb gehören beide Chemotherapeutika nicht mehr zu den empfohlenen Medikamenten für die Therapie einer Typhus-Erkrankung.

Meldepflicht und Tätigkeitsverbote beachten

Bereits bei Krankheitsverdacht besteht Meldepflicht. **Dauerausscheider** (3–5% der vormals Erkrankten), bei denen die Erreger über viele Jahre im Verdauungstrakt – vorwiegend in den Gallengängen – persistieren können und über den Stuhl ausgeschieden werden, stellen eine besondere Infektionsgefahr dar, vor allem im Lebensmittelbereich und in Gemeinschaftseinrichtungen. Nach dem Infektionsschutzgesetz ist ein Erregernachweis deshalb auch bei nicht-erkrankten Personen meldepflichtig. Tätigkeitsverbote (Lehr-, Erziehungs-, Pflege- und Aufsichtstätigkeiten sowie Tätigkeiten beim Herstellen, Behandeln oder Inverkehrbringen von Lebensmitteln sowie in Küchen von Gaststätten und sonstigen Einrichtungen mit oder zur Gemeinschaftsverpflegung) müssen beachtet werden. Bezüglich der Lebensmittel gilt das auch für Schulveranstaltungen, Nachbarschafts-, Straßen- und Sommerfeste sowie für Vereinsveranstaltungen oder Ferienlager, jedoch nicht für den privaten hauswirtschaftlichen Bereich.

Kasuistik. Ein 30-jähriger Mann stellt sich fünf Tage nach Rückkehr von einer 15-tägigen Indienreise wegen ansteigenden Fiebers und Kopfschmerzen vor, außerdem werden leichtes Brennen beim Wasserlassen, ein geringer Hustenreiz und weicher Stuhl angegeben. Eine Malariaprophylaxe wurde nicht durchgeführt. Impfschutz besteht gegen Diphtherie, Pertussis, Tetanus und Poliomyelitis. Bei der Aufnahmeuntersuchung beträgt die Körpertemperatur 38 °C axillär, am Bauch findet sich ein Exanthem (s. Farbtafel Abb. IV.4-8), die Zunge ist belegt, der Rachenring gerötet. Im Oberbauch wird ein geringer Druckschmerz angegeben, die Milz ist anstoßend. Die Laboruntersuchungen zeigen eine normale Leukozytenzahl von 5200/ml mit Linksverschiebung (15% Stabkernige), eine Eosinopenie, eine Thrombozytopenie von 86000/ml, leicht erhöhte Transaminasen (SGOT 57 U/l, SGPT 45 U/l) und ein erhöhtes CRP von 58,3 mmol/l. Die Malariaausstriche sind negativ. Sonographisch besteht eine Hepatosplenomegalie. Einen Tag nach Aufnahme wachsen in der Blutkultur gramnegative Stäbchenbakterien, eine vom Hausarzt eingeleitete antibiotische Therapie mit Cefuroximacetil (Zinnat®) wird auf zunächst intravenöse, dann orale Therapie mit Ciprofloxacin umgestellt. Einen Tag später ergibt die Differenzierung Wachstum von S. Typhi, das Antibiogramm zeigt Wirksamkeit für Cefuroxim und Ciprofloxacin sowie Resistenz auf Ampicillin und Co-trimoxazol. Auch in der Stuhlkultur ist Wachstum von S. Typhi nachweisbar. In der Salmonellen-Agglutination zeigen sich erhöhte Antikörpertiter gegen das O- und H-Antigen. Am vierten stationären Tag kommt es zur Entfieberung, der Patient bleibt bis zur Entlassung fieberfrei, die Linksverschiebung im Differenzialblutbild besteht noch fort, die SGPT ist mit 80 U/l noch erhöht, die Thrombozytenzahl normalisiert. Der Verlauf ist bis auf eine Hyperpyrexie am zweiten stationären Tag von 41,1 °C rektal bei relativer Bradykardie von 96/Minute unkompliziert.

Weiterführende Literatur

Bales, S., H.G. Baumann, N. Schnitzler: Infektionsschutzgesetz, W. Kohlhammer, Stuttgart–Berlin–Köln 2001.

Miller, S.I., D.A. Pegues: Salmonella Species, Including Salmonella Typhi. In: Mandell, G.L., J.E. Bennett, R. Dolin: Principles and Practice of Infectious Diseases, Churchill Livingstone, Philadelphia–London–Toronto 2000.

Richens, J.: Typhoid Fever. In: Cohen, J., W.G. Powderly: Infectious Diseases, Mosby, Edinburgh–London–New York 2004.

Simon, C., W. Stille: Antibiotika-Therapie in Klinik und Praxis, Schattauer, Stuttgart–New York 2000.

4.4 Bakterielle Enteritiden

PETER CLAUS DÖLLER

Enteritiden sind entzündliche Darmerkrankungen, deren Hauptsymptom die Diarrhö ist.

Etwa ein Drittel aller Tropenreisenden erkrankt an einer Reisediarrhö

Durchfallerkrankungen sind in großen Teilen der Welt eines der häufigsten Gesundheitsprobleme, insbesondere bei Kleinkindern. Mit weltweit mehr als drei Millionen Todesfällen pro Jahr stellen Diarrhöen besonders in Entwicklungsländern eine Haupttodesursache in dieser Altersgruppe dar. Die Diarrhö ist immer nur ein Symptom und kein eigenständiges Krankheitsbild (s. Kap. IV.2.2). Hauptursache ist eine Infektion des Gastrointestinaltrakts, ausgelöst durch eine Vielzahl von verschiedenen Krankheitserregern, insbesondere Bakterien. Erregerspektrum und Häufigkeitsverteilung sind beispielhaft in Tabelle 4-2 dargestellt. Die Häufigkeitsangaben variieren jedoch von Autor zu Autor, unter anderem bedingt durch ein unterschiedliches Untersuchungsklientel. Durchfallerreger werden in der Regel mit fäkal kontaminiertem Wasser und Nahrungsmitteln oder mechanisch über verunreinigte Hände aufgenommen. Tabelle 4-3 zeigt beispielhaft die Häufigkeit der Isolierungen von enteropathogenen Bakterien aus Lebensmitteln, die auf thailändischen Märkten angeboten wurden. Aus 820 Lebensmittelproben konnten bei ca. 12% der Proben darmpathogene Bakterien isoliert werden. Dies zeigt, dass das Risiko einer lebensmittelbedingten Darminfektion in tropischen Ländern hoch ist. Um eine Diarrhö hervorzurufen, müssen jedoch bestimmte Mindestmengen an pathogenen Erregern aufgenommen werden. Bereits eine geringe Dosis (10–100 Shigellen) kann zur Infektion und Erkrankung führen. Bei Salmonellen, Campylobacter und Vibrio cholerae ist zur Krankheitsauslösung die Aufnahme von sehr viel höheren Infektionsdosen (10^6–10^{11} Keime) notwendig. Bei verminderter Magensäure, der eine gewisse Schutzfunktion gegen unterschiedliche Enteritiserreger zukommt, kann jedoch bereits eine geringe Anzahl von Erregern zur Erkrankung führen.

Tabelle 4-2. Häufigkeit darmpathogener Erreger bei Reisediarrhö (nach Farthing, 1994).

Erreger	**Häufigkeit (%)**
ETEC	40
Shigella spp. und EIEC (enteroinvasive E. coli)	10
Campylobacter jejuni	3
Salmonella spp.	5
Aeromonas/Plesiomonas	5
Protozoen	5
Viren	10
Keine Erreger nachweisbar	22

Ursachen bakterieller Enteritiden

Die wichtigsten bakteriellen Ursachen von Enteritiden sind **enterotoxinbildende Escherichia coli** (ETEC), **Shigellen, Campylobacter** und **Salmonellen** (s. Kap. IV.2.2).

Zunehmende Bedeutung erlangen, insbesondere in Südostasien und Afrika, auch Erreger wie **Aeromonas hydrophila, Plesiomonas shigelloides** und **Vibrio parahaemolyticus.** Zu erwähnen sind auch die bakteriellen Intoxikationen (Lebensmittelvergiftungen), die zu kurzanhaltenden Durchfällen und/oder Erbrechen führen. Die Toxine werden dabei von Bakterien produziert und an die kontaminierten Lebensmittel abgegeben. Zur Erkrankung kommt es innerhalb weniger Stunden nach Aufnahme der präformierten Toxine.

Tabelle 4-3. Enteropathogene Bakterien in ungekochten Nahrungsmitteln von Thai-Märkten (n=820 Proben) (nach Echeverria et al., 1994).

Bakterienisolat	Anzahl (n)
Vibrionen	
❑ Vibrio cholerae non-O1	109
❑ Vibrio parahaemolyticus	19
❑ Vibrio alginolyticus	14
❑ Vibrio fluvialis	4
❑ Vibrio cholerae Inaba	1
Salmonellen	
❑ Salmonella spp.	72
Shigellen	
❑ Shigella spp.	1
Campylobacter	
❑ Campylobacter jejuni	2
Escherichia	
❑ ETEC	1
Aeromonaden	
❑ Aeromonas sobria	90
❑ Aeromonas hydrophila	80
❑ Aeromonas caviae	58
Plesiomonas	
❑ Plesiomonas shigelloides	55

Einige für bestimmte Enteritiden charakteristische Stuhlveränderungen werden in Tabelle 4-4 aufgelistet.

Salmonella spp.

Salmonellen können einerseits sehr an den Menschen angepasst sein, nur diesen infizieren und fieberhafte systemische Erkrankungen wie **Typhus** und **Paratyphus** hervorrufen (s. Kap. IV.4.3). Andererseits gibt es Salmonellen, die nur für Tiere infektiös sind, und solche, die bei Tieren vorkommen, aber auch beim Menschen eine Gastroenteritis hervorrufen können, wie z.B. Salmonella Enteritidis und Salmonella Typhimurium. Die verschiedenen Salmonellen (mehr als 2000 verschiedene Serovare) werden aufgrund ihrer Zellwand-(O-) und Geißel-(H-)Antigene differenziert.

Salmonellen penetrieren in Epithelzellen des terminalen Ileums, wodurch es über die Aktivierung von cAMP zu Flüssigkeitssekretion ins Darmlumen und dadurch zu Durchfall kommt.

Shigella spp.

Shigellen sind Erreger der Bakterienruhr (bakterielle Dysenterie). Es kommt zur Invasion der Schleimhaut des Dickdarms. Dies führt zu einer Entzündung mit eitrigen und blutigen Durchfällen.

Vier verschiedene Shigellenarten sind bekannt:

- ❑ Shigella dysenteriae,
- ❑ Shigella flexneri,
- ❑ Shigella sonnei,
- ❑ Shigella boydii.

Von diesen vier Shigellenarten verursacht Shigella sonnei die meisten Infektionen mit leichtem Beschwerdebild. Schwerer verlaufen Infektionen mit Shigella flexneri und Shigella boydii. Die schwersten Krankheitsverläufe findet man bei Shigella dysenteriae. Zur Bakteriämie kommt es bei Shigellen jedoch nur äußerst selten.

Campylobacter spp.

Campylobacter zählt heute zu einem der häufigsten Durchfallerreger. Von einer Infektion sind Jejunum, Ileum und Kolon

Tabelle 4-4. Lokalisation des Darmbefalls und charakteristische Stuhlveränderungen bei bestimmten Enteritiserregern.

Stuhlbeschaffenheit	**Dünndarm**	**Unterer Dünn-/oberer Dickdarm**	**Dickdarm**
	❑ Vibrio cholerae ❑ Escherichia coli (ETEC, EPEC)	❑ Salmonellen ❑ Campylobacter ❑ Yersinien	❑ Shigellen ❑ Escherichia coli (EIEC, EHEC)
Stuhlvolumen	groß	groß – klein	klein
Stuhlkonsistenz	wässrig	breiig	schleimig
Blut im Stuhl	sehr selten	selten – häufig	häufig
Leukozyten im Stuhl	sehr selten	selten – häufig	häufig

betroffen. Zytotoxine werden nicht produziert. Wie bei Salmonellen existiert ein riesiges Tierreservoir, z.B. Rinder, Schafe, Nagetiere, Geflügel und wildlebende Vögel. Auch junge Hunde und Katzen können infiziert sein. Die häufigsten Campylobacterarten, die zu Durchfällen führen können, sind Campylobacter jejuni und Campylobacter coli.

Andere, bislang selten isolierte Durchfallerreger

In den letzten Jahren haben enterotoxinbildende Erreger wie Aeromonas hydrophila, Plesiomonas shigelloides und Vibrio parahaemolyticus vermehrt Beachtung gefunden. Diese Bakterien findet man in der Umwelt, in Fischen, Amphibien, Reptilien und Säugetieren. Ein Infektionsrisiko besteht durch den Genuss von kontaminierter Nahrung, wie Fischen und anderen Meerestieren, sowie durch Wassersport, Aquarienhaltung und Umgang mit Reptilien, wie Schlangen etc. Infektionen treten saisonal, vor allem in den Sommermonaten auf. Gastroenteritiden mit diesen Erregern sind vorwiegend in Südostasien mit besonderer Häufung in Japan beschrieben worden; sie kommen jedoch weltweit in tropischen und subtropischen Regionen vor. Aeromonas findet sich auch in gemäßigten Klimata.

Klinik der bakteriellen Enteritiden

Die Inkubationszeiten der bakteriellen Enteritiden liegen zwischen 1 und 10 Tagen.

- **Enterotoxinbildende Bakterien** führen zu wässrigen, seltener schleimigen Durchfällen. Bauchschmerzen, Brechreiz und Erbrechen können auftreten. In der Regel kommt es nicht zu Fieber, gelegentlich jedoch zu einer leichten Temperaturerhöhung (< 38,5 °C). Im Stuhl finden sich keine Leukozyten und kein Blut. Durch einen schweren wässrigen Durchfall kann ein massiver Flüssigkeits- und Elektrolytverlust auftreten, woraus Elektrolytungleichgewicht, Dehydratation, metabolische Azidose, Hypokaliämie bis hin zum hypovolämischen Schock resultieren können.
- **Invasive Bakterien** dringen in Zellen des Darmepithels ein und verursachen blutige Durchfälle (Dysenterie), wobei im Stuhl Leukozyten nachweisbar sind. Gelegentlich finden sich kolikartige Bauchschmerzen. Hohes Fieber tritt häufig auf. Die Symptome können jedoch in ihrem Schweregrad erheblich variieren.

Die klinischen Erscheinungen einer Aeromonas-, Plesiomonas- und Vibrio-parahaemolyticus-Infektion reichen von einer milden selbstlimitierenden Erkrankung mit wässrigen Durchfällen bis zu einer schleimig-blutigen Diarrhö. Die Symptomatik ist von einer Salmonellen-, Shigellen- oder Campylobacter-Infektion nicht zu unterscheiden. Fieber kann auftreten, und die Durchfälle können auch länger als zwei Wochen persistieren. Asymptomatische Träger kommen vor.

Diagnostik

Die Diagnose der bakteriellen Enteritis beruht auf dem Nachweis der pathogenen Erreger im Stuhl. Auch heute werden diese Erreger noch durch kulturelle Methoden nachgewiesen. Dies ist zwar ein zeitraubendes Verfahren, gewährleistet jedoch auch, dass die isolierten Bakterien auf ihre Sensibilität gegenüber verschiedenen Antibiotika getestet werden können. Entscheidend für eine erfolgreiche Anzucht der darmpathogenen Bakterien ist, dass mit dem frisch abgesetzten Stuhl sofort entsprechende Kulturmedien beimpft werden. Durch langes Stehen, insbesondere durch Versand der Stuhlproben in ein auswärtiges Labor, gehen einige dieser Bakterien zugrunde und können trotz bestehender Durchfälle nicht mehr nachgewiesen werden. Dies gilt insbesondere für Shigellen, die gegenüber Abkühlung und pH-Abfall sehr empfindlich sind. So kann durch sofortigen Ansatz gegenüber dem Stuhlversand die Nachweisrate der Shigellen auf das 4- bis 5-fache gesteigert werden. Dies ist zwar schon seit langem bekannt, jedoch werden bei Durchfallerkrankungen immer noch Stuhlproben – oft über weite Strecken – verschickt. Selbst bei sofortigem Ansatz sind nicht in jeder Stuhlprobe darmpathogene Bakterien zu finden. Daher empfiehlt es sich, drei Stuhlproben an verschiedenen Tagen zu untersuchen. Die ETEC-Diagnostik spielt in der Reisemedizin kaum eine Rolle, da sie sehr aufwendig ist und sich daraus keine spezifischen therapeutischen Konsequenzen ergeben.

> Entscheidend für eine erfolgreiche Anzucht von darmpathogenen Bakterien ist der sofortige Ansatz der frischen Stuhlprobe.

Therapie

Entsprechend dem auftretenden Wasser- und Elektrolytverlust sollte rasch eine **ausreichende Flüssigkeits- und Elektrolytzufuhr** eingeleitet werden. Zur Anwendung oraler Rehydrierungsmaßnahmen siehe Kapitel III.6. Auf die Behandlung von Durchfällen bei Kindern wird in Kapitel II.5.5 eingegangen.

Wegen der hohen Infektiosität und der destruierenden Kolitis sollten alle Patienten mit Shigellen antibiotisch behandelt werden. Bei Salmonellen, Campylobacter, Aeromonas, Plesiomonas und Nicht-Cholera-Vibrionen sind Antibiotika bei milder Symptomatik nicht unbedingt indiziert, bei schweren Verläufen mit Fieber und blutigen Durchfällen sollte jedoch eine gezielte Antibiotikatherapie erfolgen. Dabei haben sich heute **Chinolone** (Ofloxacin, Ciprofloxacin) am wirksamsten erwiesen.

Die Behandlung mit anderen Antibiotika muss vom Ergebnis der Resistenztestung abhängig gemacht werden, insbesondere, da bei einigen dieser Erreger hochgradige Resistenzen gegenüber den gebräuchlichen Antibiotika vorkommen. Bei Reisedurchfällen ist oft eine Einzeldosis **Ciprofloxacin** bereits ausreichend, um die Erreger zu eliminieren. Dies gilt auch für Shigellen, mit Ausnahme von Shigella dysenteriae. Wie bei bakteriologischen Stuhluntersuchungen zu beobachten ist, erfolgt bereits nach eintägiger Therapie mit Ciprofloxacin in der Regel auf den verschiedenen Nährmedien kein bakterielles Wachstum mehr. Auch wenn es um die Sanierung von Salmonellenausscheidern geht, lässt sich Ciprofloxacin erfolgreich einsetzen. Bei Campylobacter finden sich zunehmend Chinolonresistenzen. Hier haben sich Makrolide als effektiv erwiesen und gelten trotz gelegentlicher Resistenzen als

Mittel der Wahl, insbesondere, da hierdurch die Darmflora nicht beeinträchtigt wird.

Bei Isolierung darmpathogener Erreger muss sofort eine **Meldung** nach § 7 Infektionsschutzgesetz an das zuständige Gesundheitsamt erfolgen, auch wenn das Ergebnis der Art- und Serovardiagnostik noch nicht vorliegt. Auch der Patient ist rasch zu benachrichtigen. Ein stationär aufgenommener Patient muss, wenn dies nicht bereits bei der Aufnahme geschehen ist, isoliert werden.

Fazit

Etwa ein Drittel aller Reisenden in warmen Klimazonen erkrankt an einer Reisediarrhö. Ursache sind Infektionen durch verschiedene Bakterienarten, am häufigsten durch ETEC. Eine erregerspezifische antibiotische Behandlung erfolgt in der Regel nur in schweren Fällen. Der Nachweis der Erreger erfolgt durch Kultivierung auf speziellen Nährmedien. Zunehmende Antibiotkaresistenzen gegen bakterielle Enteritiserreger sind weltweit zu beobachten.

Weiterführende Literatur

Coker, A.O., R.D. Isokephi, B.N. Thomas, K.O. Amisu, C.I. Obi: Human campylobacteriosis in developing countries. Emerg Infect Dis 8 (2002) 237–244.

Döller, P.C.: Reisedurchfall. MMP, 7 (1999) 205–210.

Dupont, H.L.: Treatment of travelers' diarrhea. J. Travel Med. 8 (Suppl. 2) (2001) S. 31–33.

Echeverria, P., S. Piyaphong, L. Bodhidatta, C.W. Hoge, C. Tungsen: Bacterial enteric pathogens in uncooked food in Thai markets. J Travel Med 1/2 (1994) 63–67.

Farthing, M.J.G.: Travellers' diarrhoea. Gut 35 (1994) 1–4.

Steffen, R., H. Kollaritsch, K. Fleischer: Travellers' diarrhea in the new millenium; consensus among experts from german speaking countries. J. Travel Med. 10 (2003) 38–45.

4.5 Borreliose, FSME und andere durch Zecken übertragene Krankheiten

JOHANNES SCHÄFER

Schon lange ist bekannt, dass Zecken gefährliche Krankheiten übertragen können. So starb der englische Arzt Dutton 1905 kurz nach der Beschreibung des Erregers des Zecken-Rückfallfiebers im Kongo selbst an dieser Krankheit. Aber erst die Beschreibung des Krankheitbildes der Lyme-Borreliose an der Ostküste der USA und die Entdeckung des Erregers 1981 hat Zecken als Krankheitsüberträger ins öffentliche Bewusstsein gebracht. Inzwischen ist die Lyme-Borreliose die häufigste durch Vektoren übertragene Krankheit in den USA und in Europa (s. Tab. 4-5).

Für den reisemedizinisch tätigen Arzt ergeben sich aus dem weltweiten Tourismus und der zunehmenden Beliebtheit von Freizeitaktivitäten in freier Natur gelegentlich komplexe Fragestellungen.

Aus der Sprechstunde:

Ein junger Mann stellt sich nach Rückkehr von einer Reise durch Südostasien vor. Vor 4 Wochen hatte er in Ost-Malaysia mehrere Nächte am Strand übernachtet und danach eine vollgesogene Zecke hinter einem Ohr bemerkt. Jetzt ist er besorgt, „dass da noch etwas sein könnte".

Ein Paar erkrankt kurz nach der Rückkehr von einer 2-wöchigen Hochzeitsreise mit Reitsafari in Südafrika mit Fieber, Hautausschlag und Lymphknotenschwellung.

Eine Frau stellt sich zur reisemedizinischen Beratung vor. Sie plant im Sommer einen mehrwöchigen Wanderurlaub in einem ostsibirischen Nationalpark.

Neben der Lyme-Borreliose können noch andere Bakterien, Viren, Protozoen und Toxine durch Zecken auf den Menschen übertragen werden (s. Tab. 4-6). Die resultierenden Krankheitssymptome sind vielfältig und oft unspezifisch und damit nicht nur für den Laien verwirrend. Zusätzlich sorgt die Angst vor bleibenden Schäden für Verunsicherung.

Tabelle 4-5. Lyme-Borreliose: Gemeldete Erkrankungen pro Jahr und Inzidenzraten (Eucalb: Europa, 1995; CDC: USA, 2003).

	Fälle/Jahr	Inzidenz[d]
Bulgarien	3500	55,0
Deutschland[a]	20 000	25,0
Frankreich	7200	16,0
Großbritannien	200	0,3
Irland	30	0,6
Österreich	14 000	130,0
Russland[a]	>10 000	?[c]
Schweiz[a]	2000	30,4
Slowenien	2000	120,0
Süd-Schweden	7120	69,0
Tschechien[a]	3500	39,0
USA	20 000	6,3[b]

[a] Schätzungen;
[b] 95% aller Fälle in 9 Staaten im Nordosten sowie Wisconsin und Minnesota (Mittelwesten), Inzidenz in Connecticut 110,8/100 000;
[c] Inzidenzrate in Perm (Ural) 30/100 000;
[d] Erkrankungen pro 100 000 Einwohner.

Von Zecken übertragene Erkrankungen – ein weltweites Phänomen

Die Epidemiologie der von Zecken übertragenen Erkrankungen ist äußerst vielschichtig. Sie resultiert aus einer komplexen Interaktion zwischen Zecken, Wirtstieren, dem Erreger und Umwelteinflüssen (s. Abb. 4-9). Bei allen Krankheiten handelt es sich um Zoonosen, d.h. die Übertragung auf den Menschen spielt im natürlichen Erregerkreislauf eine untergeordnete Rolle. Die Zahl der menschlichen Erkrankungen lässt somit kaum Rückschlüsse auf die Verbreitung des Erregers

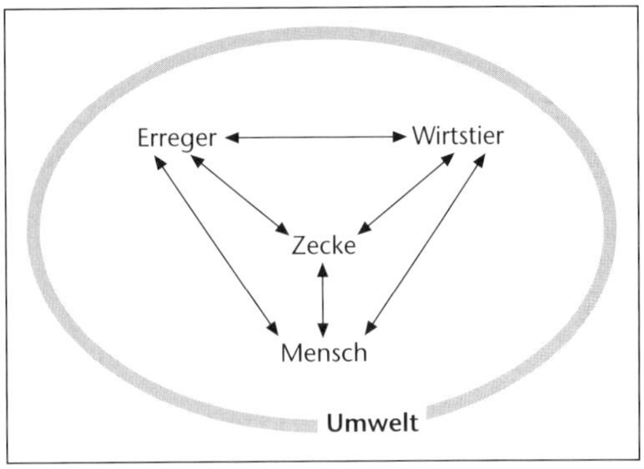

Abbildung 4-9. Interaktionen bei zeckenübertragenen Erkrankungen.

Tabelle 4-6. Krankheiten, Erreger, Reservoir.

Krankheit (Synonyme, Akürzung)	Erreger	Tierreservoir
durch Bakterien		
Borreliosen		
❑ Lyme-Borreliose	Borrelia burgdorferi, B. afzelii, B. garinii	Mäuse
❑ Southern tick-associated rash illness (STARI)	B. lonestarii	?
❑ Zeckenrückfallfieber, endemisches Rückfallfieber	B. duttoni u. andere	Nagetiere

Fortsetzung Tab. 4-6 nächste Seite ▸

Tabelle 4-6. Krankheiten, Erreger, Reservoir. *(Fortsetzung)*

Krankheit (Synonyme, Akürzung)	**Erreger**	**Tierreservoir**
Rickettsiosen der Fleckfiebergruppe		
❑ Rocky Mountain spotted fever (RMSF) und Brasilianisches Fleckfieber	Rickettsia rickettsii	Hunde, Nagetiere
❑ Mittelmeer-Zeckenfleckfieber (Mediterranean tick typhus, Fièvre boutonneuse)	R. conorii	Hunde, Nagetiere
❑ Afrikanisches Zeckenbissfieber (African tick bite fever, African tick typhus)	R. africae R. conorii	Hunde, Nagetiere, Rinder
❑ Oriental tick typhus	R. japonica	
❑ Queensland tick typhus	R. australis	Nagetiere
❑ Flinders Island spotted fever	R. honei	Beuteltiere
❑ North Asian tick typhus (Sibirian tick typhus)	R. sibirica	
Ehrlichiosen		
❑ Humane monozytäre Ehrlichiose (HME)	Ehrlichia chaffeensis	Rehe
❑ Humane granulozytäre Ehrlichiose (HGE)	E. phagocytophilum	?
❑ Tularämie (Hasenpest)	Francisella tularensis	Hasen, Nagetiere
Q-Fieber	Coxiella burnetii	Schafe, Rinder, Ziegen
durch Viren		
Flavivirosen		
❑ FSME (tick-borne encephalitis, TBE)	TBE-Virus (3 Subtypen)	Mäuse
❑ Russian spring-summer encephalitis (RSSE)	TBE-Virus (3 Subtypen)	Mäuse
❑ Omsk hemorrhagic fever (OHF)	OHFV-Virus	Mäuse, Bisamratte
❑ Kyasanur Forest diseases (KFD)	KFD-Virus	Affen, Nagetiere
Crimean-Congo hemorrhagic fever (CCHF)	Bunyavirus	Huftiere
Colorado tick fever (CFT)	Coltivirus	Nagetiere
durch Protozoen		
Babesiose	B. microti (USA) B. divergens (Europa)	Mäuse Rinder
durch Toxine		
Zeckenlähmung	Toxine	

zu, da sie wesentlich von anderen Faktoren abhängt. Dazu gehören das verhaltensabhängige individuelle Infektionsrisiko, die verfügbaren diagnostischen Möglichkeiten und das Meldewesen.

Die Zeckenpopulation ist direkt abhängig vom Wirtstierbestand. Viele Wirtstiere haben eine Bedeutung als Erregerreservoir. Außerdem können vor allem die größeren Wirtstiere wie Rehe, Hunde und auch der Mensch Zecken und Krankheitserreger über große Entfernungen transportieren und damit zur Verbreitung beitragen.

Klima und Vegetation sind zentrale Determinanten sowohl der Zecken- als auch Wirtstierpopulationen und erklären die komplexen Verbreitungsmuster. Im Zuge des weltweiten Klimawandels sind hier Veränderungen zu erwarten.

Während viele Zeckenarten eine hohe Wirtsspezifität besitzen, sind andere weniger wählerisch. Es sind gerade diese Zecken (z.B. die verschiedenen Ixodesarten) mit einem breiten Spektrum an Wirtstieren, die für die Übertragung von Krankheiten auf den Menschen eine entscheidende Rolle spielen.

Eine zentrale Bedeutung für das Infektionsrisiko haben jedoch Lebensweise und Verhalten des Menschen (Tab. 4-7). Gezielt sollte deswegen nach einer möglichen Zeckenexposition gefragt werden. Dabei muss bedacht werden, dass Zeckenbisse häufig unbemerkt bleiben. Selbst bei der Lyme-Borreliose, zu deren Übertragung in der Regel ein längerer Kontakt (> 24 h) bestehen muss, konnten sich die Erkrankten nur in ca. 60–70% der Fälle an einen Zeckenbiss erinnern.

Unser Verständnis der globalen Epidemiologie der von Zecken übertragenen Krankheiten ist sehr lückenhaft. Daten liegen vor allem für die USA und Teile von Europa vor und betreffen im Wesentlichen die Lyme-Borreliose und die FSME, ansonsten beschränken sich die Angaben im Wesentlichen auf Schätzungen. Außerdem ist davon auszugehen, dass es noch weitere Krankheitserreger gibt, die sich bis jetzt dem mikrobiologischen Nachweis entzogen haben.

Tabelle 4-7. Hauptsächliche Expositionsgefährdungen für Zeckenbisse.

An Zeckenexposition denken:	
generell	bei Reisenden
❑ Tätigkeiten in Landwirtschaft, Forstwirtschaft und Gärtnerei	❑ Wandern und Trekking
❑ Wohngebiete in Waldnähe	❑ Klettern und Bergsteigen
❑ Wald-kindergärten	❑ Zelten
❑ Freizeit-aktivitäten	❑ Reiten
❑ Beeren und Pilze sammeln	❑ Radfahren
❑ Haustiere	❑ Boots- und Kanutouren
	❑ Tierbeobachtung
	❑ Jagen
	❑ Urwald-expeditionen

Mindestens ein Drittel aller Zeckenbisse wird nicht bemerkt!

Zecken

Zecken sind Spinnentiere (s. Tab. 4-8). Die große Mehrzahl der medizinisch bedeutsamen Zeckenarten gehört zu der Familie der **Schildzecken** (Ixodidae, „hard ticks"). Diese tragen dorsal einen chitinösen Schild (Skutum), der ihnen eine große mechanische Stabilität verleiht. In der Aufsicht von dorsal sind die Mundwerkzeuge (Capitulum) gut sichtbar. Der Saugrüssel (Hypostom) ist mit Widerhaken besetzt, was die Entfernung erschwert.

Alle Schildzecken durchlaufen drei Entwicklungsstadien (Abb. 4-10); aus dem Ei schlüpft die sechsbeinige Larve, diese entwickelt sich über die achtbeinige Nymphe zur adulten Form.

Bei der Familie der **Lederzecken** (Argasidae, „soft ticks") fehlt der Schild, der Zeckenleib besteht aus einer derben Haut, die Mundwerkzeuge sind nur in der ventralen Aufsicht erkennbar. Je nach Art durchlaufen Lederzecken 4 bis 8 Entwicklungsstadien.

Tabelle 4-8. Zeckenarten.

Gattung	Bezeichnung und Art	Krankheit
Schildzecken, Ixodidae (hard ticks)		
Ixodes spp.	Holzbock (I. ricinus) Deer tick (I. dammini) Blacklegged tick (I. scapularis) Western blacklegged tick (I. pacificus)	Lyme-Borreliose Rickettsiosen Virosen (FSME, RSSE) Ehrlichiosen, Babesiose
Dermacentor spp.	Schafzecke (D. marginatus) Dog tick (D. variabilis) Wood tick (D. andersoni)	Q-Fieber RMSF, Tularämie Colorado Tick Fever
Amblyomma spp.	Lone Star Tick (A. americanum) Bont tick (A. hebraeum)	STARI Rickettsiosen
Rhipicephalus spp.	Braune Zecken	Rickettsiosen
Hyalomma spp.	Hyalomma marginatum	Krim-Kongo Fieber
Lederzecken, Argasidae (soft ticks)		
Ornithodorus spp.	O. mouabata	Zecken-Rückfallfieber

Diese Entwicklungsschritte sind abhängig von der Außentemperatur und der Verfügbarkeit von geeigneten Wirten. Dies erklärt das gehäufte Auftreten von Zecken im Frühjahr und Sommer und damit auch das saisonale Muster der Krankheitsübertragung.

Für jeden Entwicklungsschritt benötigt die Zecke eine Blutmahlzeit, wobei ein Vielfaches des eigenen Körpergewichts an Blut aufgenommen wird. Dabei wird von der Zecke laufend Speichel injiziert. Bei Ixodeslarven dauert der Saugakt 3 bis 7 Tage, bei Nymphen 5 bis 10 Tage und bei den Adulten 1 bis 4 Wochen. Bei Lederzecken hingegen dauert die Blutmahlzeit lediglich 20 bis 30 Minuten.

Während der Blutmahlzeit können Krankheitserreger aufgenommen und übertragen werden. Die Übertragung geschieht bei den meisten Erregern über Speichel, eventuell auch über Regurgitation, in manchen Fällen jedoch auch über Fäzes (Tularämie, Q-Fieber) oder über Drüsensekretionen (Zecken-Rückfallfieber).

Bei der Lyme-Borreliose steigt das Übertragungsrisiko mit der Dauer des Saugaktes, bei einer Entfernung innerhalb von 24 Stunden ist das Infektionsrisiko sehr gering. Dies gilt nicht für andere Erreger.

In Abhängigkeit von der Temperatur und der Verfügbarkeit von Wirten liegen zwischen den Blutmahlzeiten Wochen bis Monate oder auch Jahre. Die transstadiale Persistenz von Krankheitserregern in der Zecke über solche Zeiträume stellt eine spezifische Anpassungsleistung dar und erklärt die enge Beziehung zwischen Krankheitserregern und einzelnen Zeckenarten. Auch eine transovarielle Übertragung ist bei den meisten Erregern möglich. Zecken haben somit nicht nur eine Bedeutung als Überträger, sondern auch als Erregerreservoir.

Die Infektionsraten bei Zecken sind vom Stadium abhängig. **Als Faustregel kann gelten, dass mit der Größe der Zecke und der Dauer der Blutmahlzeit das Infektionsrisiko steigt.** Vor allem Ixodesspezies können eine ganze Reihe von Krankheiten übertragen. Deshalb sollte immer auch mit der Möglichkeit von Koinfektionen gerechnet werden.

Die meisten Zeckenarten bevorzugen eine hohe Luftfeuchtigkeit – man findet sie deshalb bevorzugt in Flusstälern sowie in schattigen Wäldern und Waldrändern mit viel Unterholz oder Farnbewuchs. Zecken kriechen zur Wirtssuche auf Gräser oder andere Pflanzen, wobei die Adulten bis zu einer Höhe von 1 m klettern. Dort sitzen sie mit ausgestreckten Vorderbeinen und lassen sich abstreifen; dabei reagieren sie auf Erschütterung, Wärme und olfaktorische Reize.

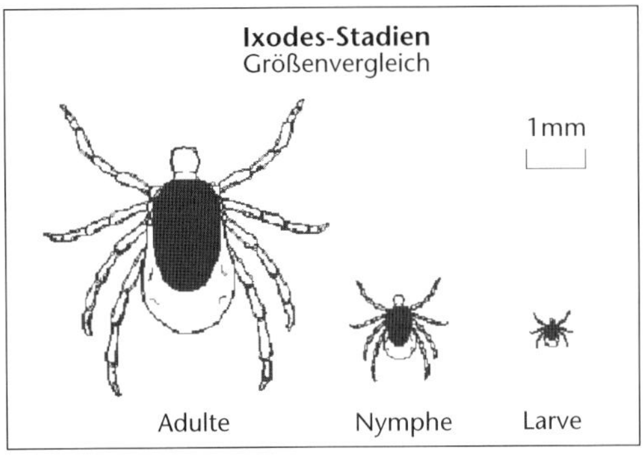

Abbildung 4-10. Ixodesstadien.

Zeckenbisse vermeiden:

- ❑ Meidung von Zeckenhabitaten (schattige Waldränder, Gebüsche, hohes Gras).
- ❑ Kleidung: möglichst geschlossen und hell (um Zecken leichter zu entdecken), eventuell Vorbehandlung mit Repellenzien (DEET) oder Insektiziden (Permethrin).
- ❑ Nach möglicher Exposition Inspektion des ganzen Körpers. Bevorzugte Bissstellen: Kopf, Hals, Kniekehlen, Knöchel. Besonders bei Kindern auf Zeckenbefall achten!
- ❑ Zecke umgehend entfernen (Abb. 4-11)!

Zecken entfernen

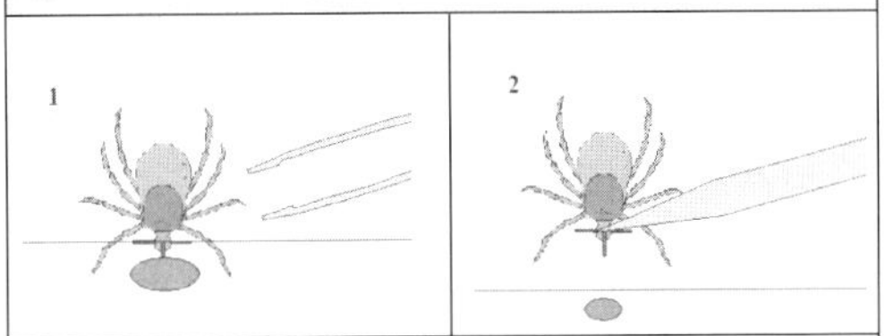

Zecke am besten mit einer feinen Pinzette entfernen. Dabei sollte der Zeckenkörper nicht gequetscht oder verletzt werden:

- Zecken so nah wie möglich an der Hautoberfläche fassen und mit kontinuierlichem Zug nach oben entfernen. Drehungen und ruckartige Bewegungen vermeiden.
- Bei noch in der Haut verbleibenden Zeckenresten handelt es sich in der Regel um Reste der Mundwerkzeuge. Diese sind nicht infektiös und können belassen werden.
- Waffenöl, Nagellack, Klebstoff und andere Hausmittel sollten nicht verwendet werden, da diese den Speichelfluss der Zecken anregen und dadurch eine Infektion noch begünstigen können.
- Nach Entfernung Bissstelle desinfizieren und Hände mit Seife waschen. Zecke eventuell zur späteren Identifikation aufbewahren (Plastiktüte mit Beschriftung).

Abbildung 4-11. Entfernung von Zecken.

Hinweise zu Klinik und Diagnostik

Tabelle 4-9 gibt einen Überblick über die wichtigsten von Zecken übertragenen Erkrankungen. Die zahlenmäßig größte Bedeutung unter ihnen hat die Lyme-Borreliose, an zweiter Stelle steht die Zeckenenzephalitis, bei der sowohl tödliche Verläufe wie auch bleibende neurologische Schäden auftreten können. An dritter Stelle stehen die Rickettsiosen der Fleckfiebergruppe und das Zecken-Rückfallfieber. Die globale Bedeutung des Rückfallfiebers wird wahrscheinlich unterschätzt, da überwiegend arme Bevölkerungsgruppen in ländlichen Gebieten Afrikas betroffen sind; zudem ähneln die Symptome denen der Malaria. Beim Q-Fieber sorgen immer wieder kleinere Epidemien für Aufmerksamkeit, wobei die Übertragung durch Aerosole erfolgt. Die Übertragung durch Zecken spielt nur bei Tieren eine wichtige Rolle. Bei den Ehrlichiosen, der Tularämie, der Babesiose sowie den Viruskrankheiten außer der o. g. Zeckenenzephalitis handelt es sich um relativ seltene Erkrankungen.

Grundsätzlich gilt:

- ❑ Mit Ausnahme des Stadiums II und III der Lyme-Borreliose sind die Inkubationszeiten von zeckenübertragenen

Krankheiten relativ kurz. Bei klinischem Verdacht auf eine von Zecken übertragene Erkrankung sollte deshalb gezielt nach einer möglichen Exposition in den letzten Wochen gefragt werden.

- Ein direkter Erregernachweis ist nur bei den Rückfallfieberborrelien sowie der Babesiose möglich. Antikörper sind zum Zeitpunkt der akuten Erkrankung meist noch nicht nachweisbar. Die Diagnose stützt sich deswegen hauptsächlich auf das klinische Bild und die anamnestischen Angaben. Zur serologischen Sicherung der Diagnose ist ein Titeranstieg meist beweisend, deshalb empfiehlt sich die Abnahme von 2 Serumproben (Akutphase und nach zwei bis vier Wochen).
- Tetrazykline sind sowohl bei den Borreliosen wie auch bei den intrazellulären Erregern (Rickettsien, Ehrlichien, Coxiellen) sowie – mit Einschränkungen – bei der Tularämie wirksam. Bei unklaren Krankheitsbildern wird deshalb bevorzugt Doxycyclin eingesetzt, allerdings nicht bei Kindern und Schwangeren.
- Zumindest bei der Lyme-Borreliose ist eine antibiotische Postexpositionsprophylaxe nach Zeckenbiss grundsätzlich möglich. In einer amerikanischen Studie in einem Gebiet mit hoher Prävalenz konnte die Einnahme von 100 mg Doxycyclin als Einmaldosis die Erkrankungshäufigkeit (Erythema migrans) senken. Aufgrund des relativ geringen Infektionsrisikos wird jedoch ein abwartendes Verhalten mit Antibiotikagabe nur bei Auftreten von Symptomen empfohlen. Unter bestimmten Bedingungen scheint sie jedoch durchaus sinnvoll (z.B. nach Entfernung einer vollgesaugten Ixodes-Zecke in einem Gebiet mit hoher Inzidenz).

Lyme-Borreliose (Tab. 4-10)

Die Vielfalt und die komplexe zeitliche Abfolge der Symptome machen das Krankheitsbild verwirrend. Die Verschiedenartigkeit der Erreger erklärt die erheblichen regionalen Unterschiede in der Häufigkeit und Ausprägung der Symptome und erschwert so die serologische Diagnostik und die Entwicklung eines Impfstoffs.

Das Risiko, nach einem Zeckenbiss zu erkranken, ist von mehreren Faktoren abhängig (Abb. 4-12). Ähnlich wie bei der Syphilis werden 3 Stadien unterschieden (Tab. 4-10):

Im **Stadium I** kommt es innerhalb von Tagen oder Wochen nach Infektion zu einer lokalisierten Hautinfektion an der Bissstelle, zusätzlich können Allgemeinsymptome auftreten. Im **Stadium II** besteht eine generalisierte Infektion mit Manifestation an der Haut, dem ZNS, den Gelenken und dem Herzen. Im **Spätstadium** kann es vor allem durch muskuloskelettale Beschwerden sowie durch Beteiligung des ZNS zu einer schweren Beeinträchtigung kommen. Diese Symptome sind zum Teil durch die Persistenz des Erregers, zum Teil durch immunologische Phänomene bedingt; auch die genetische Disposition der Betroffenen spielt eine Rolle.

Antikörper sind erst einige Wochen nach Krankheitsbeginn nachweisbar. Der Western Blot dient als Bestätigungstest, wobei das Bandenmuster weitere diagnostische

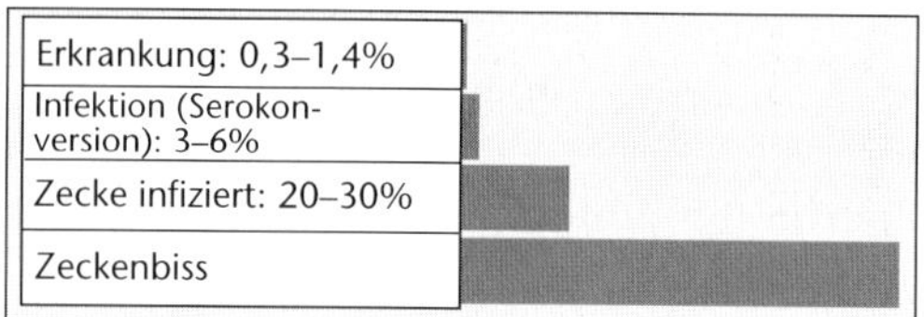

Das Risiko, nach einem Zeckenbiss zu erkranken, hängt ab von:
Infektionsrate der Zecken:
- Zeckenart,
- Entwicklungsstadium der Zecke (z. B. Borrelien: Adulte 20%, Nymphe 10%, Larve 1%, TBE-Infektionsraten in Deutschland bei max. 5%),
- geographischen und klimatischen Faktoren;

eigentlicher Infektionsrate:
- Dauer des Bisses (bei Borrelien > 24–48 h erforderlich),
- Erreger (infektiöse Dosis);

Manifestationsindex:
- Erreger (bei TBE sind nur ca. 30% der Infektionen symptomatisch)
- Immunität des Wirts.

Abbildung 4-12. Erkrankungsrisiko an Lyme-Borreliose nach Zeckenbiss (Daten des Robert-Koch-Instituts).

Tabelle 4-9. Epidemiologie und Klinik von zeckenübertragenen Krankheiten.

	Lyme-Borreliose	**Zeckenrückfallfieber**	**Fleckfieber**	**Humane monozytäre und granulozytäre Ehrlichiose (HME und HGE)**	**Q-Fieber**	**Tularämie (Hasenpest)**	**Zeckenenzephalitis (FSME und RSSE)**	**Babesiose**
Erreger	Borrelia burgdorferi (USA, selten in Europa), B. garinii und B. afzelii (Europa, Asien)	Borrelia duttoni, B. hermsii, B. hispanica und andere	Rickettsien der Fleckfiebergruppe (s. Tab. 4-6)	Ehrlichia chaffeensis (HME), Anaplasma phagocytophilum (HGE)	Coxiella burnetii	Francisella tularensis	3 Flavivirus-Subtypen FSME: westlicher Subtyp; RSSE: fernöstlicher und sibirischer Subtyp	Babesia divergens (Europa), B. microti (USA) und andere (70 Babesia spp.)
Übertragung	Schildzecken (Ixodes spp.)	Lederzecken (Ornithodorus spp.)	Schildzecken (Amblyomma und Rhipicephalus spp.)	Schildzecken (HME: Amblyomma und Dermacentor spp., HGE: Ixodes spp.)	Aerosol (!), Schildzecken (Dermacentor spp.), Zeckenkot hochinfektiös	Schildzecken, Kontakt mit infiziertem Material (Schlachtkörper), Inhalation	Schildzecken (Ixodes spp.), orale Übertragung möglich (unpasteurisierte Milchprodukte)	Schildzecken (Ixodes spp.)
Vorkommen	Gesamte nördliche Hemisphäre (gemäßigte Klimazonen)	Afrika, Zentralasien, Naher Osten, Spanien, USA, Mexiko, Kanada, Südamerika	weltweit	USA, Europa, Asien (?)	weltweit	nördliche Hemisphäre 30.–70. Breitengrad	Europa, GUS-Staaten, China, Korea, Japan,	USA (Nordosten und Mittelwesten), Europa, Asien

Fortsetzung Tab. 4-9 nächste Seite ▸

Tabelle 4-9. Epidemiologie und Klinik von zeckenübertragenen Krankheiten. *(Fortsetzung)*

	Lyme-Borreliose	**Zeckenrückfallfieber**	**Fleckfieber**	**Humane monozytäre und granulozytäre Ehrlichiose (HME und HGE)**	**Q-Fieber**	**Tularämie (Hasenpest)**	**Zecken-enzephalitis (FSME und RSSE)**	**Babesiose**
Bedeutung	weltweit > 50–100 000 Erkrankungen/Jahr, bedeutendste vektorübertragene Erkrankung in den USA und in Europa	USA 30–50 Fälle/Jahr, Letalität ca. 5%	weltweit wahrscheinlich > 10 000 Fälle/Jahr (USA: 250–1200)	USA (Meldungen 2002): HGE: 511 Fälle, HME: 216 Fälle; Europa: Einzelfälle (HGE)	weltweit < 1000 Fälle/Jahr; häufig in Form von kleinen Ausbrüchen (Aerosole)	sporadisches Auftreten, Letalität unbehandelt hoch (30%)	> 10 000 Fälle/Jahr, Letalität 5%, bleibende neurologische Schäden. Bei RSSE schwerere Verlaufsformen.	Einzelfälle, erhöhtes Risiko nach Splenektomie
Inkubationszeit	Stadium I: 3–30 Tage (meist 7–10); Stadium II: Wochen–Monate; Stadium III: Monate–Jahre	2–14 Tage	5–7 Tage	HGE: 2–7 Tage, HME: 7–21 Tage	5–40 Tage	3–21 Tage	7–14 Tage	7–28 Tage

Tabelle 4-9. Epidemiologie und Klinik von zeckenübertragenen Krankheiten. *(Fortsetzung)*

	Lyme-Borreliose	**Zeckenrückfallfieber**	**Fleckfieber**	**Humane monozytäre und granulozytäre Ehrlichiose (HME und HGE)**	**Q-Fieber**	**Tularämie (Hasenpest)**	**Zeckenenzephalitis (FSME und RSSE)**	**Babesiose**
Krankheitsbild	komplexe zeitliche Abfolge in 3 Stadien mit Beteiligung verschiedener Organe (s. Tab. 4-10)	Fieberschübe von 2–8 Tagen Dauer, fieberfreies Intervall 2–4 Tage (bis zu 10 Fieberschübe). Krankheitsgefühl, Kopfschmerzen, Photophobie, Exanthem, gastrointestinale Symptome, petechiale Blutungen, Hepatosplenomegalie, Ikterus.	typische Symptomtrias: Fieber, Eschar, Exanthem; **RMSF:** periorbitale Ödeme, Petechien. Fulminante Verläufe mit Organversagen. **Afrikanisches Fleckfieber:** Myalgien der Halsmuskulatur; Eschar häufig multipel, regionale Lymphadenitis.	60% klinisch inapparent. Grippeartige Symptome; selten Ausschlag und Splenomegalie. Komplizierend können Sekundärinfektionen (Pneumonie, Candidainfektionen) auftreten. Bei der Mehrzahl der Fälle kommt es innerhalb von 1 Woche zu einer folgenlosen Ausheilung.	50% asymptomatisch. **Akutes Q-Fieber:** Schlagartig einsetzendes hohes Fieber, Allgemeinsymptome mit Myalgien, Halsschmerzen, trockener Husten, abdominelle Beschwerden, Erbrechen oder Durchfall. Atypische Pneumonie bei 30 bis 50%. **Chronisches Q-Fieber:** Infektion	Krankheitsbild abhängig von Infektionsweg und infektiöser Dosis. Nach Hautinfektion ulceroglanduläre Form mit hohem Fieber, Ulkus im Bereich der Inokulationsstelle, regionale Lymphadenopathie und septisches Krankheitsbild. Bei Inhalation Pneumonie, bei oraler Aufnahme oropharyngeale Infektion.	biphasischer Krankheitsverlauf: 1. Woche grippeartige Symptome. ZNS-Symptome (bei 10%); nach kurzem freien Intervall: Meningitis (50%), Meningoenzephalitis (40%), Enzephalomyelitis (10%); schwerere Verläufe bei Erwachsenen häufiger. Neurologische Folgeschäden bei ca. 20%.	Fieber, Abgeschlagenheit, Gewichtsverlust, Muskel- und Gliederschmerzen, Splenomegalie, hämolytische Anämie, Hämoglobinurie, Ikterus, Nierenversagen möglich.

Fortsetzung Tab. 4-9 nächste Seite ▸

Tabelle 4-9. Epidemiologie und Klinik von zeckenübertragenen Krankheiten. *(Fortsetzung)*

	Lyme-Borreliose	**Zeckenrückfallfieber**	**Fleckfieber**	**Humane monozytäre und granulozytäre Ehrlichiose (HME und HGE)**	**Q-Fieber**	**Tularämie (Hasenpest)**	**Zecken-enzephalitis (FSME und RSSE)**	**Babesiose**
					persistiert > 6 Monate mit Endokarditis v. a. bei vorbestehender Klappenschädigung.			
Diagnose	**Stadium I (Erythema migrans):** klinisch; **Stadium II und III:** Serologie (ELISA, Western Blot zur Bestätigung), IgM-Antikörper früher als IgG nachweisbar. Nach Therapie Antikörper-Titer nur langsam rück-	Erregernachweis im Blutausstrich bzw. Dicken Tropfen; häufig Leukozytose und Thrombopenie.	Klinisch (typische Befundkonstellation); **Serologie (IFT):** Antikörper teilweise erst nach Wochen, bei früher Therapie eventuell gar nicht. Weil-Felix-Reaktion durch modernere	Typische Einschlusskörperchen nur in ca. 20% der Fälle. Anämie, Leuko- und Thrombopenie, Transaminasenerhöhung. **Serologie (IFT):** IgM-Antikörper frühestens am 3. bis 5. Tag. Ein signifikanter Anstieg des IgG-Titers sichert die Diagnose.	Antikörper ab der 2. Krankheitswoche. **Akutes Q-Fieber:** IgM-Antikörper gegen Phase I und II, IgG-Antikörper gegen Phase II. **Chronisches Q-Fieber:** IgG- und IgA-Antikörper gegen Phase I.	Klinisch; **Serologie (Agglutinationstest):** Antikörper erst in 2. oder 3. Krankheitswoche nachweisbar. Anzucht des Erregers erforderlich in speziellen Kulturmedien.	Erkrankungsbeginn: Virusisolierung oder PCR (Blut, Liquor). Ab 2. Krankheitswoche: IgM- und IgG-Antikörper in Serum oder Liquor (ELISA). Nach Impfung ebenfalls IgM-Antikörper nachweisbar.	Nachweis der intraerythrozytären Erreger im Blutausstrich.

Tabelle 4-9. Epidemiologie und Klinik von zeckenübertragenen Krankheiten. *(Fortsetzung)*

	Lyme-Borreliose	**Zeckenrückfallfieber**	**Fleckfieber**	**Humane monozytäre und granulozytäre Ehrlichiose (HME und HGE)**	**Q-Fieber**	**Tularämie (Hasenpest)**	**Zeckenenzephalitis (FSME und RSSE)**	**Babesiose**
	läufig, **Neuroborreliose:** intrathekale AK-Bildung. Verlaufskontrollen, möglichst gleiches Testsystem/Labor		Verfahren ersetzt.					
Therapie	s. Tab. 4-11	Doxycyclin, initial 200 mg p. o. oder i. v., dann 2 × 100 mg 3–7 Tage. Cave: Jarisch-Herxheimer-Reaktion!	Doxycyclin 2 × 100 mg 7 Tage.	Doxycyclin, 2 × 100 mg, mindestens 5–7 Tage.	**Akutes Q-Fieber:** Doxycyclin, 2x100 mg für 14–21 Tage, alternativ Erythromycin. **Chronisches Q-Fieber:** Doxycyclin mit Chinolon oder Chloroquin (Langzeittherapie)	Streptomycin 2 × 1g für 10 Tage; alternativ: Doxycyclin (Rezidivrate bis 10%).	symptomatisch	Atovaquon 2 × 750 mg plus Azithromycin 500 mg initial, dann 250 mg/Tag für 7 Tage oder Clindamycin 3 × 600 mg plus Chinin 3 × 650 mg für 7 Tage.

Tabelle 4-10. Symptomatik und Stadieneinteilung der Lyme-Borreliose.

	Symptome	Häufigkeit	Stadium I	Stadium II	Stadium III
Haut	Erythema migrans (EM): ❑ Makulopapulöse Effloreszenzen an Bissstelle ❑ Häufig noch keine Antikörper nachweisbar	~60–80%	•		
	Lymphadenosis cutis benigna (LCB): ❑ rötliche livide Hautknoten (z. B. Ohr, Mamille, Skrotum)	selten		•	
	Acrodermatitis chronica atrophicans (ACA): ❑ (B. afzelii)	selten			•
Allgemein-symptome	frühe Generalisation (early disseminated infection): ❑ allgemeines Krankheitsgefühl, Kopfschmerzen, Müdigkeit, Arthralgien und Myalgien, Fieber, Lymphknotenschwellung	häufig	•		
ZNS	akute Neuroborreliose: ❑ lymphozytäre Meningitis ❑ Meningoradikulitis ❑ Fazialisparese ❑ Myelitis	~5%		•	
	chronische Neuroborreliose: ❑ chronische Enzephalomyelitis (Europa) mit intrathekaler Antikörper-Produktion, spastische Paraparesen, kraniale Neuropathie, kognitive Störungen ❑ Lyme-Enzephalopathie (USA) mit kognitiven Störungen	~15%			•
Gelenke	Wandernde Arthritis: ❑ überwiegend große Gelenke ❑ hohe Antikörper-Titer	~60%		•	
	Chronische Arthritis: ❑ autoimmune Genese (?)	~10%			•
Herz	Karditis: ❑ AV-Block ❑ akute Myoperikarditis	~5%		•	
	Dilatative Kardiomyopathie	selten			•

Hinweise zum Erkrankungsstadium geben kann. Auch nach Therapie können sowohl IgG- wie auch IgM-Antikörper lange persistieren, der Nachweis von IgM-Antikörpern ist deshalb nicht beweisend für ein frische Infektion oder eine Persistenz der Erreger.

Die **antibiotische Therapie** ist vom Krankheitsstadium und dem Krankheitsbild abhängig. In Tabelle 4-11 sind die Therapieempfehlungen der IDSA (2001) dargestellt. Zwischen den verschiedenen Autoren und Arbeitsgruppen besteht weit-

Tabelle 4-11. Therapie der Lyme-Borreliose (Guidelines Infectious Disease Society of America, IDSA, 2001).

Indikation	Therapie	Dauer (Tage)
Zeckenbiss	beobachten	
Erythema migrans	oral	14–21
Akute Neuroborreliose		
❑ Meningitis	parenteral	14–28
❑ Fazialisparese	oral	14–21
Chronische Neuroborreliose	parenteral	14–28
Kardiale Beteiligung		
❑ AV-Block I und II	oral	14–21
❑ AV-Block III	parenteral	14–21
Arthritis ohne neurologische Beteiligung	oral	28
Arthritis-Rezidiv nach antibiotischer Therapie	oral	28
	parenteral	14–28
Persistierende Arthritis nach zweimaliger antibiotischer Therapie	symptomatisch	

			Erwachsene	Kinder
Orale Therapie	1. Wahl	Amoxicillin	3 × 500 mg/Tag	50 mg/kg KG/Tag
		Doxycyclin[a]	2 × 100 mg/Tag	(2–4 mg/kg KG/Tag)
	Alternative	Cefuroxim	2 × 500 mg/Tag	30 mg/kg KG/Tag
Parenterale Therapie	1. Wahl	Ceftriaxon	1 × 2 g/Tag	75–100 mg/kg KG/Tag
	Alternativen	Cefotaxim	3 × 2 g/Tag	150–200 mg/kg KG/Tag
		Penicillin G	6 × 3–4 ME/Tag	0,2–0,4 ME/kg KG/Tag

[a] Kontraindikationen beachten: Kinder < 8 Jahre, Schwangere und Stillende.

Erythema migrans: weitere orale Alternativen	Azithromycin	1 × 500 mg/Tag
	Erythromycin	4 × 500 mg/Tag
	Clarithromycin	2 × 500 mg/Tag

gehende Übereinstimmung bezüglich der Diagnostik und Therapie der Stadien I und II. Sehr kontrovers und teilweise erbittert wird über die Diagnostik und Therapie im Spätstadium diskutiert. Von einigen namhaften Autoren wird das Krankheitsbild der chronischen Lyme-Borreliose in Frage gestellt. Dabei geht es zum einen um die Abgrenzung der Spätborreliose zu anderen Krankheitsbildern, insbesondere der Fibromyalgie und dem chronischen Müdigkeitssyndrom, zum anderen um die Art und Dauer der antibiotischen Therapie.

Die Vermarktung eines in den USA zugelassenen Impfstoffes (LYMErix) gegen Borrelia burgdorferi wurde 2002 wieder eingestellt (nach Angaben des Herstellers aus wirtschaftlichen Gründen).

Fleckfieber (engl. „Typhus")

Durch Zecken übertragene Rickettsiosen sind auf der ganzen Welt einschließlich Australien verbreitet. In Europa, Asien und Afrika überlappen sich die Verbreitungsgebiete der einzelnen Arten teilweise. Rickettsia rickettsii, der Errger des „Rocky Mountain spotted fever", kommt überall in den USA, in Kanada sowie in Mittel- und Südamerika vor; der Name der Krankheit ist somit irreführend.

Das Krankheitsbild mit Eschar, Fieber und Exanthem ist typisch und erlaubt häufig eine klinische Diagnose.

Q-Fieber

Coxiella burnetii kommt vor allem bei Schafen, Ziegen, Rindern und Wildwiederkäuern vor. In Naturherden spielen Zecken eine wichtige Rolle sowohl bei der Übertragung wie als Reservoir. Die Inhalation von infiziertem Zeckenkot ist ein klassischer Übertragungsweg. Infizierte Tiere können den Erreger mit allen Sekreten und den Exkrementen ausscheiden. Der von Zecken unabhängige Übertragungsweg in Form von Aerosolen (z.B. in Schlachthäusern oder Weidegebieten von Schafen) scheint den meisten Ausbrüchen zu Grunde zu liegen.

Das Krankheitsbild ist in der Frühphase uncharakteristisch, die Kombination von atypischer Pneumonie und Begleithepatitis sollte an Q-Fieber denken lassen.

In Australien ist für beruflich exponierte Personen ein Impfstoff verfügbar (Q-Vax).

Zeckenlähmung

Toxine im Speichel von verschiedenen Schildzeckenarten können bei Menschen und Tieren zu Lähmungen führen. Diese treten ca. 5–7 Tage nach Beginn des Saugaktes auf. Dabei kommt es zu schmerzlosen motorischen Ausfällen mit Schwäche, Gang-, Sprach- und Schluckstörungen bis hin zur Atemlähmung. Betroffen sind vor allem Kinder. Nach Entfernung der Zecke bilden sich die Symptome in der Regel zurück.

Die Mehrzahl der Fallberichte stammt aus den USA und Australien, aber auch in Südafrika, Europa, Asien und Südamerika sind einzelne Fälle beschrieben.

Erkrankungen durch Flaviviren (FSME/RSSE, OHF, KFD)

Der größte Bedeutung unter den von Zecken übertragenen viralen Krankheiten kommt der FSME (in Mitteleuropa) sowie der RSSE zu (Tab. 4-12). Allein in Russland wird die Zahl der jährlichen Erkrankungen auf bis zu 10000 Fälle pro Jahr geschätzt. Im Gegensatz zur Lyme-Borreliose ist das FSME-Übertragungsrisiko sehr inhomogen. Für Mitteleuropa stehen detaillierte Karten der Risikogebiete zur Verfügung.

In Deutschland stehen zwei vergleichbare, gut wirksame Impfstoffe für Erwachsene und Kinder zur Verfügung. Diese bieten auch einen Schutz vor den Russischen Frühjahr-Sommer-Enzephalitis(RSSE)-Subtypen. In Österreich ist mit Einführung der Impfung die Zahl der gemeldeten Fälle deutlich zurückgegangen.

In der Region von **Omsk** (Westsibirien) trat zwischen 1940 und 1960 wiederholt ein durch Zecken übertragenes hämorrhagisches Fieber auf; betroffen waren vor allem Bisamrattenjäger und teilweise auch die Landbevölkerung. Von 1961 bis 1987 wurden keine weiteren Fälle registriert, von 1988 bis 1998 wurden jedoch wiederum 152 Erkrankungen mit 3 Todesfällen dokumentiert.

Das **Kyasanur-Forest-Disease**-Virus kommt ausschließlich in einem Waldgebiet in Südindien (südwestlich von Bangalore) vor. Seit den 50er Jahren treten in größeren Abständen immer wieder Ausbrüche eines hämorrhagischen Fiebers mit Enzephalitis bei Affen und Menschen auf, zuletzt 2003 mit ca. 250 Erkrankten und 10 Todesfällen. Die Übertragung erfolgt durch Schildzecken (Haemophysalis spinigera). Es steht ein Impfstoff zur Verfügung. In Saudi-Arabien wurde 1997 nach Erkrankungen bei Menschen ein Subtyp des KFD-

Tabelle 4-12. FSME/RSSE-Erkrankungen (International Scientific Working Group on Tick Borne Enzephalitis, 2002).

Land	Anzahl
Baltikum	411
Dänemark	1
Deutschland	226
Finnland	38
Frankreich	2
Italien	6
Kroatien	30
Österreich	60
Polen	126
Russland	6000–10 000
Schweiz	59
Slowakei	62
Slowenien	262
Süd-Schweden	105
Tschechien	647
Ungarn	226

Virus – das Alkhurma-Virus – isoliert, bei dem eine Übertragung auch über unpasteurisierte Kamelmilch möglich ist.

Crimean-Congo Hemorrhagic Fever (CCHF)

Das CCHF-Virus gehört zur Familie der Bunyaviren, die Übertragung ist sowohl durch Zeckenbisse als auch durch direkten Kontakt mit Blut oder Körpersekreten von infizierten Tieren (z.B. Schlachttieren) oder Menschen (z.B. nosokomial) möglich. Das Verbreitungsgebiet umfasst Afrika, den Balkan, Russland, den Mittleren Osten und den Indischen Subkontinent.

Nach einer Inkubationszeit von 2–9 Tagen kommt es zuerst zu unspezifischen, oft schlagartig einsetzenden Symptomen mit Fieber, Kopfschmerzen, Myalgien, Arthralgien, abdominellen Schmerzen und Erbrechen sowie enzephalitischen Zeichen. Im weiteren Verlauf imponieren Gerinnungsstörungen (DIC) mit petechialem Hautausschlag, Ekchymosen, Epistaxis und anderen Blutungen. Letalität: 15–70%.

Colorado Tick Fever (CFT)

Das CFT-Virus ist ein Coltivirus, welches ausschließlich im Westen der USA und in Kanada in Höhen über 1300 m vorkommt. Jährlich werden einige hundert Fälle gemeldet. Nach einer Inkubationszeit von 4–5 Tagen kommt es zu einem grippeartigen Krankheitsbild mit biphasischem Verlauf, eventuell begleitet von einem Hautausschlag. Komplizierend kann eine Enzephalitis oder Hepatitis auftreten. Im Anschluss an die Erkrankung können längerdauernde Virämien (bis zu 120 Tagen) auftreten; eine Übertragung ist auch durch Bluttransfusionen möglich.

Das Erkrankungsrisiko durch zeckenübertragene Erreger ist bei einem einzelnen Zeckenbiss gering. Bei entsprechender Exposition kann das kumulative Risiko jedoch erheblich sein. Die Grundlagen der Prävention sind:

- Kenntnisse über saisonale, geographische und verhaltensabhängige Risiken.
- Die Vermeidung von Zeckenexposition und die rasche, sachgemäße Entfernung von Zecken.
- Die Schutzimpfung sowie – in Einzelfällen – die antibiotische Postexpositionsprophylaxe.

Wichtige Adressen

Borreliose Bund Deutschland e.V.
Bundesgeschäftsstelle
Große Straße 205
21705 Hamburg
Tel.: 040/7905788.

Konsiliarlaboratorium für Borrelien
und Ehrlichien
Max-von-Pettenkofer-Institut für Hygiene und
Medizinische Mikrobiologie
Lehrstuhl Bakteriologie
LMU München
Pettenkoferstr. 9a
80336 München
PD Dr. B. Wilske
Tel.: 089/51605231, Fax: 089/51604757

Konsiliarlaboratorium für FSME
Bundesinstitut für gesundheitlichen
Verbraucherschutz und Veterinärmedizin
Diedersdorfer Weg 1
12277 Berlin
PD Dr. J. Süss
Tel.: 01888/4122261(2204)
Fax: 01888/4122952
E-Mail: j.suess@bgvv.de

Informationen im Internet

CDC Lyme-Disease Homepage:
www.cdc.gov/ncidod/dvbid/lyme/

European Union Concerted Action on Lyme Borreliosis (Eucalb):
www.vie.dis.strath.ac.uk/vie/LymeEU/

ISW – International Scientific Working group on TBE: www.tbe-info.com/introduction/index.html

4.6 Hepatitis A bis E

HARRO JENSS UND GOTTFRIED KUSCH

Hepatitis-A- und **Hepatitis-E-**Infektionen verursachen meist eine passagere akute ikterische Leberentzündung; chronische Verläufe sind nicht bekannt. Die **Hepatitis-B-**Infektion, die Simultaninfektion mit dem **Hepatitis-D-**Virus und die **Hepatitis-C-**Infektion sind dagegen mit dem Risiko einer Chronifizierung mit potentieller Progression in eine Leberzirrhose und der Entwicklung eines hepatozellulären Karzinoms (HCC) belastet.

Virushepatitiden gehören weltweit zu den häufigsten menschlichen Infektionskrankheiten. In Deutschland entfallen 75% der gemeldeten viralen Hepatitiden auf die Typen A und B, wobei die Hepatitis A – nach Durchfall- und Atemwegserkrankungen – die von Reisenden am häufigsten im Ausland erworbene infektiöse Erkrankung darstellt. Durch die aktive Immunisierung ist die Inzidenz jedoch deutlich rückläufig.

Die verschiedenen Typen von Hepatitisviren sind heute in ihren biologischen und molekularen Eigenschaften außerordentlich gut untersucht und charakterisiert. Mit einer Vielzahl von Markern (Virusantigene und gegen sie gerichtete Antikörper) gelingt es, in Zusammenschau mit Anamnese, Symptomen, klinischen und laborchemischen Befunden, akute und chronische Verläufe zu differenzieren.

Hepatitis A: häufigste auf Reisen erworbene Virushepatitis

Die Hepatitis A ist eine akute Leberentzündung, verursacht durch das Hepatitis-A-Virus (HAV), ein einsträngiges RNA-Virus (Picornavirus).

Die Hepatitis A ist eine in der Regel gutartige, selbstlimitierende Erkrankung, die meist innerhalb von zwei Monaten nach Krankheitsbeginn vollständig ausheilt. Insbesondere bei älteren Menschen werden jedoch auch fulminante letale Verläufe beobachtet. Die **Übertragung** erfolgt hauptsächlich **auf fäkal-oralem Weg** durch kontaminierte Nahrungsmittel bzw. kontaminiertes Wasser oder durch direkten Kontakt mit infizierten Personen. Dagegen ist der parenterale Übertragungsweg unbedeutend. Die **Inkubationszeit** beträgt 2–6 Wochen. Der Erkrankung geht eine kurze virämische Phase voraus; die Ausscheidung von HAV über den Stuhl erfolgt in der späten Inkubationsphase, erreicht den Gipfel mit Beginn der Krankheitssymptome und fällt rasch innerhalb der ersten beiden Krankheitswochen ab.

Vorkommen der Hepatitis A

Der Durchseuchungsgrad der Bevölkerung in Endemiegebieten korreliert mit dem Alter, dem sozioökonomischen Status sowie mit den hygienischen Verhältnissen. Während bei etwa der Hälfte der Personen im Alter von über 50 Jahren in Industrieländern protektive HAV-Antikörper gefunden werden, sind diese nur mit einer Häufigkeit von 3–10% bei Kindern, Jugendlichen und jungen Erwachsenen nachweisbar. Die vergleichsweise seltene Immunität gegen Hepatitis-A-Viren in industrialisierten Ländern lässt das Risiko wachsen, bei entsprechender Exposition an einer Hepatitis A zu erkranken. Dabei ist besonders bei Erwachsenen mit symptomatischen Krankheitsverläufen zu rechnen. Dieser Umstand stellt ein starkes Argument für die Impfprophylaxe vor Auslandsreisen dar.

In Europa ist die **Hepatitis A** eine typische Reisekrankheit; Hepatitis-A-Ausbrüche in Familien, Kindergärten, Schulen, Heimen kommen jedoch ebenfalls vor. In Entwicklungsländern ist sie primär eine Erkrankung junger Kinder, die Prävalenz erreicht dort bei den 5- bis 10-Jährigen, gemessen am Nachweis von Anti-HAV-IgG, fast 100%. ☞

Ein hohes Hepatitis-A-Infektionsrisiko besteht in weiten Teilen Afrikas, im Nahen und Mittleren Osten, in Südost- und Ostasien sowie in Zentral- und Südamerika (Abb. 4-13).

Das Risiko, an Hepatitis A zu erkranken, liegt bei einem vierwöchigen Aufenthalt in Ländern mit hohem Infektionsrisiko je nach Reisestandard zwischen 3 und 20 Erkrankungen pro 1000 Reisende.

Klinik: keine chronischen Verläufe

Klinisch ist die Erkrankung zunächst durch Prodromi wie bei einem banalen viralen Infekt charakterisiert. Es können auftreten:

- Abgeschlagenheit, Müdigkeit und körperliche Schwäche,
- Unwohlsein, Übelkeit und Appetitlosigkeit,
- gelegentlich Juckreiz,
- Arthralgien,
- passagere Diarrhö,
- vorübergehendes Fieber.

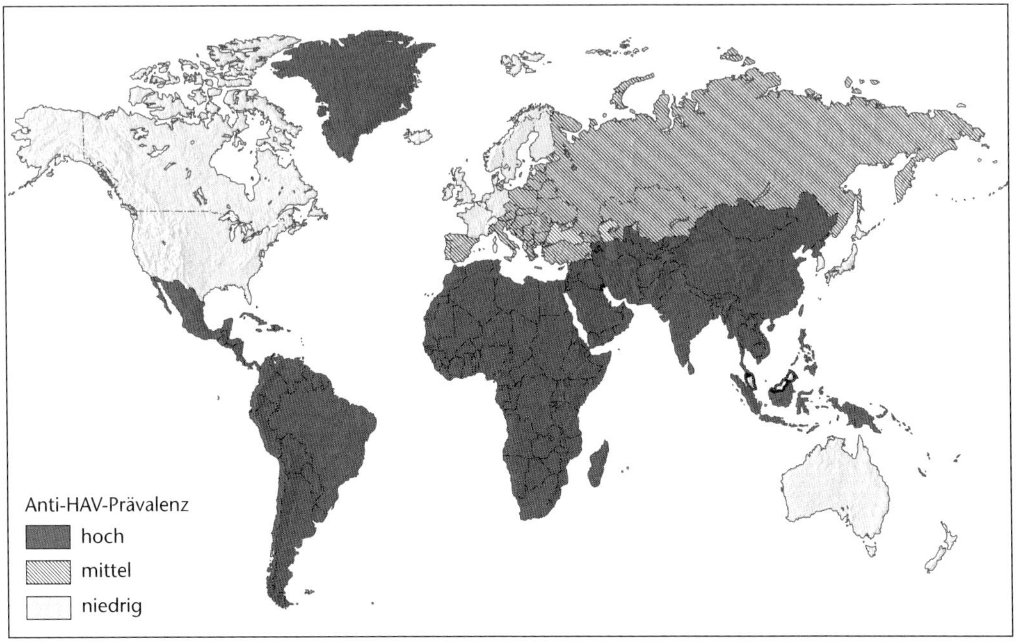

Abbildung 4-13. Endemiezonen der Hepatitis A.

Erst danach kommt es zu einem Sklerenund Hautikterus, nach dessen Auftreten sich die o.g. Beschwerden rasch zurückbilden. Im Gegensatz dazu verläuft die HAV-Infektion bei Kindern gewöhnlich inapparent oder symptomarm. Nur selten beobachtet werden eine verzögerte Rekonvaleszenz über Wochen bis Monate und protrahierte oder rezidivierende cholestatische Verläufe mit lange anhaltendem Ikterus und Bilirubinwerten über 20 mg/dl, eine Thrombopenie, Leukopenie, hämolytische Anämie oder eine fulminante Hepatitis (Inzidenz unter 0,5%). Schwere Verläufe kommen eher in der Altersgruppe der über 40-Jährigen vor. Extrahepatische Komplikationen wie Arthritis, Vaskulitis oder Kryoglobulinämie sind extrem selten. Eine persistierende Infektion oder ein Übergang der HAV-Infektion in eine chronische Hepatitis sind nicht bekannt.

HAV-Superinfektion bei chronischer Hepatitis B oder C

Patienten mit chronischer Hepatitis B oder C können bei einer zusätzlichen akuten HAV-Infektion einen komplizierten Krankheitsverlauf entwickeln; insbesondere Personen mit chronischer Hepatitis C scheinen bei einer HAV-Superinfektion durch eine fulminante Hepatitis mit erhöhter Letalität gefährdet zu sein.

Diagnostik: Die Serologie ist wegweisend

Die **sorgfältige (Reise-)Anamnese** ergibt bei klinischen und laborchemischen Zeichen einer akuten Hepatitis einen ersten differenzialdiagnostischen Hinweis auf eine eventuell vorliegende HAV-Infektion. Die Diagnose der HAV-Infektion wird durch den serologischen Nachweis von Antikörpern gegen HAV (Anti-HAV) gestellt. Der Nachweis von **Anti-HAV-IgM** beweist eine akute oder kürzlich abgelaufene Infektion. Weitere diagnostische Maßnahmen (Virusnachweis im Stuhl oder Serum mittels PCR oder gar Leberpunktion) sind nicht angezeigt. In der Ausheilungsphase fällt Anti-HAV-IgM ab, während **Anti-HAV-IgG** ansteigt.

Therapie: keine spezifischen Maßnahmen

Der Wert einer Diät ist nicht bewiesen, so dass sich die Ernährung – bei Alkoholkarenz! – nach der Verträglichkeit für den Patienten richtet. Ebenso orientiert sich das Maß an körperlicher Schonung an dem jeweiligen Befinden des Patienten. Bei Erbrechen und Diarrhö kann die parenterale Substitution von Flüssigkeit, Elektrolyten und Kalorien kurzzeitig notwendig werden. Intensivmedizinische Maßnahmen wegen Blutungen im Rahmen von Gerinnungsstörungen, wegen Hämolyse, Hypoglykämie oder Koma sind nur sehr selten notwendig. Bei fulminantem Verlauf muss eine Lebertransplantation erwogen werden.

Prophylaxe: Einen wirksamen Schutz bietet die aktive Immunisierung

Die konsequente Beachtung hygienischer Maßnahmen ist in der Prävention unterschiedlicher fäkal-oral übertragener Infektionskrankheiten wie der Hepatitis A von Bedeutung (s. Kap. III.5). Jugendlichen und Erwachsenen, die in Länder mit mittlerem bzw. hohem HAV-Infektionsrisiko (Abb. 4-13) reisen und nicht über protektive Antikörper verfügen, ist eine Immunisierung anzuraten (s. Kap. II.8.1.7). Hierzu steht die aktive Hepatitis-A-Schutzimpfung, gegebenenfalls auch durch den kombinierten Hepatitis-A- und -B-Impfstoff, zur Verfügung. Um nicht Personen zu impfen, die während früherer Lebensphasen (z.B. durch eine subklinische HAV-Infektion) bereits eine Immunität erworben haben, ist die Bestimmung von Anti-HAV insbesondere bei Reisenden im Seniorenalter sinnvoll. Ganz besonders wichtig ist die Impfung für Patienten mit chronischen Lebererkrankungen und chronischen Krankheiten mit Leberbeteiligung, wie zum Beispiel bei chronisch-entzündlichen Darmerkrankungen, Autoimmunerkrankungen, Mukoviszidose, Glykogenspeicherkrankheiten und Stoffwechselkrankheiten, außerdem für Dialysepatienten, Homosexuelle und Patienten mit Suchtmittelabusus.

Impfprophylaxe für Kontaktpersonen von Hepatitis-A-Erkrankten

Bei infektionsgefährdeten Personen wird eine aktive Hepatitis-A-Impfung (sog. Riegelungsimpfung) mit einem 2-Dosen-Schema empfohlen. Bei individuell besonders gefährdeten Personen kann durch die zusätzliche Gabe von Immunglobulinen (mit hohem Gehalt an HAV-Antikörpern) eine Hepatitis A in einem hohen Prozentsatz verhütet oder in ihrem Verlauf abgeschwächt werden, wenn der Viruskontakt bis zu zehn Tage zurückliegt.

Zusammenfassung: Die fäkal-oral übertragene Hepatitis A stellt eine der häufigsten Reiseinfektionen dar. Die Therapie der Hepatitis A, bei der lebensbedrohliche Krankheitsbilder sehr selten und chronische Verlaufsformen nie auftreten, ist rein symptomatisch. Die hochwirksame aktive Immunisierung ist bei Reisen in Gebiete mit entsprechendem Infektionsrisiko allen Jugendlichen und Erwachsenen anzuraten, die nicht aufgrund einer durchgemachten Erkrankung bereits über HAV-Antikörper verfügen.

Hepatitis E: ähnliche Übertragungswege wie bei der Hepatitis A

Bei der Hepatitis E handelt es sich um eine Erkrankung, die durch ein RNA-Virus der Familie der Caliciviren hervorgerufen wird.

Das **Hepatitis-E-Virus (HEV)** wurde als Erreger von epidemischen Hepatitiden in Entwicklungsländern, vor allem in Indien, Südostasien, Afrika und Südamerika, beobachtet. Die **Übertragung** geschieht **fäkal-oral.**

Im Gegensatz zur HAV-Infektion ist das Risiko einer Infektion nach Exposition eher gering. Die **Inkubationszeit** beträgt 4–6 Wochen. In Nichtendemiegebieten ist die HEV-Infektion extrem selten. Bisher sind nur wenige Erkrankungen bei zurückkehrenden Reisenden aus Endemiegebieten festgestellt worden.

Die HEV-Infektion verläuft in der Regel leicht und geht mit einer kompletten Ausheilung einher. Bei **Schwangeren** sind dagegen in 10–20% der Erkrankungen **fulminante Verläufe** sowie häufig **Fehl- und Frühgeburten** beobachtet worden, wobei der Mechanismus der offensichtlich erhöhten Virulenz im dritten Trimenon der Gravidität nicht geklärt ist. Ultima ratio ist die Lebertransplantation.

Die **Diagnose** der akuten Infektion wird durch den serologischen Nachweis von Anti-HEV-IgM gestellt. Die Behandlung beschränkt sich auf symptomatische Maßnahmen.

Eine **Immunprophylaxe** ist augenblicklich noch nicht möglich; gentechnisch hergestellte Impfstoffe werden derzeit erprobt.

Zusammenfassung: Kehren Reisende aus Endemiegebieten zurück und entwickeln eine akute Hepatitis, ist bei negativem Anti-HAV-IgM differenzialdiagnostisch an eine Hepatitis E zu denken. Dies gilt besonders für Migranten, die Angehörige und Freunde in ihrem Herkunftsland besucht haben.

Mit Ausnahme fulminanter Verlaufsformen bei Schwangeren kommt es selten zu schweren Erkrankungen. Es kommen nur symptomatische Therapiemaßnahmen in Frage. Die Prävention der fäkal-oral übertragenen HEV-Infektion beschränkt sich auf die Einhaltung hygienischer Vorsichtsmaßnahmen.

Hepatitis B: Das Infektionsrisiko für Reisende ist schwer abzuschätzen

Die Hepatitis B wird durch das zur Familie der Hepadnaviren gehörende Hepatitis-B-Virus, ein doppelsträngiges DNA-Virus, hervorgerufen.

Die Oberfläche des Hepatitis-B-Virus (**HBV**) besteht weitgehend aus dem Hepatitis-B-Surface-Antigen (**HBsAg**), von dem unterschiedliche Subdeterminanten bekannt sind. Das Hepatitis-B-Core-Antigen (**HBcAg**) wird an der Oberfläche des Nukleokapsids von HBV exprimiert. Hepatitis-B-e-Antigen **(HBeAg)** ist ein Protein, das im Serum nachweisbar ist und auf eine hohe Infektiosität hinweist.

Hepatitis-B-Viren infizieren nicht nur Hepatozyten, sondern auch Zellen des blutbildenden Systems, der Milz, der Lymphknoten und anderer Organe. HBV und HBV-Proteine scheinen für die Hepatozyten nicht direkt zytopathisch zu sein. Vielmehr ist der „entzündliche Prozess" Ausdruck von gegen das Virus gerichteten Reaktionen zytotoxischer T-Zellen. Diese sind einerseits gegen HBV-infizierte Hepatozyten gerichtet und hemmen andererseits die Genexpression von HBV.

Übertragung und Infektionsrisiken

Die Übertragung erfolgt weitestgehend **parenteral, sexuell** oder **vertikal**. Als hochinfektiös müssen **Blut** oder **Blutprodukte** angesehen werden, die Hepatitis-B-Viren enthalten; das Virus ist jedoch auch in **Körpersekreten** wie Speichel und Sperma sowie in der **Muttermilch** nachweisbar. Eine Übertragung durch Insekten wurde bisher nicht nachgewiesen. Die **Inkubationszeit** ist sehr variabel und beträgt zwischen 1 und 6 Monaten.

Von den geschätzten weltweit über 350 Millionen HBsAg-Trägern leben 75% in Südostasien und der Westpazifik-Region. In diesen Gebieten erfolgt die Übertragung von HBV im frühen Lebensalter, sowohl durch die Mutter-Kind-Transmission **perinatal/vertikal** als auch **horizontal** unter Kindern und Jugendlichen.

Neben der Bedeutung einer Übertragung durch **hetero- oder homosexuelle Kontakte** ist in Gebieten mit geringer Endemierate **i.v.-Drogenabusus** ein wesentlicher Risikofaktor für eine HBV-Infektion. Bei bis zu 25% der Patienten bleibt der Infektionsweg jedoch unbekannt.

Diagnostik

Liegen klinische und laborchemische Hinweise für eine akute oder chronische Hepatitis vor, beweist ein positives HBsAg, gegebenenfalls zusammen mit einem positiven Anti-HBc-IgM, die HBV-Infektion.

Anti-HBc-IgM-Antikörper dienen auch zum Nachweis einer **akuten oder kürzlich abgelaufenen Hepatitis B**, wenn das HBsAg negativ ist. Ein positives HBeAg deutet auf eine hohe Virusreplikation und hohe Infektiosität hin. Bei einer **akuten HBsAg-negativen Hepatitis B** (etwa 5% aller akuten HBV-Infektionen) können selbst geringste Mengen von HBV-DNA durch die PCR-Technologie nachgewiesen werden.

Parallel zur Rückbildung der klinischen Zeichen und zum Abfall der Transaminasen werden Anti-HBc-Antikörper, Anti-HBe-Antikörper und Anti-HBs-Antikörper nachweisbar; HBeAg und HBsAg sind dann nicht mehr dokumentierbar. Diese serologische Konstellation bei Normalisierung der Transaminasen spricht für eine **abgelaufene, ausgeheilte Hepatitis B** mit Entwicklung einer Immunität gegen weitere HBV-Infektionen.

Die Diagnose einer **chronischen Hepatitis B** wird gestellt, wenn über mindestens sechs Monate serologische Marker einer fortbestehenden Virusreplikation nachzuweisen sind. Die chronische Infektion wird durch ein persistierendes HBsAg, Anti-HBc und HBeAg und gegebenenfalls den Nachweis von HBV-DNA angezeigt. Transaminasen und Viruslast können erheblichen Schwankungen unterliegen. Während dieses Zeitraums sind in der Leber histologisch Nekrosen und Entzündungszeichen mit oder ohne Fibrose dokumentierbar. Ein positives Anti-HBc-IgM in niedriger Konzentration kann auch auf eine **Exazerbation** einer chronischen Hepatitis B zurückzuführen sein. In diesem Fall ist auch eine Untersuchung auf eine HDV-Infektion (Bestimmung von Anti-HDV) und eine Quantifizierung von HBV-DNA angezeigt.

Der zeitliche Ablauf des Auftretens und Verschwindens serologischer Marker geht aus der Abbildung 4-14 hervor.

Neben einem Enzymprofil gehören auch diverse Tests zur Bestimmung der Leber-Syntheseleistung (Albumin, CHE, GLDH, Quick), ein Blutbild und eine Oberbauchsonographie zur allgemeinen Diagnostik

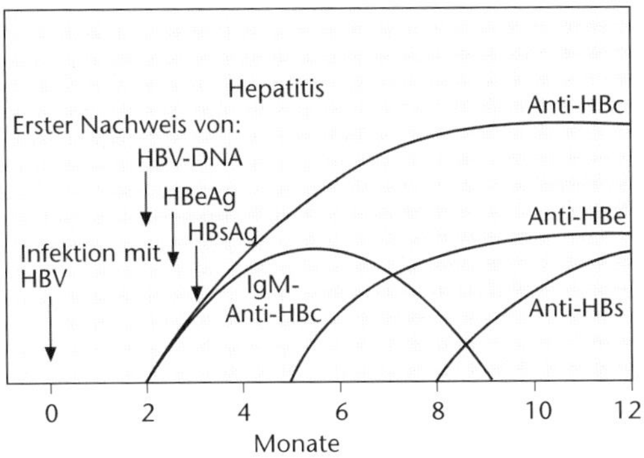

Abbildung 4-14. Auftreten serologischer Marker bei akuter Hepatitis-B-Infektion mit Ausheilung.

einer Hepatitis. Eine **Leberbiopsie** unterstützt die Diagnose und Verlaufsbeurteilung einer chronischen Hepatitis B durch Aussagen zur entzündlichen Aktivität (Grading) und zum Fibroseausmaß (Staging), bei fehlenden, unklaren oder negativen biochemischen und serologischen Parametern auch zur Chronizität und Ätiologie. In bestimmten Fällen (s. Therapie und Verlauf) unterstützt sie die Indikationsstellung zur Therapie.

Therapie und Verlauf

Bei Neugeborenen und Kindern verläuft die Hepatitis-B-Infektion meistens **asymptomatisch**. Dagegen entwickeln Erwachsene eine **akute Hepatitis** mit deutlichem Anstieg der Transaminasen sowie des Bilirubins. Die Verläufe sind sehr variabel, wobei die Krankheitszeichen von denen der Hepatitis A nicht zu unterscheiden sind. In der Regel bilden sich die Symptome und Befunde innerhalb von vier bis acht Wochen zurück. Ernährung und körperliche Belastung richten sich jeweils nach dem Befinden des Patienten. Alkohol und lebertoxische Medikamente müssen vermieden werden. Mehr als 95% der Patienten mit einer akuten Hepatitis B können mit einer Spontan-**Heilung** rechnen.

Bei weniger als 1% der Patienten mit akuter Hepatitis B besteht das Risiko eines fulminanten Krankheitsverlaufes. Bei diesen Personen entwickelt sich innerhalb von acht Wochen nach Krankheitsbeginn ein **Leberversagen** mit Enzephalopathie, rascher Abnahme der Lebersyntheseleistung und histologisch nachweisbarer massiver Nekrose. Die Lebertransplantation hat die Prognose für diese Patientengruppe erheblich verbessert.

Im Jugend- oder Erwachsenenalter heilt die HBV-Infektion in der Regel ohne Folgen aus. Bei bis zu 10% der Patienten kann die Erkrankung jedoch in einen **chronischen Verlauf** übergehen, bei perinatal erworbenen Infektionen muss sogar bei bis zu 90% der Fälle mit einer Chronifizierung gerechnet werden.

Klinisch stehen unspezifische Symptome wie vermehrte Müdigkeit, Abgeschlagenheit, verminderte Leistungsfähigkeit und uncharakteristische Oberbauchbeschwerden im Vordergrund. Laborchemisch werden gering bis mäßig erhöhte Transaminasen in wechselnder Höhe festgestellt. Patienten mit einer aktiven chronischen Infektion besitzen ein erhebliches Risiko, eine **postnekrotische Leberzirrhose** und ein **primäres Leberzellkarzinom** zu entwickeln. Bei der chronischen Hepatitis werden HBe-Antigen-positive und HBe-Antigen-negative Verläufe unterschieden. Bei letzterer (HBe-Minus-Mutante) werden häufiger schwerere Entzündungen und eine Zirrhoseentwicklung beobachtet.

Die Indikation für eine **medikamentöse Therapie** ist in der immunaktiven Phase (deutlich erhöhte Transaminasen und über 10^5 Kopien/ml der HBV-DNA) einer chronischen Hepatitis B gegeben, außerdem bei deutlicher oder fortschreitender Fibrose und bei Zirrhose. Bei HBeAg-positiven Patienten und mindestens 5-fach erhöhten Transaminasen wird Interferon-α zur primären Therapie empfohlen, bei 2- bis 5-fach erhöhten Transaminasen können Interferon-α oder Nukleosidanaloga (Lamivudin, Adefovir) zur primären Therapie eingesetzt werden, bei Patienten mit normalen oder nur leicht erhöhten Transaminasen sollte eine Leberbiopsie die Therapieentscheidung unterstützen. Auch bei der immunaktiven HBeAg-negativen chronischen Hepatitis B wird eine Leberbiopsie empfohlen. Die Therapie kann mit Interferon-α oder den genannten Nukleosidanaloga erfolgen.

Günstige Parameter für einen Therapie-Erfolg sind:

- Transaminasenerhöhung > 200 U/l,
- histologisch hohe entzündliche Aktivität,
- niedrige HBV-DNA,
- Infektion im Erwachsenenalter,
- akute ikterische Hepatitis in der Vorgeschichte,
- keine Herkunft aus Ländern mit hoher HBV-Endemizität.

Ist durch eine Interferon-Behandlung keine Serokonversion zu erreichen oder liegen Kontraindikationen gegen eine Therapie mit Interferon-α vor (u. a. Schwangerschaft und Stillzeit, Leberzirrhose Child B und C), ist für diese Patientengruppe eine Therapie mit Lamivudin oder Adefovir zu erwägen. Eine **Lebertransplantation** kommt für Patienten mit fortgeschrittener HBV-assoziierter Leberzirrhose in Frage, wenn eine Rekompensation durch eine medikamentöse Therapie nicht gelingt. Bei einer fulminanten Hepatitis B wird die sofortige Gabe von Lamivudin und Kontaktaufnahme mit einem Transplantationszentrum empfohlen.

Extrahepatische Manifestationen können im Verlauf einer akuten, insbesondere aber einer chronischen Hepatitis B auftreten. Sie sind durch immunkomplex-vermittelte Reaktionen bedingt und imponieren wie eine Serumkrankheit. Haut, Gelenke, Blutgefäße und Nieren können betroffen sein. Extrahepatische Manifestationen treten bei weniger als 10% der Erkrankungen auf.

Immunprophylaxe: Die WHO empfiehlt eine Hepatitis-B-Impfung für alle Reisenden in tropische und subtropische Länder.

Für die aktive Immunisierung stehen stark immunogene und hochwirksame Hepatitis-B-Impfstoffe zur Verfügung. In Deutschland hat die Ständige Impfkommission (STIKO) die Hepatitis-B-Impfung für Kinder und Jugendliche in den Kalender der empfohlenen Impfungen aufgenommen (s. Kap. II.5.5). Geimpft werden sollten insbesondere Hepatitis-B-gefährdetes Personal im Gesundheitsdienst, Dialysepatienten, Hämophile, Personen mit chronischen Lebererkrankungen, HIV-Positive ohne HBV-Marker, Sextouristen und Drogenabhängige. Auf Einzelheiten zur aktiven Immunisierung gegen Hepatitis B wird in Kapitel II.8.1.8 eingegangen.

Postexpositionelle Prophylaxe

Eine **passive Immunisierung** mit spezifischen Hepatitis-B-Immunglobulinen ist indiziert bei **Personen ohne Immunschutz** nach Exposition mit entsprechenden Materialien, insbesondere nach Nadelstichverletzungen. Sie ist ebenfalls notwendig bei Neugeborenen von HBsAg-positiven Müttern. Die postexpositionelle Prophylaxe sollte möglichst früh, innerhalb der ersten Stunden (bei Neugeborenen innerhalb von 12 Stunden, sonst nicht später als 48 Stunden) nach der Exposition stattfinden. In der Regel wird die passive Immunisierung mit einer aktiven Impfung kombiniert.

Zusammenfassung: Im Vergleich zur Hepatitis A besteht für Reisende im Zusammenhang mit der Hepatitis B ein geringeres, insgesamt jedoch schwer einschätzbares Infektionsrisiko. Während etwa die Hälfte aller HBV-Infektionen anikterisch bzw. inapparent verläuft, haben fulminante sowie chronische Verlaufsformen eine hohe Morbidität und Letalität. Bei gesicherter Chronifizierung ist unter Berücksichtigung von Klinik, biochemischen, serologischen und ggf. auch histologischen Parametern die Therapie mit α-Interferon oder Nucleosidanaloga wie Lamivudin oder Adefovir angezeigt. Eine Lebertransplantation kann bei fulminanter Hepatitis oder dekompensierter Leberzirrhose notwendig werden. Als wirksamer Schutz steht eine aktive Immunisierung zur Verfügung.

Hepatitis D: nur in Verbindung mit einer Hepatitis B

Die Hepatitis D wird mit einer akuten HBV-Infektion als Simultan- oder bei chronischer HBV-Infektion als Superinfektion mit dem inkompletten RNA-haltigen Hepatitis-D-Virus (HDV) erworben.

Da das Hepatitis-D-Virus zur Infektion und Replikation der Anwesenheit des Hepatitis-B-Virus bedarf, kann eine Simultaninfektion mit HDV durch eine Hepatitis-B-Impfung verhindert werden. Wegen der – im Vergleich zur HBV-Prävalenz – auch in Hochendemiezonen deutlich niedrigeren Hepatitis-D-Prävalenz ist das Infektionsrisiko für Reisende insgesamt sehr gering. Die Diagnose einer aktuellen oder stattgehabten Infektion erfolgt über die Bestimmung von Antikörpern (Anti-HDV), eine chronische HDV-Infektion ist durch die Persistenz von HDV-RNA über mindestens 6 Monate definiert.

Die Hepatitis D wird ähnlich wie die Hepatitis B **parenteral** über Blut(produkte) oder **sexuelle Kontakte** übertragen. In vielen tropischen und subtropischen Regionen korreliert das Vorkommen von HDV mit der HBV-Prävalenz. Es wird geschätzt, dass weltweit 5% der HBsAg-Träger mit dem HDV koinfiziert sind. HDV-Infektionen führen gehäuft zu **fulminanten** und **chronischen Verlaufsformen.** Die Therapie mit **Interferon-α** führt nur in weniger als 10% zur dauerhaften Elimination des HDV. Eine **Lebertransplantation** kann auch als primäre Therapieoption bei Patienten mit einer fortgeschrittenen Leberzirrhose erwogen werden.

Hepatitis C: häufig ein Zufallsbefund

Die Hepatitis C wird durch das Hepatitis-C-Virus (HCV), ein einsträngiges RNA-Virus mit enger Verwandtschaft zu den Flaviviren, hervorgerufen.

Verschiedene HCV-Genotypen zeigen eine unterschiedliche geographische Verteilung und können mit spezifischen klinischen Verläufen und einem unterschiedlichen Ansprechen auf die Therapie assoziiert sein.

Vorkommen und Übertragungswege

Die Hepatitis C ist eine relativ häufige Erkrankung. Die Prävalenz in Mitteleuropa beträgt 0,5–1,0%, in einigen Entwicklungsländern werden bei 15–20% der Bevölkerung Antikörper gegen HCV nachgewiesen.

HCV wird vorwiegend **parenteral** durch Blut oder Blutprodukte, bei der Dialyse und durch i. v.-Drogenabusus übertragen. Das verbesserte Screening von Blut und Blutprodukten hat in Deutschland zu einer signifikanten Reduktion der transfusionsassoziierten HCV-Infektion geführt, der i. v.-Drogenabusus als Risikofaktor für eine HCV-Infektion hat dagegen an Bedeutung erheblich zugenommen. Die Infektionsgefährdung bei medizinischem Personal nach Nadelstichverletzungen ist eher gering (1–2%). Infektionen durch Tätowierung, Piercing, Akupunktur und medizinische Eingriffe sind selten. Auch andere Übertragungswege (**sexuell, vertikal**) sind möglich. So beträgt das Risiko einer HCV-Infektion für Neugeborene HCV-positiver Mütter bis zu 5,6%, bei gleichzeitig vorliegender HIV-Infektion kann es auf 17% ansteigen.

Diagnostik

Die Bestimmung von **HCV-Antikörpern (Anti-HCV-IgG)** mittels Immunoassays gibt Hinweise auf eine akute, abgelaufene oder chronische HCV-Infektion. Bei V. a. eine akute HCV-Hepatitis und negativem Anti-HCV-IgG sollte die **HCV-RNA** bestimmt werden. Der direkte Nachweis von HCV-RNA im Serum, der bereits kurz nach der Infektion und etwa vier Wochen vor nachweisbaren Anti-HCV-IgG möglich ist, erlaubt eine frühe Aussage über die Infektiosität und den Verlauf mit oder ohne Therapie. Die virologische Diagnostik sollte auch die Bestimmung des HCV-Genotyps und die Suche nach eventuellen Koinfektionen (HBV, HIV) umfassen. Die **Leberbiopsie** erlaubt eine Aussage über die entzündliche Aktivität und das Vorliegen einer Fibrose oder Zirrhose. Sie dient auch zur Beurteilung der Chronizität und einer möglichen Komorbidität sowie zum Nachweis von (Prä-)Neoplasien im Spätstadium einer chronischen Hepatitis C. Die Wertigkeit einer Leberbiopsie ist besonders dann umstritten, wenn sie wie bei den HCV-2- und HCV-3-Infektionen wegen der zu erwartenden sehr guten Behandlungserfolge nicht zur Therapie-Indikationsstellung beiträgt.

Verlaufsformen

Die **akute Hepatitis C** verläuft nach einer durchschnittlichen **Inkubationszeit** von ungefähr 50 Tagen (2 Wochen bis 6 Monate) meistens symptomarm oder gar symptomlos. Während bei einem Viertel der Patienten ein Ikterus auftreten kann, wird in den meisten Fällen die akute Infektion nicht bemerkt.

> Fehlt der Verdacht einer Exposition, wird die akute anikterische Hepatitis C nur selten diagnostiziert.

Etwa 50% der Patienten mit symptomatischer akuter Hepatitis C weisen noch mehr als sechs Monate später erhöhte Transaminasen auf. Bei diesen Personen lässt sich neben positiven Anti-HCV-IgG eine persistierende RNA in der PCR nachweisen; histologisch sind dann Zeichen einer chronischen Hepatitis dokumentierbar. Patienten mit asymptomatischer akuter Hepatitis C entwickeln sogar in über 85% eine chronische Hepatitis C.

Die **chronische Hepatitis C** ist eine sehr langsam progrediente, schleichende Erkrankung, die – abgesehen von unspezifischen Beschwerden – in der Regel ohne auffällige Symptome verläuft. Die Transaminasen zeigen starke Schwankungen zwischen nahezu normalen Werten und dem 3- bis 5-fachen der Norm. Etwa 20% der Patienten mit chronischer Hepatitis C entwickeln eine **Leberzirrhose**. Diese Patienten haben ein deutlich erhöhtes Risiko, an einem **hepatozellulären Karzinom (HCC)** zu erkranken (1–6% pro Jahr). Ungünstige Prognoseparameter im Hinblick auf die Entwicklung einer Zirrhose sind: höheres Alter bei Infektion, männliches Geschlecht, Alkoholkonsum, Koinfektion mit HIV und/oder HBV, Transaminasen mehr als 3- bis 5-fach über Norm, stärkere nekroinflammatorische Entzündungsaktivität und höherer Fibrosegrad in der Histologie sowie eine Steatosis hepatis.

> Eine Chronizität besteht bei mehrfach dokumentierten erhöhten Transaminasen über mindestens sechs Monate und HCV-RNA-Nachweis. Es besteht ein hohes Risiko für die Entwicklung einer Leberzirrhose und eines HCC.

Patienten mit chronischer Hepatitis C können eine Reihe **extrahepatischer Manifestationen** entwickeln:

- Arthralgien,
- Vaskulitis, Lichen ruber planus und Hautveränderungen bei Porphyria cutanea tarda,
- gemischte Kryoglobulinämie,
- membranoproliferative Glomerulonephritis,
- Immunthyreoiditis.

Prävention: derzeit weder passive noch aktive Immunisierung möglich

Wesentliche Schutzmaßnahmen sind die Vermeidung von Kontakt mit dem Blut HCV-infizierter Personen sowie geschützter Sexualverkehr.

Therapie

Bei gesicherter **akuter Hepatitis C** wird gegenwärtig eine Behandlung mit **Interferon-α** als Soforttherapie oder „verzögert“ (fehlende Spontanausheilung nach 3 Monaten) empfohlen. Insbesondere bei Patienten mit einer ikterisch verlaufenden akuten Hepatitis C kommt es in einem hohen Prozentsatz zu einer spontanen Viruselimination, so dass bei persistierender Virämie ein abwartendes Verhalten bis zu 4 Monaten nach Symptombeginn gut vertretbar ist. Asymptomatische Patienten mit akuter Hepatitis C dagegen scheinen eher von einer möglichst frühzeitigen antiviralen Therapie zu profitieren. Ziel der Therapie einer akuten Hepatitis C ist die Verhinderung der Chronifizierung, was in bis zu 98 % auch gelingt.

Bei bewiesener **Chronizität** der HCV-Infektion, biochemischer und/oder histologischer Entzündungsaktivität und unter Berücksichtigung des Risikos, eine Leberzirrhose zu entwickeln oder die Infektion auf Dritte zu übertragen, besteht eine Indikation für die Behandlung mit **pegyliertem Interferon-α** kombiniert mit **Ribavirin.** Auf eine Kontrazeption bis zu 6 Monaten nach Therapieende ist wegen des embryotoxischen und teratogenen Risikos von Ribavirin zu achten. Bei bestehenden Kontraindikationen für Ribavirin sollte eine Monotherapie mit pegyliertem Interferon-α durchgeführt werden. Eine hohe Viruslast, HCV-Genotyp 1/4 und eine höhergradige Fibrose sind ungünstige Parameter für den Erfolg einer antiviralen Therapie, bei der in 40 bis zu über 95 % der Patienten eine langfristige Elimination der HCV-RNA erreicht wird. Eine **Lebertransplantation** muss bei Patienten mit fortgeschrittener HCV-assoziierter Leberzirrhose diskutiert werden.

Selbstverständlich müssen auch in allen Fällen einer Hepatitis C Alkohol und lebertoxische Medikamente vermieden werden. Alkohol- und Drogenabusus sind Kontraindikationen für eine antivirale Therapie, ebenso wie eine Thrombo- und Leukopenie sowie eine dekompensierte Leberzirrhose.

Zusammenfassung: Während Reisen ist das Infektionsrisiko für die parenteral übertragbare Hepatitis C im Vergleich zur HBV-Infektion deutlich geringer. Die Mehrzahl der akuten HCV-Infektionen verläuft inapparent oder symptomarm. Eine Leberzirrhose und ein hepatozelluläres Karzinom sind gefürchtete Folgen einer Chronifizierung. Ziel einer Sofort-therapie oder „verzögerten" Therapie ist die Verhinderung dieser Chronifizierung. ☞

Bei gesicherter chronischer Verlaufsform besteht die Standardtherapie in der Gabe von pegyliertem Interferon in Kombination mit Ribavirin. Die Verhinderung von HCV-Erkrankungen beschränkt sich auf bestimmte Vorsichtsmaßnahmen entsprechend den häufigsten Übertragungswegen. Ein spezifischer Impfstoff steht zurzeit noch nicht zur Verfügung. Eine ausgeheilte Hepatitis C vermittelt keine Immunität.

Koinfektionen bei Hepatitis

Die akute und chronische Hepatitis D nehmen häufiger einen schwereren Verlauf als die Hepatitis-Monoinfektion (s. Hepatitis D). Das Gleiche gilt für die chronische HBV-/HCV- und die chronische HBV-/HCV-/HDV-Koinfektion im Vergleich zur HBV- oder HCV-Monoinfektion bzw. HBV-/HCV-Koinfektion. Bei der HIV-/HBV-Koinfektion werden außer einer rascheren Progression der Lebererkrankung schwerere leberassoziierte Nebenwirkungen der hochaktiven antiretroviralen Therapie (HAART) beobachtet.

Kasuistik. Eine 28-jährige Ärztin erkrankt aus Wohlbefinden heraus mit Übelkeit, heftigem Erbrechen, Kopfschmerzen sowie Diarrhöen. Das Allgemeinbefinden verschlechtert sich rasch. Schwindel, hypotone Blutdruckwerte, starkes Krankheitsgefühl und Fieber bis 39 °C führen zur Hospitalisation. Vorerkrankungen sind nicht bekannt.

Die körperliche Untersuchung zeigt eine blasse, mäßig exsikkierte, krank aussehende Patientin. Tastbar vergrößerte Lymphknoten sind nicht vorhanden, Leber und Milz sind palpatorisch nicht vergrößert. Respiratorisches und kardiovaskuläres System sind unauffällig. Zum Zeitpunkt der Aufnahme besteht ein diskreter Sklerenikterus. Laborchemisch sind die GPT mit 2900 U/l, die GOT mit 2500 U/l, die AP mit 355 U/l und das Bilirubin mit 2,5 mg/dl erhöht. Sämtliche übrigen gemessenen Laborparameter (Blutbild, INR, Gesamteiweiß, Elektrolyte, Kreatinin) sind normal. Bei der Ultraschalluntersuchung sind Leber wie auch der übrige Abdominalbefund regelrecht. An dem Vorliegen einer **akuten Hepatitis** besteht kein Zweifel. Nach Aussagen der Patientin wurde zu Beginn ihrer Krankenhaustätigkeit eine aktive Hepatitis-B-Immunisierung durchgeführt; bei einer Kontrolle ein Jahr nach der Impfung war ein Anti-HBs mit 100 I.E./l dokumentiert worden. Eine kürzlich zurückliegende Nadelstichverletzung ist nicht erinnerlich. Bei der Frage nach Auslandsaufenthalten berichtet die Patientin von einem fünftägigen Marokkobesuch vier Wochen zuvor.

Das stark **positive Anti-HAV-IgM** beweist die **akute Hepatitis A**, die an das örtliche Gesundheitsamt gemeldet wird. Der Zustand der Patientin zeigt nach initialer Infusionstherapie wegen Erbrechens bereits nach wenigen Tagen eine deutliche Besserung. Der weitere Verlauf ist nach vorübergehendem Anstieg des Bilirubins auf 9 mg/dl unauffällig. Die Transaminasen normalisieren sich nach drei Wochen.

Weiterführende Literatur

Alter, M. et al.: (2003): Viral hepatitis type A. National Centers for Infectious Diseases. www. travellers-health.com.

Alter, M. et al.: (2003) : Viral hepatitis type B. National Centers for Infectious Diseases. www. travellers-health.com.

Alter, M. et al.: (2003): Viral hepatitis type C. National Centers for Infectious Diseases. www. travellers-health.com

EASL International Consensus Conference on Hepatitis; B J Hepatol 38 (2003): 533–540.

Fleig, W. E. et al.: Diagnostik und Therapie der akuten und chronischen Hepatitis-C-Infektion sowie der viralen Hepatitis bei Kindern und Jugendlichen – Ergebnisse einer evidenzbasierten Konsensuskonferenz der Deutschen Gesellschaft für Verdauungs- und Stoffwechselkrankheiten und des Kompetenznetzes Hepatitis. Z Gastroenterol 42 (2004) 703–733.

Manns, M. P. P. et al.: Diagnostik, Verlauf und Therapie der Hepatitis-B-Virusinfektion – Ergebnisse einer evidenzbasierten Konsensuskonferenz der Deutschen Gesellschaft für Verdauungs- und Stoffwechselkrankheiten in Zusammenarbeit mit dem Kompetenznetz Hepatitis. Z Gastroenterol 42 (2004) 677–702.

4.7 Sexuell übertragbare Krankheiten (STD, STI)

CHRISTOPH BENN

Sexuell übertragbare Krankheiten (engl.: **S**exually **T**ransmitted **D**iseases = STD; die WHO benutzt seit kurzem den Begriff Sexually Transmitted Infections = STI) gehören zu den häufigsten Erkrankungen. Jedes Jahr treten weltweit mehr als 300 Millionen Neuerkrankungen auf. Die Inzidenz von STI hat in vielen Ländern während der letzten Jahre zugenommen. Neben der HIV-Epidemie ist die zunehmende Häufigkeit von Syphilis in Osteuropa und in den Staaten der früheren Sowjetunion beunruhigend. Für alle Menschen, die sich vorübergehend für eine bestimmte Zeit im Ausland aufhalten – Geschäftsleute, Entwicklungshelfer, Diplomaten oder Urlauber – besteht ein erhöhtes Risiko, sich mit sexuell übertragbaren Erregern zu infizieren, da die Prävalenz dieser Krankheiten in vielen Ländern in Übersee relativ hoch ist und sich das Sexualverhalten auf Reisen von dem in der gewohnten Umgebung unterscheiden kann.

Der früher gebräuchliche Begriff „Geschlechtskrankheit“ ist irreführend, denn diese Krankheitsgruppe beschränkt sich keineswegs auf Erkrankungen der Geschlechtsorgane. Krankheiten wie Syphilis, Chlamydien-Infektionen oder AIDS

(s. Kap. IV.4.8) können verschiedene Organsysteme einbeziehen. Was diese Krankheitsgruppe verbindet, ist allein der Übertragungsweg durch sexuelle Kontakte.

Bedeutung von sexuell übertragbaren Krankheiten für Reisende

Das Risiko für Auslandsreisende, sich eine STI zuzuziehen, lässt sich anhand von Informationen über das Sexualverhalten von Reisenden im Ausland abschätzen. Dazu liegen umfangreiche Daten aufgrund von systematischen Befragungen vor, die von den Bundesministerien für wirtschaftliche Zusammenarbeit und für Gesundheit durchgeführt wurden.

Etwa 4,6 Millionen Deutsche reisen pro Jahr ins außereuropäische Ausland einschließlich Nordamerika und davon wiederum über 2 Millionen in Länder Asiens, Afrikas und Lateinamerikas.

Von den über 14-jährigen Reisenden geben 8,5 % an, während der Reise sexuelle Kontakte aufgenommen zu haben mit Personen, die sie erst im Gastland kennen gelernt hatten. Im Durchschnitt gab diese Gruppe von Befragten 12–13 Sexualkontakte pro Reise mit zwei bis drei unterschiedlichen Partnern an. Nur etwa zwei Drittel benutzten dabei regelmäßig Kondome.

Gefährdet sind dabei in starkem Maße gerade Teenager bei Besuchen europäischer und außereuropäischer Länder: Bei einer auf Ibiza durchgeführten Studie gaben mehr als 50 % dieser jungen Menschen an, während eines bis zu zweiwöchigen Aufenthaltes mit mindestens einem neuen Partner sexuell verkehrt zu haben, über 25 % hatten mehr als einen Sexualpartner. Bei mehr als einem Viertel aller Sexualkontakte wurden keine Kondome benutzt.

In all diesen Statistiken sind die Sextouristen im engeren Sinn, die also ihre Reise mit der Absicht unternehmen, sexuelle Dienste bei Menschen des Gastlandes zu kaufen, nicht mitberücksichtigt. Die Zahl der Sextouristen allein aus Deutschland wird noch einmal auf 100000–200000 geschätzt.

Die vorliegenden Daten belegen, dass die Exposition mit einer sexuell übertragbaren Krankheit für Reisende ein relativ häufiges Ereignis darstellen dürfte. Darum muss bei Personen, die nach einer Reise medizinischen Rat suchen, besonders auch an Symptome und Krankheitsbilder gedacht werden, die mit diesem Übertragungsweg in Zusammenhang stehen könnten.

Durch Viren hervorgerufene STI

Herpes genitalis

Infektionen mit **Herpes-simplex-Virus Typ 2** gehören zu den wenigen STD, die in den Industrieländern eine höhere Prävalenz aufweisen als in den Ländern des Südens.

Krankheitsbild

Nach einer Inkubationszeit von zwei bis sieben Tagen treten die charakteristischen Bläschen, die zunächst mit einer serösen Flüssigkeit gefüllt sind, an den Genitalorganen auf. Nach dem Platzen der Bläschen entstehen kleine Ulzerationen. Sie sind schmerzhaft und liegen fast immer in Gruppen vor. Die Ränder der Ulzerationen erheben sich nicht über das Hautniveau. Sie heilen spontan ohne Narbenbildung aus, neigen aber zu Rezidiven. Komplikationen sind Neuritis mit Schmerzen, Meningitis und allgemeine Dissemination. Insbesondere bei HIV-infizierten Personen sind sehr schwere Verläufe beobachtet worden.

Diagnose

Die Diagnose wird zunächst klinisch gestellt durch die typische Erscheinungsform der schmerzhaften Bläschenbildung mit nachfolgender Ulzeration. Die Sicherung der Diagnose ist durch Virenanzucht und PCR aus dem Bläscheninhalt möglich. Antikörpernachweis kommt eher selten zum Einsatz.

Therapie

Bei schweren Infektionen kann **Aciclovir** in einer Dosierung von 200 mg 5 × täglich oral für 7–10 Tage gegeben werden.

Genitalwarzen

Der Erreger der Verrucae vulgares, das **Human Papilloma Virus (HPV)**, ist weltweit sehr stark verbreitet. Bestimmte Subtypen des Virus gelten als Kofaktoren für die Entstehung von Zervixkarzinomen und Plattenepithelkarzinomen im Analbereich.

Krankheitsbild

Typisch für diese Erkrankung sind die warzenförmigen, weichen Papeln, die sich flächenhaft ausbreiten mit oft mehreren Zentren gleichzeitig. Sie werden als **Condylomata acuminata** bezeichnet. Die Papeln sind schmerzlos, können aber erhebliche kosmetische Probleme verursachen.

Diagnose

Das klinische Bild ist relativ typisch. Differenzialdiagnostisch müssen die Condylomata acuminata von den Condylomata lata der sekundären Syphilis abgegrenzt werden.

Therapie

Therapieversuche bleiben oftmals unbefriedigend.

Symptomatisch kann die lokale Anwendung von Podophyllin-Lösung (10–25 %) 1–2 × wöchentlich versucht werden.

Außerdem bieten Kryotherapie, Elektrokoagulation oder die Anwendung von Laserchirurgie gewisse Aussichten auf eine Beseitigung der Warzen.

Durch Bakterien verursachte STI, die Ulzerationen hervorrufen

Syphilis (Lues)

Der Erreger der Syphilis ist **Treponema pallidum**, ein korkenzieherartig gewundenes Bakterium aus der Familie der Spirochäten.

Krankheitsbild

Die Treponemen dringen durch die intakte Haut oder Schleimhaut des Genitaltraktes ein und verursachen nach einer Inkubationszeit von 9–90 Tagen eine kleine Papel, die sich nach kurzer Zeit in ein Ulkus verwandelt. Dieses wird als **Primäraffekt** bezeichnet.

Beim Mann befindet sich der Primäraffekt normalerweise an der Glans penis, bei der Frau an der Vulva oder der Zervix. Das Ulkus tritt in den allermeisten Fällen einzeln auf, es hat einen festen, indurierten Rand, ist schmerzlos und sondert eine seröse Flüssigkeit ab.

Der Primäraffekt enthält viele Spirochäten. Das Ulkus verschwindet auch ohne Behandlung innerhalb von drei bis sechs Wochen ohne Vernarbung. Die inguinalen Lymphknoten können während dieser Zeit angeschwollen sein, sind aber ebenfalls nicht schmerzhaft.

Die späteren Stadien der sekundären Syphilis, die sechs bis zwölf Wochen nach der Erstinfektion auftritt, sowie der tertiären Syphilis, die erst Monate oder Jahre nach einer unbehandelten primären Syphilis entsteht, werden nicht unmittelbar nach einer Reise auftreten. Auf eine Beschreibung dieser Krankheitsbilder soll deshalb an dieser Stelle verzichtet werden.

Diagnose

Die Diagnose eines Primäraffekts beruht auf einer gründlichen Inspektion zum Nachweis der charakteristischen Ulzerationen sowie der Lymphknotenschwellung. Der Abstrich vom Wundgrund ermöglicht den Erregernachweis im Dunkelfeld-Mikroskop. Heute ist auch ein Nachweis durch PCR möglich. Die Labordiagnostik der Syphilis beruht jedoch in der Regel auf verschiedenen serologischen Untersuchungsmethoden.

Serologische Tests wie der unspezifische VDRL (Veneral Disease Research Laboratory) oder der spezifische TPHA (Treponema-pallidum-Hämagglutinations-Test) werden erst zwei bis drei Wochen nach Auftreten des Primäraffekts positiv und eignen sich vor allem zur Diagnosestellung bei klinischem Verdacht und fehlender Ulzeration sowie zur Therapiekontrolle. Spezifische serologische Bestätigungstests (Immunfluoreszenz und Immunoblot) stehen zur Verfügung. Der ebenfalls unspezifische Rapid-Plasma-Reagin-Card-Test ist ein Schnelltest, der auch im ambulanten Bereich zur orientierenden Diagnostik eingesetzt werden kann.

Differenzialdiagnostisch muss an andere ulzerierende STD sowie an Plattenepithelkarzinome gedacht werden.

Therapie

Penicillin ist das Mittel der Wahl, und Resistenzen sind glücklicherweise nach wie vor unbekannt. Die Standarddosierung der Frühtherapie bei Erwachsenen ist:

Benzathin-Penicillin G 2,4 Mio. I. E. i. m. 1 × wöchentlich für drei Wochen.

Bei Penicillinallergie wird Tetracyclin oder Erythromycin empfohlen.

Weicher Schanker (Ulcus molle, Chancroid)

Das Ulcus molle wird verursacht durch **Haemophilus ducreyi**, ein gramnegatives Bakterium. Es ist endemisch in Südostasien und in Afrika.

> Weltweit gilt der weiche Schanker als die häufigste ulzerierende STD und wird regelmäßig durch Reisende auch nach Mitteleuropa importiert. Besonders hoch sind die Infektionsraten bei Prostituierten in vielen Reiseländern. Unter den STD ist das Ulcus molle der wichtigste Kofaktor für die Transmission von HIV.

Krankheitsbild

2–6 Tage nach dem Erstkontakt entsteht an den Geschlechtsorganen ein schmerzhaftes Ulkus mit unregelmäßigen, unterminierten Rändern. Das Ulkus ist weich und eitrig-schmierig belegt. Meistens treten mehrere Ulzera gleichzeitig auf. Die inguinalen Lymphknoten werden in ca. 50 % befallen. Sie sind ebenfalls sehr schmerzhaft und neigen zu Abszedierungen und Fistelbildungen.

Diagnose

Die Diagnose beruht nach wie vor hauptsächlich auf dem charakteristischen klinischen Bild mit weichem, schmerzhaftem Ulkus und Bubo. Der Erreger kann im Direktausstrich und im Kulturverfahren nachgewiesen werden. Allerdings sind diese Verfahren aufwendig und relativ unspezifisch. Ein routinemäßig eingesetzter serologischer Test steht nicht zur Verfügung. Wichtig sind vor allem auch die Reiseanamnese und die Frage nach einem eventuellen Risikoverhalten.

Therapie

Haemophilus ducreyi ist inzwischen resistent gegen viele gängige Antibiotika. Drei verschiedene Medikamente sind als gut wirksam einzustufen und werden von der WHO als Mittel der ersten Wahl empfohlen:

Erythromycin 500 mg 4 × täglich für 7 Tage.

Ciprofloxacin 500 mg oral 2 × täglich für 3 Tage.

Azithromycin 1 g oral als Einzeldosis.

Abszedierende Lymphknoten in der Leiste sollten nicht inzidiert, sondern mit einer dicken Kanüle drainiert werden, um Fistelbildungen zu vermeiden. Zur Reinigung der Ulzera hat sich Kaliumpermanganat-Lösung bewährt.

Lymphogranuloma inguinale

Der Erreger des Lymphogranuloma inguinale gehört zur Gattung der Chlamydien. Für diese spezifische Krankheit ist allerdings nur ein bestimmter Serotyp, **Chlamydia trachomatis, Serotyp L1–3**, verantwortlich.

> Das Lymphogranuloma inguinale ist praktisch ausschließlich auf tropische Länder beschränkt. Besonders häufig wird diese ☞

Erkrankung in Äthiopien und Nigeria beobachtet. Das Lymphogranuloma inguinale ist bei Männern zwei- bis achtmal häufiger als bei Frauen.

Krankheitsbild

7–30 Tage nach der Infektion entsteht ein kleines Geschwür, das relativ schnell abheilt und deshalb oft unbemerkt bleibt. Das Ulkus selbst ist klein, schmerzlos und nicht induriert. Bei Männern findet sich die Primärläsion hauptsächlich an der Glans penis und am Präputium, bei Frauen bevorzugt an der Vulva, in der Vagina oder an der Zervix.

Die eigentliche Symptomatik der Erkrankung in ihrem **Stadium II** entsteht durch die Schwellung der inguinalen Lymphknoten mit der Bildung eines sogenannten Bubo. Relativ häufig entstehen Abszesse und Fisteln. Klassisch ist die Einkerbung des geschwollenen Lymphknotens durch die Ligamenta inguinale (groove sign). Während der akuten Infektionsphase kann es auch zu Fieber, Kopf- und Gliederschmerzen kommen. Als **Komplikationen** sind Konjunktivitis, Meningoenzephalitis sowie rheumatoide Beschwerden beschrieben worden.

Wird die Erkrankung nicht behandelt, kann es aufgrund des Lymphstaus zu massiven Schwellungen sowohl an den Labien als auch am Penis kommen. Als Folge von Fibrosierungen und Vernarbungen entstehen erhebliche Funktionseinschränkungen. Proktitiden und Rektumstrikturen sind ebenfalls beschrieben worden.

Diagnose

Die Diagnosestellung beruht auf der Reiseanamnese, der Inspektion des betroffenen Organs sowie auf serologischen Untersuchungen, die meist mit der Immunfluoreszenztechnik erfolgen. Ein Direktnachweis von Chlamydien Serotyp L1–3 aus der Primärläsion ist mittels PCR, Kultur oder direktem Immunfluoreszenztest möglich.

Therapie

Mittel der Wahl ist Doxycyclin 100 mg, 2 × täglich für 14 Tage.

Als Alternativen stehen Azithromycin 1 g oral als Einzeldosis oder Erythromycin 500 mg 4 × täglich für 14 Tage zur Verfügung.

Eine Aspiration der Abszesse wird empfohlen. Inzisionen sind dagegen **kontraindiziert** wegen häufiger Narbenbildung.

Granuloma inguinale (Donovanose)

Der Erreger des Granuloma inguinale ist **Calymmatobacterium granulomatis**, ein gramnegatives intrazelluläres Bakterium.

Die Erkrankung kommt fast ausschließlich in Papua-Neuguinea, Brasilien, Südostindien sowie in Südafrika vor, ist aber dort recht häufig. Daher sollte bei Reisenden aus diesen Regionen auch an das Granuloma inguinale gedacht werden.

Krankheitsbild

Nach einer Inkubationszeit von 7 Tagen bis 5 Monaten bildet sich an der Kontaktstelle eine Papel, die nach kurzer Zeit ulzeriert. Das Ulkus ist schmerzlos, mit einem scharf abgegrenzten Rand, der gegenüber dem umgebenden Gewebe etwas angehoben ist. Ohne Behandlung breiten sich die Ulzera langsam wachsend aus und können handtellergroß werden. Sekundärinfektionen sind häufig. Schließlich heilen die Ulzera unter Narbenbildung ab. Ein Befall der Mundschleimhaut, der Zervix und selten auch anderer Organe ist beschrieben worden.

Diagnose

Bei der Inspektion imponiert die typische Erscheinungsform der Ulzera. Ein Abstrich vom Geschwürrand zeigt charakteristische intrazelluläre Organismen, die von der Form her einer geschlossenen Sicherheitsnadel gleichen.

Therapie

Azithromycin 1 g oral am 1. Tag, dann 500 mg täglich für 7 Tage.

Als Alternative kann Doxycyclin 100 mg 2 × täglich für 7 Tage verwendet werden.

STD, die Ausfluss aus der Harnröhre verursachen

Gonorrhö

Der Erreger ist **Neisseria gonorrhoeae**, ein gramnegativer Diplococcus.

Die Gonorrhö ist auf der ganzen Welt verbreitet. In Europa werden 14–25% der Fälle von Gonorrhö (wie auch von Syphilis) im Ausland erworben. In Deutschland ist die Gonorrhö die häufigste meldepflichtige sexuell übertragbare Krankheit. Etwa 60% der Infektionen bei Frauen und 25% bei Männern verlaufen symptomlos.

Krankheitsbild

Bei der symptomatischen Gonorrhö ist die wichtigste Erscheinungsform die Urethritis. 1–10 Tage nach der Infektion beobachten die Patienten Ausfluss von dickflüssigem Eiter und Schmerzen beim Wasserlassen. Bei Frauen können Vaginitis und Zervizitis im Vordergrund stehen, die übergehen können in Salpingitiden mit nachfolgender Infertilität und Neigung zu extrauterinen Schwangerschaften.

Als Komplikationen gelten Urethrastrikturen, Epididymitis, Arthritis sowie die disseminierte Gonorrhö mit Fieber, Polyarthritis und flohstichartigen Hämorrhagien vorwiegend an den Fingern.

Diagnose

Der Nachweis der intrazellulär gelegenen Diplokokken im Urethral- oder Zervixabstrich erfolgt durch Gramfärbung oder mittels PCR. Zur Sicherung der Diagnose sollte eine Kulturierung erfolgen, die auch eine Antibiotika-Resistenzbestimmung erlaubt. Nur bei Verdacht auf eine systemische Gonokokken-Infektion ist ein Antikörpernachweis sinnvoll.

Therapie

In den letzten Jahren haben die Gonokokken immer mehr Resistenzen ausgebildet, nicht nur gegenüber dem ehemaligen Standardmedikament Penicillin, sondern auch gegenüber anderen Antibiotika. Schwerpunkte der resistenten Neisseria-Stämme sind Ostafrika und Südostasien. Deshalb sollte vor der Behandlung grundsätzlich eine Bestimmung der **Antibiotika-Empfindlichkeit** durchgeführt werden.

Bei der **unkomplizierten Gonorrhö** bietet sich eine gut wirksame Einmalbehandlung an:

Ciprofloxacin 500 mg oder Azithromycin 2 g als einmalige orale Dosis oder Ceftriaxon 125 mg bzw. Spectinomycin 2 g jeweils als einmalige i. m. Injektion.

Bei der **disseminierten Gonorrhö** sollte unter stationären Bedingungen eine Therapie mit intravenösem Ceftriaxon 1 g für 7 Tage durchgeführt werden.

Chlamydien-Infektion

Innerhalb der Gattung der Chlamydien ist **Chlamydia trachomatis** für die sexuell übertragbaren Erkrankungen verantwortlich. Während der Serotyp L 1–3 das Lymphogranuloma inguinale verursacht, lösen die Serotypen D–K urogenitale Infektionen mit Ausfluss, aber ohne Ulzerationen aus. 50% der Infektionen bei Frauen und 33% bei Männern verlaufen klinisch inapparent, können aber Spätfolgen, besonders Infertilität bei Frauen, hervorrufen.

Weltweit gesehen nimmt die Infektion mit Chlamydien als Erregern von sexuell übertragbaren Krankheiten stark zu. In vielen Regionen sind Chlamydien-Infektionen die häufigste STD überhaupt.

Krankheitsbild

Die Symptomatik wird bestimmt durch eine Urethritis mit eitrigem oder weißlichem Ausfluss aus der Harnröhre sowie Dysurie.

Häufige Komplikationen bei Frauen sind Endometritis und Adnexitis. Als Folge davon können ektopische Schwangerschaften und Infertilität auftreten. Bei Männern kann es nach einer Epididymitis ebenfalls zur Sterilität kommen.

Extragenitale Manifestationen der Chlamydien-Infektionen sind Pneumonien und Konjunktivitiden.

Diagnose

Die Diagnosestellung erfolgt wie bei Lymphogranuloma inguinale.

Therapie

Doxycyclin in einer Dosierung von 100 mg 2 × täglich für 7–10 Tage ist in der Regel gut wirksam, ebenso wie Azithromycin 1 g oral als Einzelgabe.

Als Alternative kann Erythromycin 500 mg 4 × täglich für 7 Tage eingesetzt werden.

Prävention

Ärzte, die in der Reisemedizin tätig sind, haben eine wichtige Funktion nicht nur in der Erkennung und Behandlung von STD, sondern auch in der Prävention. Das gilt sowohl für die Beratung Reisender als auch für den Schutz ihrer Sexualpartner.

Anders als bei anderen reisemedizinisch relevanten Erkrankungen geht es hier allerdings nicht um Impfungen oder die prophylaktische Einnahme von Medikamenten, sondern um die Beeinflussung von Verhaltensweisen. STI können wirkungsvoll verhindert werden durch die Vermeidung von risikoreichen Sexualkontakten und/oder die regelmäßige und korrekte Verwendung von Latex-Kondomen.

Leider werden diese im Prinzip so einfachen Präventionsmaßnahmen in der Praxis oftmals nicht angewendet. Mindestens ein Drittel aller Reisenden mit Sexualkontakten im Ausland verwendet keine Kondome, und andere benützen Kondome nur bei Personen, bei denen sie ein erhöhtes Risiko vermuten.

Selbstverständlich ist es nicht leicht, dieses Thema in der Reiseberatung anzusprechen. Bei aller angeblichen Offenheit und Freizügigkeit ist Sexualverhalten auch in unserer Gesellschaft ein sehr sensibles und tabuisiertes Thema. Trotzdem sollten Reisende auf das nicht unerhebliche Risiko hingewiesen werden, da viele nicht ausreichend über die hohe Prävalenz von HIV und anderen STI in ihren Reiseländern informiert sind.

Ebenso wichtig sind allerdings auch eine gründliche Anamnese und Untersuchung nach der Rückkehr, um eventuelle Symptome möglichst frühzeitig zu erkennen und um eine effektive Behandlung der Patienten und ihrer Sexualpartner einleiten zu können. Dieses Vorgehen wird nicht nur die Reisenden selbst vor den Spätfolgen einer eventuellen Infektion bewahren, sondern auch die weitere Ausbreitung der Infektion über Sexualpartner in Deutschland verhindern.

Weiterführende Literatur

Braun-Falco, O., G. Plewig, H.H. Wolff: Dermatology, 2nd ed. Springer, Berlin 2000.

World Health Organization: Guidelines for the Management of Sexually Transmitted Infections. WHO Genf, 2003; www.int/hiv/pub/sti/en/STIGuidelines2003.pdf

HIV-Infektion und AIDS

CHRISTOPH BENN

Weltweite Ausbreitung des Human Immunodeficiency Virus (HIV)

1981 wurden in den USA die ersten AIDS-Erkrankungen bekannt. Inzwischen hat sich HIV auf allen Kontinenten in mehr als 190 Ländern ausgebreitet. Daher kann man mit Recht von einer globalen Pandemie sprechen. Es gibt praktisch keine Weltregion, in der kein Infektionsrisiko für Reisende bestehen würde.

Nach Einschätzung der Weltgesundheitsorganisation (WHO) waren Ende 2002 etwa 42 Millionen Menschen mit HIV infiziert (Abb. 4-15). Jeden Tag kommen mehrere Tausend neue Infektionen hinzu. Die meisten Infektionen traten bislang in Afrika und Südasien auf.

Die Infektionen mit HIV sind durch zwei Virustypen verursacht, HIV-1 und HIV-2. HIV-2 tritt vorwiegend in Westafrika auf und scheint nach den bisher vorliegenden Untersuchungen weniger pathogen zu sein als HIV-1, das in praktisch allen anderen Weltregionen vorherrscht. Doppelinfektionen kommen vor. Von HIV-1 sind mehrere Subtypen bekannt, die regional in unterschiedlicher Häufigkeit auftreten. Der Subtyp B ist stärker in Europa und Nordamerika verbreitet. Die Subtypen A, C, D und E sind für die meisten Infektionen in Afrika und Südostasien verantwortlich. Es gibt Studien, die darauf hindeuten, dass der Subtyp E leichter als andere auf sexuellem Wege übertragen werden kann. Für die Reisemedizin sind diese Unter-

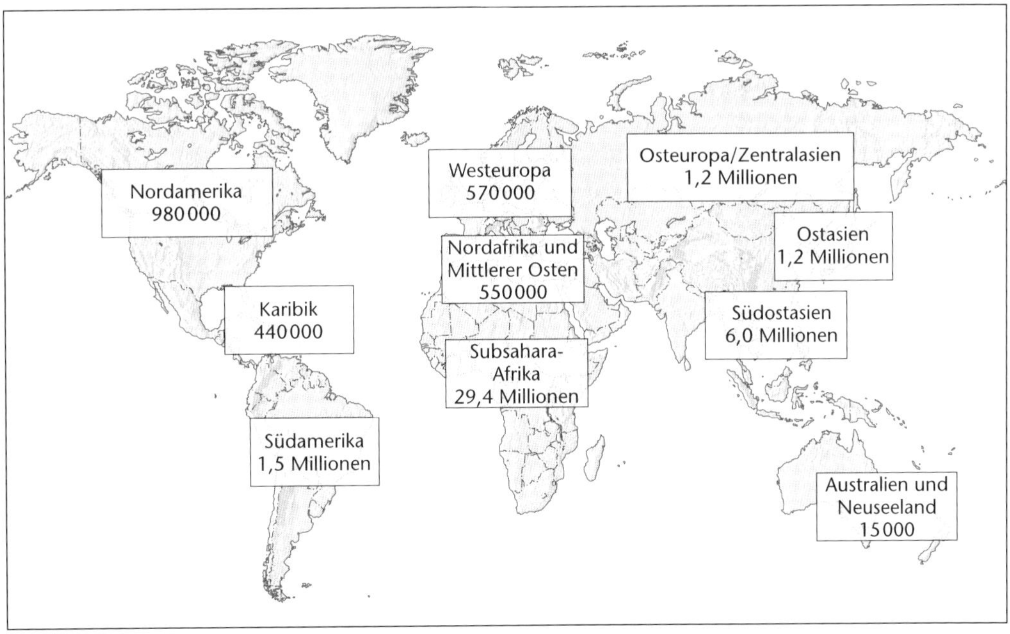

Abbildung 4-15. Geschätzte Zahl der HIV-Infizierten in verschiedenen Weltregionen. Weltweit waren am 31.12. 2002 ca. 42 Millionen Menschen mit HIV infiziert.

scheidungen insofern von Bedeutung, als Patienten mit Infektionen aus außereuropäischen Ländern häufiger mit Subtypen infiziert sind, die in Deutschland eher selten sind. Es ist noch nicht abschließend geklärt, ob alle diese Subtypen die gleichen Charakteristika haben in Bezug auf Diagnostik, Krankheitsverlauf und Ansprechbarkeit auf antiretrovirale Therapie.

Krankheitsbild

AIDS ist ein Syndrom verschiedener Symptome und Krankheitsbilder, hervorgerufen durch die Schwächung des Immunsystems als Folge einer Infektion mit HIV. Die Krankheitsphase ist charakterisiert durch das Auftreten einer Vielzahl von opportunistischen Infektionen.

Die **Inkubationszeit** bei AIDS ist extrem lang. Nach amerikanischen und europäischen Studien liegen im Durchschnitt zehn Jahre zwischen Ansteckung und Ausbruch der Krankheit. Daher tritt eine AIDS-Erkrankung nie unmittelbar nach einer Reise auf. Eine Aufstellung der AIDS-definierenden opportunistischen Infektionen findet sich in Kapitel II.6.8, Tab. 6-14.

Die ein bis drei Wochen nach einer Infektion mit HIV auftretende **akute HIV-Krankheit** wird vom Vollbild der Erkrankung (AIDS) unterschieden. Die Leitsymptome der akuten HIV-Krankheit sind Fieber, Lymphknotenschwellungen, Pharyngitis sowie bei 70% der Patienten ein makulöses Exanthem. Häufig werden Symptome wie Schweißausbrüche, Leistungsabfall, Müdigkeit, Erbrechen, Muskel- und Gelenkschmerzen geschildert. Selten können auch eine Meningoenzephalitis, periphere Neuropathien sowie ein Guillain-Barré-Syndrom auftreten. Bei allen Patienten klingen diese Symptome innerhalb von 5–14 Tagen wieder ab.

Differenzialdiagnostisch muss die akute HIV-Infektion von einer Influenza, einer Mononukleose, einer Lues und bei Tropenreisenden von allen tropenspezifischen Erkrankungen, die mit Fieber und Lymphknotenschwellungen einhergehen, unterschieden werden.

Die akute HIV-Erkrankung wird nur relativ selten diagnostiziert, vor allem weil zu wenig daran gedacht wird. Bei Reisenden, die mit dieser Symptomatik zum Arzt kommen, sollten eine eventuelle Exposition eruiert und eine entsprechende Diagnostik eingeleitet werden. Zu beachten ist, dass aus Scham oder Verdrängung die Exposition nicht selten geleugnet wird. Bei klinischem Verdacht sollte dem Patienten die serologische Untersuchung nahegelegt werden.

Diagnose

Eine HIV-Infektion lässt sich durch verschiedene Untersuchungsmethoden nachweisen. Bereits nach ein bis zwei Wochen kann das HIV-p24-Antigen im Blut nachgewiesen werden. Außerdem steht eine virusspezifische PCR zur Verfügung, die ebenfalls schon ein bis zwei Wochen nach der Infektion reagiert.

Nach durchschnittlich sechs bis acht Wochen beginnt der Organismus mit der Produktion von spezifischen Antikörpern gegen HIV. Erst danach können durch Anti-HIV-Tests mögliche Antikörper im Blut nachgewiesen werden. Die Zeit zwischen Infektion und dem Nachweis von Antikörpern wird **„Fensterperiode"** genannt. Nach der Bildung der Antikörper wird der p24-Antigen-Test meist wieder negativ.

Zum Antikörpernachweis sollte zunächst ein EIA-Test (**E**nzym**i**mmuno**a**ssay) eingesetzt werden. Im Falle eines reaktiven Resultats muss dieses durch einen Western Blot (Immunoblot) bestätigt und durch eine 2. Blutprobe verifiziert werden.

Ist eine HIV-Infektion diagnostiziert worden, sollten zur Verlaufskontrolle vor und während einer möglichen antiretroviralen Therapie Viruslastmessungen mittels PCR durchgeführt werden.

Am Beginn einer Infektion und im Stadium der akuten HIV-Krankheit besteht häufig eine **Thrombozytopenie.** Charakteristisch ist außerdem eine **Leuko- und Lymphopenie.** Diese Konstellation wird auch bei vielen anderen Infektionskrankheiten beobachtet, sollte aber zu einer erhöhten Aufmerksamkeit in Bezug auf eine mögliche HIV-Infektion führen.

Die Zahl der CD4-positiven Zellen (Helferzellen) ist ein Maß für die immunologische Reaktionsfähigkeit des Organismus und die Progredienz der HIV-Infektion. Der Normwert liegt bei 600–1300 Zellen/µl. In der Regel nehmen die Zellen etwa vier bis sechs Jahre nach der Infektion kontinuierlich ab, bis zum vollständigen Zusammenbruch des Immunsystems. Als krankheitsdefinierend für AIDS gilt ein $CD4^{+}$-Wert von < 200 Zellen/µl.

Therapie

Die Therapie der HIV-Infektion unterliegt ständigen Veränderungen aufgrund von immer neuen wissenschaftlichen Erkenntnissen. Laufend kommen neue Medikamente auf den Markt und werden Therapiestudien über die am besten geeigneten Dosierungen und Kombinationen veröffentlicht. Darum sollte die spezifische antiretrovirale Therapie an Kliniken und in Praxen durchgeführt werden, die über ausreichende Erfahrung verfügen.

Es liegen zurzeit noch keine gesicherten Daten über den besten Zeitpunkt für den Beginn und die Dauer einer antiretroviralen Therapie vor.

Die Vorteile einer Therapie müssen abgewogen werden gegen die möglichen Nebenwirkungen der Medikamente und die mit der regelmäßigen Einnahme einhergehende Belastung für die Patienten.

Nach den bisherigen Erfahrungen eignet sich zur Therapie am besten eine Kombination aus zwei Reverse-Transkriptase-Inhibitoren und einem Protease-Inhibitor. Da bereits eine ganze Reihe von antiretroviralen Medikamenten zur Verfügung steht, ergeben sich verschiedene Kombinationsmöglichkeiten zur individuellen Therapie der Patienten (Tab. 4-13); zu Interaktionen mit anderen Medikamenten siehe auch Kapitel II.6.8. Begleitend zur Therapie müssen regelmäßige Kontrollen des Blutbilds, der Leber- und Pankreasenzyme sowie der Nierenwerte durchgeführt werden. Viruslastmessungen vor und während der Therapie geben Hinweise auf die Wirksamkeit und den Verlauf der Infektion.

Tabelle 4-13. Antiretrovirale Medikamente.

Wirkstoff	Kurzbezeichnung	Handelsname
Nukleosidanaloge-Reverse-Transkriptase Inhibitoren (RTI)		
Zidovudin	AZT	Retrovir
Zalcitabin	DDC	Hivid
Didanosin	DDI	Videx
Lamivudin	3TC	Epivir
Stavudin	D4T	Zerit
Abacavir	ABC	Ziagen
Tenofovir	TDF	Viread
Lamivudin/Zidovudin	3TC/AZT	Combivir
Nicht-Nukleosidanaloge-Reverse-Transkriptase-Inhibitoren (NNRTI)		
Nevirapin	NVP	Viramune
Efavirenz	EFZ	Sustiva
Protease-Inhibitoren (PI)		
Saquinavir	SQV	Fortovase
Indinavir	IDV	Crixivan
Ritonavir	RTV	Norvir
Nelfinavir	NFV	Viracept
Lopinavir/Ritonavir	LPV	Kaletra
Amprenavir	AMP	Agenerase

Fazit

Die aktive Replikation von HIV schädigt das Immunsystem und führt zur Entwicklung von AIDS. Die Viruslast spiegelt das Ausmaß der HIV-Replikation wider. Die Zahl der CD4-positiven T-Zellen korreliert mit der Kompetenz des Immunsystems.

Therapieregime sollten stets auf individueller Basis anhand von Viruslast und Zahl der CD4-positiven T-Zellen ausgewählt werden. Die Kombinationstherapie ist am effektivsten mit Substanzen, zwischen denen keine Kreuzresistenzen bestehen. Die Compliance des Patienten ist von großer Bedeutung für den Therapieerfolg. Je einfacher das Therapieregime, desto größer die Compliance.

Informationen im Internet

Deutscher Informationsservice für HIV und AIDS: www.hiv.net

Neueste Informationen zu HIV und AIDS: www.medscape.com/hiv-aidshome?src=search

HIV/AIDS treatment information service: www.aidsinfo.nih.gov

4.9 Wichtige respiratorische Infektionen

PETER CLAUS DÖLLER UND GABRIELE DÖLLER

Infektionen des Respirationstrakts sind nach dem Reisedurchfall die zweithäufigste Erkrankung bei Reisenden. Während Reisen erleichtert der häufige Wechsel zwischen klimatisierten Räumen und feucht-heißem Klima das Angehen von Infektionen der Atemwege. Ähnliches gilt für einen längeren Aufenthalt in der trockenen Atmosphäre von Druckkabinen in Flugzeugen (s. Kap. II.3.1.4), für Rauchen und Passivrauchen, für Exposition gegenüber neuen Allergenen und für die Luftverschmutzung vieler Großstädte, insbesondere im asiatischen Raum.

Die meisten der Respirationstraktinfektionen sind ubiquitär verbreitet und viral bedingt (v.a. Rhinoviren, Coronaviren, Adenoviren und Enteroviren). Parainfluenzaviren und RSV (Respiratory Syncytial Virus) können bei Kindern zu schweren Erkrankungen führen, bei Erwachsenen verlaufen sie meist milde. Die schwerwiegendste virale Infektion ist die Influenza oder „echte Grippe". Im März bis Juli 2003 hat sich eine neuaufgetretene Atemwegserkrankung negativ auf das Reiseverhalten ausgewirkt. Das „severe acute respiratory syndrome" (SARS) hat zu einer großen Verunsicherung der Reisenden v.a. in Südostasien geführt. Behördliche Einschränkungen hatten damals Reisen erschwert und z.T. unmöglich gemacht.

Unter den bakteriellen Respirationstraktinfektionen spielt die Legionärskrankheit sicherlich die wichtigste Rolle. Auch Infektionen mit Chlamydien, Mykoplasmen und Coxiella burnetii (Q-Fieber) können während Reisen erworben werden. Zwar ist das Risiko, sich während einer Reise eine Tuberkulose zuzuziehen gering, jedoch gibt es Einzelberichte über Infektionen, die während längerer Interkontinentalflüge durch direktes Anhusten von Mitreisenden erworben wurden (s. Kap. II.3.1.4). Die Klimaanlagen in den Flugzeugen spielen bei der Übertragung keine Rolle. Meningokokken werden zwar über den Respirationstrakt übertragen, führen jedoch zu neurologischen oder septischen Krankheitsbildern.

Die Übertragung der Erreger erfolgt meist durch Tröpfchen, die beim Husten oder

Niesen entstehen, aber auch durch direkten Kontakt als Schmierinfektion, wie z. B. Händeschütteln, Trinken aus einem Gefäß oder Küssen.

Eine Infektion des oberen Respirationstraktes mit „banalen" Erregern äußert sich durch Schnupfen, Husten (s. Kap. IV.2.3), einer laufenden Nase, Kopf- und Halsschmerzen. Fieber kann, muss aber nicht auftreten. In der Regel klingt ein grippaler Infekt nach ca. einer Woche wieder ab. Eine antibiotische Therapie ist nicht indiziert. Empfohlen wird Ruhe und Zufuhr von viel Flüssigkeit. Eine Influenza dagegen beginnt klassischerweise plötzlich und verläuft schwerer als ein grippaler Infekt und kann tödlich enden.

4.9.1 Influenza, Geflügelinfluenza, SARS

Influenzaviren gehören zur Familie **Orthomyxoviridae** mit der Gattung **Influenzavirus**, deren wichtigste Vertreter Influenza-A- und Influenza-B-Viren sind. Die reifen Virionen haben einen Durchmesser von 80–120 nm und tragen in ihrer pleomorphen Lipidhülle die Oberflächenglykoproteine Hämagglutinin (HA) und Neuraminidase (NA), welche für das Eindringen der Viren in die Wirtszellen verantwortlich sind. Der infizierte Organismus produziert gegen HA und NA neutralisierende, d. h. vor einer weiteren Infektion schützende Antikörper.

Eine Besonderheit der Influenzaviren und deren außerordentliche Gefährlichkeit liegt darin begründet, dass die das Erbgut tragende RNA (Genom) in 8 Segmente aufgegliedert ist. Aufgrund dieses segmentierten Genoms kann bei einer zufälligen Mischinfektion einer Wirtszelle mit verschiedenen Influenza-A-Virus-Subtypen ein Austausch der Genomsegmente stattfinden. Dieser Austausch wird als **Reassortment** bezeichnet und kann zum Entstehen neuer Influenza-A-Viren führen. Der Vorgang, der zu neuen, bislang nicht existierenden Subtypen führt, wird als **Antigenshift** bezeichnet. Die bisher beim Menschen aufgetretenen Influenza-A-Virus-Subtypen, die zu Pandemien führten, wurden durchnummeriert und sind in Influenza A/H1N1, A/H2N2 und A/H3N2 eingeteilt worden. 1997 wurde erstmals der Subtyp Influenza A/H5N1 (Geflügelinfluenza) von erkrankten und verstorbenen Personen in Hongkong isoliert. 1999 wurde in China ein weiteres Geflügelinfluenzavirus (A/H9N2) beim Menschen nachgewiesen. Im Mai 2003 kam es in den Niederlanden, Belgien und Deutschland zum Ausbruch der Geflügelpest (Influenza A/H7N7). Ein Tierarzt verstarb an dieser Infektion, die ansonsten beim Menschen keine schweren Krankheitszeichen, wenn überhaupt, verursacht. Im Jahr 2004 kam es in Asien erneut zu einer Epizootie mit dem Influenza-A-Virus Subtyp H5N1 („Vogelgrippe"). Betroffen waren vor allem Hühner insbesondere in China, Japan, Indonesien, Laos, Kambodscha, Korea, Thailand und Vietnam. In letzteren beiden Ländern kam es in mehr als 30 Fällen zu einer Übertragung auf den Menschen mit über 20 Todesfällen.

Geringere Änderungen der Oberflächenglykoproteine HA oder NA werden durch **Punktmutationen** in der Basensequenz ihrer Erbinformationen ausgelöst. Dieser Vorgang wird als **Antigendrift** bezeichnet und kommt bei Influenza-A- und Influenza-B-Viren vor. Eine Antigenshift tritt relativ häufig auf und führt dazu, dass die Zusammensetzung des Impfstoffes jedes Jahr angepasst werden muss.

Die **Nomenklatur der Influenzavirus-Stämme** beinhaltet Virustyp, Isolierungsort, laufende Nummer am Isolierungsort, Isolierungsjahr und die Hämagglutinin- und Neuraminidase-Antigene, z. B. Influenza A Subtyp H3N2 (A/Moskau/10/99); Influenza A Subtyp H1N1 (New Caledonia/20/99); Influenza B (B/Hongkong/330/2001). Bei Influenza B gibt es keine Subtypen.

Selbst bei Nichtimmunen verläuft eine Influenzavirusinfektion bei mehr als 50% der Infizierten inapparent oder subklinisch. Die unkompliziert verlaufende Influenza (Grippe) ist von zahllosen anderen

Infektionen der Atemwege („grippale Infekte") nicht zu unterscheiden. Die klassischen Symptome einer Influenza sind plötzlicher Krankheitsbeginn, steiler Temperaturanstieg und Beeinträchtigung des Allgemeinbefindens (Kopf-, Glieder-, Muskelschmerzen, Niesreiz). Übelkeit, Erbrechen und Durchfall können hinzukommen, ebenso Laryngotracheobronchitis, Bronchiolitis und Pneumonie. Häufig erfordert die Krankheit Bettruhe und es besteht Arbeitsunfähigkeit. Die mittlere Inkubationszeit der Influenza beträgt 1–5 Tage. Die Ausscheidung der Influenzaviren beginnt mit dem Auftreten von Krankheitszeichen. In Epidemiezeiten ist eine Übersterblichkeit in der Bevölkerung zu beobachten. Weltweit sterben jährlich ca. 250000 bis 500000 Menschen an einer Influenza, in Pandemiezeiten viele Millionen.

Bei einer bestehenden Influenza können zusätzlich Bakterien zu Zweit- bzw. zu sog. Superinfektionen führen, was zu einer Pathogenitätssteigerung der Influenzaviren durch bakterielle Proteasen führen kann.

Diagnostiziert wird eine Influenza meist klinisch, wenn die Erkrankung während einer Epidemie auftritt. Da sich eine Influenza jedoch klinisch nicht sicher von anderen Respirationstraktinfektionen abgrenzen lässt, kann die Diagnose nur durch Labormethoden, wie durch Virusanzucht, Antigennachweis, Nukleinsäurenachweis direkt aus Patientenmaterialien oder durch den Nachweis spezifischer Antikörper gesichert werden.

Amantadin und Rimantadin können bei einer Influenza A in schweren Fällen zur Behandlung eingesetzt werden, sind jedoch bei Influenza-B-Virus-Infektionen unwirksam. Auch durch Neuraminidase-Blocker lässt sich der Verlauf einer akuten Influenza um 1,5 bis 3 Tage verkürzen, wenn die Behandlung binnen 36 Stunden nach dem Einsetzen der Symptome beginnt.

Vorbeugend stehen Injektionsimpfstoffe (Totimpfstoff) verschiedener Hersteller zur Verfügung. In den USA ist ein Lebendimpfstoff verfügbar, der über die Nase verabreicht wird. Gerade Risikopersonen dürfen mit ihm jedoch nicht geimpft werden.

Influenza und Reisen

Influenzaviren sind weltweit verbreitet. Daher gilt Influenza nicht als typische Reisekrankheit. Dennoch kann eine Influenza, die während oder nach einer Reise ausbricht, erhebliche Probleme mit sich bringen. Bei Reisen ist die Saisonalität der Influenza zu berücksichtigen. In der nördlichen Hemisphäre dauert die Influenzasaison zwischen November und April, in der südlichen Hemisphäre von April/Mai bis September. In den Tropen gibt es keine Saisonalität. Influenza kommt dort ganzjährig vor.

Reisende, die einer Risikogruppe angehören, sollten daher über einen ausreichenden Impfschutz verfügen (s. Kap. II.8.1.12). Hinsichtlich einer Reise auf die südliche Hemisphäre ist zu beachten, dass dort u. U. andere Influenzaviren kursieren und daher ein Impfschutz gegen die dort vorhandenen Influenzaviren nötig wäre. Leider ist der Impfstoff für die südliche Hemisphäre in der Regel nicht auf der Nordhalbkugel verfügbar. In manchen Jahren ist die Zusammensetzung der beiden Impfstoffe jedoch gleich.

In den vergangenen Jahren gab es gelegentlich Influenzaausbrüche während Kreuzfahrten. Hier kommen Passagiere u. U. aus beiden Hemisphären in relativ engen Kontakt und verbringen einige Zeit gemeinsam auf dem Schiff zusammen. Für sich schnell ausbreitende Infektionskrankheiten, wie z. B. Influenza oder Norovirus-Infektionen, besteht daher ein hohes Übertragungsrisiko. Da die Passagiere meist ältere Menschen sind und daher zur Risikogruppe gehören, sollten diese auf alle Fälle geimpft sein. Auf Grund des engen Kontaktes unter Passagieren und Crewmitgliedern werden Impfungen auch den jüngeren Crewmitgliedern angeraten.

Geflügelinfluenza („Vogelgrippe")

Die seit mehr als 100 Jahren bekannte Geflügelinfluenza ruft insbesondere bei Hühnern schwere Erkrankungen hervor. Mehrere o. g. Subtypen der Influenza-A-Viren sind Ursache dieser Erkrankung. Die Übertragung dieser Viren von Geflügel auf den

Menschen führt nach heutigem Kenntnisstand nicht oder nur sehr selten zu einer Weiterverbreitung von Mensch zu Mensch. So sind auch Reisende nach derzeitigem Kenntnisstand nicht infektionsgefährdet, sofern Kontakt mit lebendem Geflügel z. B. bei einer Reise nach Südostasien gemieden wird. Obwohl die Impfung gegen humanpathogene Influenzaviren nicht vor einer Infektion mit tierpathogenen Influenzaviren schützt, beugt sie doch einer Koinfektion mit unterschiedlichen Influenza-A-Viren und damit der möglichen Weiterverbreitung der daraus entstehenden Reassortanten von Mensch zu Mensch vor.

Da Gesundheitsprobleme durch Geflügelinfluenza nach einer Reise nicht vorkommen, erübrigt sich an dieser Stelle die Beschreibung von Symptomatik, Diagnostik und – ohnehin nur begrenzt möglicher – Therapie.

■ *SARS*

Mitte November 2002 traten zunächst unbemerkt von der übrigen Welt in der chinesischen Provinz Guangdong rätselhafte Erkrankungs- und Todesfälle an einem unbekannten akuten Atemwegsyndrom mit Lungenentzündung auf. Im Februar 2003 berichtete die WHO erstmals über diese Erkrankungen und Todesfälle. Das Syndrom bekam die Bezeichnung „severe acute respiratory syndrome", abgekürzt als SARS. Die Erkrankung, deren Ursache zunächst unklar war, breitete sich epidemieartig aus und verzeichnete am Ende des Ausbruchs mehr als 8500 Erkrankungen mit mehr als 800 Todesfällen. Die Gesundheitsbehörden ordneten strengste Isolierungsmaßnahmen an, die WHO sprach eine Reisewarnung aus, Fluggäste wurden auf Fieber und Atemwegssymptome untersucht. Touristische und geschäftliche Reisen in die betroffenen Gebiete kamen zum Erliegen, wirtschaftliche Einbußen blieben nicht aus. Im April 2003 wurde schließlich der Erreger von SARS nachgewiesen. Es handelte sich um ein bislang nicht bekanntes Coronavirus, welches die vorläufige Bezeichnung SARS-CoV (SARS-assoziiertes Coronavirus) bekam. Es ist das erste Coronavirus, welches beim Menschen schwere Erkrankungen verursacht. Eine Labordiagnostik ist heute möglich. Gemäß dem Infektionsschutzgesetz besteht nach § 6 Absatz 5a eine Meldepflicht. Bei der Behandlung von Patienten müssen strengste Isoliermaßnahmen ergriffen werden. Eine effektive Therapie ist nicht bekannt.

Im Juli 2003 gab es schließlich Entwarnung, die Epidemie war beendet. In der Folge traten aber in den Jahren 2003 und 2004 noch Laborinfektionen auf, die sich jedoch nicht weiter ausgebreitet haben. Als Tierreservoir, von dem aus die Epidemie ihren Ausgang genommen hat, wird die Zibetkatze angenommen, die in China als Delikatesse gilt. Ob es sich bei der SARS-Epidemie um ein einmaliges Ereignis gehandelt hat oder ob wieder mit SARS-Ausbrüchen gerechnet werden muss, kann nicht vorhergesehen werden, wobei letzteres wahrscheinlicher ist.

4.9.2 Legionellose (Legionärskrankheit)

Seit ihrem erstmaligen Auftreten 1976 in Philadelphia hat die Legionärskrankheit immer wieder Schlagzeilen gemacht, auch im Zusammenhang mit Reisen. So war der letzte Ausbruch einer Legionärskrankheit mit Todesfällen im Sommer 2003 auf einem Kreuzfahrtschiff beschrieben worden. Die Symptome sind grippeartig und damit von anderen Infektionen, wie z. B. Influenza, klinisch zunächst nicht abgrenzbar.

Die Wasserleitungssysteme sind eigentlich fast überall mit Legionellen besiedelt. Legionellenbakterien wachsen im Gegensatz zu den meisten anderen Bakterien bei Temperaturen bis ca. 50 °C sehr gut. Dies sind die Temperaturen, wie sie in den Warmwasserleitungssystemen herrschen. Das heißt, dass es praktisch in jedem Haushalt, in jedem Krankenhaus, in jedem Hotel zu einer Infektion kommen könnte. Leicht können Tröpfchen mit Legionellen beim Duschen, Baden oder im Whirlpool, aber auch in klimatisierten Räumen eingeatmet werden. Von Mensch zu Mensch werden Legionellen nicht übertragen. Gefährdet sind vor allem ältere und durch Krankheiten abwehrgeschwächte Menschen. Man kann sich selbst praktisch nicht dagegen schützen. Zur Sanierung der Wasserleitungssysteme muss das Wasser auf über 60 °C hochgeheizt werden. Ob dies in den Urlaubsressorts auch erfolgt, steht in Frage.

Symptomatik, Diagnostik, Therapie

Eine Übersicht der Symptome, Diagnostik und Therapiemöglichkeiten der Respirationstraktinfektionen gibt Tabelle 4-14.

Fazit

Infektionen des Respirationstraktes sind nach dem Reisedurchfall die zweithäufigste Erkrankung bei Reisenden. Die meisten der Respirationstraktinfektionen sind ubiquitär verbreitet und viral bedingt. Die schwerwiegendste virale Infektion ist die Influenza oder „echte Grippe". Neuaufgetreten ist das „severe acute respiratory syndrome" (SARS); diese Krankheit hat zu einer großen Verunsicherung der Reisenden geführt und sich negativ auf das Reiseverhalten ausgewirkt. Unter den bakteriellen Respirationstraktinfektionen spielt die Legionärskrankheit sicherlich die wichtigste Rolle. Die Übertragung der Erreger erfolgt meist durch Tröpfchen, die beim Husten oder Niesen entstehen, aber auch durch direkten Kontakt als Schmierinfektion, wie z. B. Händeschütteln, Trinken aus einem Gefäß oder Küssen.

Informationen im Internet

WHO Influenza: www.who.int/csr/disease/influenza/en/
WHO SARS: www.who.int/csr/sars/en/
WHO Outbreak News: www.who.int/csr/don/en/

Tabelle 4-14. Symptomatik, Diagnostik und Therapie viraler und bakterieller Respirationstraktinfektionen.

	Symptomatik	Diagnostik	Therapie
Influenza	plötzlicher Beginn, steiler Fieberanstieg, Frösteln, Schweißausbrüche. Kopf- und Glieder schmerzen. Reizhusten, Heiserkeit, Halsschmerzen, häufig auch Schmerzen hinter dem Brustbein.	Virusnachweis in der Rachenspülflüssigkeit	Neuraminidasehemmer (Influenza A und B), Amantadin (nur Influenza A), Antibiotika (Prophylaxe bakterieller Superinfektion)
Geflügelinfluenza	Milde Konjunktivitiden bis hin zu schweren letal verlaufenden Pneumonien	Virusnachweis	Neuraminidasehemmer
SARS	hohes Fieber (> 38 °C), schwerer Husten, Atemnot, Kurzatmigkeit, Halsschmerzen	klinisches Bild, Virusnachweis (PCR)	unspezifisch
Legionellose	Schwere Lungenentzündung mit teilweise hohem Fieber, Husten, Atembeschwerden und allgemeiner Mattigkeit	Antigennachweis im Urin, Anzucht des Erregers aus den Atmungsorganen	Antibiotika (Makrolide)

Meningitis/Enzephalitis

REINHARD KRIPPNER

4.10.1 Meningokokkenmeningitis

Neisseria meningitidis, Haemophilus influenzae und **Streptococcus pneumoniae** sind für den weitaus größten Teil aller bakteriellen Meningitiden verantwortlich. Reisemedizinisch hat jedoch nur die **Meningokokkenmeningitis** Bedeutung.

Ein gramnegativer Diplococcus

Gramnegative semmelförmige Diplokokken verursachen die verschiedenen Erscheinungsformen der Meningokokkenerkrankung. Anhand ihrer Kapselpolysaccharide lassen sich Meningokokken serologisch in mindestens 13 Serogruppen unterteilen. Übertragen wird der Erreger durch Tröpfcheninfektion meist von asymptomatischen Trägern, die das Bakterium im Nasen-Rachen-Raum beherbergen. Trägerraten in der Bevölkerung werden auf 10–25% geschätzt. Enger Kontakt und Leben auf beengtem Raum begünstigen die Ausbreitung der Infektion.

Meningitisgürtel in Afrika und Trekking-Paradies Nepal

Während in Europa die Serogruppen B und C und in Nordamerika die Gruppen B, C und Y bei weitem überwiegen (Europa 1997/98: Gruppe B 61%, Gruppe C 32%), herrschen die Serogruppen A und C in Afrika, Asien, im Pazifik und in einigen Teilen Lateinamerikas (in Brasilien auch Serogruppe B) vor (s. Kap. II.8.1.6, Abb. 8-3). Die Serogruppen A, C und neuerdings W 135 breiten sich oft epidemisch aus. In der endemischen Situation erkranken in erster Linie Kinder der Altersgruppe 1–4 Jahre, in Epidemien sind dagegen auch Kinder und Jugendliche von 5–19 Jahren sowie ältere Personen stärker betroffen.

In der Sahelzone Afrikas zieht sich der sogenannte Meningitisgürtel von Ost nach West, ein hyperendemisches Gebiet, in dem Epidemien in Abständen von einigen Jahren während der Trockenzeit (etwa Januar bis April) und zu Beginn der Regenzeit auftreten. Epidemien in Kenia, Uganda, Ruanda, Burundi und Tansania deuten darauf hin, dass sich die Infektion über den klassischen Meningitisgürtel der Sahelzone weiter nach Süden ausbreitet. Waren bisher vor allem Meningokokken der Serogruppe A sowie auch Erreger der Serogruppe C für das Auftreten von Epidemien verantwortlich, so erkrankte bei der Epidemie 2002 in Burkina Faso ein Großteil der Betroffenen an W 135. Mit einer weiteren Zunahme von W-135-Erkrankungen in Westafrika ist zu rechnen.

Weitere Regionen mit gehäuftem und epidemischem Auftreten sind Angola, Demokratische Republik Kongo, Mozambique, Nordindien, Nepal, Mongolei und die Großstädte Lateinamerikas sowie Mekka in Saudi-Arabien. In dieser Pilgerstadt waren 2001 mehr als 50% der Erkrankungen durch W 135 verursacht, nachdem frühere Epidemien durch Erreger der Serogruppe A hervorgerufen waren.

Meningitis – die häufigste Manifestation einer Meningokokkenerkrankung

Die Meningokokkenerkrankung manifestiert sich in unterschiedlichen Krankheitsbildern, die ineinander übergehen können. Das Spektrum reicht von der vorübergehenden Bakteriämie mit Fieber bis zum fulminanten Verlauf mit tödlichem Ausgang innerhalb von Stunden nach Beginn der Symptome.

Erscheinungsformen der Meningokokkenerkrankungen:

- Meningitis
- Meningoenzephalitis
- Sepsis
- Bakteriämie ohne Sepsis.

Die Meningokokkenmeningitis stellt die häufigste Verlaufsform dar. Die **Inkubationszeit** kann sehr variabel sein und wenige Tage bis mehrere Monate betragen. 70% der Erkrankungen nach Kontakt mit Meningitiskranken werden jedoch innerhalb der ersten Woche manifest. Häufig mit Symptomen eines Atemwegsinfektes bzw. grippeartigen Beschwerden beginnend, treten plötzlich hohes Fieber, Übelkeit, Erbrechen und starke Kopfschmerzen auf. Nackensteifigkeit, ein positives Kernig- und Brudzinski-Zeichen weisen auf die Meningitis hin. Bei sehr jungen und bei alten Patienten können typische meningitische Symptome jedoch fehlen. Bei Säuglingen stehen Trinkschwäche und Berührungsempfindlichkeit im Vordergrund. Ein flüchtiges, fleckiges Exanthem wird häufig beobachtet und kann mit viralen Exanthemen verwechselt werden.

Petechien stellen den wichtigsten klinischen Hinweis auf eine mögliche Meningokokkengenese dar und sind bei Zunahme ein wichtiges Warnsignal für einen septischen Verlauf mit disseminierter intravasaler Gerinnung.

Petechien finden sich meist an Rumpf und Beinen, aber auch subkonjunktival, und können zu Ekchymosen konfluieren. Klinische Zeichen wie periphere Vasokonstriktion, Zyanose, ausgedehnte Petechien, Hypotonie, veränderte Bewusstseinslage, Hyperventilation und fehlende Nackensteifigkeit sind mit einem ungünstigen Ausgang assoziiert.

Zerebrale Krampfanfälle und eine Herdsymptomatik sind selten. Ausgeprägter Meningismus und pathologische Reflexe deuten auf eine Meningoenzephalitis hin.

Meningokokkenerkrankungen mit Pneumonie, Sinusitis, purulenter Tracheobronchitis, Perikarditis und Hirnnervenausfällen (VI, VII, VIII) wurden beschrieben. Anhaltendes leichtes Fieber oder wiederkehrende hochfieberhafte Episoden verbunden mit Exanthem und Arthritis können Ausdruck einer chronischen Meningokokkenbakteriämie sein.

Die Letalität der Meningokokkeninfektion hängt von der Verlaufsform der Erkrankung, sozioökonomischen Faktoren sowie dem Einsetzen und der Qualität der medizinischen Behandlung ab. Die mittlere Letalitätsrate betrug 1997/98 in Europa, d.h. unter günstigen Behandlungsbedingungen, 6%. Bei Epidemien in den Ländern des Meningitisgürtels im gleichen Jahr wurden jedoch Letalitätsraten bis 65% gemeldet.

Bei Verdacht handeln!

Der Verdacht einer Meningokokkenmeningitis besteht bei:

- Fieber,
- Meningismus,
- Petechien,
- Reiseanamnese mit Aufenthalt in einem endemischen/epidemischen Gebiet.

In Anbetracht eines möglichen schweren Verlaufs sollten die genannten Kriterien Anlass sein, den Patienten umgehend ins Krankenhaus einzuweisen, um mittels Lumbalpunktion den Verdacht zu bestätigen und eine sofortige Behandlung einzuleiten. **Differenzialdiagnostisch** muss bei entsprechender Reiseanamnese und klinischer Symptomatik an zerebrale Malaria, Typhus, Rückfallfieber und bei Petechien und Ekchymosen an hämorrhagisches Fieber gedacht werden.

Diagnostik

Liquorbefund bei Meningokokkenmeningitis:

- trüber Liquor,
- granulozytäre Pleozytose,
- Liquorzucker deutlich erniedrigt,
- Liquoreiweiß deutlich erhöht,
- gramnegative (semmelförmige) Diplokokken im Ausstrich.

Zu Beginn der Erkrankung können der Liquorbefund weniger ausgeprägt und Meningokokken im Ausstrich nur spärlich vorhanden sein. Finden sich mikroskopisch keine Meningokokken, stellen Liquor-Antigentests und -PCR, sofern verfügbar, weitere diagnostische Möglichkeiten dar. Liquor- und Blutkultur ergänzen die diagnostischen Maßnahmen. Das periphere Blutbild zeigt eine deutliche Leukozytose und Thrombozytopenie, das CRP ist erhöht.

Therapie

Penicillin G 300 000 IE/kg/Tag intravenös, bis maximal 24 Millionen IE/Tag.
Ceftriaxon 100 mg/kg/Tag intravenös, bis maximal 4 g/Tag.
Chloramphenicol 100 mg/kg/Tag intravenös, bis maximal 4 g/Tag.

Abhängig von der Schwere der Erkrankung und dem Ansprechen auf das Antibiotikum dauert die Behandlung in der Regel 10–14 Tage. Bestehende Allergien und in vielen Teilen der Welt die Kosten der Behandlung beeinflussen die Wahl des Antibiotikums. Penicillin G und Chloramphenicol sind in vielen Ländern außerhalb Europas die erste Wahl. Resistenzen des Erregers gegen Penicillin wurden bisher selten berichtet. Cephalosporine der dritten Generation stellen eine Behandlungsalternative bei fehlendem Therapieerfolg mit Penicillin dar.

Der Beginn der antibiotischen Therapie bei Meningitisverdacht bereits durch den einweisenden Arzt und der Einsatz von Heparin bei disseminierter intravasaler Gerinnung werden kontrovers diskutiert. Unterschiedlich sind auch die Studienergebnisse bezüglich des Einsatzes von Glukokortikoiden. Während einzelne Untersuchungen einen positiven Einfluss einer zusätzlichen Glukokortikoidtherapie, insbesondere bei frühem Einsatz, auf den Erkrankungsverlauf einer bakteriellen Meningitis zeigten, erwies sich in einer Untersuchung im südlichen Afrika die Behandlung mit Kortikoiden als wirkungslos.

Sind Reisende in Endemiegebieten gefährdet?

Untersuchungen über das Infektionsrisiko für Touristen, Rucksackreisende oder Berufstätige in endemischen Ländern gibt es kaum. In einer retrospektiven Studie wurde eine Inzidenz von 0,4 Meningokokkenerkrankungen pro eine Million Reisende pro Monat geschätzt, was etwa der jährlichen Inzidenz in den USA entspricht. Mekka-Pilger hatten in der gleichen Studie mit 2000 Meningokokkenerkrankungen pro eine Million/Monat ein erheblich erhöhtes Risiko. Eine zu geringe Erfassung von Meningokokkenerkrankungen bei Reisenden wegen unvollständiger Meldung ist denkbar. Vermutlich hält sich der größte Teil der Touristen und Berufsreisenden in Dritte-Welt-Ländern außerhalb Meningitis-endemischer Gebiete auf, und nur eine Minderheit besucht z. B. Länder der Sahelzone. Bei Reisen in einem endemischen Gebiet liegt das Infektionsrisiko daher vermutlich höher.

Ein erhöhtes Infektionsrisiko ist anzunehmen bei:

- Reisen in ein Land mit bekanntem epidemischem Vorkommen;
- Reisen in ein Land des Meningitisgürtels, insbesondere während der Trockenzeit und zu Beginn der Regenzeit;
- Reisen in ein Land während einer Epidemie;
- Pilgerreise nach Mekka;
- Langzeitaufenthalt in einem endemischen Land;

☞

- Kurzzeitaufenthalt in einem endemischen Land bei engem Kontakt zur Bevölkerung (z.B. Übernachtung bei Einheimischen während eines Trekkings in Nepal; berufliche Tätigkeit in Flüchtlingslagern und Slums von Großstädten der Dritten Welt).

Vorbeugung

Abhängig von den individuellen Reisebedingungen ist bei erhöhtem Infektionsrisiko eine Meningokokken-ACWY-Impfung zu empfehlen (s. Kap. II.8.6.1). Dies gilt insbesondere auch für Reisende mit Asplenie, Immundefizienz, Hämoglobinopathien, Komplementmangel und unter Kortikosteroid-Therapie. Für gefährdete Kinder vor dem vollendeten 2. Lebensjahr steht ein Konjugatimpfstoff gegen Meningokokken der Serogruppe C zur Verfügung.

Für **Mekka-Pilger** ist eine Impfung mit dem tetravalenten Impfstoff vorgeschrieben. Eine Immunisierung gegen C-Meningokokken wird auch bei Langzeitaufenthalten von Kindern und Jugendlichen in einigen Ländern Europas und Teilen Kanadas empfohlen, z.B. bei Sprachferien und Schüleraustauschprogrammen.

Gesunde Meningokokkenträger können mit Minocyclin, Rifampicin, Ceftriaxon oder Ciprofloxacin saniert werden. Der Wert einer Antibiotikaprophylaxe bei Haushaltskontakten eines Kranken während einer Epidemie wird unterschiedlich beurteilt.

Weiterführende Literatur

Eurosurveillance: Bacterial meningitis in Europe 1997–1998. Eurosurveillance Weekly 3 (1999).

Memish, Z.A.: Meningococcal Disease and Travel. Clin Inf Dis 34 (2002) 84–90.

Molyneux, E.M., A.L. Walsh, H. Forsyth, M. Tembo, J. Mwenechanya, K. Kayira, L. Bwanaisa, A. Njobvu, S. Rogerson, G. Malenga: Dexamethasone treatment in childhood bacterial meningitis in Malawi: a randomised controlled trial. Lancet 360 (2002) 211–218.

Pollard, A.J., D.R. Shlim: Epidemic Meningococcal Disease and Travel. J Travel Med 9 (2002) 29–33.

Sáez-Liorens, X., G.H. McCracken Jr.: Bacterial meningitis. Lancet 361 (2003) 2139–2148.

WHO: Meningococcal Meningitis. Wkly Epidem Rec 78 (2003) 294–296.

4.10.2 Japanische Enzephalitis (JE)

Die Japanische Enzephalitis ist eine durch Mücken übertragene Flavivirus-Infektion, die Reisende nur selten betrifft.

Ein asiatischer Enzephalitis-Erreger

Das Japanische Enzephalitisvirus ist wie auch der Erreger des Dengue-Fiebers und des Gelbfiebers ein **Arbovirus** (**ar**thropod **bo**rne virus).

Das Ausbreitungsgebiet der JE umfasst einen großen Teil Asiens (s. Kap. II.8.1.11, Abb. II.8-4) und weitet sich weiter aus (z.B. in Nepal, Indien, Sri Lanka, Pakistan).

Es wird geschätzt, dass jährlich in den endemischen Gebieten etwa 50000 Menschen an JE erkranken. Abhängig vom Land und von der Region liegt die Inzidenz bei etwa 1–10 Erkrankungen pro 10000 Einwohner und Jahr. Kinder unter 15 Jahren sind hauptsächlich betroffen. Bei fast jedem Bewohner eines endemischen Gebietes lassen sich bis zum Erreichen des Erwachsenenalters Antikörper als Zeichen einer durchgemachten JE-Infektion nachweisen. Der Lebensraum der übertragenden Moskitos und die Rolle des Schweins als wichtiges Reservoir begründen die Verbreitung der Infektion im ländlichen Bereich, gelegentlich aber auch am Rand von Städten. Trotz Ähnlichkeit der ökologischen Bedingungen in zahlreichen Ländern zeigt sich eine unterschiedliche Erkrankungshäufigkeit. Deutlichere Temperaturunterschiede während der verschiedenen Jahreszeiten erklären möglicherweise, weshalb die Erkrankung in nördlichen Regionen wie Nordthailand, Nordvietnam und China epidemisch während der Regenzeit (Mai bis September, Höhepunkt:

Juni/Juli) auftritt, während sich im südlichen Südostasien (Malaysia, Singapur, Philippinen, Indonesien) bei geringen Temperaturschwankungen nur sporadische Erkrankungen das ganze Jahr über finden.

Moskito – Schwein – Moskito – Mensch

Hauptvektor sind Moskitos der **Culex**-Familie. Reisfelder, Wassergräben und größere Wasseransammlungen sind das natürliche Habitat dieser Mückenart. Durch ihr zoophiles Verhalten und die Eigenschaft, sich außerhalb von Behausungen aufzuhalten und zu ernähren, sind sie ideal als Überträger der JE geeignet. Culex-Moskitos stechen in der Abenddämmerung und nachts. Zur Vermehrung können dem Virus zahlreiche Wirbeltiere als Wirt dienen (sogenannter amplifying host). Während Pferde und Esel eine Enzephalitis entwickeln, bleiben die meisten Wirtstiere asymptomatisch. Wasservögel auf Reisfeldern und an Bewässerungskanälen stellen ein wichtiges natürliches Reservoir dar, während dem Hausschwein als Vermehrungswirt größte Bedeutung zukommt. Das enge Zusammenleben von Landbevölkerung und Hausschwein in endemischen Gebieten führt zum Übertragungszyklus Moskito–Schwein–Moskito–Mensch. Es gibt keine epidemiologischen Daten, die eine direkte Übertragung des JE-Virus von Mensch zu Mensch stützen würden.

Enzephalitis bei wenigen – asymptomatische Infektion bei den meisten

Die meisten mit JE-Virus infizierten Personen entwickeln keine Symptome. Das Verhältnis der asymptomatischen Infektionen zur Erkrankung wurde unter der in einer Endemiezone lebenden Bevölkerung auf etwa 300:1, unter amerikanischen Soldaten in Korea auf 25:1 geschätzt. Die Krankheitsbilder reichen von einer einfachen fieberhaften Erkrankung über die aseptische Meningitis bis zur Enzephalitis.

Die **Inkubationszeit** der JE beträgt ca. 4–14 Tage; die Erkrankung verläuft im typischen Fall in vier Stadien (Abb. 4-16):

- **Prodromalstadium** (2–3 Tage): plötzlich auftretendes, hohes Fieber, allgemeines Krankheitsgefühl, Kopfschmerzen, Übelkeit, Erbrechen.
- **Akute Enzephalitis** (3–4 Tage): anhaltendes Fieber, Bewusstseinstrübung, Verwirrtheit, Delir, Stupor, Koma, fokale oder generalisierte Krampfanfälle, Nackensteifigkeit, Schwäche der Extremitäten, Hyperreflexie, Fußklonus. Weniger häufig beobachtet werden: Tremor, abnorme Bewegungen, Hirnnervenlähmungen, abnormes Verhalten, verlangsamte Sprache, Papillenödem. Poliomyelitis-ähnliche Verläufe mit schlaffen Lähmungen kommen vor. **Fälle mit tödlichem Ausgang sind rasch progredient, der Tod tritt meist in diesem Stadium ein.**
- **Subakutes Stadium** (7–10 Tage): in **unkomplizierten** Fällen Entfieberung, Rückgang der neurologischen Symptomatik. Bei **schweren** Verläufen können eine Pneumonie, Harnwegsinfekte und ein Dekubitus auftreten.
- **Rekonvaleszenz** (4–7 Wochen): weitere Rückbildung der neurologischen Ausfälle abhängig von der Schwere der Erkrankung. Vollständige Heilung bei mildem Verlauf.

Verdachtsmomente für JE:

- Fieber,
- klinische Zeichen einer Meningitis oder Enzephalitis,
- Aufenthalt in Asien in den letzten 15 Tagen, insbesondere auf dem Land,
- Liquorbefund.

Diagnostik

Im **Blutbild** finden sich meist eine mäßiggradige Leukozytose mit Erhöhung der neutrophilen Granulozyten im Differenzialblutbild und eine leichte Anämie.

Die **Untersuchung des Liquors** ergibt in der Regel eine Leukozytenzahl von 300–1000/μl mit Überwiegen der Lymphozyten. Die Glukose liegt im Normbereich, das Protein kann leicht erhöht sein.

Ein Anstieg der JE-Antikörper im Serum (idealerweise vierfach, z.B. durch Hämag-

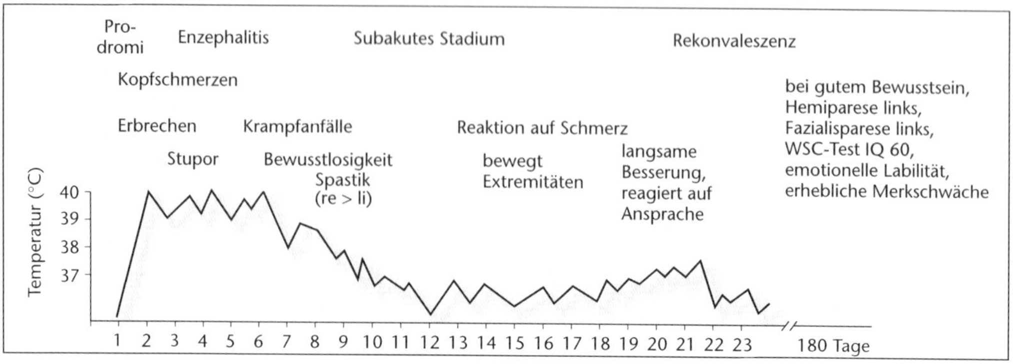

Abbildung 4-16. Typischer klinischer Verlauf einer Japanischen Enzephalitis-Erkrankung (nach S. Kalayanarooj, 1995).

glutinationshemmtest) oder der Nachweis von JE-IgM-Antikörpern (IgM capture ELISA) im Liquor oder Serum beweist die Genese der Erkrankung. Kreuzreaktionen mit Antikörpern gegen andere Flaviviren (am häufigsten Dengue-Viren) können jedoch Schwierigkeiten bei der serologischen Diagnostik bereiten. In den ersten Tagen kann der Antikörpernachweis noch negativ ausfallen. Andere Erkrankungen müssen ausgeschlossen werden.

Differenzialdiagnose

Bei Patienten mit Fieber und neurologischen Auffälligkeiten sollte, abgesehen von anderen viralen und bakteriellen Infektionen, in jedem Fall auch an eine zerebrale Malaria gedacht werden. In einigen Regionen Südostasiens überschneiden sich die Endemiegebiete für JE und Scrub-Typhus (Tsutsugamushi-Fieber). Ein enzephalitischer Verlauf dieser Rickettsiose kommt daher bei Buschwanderung in der Anamnese auch in Betracht.

Die durch das neu entdeckte Nipah-Virus (ein Paramyxovirus) verursachte Enzephalitis-Epidemie in Malaysia und Singapur in den Jahren 1998/99 wurde initial für JE gehalten.

Meningitis und Enzephalitis anderer Genese:

- enzephalitischer Verlauf eines Dengue-Fiebers,
- zerebrale Malaria,
- enzephalitischer Verlauf einer Rickettsiose (Tsutsugamushi-Fieber),
- Typhus abdominalis.

Therapiesupportive Maßnahmen beeinflussen den Ausgang

Es gibt keine spezifische antivirale Therapie bei JE; die Behandlung ist symptomatisch und besteht in der Überwachung der vitalen Funktionen, Vorbeugung bzw. Therapie von Komplikationen und rehabilitativen Maßnahmen. Kortikosteroide wurden lange Zeit verabreicht, ein Nutzen konnte jedoch nicht nachgewiesen werden. Ebenso wenig hat Interferon α-2a einen Einfluss auf den Ausgang der Erkrankung. Die Letalität wird abhängig vom Land mit etwa 20–40% angegeben. Sie wird von der Erkrankung selbst wie auch von der Qualität der supportiven Maßnahmen beeinflusst. Manche der JE-endemischen Länder verfügen über nur sehr bescheidene intensivmedizinische Möglichkeiten. Oft haben auch Kranke und deren Angehörige nicht die nötigen finanziellen Mittel zur Behandlung. Entsprechend variiert auch der Anteil bleibender Schäden. Man kann davon ausgehen, dass bei mehr als der Hälfte aller JE-Kranken neuropsychiatrische Schäden zurückbleiben.

JE – ein Risiko für Touristen?

In den Jahren 1978 bis 1992 wurden weltweit 24 JE-Erkrankungen bei Ausländern registriert, von denen sechs Kranke verstarben und fünf bleibende Schäden davontrugen. Bis 1996 kamen noch mindestens vier weitere Erkrankungen bei Reisenden hinzu. Das Erkrankungsrisiko für die meisten Kurzzeitreisenden in Asien wird auf weniger als 1:1 Million geschätzt, in der Hauptübertragungszeit kann es in hochendemischen Gebieten jedoch 1:20000 bis 1:5000 pro Woche erreichen.

Vorbeugung

Moskitoschutz und Impfung

Die wichtigste Maßnahme ist der Schutz vor Moskitostichen am Abend durch angepasste Kleidung und Repellenzien.

Mehrere Impfstoffe wurden entwickelt. In China wird seit 1989 ein attenuierter Lebendimpfstoff verwendet. Der in Europa gebräuchlichste und auch in den USA zugelassene Impfstoff ist der japanische Formalin-inaktivierte Biken-Impfstoff (s. Kap. II.8.1.11).

Das Abwägen des Infektionsrisikos mit dem Risiko der Impfnebenwirkungen führte zu folgender **Impfempfehlung für Reisende:**

- ❑ Personen, die sich einen Monat (WHO: 14 Tage) oder länger in endemischen ländlichen Gebieten insbesondere während der Hauptübertragungszeit aufhalten.
- ❑ Personen, die sich in Gegenden mit epidemischer Verbreitung aufhalten.
- ❑ Personen, die sich in besonderem Maße einem Infektionsrisiko aussetzen, wie z.B. bei ausgedehnter Aktivität im Freien in ländlichen Gebieten.
- ❑ Personen, die möglicherweise unerwartet in Gebiete mit hohem Infektionsrisiko reisen müssen.

Weiterführende Literatur

Kalayanarooj, S.: Japanese Encephalitis: Clinical Manifestations, Outcome and Management. In: Rojanasuphot, S., T.F. Tsai (eds.): Regional Workshop on Control Strategies for Japanese Encephalitis. Southeast Asian J Trop Med Publ Health 26/3 (1995) 9–10.

Kitchener, S., L. Baade, L. Brennan: When Should Travelers from Nonendemic Areas for Flaviviruses Receive Booster Vaccination for Japanese Encephalitis? J Travel Med 10 (2003) 50–51.

Shlim, D.R., T. Solomon: Japanese Encephalitis Vaccine for Travelers: Exploring the Limits of Risk. Clin Inf Dis 35 (2002) 184–188.

Solomon, T., Nguyen Minh Dung, R. Kneen, M. Gainsborough, D.W. Vaughn, Vo Thi Khanh: Japanese encephalitis. J Neurol Neurosurg Psychiatry 68 (2000) 405–415.

World Health Organization: International Travel and Health 2004: www.who.int/ith/chapter05_06.html/japanesencephalitis

4.10.3 Eosinophile Meningitis

Die vor allem in Ostasien vorkommenden, parasitär bedingten eosinophilen Meningitiden spielen in der Reisemedizin keine Rolle. Ihre Erreger sind **Helminthen** wie Parastrongylus cantonensis und Gnathostoma spinigerum. **Differenzialdiagnostisch** ist in den entsprechenden Ländern auch an eine Zystizerkose oder einen ektopen Paragonimusbefall zu denken.

Weiterführende Literatur

Boongird, P., A. Vejjajiva: Eosinophilic Meningitis. Travel Med 13/1 (1995) 3–8.

Muller, R.: Worms and Human Disease. 2nd ed., pp. 32–37, 143–145, 184–187. CABI Publishing, New York 2002.

Dengue-Fieber

REINHARD KRIPPNER

Dengue-Fieber, eine Arbovirose, ist eine der häufigsten bei Reisen in tropische Länder erworbenen Infektionen. Die Diagnose wird allerdings häufig verfehlt.

Südostasien, Pazifik und Karibik – Hauptverbreitungsgebiete des Dengue-Fiebers

Das Dengue-Fieber ist der bedeutendste Vertreter der von Insekten übertragenen Virusinfektionen, der sogenannten **Arbo**virosen (**ar**thropod-**bo**rne). Inzwischen ist Dengue-Fieber in mehr als 100 Ländern zwischen dem 26. nördlichen und 21. südlichen Breitengrad endemisch mit geschätzten 50 Millionen Infektionen und 400000 Erkrankungen mit hämorrhagischer Symptomatik pro Jahr. Zwei Milliarden Menschen sind nach Schätzungen einem Infektionsrisiko ausgesetzt. Betroffen sind vor allem Südostasien, der Pazifische Raum, die Karibik, Mittel- und Teile Südamerikas (Abb. 4-17). In den letzten Jahren trat Dengue-Fieber auch vermehrt in Nordostaustralien und zum ersten Mal in Hongkong/Macao auf; in Indien und Bangladesch wurden erstmalig hämorrhagische Verlaufsformen berichtet. Wenige Informationen liegen bisher über die Verbreitung in Afrika vor. Hier tritt das Dengue-Fieber bisher nur in seiner klassischen Verlaufsform auf (s. u.).

In den Endemiezonen sind vor allem Kinder betroffen, die der Infektion gehäuft zum Opfer fallen. Die durchschnittliche **Letalität** kann bei Epidemien und unzureichender Versorgung 5% erreichen, bei hämorrhagischem Verlauf oder Schock jedoch noch wesentlich höher liegen. In Südostasien treten die Erkrankungen das ganze Jahr über auf, jedoch mit deutlicher saisonaler Zunahme während der Regenzeit. Große Epidemien kehren alle drei bis fünf Jahre wieder, ohne dass es hierfür bisher eine befriedigende Erklärung gibt.

Kleinste Wasseransammlungen genügen als Brutplätze für den Vektor

Tagaktive Moskitos der Gattung **Aedes** (Aedes aegypti und Aedes albopictus) übertragen das Virus, wobei der Mensch das einzige Virusreservoir zu sein scheint. Aedes-Mücken brüten in kleinsten Wasseran-

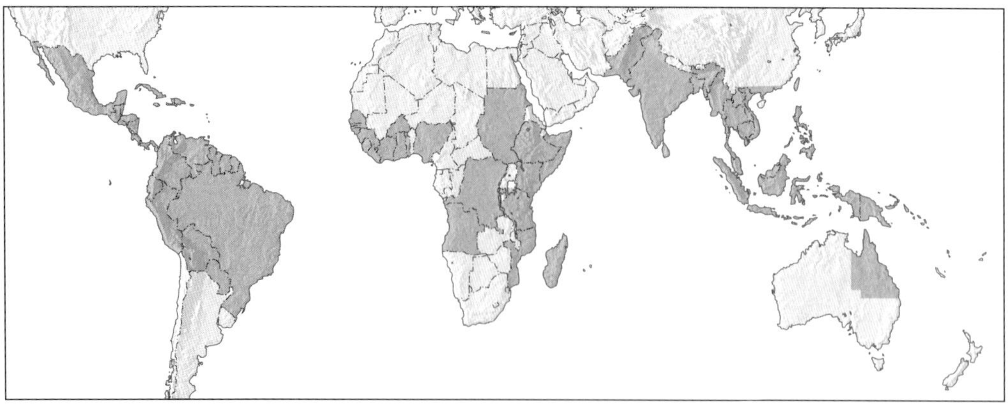

Abbildung 4-17. Verbreitung von Dengue-Fieber.

sammlungen, so z. B. in Töpfen, Autoreifen, Kokosnussschalen, Aufzweigungen von Bananenstämmen etc. Dies hat zur Folge, dass Dengue-Fieber nicht nur in ländlichen Gebieten übertragen wird, sondern dass gerade in den Ballungszentren der Städte hohe Erkrankungszahlen vorkommen.

Krankheitsbilder

Es lassen sich drei Verlaufsformen unterscheiden:

- klassisches Dengue-Fieber
- Dengue-Hämorrhagisches-Fieber (DHF)
- Dengue-Schock-Syndrom (DSS).

Das einsträngige RNA-Virus, zur Gruppe der Flaviviren gehörend, lässt sich in vier Subtypen unterteilen. Nach Eindringen des Virus in den Körper des Menschen vermehrt sich das Virus im retikuloendothelialen System. Die Pathogenese des Dengue-Fiebers ist noch weitgehend ungeklärt. Die Beobachtung, dass ein schwerer Verlauf vor allem nach Zweitinfektion mit einem anderen Virus-Subtyp auftritt, führte zu der Hypothese, dass nicht-neutralisierende heterotypische IgG-Antikörper die Aufnahme und Vermehrung des Virus in Monozyten bzw. Makrophagen fördern (sogenanntes immune enhancement). Durch weitere Immunreaktionen kommt es zur Freisetzung von Mediatoren aus Monozyten und Lymphokinen aus aktivierten Lymphozyten. Hierdurch wird die Gefäßpermeabilität erhöht, was wiederum zu Blutungen und Schock führen kann. Dengue-Schock-Syndrom und Dengue-Hämorrhagisches-Fieber wurden selten nach Primärinfektionen beobachtet. Möglicherweise spielen genetische Faktoren und unterschiedlich virulente Virusstämme eine Rolle.

Das klassische Dengue-Fieber

Der Verlauf dieser Erkrankung kann am ehesten als „grippeähnlich" umschrieben werden. Etwa vier bis fünf Tage nach der Infektion kommt es zum plötzlichen Temperaturanstieg mit Werten von etwa 39–40 °C. Begleitet wird das Fieber von unspezifischer Allgemeinsymptomatik wie retroorbitalen Kopfschmerzen, Gliederschmerzen und Abgeschlagenheit. Nicht selten kann in den ersten Tagen eine auffällige Hautrötung vor allem im Gesichts-, Nacken- und Oberkörperbereich, ein makulopapulöses oder petechiales Exanthem oder die Kombination beider Hautmanifestationen beobachtet werden. Leukopenie und geringgradige Thrombozytopenie können vorhanden sein, Hämatokrit und Gerinnungswerte liegen jedoch im Normbereich. Ein positiver Rumpel-Leede-Test ist nicht selten. Größere Blutungen treten in der Regel nicht auf, wobei Zahnfleisch- und Nasenbluten oder evtl. eine gastrointestinale Blutung vorkommen können. Das Fieber hält zwei bis sieben Tage an und kann einen biphasischen Verlauf zeigen. Der Entfieberung schließt sich eine manchmal etwas verzögerte Rekonvaleszenz an.

Dengue-Hämorrhagisches-Fieber (DHF) und Dengue-Schock-Syndrom (DSS)

Als Dengue-Hämorrhagisches-Fieber (DHF) wird eine Verlaufsform des Dengue-Fiebers bezeichnet, die einhergeht mit einer Thrombozytopenie (< 100 000 Thrombozyten/μl), mit hämorrhagischen Manifestationen und einem Flüssigkeitsverlust durch erhöhte Gefäßpermeabilität, erkennbar an zunehmender Hämokonzentration (oder Hämodilution unter Infusionsbehandlung). Bei fortschreitendem Volumenmangel kann dieses Krankheitsbild in ein Dengue-Schock-Syndrom (DSS) übergehen. Unklar ist, welche Faktoren einen solchen Krankheitsverlauf begünstigen.

Auf einen hämorrhagischen Verlauf deuten hin: Bauchschmerzen, Erbrechen, eine Verschlechterung des Allgemeinzustandes, spontan auftretende Petechien, Nasen- oder Zahnfleischbluten, subkonjunktivale Blutungen, Hämatemesis und Meläna. Die körperliche Untersuchung zeigt meist eine Hepatomegalie und häufig eine Lymphadenopathie. Oft finden sich die Petechien zuerst an den abhängigen Körperpartien, beginnend an den Unterschenkeln, und dehnen sich im weiteren Verlauf über den Körper aus. Eine Schwellung des Gesichts, das Auftreten von Lidödemen und subkonjunktivalen Blutungen werden auch als „Dengue-Facies" bezeichnet. Petechien und hämorrhagische Manifestationen werden gewöhnlich kurz vor oder mit der Entfieberung beobachtet, bei biphasischem Fieberverlauf ein bis zwei Tage nach dem ersten Fieberabfall.

Diagnose

Die wichtigsten diagnostischen Kriterien für ein Dengue-Fieber lassen sich wie folgt zusammenfassen:

- anhaltendes Fieber,
- wenige Tage zurückliegender Aufenthalt in einem Endemiegebiet,
- positiver Rumpel-Leede-Test oder Petechien (nicht obligat),
- Leukopenie, Thrombozytopenie (nicht obligat),
- ansteigender Dengue-Antikörpertiter oder positiver Dengue-IgM-Antikörpernachweis.

Bei Dengue-Hämorrhagischem-Fieber (DHF):

- Thrombozytopenie (< 100 000 Thrombozyten/µl),
- Anstieg des Hämatokritwertes um mindestens 20 % (oder Abfall um mindestens 20 % unter Infusionstherapie),
- spontane Blutungen und/oder Petechien.

Nur in Ausnahmefällen wird für die spezifische Diagnose die Möglichkeit zum Virusnachweis mittels Kultur (nur wenige Tage nach Krankheitsbeginn) oder PCR bestehen. Die Interpretation einer Antikörperbestimmung mittels HHI, ELISA oder Dipstick kann durch Kreuzreaktionen mit anderen Flavivirusantikörpern erschwert sein. Virusspezifisches IgM tritt meist erst 5 Tage nach Krankheitsbeginn auf (siehe auch Kasuistik).

Differenzialdiagnose

Die Problematik der Diagnostik soll anhand von zwei Kasuistiken mit Fieber unklarer Genese dargestellt werden.

Kasuistik 1. Eine junge, vorher nicht exponierte Europäerin erkrankt noch während des Heimflugs von einem Thailandurlaub mit Fieber, Kopf- und Gliederschmerzen. Im weiteren Verlauf treten Abgeschlagenheit, trockener Husten, einmalig Erbrechen und dünnflüssiger Stuhl auf. Kopfschmerzen im Stirnbereich und besonders bei Blickwendung.

Bei Aufnahme im Krankenhaus des Heimatorts am Abend des 4. Krankheitstages Fieberfreiheit, jedoch in der Nacht Anstieg der Temperatur auf 40,5 °C.

Die wesentlichen Beschwerden und Befunde am 5. Krankheitstag:

- Fieber seit 5 Tagen mit Allgemeinsymptomen,
- leichte Lidschwellungen,
- Leukopenie mit 1800/µl,
- Thrombozytopenie mit 65 000/µl,
- LDH 334 U/L,
- GOT 30 U/L,
- Malariadiagnostik negativ,
- Dengue-Serologie negativ.

Diagnose: kann nicht gestellt werden.

Am 6. Tag Oberbauchschmerzen, kaffeesatzartiges Erbrechen und Teerstuhl. Am 7. Krankheitstag Petechien an beiden Unterschenkeln, die sich in den nächsten Tagen auf Rumpf und Arme ausdehnen. Auftreten von subkonjunktivalen Blutungen. Dengue-Antikörpertiter am 13. Krankheitstag im HHI: Titer höher als 1:320.

Diagnose: Dengue-Fieber mit hämorrhagischer Manifestation.

Trotz der initial negativen Dengue-Serologie wurde auf Grund der Reiseanamnese und der sich entwickelnden hämorrhagischen Manifestationen ein DHF angenommen und supportiv mit Infusionen, 20 %igem Humanalbumin und wegen des Hb-Abfalls auf 7,8 g/dl mit einem Erythrozytenkonzentrat behandelt. Die Patientin entwickelte keine Schocksymptomatik und konnte am 16. Tag nach Beginn der Erkrankung wieder aus der stationären Behandlung entlassen werden.

Kasuistik 2. Eine junge Europäerin, in Jakarta/Indonesien lebend, klagt nach einem Tauchgang über Unwohlsein und Gliederbeschwerden. Trotzdem entschließt sie sich an diesem Wochenende noch zu einem weiteren Tauchgang! Die Beschwerden nehmen über die nächsten zwei Tage zu mit Auftreten von Fieber und Kopfschmerzen. Am 4. Krankheitstag sucht sie einen Arzt in Jakarta auf.

Die wesentlichen Beschwerden und Befunde am 4. Krankheitstag:

- Kopf- und Gliederschmerzen seit 4 Tagen, Fieber seit 2 Tagen,
- Leukopenie mit 3000/µl,
- Thrombozytopenie mit 30 000/µl,
- Malariadiagnostik negativ,
- Aufenthalt in einem Dengue-Fieber-endemischen Gebiet (Jakarta).

Diagnose: Verdacht auf Dengue-Fieber.

Die Patientin wird stationär in einem Krankenhaus Jakartas aufgenommen und symptomatisch behandelt. Temperaturen von 39–40 °C, Kopf- und Gliederbeschwerden, ausgeprägte Abgeschlagenheit und Schwäche bestehen fort. Tägliche Kontrollen des Differenzialblutbildes und Thrombozytenzählung. Am 6. Krankheitstag berichtet die Patientin über schwarzen Stuhlgang. Am 7. Krankheitstag wird vom Labor im Differenzialblutbild **Plasmodium falciparum** entdeckt.

Neue Diagnose: Malaria tropica.

Die erneute Durchsicht der täglichen Differenzialblutbilder zeigte bereits am Tag nach der stationären Aufnahme eindeutig Malariaparasiten, die vom Laborpersonal zwei Tage lang übersehen wurden. Auf der Laboranforderung war jedoch nicht mehr nach Malaria gefragt worden. Entsprechend der Reiseanamnese hatte sich die Patientin zwei Wochen vor Erkrankungsbeginn an der Südküste Westjavas, einem Gebiet mit niedriger Malariaübertragung, aufgehalten. Andere Besuche in Malariagebieten lagen bereits mehr als ein halbes Jahr zurück. Jakarta selbst ist malariafrei.

Die vom behandelnden Arzt angeordnete Malariatherapie erhielt die Patientin erst am folgenden Morgen (8. Krankheitstag). Wegen zunehmendem Ikterus, Anämie und Dyspnoe erfolgte am gleichen Tag die Verlegung nach Singapur. Dort war am folgenden Tag eine Intubation und Beatmung wegen ARDS (adult respiratory distress syndrome) erforderlich. Nach einem zwei Tage anhaltenden sehr kritischen Zustand und insgesamt einwöchiger Beatmung erholte sich die Patientin allmählich. Eine mehrwöchige Rekonvaleszenz schloss sich an.

Aus den beiden genannten Beispielen ergeben sich folgende Schlussfolgerungen:

- Dengue-Fieber und Malaria lassen sich zu Beginn klinisch nicht mit Sicherheit unterscheiden.
- Leukopenien und Thrombozytopenien können bei beiden Erkrankungen sehr ausgeprägt sein.
- Eine einmalige Untersuchung auf Malaria reicht zum Ausschluss dieser Krankheit nicht aus.
- Antikörperbestimmungen fallen in der Frühphase einer Erkrankung nicht selten negativ aus.
- Bei anfangs negativer Serologie und weiterbestehendem Verdacht sollte die Antikörperbestimmung nach 10–14 Tagen wiederholt werden.
- Die Reiseanamnese darf trotz naheliegender Verdachtsdiagnose nicht vernachlässigt werden.
- Andere Erkrankungen müssen mit ausreichender Sicherheit ausgeschlossen werden.

Bei Dengue-Fieber werden auch enzephalitische Verläufe beobachtet, so dass die Abgrenzung zu Enzephalitiden anderer Genese, wie z. B. einer Japanischen Enzephalitis, initial Schwierigkeiten bereiten kann.

Leuko- und Thrombopenie treten auch beim Typhus/Paratyphus auf.

Bei entsprechender Reiseanamnese (Buschwanderung) kommt in Südostasien differenzialdiagnostisch auch ein Milben-Fleckfieber (Scrub-Typhus, Tsutsugamushi-Fieber) in Betracht.

Auch das **Chikungunya**-Fieber, eine weitere Arbovirus-Infektion, kann mit **hämorrhagischen Manifestationen** einhergehen. Das Virus wurde für Dengue-ähnliche Epidemien auf den Philippinen, in Thailand, Kambodscha, Vietnam, Indien, Myanmar und Sri Lanka verantwortlich gemacht. Möglicherweise wird es nicht selten als Dengue-Fieber verkannt.

Therapie des Dengue-Fiebers:

- keine kausale Therapie möglich,
- Bettruhe,
- Fiebersenkung, allerdings keine Acetylsalicylsäure (ASS) verabreichen,

☞

- ❏ Volumensubstitution mit Elektrolytlösungen, Humanalbumin, Plasmaexpandern,
- ❏ Bluttransfusion, wenn indiziert.

Bis heute existiert keine kausale Behandlung des Dengue-Fiebers. Die Maßnahmen beschränken sich daher auf eine **symptomatische** und **supportive** Therapie. Das klassische Dengue-Fieber, sofern es als solches überhaupt erkannt wird, zeigt in der Regel einen unproblematischen Heilungsverlauf. Bettruhe und Verabreichung von Paracetamol zur Fiebersenkung sowie die Linderung von Kopf- und Gliederschmerzen sind die wichtigsten Maßnahmen. Acetylsalicylsäure (ASS) sollte nicht gegeben werden, um durch die Thrombozytenaggregationshemmung eine potentielle Blutungsneigung nicht zu verstärken.

Trotz eines scheinbar milden Verlaufs muss der Patient ausreichend überwacht werden, um erste Anzeichen eines DHF oder DSS nicht zu übersehen und rechtzeitig die supportive Behandlung einzuleiten. Auf Grund eines fehlenden eindeutigen Nutzens haben der Einsatz von Heparin und Kortikosteroiden keinen Eingang in die Behandlungsleitlinien für DHF/DSS gefunden.

Vorbeugung

Die wichtigste Vorbeugung besteht im Schutz vor Mückenstichen mit Repellenzien und geeigneter Schutzkleidung.

Europäer, die in Dengue-Fieber-endemischen Gebieten leben, müssen ihren Wohnbereich und den eventuell vorhandenen Garten frei von Gegenständen halten, die den Aedes-Moskitos als Brutplätze dienen könnten. Zierbecken sollten mit larvenfressenden Fischen besetzt sein oder regelmäßig mit Insektiziden behandelt werden. Ein Impfstoff befindet sich in der Entwicklung.

Dengue-Fieber bei europäischen Reisenden?

Erst seit wenigen Jahren werden in Europa Dengue-Erkrankungen systematisch erfasst. Im Jahr 2002 wurden in Deutschland 218 dieser seit 2001 meldepflichtigen Erkrankungen registriert. Am häufigsten werden die Infektionen in Südostasien (dort vor allem bei Thailandaufenthalten im 2. und 3. Jahresquartal sowie in Indonesien), in Indien und Brasilien erworben. Das Risiko, an Dengue-Fieber zu erkranken, wurde für Reisende in endemischen Gebieten auf etwa 1:1000 geschätzt. Eine vermutlich nicht geringe Anzahl von Dengue-Erkrankungen wird aufgrund eines milden Verlaufs, wegen unterlassener Arztbesuche, einer möglichen Fehldiagnose als „Grippe" oder dem Verzicht auf eine kostenaufwendige serologische Abklärung nicht entdeckt. Untersuchungen an Tropenrückkehrern haben erkennen lassen, dass Europäer erheblich häufiger eine Dengue-Infektion erleiden, als ursprünglich angenommen. Dies gilt insbesondere für Personen, die sich, meist aus beruflichen Gründen, länger in endemischen Gebieten aufhalten. Hier liegt das Risiko wohl im Prozentbereich. Zwar wurden zahlreiche Fallberichte über hämorrhagische Dengue-Manifestationen bei Reisenden veröffentlicht, insgesamt sind sie jedoch selten.

Weiterführende Literatur

Jelinek, T.: Dengue Fever in International Travelers. Clin Inf Dis 31 (2000) 144–147.

Krippner R., G. Hanisch, H. Kretschmer: Denguefieber mit hämorrhagischen Manifestationen nach Thailandaufenthalt. Dtsch Med Wochenschr 115 (1990) 858–862.

Krippner, R., G. von Laer: First Confirmed Dengue-1 Fever Cases Reported from Cameroon. J Travel Med 9 (2002) 273–274.

Rigau-Perez, J.G., G.G. Clark, D.J. Gubler, P. Reiter, E.J. Sanders, A.V. Vorndam: Dengue and dengue haemorrhagic fever. Lancet 352 (1998) 971–977.

Robert-Koch-Institut: Epidemiologisches Bulletin 49 (2003) 408–409.
Wichmann, O., T. Jelinek: Surveillance of imported dengue infections in Europe. Eurosurveillance Weekly 7/32 (2003).
World Health Organization: Dengue haemorrhagic fever: diagnosis, treatment and control. 2nd ed. WHO, Genf 1997.
World Health Organization: Dengue/dengue haemorrhagic fever. Wkly Epidem Red 75 (2000) 193–200.

4.12 Wurmkrankheiten

4.12.1 Schistosomiasis (Bilharziose)

GOTTFRIED KUSCH

Die Schistosomiasis umfasst Krankheitsbilder, die durch Infektion mit im Süßwasser lebenden **Trematodenlarven der Gattung Schistosoma** bedingt sind. Leichte Infektionen sind häufig asymptomatisch.

Vom Süßwasserkontakt zum Eigranulom

Spätestens wenn eine hyperergische Reaktion mit Fieber und Bluteosinophilie, eine Hämaturie, Miktionsbeschwerden oder intestinale Beschwerden Wochen bis Monate nach einer Reise in tropische oder subtropische Gebiete Anlass zur weiteren Abklärung geben, muss bei der Reiseanamnese auch die Frage nach einem Süßwasserkontakt gestellt werden. Immerhin besteht in 74 Ländern die Möglichkeit, durch solch eine Exposition mit Trematoden der Gattung Schistosoma infiziert zu werden (Abb. 4-18 und 4-19, Tab. 4-15).

Die Invasion der nur 0,5 mm großen Zerkarienlarven durch die intakte Haut oder Schleimhaut kann innerhalb von 24 Stunden zu einer juckenden Dermatitis führen, so dass wegen des zeitlichen Zusammenhangs mit dem Baden in einem Fluss oder See von den Reisenden ein ursächlicher Zusammenhang zwischen der Dermatitis und dem Badeereignis vermutet wird. Auf eine spontane Mitteilung wartet man als Arzt jedoch vergebens, da die Dermatitis nur kurz andauert und bei der ärztlichen Untersuchung Wochen bis Monate nach der Reise in der Regel vergessen ist. Man muss deshalb ganz gezielt nach Süßwasserkontakten fragen und bei möglicher Infektion mit Schistosomenlarven (Abb. 4-20) eine tropenmedizinische Untersuchung veranlassen. Entscheidend ist es, an die Infektionsmöglichkeit zu denken!

Nachdem es zu einer Infektion des Menschen durch die Zerkarienlarven gekommen ist – in der Trockenzeit kann die Larvenkonzentration und damit die Infektionsdosis in einem Gewässer sehr hoch sein –, gelangen diese über den Blutkreislauf in die Lunge und in die Leber. In diesen Organen erfolgen Wachstum und Reifung der Larven, in der Leber auch die Paarung der getrenntgeschlechtlichen Würmer.

Die Pärchen von 10–20 mm Länge gelangen in den Venenplexus der Harnblase (Schistosoma haematobium) oder in die der Mesenterialvenen (Schistosoma mansoni, Schistosoma japonicum, Schistosoma mekongi und Schistosoma intercalatum), wo es zur Eiablage kommt. Die 100–200 µm großen Eier (s. Farbtafel Abb. IV.4-21) können im Gewebe liegen bleiben, wo sie eine granulomatöse, immunologische Reaktion (s. Farbtafel Abb. IV.4-22) induzieren, oder mit Stuhl bzw. Urin ausgeschieden werden. Auf dem Nachweis dieser Eier im Stuhl oder Urin beruht die

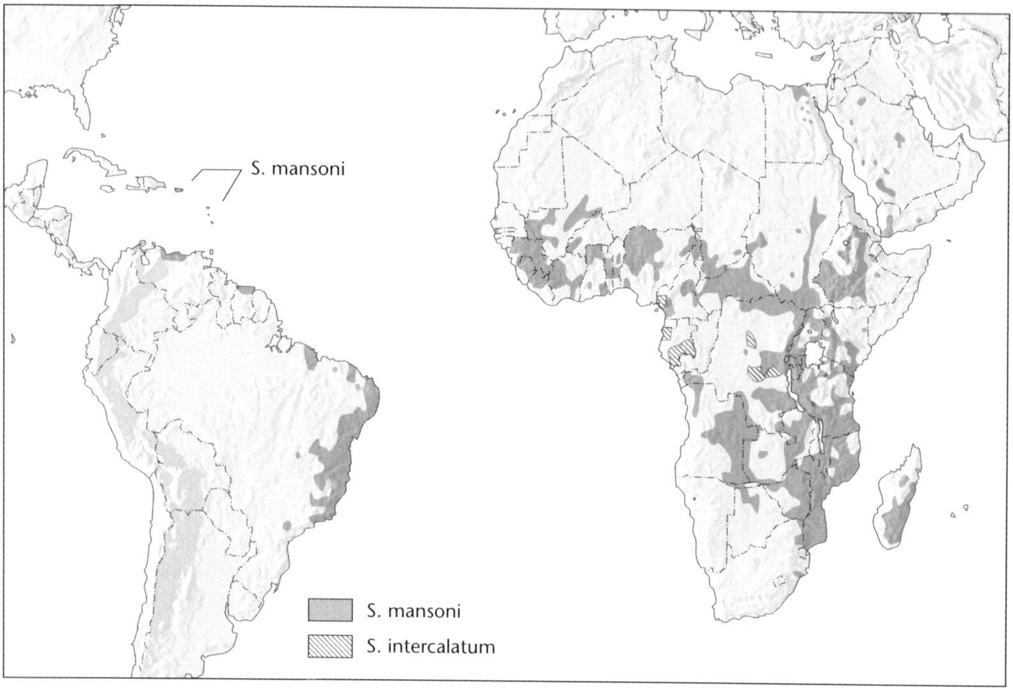

Abbildung 4-18. Vorkommen von Schistosoma mansoni und Schistosoma intercalatum.

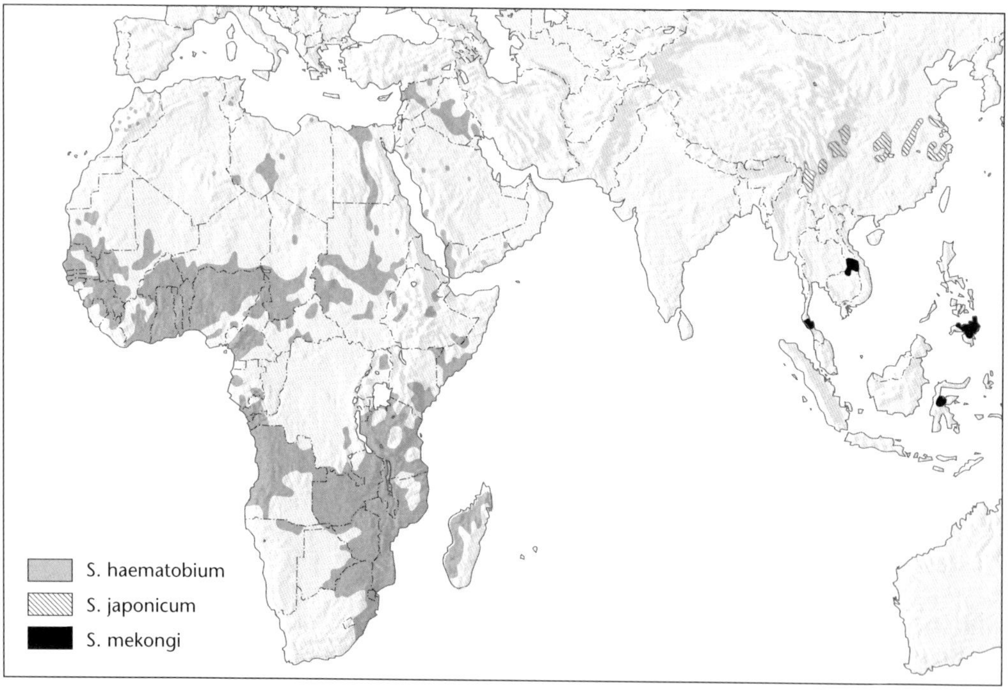

Abbildung 4-19. Vorkommen von Schistosoma haematobium, Schistosoma japonicum und Schistosoma mekongi.

Tabelle 4-15. Vorkommen der wichtigsten Schistosomen-Arten.

Erdteil/ Land	Schistosoma mansoni	Schistosoma haematobium
Afrika		
Ägypten	+	+
Äquatorial-guinea	Schistosoma intercalatum	
Äthiopien	+	+
Algerien		+
Angola	+	+
Benin	+	+
Botswana	+	+
Bukina Faso	+	+
Burundi	+	
Elfenbein-küste	+	+
Gabun	+ Schistosoma intercalatum	+
Gambia	+	+
Ghana	+	+
Guinea	+	+
Guinea-Bissau	+	+
Kamerun	+ Schistosoma intercalatum	+
Kenia	+	+
Kongo Brazzaville	+	+
Kongo, Demo-kratische Republik	+ Schistosoma intercalatum	+
Liberia	+	+
Libyen	+	+
Madagaskar	+	+
Malawi	+	+
Mali	+	+
Marokko		+
Mauretanien		+
Mauritius		+
Mosambik	+	+
Namibia	+	+
Niger	+	+
Nigeria	+	+
Ruanda	+	
Sambia	+	+
São Tomé und Principe	+ Schistosoma intercalatum	+
Senegal	+	+
Sierra Leone	+	+
Simbabwe	+	+
Somalia	+	+
Sudan	+	+
Südafrika	+	+
Swasiland	+	+
Tansania	+	+
Togo	+	+
Tschad	+	+
Uganda	+	+
Zentral-afrikanische Republik	+	+
Amerika		
Antigua	+	
Brasilien	+	
Domini-kanische Republik	+	
Guadeloupe	+	
Martinique	+	
Puerto Rico	+	
St. Lucia	+	
Surinam	+	
Venezuela	+	
Asien		
China	Schistosoma japonicum	
Indonesien	Schistosoma japonicum	
Iran		+
Irak		+
Jordanien		+
Kambodscha	Schistosoma mekongi	
Laos	Schistosoma mekongi	
Libanon		+
Malaysia	Schistosoma malayenis	
Oman	+	+
Philippinen	Schistosoma japonicum	
Saudi-Arabien	+	+
Syrien		+
Thailand	Schistosoma japonicum	
Yemen	+	+
Europa		
Türkei		+

parasitologische Diagnose. Nur etwa 50% der produzierten Eier werden ausgeschieden. Die Krankheitserscheinungen von Seiten des Darmes oder/und Urogenitaltraktes sind Folge der Ei-Granulome. Es ist verständlich, dass häufige Infektionen zu einer größeren Wurm- und damit Eilast mit entsprechenden Gewebsveränderungen führen: Pro Weibchen werden 400–3500 Eier pro Tag bei einer Lebensdauer im Menschen von 3–35 Jahren ausgeschieden. Auch bei einmaligem Süßwasserkontakt kann die klinische Symptomatik erheblich sein (s. Abschnitt **Kasuistik**).

Voraussetzung zur Aufrechterhaltung der Infektionskette sind außer der Produktion von vermehrungsfähigen Eiern, die mit dem Urin oder Stuhl in das Süßwasser gelangen, das Vorhandensein aquatisch lebender Lungen- oder Kiemenschnecken als Zwischenwirte. In ihnen erfolgt eine massenhafte ungeschlechtliche Vermehrung der neuen Larvengeneration mit Ausbildung der den Menschen infizierenden Zerkarienlarve. Ohne diese Zwischenwirte gibt es keine Schistosomiasis!

Schistosomiasis – die bedeutsamste tropentypische Wurmerkrankung

Nach Angaben der WHO (2002) sind 200 Millionen Menschen mit Schistosomen infiziert, weitere 600 Millionen Menschen leben in Gebieten, in denen Infektionsgefahr besteht. Von den Infizierten sind 120 Millionen Menschen erkrankt, davon 20 Millionen schwer. Die höchste Infektionsprävalenz findet sich bei Kindern bis zum 15. Lebensjahr, sie kann jedoch auch in den anderen Altersklassen bis zu 100% ausmachen.

Die meisten Menschen (100 Millionen) sind mit Schistosoma mansoni infiziert, etwa 90 Millionen mit Schistosoma haematobium und 5 Millionen mit Schistosoma japonicum. Doppelinfektionen von Schistosoma haematobium und Schistosoma mansoni sind in Afrika nicht selten. 85% der infizierten und infektionsgefährdeten Menschen leben in Afrika südlich der Sahara. Zum Vorkommen der Schistosomiasis siehe Abbildungen 4-18 und 4-19 sowie Tabelle 4-15.

Reisende werden vergleichsweise selten mit Schistosomen infiziert. Viele Infizierte sind asymptomatisch. Trotzdem stellt die Schistosomiasis auch für Reisende eine wichtige tropentypische Wurminfektion dar, die im Gegensatz zu vielen anderen Wurmerkrankungen in jedem Fall behandelt werden sollte. Symptome von Seiten des Harntraktes sind frühestens drei Monate, von Seiten des Intestinaltraktes frühestens vier Wochen nach Infektion zu erwarten.

Von den wenigstens 19 Schistosomenarten haben fünf eine wesentliche humanpathogene Bedeutung:

- Schistosoma mansoni,
- Schistosoma haematobium,
- Schistosoma japonicum,
- Schistosoma intercalatum,
- Schistosoma mekongi.

Es gibt zoonotische Arten, durch die der Mensch infiziert werden kann, die aber außer einer Zerkariendermatitis keine Krankheitserscheinungen verursachen, da die Entwicklung im Menschen zu adulten Würmern unterbleibt. Während der Mensch bei Schistosoma mansoni, Schistosoma haematobium und Schistosoma intercalatum das einzige bedeutsame Reservoir darstellt, sind bei Schistosoma japonicum außer dem Menschen noch viele Säugetiere (Rinder, Wasserbüffel, Hunde, Schweine, Ziegen und andere) als Endwirte und Eiausscheider bekannt. Bei Schistosoma mekongi sind nicht selten Hunde infiziert.

In deutschen tropenmedizinischen Ambulanzen überwiegt die Zahl der Infektionen mit Schistosoma mansoni und Schistosoma haematobium, die weitaus meisten Patienten haben sich in Afrika infiziert.

> Die Schistosomiasis ist die wichtigste humanpathogene Wurminfektion der Tropen und Subtropen. Das Auftreten der Schistosomiasis ist an bestimmte ökologische Bedingungen (Süßwasser, Zwischenwirte) und an ein bestimmtes Verhalten der Endwirte (Mensch und gege- ☞

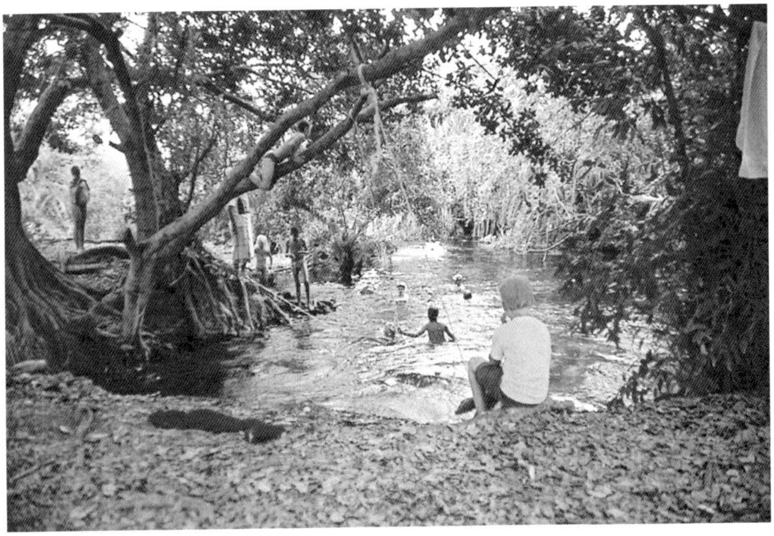

Abbildung 4-20. Auch wenn die Badegelegenheit noch so einladend ist – wie bei diesem Pool in der Massai-Steppe Nordtansanias –, sollte die Gefahr einer Bilharzioseinfektion nicht vergessen werden.

benenfalls auch Säugetiere) gebunden. Neuinfektionen entstehen durch verschiedene Arten des Wasserkontaktes (Waschen, Baden, Durchwaten, Trinken). Besonders gefährdet sind Menschen, die in verseuchten Gebieten ihre tägliche Arbeit verrichten müssen, z. B. Reisbauern.

Krankheitsbilder

Zerkariendermatitis

Als Reaktion auf absterbende, in die Haut eingedrungene Zerkarienlarven kann es gelegentlich innerhalb von 24 Stunden nach Infektion zu einem juckenden, erythematösen, makulösen oder papulösen Exanthem kommen, das nach wenigen Tagen wieder abklingt.

Katayama-Fieber

Ein typhoides Fieber mit hoher Bluteosinophilie und eventuellen urtikariellen Hauterscheinungen zwei bis acht Wochen nach Süßwasserkontakt, gegebenenfalls mit Hepatosplenomegalie und/oder generalisierter Lymphknotenschwellung muss an ein Katayama-Fieber denken lassen. Dabei handelt es sich um eine systemische Erkrankung mit einer Immunkomplexbildung durch die im Körper heranreifenden Schistosomen. Das Fieber klingt nach Tagen bis Wochen spontan ab und führt häufig zu differenzialdiagnostischen Problemen und mehrgleisigen therapeutischen Strategien (s. Abschnitt Kasuistik). Schwere Verläufe kommen vor. Kopf-, Nacken- und Gliederschmerzen, gastrointestinale Symptome und Husten können zusätzlich auftreten.

Urogenitale Schistosomiasis

Die urogenitale Schistosomiasis wird durch Infektionen mit **Schistosoma haematobium** hervorgerufen (s. Farbtafel Abb. IV. 4-21). Klinische Leitsymptome sind (terminale) Hämaturie, Dysurie und Pollakisurie. Makroskopisch finden sich hyperämische Schleimhautbezirke, Papillome und Geschwüre, insbesondere am Trigonum der Blase. Sekundäre Veränderungen sind eine Verdickung der Blasenwand, Blasenwandverkalkungen, Strikturen der Ureteren, Hydroureter, Hydronephrose, Pyelonephritis und – in manchen Endemiegebieten gehäuft – das Blasenkarzinom. Granulome finden sich auch an Vulva, Vagina, Cervix uteri sowie sehr selten im Corpus uteri und in den Ovarien. Auch Samenblase, Prostata, Hoden und Nebenhoden können befallen sein.

Intestinale Schistosomiasis

Eine intestinale Schistosomiasis wird durch Infektionen mit **Schistosoma mansoni, Schistosoma japonicum, Schistosoma intercalatum** und **Schistosoma mekongi** hervorgerufen, gelegentlich auch durch **Schistosoma haematobium.** Stuhlunregelmäßigkeiten, kolikartige Bauchschmerzen und Durchfälle, zum Teil blutig-schleimig, sind die Leitsymptome. Makroskopisch finden sich im Dickdarm ähnliche Veränderungen wie bei der urogenitalen Schistosomiasis in der Blase: hyperämische Schleimhautbezirke, Papillome und Geschwüre (s. Farbtafel Abb. IV, 4-22). Dünndarmbefall ist möglich (s. Abschnitt Kasuistik). Am stärksten betroffen sind das Rektosigmoid und das distale Kolon. Sekundärsymptome treten durch Blut- und Eiweißverlust auf. Ileus, Invagination und Rektumprolaps sind seltene Komplikationen. Eine Hepatosplenomegalie kann frühzeitig im Verlauf der Infektion auftreten.

Chronische hepatolienale Schistosomiasis

Die Vergrößerung von Leber und Milz bei gleichzeitiger portaler Hypertension ist Kennzeichen der chronischen hepatolienalen Schistosomiasis, die in Endemiegebieten bei bis zu 10% der Infizierten beobachtet wird, in der hiesigen Reisemedizin jedoch allenfalls bei Migranten eine Rolle spielt. Die Symptome entstehen durch periportale Leberfibrose mit folgender portaler Hypertension nach mehreren Jahren wiederholter Infektionen und Granulombildung. Müdigkeit, Schwäche, Aszites, Ödeme, Panzytopenie, Kollateralkreisläufe, Blutungen aus Ösophagusvarizen, Koma, Begleit- und Sekundärinfektionen (Salmonellosen, Hepatitis B und C) sind die Folgen dieser chronischen Krankheit.

Ektope Schistosomiasis

Eine ektope Schistosomiasis entsteht durch aberrante **Eier** und/oder **adulte Würmer.** Die wichtigsten Lokalisationen sind das ZNS (Symptome: epileptische Anfälle, motorische und sensible Ausfälle, Halbseiten- oder Querschnittssymptomatik, Blasen- und Mastdarmlähmung, Schmerzen) und die Lunge (pulmonale Hypertonie und Cor pulmonale).

Eine **Immunkomplex-Glomerulonephritis** muss an eine Infektion mit Schistosoma mansoni denken lassen.

> An eine Infektion mit Schistosomen muss immer dann gedacht werden, wenn in entsprechenden Endemiegebieten ein Süßwasserkontakt mit Haut oder Schleimhäuten stattgefunden hat und Wochen bis Monate später eine hyperergische Reaktion mit Fieber und Bluteosinophilie, eine Hämaturie und Miktions- oder gastrointestinale Beschwerden auftreten. Auch bei anderen ungeklärten Symptomen, insbesondere des ZNS, muss wegen der Möglichkeit des ektopen Befalls eine Schistosomiasis in die differenzialdiagnostischen Überlegungen einbezogen werden. In der Regel wird die Konsultation eines Tropenmediziners erforderlich sein.

Diagnostik

Direkte Verfahren

Die definitive Diagnose einer Schistosomiasis beruht auf dem **Ei-Nachweis**. Eier werden bei der urogenitalen Schistosomiasis im Urin oder in der Schleimhautbiopsie der Blase, bei der intestinalen Schistosomiasis im Stuhl oder in der Schleimhautbiopsie des Rektums nachgewiesen. Eier im Urin (Infektion mit Schistosoma haematobium) werden in der Regel frühestens nach drei Monaten, im Stuhl (Infektionen mit Schistosoma mansoni, Schistosoma japonicum, Schistosoma intercalatum, Schistosoma mekongi) frühestens nach vier bis sechs Wochen ausgeschieden. Die bioptischen Verfahren im Rahmen einer Zystoskopie oder Rektoskopie sind nur notwendig, wenn der Ei-Nachweis im Urin bzw. Stuhl auch in Anreicherungsverfahren (Sedimentation, Filtration und Zentrifugation von Stuhl in der Anreicherung nach Maldonado und der Merthiolat-Jod-Formaldehyd-Konzentration sowie der Untersuchung von Sammelurin) nicht gelingt und die aus den Eiern einer Stuhlprobe schlüpfenden Mirazidien-Larven im Mirazidien-Schlüpfversuch nicht nachgewiesen werden können.

Biopsate können sofort im ungefärbten und unfixierten Quetschpräparat auf das Vorhandensein von Eiern untersucht werden. Dabei ist es meist auch möglich, Aussagen über die Viabilität von Eiern zu machen. Eine Aussage zur Viabilität ist wichtig im Falle von Untersuchungen nach erfolgter Therapie, da tote Eier im Gewebe liegen bleiben können, obwohl die Therapie effektiv war und keine lebenden Eier mehr produziert werden.

Beim Ei-Nachweis ist zu beachten, dass Doppelinfektionen mit Schistosoma mansoni und Schistosoma haematobium sowie Schistosoma haematobium und Schistosoma intercalatum vorkommen können. Gelegentlich lassen sich Eier von Schistosoma mansoni auch im Harntrakt und von Schistosoma haematobium auch im Darmtrakt nachweisen. Besonders in der Wanderungs- und Reifungsphase der Schistosomen und insbesondere beim Katayama-Syndrom findet sich eine Bluteosinophilie, im chronischen Stadium kann sie fehlen.

Indirekte Verfahren

In der **Immundiagnostik** (ELISA, IFT, IHA, Zerkarienhüllenreaktion) werden Antigene von Zerkarienlarven, adulten Würmern und/oder Eiern verwendet. Sie ist besonders als Screening-Untersuchung wertvoll, wenn im Frühstadium der Infektion noch keine Eier ausgeschieden werden oder ein ektoper Befall, z. B. bei neurologischer Symptomatik, vermutet wird. Abfallende oder nicht mehr nachweisbare Antikörper bei den Folgeuntersuchungen nach Therapie sind neben einem fehlenden Ei-Nachweis ein Kriterium einer parasitologischen Heilung. Als Verlaufsparameter nach Therapie sind serologische Kontrolluntersuchungen wegen des langsamen Antikörperabfalls jedoch erst nach 2 Jahren sinnvoll.

Nachteile der Immundiagnostik sind die fehlende Differenzierbarkeit der Schistosomenarten und Kreuzreaktionen bei Infektion mit zoonotischen Schistosomen und anderen Trematoden. Bei vermuteter Schistosomiasis und (noch) fehlendem Ei-Nachweis sollten serologische Kontrollen alle (2–)4 Wochen bis 3 Monate nach vermutetem Expositionszeitpunkt durchgeführt werden.

Antigen-Nachweise im Blut stehen nur in Speziallaboratorien zur Verfügung.

> Der mikroskopische Nachweis lebender Schistosomeneier oder ein positiver Mirazidien-Schlüpfversuch beweisen das Vorliegen einer behandlungsbedürftigen Schistosomiasis. Serologische Methoden sind als Screening-Untersuchungen wertvoll. Ein positiver serologischer Befund bedarf weiterer tropenmedizinischer Abklärung.

Differenzialdiagnose

Die Vielfältigkeit der Erscheinungsbilder bedingt eine große Anzahl von Differenzialdiagnosen, wobei die **Zerkariendermatitis** nach Rückkehr aus einem Schistosomiasis-Endemiegebiet in der Regel bereits abgeklungen ist und deshalb nicht zur Konsultation eines Arztes führt. Die Symptome der **urogenitalen Schistosomiasis** lassen vorrangig an Nieren- oder Harnleitersteine, Malignome und Infektionen, vor allem an die Tuberkulose, denken. Bei der **intestinalen Schistosomiasis** werden vorrangig andere virale, bakterielle und parasitäre Ursachen einer Enteritis, einschließlich der Amöbiasis und der Tuberkulose sowie Malignome und chronisch-entzündliche Darmerkrankungen in die differenzialdiagnostischen Überlegungen einbezogen werden müssen. Am umfangreichsten ist die Differenzialdiagnose eines **Katayama-Syndroms**, bei dem man wegen des **Fiebers und einer Eosinophilie** auch an eine Trichinose, Leberegelinfektion im akuten Stadium, die viszerale Larva migrans und die tropische Eosinophilie bei (okkulter) Filariose denken sollte. Bei **Fieber und Hepatosplenomegalie** kommen weitere infektiöse Ursachen in Frage, vor allem ein

Typhus abdominalis, eine Brucellose, Endokarditis, Tuberkulose, Mononukleose, Zytomegalie, virale Hepatitis, Malaria, viszerale Leishmaniose, Trypanosomiasis, Toxoplasmose und eine Amöbiasis.

Wenn (bei Migranten) eine **hepatolienale Schistosomiasis ohne Fieber** vermutet wird, sollte die Diagnostik auch postinfektiöse Zustände, das tropische Splenomegalie-Syndrom, eine Echinokokkose, chronisch-hämolytische Anämien, lympho- und myeloproliferative sowie lymphoretikuläre Erkrankungen, Kollagenosen, Speicher- und Stoffwechselkrankheiten, eine Amyloidose, Sarkoidose, Herzinsuffizienz und Pericarditis constrictiva sowie Gefäßprozesse (Pfortaderthrombose, Budd-Chiari-Syndrom, veno-occlusive disease) berücksichtigen. Eine **ektope Schistosomiasis** erweitert die Differenzialdiagnose auf das neurologische, gynäkologische und dermatologische Fachgebiet.

Die umfangreiche Differenzialdiagnose bei Schistosomiasis macht in der Regel eine stationäre Diagnostik notwendig. Dies gilt besonders dann, wenn der Verdacht auf eine zusätzlich zur Schistosomiasis vorliegende Grunderkrankung infektiöser oder nicht-infektiöser Art vorliegt.

Therapie

So komplex Biologie, Klinik und Differenzialdiagnose der Schistosomiasis auch sind, so einfach ist die antiparasitäre Therapie der nachgewiesenen Infektion:

Bei Infektionen mit Schistosoma haematobium, Schistosoma mansoni und Schistosoma intercalatum erfolgt die Therapie mit Praziquantel 40 mg/kg Körpergewicht pro Tag über drei Tage. Die Dreitagestherapie ist wahrscheinlich der von der WHO empfohlenen Eintagestherapie bezüglich Heilungsraten überlegen. Angesichts fehlender Hinweise auf vermehrte Nebenwirkungen (s.u.) einer dreitägigen Therapie sollte die längere Therapiedauer gewählt werden. Bei Infektionen mit Schistosoma aponicum und Schistosoma mekongi werden 60 mg/ kg Körpergewicht Praziquantel für drei Tage empfohlen, wobei die Tagesdosis in 2 Dosen von je 30 mg/kg Körpergewicht im Abstand von 4–6 Stunden eingenommen werden sollte.

Praziquantel tötet die adulten Würmer, so dass es zu keiner weiteren Eiproduktion und damit Organschädigung kommt. Je nach Untersuchungsmethode (nur Ei-Nachweis im Stuhl und Urin oder zusätzlich auch in Biopsien, Antikörper- oder Antigen-Nachweis) werden mit dieser Therapie parasitologische Heilungsraten von 60–100% berichtet. Sollte bei einer Nachuntersuchung nach drei bis sechs Monaten festgestellt werden, dass weiterhin viable Eier produziert werden, empfiehlt sich die Wiederholung der Therapie. Bei **Schwangeren** sollte die Therapie bis nach der Entbindung aufgeschoben werden; das Stillen sollte für die Zeit der Therapie (drei Tage) unterbrochen werden. Die Verträglichkeit von Praziquantel ist ausgezeichnet. **Nebenwirkungen** (Schwindel, Übelkeit, Erbrechen, Kopfschmerzen, Benommenheit, Fieber, gastrointestinale Beschwerden, urtikarielle Hautreaktionen) treten äußerst selten auf, bei **Kindern** häufiger als bei Erwachsenen.

Ein Katayama-Fieber wird symptomatisch behandelt, da in diesem Stadium eine Therapie mit Praziquantel nicht oder nur teilweise wirksam ist. Bei schweren Verläufen kann eine **Steroidmedikation** erforderlich sein.

Die Therapie aller Formen der urogenitalen, intestinalen, chronischen hepatolienalen und ektopen Schistosomiasis erfolgt mit Praziquantel. Alternativ kann nach mehrfacher erfolgloser Anwendung von Praziquantel Metrifonat für die Therapie der Schistosoma haematobium- und Oxamniquine für die Therapie der Schistosoma-mansoni-Infektion angewendet werden. Die Therapie des Katayama-Fiebers erfolgt symptomatisch.

Vorbeugung

Durch Meiden von Wasserkontakt mit Haut und Schleimhäuten in endemischen Gebieten und durch Filtern von Trinkwasser kann eine Infektion durch Zerkarienlarven sicher vermieden werden. Die Applikation von 7,5% N,N-Diethyl-m-Toluamid (DEET) – Inhaltsstoff in Insekten-Repellentien – verhindert die Zerkarien-Invasion durch die Haut. Da die Larven innerhalb von drei Tagen nach Verlassen des Zwischenwirtes (Schnecke) absterben, wenn sie keinen Endwirt gefunden haben, stellt Wasser aus Vorratsbehältern nach dieser Zeit hinsichtlich einer Schistosomiasis keine Gefährdung mehr dar. Es gibt Hinweise für eine gute Wirksamkeit von Artesunate in der prophylaktischen Anwendung nach erfolgter Exposition.

Vorbeugung für die einheimische Bevölkerung umfasst im Rahmen eines Gesundheitserziehungsprogrammes die Bereitstellung sicheren Brauch- und Trinkwassers, sicherer Wasch- und Badeplätze, den Bau von Latrinen sowie die Chemotherapie von Infizierten und Erkrankten. Diese Maßnahmen können durch Schneckenbekämpfung ergänzt werden. Impfstoffe sind in Entwicklung.

Kasuistik. Eine 29-jährige Individualtouristin auf Madagaskar erkrankt zwei Monate nach Reisebeginn mit Fieber. Wegen Verdachts auf eine vorliegende Malariainfektion erfolgt eine Selbstbehandlung mit Malariamedikamenten. Sechs Wochen später treten erstmals wässrige Durchfälle mit krampfartigen Bauchschmerzen und erneut Fieber auf. Es erfolgt eine Selbstbehandlung mit einem Antibiotikum. Nachdem es zu keiner Besserung kommt, erfolgt die stationäre Aufnahme in der Hauptstadt Antananarivo. Trotz parasitologisch negativer Blutausstriche erhält die Patientin Chinin parenteral, zusätzlich Metronidazol. Wegen Verschlechterung des Zustandes fliegt sie eine Woche später nach Deutschland. Es werden Eier von Schistosoma mansoni im Stuhl gefunden, koloskopisch ergibt sich eine Panenterokolitis mit Beteiligung des Dünndarms (s. Farbtafel Abb. IV.4-22). Die Patientin erhält Praziquantel und wegen des fortbestehenden typhösen Krankheitsbildes Ciprofloxacin. Außer der Schistosomeninfektion werden jedoch keine weiteren Ursachen der Erkrankung gefunden. Drei Monate nach Krankenhausentlassung erfolgt bei Wohlbefinden der Patientin eine Nachuntersuchung einschließlich Endoskopie, die keinen wesentlichen pathologischen Befund ergibt.

Weiterführende Literatur

Deutsche Tropenmedizinische Gesellschaft: Diagnostik und Therapie der Schistosomiasis, Leitlinie, Stand Dezember 2001.

Kapaun, A.: Labordiagnose der Schistosomiasis (Bilharziose); J Lab Med 28 (2004), 483–490.

Mahmoud, A. A. F.: Schistosomiasis. Imperial College Press, London 2001.

Melhorn, D., H. Eichenlaub, T. Löscher, W. Peters: Diagnostik und Therapie der Parasitosen des Menschen, Fischer, Stuttgart–Jena–New York 1995.

Informationen im Internet

Arbeitsgemeinschaft der Wissenschaftlichen Medizinischen Fachgesellschaften: www.awmf-online.de

Centers for Disease Control and Prevention: www.cdc.gov/ncidad/dpa/parasites/schistosomiasis/default.htm

World Health Organization: www.who.int./wormcontrol/documents/maps/country/en

4.12.2 Filariosen

GUNTHER VON LAER

Die wichtigsten Filariosen des Menschen sind die Onchozerkose, die lymphatischen Filariosen und die Loiasis. Sie werden durch unterschiedliche Nematoden (Fadenwürmer) hervorgerufen, die als erwachsene Parasiten und als Larvenstadien im Menschen leben. Die Dracunculiasis wird wegen einiger Ähnlichkeiten hier mitaufgeführt, obwohl der Erreger streng genommen keine Filarie ist, sondern den Dracunculoideae angehört.

Die Filariosen spielen in der klinischen Reisemedizin eine nur untergeordnete Rolle, können jedoch in Einzelfällen differenzialdiagnostisch bei Rückkehrern aus tropischen Gebieten von Wichtigkeit sein. Nicht immer ist eine Therapie dieser Infektionen indiziert.

Onchozerkose (Onchocerciasis)

Die Onchozerkose („Flussblindheit") ist eine Nematodeninfektion des Menschen durch Onchocerca volvulus.

Die Onchozerkose kommt bei ca. 20 Millionen Menschen in großen Teilen des tropischen Afrikas, im Jemen und in Lateinamerika vor (Abb. 4-23).

Mikrofilarien als Ursache der Krankheitserscheinungen

Der Erreger **Onchocerca volvulus** wird als infektiöse Larve durch den Stich von Simulien auf den Menschen übertragen. Die Reifung zum erwachsenen Männchen oder Weibchen dauert rund zwölf Monate. Subkutan tastbare, fibröse Knoten (Onchozerkome) beim Patienten enthalten dann ein Knäuel erwachsener Würmer beiderlei Geschlechts (s. Farbtafel Abb. IV.4-24). Circa 12–20 Monate nach der Infektion (Präpatenzzeit) werden erste Nachkommen (Mikrofilarien) produziert. Diese schwärmen in der Kutis und Subkutis aus und sind für die klinischen Symptome der Onchozerkose verantwortlich (s. u.). Die Mikrofilarienproduktion eines Wurmes im Menschen endet nach maximal 15 Jahren. Die in O. volvulus lebenden Wolbachien – essenzielle Endosymbionten – tragen zur Fertilität der Filarien und zur Immunpathologie bei.

Die Onchozerkose weist ein weites Spektrum klinischer Symptome an verschiedenen Organen auf und verläuft individuell und geographisch sehr unterschiedlich. Wie alle anderen Filariosen verläuft sie nur selten tödlich. Schwere Spätschäden sind nur bei Bewohnern eines hyperendemischen Gebietes zu erwarten. Dagegen sind Reisende kaum betroffen. Tabelle 4-16 listet die organspezifischen Auffälligkeiten und Krankheitsbilder auf.

Diagnose durch Hautbiopsie

Die Onchozerkome liegen meist tastbar als derbe, frei verschiebliche Knoten an typischer Stelle zwischen Haut und Knochen in der Subkutis (z. B. Os sacrum, Spina ilia-

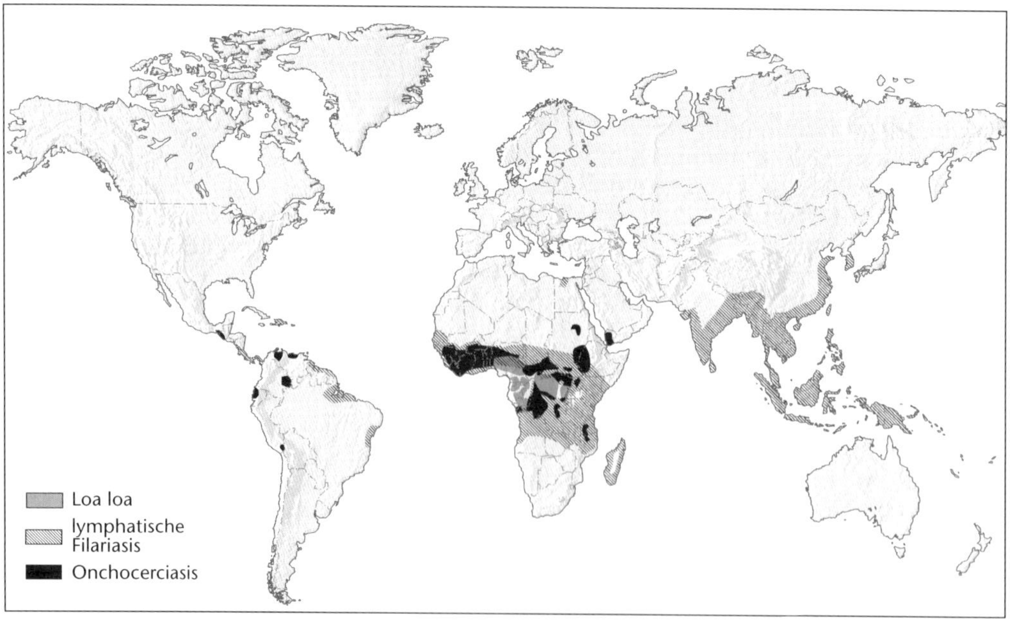

Abbildung 4-23. Gebiete mit Vorkommen von Onchozerkose, lymphatischer Filariose und Loa loa.

ca; in Mittelamerika oft: Kopf, Hals und Schultergürtel). Der direkte mikroskopische **Mikrofilariennachweis** gelingt aus Hautbiopsien („skin snip"), die mehrere hundert Mikrofilarien pro Milligramm Haut enthalten können. Die **serologische Diagnostik** mit filarienspezifischen Antigenen ist unspezifisch und spezialisierten Labors vorbehalten.

Ophthalmologische Untersuchungen sind bei gesicherter Onchozerkose obligat (s. Kap. III.9).

Therapie und Bekämpfung

Die **Nodulektomie** (chirurgische Knotenexstirpation) ist insbesondere bei Onchozerkomen am Kopf sinnvoll, da hier die Mikrofilariendichte in der Nähe der Augen hoch sein kann (Gefahr der Erblindung!), und bei der besonderen Verlaufsform „Sowda" (s. Tab. 4-16 und Farbtafel Abb. IV.4-25), da hierdurch eine schnellere Heilung zu erreichen ist. **Ivermectin** (Mectizan®) und Doxycyclin sind inzwischen die wichtigsten Medikamente zur Therapie, wobei Doxycyclin zur Behandlung der Wolbachien-Infektion über 3 Wochen in einer Dosierung von 100 mg/Tag gegeben werden sollte.

Als Alternative ist weiterhin das mikrofilarizide Diethylcarbamazepin (DEC) im Einsatz, sollte aber wegen seiner Nebenwirkungen möglichst nicht mehr verwendet werden.

Die Onchozerkose ist in einigen Regionen ein häufiger Grund verhütbarer Blindheit. Reisende sind von dieser Erkrankung selten betroffen.

Lymphatische Filariosen

Die Erreger der lymphatischen Filariosen des Menschen sind Wuchereria bancrofti sowie Brugia malayi und Brugia timori. Die erwachsenen Würmer in den Lymphbahnen und Lymphknoten rufen beim Wirt lokale Entzündungsreaktionen hervor.

Tabelle 4-16. Klinische Erscheinungsformen der Onchozerkose.

Organ	Symptome	Krankheitsbilder
Haut	Juckreiz, Flecken, Papeln, Urtikaria; späte Zeichen: Lichenifikation, Pachydermie, „leopard skin", Atrophie, Elastizitätsverlust, „Altershaut"	Onchodermatitis, Onchodermatose (s. Farbtafel Abb. IV.4-26)
Augen	Visus reduziert, unscharfes Sehen, „röhrenförmiges Gesichtsfeld", Sehverlust/Blindheit	Keratitis punctata, laterale/mediale Pannusbildung, Iritis, Iridozyklitis, Retinitis, Optikusatrophie
Lymphknoten	Lymphknotenvergrößerung, Lymphknotendruckschmerz, Lymphödem	akute Lymphadenitis, chronisch-fibröse Lymphadenitis, Lymphknotenfibrose (s. Farbtafel Abb. IV.4-26)
Mehrere Organe: Sowda (= besondere Verlaufsform)	extremer Juckreiz, starkes Ödem, Lymphknotenvergrößerung, wenig/keine Onchozerkome tastbar; histologisch: dichtes eosinophiles Infiltrat	akute Dermatitis, Lymphadenitis, chronische Dermatose, chronisch-reaktive Onchodermatitis

Das Risiko einer klinisch relevanten Erkrankung ist bei Reisenden sehr gering, bei Langzeitexposition größer. Bei den über 120 Millionen Infizierten im Tropengürtel werden sehr unterschiedliche Symptome hervorgerufen. Viele Infizierte bleiben asymptomatisch.

Mikrofilarien mit Tag-Nacht-Rhythmus

Aus den beim Stich der Mücke übertragenen infektiösen Larven im Drittstadium entwickeln sich die erwachsenen Würmer (Abb. 4-27). Die Weibchen produzieren in den Lymphbahnen Mikrofilarien. Diese gelangen in den Blutkreislauf und sind dort nachts nachweisbar. Diese **zirkadiane Rhythmik** der Verteilung der Mikrofilarien im Menschen entspricht der zumeist nächtlichen Stechaktivität der Überträger. Regional kommt auch eine periphere Mikrofilariämie über Tag vor (z.B. Variatio pacifica). Die Mikrofilarien werden vom Wirt ohne wesentliche Symptome toleriert.

Bei den lymphatischen Filariosen lassen sich verschiedene Reaktionstypen des Wirtes abgrenzen: areaktiv bzw. asymptomatisch (Immuntoleranz), rezidivierende lokale Entzündung in der Nähe des Wurms, „Filarienfieber" und tropische Eosinophilie.

Makrofilarien als Ursache von Elephantiasis

Für die Schwere der Erkrankung sind die Wurmlast über Jahre, die Häufigkeit der Infektionen, die individuelle Reaktion des Wirtes und auch das Auftreten von Superinfektionen (Bakterien, Pilze) entscheidend. Der Verlauf ist chronisch über Jahre bis Jahrzehnte. Die Lymphabflussstörung durch narbige bzw. fibrotische Verlegung der Lymphdrainage („Elephantiasis") ist Folge der chronisch-rezidivierenden Entzündungen, die durch die Makrofilarien ausgelöst und unterhalten werden.

Der erwachsene Wurm im Lymphgefäß oder im Lymphknoten kann eine **lokale immunologische Reaktion** mit den typischen unspezifischen, histologischen und klinischen Entzündungszeichen hervorrufen. Druckschmerz, Rötung und Ödem an Lymphknotenstationen

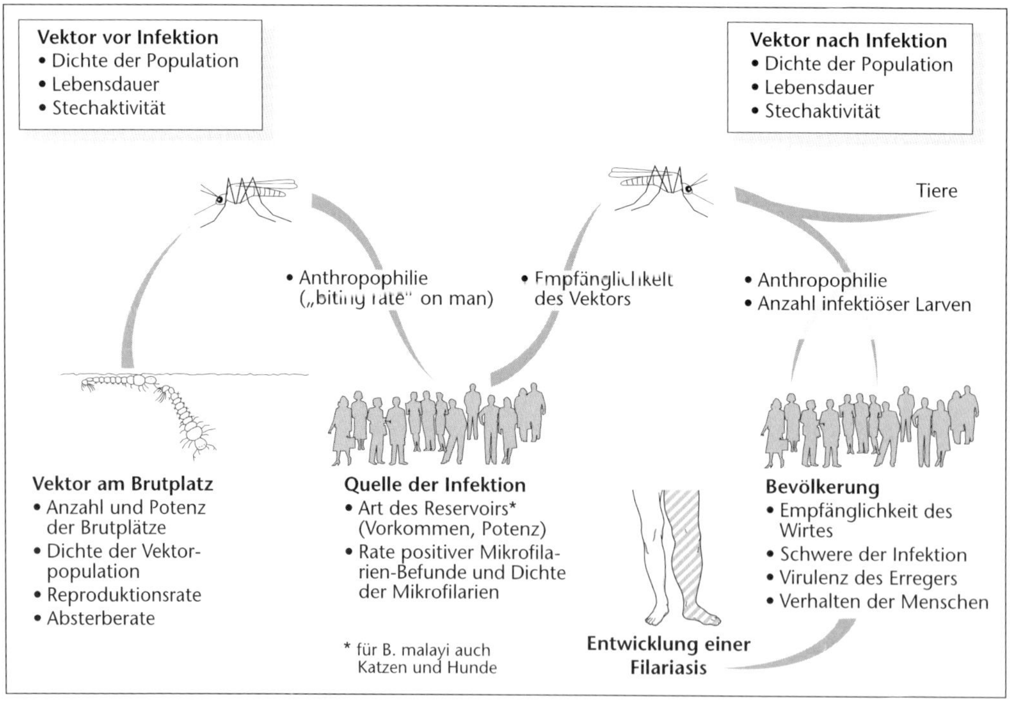

Abbildung 4-27. Aspekte der Übertragung von Filarien am Beispiel der lymphatischen Filariose.

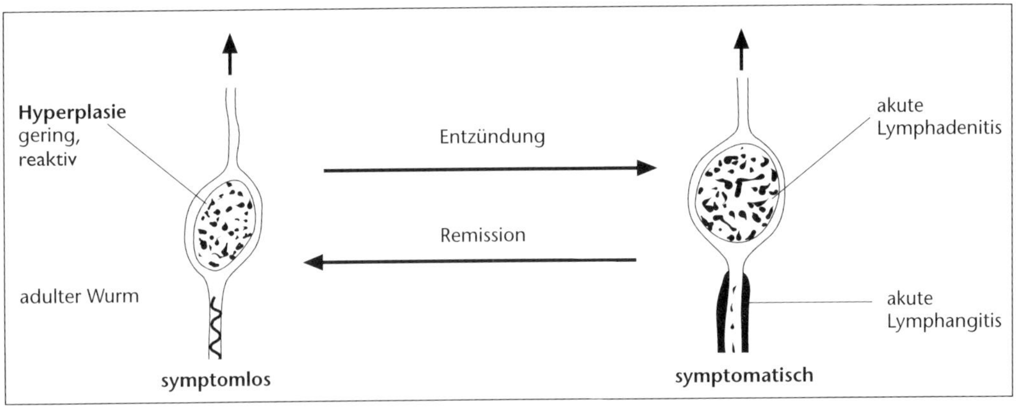

Abbildung 4-28. Pathophysiologische Aspekte: frühe lymphatische Filariose mit Wechsel von Entzündung und Remission in Lymphgefäßen und Lymphknoten des Wirts.

(häufig inguinal) sind im Endemiegebiet bekannt, auf wenige Wochen begrenzt und rezidivierend (Abb. 4-28). Die Episoden der entzündlichen Lokalreaktion weisen in Dauer, Ausprägung und Häufigkeit erhebliche individuelle Unterschiede auf. Den chronisch-rezidivierenden Infiltrationen und Ödemen kann die lokale fibrotische Stenosierung der Lymphbahnen (Lymphknotenfibrose, narbige Lymphgefäßverschlüsse) folgen: Immer weniger Lymphe wird drainiert, der Druck in den distalen Lymphgefäßen steigt, Klappeninsuffizienz im Lymphgefäß und lymphatische Varikosis (z.B. auch in den ableitenden Harnwegen) können sich entwickeln (Abb. 4-29). In ca. 2% der Fälle entwickelt sich eine typische **Elephantiasis** (s. Farbtafel Abb. IV.4-30). Die Extremität oder das betroffene Organ (z.B. Mamma, Skrotum) können ein Vielfaches ihres Normalgewichtes erreichen. Nicht selten ist die Funktion eingeschränkt, und Folgeschäden an anderen Organen, wie z.B. Lymphfisteln der ableitenden Harnwege (Chylurie), treten auf. Das **Filarienfieber** stellt eine häufig rezidivierende, generalisierte Reaktion auf die Infektion dar, die oft mit den lokalen Symptomen gleichzeitig auftritt. Die 2–3 Wochen dauernde, fieberhafte Erkrankung ähnelt einem grippalen Infekt. Ihr können symptomfreie Phasen unterschiedlicher Dauer folgen. Die **tropische pulmonale Eosinophilie (TPE)** ist ein Syndrom mit extrem hohen Eosinophilenzahlen im peripheren Blut (bis 70%), das selten auch bei Rückkehrern, häufiger bei Langzeitaufenthalten vorkommt. Dabei wird

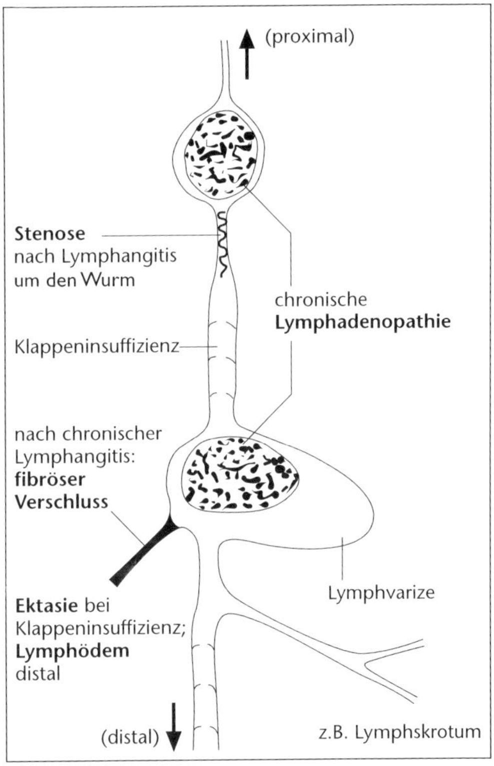

Abbildung 4-29. Pathophysiologische Aspekte bei lymphatischer Filariose: späte, irreversible Veränderungen an Lymphgefäßen und Lymphknoten mit proximaler Lymphabflussstörung und distalem Lymphödem.

häufig bei der Abklärung von Husten ein Lungeninfiltrat („Löffler“) gefunden (s. Kap. IV.3.4). Filarien sind wohl auslösend, die Serologie mit Filarienantigen fällt positiv aus, das IgE ist erhöht, ein parasitologischer Mikrofilariennachweis gelingt aber nicht. Die Diagnose der tropischen Eosinophilie kann durch eine Therapie mit DEC ex juvantibus gesichert werden (s. u.): Es kommt innerhalb von Tagen bis wenigen Wochen zur Normalisierung der eosinophilen Zellzahlen im Blut.

Diagnose durch direkten Parasitennachweis im Blut

Der parasitologische Direktnachweis der drei möglichen Erreger aus dem peripheren Blut, der im Allgemeinen nur durch spezialisierte tropenmedizinische Institutionen geführt werden kann, muss die zirkadiane Rhythmik der peripheren Mikrofilariämie berücksichtigen (Blutentnahme nachts, s. o.). Blutausstriche, Filtermethoden, Dicker Tropfen, Anreicherung nach Knott und zusätzliche einfache Färbung zur Artdiagnose sind die diagnostischen Methoden. Die Serologie kann Hinweise geben, ist aber selten beweisend. Moderne Methoden wie der Ultraschallnachweis der adulten Würmer im Skrotum oder die Lymphszintigraphie können im Einzelfall nützlich sein.

Therapie und Bekämpfung

Bei infizierten Tropenrückkehrern ist die Behandlungsindikation wegen der geringen Wurmlast und bei Fehlen von klinischen Symptomen sehr eng zu stellen. Die Therapie ist erfahrenen Tropenärzten vorbehalten.

> Kurzzeit-Reisende sind von einer lymphatischen Filariose nur sehr selten betroffen.

Loiasis

Die Loiasis ist eine Infektion mit dem Fadenwurm Loa loa.

Etwa zehn Millionen Menschen sind mit Loa loa infiziert. Die Loiasis tritt ausschließlich in der Regenwaldzone Afrikas auf (s. Abb. 4-23).

Übertragung durch Bremsen

Überträger der Loiasis sind Bremsen der Gattung Chrysops, die in schattigen Bereichen feuchttropischer Wälder Zentralafrikas leben. Die tagaktiven, geschickten Flieger stechen den Menschen schmerzhaft, auch durch leichte Kleidung. Sie brüten in morastigem Gelände.

Erreger mit periodischem Auftreten im Blut

Die infektiösen, ca. 2 mm langen Larven des Erregers werden bei dem Stich der Mangrovefliegen auf den Menschen übertragen. Die Reifezeit zu erwachsenen Würmern beträgt ca. 6–12 Monate, sie bleiben bis zu 15 Jahren im Menschen fortpflanzungsfähig. Der Befruchtung folgt die zyklische Produktion von Mikrofilarien durch die erwachsenen Würmer in der Unterhaut des Menschen. Die Mikrofilarien von Loa loa werden besonders mittags („Microfilaria diurna“) im zirkulierenden Blut gefunden.

Leitsymptom Calabarschwellung

Oft werden die Loa-loa-Würmer und ihre Mikrofilarien vom Wirt ohne Symptome toleriert. Einige Infizierte weisen folgende Beschwerden einzeln oder in Kombination auf:

- Pruritus,
- Calabarschwellung (s. u.),
- Beschwerden durch die Wurmwanderung.

Quälender Juckreiz an wechselnden Körperregionen (besonders Oberkörper, Schultergürtel, Gesicht) kann den Infizierten erheblich beeinträchtigen.

Die sogenannte Kamerun- oder Calabarschwellung ist gelenknah flach-erhaben, schmerzarm, umschrieben, misst bis etwa 20 cm im Durchmesser und geht mit Hyperämie, gelegentlich auch mit Pruritus einher. Die Schwellung bleibt kurze Zeit bestehen (bis wenige Wochen) und tritt häufig nach symptomfreiem Intervall (Wochen bis Monate) an anderen Körperregionen wieder auf. Die allgemeine Differenzialdiagnose der wechselnden Hautschwellungen muss rheumatische und hyperergisch-allergische Erkrankungen miteinschließen.

In der Subkutis bleibt die Wanderung der Loa-loa-Makrofilarie meist ohne Reaktion des Wirtsorganismus. Sie wird in der oberen Hautschicht gelegentlich, besonders nach DEC-Anwendung, als geschlängelte Struktur sichtbar. Eine sichtbare Wanderung der Loa-loa-Makrofilarie durch die Konjunktiva erfolgt rasch innerhalb von Minuten (s. Farbtafel Abb. III.9-2). Der gut sichtbare, aktiv bewegliche Wurm löst gelegentlich ein lokales Ödem aus. Eine weitergehende pathogene Wirkung des Parasiten am Auge ist nicht bekannt.

Bei Patienten mit hoher Mikrofilariendichte im Blut kommen aufgrund einer allergischen Reaktion auf die Lyse intrazerebraler Mikrofilarien spontane Meningoenzephalitiden vor. Häufiger ist diese Komplikation bei der DEC-Behandlung von Patienten mit hoher Mikrofilariendichte im Blut. Zusätzlich kann die therapeutisch induzierte rasche Agglomeration der absterbenden Mikrofilarien intravasal zu multiplen intrazerebralen Infarkten führen. Daher sind quantitative Feststellung der Mikrofilariendichte im Tagblut und die kritische Prüfung jeder Behandlungsindikation **vor** der DEC-Gabe notwendig.

Diagnostik

Mikrofilarien werden besonders **mittags** im peripheren Blut mit Anreicherungsverfahren (Filtermethoden, Anreicherung nach Knott) gefunden und zur Artdiagnose nach Giemsa gefärbt. Mehrfacher Nachweisversuch ist sinnvoll, da individuelle und tageszeitliche Schwankungen der Mikrofilariendichte zu falsch-negativen Resultaten führen können. Nach der Filtration von Blut können die Mikrofilarien auf dem Filter nach der Färbung mikroskopisch identifiziert werden. Oft finden sich eine sehr hohe Eosinophilie (bis 70%) und eine IgE-Vermehrung.

Therapie und Bekämpfung

DEC ist auch bei Loa loa gegen die Mikrofilarien und die erwachsenen Würmer wirksam. Loa loa kommt vereinzelt bei Touristen oder bei Langzeitaufenthalten in den Tropen vor, und der Arzt ist auch bei klinisch stummer Infektion gelegentlich mit imperativen Therapiewünschen konfrontiert. Wegen der möglichen Nebenwirkungen sind Vorsicht und spezielle Kenntnisse für jede Therapie geboten.

Die chirurgische Extraktion eines Wurmes (z.B. aus der Konjunktiva) ist im Endemiegebiet bei laufender Reinfektion sinnlos. Beim Reisenden kann nach der Heimkehr besonders bei psychischer Alteration durch den sichtbar gewordenen Wurm die aktive Entfernung eines Wurmes im Einzelfall nützlich sein.

> Bei Reisenden und Tropenrückkehrern sind gelegentlich Infektionen mit Loa loa nachweisbar. Krankheitszeichen sind jedoch selten. Da die Therapie nicht ohne Risiken ist, sollte vor der Durchführung der Rat eines erfahrenen Tropenmediziners eingeholt werden.

Dracunculiasis

Der Erreger der Dracunculiasis ist ein bis 80 cm langer Fadenwurm (Dracunculus medinensis, „Medinawurm“) aus der Überfamilie Dracunculoideae.

Die Dracunculiasis kommt in Afrika südlich der Sahara und im Jemen vor. 70% der Erkrankungen weltweit finden sich im Sudan. Die Erkrankung ist mit Ulzeration der Haut, häufigen lokalen Superinfektionen und gelegentlich Beteiligung von Gelenken im Endemiegebiet ein bekanntes Leiden. Die Folgen sind langfristig Arbeitsunfähigkeit, Beschwerden und Gefährdung durch Superinfektionen des Wurmkanals bis hin zur Sepsis. Für die vollständige Entwicklung des Erregers im biologischen Zyklus sind der direkte Wasserkontakt der betroffenen Körperregion und die spätere Aufnahme des Erregers durch das Verschlucken der Zwischenwirte (Süßwasserkrebse) beim Trinken notwendig.

Aufgrund erfolgreicher Bekämpfungsmaßnahmen ist mit der Ausrottung von Dracunculus medinensis in den nächsten Jahren zu rechnen. In der Reisemedizin spielt die Dracunculiasis keinerlei Rolle.

Weiterführende Literatur

Hörauf, A., S. Mand, D.W. Büttner: Doxycyclin zur Chemotherapie der Filariosen. Deutsches Ärzteblatt 37 (2003).

Molyneux, D.H., J.B. Davies: Onchocerciasis control: moving towards the millennium. Parasitol Today 13 (1997) 418–425.

Simonsen, P.E.: Filariases; in Cook, G.C. and A. Zumla (ed.): Manson's Tropical Diseases, 21st ed., Saunders, London 2003.

WHO: Lymphatic filariasis: the disease and its control. WHO Techn. Rep. Ser. 821 (1992) 1–71.

WHO: Dracunculiasis. Weekly Epidemiological Record, laufende Berichterstattung.

4.12.3 Andere Wurmkrankheiten

HARALD KRETSCHMER

Die Wurmkrankheiten des Menschen werden durch drei große Gruppen von Würmern hervorgerufen: Nematoden oder Fadenwürmer, Trematoden oder Saugwürmer und Cestoden oder Bandwürmer.

Wurmerkrankungen spielen in ärmeren Ländern eine große Rolle und fordern jährlich Millionen von Todesopfern. In der Reisemedizin sind die Wurmerkrankungen des Darmes wegen der geringen Häufigkeit von Infektionen und der leichten klinischen Verläufe von untergeordneter Bedeutung. Abgesehen von Schistosomen führen Strongyloiden, Taenia solium, Fasciola hepatica, Paragonimus, Echinokokken und Trichinellen nach Infektion während einer Reise gelegentlich zu schweren Krankheitsbildern. Den ersten Hinweis auf das Vorliegen einer Wurmkrankheit gibt meistens eine zufällig entdeckte mäßige bis starke **Eosinophilie** (s. Kap. IV.3.1); viel seltener sind Durchfälle und abdominelle Beschwerden Anlass für eine eingehendere Diagnostik. Zwischen Infektionszeitpunkt während einer Reise und Auftreten von Symptomen liegen wegen der komplizierten Entwicklungszyklen der Würmer im Menschen Wochen oder gar Monate. Tabelle 4-17 fasst die wichtigsten Informationen zu den unten aufgeführten Wurmkrankheiten zusammen.

Sichtbare Würmer und Wurmteile sowie mikroskopisch kleine Wurmeier im Stuhl

Auf die **Spulwurminfektion** (Ascaris lumbricoides) macht häufig erst der Abgang eines 20 cm langen erwachsenen Wurms mit dem Stuhl aufmerksam (s. Farbtafel Abb. IV.4-31). Wie auch bei der **Peitschenwurminfektion** (Trichuris trichiura) erfolgt die Ansteckung durch Ingestion von Wurmeiern, z.B. durch Genuss kopfgedüngter Salate. Die bei Touristen fast stets ohne Beschwerden verlaufende Ascariasis wird mit Mebendazol behandelt; die Trichuriasis bedarf in der Regel keiner Therapie.

Die **Hakenwurmkrankheit** (Ancylostoma duodenale, Necator americanus) führt in warmen Ländern zu vielen Todesfällen durch schwere Anämie; für den europäischen Reisenden ist sie nie bedrohlich. Erworben wird die Infektion durch Penetration der Haut durch Hakenwurmlarven, die sich aus Wurmeiern im menschlichen Stuhl zu dem infektiösen Larvenstadium weiterentwickelt haben. Larven des Hakenwurms von Hund oder Katze entwickeln sich dagegen im menschlichen Organismus nicht weiter, sie führen am Ort der Infektion zur stark juckenden Larva migrans cutanea (s. Kap. IV.2.7 und Farbtafel IV.2-5). Die Behandlung der Ancylostomiasis erfolgt mit Mebendazol.

Auch bei der **Zwergfadenwurminfektion** (Strongyloides stercoralis) erfolgt die Ansteckung durch Penetration von Haut oder Schleimhaut durch infektiöse Wurmlarven. Häufig kommt es zu juckendem

Tabelle 4-17. Durch Stuhluntersuchungen diagnostizierbare Wurminfektionen.

Klinische Symptome	Erreger	Infektionsweg	Lebenszyklus	Komplikationsmöglichkeiten	Therapie
Diarrhö, eventuell Obstipation, Tenesmen, Übelkeit	Ascaris lumbricoides 15–40 cm lang	mit menschlichen Fäkalien oder Erde kontaminierte Nahrungsmittel	Reservoir: Mensch Zwischenwirt: ø Wanderung der Larve durch die Lunge	Husten, Dyspnoe, Fieber während der Lungenwanderung; Cholangitis und Leberabszesse, Ileus	Mebendazol, Albendazol
	Trichuris trichiura 3–5 cm lang	mit menschlichen Fäkalien oder Erde kontaminierte Nahrungsmittel	Reservoir: Mensch Zwischenwirt: ø	Rektumprolaps	Mebendazol, Albendazol
	Ancylostoma duodenale, Necator americanus 0,1–1 cm lang	perkutane Invasion der Larve bei Kontakt mit kontaminierter Erde	Reservoir: Mensch Zwischenwirt: ø Wanderung der Larve durch die Lunge	Juckreiz an der Hauteintrittspforte; Anämie, Eiweißmangel; Bronchitis während der Lungenwanderung	Mebendazol, Albendazol
	Strongyloides stercoralis 0,1–0,2 cm lang	perkutane Invasion der Larve bei Kontakt mit kontaminierter Erde; endogene (über Darmmukosa) oder exogene (mit Stuhl kontaminierte Haut), Autoinfektion häufig	Reservoir: Mensch Zwischenwirt: ø Wanderung der Larve durch die Lunge	Larva currens; Fieber, Husten, Dyspnoe bei Lungenwanderung; schwerste Sprue-ähnliche Symptome; bei Generalisation (Immunsupprimierte!): Meningitis, Hirnabszesse	Albendazol; alternativ: Ivermectin

Tabelle 4-17. Durch Stuhluntersuchungen diagnostizierbare Wurminfektionen. *(Fortsetzung)*

Klinische Symptome	Erreger	Infektionsweg	Lebenszyklus	Komplikationsmöglichkeiten	Therapie
Analpruritus	Enterobius vermicularis (Oxyuris) 0,5–1 cm lang	fäkal-orale Autoinfektion	Reservoir: Mensch Zwischenwirt: ø	Appendizitis; Vulvovaginitis	Mebendazol, wiederholte Gabe
Abgang von Wurmteilen (Proglottiden)	Taenia saginata bis 9 m lang	Verzehr rohen Rindfleisches	Reservoir: Mensch Zwischenwirt: Rind	Ileus	Praziquantel; Niclosamid
	Taenia solium bis 3 m lang	Verzehr rohen Schweinefleisches	Reservoir: Mensch Zwischenwirt: Schwein, andere Säugetiere, Mensch	Zystizerkose*, insbesondere Neurozystizerkose (Infektionsweg: Schmierinfektion über kontaminierte Nahrungsmittel)	Praziquantel; Niclosamid
	Diphyllobothrium latum bis 12 m lang	Verzehr rohen Fisches	Reservoir: Mensch und fischfressende Säugetiere, Zwischenwirt: Krebse, Fische	megaloblastäre Anämie	Praziquantel
	Hymenolepis nana 2–4 cm lang	fäkal-orale Schmierinfektion; endogene oder exogene Autoinfektion	Reservoir: Mensch, Ratten, Mäuse, Zwischenwirt: ø oder Rattenfloh	selten abdominelle Symptomatik	Praziquantel

* Infektionsweg: Schmierinfektion über kontaminierte Nahrungsmittel

Fortsetzung Tab. 4-17 nächste Seite ▸

Tabelle 4-17. Durch Stuhluntersuchungen diagnostizierbare Wurminfektionen. *(Fortsetzung)*

Klinische Symptome	Erreger	Infektionsweg	Lebenszyklus	Komplikationsmöglichkeiten	Therapie
hepatobiliäre Symptome: Schmerzen rechter Oberbauch, Hepatomegalie, Ikterus, Aszites	Fasciola hepatica 2–4 cm lang	Verzehr von Wasserkresse und anderen Pflanzen	Reservoir: Schaf, Ziege, Rind, Mensch u. a. Zwischenwirt: Schnecken, Uferpflanzen wie Kresse	sklerosierende Cholangitis, Leberfibrose	Triclabendazol
	Clonorchis sinensis, Opisthorchis viverrini, Opisthorchis felineus 1–2 cm lang	Verzehr rohen Fisches	Reservoir: Hund, Katze, andere Säugetiere, Mensch Zwischenwirt: Schnecken, Fische	Cholangitis, Cholelithiasis, Leberabszess, Pankreatitis, Cholangiokarzinom	Praziquantel
Fieber, chronische Bronchitis, Pleuropneumonie, Lungenabszess	Paragonimus species 1 cm lang	Verzehr roher Krustentiere, z. B. Krebse	Reservoir: Karnivoren, Mensch Zwischenwirt: Schnecken, Crustaceen	abdominelle Schmerzen, Diarrhöen; zerebrale Symptome	Praziquantel

Hautausschlag; rezidivierende Autoinfektionen führen zu einem potentiell unbegrenzten Weiterbestehen der Infektion. Besonders bei immunsupprimierten Personen, z. B. unter Kortisonbehandlung oder bei AIDS, kann die Infektion, die mit einer hohen Eosinophilie einhergeht, zu schweren Krankheitserscheinungen, insbesondere von Seiten des ZNS mit enzephalitischen und meningitischen Erscheinungen führen. Zum Nachweis der Strongyloidenlarven im Stuhl werden spezielle Anreicherungsverfahren eingesetzt. Die Therapie der Strongyloidiasis ist also in jedem Fall notwendig und erfolgt mit Albendazol oder Ivermectin. (Letzteres ist in Deutschland für die Therapie nicht zugelassen, aber über Apotheken erhältlich.) Die Therapie muss im Abstand von drei Wochen wiederholt werden.

Die **Madenwurminfektion** (Enterobius vermicularis) kommt weltweit und auch in unseren Breiten vor, ist also keine typische Reisekrankheit. Die Infektion mit Oxyuren erfolgt durch direkten Kontakt von Person zu Person oder durch laufende Selbstinfektion mit den perianal abgelegten Wurmeiern. Diese können am besten durch ein Abklatschpräparat mittels Klebestreifen, z. B. Tesafilm nachgewiesen werden. Die Therapie, die oft eine Intervallbehandlung der ganzen Familie sein wird, erfolgt mit Mebendazol.

Bei den **Bandwurmerkrankungen** des Menschen werden im Stuhl sowohl Wurmanteile als auch Wurmeier ausgeschieden. **Rinder-** (Taenia saginata) und **Schweinebandwurm** (Taenia solium) sind weltweit verbreitet und führen durch Aufnahme der Larven beim Genuss rohen Fleisches zur Infektion. Sie spielen in der Reisemedizin keine wesentliche Rolle; zu ernsteren Erkrankungen kommt es in sehr seltenen Fällen durch Aufnahme von Taenia-solium-Eiern und Ausbildung der Larvenform im Menschen. Dies führt zum Krankheitsbild der **Zystizerkose**, besonders gefährlich in Form der **Neurozystizerkose.** Zu deren Nachweis dienen bildgebende und serologische Untersuchungsmethoden.

Ernstere Erkrankungen kann bei der einheimischen Bevölkerung von Küstengebieten weltweit der **Fischbandwurm** (Diphyllobothrium latum) hervorrufen. Während die meisten Bandwurmwirte asymptomatisch bleiben, kann es bei einigen zu einer ausgeprägten megaloblastären Anämie kommen. Touristen sind – auch wegen des Übertragungsweges durch Essen roher Fische – kaum betroffen. Dies gilt auch für Infektionen mit dem bevorzugt in tropischen Gebieten vorkommenden **Zwergbandwurm** (Hymenolepis nana).

Die Behandlung dieser durch entsprechendes Essverhalten sicher zu verhütenden Bandwurminfektionen erfolgt mit Praziquantel oder auch mit Niclosamid.

Bei allen genannten Wurmkrankheiten erfolgt die Diagnosestellung durch Nachweis von Wurmeiern bzw. Wurmlarven oder von adulten Würmern bzw. Wurmteilen im Stuhl oder im Gewebe.

Bei der Strongyloidiasis und der Zystizerkose sind serologische Untersuchungen von Wichtigkeit.

Nachweis von Wurmeiern im Stuhl ohne sichtbare Würmer oder Wurmteile

Die vorwiegend in Ostasien (Clonorchis sinensis und Opisthorchis viverrini), aber auch in Osteuropa (Opisthorchis felineus) vorkommenden **kleinen Leberegel** stellen für Reisende selten eine Bedrohung dar, ebenso wenig wie der weltweit vorkommende **große Leberegel** (Fasciola hepatica). Das Meiden von ungekochtem Fisch und roher Wasserkresse verhindert die Infektion zuverlässig. Therapeutisch hat Praziquantel bei den kleinen Leberegeln eine gute Wirksamkeit, lediglich bei der Fasziolaisis muss stattdessen mit Triclabendazol, das sonst nur in der Veterinärmedizin Verwendung findet, behandelt werden.

Der Nachweis von Trematodeneiern im Stuhl gelingt auch gelegentlich bei der weltweit vorkommenden, in der Reisemedizin ebenfalls bedeutungslosen **Lungenegelinfektion** (Paragonismusarten), bei der Wurmeier aber häufiger im Sputum nachzuweisen sind. Auch bei der Paragonimiasis, der durch Vermeiden von Verzehr roher Krustazeen vorgebeugt werden kann, ist Praziquantel das Medikament der Wahl.

■ *Wurmerkrankungen ohne Nachweismöglichkeit von Eiern*

Eine gefährliche, lebensbedrohliche Erkrankung wird durch den Fuchsbandwurm (Echinococcus multilocularis hervorgerufen. Diese **alveoläre Echinokokkose** ist in Zentraleuropa, Russland, China und Nordamerika anzutreffen. Sie wird kaum je auf Reisen erworben, sondern betrifft eher die einheimische Bevölkerung, z.B. auf der Schwäbischen Alb. Bildgebende und serologische Untersuchungsmethoden führen zur Diagnose, der dann häufig eine operative Therapie, kombiniert mit oft lebenslanger Gabe von Albendazol oder Mebendazol, folgt.

Die prognostisch günstigere **zystische Echinokokkose** (Echinococcus granulosus) ist weltweit verbreitet, auch sie spielt in der Reisemedizin keine Rolle. Die operative Entfernung der Echinokokkuszysten unter Albendazol- oder Mebendazolgabe führt oft zur endgültigen Heilung.

Durch Verzehr rohen Fleisches kann es zum Krankheitsbild der **Trichinose** (Trichinella spiralis) kommen. Auch diese Krankheit, die mit Fieber, Diarrhö, Muskelschmerzen und hoher Eosinophilie einhergeht, wird kaum je bei Touristen gefunden. Serologische Untersuchungen und Muskelbiopsien sichern die Diagnose.

Wurminfektionen führen bei Reisenden sehr selten je zu ernsten Krankheiten. Entdeckt werden sie meist durch Stuhluntersuchungen bei einer auffälligen Eosinophilie nach einer Reise.

Weiterführende Literatur

Cameron, M.L., D.T. Durack: Helminthic Infections – Neurocysticercosis and Echinococcosis. In: Scheld, W.M. et al.: Infections of the Central Nervous System, pp. 845 ff. Lippincott-Raven, Philadelphia 1997.

Crompton, D.W.T., A. Montresor, M.C. Nesheim and L. Savioli: Controlling disease due to helminth infections; WHO Geneva 2004, www.who.int/wormcontrol/documents/controlling%20Helminths.PDF

Löscher, T., G.-D. Burchard, H. Kretschmer, C. Meier-Brook: Wurminfektionen des Darmes und Wurmlarveninfektionen. In: Knobloch, J. (Hrsg.): Tropen- und Reisemedizin, S. 350 ff. Fischer, Jena 1996.

Muller, R.: Worms and Human Disease. CABI Publishing, 2nd Edition 2001.

Ziegler, K., G.-D. Burchard, C. Meier-Brook: Leber- und Lungenegelinfektionen. In: Knobloch, J. (Hrsg.): Tropen- und Reisemedizin, S. 89 ff. Fischer, Jena 1996.

Leishmaniosen

HELMUT SCHERBAUM

Leishmaniosen sind Krankheitsbilder, die durch Infektionen der Haut, Schleimhäute und innerer Organe mit Protozoen der Gattung **Leishmania** hervorgerufen werden (Tab. 4-18). Die meisten importierten Erkrankungen werden in den Urlaubsgebieten des Mittelmeerraums als **kutane** (Orientbeule) oder als **viszerale Leishmaniose** (Kala Azar) erworben.

Bei den Leishmaniosen findet je nach Erregerspezies eine Übertragung zwischen Tier und Mensch (im Sinne einer Zoonose) oder zwischen Mensch und Mensch durch Schmetterlingsmücken (Phlebotomen) statt. Auch innerhalb des Tierreservoirs, bei dem Hunde, wilde Kaniden (Schakale, Füchse) und Nagetiere, in Lateinamerika auch Ameisenbären und Faultiere die häufigsten Tierwirte darstellen, werden Leishmanien übertragen. In sehr seltenen Fällen wurden Infektionen des Menschen auch im Rahmen von Bluttransfusionen, Organtransplantationen, als Laborunfälle, durch den gemeinsamen Gebrauch von Injektionsbesteck sowie durch eine prä- und perinatale Übertragung beobachtet.

Vom Lebensraum winziger Überträgermücken ...

Die 1–2 mm großen behaarten Schmetterlingsmücken (eng.: sandflies) der Gattung **Phlebotomus** in der Alten Welt und **Lutzomyia** in der Neuen Welt benötigen ein besonderes Mikroklima, das häufig nur in umschriebenen Zonen von Endemiegebieten während bestimmter Jahreszeiten gegeben ist. Die Insekten sind Bodenbrüter und halten sich während des Tages bevorzugt an schattigen, kühlen Orten mit relativ großer Feuchtigkeit und reichlich organischem Material auf. Zu den bevorzugten Schlupfwinkeln zählen Erdlöcher, Termitenhügel, Felsspalten, Ställe, Speicher, Latrinen, Ablagen von Küchenabfällen, vermoderndes Laub in Wäldern etc. Diese Plätze verlassen die Mücken meist nach Sonnenuntergang oder kurz vor Sonnenaufgang zur Nahrungsaufnahme. Einige Unterarten stechen jedoch auch während des Tages, z.B. in dunklen Wohn- und Schlafräumen oder in dichten Waldregionen.

... zum Makrophagenbefall und der Immunantwort im Menschen

Während der Blutmahlzeit werden Leishmanien im sogenannten amastigoten Stadium von den Mücken aufgenommen. Nach Formenwechsel und Vermehrung der Parasiten im Darm der Vektoren wandern die infektiösen Einzeller in den Mundbereich der Insekten. Je nach Phlebotomen- und Leishmanienart ist dieser Entwicklungszyklus in der Mücke nach 5–26 Tagen abgeschlossen, so dass bei einem späteren Saugakt eine Übertragung begeißelter, promastigoter Formen auf den Säugetierwirt möglich ist.

Im Körper des Menschen dringen die Erreger in Makrophagen der Haut ein, wo sie sich erneut in amastigote Formen umwandeln und durch Zweiteilung vermehren. Nach Platzen der infizierten Wirtszellen werden die Parasiten von anderen Phagozyten aufgenommen. Meist können die Erreger durch lokale zelluläre Abwehr an der Eintrittsstelle zerstört werden, wonach sich wahrscheinlich anhaltende Immunität gegen Reinfektionen entwickelt. Eine lokale Infektion der Haut kann jedoch so lange weiterbestehen, bis eine ausreichende Körperabwehr aufgebaut werden konnte.

Abhängig von der Erregerart, der Infektionsdosis und der Immunantwort kann es jedoch zu einer Ausbreitung innerhalb von Hautregionen, zum Befall von Schleimhäuten (**kutane** bzw. **mukokutane** Leishmaniose) oder der Makrophagen von Organsystemen, wie z.B. der Milz, des Knochenmarks und der Leber (**viszerale** Leishmaniose) kommen.

Tabelle 4-18. Häufigste Leishmaniosen, Vorkommen, Reservoir und Krankheitsbilder.

Erregerspezies	geographische Verbreitung	Reservoir	klinische Manifestationen
Europa, Asien, Afrika („Alte Welt")			
L. tropica	Balkan (einschließlich Griechenland), Türkei, Irak, Iran bis Nordindien, Küstenregionen Nordafrikas	Mensch	KL, LR, (VL)
L. major	Naher und Mittlerer Osten, Zentralasien, Nordafrika und Sahelzone	Wüstennager (Gerbils), Ratten	KL, (MKL), (DKL)*
L. infantum	Mittelmeerraum, Zentralasien, westliches China	Hunde, wilde Kaniden	KL, VL, (MKL), (DKL)*
L. donovani	Indien, China, Ostafrika	Mensch	VL, KL, PKL, (MKL), (DKL)*
L. aethiopica	Äthiopien, Kenia, Tansania, Sudan	Klippschliefer	KL, DKL
Amerika („Neue Welt")			
L.-brasiliensis-Gruppe			
L. brasiliensis	Mittel- und Südamerika	Nagetiere	KL, MKL, (LR), (DKL)*, (VL)*
L. guyanensis	Guyana, Brasilien (nördliches Amazonasbecken)	Opossum, Faultier	KL, MKL
L. panamensis	Mittelamerika, Kolumbien	Nagetiere, Faultier	KL, MKL, (DKL)*
L.-mexicana-Gruppe			
L. mexicana	Mittelamerika, Kolumbien, Venezuela	Nagetiere	KL, (DKL), (VL)*
L. amazonensis	Amazonasbecken	Nagetiere	KL, MKL, (DKL), (VL)
L. peruviana	Andenregion von Peru, Nord-Argentinien	Hunde	KL
L. chagasi	Mittel- und Südamerika	Hunde	VL, KL

In Klammern: seltenere Manifestationen;
KL = Kutane Leishmaniose; MKL = Mukokutane Leishmaniose; VL = Viszerale Leishmaniose; LR = Leishmaniasis recidivans; DKL = Diffuse kutane Leishmaniose; PKDL = Post-Kala-Azar dermales Leishmanoid.
* Auftreten unter Immunsuppression.

Der klinische Verlauf der Leishmaniosen wird von der zellvermittelten Immunantwort mit Aktivierung der jeweiligen CD4-Helferzellpopulationen und der Produktion assoziierter Zytokine bestimmt.

Häufig kommt es zu einer Verschiebung vom TH1- zum TH2-Typ der Helferzellen mit überwiegender Produktion der TH2-assoziierten Zytokine IL-4, IL-10 und TNF-α, die wiederum eine Disseminierung wie bei der Kala-Azar oder diffusen kutanen Leishmaniose begünstigen. Wird eine ausreichende Produktion von Gamma-Interferon durch TH1-Zellen gewährleistet, werden leichtere Krankheitsverläufe mit Selbstheilung beobachtet. Im Verlauf der Infektion entwickelt sich eine Immunität, wobei ein Persistieren von Erregern angenommen wird. Bei Immunsuppression, wie z.B. bei HIV-Infektionen, kann es zu Reaktivierungen klinisch inapparenter Leishmaniosen kommen.

Leishmaniosen – ein wachsendes Public Health-Problem

Bei weltweit ca. 12 Millionen Infizierten kommen nach Schätzungen der WHO jährlich 1–1,5 Millionen Neuerkrankungen an kutaner/mukokutaner und 500000 bis 1 Million an viszeraler Leishmaniose hinzu. Die Endemiegebiete erstrecken sich mit Ausnahme von Australien über alle Kontinente und betreffen insgesamt 88 Staaten. Mehr als die Hälfte aller kutanen/mukokutanen Leishmaniosen beschränken sich auf die Länder Afghanistan, Algerien, Brasilien, Iran, Irak, Saudi-Arabien, Sudan und Syrien, hingegen die Hälfte aller viszeralen Erkrankungen auf die Staaten Indien und Sudan. Die Ausbreitung der Leishmaniosen in bisher nicht-endemische Regionen wird durch eine Vielzahl sozio-ökonomischer und ökologischer Faktoren im Zusammenhang mit Kriegen und Migrationen, einer ungeplanten Errichtung neuer Siedlungen, Waldrodungen, dem Bau von Bewässerungssystemen und neuen landwirtschaftlichen Nutzflächen begünstigt. Es wird befürchtet, dass sich infolge der globalen Erwärmung auch in Europa die Endemiezone von den Mittelmeerländern über Deutschland hinaus nach Norden auszudehnen beginnt. Des Weiteren stellen Immundefizienzen einen Risikofaktor dar; so ist die Zahl HIV-assoziierter Leishmaniosen in der letzten Zeit deutlich angestiegen.

Bei fehlender Meldepflicht in Deutschland sind Informationen zur Häufigkeit importierter Leishmaniosen sehr lückenhaft. In der im Jahr 2000 gegründeten Referenz- und Meldestelle in Berlin (Adresse s. Anhang), in der Ärzte auch Informationen zur Diagnose und Therapie erhalten, wurden innerhalb von zwei Jahren 43 Fälle kutaner/mukokutaner und 27 Fälle viszeraler Leishmaniosen ausgewertet. Fast die Hälfte der Erkrankungen (und 78% der viszeralen Krankheitsbilder) wurden in vielbesuchten Urlaubsregionen des Mittelmeerraums erworben.

Nach einer Erhebung in den USA wurden vor Diagnosestellung bis zu sieben verschiedene Ärzte konsultiert, und es vergingen durchschnittlich 112 Tage (2 Wochen bis 3 Jahre), bis eine wirksame Behandlung eingeleitet wurde.

Klinische Manifestationen – abhängig von der Erregerspezies und der Immunantwort

Abhängig von der Immunlage und der Leishmanien-Spezies kann es neben subklinischen Verlaufsformen zu einer unterschiedlichen Beteiligung der Haut, der Schleimhäute und sonstiger Organsysteme mit Entwicklung folgender Hauptmanifestationen kommen:

- Kutane Leishmaniose (KL),
- Mukokutane Leishmaniose (MKL),
- Leishmaniasis recidivans (LR),
- Diffuse kutane Leishmaniose (DKL),
- Viszerale Leishmaniose oder Kala Azar (VL).

Kutane und mukokutane Leishmaniosen – teilweise entstellende Krankheitsbilder

Eine Leishmaniose der Haut kann eine Woche bis mehrere Monate nach einem infektiösen Sandmückenstich in Erscheinung treten. Von reisemedizinischer Relevanz sind trockene oder nässende Ulzerationen, die sich langsam aus nodulären Veränderungen entwickeln und in der Regel spontan abheilen. Die Anzahl dieser kutanen Läsionen wird durch die infektiösen Mückenstiche bestimmt.

Unter den amerikanischen Hautleishmaniosen werden häufiger ausgedehnte Ulzerationen mit Blutungsneigung und chronisch-progredienten Verlaufsformen beobachtet (s. Farbtafeln Abb. IV.4-33). Ein Schleimhautbefall kann sich sekundär oder als Mischform gleichzeitig auftretender kutaner und mukokutaner Manifestationen (s. Farbtafeln Abb. IV.4-34) entwickeln; bei Personen mit Immunschwäche können auch primäre Schleimhaut-Leishmaniosen entstehen.

Die **Krankheitsbilder** kutaner und mukokutaner Leishmaniosen sind in Tabelle 4-19 angeführt. Die geographische Verbreitung dieser Erkrankungen aus Abbildung 4-32 zu ersehen.

Differenzialdiagnosen:

- **Kutane Leishmaniosen:**
  Nodöse Formen: Furunkel, Karbunkel, Basaliom, Lupus erythematodes, Myiasis
  Ulzeröse Formen: Hautdiphtherie, tropisches Ulkus, Ulcus phagedaenicum, Pyodermien (Impetigo, Ekthyma, Furunkel), Syphilis, Frambösie, Blastomykose, Acne vulgaris, Keloide, Basalzellkarzinome
  Disseminierte Formen: Lepromatöse Lepra, Erythema nodosum, Morbus Besnier-Boeck-Schaumann
  Leishmaniasis recidivans: Lupus vulgaris, Infektionen mit Mycobacterium marinum, Sarkoidose.
- **Mukokutane Leishmaniosen:** Parakokzidioidomykose, Syphilis, Frambösie, Lepra, Rhinosklerom, Karzinome.

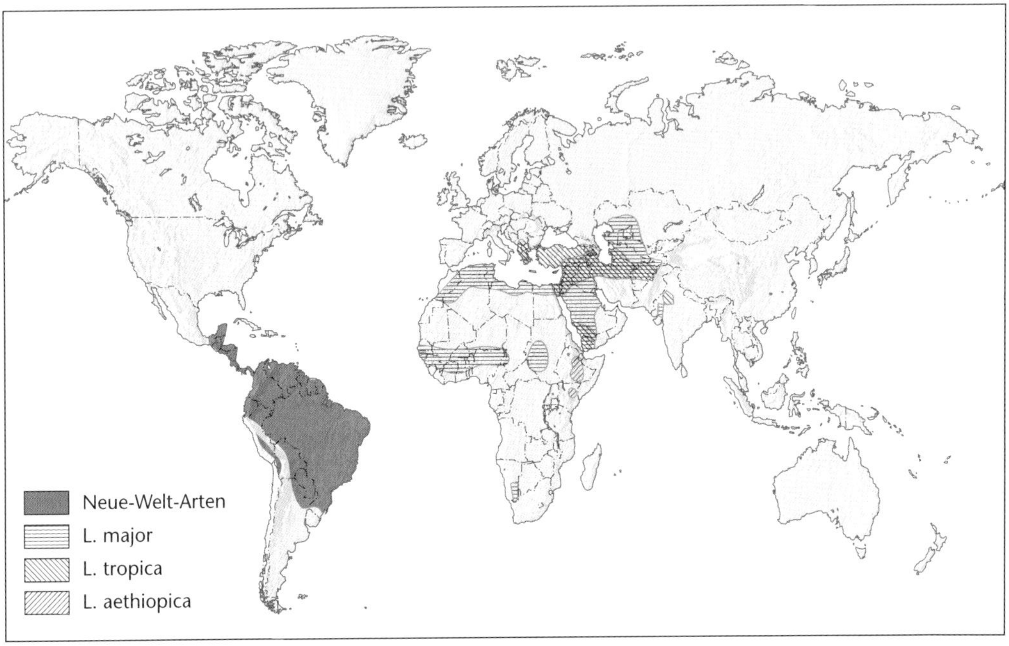

Abbildung 4-32. Geographische Verbreitung der kutanen und mukokutanen Leishmaniose.

Tabelle 4-19. Häufige Manifestationen kutaner und mukokutaner Leishmaniosen.

Krankheitsbild	lokalisierte kutane Leishmaniosen der Alten Welt		Leishmaniasis recidivans	diffuse kutane Leishmaniose	kutane Leishmaniosen der Neuen Welt	mukokutane Leishmaniosen der Neuen Welt
Synonyme	„Orientbeule“, „Aleppo-, Delhibeule“, „Bagdad Sore“		chronisch lupoide Leishmaniose	disseminierte anergische, leproide, keloide Leishmaniose	regionsspezifische Bezeichnungen s. u.	Espundia, Bouba
Häufige Manifestationen und Verlaufsformen	aus einer erythematösen, an Größe zunehmenden Papel (nodöses Stadium) können sich unterschiedliche Läsionen entwickeln:			bei defizienter Immunantwort und anhaltender Erregeraussaat:	Manifestationen können kutanen Leishmaniosen der Alten Welt ähneln.	
	zoonotische, vorwiegend ländliche Form	anthroponotische, vorwiegend urbane Form				
	❑ *nässendes* Ulkus im Zentrum einer erhabenen Läsion („Vulkan-Typ“) mit Krustenbildung ❑ z. T. deutliche Entzündungs-Reaktionen ❑ bakterielle Superinfektionen mit Lymphadenopathie sind möglich	❑ *trockenes,* flaches Ulkus mit Schorfbildung ❑ häufig ist das Gesicht betroffen ❑ selten multiple Läsionen.	❑ in 5–10% der Fälle rezidivierendes Auftreten gelblich-brauner z. T. konfluierender Papeln oder Ulzera in den Randzonen abheilender Läsionen	❑ flächige Ausbreitung rötlich-glänzender Knoten oder Plaques ❑ nicht-ulzerierende Läsionen, anfangs meist im Gesicht, später auch am Rumpf und den Extremitäten	❑ häufigeres Auftreten multipler ulzerierender Läsionen ❑ oft ausgedehnte sezernierende Ulzera mit Blutungsneigung und Krustenbildung ❑ Beteiligung der Lymphgefäße	❑ Granulombildung im Bereich des vorderen Nasenseptums, Knorpeldestruktion ❑ Verbreiterung der gesamten Nase („Tapirnase“) ❑ Koryza, Epistaxis

Fortsetzung Tab. 4-19 nächste Seite ▸

Tabelle 4-19. Häufige Manifestationen kutaner und mukokutaner Leishmaniosen. *(Fortsetzung)*

Krankheitsbild	lokalisierte kutane Leishmaniosen der Alten Welt		Leishmaniasis recidivans	diffuse kutane Leishmaniose	kutane Leishmaniosen der Neuen Welt	mukokutane
Synonyme	„Orientbeule", „Aleppo-, Delhibeule", „Bagdad Sore"		chronisch lupoide Leishmaniose	disseminierte anergische, leproide, keloide Leishmaniose	regionsspezifische Bezeichnungen s. u.	Espundia, Bouba
	❑ oft multiple, auch konfluierende Läsionen			❑ Schleimhäute meist nicht betroffen ❑ meist beeinträchtigter Allgemeinzustand	❑ in 40% der Fälle sekundärer Schleimhautbefall (bei der Hälfte innerhalb von 2 Jahren, bei 10% nach >10 Jahren)	❑ Schwellung der Oberlippe, evtl. Ausbreitung auf Nasopharynx und Larynx ❑ bakterielle Superinfektionen mit Lymphadenopathie
	❑ narbige Abheilung (6 Monate bis > 1 Jahr)	❑ narbige Abheilung, z. T. nach > 1 Jahr		❑ keine Spontanheilung	❑ oft verzögerte Spontanheilungen. ❑ bei Infektionen mit Erregern der L.-brasiliensis-Gruppe: gehäuft chronisch progrediente Verläufe	❑ keine Spontanheilungen

Tabelle 4-19. Häufige Manifestationen kutaner und mukokutaner Leishmaniosen. *(Fortsetzung)*

Krankheitsbild	lokalisierte kutane Leishmaniosen der Alten Welt		Leishmaniasis recidivans	diffuse kutane Leishmaniose	kutane Leishmaniosen der Neuen Welt	mukokutane Leishmaniosen der Neuen Welt
Synonyme	„Orientbeule", „Aleppo-, Delhibeule", „Bagdad Sore"		chronisch lupoide Leishmaniose	disseminierte anergische, leproide, keloide Leishmaniose	regionsspezifische Bezeichnungen s. u.	Espundia, Bouba
	selten: noduläre, plaque-, warzenförmige oder ekzematöse Läsionen				in Regionen Lateinamerikas charakteristische Manifestationen:	
Häufige verursachende Erreger	❑ L. major (auch L. infantum und L. aethiopica)	❑ L. tropica	❑ L. tropica	❑ L. aethiopica, L. amazonensis (selten: L. mexicana) ❑ bei Immunsuppression auch L. brasiliensis, L. panamensis, L. major, L. infantum, L. donovani	❑ L. peruviana: (Uta) – Ulzera im Gesicht mit radiärer Narbenbildung ❑ L. guyanensis: (Pian-bois, Bush yaws) Hautulzera im Verlauf von Lymphbahnen ❑ L. mexicana: (Chiclero-Ulkus) Papeln und Ulzerationen, gehäuft am Ohr mit Knorpeldestruktion ❑ L. panamensis: (Ulcero de bejuco) flache Ulzera entlang Lymphbahnen	❑ L. brasiliensis, seltener L. guyanensis, L. panamensis ❑ bei Immunsuppression auch andere Erregerspezies

Viszerale Leishmaniose: Fieber, Hepatosplenomegalie und eine Panzytopenie sind charakteristisch

Der weitaus größte Teil der Infektionen mit Leishmania infantum und Leishmania chagasi verläuft asymptomatisch, während Leishmania-donovani-Infektionen relativ häufig zu schweren Erkrankungen führen (Verbreitung s. Abb. 4-35). Die Inkubationszeit der viszeralen Leishmaniosen beträgt in der Regel 2 bis 8 Monate, kann aber im Extremfall zwischen 10 Tagen bis mehreren Jahren variieren. Reaktivierungen latenter Infektionen sind bei Immunsuppression keine Seltenheit. Bei HIV-assoziierten Infektionen können typische Zeichen einer viszeralen Leishmaniose wie Fieber und eine Hepatosplenomegalie fehlen, jedoch noduläre und ulzerative Läsionen an der Haut sowie im Bereich des Gastrointestinaltraktes auftreten.

Nach einem schleichenden Krankheitsbeginn mit subfebrilen Temperaturen sowie Kopf- und Gliederschmerzen kommt es im weiteren Verlauf oft zu intermittierendem **Fieber** und profusen Schweißausbrüchen. Daneben werden auch Verläufe mit abrupt einsetzendem hohem Fieber beobachtet. Bereits in einem frühen Stadium besteht eine deutlich **vergrößerte Milz**, die zu Schmerzen im linken Oberbauch führen kann. Häufig ist auch eine Hepatomegalie anzutreffen, wobei relevante Leberfunktionsstörungen eher selten auftreten. Neben Durchfällen und Husten kommt es mit zunehmender Krankheitsdauer zu Gewichtsverlust und hochgradigem Schwächegefühl als Folge einer generalisierten Muskeldystrophie.

Als ein charakteristisches Zeichen der viszeralen Leishmaniose entwickelt sich eine **Panzytopenie.** Das blass-graue Hautkolorit vieler Patienten aufgrund einer Anämie hat in Indien zu der Bezeichnung **„Kala-Azar“** (schwarzes Fieber) geführt, die weltweit als Synonym für eine viszerale Leishmaniose benützt wird. Eine zunehmende Leukopenie und eine spezifische Immunsuppression kann das Auftreten schwerer Sekundärinfektionen begünstigen. Bei fehlender Behandlung können diese Komplikationen sowie Hämorrhagien aufgrund einer Thrombozytopenie nicht selten innerhalb weniger Monate zum Tode führen.

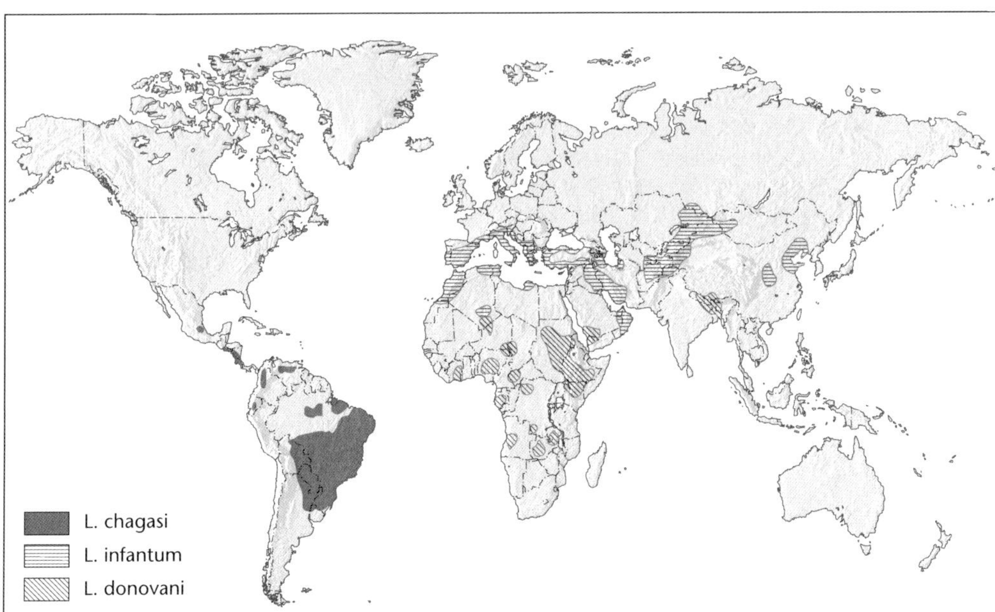

Abbildung 4-35. Geographische Verbreitung der viszeralen Leishmaniose.

Als ein **Post-Kala-Azar dermales Leishmanoid** (PKDL) wird das Auftreten hypopigmentierter und erythematöser sowie knotiger Hautveränderungen bezeichnet, die sich gelegentlich noch Jahre nach einer viszeralen Leishmaniose, zuweilen auch unter einer Behandlung manifestieren können. Dieses Krankheitsbild, das zu Verwechslungen mit einer lepromatösen Lepra führen kann, wurde gelegentlich bei Migranten aus Indien und Ostafrika beobachtet, ist aus reisemedizinischer Sicht ansonsten jedoch ohne größere Bedeutung.

Differenzialdiagnosen der viszeralen Leishmaniose:

Malaria (einschließlich des tropischen Splenomegalie-Syndroms), Typhus abdominalis und Paratyphus, Amöbenleberabszess, Sepsis, bakterielle Endokarditis, Fleckfieber, Rückfallfieber, Brucellose, Miliartuberkulose, Bilharziose, Mononukleose, Schlafkrankheit, Chagas-Krankheit, Lymphome.

Sonstige Befunde: Charakteristisch für eine viszerale Leishmaniose sind eine normochrome normozytäre Anämie (im Wesentlichen durch einen Hypersplenismus und eine Knochenmarksdepression bedingt) sowie eine Leukopenie. Das Differenzialblutbild zeigt meist eine Neutropenie bzw. eine relative Lymphozytose bei oft fehlenden eosinophilen Zellen (bei Post-Kala-Azar-Haut-Leishmanoid besteht dagegen oft eine Eosinophilie); daneben fällt häufig eine mäßiggradige Thrombopenie auf. Die Blutsenkungsgeschwindigkeit ist extrem beschleunigt, und bei einem Teil der Patienten findet man leicht erhöhte Lebertransaminasen, ein erniedrigtes Serumalbumin und eine erhöhte Gammaglobulinfraktion in der Elektrophorese.

Diagnostik der Leishmaniosen

Stets ist die Erhebung reise- und personenbezogener Informationen wichtig (Zeitpunkt, Dauer eines Aufenthaltes in Endemiegebieten [inkl. Migration], berufliche oder Freizeitaktivitäten, Immunsuppression etc.).

Wertvolle diagnostische Hinweise können das klinische Erscheinungsbild und der Krankheitsverlauf geben.

Eine Leishmaniose-Diagnostik sollte bei Personen veranlasst werden, die aus Endemiegebieten stammen oder sich dort in den letzten Wochen bis Monaten (ggf. mehreren Jahren) aufgehalten haben:

- bei länger als zwei Wochen bestehenden Haut- oder Schleimhautläsionen (Ausschluss einer kutanen bzw. mukokutanen Leishmaniose),
- bei Fieber, (Hepato-) Splenomegalie, Anämie, Leukopenie und/oder Thrombozytopenie (Ausschluss einer viszeralen Leishmaniose).

Auch bei charakteristisch erscheinenden Manifestationen muss die Diagnose einer Leishmaniose mittels einer gezielten Diagnostik ggf. durch Überweisung des Patienten in eine tropenmedizinische Einrichtung gesichert werden. Hierfür stehen in ausgewiesenen Labors folgende Untersuchungsmethoden zur Verfügung:

- parasitologische Verfahren
  - mikroskopischer Nachweis intrazellulärer Amastigoten in Aspiraten,
  - Identifizierung begeißelter Promastigoten bei Kultivierung in geeignetem Nährmedium,
  - Fluoreszenzmikroskopischer Erreger-Nachweis im EDTA-Blut (Buffy Coat-Schicht)
- histologische Untersuchungsmethoden
  - Mikroskopische Untersuchung gefärbter Gewebeschnitte,
  - Molekularbiologische Methoden,
  - Nachweis von Leishmanien-spezifischer DNS mittels PCR-Verfahren; ermöglicht auch Speziesdifferenzierung
- immundiagnostische Untersuchungen
  - direkter Agglutinationstest (DAT), Immunfluoreszenztest (IFT), ELISA-Verfahren,
  - in Entwicklung: Tests mit Rekombinanten-Antigenen.

Praktisches Vorgehen in der Diagnostik:

- bei V.a. eine **kutane und mukokutane Leishmaniose**:
  Empfohlen wird die Entnahme von Probenmaterial aus dem Rand von Haut- oder Schleimhautläsionen (s. Farbtafel Abb. IV.4-36) (z.B. aus dem Randwall von Ulzera, im Ulkusgrund oder in sekundärinfizierten Läsionen sind meist keine Erreger nachzuweisen). Für die Probengewinnung eignen sich:
  Inzisions-, Kürettage- und Abklatschpräparate sowie Aspirate, Biopsien z.B. mit 4-mm-Einwegstanze.
  Nach Dreiteilung des Biopsats ist der Erregernachweis im gefärbten Ausstrich, im histologischen Präparat und in der Kultur anzustreben. Für die Versendung der Proben sollte (vor allem für die Kultivierung) die Art des Transportmediums beim jeweiligen Labor erfragt werden.
  Der Nachweis von Leishmanien gelingt bei mukokutanen Formen meist nur mittels Kulturverfahren oder durch eine PCR-Diagnostik, die eine besonders hohe Sensitivität besitzt. Die Immundiagnostik ist bei kutanen und mukokutanen Leishmaniosen dagegen wenig zuverlässig, da oft keine Serumantikörper in messbarer Konzentration induziert werden.
- bei V.a. eine **viszerale Leishmaniose** (siehe auch Leitlinien der DTG):
  Bei **erheblichem Verdacht** sollte bevorzugt im Knochenmark-Aspirat eine Erregeridentifizierung erfolgen (s. Farbtafel Abb. IV.4-37). Auch können ggf. Punktate aus der Milz, der Leber oder aus Lymphknoten entnommen werden. Die Sensitivität von Untersuchungen gefärbter Ausstriche liegt bei ca. 70–85%, von Kulturverfahren zwischen 80 und 95%. Bei negativem Ergebnis ist eine zusätzliche PCR-Diagnostik zu empfehlen, die als empfindlichste Methode gilt.
  Bei Patienten mit Immunschwäche sollte eine fluoreszenzmikroskopische Untersuchung von EDTA-Blut (Sensitivität bis 70%) eingeleitet werden.
  Bei **geringem Verdacht** sind immundiagnostische Untersuchungen mittels DAT, IFT oder ELISA geeignet. Die Sensitivität der serologischen Diagnostik liegt bei über 90%, bei HIV-Infizierten bei ca. 50%. Dagegen ist die Spezifität dieser Testverfahren eingeschränkt. So werden falsch positive Ergebnisse bei Schistosomiasis, Malaria, Trypanosomiasis, Tuberkulose und Lepra sowie bei (zurückliegenden) asymptomatischen Infektionen und therapierten Erkrankungen gefunden.
  Um bei Diagnosestellung einer viszeralen Leishmaniose die Schwere des Organbefalls und mögliche Begleitinfektionen erfassen zu können, sind **folgende zusätzliche Untersuchungen** zu empfehlen:
  großes Blutbild, plasmatische Gerinnung, Transaminasen und Bilirubin, Eiweißelektrophorese, Abdomensonographie, Rö-Thorax (Ausschluss einer zusätzlichen Tbc) und HIV-Test.

Therapie der Leishmaniosen – am besten die Hilfe tropenmedizinischer Einrichtungen hinzuziehen

Kutane Leishmaniosen

Bei **Hautleishmaniosen der Alten Welt** kann das Abwarten der Spontanheilung angezeigt sein; das Risiko entstellender Narbenbildungen ist jedoch stets zu bedenken. Im Falle einer funktionell bzw. kosmetisch relevanten Lokalisisation von Läsionen haben sich verschiedene Formen der Behandlung bewährt:

- periläsionale Infiltrationen 5-wertiger Antimonpräparate (s.u.) ggf. mit Zusatz eines Lokalanästhetikums (2-mal wöchentlich),
- lokale Anwendungen von Aminosidinsulphat (Paromomycin) 15% mit 12%

Methylbenzethoniumchlorid oder in 10% Harnstoff auf Salbengrundlage,

- kosmetisch dermatologische Verfahren wie Kryotherapie, Diathermie oder Exzision (nicht systematisch evaluierte Verfahren, mit einer Narbenbildung ist zu rechnen),
- eine systemische Therapie mit Fluconazol (200 mg pro Tag über 6 Wochen), bei diffusen Verläufen in Kombination mit Interferon-β.

Bei **amerikanischen Hautleishmaniosen** ist stets eine Erregerdifferenzierung einzuleiten. Nur bei gesicherten Infektionen mit L. mexicana und L. peruviana, die nicht zu einem sekundären Befall der Schleimhäute neigen, sollte eine lokale Behandlung (s. o.) stattfinden:

- bei Infektionen mit L. mexicana hat sich auch eine Fluconazol-Therapie als wirksam erwiesen. Bei diffusem Krankheitsbild bzw. bei Rezidiven ist eine zusätzliche Therapie mit Interferon-β zu erwägen.
- Für Infektionen mit L. brasiliensis und L. panamensis ist bei Hautbefall eine Therapie mit 5-wertigen Antimonpräparaten (20 mg SbV/kg KG/Tag) über 20 Tage zu empfehlen.
- Bei mukokutanen Manifestationen sollte die Dauer der Antimontherapie 1 Monat und länger betragen. Im Falle eines eingeschränkten Ansprechens dieser Therapie und der relativ häufigen Rezidive ist eine zusätzliche Behandlung mit Interferon-β oder eine Therapie mit Amphotericin B in Betracht zu ziehen.

Viszerale Leishmaniose (s. auch Leitlinien der DTG)

Eine gute Wirksamkeit besitzt das im Dezember 2004 für die Therapie der Kala Azar in Deutschland zugelassene **Miltefosin** (Impavidol®), das als **oral** zu verabreichendes Präparat auch eine ambulante Behandlung möglich macht. In Indien konnten Heilungsraten von über 95% erzielt werden und auch bei zwei Drittel der Patienten mit HIV-Coinfektion war eine Therapie mit diesem Medikament wirksam. Gastrointestinale Nebenwirkungen können zu Beginn der Behandlung auftreten, sind bei einer Dosierung von 2,5 mg/kg KG/Tag über 4 Wochen jedoch selten. Wegen einer möglichen Teratogenität sollte die Substanz nicht während der Schwangerschaft eingenommen werden. Genauere Informationen zur Anwendung dieses Medikamentes sind den aktuellen Leitlinien der DTG zu entnehmen.

Die Ergebnisse bisheriger Studien weisen auch auf eine gute Wirkung gegenüber Hautleishmaniosen und mit Schleimhautbefall einhergehenden Erkrankungen hin.

Bei Verwendung von **liposomalem Amphotericin B**, das sich als sehr wirksames Medikament erwiesen hat, ist eine Behandlung mittels Infusion (20–30 mg/kg KG verteilt auf mindestens 5 Einzelinfusionen über einen Zeitraum von 10–21 Tagen) erforderlich. Zu einer Steigerung seiner Wirksamkeit führt der Lipidanteil dieser Substanz, der den Transport an den intrazellulären Ort der Infektion erleichtert und die Phagozytose durch Makrophagen begünstigt. Unter der Therapie ist eine Überwachung der Nierenwerte und der Elektrolyte erforderlich.

Über lange Zeit hat sich als Standardtherapie der viszeralen Leishmaniose die Anwendung **5-wertiger Antimonpräparate** bewährt. Verfügbar sind zwei Antimonverbindungen, die in ihrer Wirksamkeit und Toxizität entsprechend ihrem Antimonanteil gleichwertig sind:

- Natriumstiboglukonat (Pentostam®) mit einem Antimonanteil von 100 mg Sb/ml (langsam) intravenös oder intramuskulär
- Megluminantimonat (Glucantime®) mit einem Antimonanteil von 85 mg Sb/ml nur intramuskulär

Bei einer täglichen Dosis von 20 mg SbV/kg KG beträgt die Gesamtdauer der Therapie ca. 4 Wochen.

Angesichts der potentiellen Toxizität ist eine Überwachung des Blutbildes, der Amylase- und Lipase-Werte sowie des EKGs dringend angezeigt. Eine zunehmende Resistenzentwicklung gegen Antimonpräparate wird vor allem in Indien beobachtet.

Vorbeugung

Ein besonderes Infektionsrisiko besteht in den Endemiegebieten naturgemäß während der Zeit mit der höchsten Durchseuchungsrate der Schmetterlingsmücken, die z.B. in den Mittelmeerländern im Spätsommer liegt. Stiche dieser Insekten können vor allem durch folgende Maßnahmen vermieden werden (s. auch Kap.II.8.2):

- Nächtigen unter freiem Himmel sowie Camping vermeiden (besonders in der Nähe von Erdlöchern wildlebender Nagetiere),
- Tragen langärmeliger Hemden und langer Hosen,
- Auftragen von Insektenvertreibungsmitteln auf unbedeckte Haut (wichtig: Knöchel und Handrücken),
- Benutzen engmaschiger Moskitonetze (handelsübliche Netze mit einer Maschenbreite von 1 mm bieten keinen sicheren Schutz); das Imprägnieren erweist sich zusätzlich als vorteilhaft,
- Sprühen von Insektiziden in Schlafräumen.

Das besondere Risiko von immunsupprimierten Reisenden, an einer viszeralen Leishmaniose zu erkranken, ist hinsichtlich der Prophylaxe-Empfehlungen zu beachten.

Zum Schluss: der Spanienurlaub mit dem Vierbeiner

Jeder Reisende, der seinen Hund zu einem Urlaub ans Mittelmeer mitnehmen möchte, sollte bedenken, dass z.B. in Spanien, in Südfrankreich und in Portugal ca. 4–10% (in Nordportugal bis zu einem Drittel) aller Hunde mit Leishmanien infiziert sind. Trotz der Verwendung von Anti-Phlebotomen-Sprays und mit Deltamethrin imprägnierten Halsbändern besteht für die mitgenommenen Tiere ein nicht geringes Risiko, an einer nicht selten tödlich verlaufenden Leishmaniose zu erkranken. Also am besten: das „Haus"tier zu Hause lassen.

Da es für die Leishmanien-Übertragung vom Hund zum Menschen des Vorhandenseins von Schmetterlingsmücken bedarf, ist das Risiko, sich durch direkten Kontakt mit erkrankten Hautpartien eines infizierten Hundes zu infizieren, zu vernachlässigen.

Weiterführende Literatur

Berman, J.: Current treatment approaches to leishmaniasis. Current Opinion in Infectious Diseases 16 (2003) 397–401.

Desjeux, P.: The increase in risk factors for leishmaniasis worldwide. Transactions of the Royal Society of Tropical Medicine and Hygiene 95 (2001) 239–243.

DTG, Leitlinie 2000: Diagnostik und Therapie der viszeralen Leishmaniose. www.uni-duesseldorf.de/WWW/AWMF/ll/trop004.htm

Enk, C.D. et al.: Kutane Leishmaniose. Der Hautarzt 54 (2003) 506–512.

Harms-Zwingenberger, G. und U. Bienzle: Leishmaniosen. In W. Lang und T. Löscher (Hrsg.) Tropenmedizin in Klinik und Praxis, Stuttgart 2000.

Robert Koch Institut, Berlin: Leishmaniose: nach Deutschland importierte Erkrankungen. Epidemiologisches Bulletin 33, August 2003.

Schönian, G. et al.: Zur Diagnostik der Leishmania-Infektionen. J Lab Med 28 (2004) 498–505.

Informationen im Internet

Leishmaniose-Melde- und Referenzstelle am Institut für Tropenmedizin in Berlin. www.charite.de/tropenmedizin/

4.14 Selten (oder nie) importierte Krankheiten

HARALD KRETSCHMER, REINHARD KRIPPNER, JOHANNES SCHÄFER, AUGUST STICH UND GUNTHER VON LAER

In diesem Kapitel wird kurz auf Infektionskrankheiten eingegangen, deren Bedeutung in der Reisemedizin nur sehr begrenzt ist, die aber weltweit eine hohe Krankheitslast darstellen (z.B. Tuberkulose, Lepra, Cholera) oder in speziellen Gebieten eine hohe Sterblichkeit haben (z.B. Gelbfieber, Tollwut, Schlafkrankheit) oder die wegen ihrer Gefährlichkeit trotz ihrer Seltenheit an vorderster Stelle in die differenzialdiagnostischen Überlegungen einbezogen werden müssen (z.B. Virale Hämorrhagische Fieber). Aufgenommen in dieses Kapitel sind auch die Pocken, weil Reisende terroristische Anschläge befürchten oder gelegentlich auch heute noch davon überzeugt werden müssen, dass diese Erkrankung seit fast drei Jahrzehnten ausgerottet ist.

4.14.1 Gelbfieber

Gelbfieber ist eine akute, durch ein **Flavivirus** hervorgerufene und durch Mücken übertragene Erkrankung (Arbovirose). Reservoir des Dschungel-Gelbfiebers sind Affen. Das urbane Gelbfieber kann durch einen Vektor (Aedes aegypti) auch von Mensch zu Mensch übertragen werden. Die Letalität der Erkrankung ist hoch und liegt bei etwa 30 %.

Gelbfieber – Gesundheitsbedrohung in Südamerika und (West-)Afrika

Derzeit stellt Gelbfieber eine nur relativ geringe Gesundheitsbedrohung für die einheimische Bevölkerung Westafrikas, gelegentlich auch Kenias sowie Südamerikas dar. Zwischen 300 und 3000 Erkrankungen jährlich wurden in den vergangenen 10 Jahren an die Weltgesundheitsorganisation gemeldet. Ausbrüche der Krankheit gab es in den Jahren 2003–2005 im Sudan, in fünf westafrikanischen Ländern und in Venezuela sowie in Brasilien. Für die einheimische Bevölkerung muss aber zur Verhinderung größerer Ausbrüche der Erkrankung eine möglichst gute Überwachung der epidemiologischen Situation erfolgen. Insbesondere muss die Ausbreitung der Überträgermücke des Gelbfiebervirus unter Kontrolle gehalten werden. Schutz vor Mückenstichen und Impfung sind besonders während der Gelbfieberepidemien wirksame Mittel zu deren Eindämmung. Asien ist gelbfieberfrei.

Folgende **Leitsymptome** lassen ein Gelbfieber vermuten:

- hohes Fieber,
- Myalgien,
- relative Bradykardie,
- Ikterus,
- Hämorrhagien,
- Proteinurie.

Der Tod tritt unter den Zeichen der Leber- und Niereninsuffizienz ein. Eine spezifische Therapie gibt es nicht.

Bedeutung des Gelbfiebers in der Reisemedizin

Die Gelbfieberschutzimpfung ist die wichtigste **verpflichtend** vorgeschriebene Reiseimpfung. In der Regel gelangen deshalb nur geimpfte Reisende in die meisten gelbfieberendemischen Gebiete. Wegen des fast hundertprozentigen Schutzes durch die Impfung und wegen nur sehr seltener gravierender Nebenwirkungen wird zu Recht relativ freizügig gegen Gelbfieber geimpft. Deshalb sind Infektionen von Touristen mit dem Gelbfiebervirus eine absolute Rarität. Mit Gelbfiebererkrankung muss also bei Reisenden in der Regel nicht gerechnet werden. Auch bei Migranten, z.B. Asylbewerbern aus gelbfieberendemischen Gebieten, muss wegen der kurzen **Inkubationszeit** (3–6 Tage) höchstens bis zum zehnten Tag nach Verlassen des gefährdeten Gebietes diese Krankheit in differenzialdiagnostische Überlegungen eingeschlossen werden.

Fazit: Zurzeit spielt Gelbfieber dank der für viele Länder verpflichtend vorgeschriebenen Schutzimpfung in der Reisemedizin keine Rolle.

Weiterführende Literatur

Mandell, G.L., J.E. Bennett and R. Dolin: Principles and Practice of Infectious Diseases; 6th ed., Churchill Livingstone, Edinburgh 2005.

Robert Koch Institut (RKI): Gelbfieber. Epidem. Bulletin 48, 402 (2003).

WHO: Yellow Fever Vaccine. Weekly Epid Rec Vol 78 (2003) 349–358.

Informationen im Internet

Konsensuskonferenz Impfungen: www.dtg.mwn.de/impfen/konsens97/konsens4.htm

4.14.2 Tollwut

Tollwut ist eine Erkrankung, die durch ein **neurotropes Virus** verursacht wird, das durch einen Biss infizierter Säugetiere übertragen wird.

Weltweit sind für über 90% der menschlichen Tollwutfälle domestizierte Hunde und Katzen verantwortlich. Gelegentlich werden Menschen auch durch Bisse wildlebender Säugetiere infiziert, in seltenen Fällen durch Inhalation von virenhaltigen Aerosolen in Höhlen, in denen Fledermäuse leben.

Die **Inkubationszeit** der stets tödlich verlaufenden Tollwuterkrankung beträgt zwischen 4 Tagen und vielen Jahren, in 75% der Fälle dauert sie zwischen 20 und 90 Tage.

Die weltweite jährliche **Tollwutmortalitätsrate** wird auf 50000 geschätzt; fast alle Todesfälle treten in warmen Klimazonen auf, die meisten davon in Indien, nur 0,1% in gemäßigten Klimazonen.

Bedeutung der Tollwut in der Reisemedizin

Das Infektionsrisiko für Reisende in Tollwutendemiegebieten lässt sich nur schwer abschätzen. Es ist bei Langzeitaufenthalten, z.B. in Regionen mit einer hohen Zahl streunender Hunde und unzureichenden Strategien der Bekämpfung, sowie bei bestimmten Reiseaktivitäten (z.B. „Buschtrekking", Fahrradtouren) sicherlich erhöht. Als Länder mit hoher Tollwut-Inzidenz gelten alle Länder des tropischen Afrika sowie Indien, Sri Lanka, Bangladesh, Nepal, Thailand und Vietnam.

Prinzipiell stehen zwei Strategien der Tollwutprophylaxe zur Verfügung, die **prä-** und **postexpositionelle Impfung** (s. Kap. II.8.1.9).

Die vollständige **präexpositionelle Impfung** führt in der Regel zu adäquaten Titern neutralisierender Antikörper. Deshalb ist bei geimpften Personen nach einem Biss keine passive Immunisierung mit Anti-Tollwut-Immunglobulin erforderlich. In diesem Fall muss lediglich mit zwei Impfdosen aktiv am Tag 0 und 3 nachgeimpft werden.

Dies ist von Bedeutung, da Anti-Tollwut-Immunglobulin in vielen endemischen Gebieten nicht erhältlich oder von zweifelhafter Qualität sein kann.

Vorsicht geboten ist auch bei bestimmten aktiven Tollwutimpfstoffen, die leider in vielen Ländern noch im Umlauf sind und mit schweren Nebenwirkungen und Folgeerkrankungen (wie der Impfenzephalomyelitis) einhergehen können. Dies betrifft Impfstoffe vom Typ Semple (zum Teil in Afrika und Asien in Gebrauch) und „suckling mouse brain"-(Fuenzalida)Impfstoffe in Mittel- und Südamerika.

Fazit: Die Indikation zur präexpositionellen Impfung bei Reisenden muss sich am zu erwartenden Risiko orientieren. Dies schließt Überlegungen mit ein, wie schnell im Fall eines Bisses sichere Aktiv- und Passivimpfstoffe verfügbar sind.

Tabelle 4-20 gibt einen Überblick über das Vorgehen nach Biss eines tollwutverdächtigen Tieres.

Tabelle 4-20. Vorgehen nach Biss eines tollwutverdächtigen Tieres.

- ❑ Wundreinigung:
  - Erste Hilfe: Intensive Reinigung der Wunde mit Seife oder einem Detergens unter laufendem Wasser für mindestens fünf Minuten; Entfernung von Fremdkörpern und Spülen mit Wasser; großzügige Anwendung eines viriziden Mittels (Alkohol, Polyvidon-Jod).
  - Exploration der Wunde; Débridement, Spülung tiefer Wunden mit Kochsalz, Wunde offen lassen; Tetanusprophylaxe; antibiotische Behandlung
- ❑ Es liegt keine präexpositionelle Impfung vor → **postexpositionelle Impfung!**
- ❑ Es liegt eine vollständige präexpositionelle Impfung vor → **Auffrischimpfung!!**

Bei längeren Aufenthalten im Gastland kann eine Impfung der Haustiere das Tollwutrisiko für den Menschen deutlich reduzieren.

Weiterführende Literatur

Schönfeld, C. et al.: Konsensuspapier zur Tollwutimpfung für Reisende, MMW-Fortschr. Med. Orginalien Nr. IV/2003 (145. Jg.), 125–129.

Warrell, M. J., D. A. Warrell: Rhabdoviruses: Rabies and Rabies-Related Viruses. In: Weatherall, D. J., J. G. G. Ledingham, D. A. Warrell (eds.): Oxford Textbook of Medicine, Vol. 1, Oxford University Press, Oxford 1996.

Informationen im Internet

Konsensuskonferenz Impfungen: www.dtg.mwn.de/impfen/konsens97/konsens4.htm

4.14.3 Hochkontagiöse Virale Hämorrhagische Fieber

Der Oberbegriff „Virale Hämorrhagische Fieber" (VHF) umfasst eine heterogene Gruppe von Erkrankungen, die sich im Vollbild durch eine hämorrhagische Diathese und teilweise hohe Letalität auszeichnen (Tab. 4-21). Die VHF waren lange Zeit der Inbegriff der Bedrohung durch Krankheitserreger. Die SARS-Epidemie und die Angst vor dem Bioterrorismus haben aber gerade in den letzten Jahren gezeigt, wie vulnerabel hochtechnisierte Gesundheitssysteme auch gegenüber anderen infektiösen Risiken sind. In den letzten 10 Jahren wurde in Europa nur eine kleine Zahl von VHF gemeldet.

Von den ca. 15 Krankheitsbildern sind 4 hochkontagiös (s. u.), bei diesen sind nosokomiale Ausbrüche mit teilweise hoher Letalität beschrieben. Bei den anderen hämorrhagischen Fiebern (z. B. Dengue-Fieber, Gelbfieber, Hantavirusinfektionen etc.) besteht bei den üblichen pflegerischen und ärztlichen Maßnahmen keine Gefahr der Ansteckung.

Schon das Vorliegen eines **begründeten Verdachts** auf ein hochkontagiöses VHF muss dem Gesundheitsamt gemeldet werden und erfordert die sofortige Isolierung des Patienten und weitere Maßnahmen (z. B. Gefahrguttransport für diagnostische Proben, Sonderentsorgung der Abfälle etc.). Dies ist mit einem erheblichen personellen, materiellen und finanziellen Aufwand verbunden. Es muss deshalb sorgfältig geprüft werden, ob tatsächlich ein begründeter Verdacht besteht.

Es muss eine detaillierte Anamnese (inkl. Reiseroute, Aufenthaltsorte, Reise- und Lebensbedingungen, möglicher Kontakt mit Erkrankten oder Tieren, Umgang mit infektiösem Material) erhoben werden.

Die Krankheitsbilder sind initial meist uncharakteristisch mit hohem Fieber, ausgeprägtem Krankheitsgefühl und progre- ☞

Tabelle 4-21. Virale Hämorrhagische Fieber (VHF).

Familie	Erreger	Krankheitsbild
Filoviren	**Ebola-Virus** **Marburg-Virus**	**Ebola-HF** **Marburg-HF**
Bunyaviren	**CCHF-Virus** Rift-Valley-Virus Hantaan-Virus Seoul-Virus Puumala-Virus Dobrava-/Belgrad-Virus Sin-Nombre-Virus u. a.	**Krim-Kongo-HF** Rift-Valley-Fieber Hanta-HF mit renalem Syndrom (HFRS) Hantavirus-Pulmonary Syndrome (HPS)
Arenaviren	**Lassa-Virus** Junin-Virus Machupo-Virus Guarito-Virus Sabia-Virus	**Lassa-Fieber** Argentinisches HF Bolivianisches HF Venezuelanisches HF Brasilianisches HF
Flaviviren	Gelbfieber-Virus Dengue-Virus OHF-Virus KFD-Virus	Gelbfieber Dengue-Fieber Omsk-HF Kyasanur Forest Disease
Togaviren	Chikungunya-Virus	Chikungunya-Fieber

dienter Verschlechterung. **Andere Ursachen, insbesondere eine Malaria, müssen unbedingt ausgeschlossen werden** (s. Tab. 4-22)!

Lassa-Fieber

Verbreitung: West-Afrika: Nigeria, Sierra Leone, Guinea, Liberia, Ghana, Elfenbeinküste, Burkina Faso.

Klinik: Initial Pharyngitis, Husten, retrosternale Schmerzen.

Natürliches Reservoir: Nagetiere (Ratten).

Übertragung: Durch Lebensmittel oder Gegenstände, die mit infektiösem Urin, Kot oder Speichel von Ratten kontaminiert sind.

Inkubationszeit: 3–17 Tage.

Marburg- und Ebola-Fieber

Verbreitung: Afrika: Uganda, Kenia, Zimbabwe, Angola, DR Kongo, Sudan, Südafrika.

Klinik: Fieber, Kopf- und Muskelschmerzen, Konjunktivitis, Pharyngitis und Nausea. Bei einigen Patienten schuppendes, nicht juckendes, papulöses Exanthem.

Natürliches Reservoir: Unbekannt, Affen sind wahrscheinlich nur Überträger.

Übertragung: Enger Kontakt; Blut, Sekrete, Urin, Gewebe infizierter Erkrankter; aerogene Übertragung wahrscheinlich.

Inkubationszeit: 4–10 Tage (2–21 Tage).

Krim-Kongo-Fieber

Verbreitung: Asien, Afrika, Südost-Europa, Mittlerer Osten.

Klinik: Schüttelfrost, starke Kopf-, Muskel- und Gelenkschmerzen. Ausgeprägtes Krankheitsgefühl. Relativ früh thorakale und abdominale Petechien sowie Konjunktivitis.

Natürliches Reservoir: Hyaloma-Zecken, domestizierte Tiere, wie Kühe, Schafe, Ziegen und Kamele.

Übertragung: Kontakt mit infektiösem tierischem Blut (Inhalation!), nosokomiale Infektionen.

Inkubationszeit: 2–5 Tage (bei Übertragung durch Zecken), 5–9 Tage (bei nosokomialen Infektionen.

Tabelle 4-22. Vorgehen bei Verdacht auf Virale Hämorrhagische Fieber (VHF).

„Begründeter Verdacht auf hochkontagiöse VHF" nur bei Vorliegen folgender Kriterien:

- ❑ passende Klinik,
- ❑ Aufenthalt in einem Endemiegebiet mit Expositionsrisiko (in der Regel Subsahara-Afrika),
- ❑ passende Inkubationszeit (max. 3 Wochen)

Differenzialdiagnose bei Verdacht auf VHF:

komplizierte Malaria	s. Kap. IV.4.1
Rickettsien-Infektion	s. Kap. IV.4.14.11
Meningokokken-Meningitis	s. Kap. IV.4.10.1
Leptospirose	s. Kap. IV.4.14.10
Rückfallfieber	s. Kap. IV.14.9
Typhus	s. Kap. IV.4.3
Shigellose	s. Kap. IV.4.4
Gramnegative Sepsis	
schwere Hepatitis	s. Kap. IV.4.6

Vorgehen bei begründetem Verdacht auf hochkontagiöse VHF:

- ❑ Strenge Isolation (Schutz des Personals und der Mitpatienten) mit Anzug, Handschuhen, Maske, Brille.
- ❑ Information des örtlichen Gesundheitsamtes und des regionalen Kompetenz-Zentrums (im Zweifelsfall Rücksprache mit Landesgesundheitsamt).
- ❑ Diagnostik und Transport von Untersuchungsmaterial in Absprache mit Bernhard-Nocht-Institut, Hamburg.
- ❑ Weiteres Vorgehen und eventuelle Verlegung nur in Absprache mit regionalem Kompetenz-/Behandlungszentrum (s. u.).

Fazit: Hochkontagiöse Hämorrhagische Fieber wurden bisher nur in kleiner Zahl nach Europa importiert. Sie spielen deshalb in der reisemedizinischen Beratung eine nur untergeordnete Rolle. Sollte nach Rückkehr eines Reisenden aus Endemiegebieten der begründete Verdacht auf ein VHF bestehen, müssen umgehend strikte seuchenhygienische Maßnahmen getroffen werden.

Ansprechpartner in Deutschland bei Verdacht auf VHF

Robert-Koch-Institut (RKI)
Nordufer 20
13353 Berlin
Hotline: 01888/7543430 (Mo–Fr 9–17 Uhr)

Bernhard-Nocht-Institut für Tropenmedizin
Bernhard-Nocht-Straße 74
20359 Hamburg
Ärzte-Hotline für Verdachtsfälle:
Tel. 040/428180

Medizinische Klinik mit Schwerpunkt Infektiologie, Campus Virchow-Klinikum
Augustenburger Platz 1
13353 Berlin
Tel.: 030/450553051
Fax: 030/450553906

Städtisches Klinikum „St. Georg"
2. Klinik für Innere Medizin
Delitzscher Str. 141
04129 Leipzig
Tel.: 0341/9094005 oder 0177/7618244
Fax: 0341/9092630

Städtisches Krankenhaus München-Schwabing
Kölner Platz 1
80804 München
Tel.: 089/30682620
Fax: 089/30683868

Kompetenzzentrum Gesundheitsamt Frankfurt
Braubachstr. 14–16
60311 Frankfurt
Tel: 069/21236252
(Mo–Fr während Dienstzeiten)
Fax: 069/21231498

Universitätsklinikum
Theodor-Stern-Kai 7
60596 Frankfurt
Tel.: 069/63017410
Fax: 069/63017471

Ansprechpartner in der Schweiz bei Verdacht auf VHF

Institut für Klinische Mikrobiologie und Immunologie
Frohbergstr. 3
9001 St. Gallen
Tel.: 0041/71/4943703
0041/71/4941111 (Dienstarzt)
Fax: 0041/71/4943705

Weiterführende Literatur

Cook, G. and A. Zumla: Manson's Tropical Diseases, 21st ed., Saunders, London 2003.

Hugonnet, S. et al.: Schutzmaßnahmen bei Patienten mit Verdacht auf virales hämorrhagisches Fieber; Empfehlungen für die Schweiz. Swiss-Naso 9,3 (2003) 18–24; www.swiss-naso.ch

Informationen im Internet

Weltgesundheitsorganisation (WHO): www.who.org

Centres for Disease Control (CDC), Atlanta: Emergency Preparedness & Response: www.bt.cdc.gov

Promed (Global electronic reporting system for outbreaks): www.promedmail.org

Robert Koch Institut: Steckbriefe seltener und „importierter" Virusinfektionen: www.rki.de/INFEKT/STECKBRF/STBR_HOM.HTM

4.14.4 Pocken

Am 26. Oktober 1977 wurde in Somalia die weltweit letzte natürlich erworbene Pockenerkrankung diagnostiziert – später gab es lediglich noch eine tödlich verlaufende Laborinfektion in Birmingham/England.

Pocken – erste weltweit ausgerottete Infektionskrankheit

1979 wurde die Erde von der Weltgesundheitsorganisation nach einer konsequenten, weltweiten Impfkampagne für pockenfrei erklärt. Damit war eine schwere, oft tödlich verlaufende Erkrankung durch eine gemeinsame Anstrengung der Völkergemeinschaft ausgerottet. Weitere Erkrankungen sollen in den nächsten Jahren folgen: Zunächst die Viruskrankheiten Poliomyelitis und Masern, dann aber auch die Parasitosen Chagas- und Medinawurm-Krankheit. Leider wird durch diese gewiss großen Erfolge in der Krankheitsbekämpfung die gesamte Krankheitslast auf der Erde nicht abnehmen; andere Krankheiten – oft Folge zunehmender Armut und kriegsbedingten Elends – treten an ihre Stelle.

Das Pockenvirus wird zurzeit noch in je einem zivilen Labor in den USA und in Russland aufbewahrt. Immer wieder wird der Verdacht geäußert, dass das Pockenvirus auch in militärischen Labors noch vorhanden sei. Eine vorsätzlich ausgelöste Epidemie durch das als biologische Waffe missbrauchte Virus träfe dann auf eine ungeimpfte, also ungeschützte Weltbevölkerung. Aus Furcht vor möglichen terroristischen Anschlägen wurden in den letzten Jahren in den USA erneut Massenimpfungen durchgeführt.

Die endgültige Vernichtung des Pockenvirus ist von der Weltgesundheitsversammlung auf unbestimmte Zeit vertagt worden.

Fazit: Die Pocken sind seit mehr als 20 Jahren weltweit ausgerottet, eine Pockenimpfung ist im Reiseverkehr schon seit fast zwei Jahrzehnten nicht mehr nötig und möglich. Ob in der Zukunft die Affenpocken (oder andere Varianten) eine Rolle spielen werden, steht dahin.

Weiterführende (medizingeschichtliche) Literatur

Fenner, F., D.A. Henderson, J. Arita, Z. Jezek and J. D. Ladnyi: Smallpox and its Eradication. WHO, Genf 1988.

Hopkins, D.R.: Princes and Peasants – Smallpox in History. The University of Chicago Press, Chicago 1983.

Informationen im Internet

Centers for Disease Control and Prevention: Smallpox Fact Sheet 2003: www.bt.cdc.gov./agent/smallpox/vaccination/facts.asp

4.14.5 Tuberkulose

Tuberkulose ist eine chronische, im Wesentlichen durch **Mycobacterium tuberculosis** hervorgerufene Erkrankung, die durch die Entwicklung von Granulomen in den betroffenen Geweben charakterisiert ist. Ohne Behandlung verläuft die Tuberkulose häufig tödlich. Die Übertragung erfolgt vorwiegend durch Tröpfcheninfektion von Mensch zu Mensch.

Tuberkulose – Gesundheitskatastrophe in den armen Ländern

Die „älteste" Infektionskrankheit der Menschheit, die nie in dramatischen Epidemien auftritt, wurde im Zeitalter starken Bevölkerungswachstums und des Ausbruches der AIDS-Pandemie zum globalen Notfall. Ein Drittel der Erdbevölkerung ist mit dem Tuberkulosebakterium infiziert. Weltweite Flüchtlingsbewegungen und das Auftreten multiresistenter Bakterienstämme verschlimmern das Problem. 95 % der jährlich acht Millionen Neuerkrankungen an Tuberkulose und 99 % der jährlich bis zu drei Millionen Todesfälle ereignen sich in den sogenannten Entwicklungsländern. In sozial gut gestellten Bevölkerungsgruppen der Industrienationen dagegen nehmen tuberkulosebedingte Morbidität und Mortalität stetig weiter ab. Bei der Hälfte der in Mitteleuropa auftretenden Erkrankungen handelt es sich um eine offene Lungentuberkulose, die andere Hälfte entfällt auf geschlossene pulmonale sowie auf extrapulmonale Tuberkulosen.

Bedeutung der Tuberkulose in der Reisemedizin

Nur ein geringer Prozentsatz der Infektionen mit Mycobacterium tuberculosis bei Mitteleuropäern ereignet sich bei Reisen. Lediglich bei Langzeitaufenthalten und bei Tätigkeit im Gesundheitswesen in hochendemischen Ländern besteht ein nennenswertes Infektionsrisiko für Tuberkulose (s. Cobelens et al.). Anekdotische Berichte gibt es über Infektionen mit Tuberkulose in Flugzeugen durch unerkannt offen-tuberkulöse Mitreisende. Bei der weitaus größeren Zahl der Tuberkuloseerkrankungen handelt es sich um Reaktivierungen der Infektion im Alter, um Koinfektionen bei HIV-/AIDS-Patienten, um Tuberkulosen bei Einwanderern, Asylbewerbern (s. Kap. V.3.), Flüchtlingen und bei sozial Benachteiligten und Marginalisierten wie Obdachlosen, Drogenabhängigen, Gefangenen etc. Die **Inkubationszeit** beträgt zwischen einem Monat und mehreren Jahren. Bei besonderer Gefährdung ist für Säuglinge und Kinder die BCG-Impfung zu erwägen.

Je nach Symptomatik müssen unbedingt **bakteriologische Untersuchungen** (Sputum, Magensaft, Urin, Stuhl, Blut, Liquor cerebrospinalis, gegebenenfalls auch Gewebeproben), **Röntgenuntersuchungen** (s. Kap. IV.3.4) und **Labortests** die **physikalische Untersuchung** ergänzen. Da es sich um eine ubiquitäre Erkrankung handelt, soll hier auf die allgemein zugängliche medizinische Literatur verwiesen werden. Eine konsequente, **streng überwachte Kombinationstherapie** (INH, Rifampicin, Pyrazinamid, Ethambutol u. a.) über mindestens 6 Monate führt in den weitaus meisten Fällen zur Heilung der Erkrankung.

Fazit: Die Bedeutung der Tuberkulose in der Reisemedizin ist gering; ein nennenswertes Infektionsrisiko besteht lediglich bei Langzeitaufenthalten. Weltweit jedoch stellt die Erkrankung jetzt und in Zukunft eines der größten Krankheitsprobleme dar. Deshalb muss bei Einwanderern, Asylbewerbern und Flüchtlingen bei Vorliegen von respiratorischen Symptomen an Tuberkulose gedacht werden.

Weiterführende Literatur

Cobelens, F. G. et al.: Risk of infection with Mycobacterium tuberculosis in travellers to areas of high tuberculosis endemicity. Lancet 356 (2000), 461–465.

Davies, P. D. O.: Clinical Tuberculosis, 2nd ed. Chapman & Hall, London 1998.

Horne,N., F. Miller: Clinical Tuberculosis, 2nd ed. Mac Millan, London 1999.

Konietzko, N., R. Loddenkemper: Tuberkulose. Thieme, Stuttgart 1999.

Poppinger, J.: Mykobakteriosen bei HIV-Patienten. ecomed, Landsberg 1995.

Rom, W.N., S.M. Garay: Tuberculosis. Little, Brown and Co., Boston 1996.
WHO: Treatment of Tuberculosis. WHO, Genf 2004. www.who.int/health-topics/+b.htm

4.14.6 Lepra

Lepra ist eine chronische, durch **Mycobacterium leprae** hervorgerufene Erkrankung. Sie äußert sich vor allem durch Hauterscheinungen und das Bild einer peripheren Neuropathie. Die Übertragung erfolgt wahrscheinlich durch Tröpfcheninfektion von Mensch zu Mensch.

Weltweit dramatischer Rückgang des „Aussatzes"

In den letzten zwei Jahrzehnten ist die Zahl der registrierten Lepra-Patienten dramatisch zurückgegangen, von ca. 6 Millionen 1985 auf unter 500000 im Jahr 2003. Allerdings ist die Zahl der jährlich neu diagnostizierten Fälle über diesen Zeitraum mit jährlich über 500000 Fällen weitgehend konstant geblieben (2003: 513000).

Durch den großen Erfolg der von der Weltgesundheitsorganisation seit fast 25 Jahren propagierten medikamentösen Kombinationstherapie konnten vielen Millionen Menschen schwerste Behinderungen erspart werden. Dennoch ist bis zur Elimination der Lepra als Problem der öffentlichen Gesundheit noch ein beschwerlicher Weg zurückzulegen. Heute sind von Lepra vor allem geographisch und/oder sozial isolierte Volksteile, Flüchtlinge, Obdachlose und ärmste Bevölkerungsgruppen in Indien, Brasilien und einigen westafrikanischen Ländern betroffen.

Bedeutung der Lepra in der Reisemedizin

Aus den genannten Gründen spielt die früher weltweit verbreitete Lepra in Europa heute keine Rolle mehr. Auch in der Reisemedizin muss nicht mit ihr gerechnet werden. Nur weniger als fünf Lepraerkrankungen werden jährlich in mitteleuropäischen Ländern diagnostiziert, davon die meisten bei Einwanderern, Asylbewerbern und Flüchtlingen (s. Kap. V.3), kaum je einmal bei einem Reisenden. So kann in einem Reisemedizin-Lehrbuch auf die Beschreibung der Erkrankung verzichtet werden. Sollten bei Patienten, die lange Zeit im Ausland lebten, Hautveränderungen mit anästhetischen Bezirken (Test mit Wattebausch) oder eine polyneuritische Symptomatik auftreten, muss auch der Verdacht auf das Vorliegen einer Lepra aufkommen. Solche Patienten müssen in die Hände eines erfahrenen Tropenmediziners, Infektiologen oder Dermatologen weitergeleitet werden. Durch eine frühe Diagnosestellung mit anschließender 6- bis 24-monatiger Kombinationstherapie (Medikamente: Rifampicin, Dapson, Clofazimin) kann schwersten Komplikationen an fast allen Organsystemen sowie unterschiedlichsten körperlichen Behinderungen vorgebeugt werden.

Fazit: Die Bedeutung der Lepra in der Reisemedizin ist gering. Weltweit wird die Erkrankung in den nächsten Jahren weiter zurückgedrängt werden.

Weiterführende Literatur

Bryceson, A., R.E. Pfaltzgraff: Leprosy. Churchill Livingstone, Edinburgh 1990.
Hastings, R.C.: Leprosy 2nd ed. Churchill Livingstone, Edinburgh 1994.
Jopling, W.H., H.A.C. McDougall: Handbook of Leprosy. Heinemann, Oxford 1988.
Schaller, K.F., A.H. van Soest, E. Spang: Lepra. In: Knobloch, J. (Hrsg.): Tropen- und Reisemedizin. Fischer, Jena 1996.
Schubert, S.: Lepra. In: Hofmann, F. (Hrsg.): Infektiologie. ecomed, Landsberg 1997.
Yawalkar, S.: Leprosy for Medical Practitioners and Paramedical Workers. Ciba Geigy, Basel 1992.
WHO: Global Leprosy Situation in 2004. WHO, Genf 2004: www.who.int/lep/stat 2002/global02.htm

4.14.7 Cholera

Der Erreger der Cholera, **Vibrio cholerae**, ist ein gramnegatives, kommaförmiges, begeißeltes Stäbchen, das vor allem über kontaminiertes Wasser aufgenommen wird. Ohne rasche Flüssigkeitssubstitution verläuft die Cholera häufig tödlich.

Cholera – eine weltweite Geißel

Vom Beginn des 19. Jahrhunderts bis 1992 überzogen sieben Pandemien die Erde, die mit Ausnahme der siebten Pandemie (Ausgangspunkt Sulawesi/Indonesien) alle ihren Ursprung auf dem Indischen Subkontinent hatten. Die siebte Pandemie, verursacht durch den Biotyp El Tor, erreichte 1991 auch Lateinamerika, nachdem dieser Kontinent mehr als 100 Jahre cholerafrei war.

Fäkal kontaminiertes Wasser stellt in epidemischen Situationen eine wichtige Infektionsquelle dar. Mit Abwasser gegossenes Gemüse, rohe oder nicht ausreichend gekochte Meeresfrüchte und die Verarbeitung von Lebensmitteln durch infizierte Personen sind für die Übertragung durch die Nahrung von Bedeutung. Cholera tritt insbesondere dort auf, wo Trinkwasserversorgung, Abwasserbeseitigung und Lebensmittelhygiene mangelhaft sind und Überbevölkerung die Ausbreitung fördert. Bürgerkrieg, Zusammenbruch der Gesundheitsversorgung und Flüchtlingsströme sind weitere begünstigende Faktoren.

Jährlich erkranken Hunderttausende an Cholera (1994 über 380000 gemeldete Erkrankungen in 94 Ländern), wobei die Zahl abhängig von ablaufenden Epidemien erheblich schwankt.

Betroffen sind in Endemiegebieten vor allem Kinder zwischen zwei und neun Jahren. Die Blutgruppe 0 stellt einen Risikofaktor für einen schwereren Verlauf dar. Eine erworbene Immunität scheint der Grund für die Abnahme der Erkrankungshäufigkeit bei Erwachsenen zu sein.

Eine leicht verlaufende Cholera lässt sich nicht von Durchfall anderer Genese unterscheiden. Die **Inkubationszeit** beträgt ein bis sechs Tage.

Symptome einer mittelschweren bis schweren Choleraerkrankung sind:

- ❑ plötzlicher massiver Durchfall ohne Tenesmen („reiswasserartig“, wenig riechend),
- ❑ kein Fieber, gelegentlich geringe Temperaturerhöhung,
- ❑ häufig Erbrechen einige Stunden nach Beginn des Durchfalls,
- ❑ Flüssigkeitsverlust bei Cholera gravis 0,5–1 l/Stunde,
- ❑ verminderter Hautturgor: Waschfrauenhände, eingesunkene Augen,
- ❑ Unruhe, schwache Stimme, Apathie bei erhaltener Orientierung, ausgeprägtes Durstgefühl,
- ❑ schmerzhafte Muskelkrämpfe,
- ❑ Tachykardie, Hypotonie, Schock, Oligurie.

Die Diagnose wird zunächst klinisch gestellt, die Behandlung muss **umgehend** eingeleitet werden. Sie besteht in **oralem Flüssigkeitsersatz** mittels ORS (oral rehydration solution, s. Kap. II.5.5 und IV.4.4) bei milder bis mäßiger Dehydratation. Bei mittelschwerem und schwerem Verlauf muss die Rehydratation intravenös erfolgen. Erregerausscheidung und Durchfalldauer werden durch antibiotische Therapie verkürzt. **Mittel der Wahl ist** Doxycyclin, alternativ: Co-trimoxazol oder Ciprofloxacin.

Die Letalität wird entscheidend durch eine frühzeitig einsetzende und wirksame Rehydratation bestimmt. 1995 lag sie zwischen 1% in Lateinamerika und 4,3% in Afrika. Unter sehr ungünstigen Bedingungen, wie z.B. in Flüchtlingslagern im Osten des Kongo, wurden Todesraten bis zu 22% berichtet.

Zur Vorbeugung der Cholera gelten die gleichen Empfehlungen wie für andere Durchfallerkrankungen („peel it, boil it, cook it or forget it“). Der früher verwendete parenterale Impfstoff wird wegen unzureichender Schutzwirkung bereits seit längerem nicht mehr empfohlen. Gelegentlich verlangen jedoch noch einzelne Länder entgegen den WHO-Empfehlungen den Impfnachweis bei Einreise. Neue orale, sowohl inaktivierte als auch attenuierte Lebendimpfstoffe zeigen Schutzraten zwischen 65 und 85%.

Bedeutung der Cholera in der Reisemedizin

Die Inzidenz bei Reisenden wird auf drei Erkrankungen pro eine Million Reisender pro Monat geschätzt. Auch bei Annahme einer gewissen Dunkelziffer nicht diagnostizierter, leicht verlaufender Erkrankungen ist die Zahl der nach Mitteleuropa importierten Choleraerkrankungen sehr klein.

Fazit: Cholera spielt in der Reisemedizin nur eine sehr untergeordnete Rolle.

Weiterführende Literatur

Kaper, J.B., J.G. Morris jr., M.M. Levine: Cholera. Clin Microbiol Rev 8 (1995) 48–86.

Robert-Koch-Institut: Epidemiologisches Bulletin 40 (1996) 273–274.

World Health Organization: Guidelines for Cholera Control. WHO, Genf 1993.

World Health Organization: Cholera Fact sheet 107; WHO Geneva 2000.

World Health Organization: Cholera in Africa. Wkly Epidem Rec 72 (1997) 89–92.

4.14.8 Pest

Pest ist eine in Afrika, Amerika und Asien vorkommende, durch **Yersinia pestis** hervorgerufene und durch Flöhe übertragene Erkrankung von Ratten und anderen Nagern, die nur akzidentell auf den Menschen übertragen wird, sich dann aber epidemisch ausbreiten kann.

Pest – der Schwarze Tod

Die Zahlen der weltweit gemeldeten Pesterkrankungen stiegen in den 80er und 90er Jahren stetig an, liegen aber auf einem recht niedrigen Niveau. Insgesamt ca. 300 Erkrankungen werden der Weltgesundheitsorganisation jährlich gemeldet. Die Todesrate der Erkrankungen liegt bei etwa 10%.

Pestepidemien sind Folge schlechter hygienischer Lebensumstände, also bedingt durch die vielerorts sich verstärkende Armut. Hauptbetroffene Länder sind Madagaskar, Tansania, Vietnam, Myanmar, Indien und Peru. Auch in den USA treten jährlich etwa 15 Pestfälle auf, die sich wegen des hohen Hygienestandards jedoch nie zu einer größeren Epidemie ausweiten können. Langen pestfreien Zeiten können plötzliche Ausbrüche der Pest unter Nagetieren und Menschen folgen. Es gibt drei verschieden schwere Verläufe, nämlich die **Beulenpest**, die **septikämische Pest** und die **Lungenpest.**

Durch den Biss eines Rattenflohs wird der Mensch infiziert und entwickelt nach einer **Inkubationszeit** von 1–12 Tagen die Beulenpest (syn.: Bubonenpest), die mit hohem Fieber beginnt und unter anderem in eine Pestpneumonie übergehen kann. Dieser Patient kann dann andere Menschen auch direkt durch Tröpfcheninfektion infizieren. Die potenten Endotoxine, die unter anderem die Gefäßendothelien schädigen, und die schnelle Vermehrung der Erreger sind die gefährlichsten pathogenen Mechanismen: Über ein Einschmelzen der lokalen Lymphknoten („Bubonen") bzw. Blutungen an inneren Organen, insbesondere der Lunge, kann sich unbehandelt in kurzer Zeit ein letales Krankheitsgeschehen entwickeln. Die übliche antibiotische Therapie mit **Tetracyclinen** wirkt unmittelbar, wirksam sind auch **Streptomycin, Chloramphenicol** und **Sulfonamide.** In epidemischen Situationen oder bei Exposition kann die **prophylaktische Einnahme** von Tetracyclinen sinnvoll sein, z.B. für Familienangehörige von Pestkranken oder medizinisches Personal.

Bedeutung der Pest in der Reisemedizin

Nur ganz vereinzelt sind Erkrankungen von Reisenden an Pest berichtet worden. Auch von dem größeren Pestausbruch in

Indien im Jahr 1994 waren weder Touristen noch in Indien lebende und arbeitende Angehörige reicher Länder betroffen. Es muss also bei Kranken mit Fieber, Lymphknotenschwellungen und pneumonischen Infiltraten sowie entsprechender Reiseanamnese nicht primär mit dem Vorliegen von Pest gerechnet werden.

> Fazit: Eine nennenswerte Bedrohung von Touristen und im Ausland Tätigen durch Pest besteht nicht.

Weiterführende Literatur

Chanteau, S. et al.: Developing and testing of a rapid diagnostic test ; Lancet 361 (2003).

John,T.J.: Learning from Plague in India. Lancet, 344 (1994), 972.

Mandell, G.L., J.E. Bennett and R. Dolin: Principles and Practice of Infectious Diseases; 6th ed., Churchill Livingstone, Edinburgh 2005.

WHO: Weekly Epidemiological Record: www.who.int/topics/en/

4.14.9 Rückfallfieber

Das Rückfallfieber wird durch Bakterien ausgelöst: das durch Läuse übertragene Rückfallfieber der Kriegs- und Notzeiten durch **Borrelia recurrentis** und das endemische Zeckenrückfallfieber durch andere Borrelien, z. B. **Borrelia duttoni.**

Rückfallfieber – Erkrankung und reales Risiko

Rückfallfieber kommt mit Ausnahme von Australien weltweit vor.

Nach Infektion durch infizierte Läuse oder Zecken und einer Inkubationszeit von 2–18 Tagen kommt es zu einem akuten Krankheitsbeginn mit hohem Fieber, das einige Tage anhält, sich normalisiert und in unterschiedlichen Schüben wiederholt („recurrentis"). Allgemeinsymptome wie Kopf-, Rücken- und Gliederschmerzen, Bauchschmerzen, Photophobie und Verwirrtheit können einzeln oder in Kombination dazugehören. Bei ca. einem Drittel der Patienten treten Blutungen, Hämaturie, Ekchymosen oder Petechien auf, die Laborwerte sind organspezifisch und im Sinne eines bakteriellen Infektes auffällig. Differenzialdiagnostisch sind hochkontagiöse Virale Hämorrhagische Fieber (s. Kap. IV.4.14.3) auszuschließen. Pathophysiologisch sind besonders die Organe Leber, Milz und Nieren betroffen von Schwellung, Entzündungszeichen und Gewebsnekrosen. Auch zerebrale, kardiale und andere Manifestationen können im Vordergrund stehen. Der Nachweis von Borrelien im Blut gelingt mit denselben Methoden wie bei der Malariadiagnostik (gefärbter dicker und dünner Blutausstrich). Die Therapie besteht in der Gabe von **Tetracyclinen**, Penicillin oder Erythromycin. Bei der antibiotischen Therapie kann es zu einer schweren **Jarisch-Herxheimer-Reaktion** kommen.

Bedeutung des Rückfallfiebers in der Reisemedizin

Durch Reisestile, die eine Exposition mit Ektoparasiten unwahrscheinlich machen, kann das Auftreten von Rückfallfieber vermieden werden. Wird bei einer hochfieberhaften Erkrankung frühzeitig auch an diese Infektionskrankheit gedacht, werden dann die richtigen anamnestischen Fragen gestellt und wird adäquat antibiotisch behandelt, so ist die Letalität gering (1–3%).

> Fazit: Das Rückfallfieber gehört in der Reisemedizin heute zu den Raritäten.

Weiterführende Literatur

Cook, G.C. and A. Zumla: Manson's Tropical Diseases, 21st ed. 2003, Saunders, London.

Kisinza, W.N. et al.: Relapsing fever. Lancet 361 (2003) 1283.

Mandell, G.L., J.E. Bennett and R. Dolin: Principles and Practice of Infectious Diseases; 6th ed., Churchill Livingstone, Edinburgh 2005.

Teklu, B.P., L. Perine: Relapsing Fever. In: Harrison's Principles of Internal Medicine, 16th ed., McGraw-Hill, New York 2005.

4.14.10 Leptospirose

Die Leptospirose ist eine weltweit vorkommende Zoonose, die durch **Leptospira interrogans** hervorgerufen und durch Kontakt mit infiziertem Urin, Wasser oder Boden auf den Menschen übertragen wird. Leptospira interrogans kann in verschiedene Serovare unterteilt werden.

Leptospirose – in den Tropen weiter verbreitet als in gemäßigten Klimazonen

Nagetiere, aber auch einige Haustierarten sind das Hauptreservoir der Leptospirose. Die Leptospiren penetrieren die unverletzte Haut oder Schleimhaut.

Das Krankheitsbild der Leptospirose ist sehr variabel in seinem Schweregrad; es gibt asymptomatische Verläufe ebenso wie schwerste, hochfieberhafte und tödlich endende Erkrankungen. Die **Inkubationszeit** beträgt zwei Tage bis drei Wochen. Bei schweren Verläufen beherrschen Ikterus, Blutungen, Nierenversagen und lymphozytäre Meningitis das klinische Bild (L. icterohaemorrhagiae). Differenzialdiagnostisch ist an hochkontagiöse Virale Hämorrhagische Fieber (s. Kap. IV.4.14.3) und an Meningitiden (s. Kap. IV.4.10) zu denken. **Penicilline** und **Tetracycline** sind in der Therapie die Antibiotika der Wahl.

Bedeutung der Leptospirose in der Reisemedizin

In den gemäßigten Klimazonen ist die Leptospirose eine überwiegend beruflich erworbene Erkrankung (Kanalarbeiter, Veterinäre etc.). Sie wird z.B. in Deutschland nur etwa 20-mal jährlich diagnostiziert.

Fazit: Durch Reisende aus warmen Klimazonen importierte Leptospirosen stellen in Europa eine große Seltenheit dar.

Weiterführende Literatur

Cook, G.C. and A. Zumla: Manson's Tropical Diseases, 21st ed., Saunders, London 2003.

Sejvar et al.: Leptospirosis in „Eco-Challenge“Athletes, Malaysian Borneo, 2000. Emerg Infect Dis 9 (2003).

4.14.11 Rickettsiosen

Rickettsiosen sind durch **Rickettsien** verursachte und durch Arthropoden (Läuse, Zecken, Milben) übertragene fieberhafte Erkrankungen, die meist mit einem Exanthem einhergehen („Fleckfieber“).

Primärläsion an der Stelle des Arthropodenbisses

Aus der recht großen Zahl der Rickettsiosen seien hier nur drei genannt.

Das **Zeckenbissfieber** (Fièvre boutonneuse) beginnt mit einer 5–10 mm großen, schwärzlich verfärbten Läsion an der Stelle des Bisses (Eschar), die für die Diagnosestellung entscheidend wichtig ist (s. Farbtafel Abb. IV.4-38). Fieber tritt obligat auf, das Exanthem kann sehr diskret sein oder gar fehlen. Auch beim **Tsutsugamushi-Fieber** und dem **Rocky Mountain Spotted-Fieber** treten Primärläsionen auf; das Exanthem ist meist deutlich erkennbar. Weitere häufige Symptome sind Kopf- und Rückenschmerzen, Myalgien und Hepatosplenomegalie. Schwere Verläufe mit Enzephalitis und Blutungsneigung sind möglich (Differenzialdiagnose VHF s. Kap. IV.4.14.3). Neben der Reiseanamnese und dem typischen klinischen Bild hilft die Antikörperbestimmung im Serum bei der Diagnosestellung. **Tetracycline** sind Therapeutika der ersten Wahl; auch Makrolide sind wirksam.

■ *Bedeutung der Rickettsiosen in der Reisemedizin*

Gelegentlich wird das Zeckenbissfieber als Reisekrankheit aus dem Mittelmeergebiet, aus Afrika oder Indien nach Europa importiert. Sehr selten sieht man in Europa das Tsutsugamushi-Fieber (Scrub-Typhus) aus Süd- und Ostasien sowie das Rocky Mountain Spotted Fieber aus Nord- und Südamerika. Alle anderen Rickettsiosearten, einschließlich des epidemischen Fleckfiebers, sind in der Reisemedizin Raritäten.

Fazit: Von allen Rickettsiosen wird in der Reisemedizin am häufigsten das Zeckenbissfieber mit seiner typischen Primärläsion (Eschar) gesehen.

Weiterführende Literatur

Hassler, D.: Rickettsiosen und Q-Fieber. Med Welt 54 (2003) 135–140.

Knobloch, J., G.-D. Burchard: Rickettsiosen, Bartonellosen und Ehrlichiosen. In: Knochbloch, J. (Hrsg.): Tropen- und Reisemedizin. Fischer, Jena 1996.

4.14.12 Schlafkrankheit (Afrikanische Trypanosomiasis)

Die Afrikanische Schlafkrankheit oder Humane Afrikanische Trypanosomiasis (HAT) wird durch Trypanosomen verursacht, die von Tsetsefliegen auf den Menschen übertragen werden. Sie führt unbehandelt immer zum Tod.

■ *Wo und wie kann man sich infizieren?*

Die HAT ist auf das subsaharische Afrika beschränkt, wo sie in etwa 400 aktiven Herden vorkommt (Abb. 4-39). Sie ist eine Erkrankung der ländlichen Gebiete und besonders in den Regionen zum Gesundheitsproblem geworden, wo Krieg und wirtschaftlicher Niedergang zu einem Zusammenbruch der politischen und medizinischen Infrastrukturen geführt haben. In den Ländern Zentralafrikas kam es in den letzten Jahrzehnten zu einer dramatischen Zunahme von Fällen, die das Ausmaß einer humanitären Katastrophe erreicht haben. 500000 Menschen sind nach

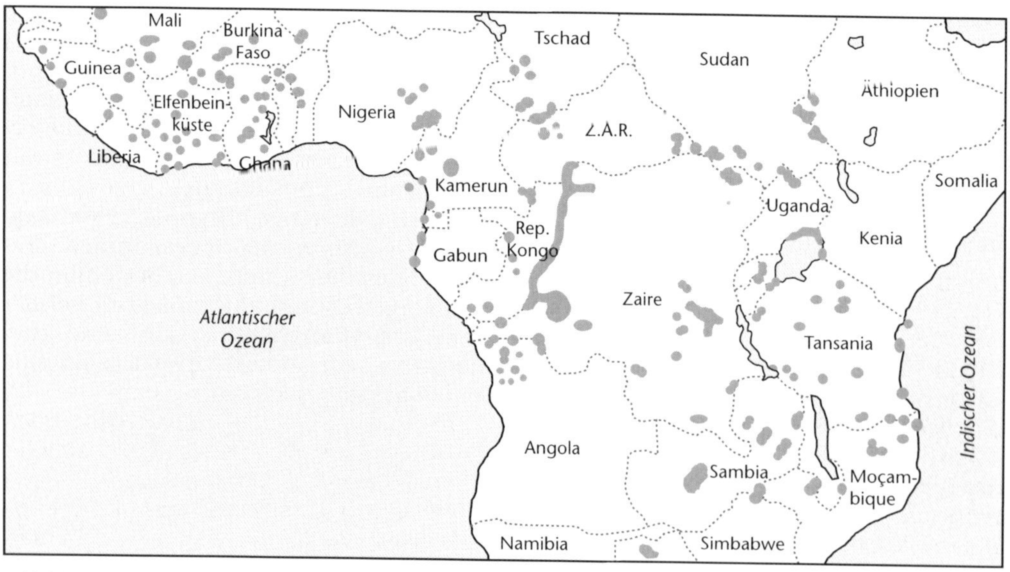

Abbildung 4-39. Verbreitung der Schlafkrankheit.

Schätzung der WHO inzwischen infiziert. Besonders stark betroffen sind die Demokratische Republik Kongo, Angola, Sudan und Uganda, weshalb bei Migranten aus diesen Ländern auch an Schlafkrankheit gedacht werden muss. Für die Reisemedizin spielt die ostafrikanische Form der Erkrankung eine gewisse Rolle, die ein ausgedehntes Tierreservoir in Paarhufern, besonders Buschböcken, aufweist und deshalb auf Besucher von Nationalparks übertragen werden kann.

Die typischen Stadien der Schlafkrankheit (Tab. 4-23)

Bereits fünf bis sieben Tage nach dem Stich einer infizierten Tsetsefliege entwickelt sich eine lokale Reaktion, der Trypanosomenschanker. Dieser besteht für mehrere Wochen und ist ein guter diagnostischer Indikator einer stattgehabten Infektion. Allerdings fehlt er in einem gewissen Prozentsatz der Fälle, besonders bei der westafrikanischen Form.

Wenn sich die Trypanosomen im Organismus vermehren, kommt es zu heftigen Fieberschüben, verbunden mit Hepatosplenomegalie und Lymphknotenschwellung (**Stadium I**), die im nuchalen Halsdreieck besonders ausgeprägt sein kann (**Winterbottom-Zeichen**). Bei der ostafrikanischen Form, die für europäische Reisende die größere Rolle spielt, verläuft dieses frühe Krankheitsstadium bereits sehr heftig und kann durch eine myokardiale Beteiligung innerhalb weniger Wochen zum Tode führen.

Wochen bei der ostafrikanischen und Monate bis Jahre bei der westafrikanischen Schlafkrankheit vergehen, bis die Erreger die Blut-Hirn-Schranke durchdrungen und das Zentralnervensystem erreicht haben (**Stadium II**). Dieses späte Stadium ist gekennzeichnet durch eine zunehmende Wesensveränderung der Patienten, Kopfschmerzen, Störung des Schlaf-Wach-Rhythmus und schließlich eine fortschreitende mentale Einengung. Die Patienten hören auf, mit ihrer Umgebung in Kontakt zu treten, und verfallen immer wieder in einen stupurösen Zustand („Schlaf"-krankheit). Der Tod tritt als Folge von fortschreitender Kachexie oder interkurrierenden Infekten ein.

Der entscheidende Schritt bei der Diagnostik der Schlafkrankheit ist, rechtzeitig den klinischen Verdacht zu stellen. HAT ist eine Differenzialdiagnose bei Patienten mit dem Symptom Fieber nach Tropenaufenthalt (und wiederholt negativen Befunden bei der Malariadiagnostik!), wenn sie aus endemischen Regionen der Schlafkrankheit stammen. Meist können sich die Patienten an den Angriff aggressiver Tsetsefliegen erinnern.

Die Suche nach Hauteffloreszenzen muss sehr sorgfältig durchgeführt werden, um Trypanosomenschanker zu entdecken. Diese befinden sich oft an den Waden oder im Nackenbereich.

Die definitive Diagnose der Schlafkrankheit erfolgt über den Nachweis der Erreger. Oft sind die Trypanosomen bereits im Blutausstrich und „Dicken Tropfen" nachweisbar (s. Farbtafeln Abb. IV.4-40). Diese Verfahren sind aus der Malariadiagnostik bekannt und werden in analoger Weise durchgeführt. Manchmal liegt die Zahl der Trypanosomen aber unter der Nachweisgrenze, da ihre Parasitämie im Gegensatz zu der von Plasmodien nicht ansteigt, sondern über lange Zeiträume auf niedrigem Niveau undulieren kann. In diesen Fällen gelingt die Darstellung der Erreger über spezielle Konzentrationsverfahren. Nach jetzigem Kenntnisstand sind molekularbiologische Nachweistechniken (PCR-Diagnostik) diesen klassischen parasitologischen Methoden nicht überlegen.

Eine serologische Untersuchung auf Trypanosomiasis-Antikörper mag in Einzelfällen hilfreich sein, ist aber durch die Häufigkeit falsch positiver Befunde in ihrer Aussagekraft begrenzt und ersetzt nicht den direkten Erregernachweis.

In den fortgeschrittenen Stadien der Erkrankung lassen sich die Trypanosomen auch über Lymphknotenpunktion oder im Liquor cerebrospinalis darstellen.

Die **Therapiemaßnahmen** für die west- und die ostafrikanische Form der Schlafkrankheit sind in Tabelle 4-23 zusammengefasst.

Eine medikamentöse **Prophylaxe**, wie beispielsweise für die Malaria, wird zum Schutz vor der Schlafkrankheit nicht empfohlen. Die einzige Option besteht in der Vermeidung von Stichen der Tsetsefliege, z.B. durch entsprechende langärmlige, dichtgewebte Kleidung und die großzügige Anwendung von Repellenzien.

Bedeutung der Schlafkrankheit in der Reisemedizin

Grundsätzlich ist zu sagen, dass selbst mitten in den Schlafkrankheitsherden die Durchseuchung von Tsetsefliegen sehr gering ist, so dass der einzelne Tourist während seines Aufenthalts, auch wenn er von Tsetsefliegen attackiert wird, nur ein minimales individuelles Risiko trägt.

Fazit: Für die Reisemedizin spielt die Schlafkrankheit eine sehr untergeordnete Rolle. Nur sehr selten wird sie bei Touristen, vor allem aus Ostafrika, beobachtet.

Weiterführende Literatur

Barrett M.P. et al.: The trypanosomiases: divergent parasitic diseases arising from a common genus. The Lancet. 362 (2003) 1469–1480.

Stich A. et al.: Human African Trypanosomiasis. British Medical Journal 325 (2002) 203–206.

WHO: Control and surveillance of African trypanosomiasis. Report of a WHO expert committee. World Health Organ Tech Rep Ser. 881 (1998) 1–114.

4.14.13 Chagas-Krankheit (Amerikanische Trypanosomiasis)

Die Chagas-Krankheit wird in Zentral- und Südamerika durch das Protozoon **Trypanosoma cruzi** verursacht und durch Raubwanzen übertragen.

Tabelle 4-23. Stadien und Therapie der Schlafkrankheit.

	Westafrikanische Schlafkrankheit (Trypanosoma brucei gambiense)	Ostafrikanische Schlafkrankheit (Trypanosoma brucei rhodesiense)
allgemeine Bewertung	❑ chronisch verlaufende Erkrankung, oft schleichende Entwicklung der Symptome ❑ Tod oft erst nach vielen Monaten	❑ akut, oft foudroyant verlaufend ❑ Tod oft in den ersten Wochen der Erkrankung
Stadium I (hämolymphatischer Befall); Erregernachweis in Blut und/oder Lymphe, Liquorbefund unauffällig	❑ Pentamidin: 4 mg/kg KG i.v. oder i.m. jeden 2. Tag, insgesamt 7 bis 10 Injektionen	❑ Suramin: Testdosis, danach 20 mg/kg KG (max. 1 g) an den Tagen 3, 5, 12, 19 und 26
Stadium II (enzephalitisches Stadium); Liquorbefund: > 5 Zellen/µl	❑ Melarsoprol: 2,2 mg/kg KG i.v. über 10 Tage ❑ alternativ Eflornithin (DFMO): 100 mg/kg KG alle 6 Stunden als Kurzinfusion über 14 Tage	❑ Melarsoprol: kein etabliertes Dosierungsschema ❑ evt. Kombination mit Nifurtimox

Chagas-Krankheit – Krankheit der Armut

Die Chagas-Krankheit ist eine typische Krankheit der Armut: Schlechte Wohnverhältnisse ermöglichen eine Infestation mit Raubwanzen. Die Weltgesundheitsorganisation hat sich die Ausrottung der Chagas-Krankheit zum Ziel gesetzt. Wichtige Schritte auf dem Weg dahin sind bereits getan, insbesondere durch Maßnahmen zur Eliminierung der Überträgerwanze aus menschlichen Behausungen. Die Zahl der jährlichen Neuerkrankungen ist deutlich rückläufig und beträgt zurzeit noch etwa 150000.

Die ersten Krankheitssymptome werden häufig übersehen:

- lokale Schwellungen,
- einseitiges Lidödem,
- regionale LK-Vergrößerungen.

Fieber, Leukozytose und verschiedene Organ- und Allgemeinsymptome im Rahmen der Parasitämie prägen nach mehr als vier Wochen das klinische Bild. In der **chronischen Phase** sind Zeichen einer Kardiomyopathie (Herzdilatation, Rhythmusstörungen und Insuffizienz) sowie Symptome durch andere Megaorgane (Ösophagus, Magen, Kolon) vorherrschend. Die Diagnose gelingt anfangs noch durch direkten Parasitennachweis im peripheren Blut (Dicker Tropfen), später können Anreicherungsmethoden (z.B. „Xenodiagnose") und serologische Untersuchungen hilfreich sein. Die **Inkubationszeit** beträgt zwei Tage bis etwa sechs Wochen, bei asymptomatischer akuter Phase bis zu Jahren.

Zur Therapie stehen **Nifurtimox** oder **Benznidazol** zur Verfügung.

Auch wenn eines Tages keine Neuerkrankungen mehr auftreten, werden die Folgen der chronischen Chagas-Krankheit (dilatative Kardiomyopathie, Mega-Ösophagus und -Kolon, Schädigungen des Nervensystems) noch über Jahrzehnte Menschenleben fordern.

Bedeutung der Chagas-Krankheit in der Reisemedizin

Da Reisende meistens in Häusern und Hotels mit ausreichendem Wohnstandard untergebracht sind, findet in aller Regel ein Kontakt mit Raubwanzen nicht statt. Der konsequente Einsatz von Moskitonetzen beim Schlafen in einfachen Behausungen schützt vor der Chagas-Krankheit wie vor anderen insektenübertragenen Krankheiten.

> Fazit: Touristen und beruflich in Zentral- und Südamerika tätige Europäer sind durch die Chagas-Krankheit so gut wie nie bedroht.

Weiterführende Literatur

Moncayo, A.: Progress towards interruption of Transmission of Chagas diesease, Memorias do Instituto Oswaldo Cruz, 94 (1999) 401–404.

Schofield, C.J., J.-P. Dujardin: Chagas Disease Vector Control in Central America. Parasitology Today 13 (1997) 141–144.

WHO: International Travel and Health. Geneva 2005. www.who.int/topics/en/

V
Gesundes Reisen

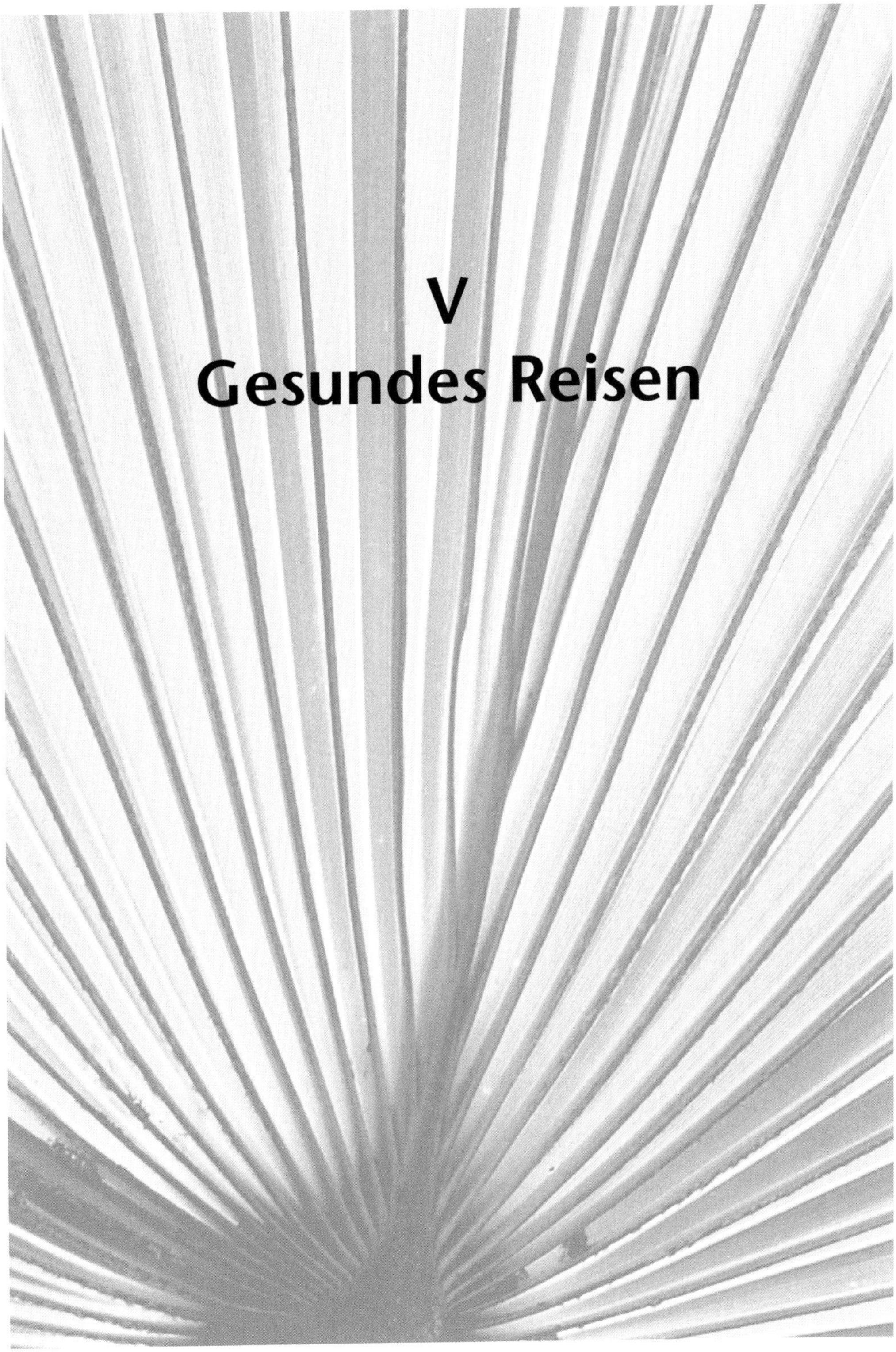

1 „Gesundes Reisen" und die Bedeutung ärztlicher Beratung

HELMUT SCHERBAUM

Sei es die Furcht vor „exotischen Seuchen", die für „epidemische" Schlagzeilen sorgen, oder sei es ein „Last-Minute-Unbehagen", sich schutzlos der Fremde auszusetzen: der Wunsch, die „schönsten Wochen des Jahres" gesund und sicher zu verbringen, ist das entscheidende Motiv, eine reisemedizinische Beratung in Anspruch zu nehmen. Neben Urlaubern wird die ärztliche Beratung zunehmend auch von Dienstreisenden, Besuchern von Verwandten und Freunden in Übersee und von Langzeitreisenden mit Rund-um-die-Welt-Ticket in Anspruch genommen. Die beratenden Ärzte können dabei mit äußerst komplexen Fragestellungen aus unterschiedlichen Fachbereichen konfrontiert werden, die zusätzliche Konsultationen von Fachleuten erforderlich machen.

Wie nützlich sind reisemedizinische Beratungen?

Die Effektivität jeder Beratung ist zunächst abhängig von der Qualität der Informationen, die auf möglichst sicheren wissenschaftlichen Erkenntnissen basieren und aktuellen Standards entsprechen sollten. Leider mangelt es bei einigen wichtigen Fragestellungen in der Reisemedizin an aktuellen und epidemiologisch soliden Untersuchungen, so dass Aussagen etwa zu Gesundheitsrisiken oder zum Nutzen mancher präventiver Maßnahmen wissenschaftlich nur unzureichend belegt sind. In letzter Zeit wurden von Seiten der Fachgesellschaften größere Anstrengungen unternommen, durch Zusammenführen vorhandener Daten und Expertenmeinungen Leitlinien zu erarbeiten, die reisemedizinisch tätigen Ärzten zur Orientierung dienen. Gleichzeitig wurde der Zugang zu neuesten Erkenntnissen durch eine wachsende Zahl an Angeboten reisemedizinischer Fortbildungen sowie durch aktuelle Informationen, die mittels elektronischer Medien direkt in die reisemedizinische Beratung einfließen können, deutlich erleichtert.

Für manchen Reisenden hat jedoch die Überzeugungskraft ärztlicher Ratschläge, seien sie noch so aktuell und wissenschaftlich fundiert, ihre deutlichen Grenzen, wenn die lustvolle Spontaneität im Reiseverhalten hierdurch bedroht wird. Deshalb müssen für den wohlmeinenden Reisemediziner die Ergebnisse von Erhebungen äußerst entmutigend klingen, wonach ärztliche Empfehlungen von weniger als der Hälfte der Reisenden befolgt werden. Werden Ratschläge im Reisealltag einfach verdrängt? Oder werden sie bereits im Sprechstundenzimmer nicht ernst genommen? Warum halten sich Personengruppen wie „low-budget"-Urlauber, Geschäfts- und Langzeitreisende, Besucher von Verwandten sowie Personen, die ein Reiseland bereits zuvor besucht hatten, am wenigsten an solche Empfehlungen? Die Gründe für eine mangelnde Compliance von Reisenden sind sicherlich nicht auf einen einfachen Nenner zu bringen. Einiges deutet auf Kommunikationsprobleme, wie z. B. unpräzise, schwer verständliche oder wenig auf die Reisesituation ausgerichtete Empfehlungen, hin. Wichtig ist sicherlich auch die Tatsache, dass sich viele Reisende gleichzeitig Informationen von verschiedenen Seiten einholen. Dieses „Meinungsshopping" wird im Falle der medikamentösen Malariaprophylaxe besonders deutlich: Gleichzeitig mit dem Hausarzt werden zuweilen Reiseveranstalter, Konsulate oder Apotheker befragt und am Ende Ratschläge sogenannter „insider“ aus dem Bekanntenkreis oder von Personen vor Ort befolgt.

Zweifellos stößt jeder Reisende unter den Gegebenheiten vor Ort immer wieder an Grenzen, scheinbar allgemeingültige Regeln der Prävention, wie z. B. „peel it, boil it, cook it or forget it“, strikt zu befolgen. So ist es nicht verwunderlich, dass inzwischen auch einige Reisemediziner dieses klassische „Präventionsaxiom" als „unrealisierbar und ineffektiv“ einschätzen. Auch haben sich Bemühungen, dem Reisenden eine „kugelsichere Weste“ aus vermeintlich „einzig richtigen“ Ratschlägen und Verboten zu verpassen, als wenig erfolgreich erwiesen. Dies legt ein Umdenken hinsichtlich der Beratungsziele nahe: eine Abkehr von Anweisungen, um maximalen Sicherheitsbedürfnissen Rechnung zu tragen, hin zu einem Optimieren individueller Fähigkeiten des Reisenden, in unterschiedlichen Reisesituationen Gesundheitsrisiken zu erkennen und adäquat zu handeln. Grundvoraussetzung für eine solche Form der Beratung ist jedoch die Bereitschaft des Reisenden, hinzuzulernen.

Risiken gemeinsam erörtern

Die Erwartungen der Reisenden an eine reisemedizinische Sprechstunde sind naturgemäß sehr unterschiedlich und können von „bitte nur allernötigste Impfungen“ bis zum Wunsch nach detaillierten Informationen und Empfehlungen reichen. Das Bedürfnis nach einer reisemedizinischen Beratung wird bestimmt durch das Persönlichkeitsprofil des Reisenden, sein bisheriges Gesundheitsverhalten, seine individuelle Wahrnehmung von Gefährdungen und seine Einschätzung des Nutzens präventiver Maßnahmen. Bei der Erörterung möglicher Risiken und geeigneter Vorkehrungen hat sich ein Austauschen von Sichtweisen und Erfahrungen, z. B. anhand eigener Erlebnisse des beratenden Arztes im Ausland, als besonders vorteilhaft erwiesen. Dagegen wird ein paternalistisches „Belehren“ vor allem bei Personen mit reichen Reiseerfahrungen meist auf wenig Verständnis treffen.

Um Entscheidungen für oder gegen bestimmte Präventionsmaßnahmen treffen zu können, sollten Reisende in anschaulicher Form über Risiken informiert werden. Anstatt Statistiken über reiseassoziierte Krankheiten aufzuzählen ist es besser, über mögliche Risiken im konkreten Reisekontext zu sprechen. Eine vertrauensvolle Beziehung des Hausarztes zum Klienten dürfte es zudem erleichtern, sensible Themen wie sexuelle Ansteckungsrisiken, Gefährdungen aufgrund einer psychischen Labilität oder ein bestehendes Suchtverhalten offen anzusprechen.

Auf eine intensive Erörterung von Problemszenarien ist bei Reiseaktivitäten unter erschwerten Bedingungen, vor Langzeitaufenthalten, bei Fernreisen älterer Menschen, schwangerer Frauen und bei Mitnahme von Kleinkindern besonderer Wert zu legen, da diese Reisevorhaben meist gründlicher Vorbereitungen bedürfen. Ähnliches gilt für Reisende mit Behinderungen oder chronischen Erkrankungen, bei denen akute Verschlimmerungen aufgrund besonderer Belastungen auf Reisen zu befürchten sind. Nicht selten wird diesen Menschen jedoch voreilig jede Reisefähigkeit abgesprochen, bevor über Möglichkeiten nachgedacht wird, wie langersehnte Vorhaben realisiert werden können. Dies setzt natürlich einen frühzeitigen Beginn der Vorbereitungen mit oft mehreren Beratungsgesprächen voraus, in die auch mögliche Begleitpersonen einbezogen werden sollten.

... in prägnanter und verständlicher Form relevante Informationen vermitteln

Wichtig ist, Reisende nicht mit zu vielen Informationen zu überladen. So sind etwa Details wie die Erkennungsmerkmale weiblicher Anophelesmücken oder bestimmter Wasserschnecken für das Verständnis von Vorbeugemaßnahmen gegen Malaria und Schistosomiasis wenig hilfreich. Auch können Warnungen vor sehr seltenen Gefahren unnötige Ängste hervorrufen, die ihrerseits den Blick auf wichtige Themenbereiche (s. „Schlüsselelemente" der allgemeinen Beratungstabelle der Buchinnenseite) verstellen.

Bei jeder Beratung sollte der bisherige Informationsstand des Reisenden ausreichend Berücksichtigung finden. Nicht selten stellt sich heraus, dass jegliche Grundkenntnisse hinsichtlich wichtiger Infektionskrankheiten und deren Übertragung fehlen, so dass der Sinn empfohlener Prophylaxemaßnahmen nicht verstanden werden kann. Eine medikamentöse Malariaprophylaxe wird deshalb sehr häufig als „Impfung" verkannt, Antimalariamittel werden nur eingenommen, wenn man Mückenstiche zu bemerken glaubt, oder ihre Einnahme wird sofort nach Rückkehr abgebrochen. Einer besonders intensiven Aufklärungsarbeit bedarf es bei stereotypen Auffassungen, wie z. B.: Die gleichzeitige Gabe von Impfungen könne den Körper überlasten, oder ein Anpassen an mangelnde Hygiene im Reiseland erleichtere es, eine „natürliche" Immunität gegen Infektionen zu entwickeln.

Generell sollten alle Reisenden ermutigt werden, ihr Wissen über das jeweilige Land und zu wichtigen Fragen der Reisegesundheit zu vertiefen. Die Mitgabe von Informationsmaterialien und Hinweise auf geeignete Infoquellen im Internet (s. Anhang) oder auf reisemedizinische Ratgeber werden meist sehr dankbar angenommen. Eine solche Orientierung, die häufig auch eigene Überlegungen des Reisenden zu seiner Gesunderhaltung stimuliert, kann dazu beitragen, Problemsituationen auf Reisen besser zu bewältigen.

Sicherlich benötigt ein auf den individuellen Bedarf des Reisenden ausgerichtetes Gespräch, das neben Zuhören dem Reisenden ausreichend Gelegenheit für Verständnisfragen gibt, einen beträchtlichen Zeitaufwand, der im Praxisalltag häufig nicht zu erbringen ist. Deshalb ist die Empfehlung, mindestens 30 Minuten für eine Erstberatung einzuplanen oft nicht realisierbar, weshalb sich viele Ärzte zu einem hektischen „Abhaken" von Themenpunkten anhand einer Checkliste gezwungen sehen, was letztendlich wenig effektiv ist. Auch kann eine persönliche Reiseberatung, die Raum für einen Dialog zwischen Klienten und Arzt gibt, keinesfalls durch „telepräventive" Konsultationen per Telefon oder per E-mail ersetzt werden.

Beratung zur Impf- und Malariaprophylaxe

Für die individuelle Impfaufklärung hat die Ständige Impfkommission (STIKO) in Deutschland klare Richtlinien erarbeitet, nach denen sowohl über die Wirksamkeit, den Wirkbeginn und die Wirkdauer der Impfung als auch über deren Nebenwirkungen und Komplikationen selbst dann informiert werden sollte, wenn diese extrem selten auftreten. Im Falle von Immunisierungen, die nicht zu den öffentlich empfohlenen Schutzimpfungen zählen, sowie bei der Verwendung von im Heimatland nicht zugelassenen Impfstoffen, ist eine besonders gründliche Aufklärung und eine Dokumentation der Gesprächsinhalte ratsam. Bei dieser Aufklärung ist auch auf fehlende Entschädigungsansprüche im Falle eines Impfschadens hinzuweisen. Wird der Beratung ein Merkblatt zugrunde gelegt, was juristisch zulässig ist und zweifellos Zeit einsparen hilft, ist zu erfragen, ob diese Informationen gelesen und verstanden wurden. Stets sollte dem Impfling Gelegenheit zu einem Gespräch gegeben werden, wobei die Aufklärung erst dann als abgeschlossen anzusehen ist, wenn keine Fragen mehr bestehen.

Die bei Fernreisenden im Vergleich zur sonstigen Bevölkerung besseren Immunisierungsraten zeigen, dass eine Auffrischung von Standard-Impfungen in reisemedizinischen Sprechstunden in größerem Umfang praktiziert wird.

Allen Reisenden in Gebiete mit Malaria- und Dengue-Infektionsrisiko sind sorgfältige Maßnahmen des „Insektenschutzes" verständlich zu machen. Dabei sollte über das Stechverhalten von Moskitos, über die Bedeutung von Schutzkleidung und imprägnierten Moskitonetzen sowie die unterschiedliche Wirkdauer der Mückenvertreibungsmittel aufgeklärt werden. Daneben ist jeder Reisende über Krankheitszeichen und, im Falle der Malaria, über die Inkubationszeit und die Notwendigkeit einer frühzeitigen Diagnostik bzw. einer evtl. erforderlichen Therapie zu informieren. Bei der Entscheidung für oder gegen eine medikamentöse Malariaprophylaxe ist die individuelle Gefährdung im Reiseland anhand epidemiologischer, reise- und personenbezogener Gesichtspunkte in Relation zu setzen mit möglichen ernsten Nebenwirkungen der Medikamente. Zur Orientierung können hierbei die länderspezifischen Prophylaxe-Empfehlungen der Fachgesellschaften Deutschlands, Österreichs und der Schweiz dienen. In der Beratung zu Stand-by-Maßnahmen ist stets darauf hinzuweisen, dass auch nach Einleiten einer notfallmäßigen Eigenbehandlung ein medizinischer Dienst aufgesucht werden sollte.

Bei den Entscheidungen für oder gegen Impfungen oder die prophylaktische Einnahme von Medikamenten spielen deren Kosten oftmals eine große Rolle. Insbesondere „low-budget"-Reisende ziehen deshalb häufig in Betracht, Arzneimittel zu einem günstigeren Preis vor Ort zu beziehen. Hier sollte auf das in bestimmten Ländern erhebliche Risiko, durch den Erwerb gefälschter Präparate zu Schaden zu kommen, hingewiesen werden.

Wie verhalten sich erkrankte Reisende im Ausland?

Nach Befragungen von Reiserückkehrern ist es bei 30 bis 80% dieser Personen zu irgendwelchen Gesundheitsproblemen auf Reisen gekommen. Dabei handelte es sich vorwiegend um Unfälle, Herz-Kreislauf-Erkrankungen, gastrointestinale Beschwerden, psychische Probleme, Infekte der Atemwege und um klimatisch bedingte Schädigungen, wobei eine Konsultation medizinischer Dienste vor Ort nur in seltenen Fällen stattfand. Neben der Bedeutung von Alter, Reisestil, Vorerkrankungen und Lebensgewohnheiten deuteten einige der Untersuchungen darauf hin, dass reiseassoziierte Erkrankungen vermehrt bei Personen mit bisher geringer Reiseerfahrung bzw. einer sehr kurzfristigen Planung der Reise auftreten. Leider gibt es bisher nur spärliche Informationen über das Verhalten von Reisenden im Krankheitsfall in Entwicklungsländern. Sicher ist jedoch, dass medizinische Einrichtungen in vielen Regionen nicht auf die Belange von Touristen, noch weniger auf Gesundheitsprobleme älterer Reisender und chronisch Kranker eingestellt sind und eine Notfallversorgung bei akuten Zwischenfällen oft nicht gewährleistet ist. Auch schützt die Empfehlung, bei malariaverdächtigen Krankheitszeichen den nächsten medizinischen Dienst aufzusuchen, angesichts einer nicht selten zweifelhaften Verlässlichkeit der Malariadiagnostik keinesfalls vor Fehldiagnosen.

Die Anwendung von Stand-by-Maßnahmen wie der Einsatz oraler Rehydrierungslösungen, eine notfallmäßige Selbstbehandlung mit Antimalariamitteln oder eine frühzeitige Antibiotikatherapie bei kindlichen Pneumoniezeichen kann geradezu lebensrettend sein. Auch wenn es zur sachgerechten Anwendung solcher Stand-by-Therapien auf Reisen bisher nur wenige verlässliche Daten gibt, sollte eine Förderung der Selbstmanagement-Fähigkeiten von Reisenden ein wichtiges Ziel reisemedizinischer Beratung sein. Zusätzlich kann der Arzt mit Informationen zu medizinischen Einrichtungen im Reiseland, zu Fragen des Versicherungsschutzes und zu Assistance-Serviceleistungen in Notsituationen wichtige Hilfestellungen leisten. Auch bei der Zusammenstellung einer an den individuellen Bedarf angepassten Reiseapotheke und eines Notfallmedikamentensets sind die Erfahrungen des Arztes häufig gefragt.

Bei Erkrankungen nach einer Reise ist ein interdisziplinäres Vorgehen oft unverzichtbar

Nach Studien in Großbritannien konsultieren bis zu zwei Drittel der auf Reisen erkrankten Personen nach ihrer Rückkehr einen niedergelassenen Arzt. Da in einigen Fällen erste Zeichen reiseassoziierter Krankheiten erst längere Zeit nach Rückkehr auftreten, kann es schwierig sein, einen direkten Zusammenhang mit einer vorausgegangenen Fernreise herzustellen. Auf lange Inkubationszeiten einiger Krankheiten sollten Reisende bereits vor Antritt ihrer Auslandsaufenthalte hingewiesen werden, damit mögliche tropenspezifische Ursachen von Beschwerden auch später in Betracht gezogen werden und eine entsprechende Abklärung veranlasst wird. Dies ist bei Verdacht auf eine Malariaerkrankung, die stets ohne Verzögerung diagnostiziert oder ausgeschlossen werden sollte, von besonderer Dringlichkeit. Leider wird bei Patienten mit febriler Symptomatik eine Malaria nicht selten erst spät in die differenzialdiagnostischen Überlegungen eingeschlossen. Häufig geht zusätzlich noch Zeit durch Übersenden von Blutpräparaten auf dem Postweg anstelle einer raschen Überbringung durch Boten oder Taxi verloren.

Wie aus Kap.VI.4.3 hervorgeht, sind bei der Entnahme und Übersendung von Untersuchungsmaterialien zahlreiche Gesichtspunkte zu berücksichtigen. Bei einigen Proben kann aufgrund einer längeren Versandzeit ein Erregernachweis durch mikrobiologische oder parasitologische Verfahren misslingen. Zur Abklärung tropenmedizinischer Problemstellungen ist deshalb eine frühzeitige Überweisung von Patienten an tropenmedizinische Einrichtungen von Vorteil. Untersuchungsergebnisse der jeweiligen Fachstellen sollten rasch weitergeleitet werden und das weitere Vorgehen stets mit dem niedergelassenen Arzt abgestimmt werden.

„Gesundes Reisen" – Anfragen an ein Risikokonzept und die Verantwortung von Ärzten

Ist es nicht etwas spät, am Ende eines reisemedizinischen Ratgebers für Ärzte die Frage nach der besonderen Verantwortung dieser Berufsgruppe im Hinblick auf „gesundes Reisen" zu stellen?

Ausführlich wurde in diesem Buch auf reisemedizinische Aufgabenstellungen beratender Ärzte und deren zentrale Rolle in der Prävention und dem Management reiseassoziierter Gesundheitsprobleme eingegangen. Viel wurde auch über „Risiken" geschrieben – über die Einschätzung von Risiken durch den Arzt, über Infektionsrisiken, das Risiko, einen Kulturschock, eine Höhenkrankheit, einen Hitzschlag oder bei Flugreisen ein Barotrauma zu erleiden, über die Risikowahrnehmung der Reisenden selbst und schließlich auch über die Kommunikation über Risiken. Dabei wurde bei Reisenden mit vermehrten Gesundheitsrisiken aufgrund von Vorerkrankungen oder risikoreicher Aktivitäten eingehend auf die Bedeutung vorausschauender Vorbereitungen hingewiesen.

Droht das Reisen als wichtige Lebenserfahrung durch die Hinweise auf ein riesiges Spektrum unterschiedlicher Eventualitäten in den Bereich der Lebensgefahren gedrängt zu werden? Wird durch eine Akzentsetzung auf Gefährdungen und Vorsichtsmaßnahmen nicht gerade das zerstört, was die Faszination des Reisens ausmacht? Ist die im Eingangskapitel zitierte Leidenschaft des Schriftstellers Elie Wiesel, „unerwarteten Dingen" zu begegnen und „bereitwillig jeder Einladung" zu folgen, vor dem Hintergrund der aufgelisteten Risiken überhaupt noch vertretbar?

Anhand epidemiologischer Studien wurde nicht nur auf häufige Reisekrankheiten hingewiesen, sondern es konnten auch einige vermeintliche Erkrankungsrisiken (z.B. an Infektionskrankheiten wie Cholera, Schlafkrankheit, Lepra etc.) für Reisende relativiert werden. Auch im Zusammenhang mit einigen nicht-übertragbaren

Erkrankungen konnte gezeigt werden, dass das relative Erkrankungs- und Mortalitätsrisiko auf Reisen teilweise niedriger als im Heimatland ist.

Mit den in diesem Buch vorgelegten Informationen sollen Ärzte in ihren Bemühungen unterstützt werden, ausgewogene Hilfestellungen für ein „Gesundes Reisen", unbelastet von unnötigen Ängsten, zu leisten. Aufgabe des beratenden Arztes muss es dabei sein, Prioritäten zu setzen und aus der Fülle reisemedizinischer Hintergrundinformationen auf die Situation des Reisenden ausgerichtete Empfehlungen weiterzugeben. Hierbei sollte der Blick jedoch nicht nur auf die Interessen der Klienten, sondern auch auf die Situation des Reiselandes und seiner Bevölkerung ausgerichtet sein. „Gesundes Reisen" setzt stets ein „verantwortungsvolles Teilhaben an Ressourcen", wie z.B. der Umwelt, und ein Respektieren der Rechte, Bedürfnisse und kulturellen Werte anderer Menschen voraus. Der beratende Arzt hat hierbei eine besondere Verantwortlichkeit, nachteilige Auswirkungen von Reiseaktivitäten und Verhaltensweisen, wie sie etwa im Sextourismus deutlich werden, offen anzusprechen.

Um ein Nachdenken über eigene Reisemotive und Verhaltensweisen anzuregen, hat der Informationsdienst Dritte-Welt-Tourismus „TourismWatch" (www.tourism-watch.de) für Touristen folgende Frageliste erstellt:

1. Worauf freuen Sie sich auf dieser Reise? Was lassen Sie für einige Zeit gerne zurück?
2. Wer freut sich über Ihre Reise? – zu Hause? – dort wo Sie hinreisen?
3. Möchten Sie auf dieser Reise etwas lernen? Was?
4. Was für Menschen wollen Sie kennen lernen? Wen werden Sie voraussichtlich treffen? Was wissen Sie von ihm? Was weiß er von Ihnen?
5. Wem nützt Ihre Reise? Wem schadet sie?
6. Welche Konflikte löst Ihre Reise aus? Welche Konflikte löst sie?
7. Was nehmen Sie auf Ihre Reise mit? Was bringen Sie nach Hause?
8. Können Sie einschätzen, wann Sie in Ihrem Reiseland jemanden verletzen?
   - mit Ihren Fotoapparaten und anderen Aufnahmegeräten
   - mit Ihren Trinkgeldern und Geschenken
   - mit Ihren Gewohnheiten?
9. Wie viel Zeit werden Sie in Städten verbringen, wie viel auf dem Land? Erlaubt Ihr Terminkalender unvorhergesehene Besuche und Gespräche? Wie viel Zeit haben Sie für sich selber?
10. Kehren Sie gerne nach Hause zurück? Wenn ja, warum?

Häufig wird der beratende Arzt im Konflikt zwischen paternalistischem Mahnen und Respektieren autonomer Entscheidungen seiner Klienten stehen. Verhaltensregeln und Vorkehrungen können nicht vorgeschrieben werden, und so trägt letztendlich der Reisende selbst die entscheidende Verantwortung für ein „Gesundes Reisen".

Weiterführende Literatur

Coulter, A., V. Entwistle, G. Gilbert: Sharing decisions with patients: is the information good enough? BMJ 318 (1999) 318–322.

Edwards, A., G. Elwyn, A. Mulley: Explaining risks: turning numerical data into meaningful pictures. BMJ 324 (2002) 827–830.

Hatz, C., K. Krause, H. Grundmann: Travel advice among Swiss and German general practitioners. Tropical Medicine and International Health 2 (1) (1997) 6–12.

Noble, L.M.: Communicating Risks to the traveller. Travel Medicine International 15 (3) (1997) 111–115.

Spira, A.: Setting the Standard. J Travel Med 10 (2003) 1–3.

2 Praxis der Reisemedizin

V

Praxis der Reisemedizin in Krankenhaus- und Institutsambulanzen in Deutschland, Österreich und der Schweiz

2.1

CHRISTOPH HATZ, HERWIG KOLLARITSCH UND HELMUT SCHERBAUM

Das Spektrum reisemedizinischer Dienste in Deutschland, Österreich und der Schweiz reicht von Beratungen in Apotheken und Arztpraxen (s. Kap. V.2.2) über Sprechstunden in öffentlichen Gesundheitsdiensten bis hin zu Ambulanzen in Krankenhäusern und universitären Instituten. Nicht selten sind diese Dienste auch in größeren Organisationen, in arbeitsmedizinischen Abteilungen von Firmen, Fluggesellschaften etc. eingegliedert.

Für diese unterschiedlichen Arten von Einrichtungen wird häufig der Sammelbegriff „**Travel Clinic**" verwendet. Einige dieser Institutionen besitzen eine lange Geschichte, deren Ursprünge auf Dienste des öffentlichen Gesundheitswesens, des Militärs, der Schifffahrt oder der ärztlichen Mission zu Beginn des letzten Jahrhunderts zurückgeführt werden können.

In der englischsprachigen Nomenklatur werden anhand der angebotenen Leistungen folgende Typen reisemedizinischer Einrichtungen unterschieden:

Travel immunization clinics: Ausschließliche Impfambulanzen (in der Regel staatlich anerkannte Gelbfieberimpfstellen).

Travel health clinics: Ambulanzen mit reisemedizinischen Beratungen, Immunisierungen, Verschreiben von Medikamenten.

Travel medicine clinics: Wie Travel immunization and Travel health clinics mit zusätzlicher Diagnostik (arbeitsmedizinische Untersuchungen vor Auslandseinsätzen; „Tauglichkeitsuntersuchungen" für sportliche Aktivitäten wie Tauchen, Bergsteigen etc.).

Travel and tropical medicine clinics: Zusätzlich mit Möglichkeit der Diagnostik und Therapie infektiöser/tropenmedizinischer Erkrankungen.

In diesem Kapitel werden Erfahrungen der Autoren in reisemedizinischen Ambulanzen in Deutschland, Österreich und der Schweiz wiedergegeben. Hierbei wird vorrangig auf Beratung und Impfungen von Reisenden vor Auslandsaufenthalten (sog. „Pre Travel Care") eingegangen. Zu Fragen der Betreuung erkrankter Reiserückkehrer wird auf die Kapitel des Abschnitts IV dieses Buches und die weiterführende Fachliteratur verwiesen.

■ *Bedarf und Inanspruchnahme reisemedizinischer Dienste*

Bei der Planung einer reisemedizinischen Sprechstunde sind im Einzugsbereich der Institution folgende Gegebenheiten zu bedenken:

- ❑ Einwohnerzahl sowie demographische, soziale und ökonomische Gegebenheiten.
- ❑ Bisherige Anbieter reisemedizinischer Serviceleistungen und Inanspruchnahme dieser Dienste.
- ❑ Erreichbarkeit der Institution (Lage innerhalb von Städten, Parkmöglichkeiten etc.).

Erfahrungen zeigen, dass reisemedizinische Einrichtungen in Gebieten mit einer relativ wohlhabenden städtischen Bevölkerung oder einem größeren Anteil an Studierenden häufiger in Anspruch genommen werden, dass sie andererseits von älteren Menschen – trotz zunehmender Reiseaktivitäten in dieser Altersgruppe (s. Kap. II.5.4) – vergleichsweise seltener aufgesucht werden.

In der Schweiz und in Österreich geht man davon aus, dass reisemedizinische Beratungen von deutlich weniger als 50% der Reisenden in Anspruch genommen werden. Eine kanadische Studie im Jahr 2003 zeigte, dass sich ca. 15% der Reisenden in einer Travel Clinic beraten lassen; dies waren vor allem Langzeitreisende und Personen, die sich erhöhten Risiken ausgesetzt sahen, während keine Korrelation mit dem Einkommen der Reisenden zu erkennen war. Auch wurden die Kosten für Beratungen selten als ein Hinderungsgrund angegeben. Subjektiv als „exotisch" eingestufte Reiseziele führen eher zur Inanspruchnahme reisemedizinischer Maßnahmen. So waren in einer europäischen Flughafenerhebung wohl 75% der Reisenden in tropische und subtropische Länder gegen Hepatitis A geimpft, jedoch nur 25% der Türkeireisenden, und das bei vergleichbarem Risiko.

Reisemedizinisches Grundwissen und Zugang zu aktuellen Informationen

In deutschen und österreichischen Ambulanzen liegen reisemedizinische Beratungen und Impfungen fast ausschließlich in der Verantwortung von Ärzten. Der Anteil an Beratungen durch Pflege- oder sonstiges medizinisches Assistenzpersonal liegt in diesen Ländern aufgrund der arbeitsrechtlichen Vorschriften unter 5%, in der Schweiz bei 20%, in den Niederlanden bei 50% und in Norwegen und Finnland bei jeweils 80%.

Viele der reisemedizinisch tätigen Allgemeinärzte, Internisten, Pädiater, Gynäkologen etc. besitzen eine zusätzliche Ausbildung in Infektiologie und Tropenmedizin, im Public Health-Bereich oder in der Arbeitsmedizin. In den Ambulanzen einiger größerer Institutionen hat sich die Möglichkeit, bei bestimmten Fragestellungen Mitarbeiter unterschiedlicher medizinischer Fachgebiete hinzuzuziehen, als sehr wertvoll erwiesen. Auch ist es mit Hilfe unterschiedlicher Schwerpunkte des Personals möglich, Sprechstunden für bestimmte Zielgruppen (wie ältere Reisende; chronisch Kranke; Personen, die Reiseaktivitäten wie Bergtrekking, Tauchen etc. planen) anzubieten.

Die Beratung von Reisenden gewinnt an Authentizität, wenn die Beratenden für einige Zeit selbst im Ausland gelebt haben und – etwa im Rahmen von Entwicklungshilfeprogrammen oder Forschungsprojekten – in Übersee tätig waren. Um einen Einblick in die Lebensbedingungen und die medizinische Versorgung in tropischen oder subtropischen Ländern zu erhalten, werden z.B. von Fachverbänden **reisemedizinische Studienreisen** in diese Regionen angeboten.

Welche Kenntnisse gehören zum Rüstzeug eines reisemedizinisch tätigen Arztes? Sowohl die International Society of Travel Medicine (ISTM) als auch nationale Fachverbände sind bemüht, Wissensstandards für eine qualifizierte Tätigkeit als Reisemediziner festzulegen; diese bilden Schwerpunke in den Curricula **reisemedizinischer Grundkurse** und **Refresher-Seminare** (s. Kap. VI.7). Praxisrelevantes Wissen wird auch in Veranstaltungen vermittelt wie den regelmäßig in deutschen Städten stattfindenden Tagen der Reisemedizin, beim jährlichen „Forum Reisen und Gesundheit" in Berlin sowie bei internationalen Konferenzen der ISTM.

Zusätzlich zu Grundkenntnissen in Reisemedizin sollte das beratende Personal über **aktuelle Informationen zur Verbreitung von Infektionskrankheiten** verfügen. Neben epidemiologischen Bulletins, einer Vielzahl tropen- und reisemedizinischer Fachzeitschriften und Internetseiten von unterschiedlicher Qualität publizieren die Behörden zahlreicher Länder regelmäßig Empfehlungen, welche allen Fachpersonen kostenlos zur Verfügung stehen (s. Kap. VI.8.5).

In der Schweiz wird beispielsweise eine Internetseite (www.safetravel.ch) mit wöchentlich aktualisierten Informationen der ‚Schweizerischen Arbeitsgruppe für Reisemedizinische Beratung' angeboten, die aus Vertretern der großen reisemedizinischen Zentren der Schweiz, der Fachgesellschaft für Tropen- und Reisemedizin, des ärztlichen Dienstes der nationalen Fluggesellschaft und des Bundesamtes für Gesundheit besteht. Dieses Bundesamt erhält wiederum regelmäßig überarbeitete Informationen aus dem internationalen Netzwerk seiner Mitglieder und ruft Mitteilungen aus kommerziellen Informationsquellen ab.

Von Seiten der Klienten und der überweisenden Ärzte werden zu Recht sehr hohe Erwartungen an die Qualität der Beratungen durch Fachkräfte spezialisierter Einrichtungen gestellt. Grundsätzlich ist es für jeden Mitarbeiter wichtig, regelmäßig Beratungen durchzuführen, um die nötige Praxis zu erwerben und beizubehalten.

Um unterschiedliche Empfehlungen in Beratungsgesprächen verschiedener Mitarbeiter zu vermeiden, sind ein **einheitlicher Informationsstand und abgestimmte Standards** für die Beratung unerlässlich. Da der zeitliche Aufwand für die kontinuierliche Informationsbeschaffung erheblich ist, können Aufgabenteilungen wie z. B. beim Studium von Fachzeitschriften und Besuchen von Fortbildungsveranstaltungen hilfreich sein, sofern relevante Informationen innerhalb des Teams weitergegeben werden.

Teamarbeit und die besondere Rolle des Assistenzpersonals

Ähnlich wie in der Arztpraxis (s. Kap. V.2.2) sollte in reisemedizinischen Einrichtungen eine erfolgreiche Arbeit als eine gemeinsame Aufgabe aller Mitarbeiter verstanden werden. Hierzu kann eine Organisationskultur mit Wertschätzung jedes Teammitglieds beitragen, in der das Personal in Planungs- und qualitätssichernde Prozesse einbezogen ist. Als hilfreich zeigten sich hierbei Prozesse der Organisationsentwicklung (wie z. B. Klausurtage mit externer Moderation), regelmäßige interne Fortbildungsveranstaltungen und eine gründliche Einführung neuer Mitarbeiter. Daneben haben sich Anreizsysteme wie Bonusmodelle oder ein innerbetriebliches Vorschlagswesen als nützlich erwiesen.

Weitere wichtige Elemente stellen genaue Aufgabenbeschreibungen mit festgelegten Verantwortlichkeiten sowie Protokolle dar, in denen gemeinsam erarbeitete Standards, etwa zu Abläufen der Klienten-Anmeldung, zur Beratung und Durchführung von Impfungen, der Impfstoffverwaltung etc. detailliert beschrieben sind.

Bereits bei Stellenausschreibungen und Bewerbungsgesprächen sollte auf Team- und Kommunikationsfähigkeiten zukünftiger Mitarbeiter und Mitarbeiterinnen geachtet werden. Dies gilt in besonderer Weise für das Assistenzpersonal; da dieser Berufsgruppe als ersten Kontaktpersonen zu Klienten und Patienten eine wichtige Rolle zukommt, sollte bei der Einstellung von **Ambulanz-/Sprechstundenhilfen** auf folgende Fähigkeiten und Qualifikationen geachtet werden:

- ❑ Freundliches, hilfsbereites Auftreten (in der Kommunikation, bei telefonischen Kontakten etc.),
- ❑ vorzugsweise frühere Auslandsaufenthalte/Fernreisen, Fremdsprachenkenntnisse,
- ❑ Interesse, den Ambulanz-/Wartebereich in einem ordentlichen, klientenfreundlichen Zustand zu erhalten,
- ❑ Erfahrungen in Computertätigkeiten, Buchhaltung, Inventurarbeit, Terminvergabe, „recall" etc.

Für ärztliches Assistenzpersonal werden spezielle Fortbildungen in Reisemedizin (z. B. vom Centrum für Reisemedizin www.crm.de) und Lehrgänge zum Thema Impfmanagement (z. B. von einigen Impfstoffherstellern) angeboten (s. Kap. VI.7).

Zweifellos können Prophylaxeempfehlungen nur dann wirkungsvoll vermittelt werden, wenn das Personal von der Bedeutung dieser Maßnahmen selbst überzeugt ist. Dies beinhaltet, dass alle Mitarbeiter einen ausreichenden Impfschutz hinsichtlich der Standard- und Indikationsimpfungen (inkl. Influenza) besitzen sollten.

Personelle und zeitliche Gestaltung von Arbeitsabläufen

Die Arbeitsabläufe in reisemedizinischen Ambulanzen werden stark von äußeren Rahmenbedingungen (Klientenzahl, personelle Ressourcen, räumliche Ausstattung etc.) bestimmt, wobei **zwei Konzepte der Ablaufgestaltung** zur Wahl stehen:

- Betreuung durch eine **einzelne Fachkraft**:
  Diese reicht von der Befragung der Klienten zum geplanten Reisevorhaben über die Einschätzung individueller Risiken und die Beratung zu Prophylaxemaßnahmen bis zur Gabe von Impfungen und deren Dokumentation.
- Betreuung durch **zwei Personen** (in getrennten Schritten):
  Nach der o. g. Befragung, Risikobeurteilung und Beratung werden von einer weiteren Fachkraft in einem gesonderten Raum die empfohlenen Impfungen verabreicht und dokumentiert. Die Aufklärung zu den jeweiligen Impfungen mit schriftlicher Einwilligung der Klienten kann sowohl im Anschluss an die Beratung als auch im zweiten Schritt im Impfzimmer erfolgen.

Jedes dieser Konzepte besitzt Vor- und Nachteile, so dass es oft nötig ist, die Abläufe an bestimmte Gegebenheiten anzupassen. So ist es bei Reisenden mit Nadelphobie bzw. bei Familien mit Kindern sinnvoll, die Impfungen möglichst rasch zu verabreichen, zumal die Aufmerksamkeit im Beratungsgespräch in ängstlicher Erwartung der bevorstehenden Injektionen ohnehin sehr begrenzt ist.

Bei der personellen Aufgabenverteilung sind die in europäischen Ländern unterschiedlichen rechtlichen Vorschriften zu beachten: In Deutschland dürfen beispielsweise nur in Anwesenheit eines Arztes Impfungen von Pflegekräften und Assistenzpersonal verabreicht werden. Diesen Berufsgruppen ist es zwar gestattet, die Inhalte eines Merkblattes zu besprechen, dem Impfling muss jedoch stets die Möglichkeit gegeben werden, weitere Informationen durch einen Arzt zu erhalten.

Für das Assistenzpersonal ist es bei der **Vergabe von Sprechstundenterminen** nicht einfach, im Voraus den für Konsultationen sehr unterschiedlichen Zeitbedarf richtig einzuschätzen. Während für eine Erstkonsultation in der Regel ein Minimum von 20 bis 30 Minuten eingeplant werden muss, kann eine umfassende Beratung etwa bei Weltreisen im Trekking-Stil oder Fernreisen von chronisch Kranken mehr als eine Stunde in Anspruch nehmen. Weniger als 10 Minuten benötigen dagegen Wiederimpfungen. Für solche Sprechstundenbesuche sollte jedoch gewährleistet sein, dass keine längeren Wartezeiten entstehen.

Durch das Angebot von **reisemedizinischen Sprechstunden an späten Nachmittagen** wird vielen Berufstätigen, die ihren Arbeitsplatz häufig bis knapp vor ihrer Abreise nur schwer verlassen können, ermöglicht, diese Service-Leistungen nach Dienstschluss in Anspruch zu nehmen.

Räumliche und technische Ausstattung

Die räumliche und apparative Ausstattung reisemedizinischer Ambulanzen ist naturgemäß von einer Vielzahl von Faktoren abhängig: von der Einbindung in Institutionen wie Hospitäler, Universitäten, Gesundheitsämter, vom Angebot an Serviceleistungen und der Gestaltung der Arbeitsabläufe (s. o.).

Die in Tabelle 2-1 angeführten Ausstattungsvorschläge beziehen sich im Wesentlichen auf Beratungen und Immunisierungen von Reisenden; auf die sehr komplexen Fragen in der Ausstattung diagnostischer Einrichtungen kann hierbei nicht eingegangen werden.

In Ambulanzen von Hospitälern ist es oft vonnöten, einer möglicherweise beängstigenden Klinikatmosphäre durch eine ansprechende räumliche Ausstattung entgegenzuwirken. Hierzu bietet ein Bezug zu Fernreisen viele Möglichkeiten der kreativen Gestaltung; diese kann von Impressionen aus Reiseländern (Photos, Souvenirs, Poster etc.) bis hin zu völkerkundlichen Exponaten aus Übersee reichen. In einigen

Tabelle 2-1. Ausstattungsvorschläge für eine reisemedizinische Ambulanz.

	Funktionen	Einrichtung und Gestaltung
Rezeptions-/ Wartebereich	❑ Anmeldung der Klienten ❑ Wartebereich: Ausfüllen von Fragebögen, Studium von Informationen ❑ Überwachung nach bestimmten Impfungen	❑ Anmeldebereich mit Computer ❑ bequeme Sitzgelegenheiten mit genügend Platz für Familien, Tische, Kleiderständer ❑ Auslage von Zeitschriften für verschiedene Altersgruppen (vorzugsweise mit Reisebezug) ❑ Getränkeautomat oder Wasserspender ❑ allgemeine Hinweise zu Gebühren für Serviceleistungen inkl. Impfungen ❑ Tische und Stühle für Kinder, Spielzeug, Bücher für verschiedene Altersgruppen, Zeichenmaterialien etc. ❑ Fernsehapparat/PC für reisemedizinisch relevante Informationen ❑ Filme für Kinder ❑ evtl. Vitrine mit Demonstrationsmaterialien (Moskitonetze, Wasserfilter etc.) ❑ Auslage von Informationsmaterialien
Sprechzimmer (für Beratungen), evtl. gesondert Untersuchungsraum/Impfzimmer	❑ Anamneseerhebung ❑ Beurteilung von Risiken und Beratung ❑ telefonische Rücksprache mit niedergelassenen Ärzten ❑ Dokumentation erbrachter Leistungen ❑ Abrufen aktueller reisemedizinischer Informationen ❑ Verschreiben von Medikamenten ❑ körperliche Untersuchungen ❑ Abnahme von Blutproben, Abstrichen etc. ❑ Wundversorgung ❑ Durchführung von Impfungen	❑ Schreibtisch, PC mit Internetzugang, Drucker; evtl. Fax und Fotokopiergerät ❑ Stempel für Impfungen und häufig rezeptierte Medikamente ❑ mindestens 2 Sitzgelegenheiten für Klienten ❑ Untersuchungsliege und/oder klappbarer Sessel mit Armlehnen (auch für Impfungen im Liegen geeignet) ❑ Schrank mit Untersuchungsgegenständen, Probenröhrchen etc. ❑ Kühlschrank für Impfstoffe mit Anzeige von Maximum-/Minimumtemperaturen (Anschluss auch an Notfallaggregat) ❑ Koffer mit Notfallmedikamenten ❑ für Kinder: Spielzeug, Zeichenmaterialien etc. ❑ Bücherregal, evtl. Globus, Wandkarten (mit Vorkommen impfpräventabler Erkrankungen, Malariaendemiegebiete etc.) ❑ zusätzliche Informationsmaterialien inkl. häufig benützte (laminierte) Materialien zum Verbleib in der Ambulanz ❑ wichtige Adressen

Weltkarte, Dekorationsgegenstände mit Bezug zu fernen Reisezielen (Kunsthandwerk, Poster, Ansichtskarten von Reisenden), exotische Pflanzen reisemedizinischen Diensten werden auch wichtige Utensilien für Reisende wie Wasserfilter, imprägnierte Moskitonetze, Repellenzien etc. ausgestellt – häufig mit der Möglichkeit, diese käuflich zu erwerben.

Neben der Beachtung des Datenschutzes ist auf eine Wahrung der Privatsphäre während Untersuchungen, Beratungen und Impfungen in den jeweiligen Sprechstundenräumen unbedingt zu achten. Daneben sollten geeignete Hinweisschilder zu Toiletten, Telefon etc. eine leichte Orientierung im Ambulanzbereich ermöglichen; auf einen problemlosen Zugang für Menschen mit Behinderungen ist besonderer Wert zu legen.

Anmeldung, Datenerfassung und Vorinformationen

In vielen reisemedizinischen Einrichtungen haben **standardisierte Anmeldebögen** die Dokumentation deutlich erleichtert. Meist werden in den Formularen Angaben zur Person (Name, Alter und Beruf des Reisenden, Vorerkrankungen, Medikamenteneinnahme, Allergien, Vorliegen einer Immunschwäche, Schwangerschaft etc.) und zum Reisevorhaben (Reiseziele, Zeit, Dauer und Art der Reise, besondere Reiseaktivitäten) erfragt. Diese Informationen dienen dem Beratenden als Grundlage für die Einschätzung von Risiken, für Empfehlungen zu geeigneten Vorkehrungen und zur Rückversicherung vor Impfungen (z. B. Ausschluss von Kontraindikationen). Daneben können die personen- und reisebezogenen Informationen auch in einer computergestützten Datenbank erfasst und für statistische Auswertungen genutzt werden.

Formulare können während der Wartezeit ausgefüllt werden und dem Klienten Vorinformationen zu folgenden wichtigen Fragen geben:

- Spektrum der angebotenen Leistungen,
- Schutzdauer von Impfungen, mögliche unerwünschte Wirkungen,
- Kosten, abrechnungstechnische Fragen.

Mit diesen Informationen wird es den Reisenden erleichtert, im späteren Beratungsgespräch Entscheidungen für oder gegen bestimmte Impfungen zu treffen.

Wichtig in der Beratung: klare, wissenschaftlich fundierte und aktuelle Informationen

Für reisemedizinische Beratungen ist es stets hilfreich zu wissen, wie sich Reisende informieren. Häufige Ressourcen sind Personen aus dem Bekanntenkreis, das Internet und die Reiseveranstalter. Letztere machen naturgemäß weniger auf Risiken in den jeweiligen Destinationen aufmerksam. Widersprüchliche Informationen verunsichern Reisende und bestärken sie in ihrem Zweifel an der Zweckmäßigkeit und Gültigkeit reisemedizinischer Empfehlungen. Dadurch sehen sie sich in vorgefassten Ansichten bestärkt und verzichten schließlich ganz auf prophylaktische Maßnahmen.

In einer reisemedizinischen Ambulanz besteht für die Beratenden eine wichtige Aufgabe darin, Klarheit durch sachliche Informationen zu vermitteln. Dies wird durch ein auf die individuellen Bedürfnisse des Reisenden ausgerichtetes Gespräch, durch eine gute Kommunikationsfähigkeit und persönliche Erfahrungen des Beratenden erzielt. Der Appell an den gesunden Menschenverstand sollte dabei jedoch nie fehlen.

Im Unterschied zum Hausarzt, der seine Klienten gut kennt, ist der Beratende in einer reisemedizinischen Einrichtung oft auf zeitaufwendiges Befragen angewiesen, möchte er sich nicht gänzlich auf Intuitionen verlassen. Auch ist es für ihn deutlich schwieriger, die Compliance hinsichtlich Prophylaxemaßnahmen einzuschätzen oder den richtigen Ton zu finden, um heikle Themen, wie z. B. sexuelle Kontakte auf Reisen anzusprechen.

Als Grundlage für die Beratung können **Checklisten** (s. Checkliste Umschlagseite), die auch als computergestützte Beratungsmodule (z. B. Tropimed®) erhältlich sind, hilfreich sein. Das alleinige Abhaken von Informationsinhalten anhand solcher

Listen wird dem Reisenden aber in der Regel nur unzureichend gerecht.

Da Reisende meist nur einen begrenzten Umfang an Beratungsinhalten aufnehmen können, ist es bei aufwendigeren Reisevorhaben bzw. vermehrten Gefährdungen zuweilen erforderlich, weitere Konsultationen zu vereinbaren. Bei Erstkonsultationen sollten stets Schwerpunkte gesetzt und vorrangig sog. „Schlüsselelemente" wie wesentliche Gesundheitsrisiken im Gastland und umsetzbare Maßnahmen der Prävention angesprochen werden. Bei diesen Fokussierungen sollte jedoch der lapidaren Tatsache ausreichend Rechnung getragen werden, **dass häufige Gesundheitsstörungen überall häufig sind**: Unfälle jeglicher Art, Hautinfektionen, akute infektiöse Erkrankungen der Atemwege, Harnweginfekte, Zahnprobleme bis hin zu banalen Kopfschmerzen oder leichter Übelkeit – häufig als Folge von Flüssigkeitsmangel.

Beratungen per Telefon, Brief oder Internet

In einigen Einrichtungen werden – häufig gebührenpflichtig – **telefonische reisemedizinische Beratungen** durchgeführt oder **schriftliche Impfanfragen** z. B. via E-mail beantwortet. Diese Serviceleistungen sind nicht unumstritten. So ist es für die Beratenden meist nur unzureichend möglich, die nötigen Hintergrundinformationen zu erhalten und im Schadensfall sind bei fehlender Dokumentation der Gesprächsinhalte Regressforderungen durch die Reisenden nicht auszuschließen. Auch ist es nach der Berufsordnung einiger deutscher Landesärztekammern nur zulässig, in brieflicher Form oder über Kommunikationsmedien allgemeine Impfempfehlungen zu vermitteln, nicht aber eine individuelle Beratung durchzuführen.

Angesichts dieser Einschränkungen beschränken sich in einigen Einrichtungen telephonische Beratungen auf Anfragen niedergelassener Ärzte und Apotheker sowie telephonische Entscheidungshilfen bei notfallmäßigen Anfragen erkrankter Reiserückkehrer.

Schriftliche Informationsmaterialien

Komplementäre Informationen können in Form schriftlicher Materialien vor, während oder nach der Konsultation an die Klienten ausgehändigt werden. Während eine Reihe solcher „hand-outs" mittels Programmen kommerzieller Anbieter ausgedruckt werden können, wurden in einigen reisemedizinischen Diensten eigene Informationsbroschüren zu relevanten Themen und den häufigsten gestellten Fragen von Reisenden erarbeitet. Daneben wurden Videos oder computergestützte Informationsprogramme zu wichtigen Inhalten entwickelt, die in der Ambulanz von den Reisenden abgerufen werden können. Diese Informationen müssen mit den Aussagen der Beratung übereinstimmen, sie können die Inhalte vertiefen, dürfen aber nicht vollständiger Ersatz für ein Gespräch sein. Wird in solchen Materialien auf Impfstoffe und andere Arzneimittel verwiesen, sollten aus rechtlichen Gründen Indikationen, Wirkungsgrad und mögliche unerwünschte Wirkungen angeführt sein.

Weiterhin können Klienten auch auf Handbücher für Reisende, die in der Ambulanz zur Ansicht ausliegen oder käuflich erworben werden können, sowie auf geeignete Informationsquellen im Internet angesprochen werden (s. Kap. VI.8.5).

Schutzimpfungen: Vorkehrungen für Notfälle sollten getroffen sein

Für die Durchführung von Schutzimpfungen haben sich bequeme Sessel mit Armstützen bewährt, die eine entspannte Armhaltung gewährleisten und bei Kollapszuständen ggf. in eine Kopftieflage-Position zurückgeklappt werden können. Eine Überwachung nach Immunisierungen, wie z. B. Impfungen gegen Japanische Enzephalitis, und das Management schwerer Arzneimittelnebenwirkungen, wie z. B. anaphylaktischer Reaktionen muss in jeder Ambulanz gewährleistet sein. Ein griffbereiter Notfallkoffer und regelmäßige Unterweisungen des Ambulanzteams in Notfallmaßnahmen sind deshalb unerlässlich.

Zusätzlich sollte ein gutes reisemedizinisches Zentrum entweder über eine eigene Rufbereitschaft an Wochenenden und Feiertagen verfügen oder dem Klienten zumindest eine schriftliche Information aushändigen, wohin und an wen er sich im Falle von Impfreaktionen oder akuten reiseassoziierten Erkrankungen wenden kann.

Da es für den Ruf einer reisemedizinischen Einrichtung deletär ist, Reisende wegen eines erschöpften Vorrats an wichtigen Vakzinen nach Hause schicken zu müssen, ist eine bedarfsgerechte Bevorratung (inkl. entsprechender Lagerung) von Impfstoffen sehr wichtig.

Als besonders gut akzeptierte Serviceleistung sollte eine reisemedizinische Ambulanz über ein Erinnerungssystem für notwendige Auffrischimpfungen oder serologische Kontrollen verfügen. Für ein solches „Recall" sollte das Einverständnis des Reisenden schriftlich dokumentiert werden. Zugleich bindet dies den Klienten an „sein" reisemedizinisches Zentrum.

Qualitätsmanagement und Öffentlichkeitsarbeit

Um Arbeitsabläufe zu optimieren und sicherzustellen, dass die Erwartungen der Reisenden an die Einrichtung erfüllt werden, sind qualitätssichernde Maßnahmen unverzichtbar. Wichtige Kriterien sind u. a. die Qualität der Beratungen und vorhandener Informationsmaterialien sowie die Länge von Wartezeiten. Auch hat sich bewährt, am Ende der Konsultationen kurze Fragebögen mit der Bitte um Rückmeldungen auszuhändigen. Neben dem Ziel, wichtige Inputs für Verbesserungen zu gewinnen, treffen solche Befragungen bei den Reisenden meist auf Wertschätzung, zumal hierdurch Bemühungen einer bestmöglichen Klientenorientierung zum Ausdruck gebracht werden.

Als öffentlichkeitswirksame Aktivitäten haben sich für reisemedizinische Einrichtungen u. a. folgende Maßnahmen als nützlich erwiesen (die in den Ländern geltenden Werbegesetze für Ärzte, Heilverfahren etc. sind hierbei zu beachten):

- ❑ Hinweise zum Leistungsspektrum in Broschüren, im Internet (evtl. eigene Website),
- ❑ direkte Mailing-Aktivitäten (z. B. Versenden von Jahresberichten),
- ❑ Angebote spezieller Beratungen für bestimmte Zielgruppen und Reiseaktivitäten,
- ❑ Erstellung eigener Informationsmaterialien (mit Logo),
- ❑ Stellungnahmen zu aktuellen Themen in den Medien,
- ❑ Vorträge, Fortbildungsveranstaltungen (z. B. bei Ärzteverbänden, Reiseveranstaltern, in Kirchengemeinden, Firmen etc.).

Zweifellos trägt für den Bekanntheitsgrad einer reisemedizinischen Einrichtung die **Mund-zu-Mund-Werbung** von Seiten der Klienten in besonderer Weise bei. Wichtig sind auch Empfehlungen überweisender Ärzte, die mit einer kompetenten Betreuung ihrer Patienten ohne umständliche Anmeldungen und größere Wartezeiten zufrieden waren, außerdem gute Kontakte zu Arztpraxen, Apotheken und Reiseunternehmen im Einzugsgebiet sowie die Bereitschaft, bei Anfragen fachliche Hilfestellungen zu leisten.

Da es in einigen Ländern bereits die Möglichkeit gibt, eine reisemedizinische Praxis einer zertifizierten Qualitätskontrolle zu unterwerfen, sollten insbesondere größere Institutionen derartige Zertifikate erwerben. Auch eine ISO-Zertifizierung nach EU-Standard ist bereits in einigen Fällen möglich.

Weiterführende Literatur

Blair, D.C.: A week in the life of a travel clinic. Clinical Microbiology Reviews 10 (1997) 650–673.

Duval, B. et al.: A population-based comparison between travelers who consulted travel clinics and those who did not. J Travel Med 10 (2003) 4–10.

Jong, E.C.: Management of a travel clinic. In: J.N. Zuckermann: Principles and Practice of Travel Medicine. John Wiley & Sons, Chichester 2001.

Reisemedizin in der niedergelassenen Praxis 2.2

ALBRECHT VON SCHRADER-BEIELSTEIN

Dieser Buchabschnitt soll niedergelassenen Ärztinnen und Ärzten Hinweise für die Umsetzung reisemedizinischen Wissens geben. Dabei gilt es, durch vorausschauende Leistungen der Reisemedizin die vorwiegend supportiv-kurative Medizin zu ergänzen; dies bedeutet für viele Mediziner ein Umdenken hin zur Präventivmedizin, die als „Wunsch- oder Kann-Leistung“ attraktiv präsentiert und kompetent umgesetzt werden will.

Ausgehend von den rechtlichen Grundlagen werden Vorschläge zu reisespezifischer Praxispräsentation und Gestaltung von Arbeitsabläufen aufgezeigt. Hierzu dienen:

- Hilfsmittel zur Praxisorganisation, Checklisten für Arzt und Helferin (s. Kap. VI.1),
- Hilfsmittel zur fachlichen Reiseberatung: Impfungen, Inhaltsstoffe, Malariamedikation mit Dosierung, Kontraindikationen und Preise nach Alter und Reisedauer, häufige Reiserouten und deren reisemedizinische Beratungsinhalte u.a. (s. Kap. VI.2),
- Internet-Adressen zu Reise- und reisemedizinischen Themen (s. Kap. VI.8.5).

Diese Übersichtstabellen ermöglichen eine schnelle Orientierung zu häufigen Beratungsinhalten, die in anderen Kapiteln dieses Buches ausführlicher behandelt werden.

Ziel ist es, eine für Reisende optimale Versorgung unter Nutzen-Risiko-Abwägung auf der Basis des aktuellen Wissens sicherzustellen, diese schnell verfügbar zu halten und so die Praxis als modernen kompetenten Dienstleister zu positionieren.

Reisemarkt und reisemedizinische Praxis

Im Jahr 2004 reisten Deutsche im Alter von mehr als 14 Jahren 45,3 Millionen Mal für eine Zeit von mehr als 5 Tagen ins Ausland, davon 4 Millionen Mal zu fernen Interkontinentalzielen, neben Nordamerika meist tropische oder subtropische Gebiete.

In diesen Regionen wurden folgende Länder am häufigsten bereist (Abb. 2-1):

- Dominikanische Republik (ca. 480000),
- Thailand (ca. 390000),
- Indien (ca. 300000),
- Brasilien (ca. 260000),
- Südafrika (ca. 210000),
- Mexiko (ca. 210000),
- Kuba (ca. 160000).

Während sich die Zahl der Besucher dieser Reiseländer über viele Jahre hinweg kaum verändert hat, haben die Ereignisse des 11. September 2001, der Irakkrieg, die SARS-Epidemie und die Konjunkturschwäche zu einer Buchungszurückhaltung geführt, die langsam wieder rückläufig ist.

Die Häufung bestimmter Reiseziele vereinfacht die Beratung deutlich. 10 Zielregionen erfassen ca. 80% aller Beratungsinhalte.

Tipp: Mit der Übersichtsliste „Häufige Reiserouten von Touristen“ (s. Kap. VI.2) sind Kollegen, die in das Thema neu einsteigen, für den Anfang gut gewappnet; legen Sie sich diese in Griffnähe auf den Schreibtisch.

Kurzentschlossene „last-minute“-Buchungen mit „wellness“- oder „all-inclusive“-Charakter liegen derzeit besonders im Trend und stellen aus reisemedizinischer Sicht eine besondere Herausforderung dar.

Urlaubsziele deutscher Reisender 2004 (Anteil in %)

• Deutschland	30,8
• Ausland gesamt	69,2
• Spanien	13,6
• Italien	7,4
• Österreich	6,5
• Türkei	6,4
• Frankreich	3,2
• Griechenland	3,1
• Niederlande	2,0
• Kroatien	2,0
• Dänemark	2,0
• Interkontinentalreisen	6,1

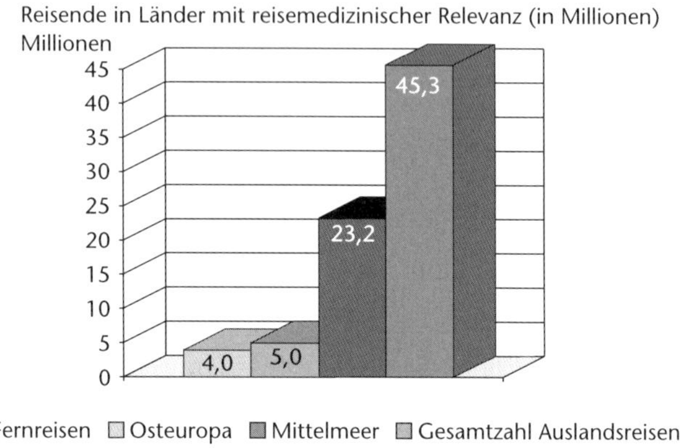

Abbildung 2-1. Reiseziele der Deutschen (2004) (Quelle: FUR-Reiseanalyse 2005) Alter > 14 Jahre, Reisedauer > 5 Tage.

Aus den Statistiken zum Reiseverhalten lassen sich für den reisemedizinischen Beratungsbedarf in einer „1000-Scheine"-Praxis bei angenommen ca. 2000 Patienten im Jahr folgende durchschnittliche Orientierungswerte errechnen:

200 Fernreisende/Jahr mit ca. 1 Beratung pro Arbeitstag, 111 Reisende in tropische/subtropische Regionen/Jahr mit ca. 1 Beratung alle 2 Arbeitstage, ca. 500 Mittelmeerreisende/Jahr mit ca. 2 Beratungen pro Arbeitstag.

Reisemedizinische Beratung – eine Gelegenheit, Impflücken zu schließen

Der Ereignisbezug hat bereits dazu beigetragen, dass bei Reisenden im Vergleich zur Gesamtbevölkerung häufiger Standardimpfungen aufgefrischt wurden und deshalb höhere Impfraten gegen Diphtherie, Tetanus und Poliomyelitis bestehen; dennoch sind bei Reisenden und Nichtreisenden weiterhin beträchtliche Impfdefizite festzustellen.

Nach einer Emnid-Umfrage im Jahr 2000 werden in deutschen Arztpraxen bei bis zu 1050 Scheinen pro Quartal durchschnittlich nur 77 Impfungen im Quartal, das sind 1,28 Impfungen pro Tag durchgeführt.

Im Kontext von Familien belegen empirische Daten aus dem Praxisalltag in folgender Reihenfolge abnehmende Immunisierungsraten: Haustiere (nahe 100%) > Kinder > Mutter > Vater > Großeltern (<10%).

Der rechtliche Rahmen verpflichtet zu Immunisierungen

Im Bereich der Prävention, insbesondere bei der Verhütung infektiöser Erkrankungen, verlangt der deutsche Gesetzgeber ausdrücklich aktives ärztliches Tun sowie die Mitarbeit aller im Gesundheitssystem Tätigen. Somit besteht für Ärzte und Hilfspersonal **Informationspflicht hinsichtlich öffentlich empfohlener Immunisierungen bei bestehender Impfindikation** (s. www.bundesaerztekammer.de/30/Berufsordnung/).

Leitlinien und gesetzliche Regelungen: Die Empfehlungen der **Ständigen Impfkommission (STIKO)** am Robert Koch-Institut Berlin haben Leitliniencharakter; bundeslandspezifische Änderungen betreffen hierbei in der Regel nur Details (s. www.rki.GESUND.de/IMPFEN/STI_NEU.htm).

Regelungen der **Berufsgenossenschaften** im Zusammenhang mit Impfungen ☞

wurden in die STIKO-Empfehlungen eingearbeitet. Darüber hinaus bestehen gesetzliche Vorschriften bei beruflichen Auslandsaufenthalten in tropischen und subtropischen Ländern (zu arbeitsmedizinische Untersuchungen nach Grundsatz 35 siehe Kap. II.7.1).

Leitlinien der **Deutschen Gesellschaft für Tropenmedizin** und **Internationale Gesundheit** (DTG) sowie der **Deutschen Gesellschaft für Infektiologie** können als wertvolle Orientierungshilfen im Praxisalltag dienen und sollten deshalb stets griffbereit sein. Sie haben auch aus forensischer Sicht in der Prävention und Therapie infektiöser Krankheiten große Bedeutung, besitzen jedoch keine Gesetzeskraft (www.dtg.mwn.de, www. uni-duesseldorf.de/www/AWMF/II/).

Die **Gebührenordnung für Ärzte** (GOÄ) gibt nach §1 den Gebührenrahmen für alle nicht per Bundesgesetz (z .B. EBM = Einheitlicher Bewertungsmaßstab für Ärzte) ausgeschlossenen Liquidationen vor. Informationen zu einer möglichen Erstattungspraxis (s. Tab. 2-3).

Schließen von Impflücken: eine wichtige Aufgabe im Praxischwerpunkt Reisemedizin

Neben einer eingehenden reisemedizinischen Beratung ist angesichts der erheblichen Impfdefizite eine Intensivierung der Impfanstrengungen bei öffentlich empfohlenen Immunisierungen und Reiseimpfungen in allen Altersgruppen dringend vonnöten und sogar eigenverantwortliche Pflicht aller im medizinischen Bereich und in sozialen Gemeinschaftseinrichtungen Tätigen.

Mit nur geringem Aufwand kann jeder niedergelassene Arzt diese Leistungen als Praxisschwerpunkt etablieren. In der Gesetzlichen Krankenversicherung (GKV) sind STIKO-Standard- und Indikationsimpfstoffe sowie deren Applikation bewusst budgetfrei, um hohe Durchimpfungsraten im Rahmen eines Kollektivschutzes zu fördern.

Welche Bezeichnungen sind für die Arztpraxis zulässig?

Nach der Novellierung der **Deutschen Musterberufsordnung für Ärzte** 5. 2002, an der sich die **Berufsordnungen** der Bundesländer orientieren, sind neben den von Landesärztekammern verliehenen Bezeichnungen folgende Angaben auf dem Briefkopf, in Anzeigen sowie auf dem Praxisschild zulässig (Abb. 2-2):

- „nach sonstigen öffentlich-rechtlichen Vorschriften erworbene“ Qualifikationen,
- Tätigkeitsschwerpunkte,
- organisatorische Hinweise.

Als **öffentlich rechtlich** gelten u.a. Kassenärztliche Vereinigungen, Gesundheitsämter (Gesundheitszeugnis nach Infektionsschutzgesetz), Berufsgenossenschaften (G35) und Gesundheitsministerien der Länder (Gelbfieberimpfzulassung).

Dr. med. Heinz Muster
Allgemeinarzt
Praxisschwerpunkt Reisemedizin
staatl. zugel. Gelbfieberimpfstelle WHO
Diplom für Tropenmedizin
und Parasitologie des Bernhard-Nocht-Instituts Hamburg
Reisemedizinische Sprechzeiten
Mo+Do. 17–19 Uhr
und nach Vereinbarung

Abbildung 2-2. Beispiel für Angaben über reisemedizinische Qualifikation, Tätigkeitsschwerpunkte und organisatorische Details auf einem Praxisschild.

Reisemedizinische Praxis – was ist nötig?

Der erste Eindruck zählt ...

Woran erkennt der Klient, dass reisemedizinische Leistungen angeboten werden? Am Praxisschild (s. Abb. 2-2), an Hinweistafeln innerhalb der Praxis, besser noch an einer **ansprechenden Ausstattung, die einen Bezug zum Reisen**, nicht zur Reisemedizin vermittelt. Dies kann in Form einer Weltkarte im Wartezimmer, von Urlaubsfotos, Ansichtskarten von Klienten, Reisezeitschriften, Reisebildbänden, Skulpturen aus fernen Ländern etc. geschehen. Diese „eyecatcher" motivieren zum Anschauen und Nachfragen.

Zertifikate reisemedizinischer Fortbildungen der Helferinnen und des Arztes signalisieren bereits an der Anmeldung Fachkompetenz.

Attraktiv gewählte **Hinweisschilder** zum Leistungsspektrum der Praxis als Tafel oder Aufsteller kündigen das Thema Reisemedizin mit dem Anliegen an, zu einem „gesunden Reisen" beizutragen (z. B. „reisemedizinische Beratung" anstatt „Reiseimpfungen /Malariaberatung").

Das Leistungsangebot lässt sich auch in den **Briefkopf** integrieren, z. B. „Praxisschwerpunkt Reisemedizin" mit oder ohne Logo (in der Praxis des Autors ist es eine kleine Figur mit Weltkugel und Spritze).

Tipp: Was tun, wenn wie sooft der **Praxisstempel** nicht in die Zeile des Impfdokumentes passt? Problemlos lässt sich kostengünstig ein passender Stempel mit Logo (mittels Word-Clipart oder einem Zeichenprogramm) für die Zeilenhöhe des Impfpasses kreieren. Warum nicht auch ein andersfarbiges Stempelkissen verwenden?

Auf **spezielle Sprechzeiten** für Reisemedizin ist deutlich sichtbar auf dem Praxisschild, an der Anmeldung und auf der Visitenkarte hinzuweisen – z. B. „telefonische Voranmeldung zur Reisemedizinischen Sprechstunde Do. 16–18 Uhr erbeten". Der **Anrufbeantworter** sollte natürlich in ähnlicher Weise besprochen sein.

Grundwissen und wissen, wo es zu finden ist.

Die Helferinnen am Empfang sollten über die aktuellen Empfehlungen der STIKO zu Standard- und Indikationsimpfungen, Mindestalter, Gültigkeit von Impfungen und Abstände Bescheid wissen. Zum Nachschlagen sollten ein Exemplar der STIKO-Empfehlungen an der Anmeldung und weitere an jedem Arbeitsplatz vorliegen (im Internet unter www.rki.de/GESUND/IMPFEN/IMPFEN.HTM). Ähnliches gilt für die Empfehlungen zur Malariaprophylaxe der Deutschen Gesellschaft für Tropenmedizin und Internationale Gesundheit (DTG), die auch im Internet (www.dtg.mwn.de) abgerufen werden können.

Verbreitungsgebiete häufiger, vor allem impfpräventabler Infektionskrankheiten haben in der reisemedizinischen Beratung eine große Bedeutung, reisemedizinische Impfprogramme (Reiserix®, Tropimed®, Tip®, Moskito® u. a.) mit geographischen Markierungen auf Weltkarten helfen bei kurzfristigem Nachschlagen. Diese Programme sind teilweise für unter 200 € erhältlich und bieten einen meist kostenpflichtigen Updateservice. Eine Übersicht zu Programmen, Kauf- und Updatepreisen finden Sie unter www.aerzteblatt.de/v4/pc/swliste/pc_oso022.asp.

Tipp: Impfstoff-Hersteller sind oft bereit, ein Reiseimpfprogramm zur Verfügung zu stellen oder zu sponsern. Die Impfempfehlungen dieser Programme sind oft sehr umfangreich und müssen auf ihre Indikation individuell geprüft werden.

Das Centrum für Reisemedizin (CRM) in Düsseldorf bietet neben Fortbildungsseminaren auch ein Travelmed®-Beratungskonzept an, das neben einer Wissensaktualisierung (CRM-Handbuch, Fax-, E-mail-Nachrichten) auch eine Tafel mit reisemedizinisch relevanter Orientierung für das Wartezimmer enthält. Das Forum Reisen und Medizin (www.frm-web.de) wie auch das Programm Tropimed® bieten ein ähnliches Infoangebot per Internet/E-mail. Alle Programme enthalten Handzettel zu Ausdrucken und zur Mitgabe an die Reisenden.

Die Deutsche Gesellschaft für Tropenmedizin und Internationale Gesundheit vergibt im Zusammenhang mit einer kostenpflichtigen, 2 Wochenenden umfassenden Fortbildung ein Zertifikat; der Inhalt dieses Kurses, an dem sich nahezu alle reisemedizinischen Seminaranbieter orientieren, bietet ein gutes Rüstzeug für reisemedizinisch Interessierte und Einsteiger in das Thema. In einigen Bundesländern wird dieser Kurs für die Zulassung als Gelbfieberimpfstelle anerkannt. Eine Übersicht der Anbieter findet sich im Internet unter www.dtg.mwn.de/wb/kurse.htm (s. Kap. VI.7).

Tipp: Beantragen Sie eine **Gelbfieberimpfzulassung**, die im Auftrag der WHO von den Gesundheitsministerien der einzelnen Bundesländer nach regional unterschiedlichen Voraussetzungen vergeben wird. Sie ist eine gute, auch nach außen sichtbare Qualifikation.

Das Internet bietet Aktualität

Ein Internetzugang für Arzt/Ärztin und getrennt für die Arzthelferin dient zum Abruf aktueller Informationen und zur Orientierung über Routen, die als Favoriten im Internetbrowser hinterlegt werden können und so stets kurzfristig parat sind (s. Kap. VI.8.5).

Um sich über infektiologische Neuigkeiten rasch zu informieren, können täglich aktuelle und kostenfreie E-mails von Großrechnern genutzt werden.

Die bereits für einen häuslichen Internetanschluss genutzten Zugangsdaten können ohne Mehrkosten für die Praxisinstallation genutzt werden. Über eine Y-Verbindung können auch zwei PC an eine Internetverbindung angeschlossen werden, wodurch eine alternative Nutzung für Arzt/Ärztin und Helferinnen ermöglicht wird.

Der vermeintlichen Virusgefahr aus dem Internet kann man mit einer DSL-Firewall-Lösung, einem Virusscanner und einem getrennt vom Praxisnetzwerk operierenden älteren PC mit Modem/ISDN-Karte vorbeugen, der über einen automatischen Switch vorhandene periphere Geräte gemeinsam nutzt. Ein solches Gerät benötigt wenig Platz, und der Mehraufwand ist bei voller Sicherheit mit ca. 300 € relativ gering.

Vorschläge für eine sinnvolle Ausstattung für eine reisemedizinische Praxis sind in Tabelle 2-2 zusammengefasst.

Die Anfangsinvestitionen für eine reisemedizinische Praxis sind relativ gering. Neben Fachwissen bei Arzt und Personal, das durch Fortbildungsseminare erworben und vertieft werden kann, sind Quellen aktueller Informationen zum Nachschlagen oder Abrufen über Internet von großer Bedeutung.

Eine ansprechend gestaltete Praxis vermittelt einen positiven Bezug zum Reisen und zur Reisemedizin.

Reisemedizin – aktives Ansprechen und vorausschauende Beratung

Da der Leidensdruck einer Erkrankung bei präventiven Maßnahmen fehlt, bedürfen viele Klienten einer aktiven Ansprache, für die sie oft sehr dankbar sind. Reisemedizinische Beratung sollte aber über die aktuelle Impfindikation hinausschauen und gesundheitsrelevante Nach- und Umbuchungen am Urlaubsort, Routenwechsel bei Rucksackreisenden, mögliche HIV-Exposition u. a. thematisieren.

Tipp: Sprechen Sie vorbeugend häufige **Zusatzbuchungen oder Routenänderungen vor Ort** mit reisemedizinischer Relevanz an; dies sind z. B.:

- Vor-Ort-Buchung eines Tauchkurses an Kenias Küste bei Mefloquin-Prophylaxe (Tauchen ist i. d. R. eine Kontraindikation),
- Zusätzliche 1- bis 5-Tage-Safari-Tour bei Alles-inklusive-Pauschalreise nach Mombasa/Kenia,
- zusätzlicher oder längerer Aufenthalt im Krüger-Nationalpark Südafrikas (Malariaexposition),
- zusätzlicher Kurztripp zur Brücke am Quai (Malariaexposition Provinz Trak, Westthailand) bei Rucksacktour,
- Rucksacktour nach Indonesien inkl. Bali, dann unvorhergesehener Aufenthalt auf den östlichen Inseln Lombok, Flores etc. (Malariaprophylaxe).

Förderung der Prävention und des Impfgedankens ist für alle von Vorteil: Patienten, Klienten und Reisende werden nach ak-

Tabelle 2-2. Ausstattungsvorschläge für eine reisemedizinische Praxis.

	Starter	Fortgeschrittene	Profis
Empfang: „Reisen ist hier Thema"	+	++	+++
Weltkarte	+	++	+++
Reisefotos/-kalender im Wartezimmer	+	++	+++
STIKO-/DTG-Empfehlungen an jedem Arbeitsplatz	+++	++	+
Reisemedizin-/IGEL-Preisliste an der Anmeldung/im Wartezimmer	+	+	+
spezielle reisemedizinische Sprechstunden	++	++	+
Visitenkarten mit Reisemedizin-Sprechzeiten	++	++	+
Reisemedizin-Software	++	+	
themenbezogene Handzettel aus Reisemedizin-Software oder selbst erstellte Informations-Materialien	+	++	+++
Anschluss an ein externes Beratungssystem	+	++	+
Internetzugang Helferinnen und Arzt		+	+++
E-Mail-Abo zu aktuellen infektiologischen Themen		+	+++
Impfstoffvorrat in der Praxis	+	++	+++
eigene Homepage*		+	+++

+ = sinnvoll; ++ = wichtig; +++ = unerlässlich

* Ein Beispiel für eine gut gestaltete Homepage ist unter www.travelmedicine.com zu finden

tuellem Stand des Wissens wirksam geschützt, der Arzt positioniert sich als Prophylaxe-Spezialist und erhält hierfür ein faires Entgelt.

Die Praxishelferin als Erstberaterin

Patienten haben zu Praxishelferinnen meist einen direkteren Kontakt als zum Praxisinhaber. An der Anmeldung sprechen sie oft über Dinge, die sie im Behandlungszimmer nie ansprechen würden. Helferinnen sollten in dieser Position motiviert und durch Erlangung von Fachwissen und Kompetenz zur reisemedizinischen Erstberaterin qualifiziert werden.

Im Praxisalltag haben Sie vielfältige Möglichkeiten, das positiv belegte Thema **Reisen** zu thematisieren, Reiseziele und eventuelle Mitreisende zu erfragen und mit der Empfehlung einer reisemedizinischen Beratung den Schutzgedanken zu fördern.

Tipp: Bei telefonischer **Terminvereinbarung** sollte die Helferin fragen: „Kommen Sie zur regulären oder zur reisemedizinischen Sprechstunde?" Hierdurch erfährt der Klient, dass es eine solche Beratung gibt.

... und so könnte eine reisemedizinische Beratung ablaufen

Vorbereitung der Reisemedizinischen Beratung durch Praxishelferin:

- **Chipkarte** einlesen (bei GKV-Leistung),
- bei Standard-Impfungen, Beratungen, Durchsicht Impfpass **keine Praxisgebühr**,
- **ICD-Code** GKV-Leistung eintragen z. B. Z26.9,
- STIKO-Standard-/Indikationsimpfungen prüfen,
- fehlende Impfungen markieren,
- reisemedizinische Computerausdrucke bereitlegen,
- Aktualisierung aus Internet/Faxabruf,
- ggf. Routenbeschreibung aus Internet.

Die seit 1.1.2004 in Deutschland gesetzlich vorgeschriebene Praxisgebühr von 10 Euro ist bei rein präventiven Leistungen, z. B. Impfungen nicht zu zahlen.

Mit der Terminvergabe werden Reiseziel und -dauer, ggf. Mitreisende und Abreisetermin erfragt und in den (elektronischen) Terminkalender eingetragen. Sinnvoll ist die Vergabe von Terminen während erfahrungsgemäß ruhigerer Praxiszeiten oder zu gesonderten Reisemedizin-Sprechzeiten. Bereits zu diesem Zeitpunkt weist die Helferin darauf hin, dass Standard- und ggf. einige Indikationsimpfungen GKV-Kassenleistung sind, nicht hingegen die reisemedizinische Beratung und Reiseimpfungen. Eventuelle Rückfragen hinsichtlich Kosten beantwortet die Helferin anhand der ihr vorliegenden IGel-Liste. So kommen nur „gebahnte" Reisende in die Sprechstunde, und lästige Preisdiskussionen am Empfang oder im Sprechzimmer entfallen.

In ruhigeren Momenten wird dann vorab ein Ausdruck eines handelsüblichen Reiseimpfprogramms auf den Namen des Reisenden erstellt; kurz vor dem Termin werden Handzettel und routinemäßig vorgegebene aktuelle Seiten des Internets heruntergeladen und hinzugefügt (z. B. www.auswaertiges-amt.de, www.fit-for-travel.de, www.merian.de u. a.), um unter anderem über die aktuelle politische Situation und Seuchenlage in der Reiseregion zu informieren.

Beratungsgespräch in positiver Stimmung

Reisende betreten die Praxis oft mit einer Mischung aus froher Urlaubserwartung, Sorgen vor übertragbaren Infektionen und gelegentlich „Spritzenangst". Ein reisespezifisches Ambiente – der Gesprächsbeginn mit touristischen Themen des Ziellandes und die zu erwartenden Reisefreuden mit Erholungswert entspannen die Beratungsatmosphäre. Nach sachlicher Schilderung von Risiken, evtl. mit Angaben zur Häufigkeit im Vergleich zu Mitteleuropa, steht dann der Schutzgedanke für ein weitgehend sorgloses Reisen im Vordergrund. Im Besprechungszimmer bestärken Reisebilder, eine Weltkarte oder fern anmutende Skulpturen diese positive Stimmung.

Sie kontrollieren den Impfpass auf Impflücken, besprechen und streichen verzichtbare Impfungen aus dem Impfplan. Sinnvolle Immunisierungen werden je nach Risiko am Urlaubsort, Impfindikation, Schutzrate und Langzeitschutz sowie Nebenwirkungsrate diskutiert. Stimmt der/die Reisende nach Aufklärung (auch über die zu erwartenden Kosten) zu, so erfährt die Helferin telefonisch die vorzubereitenden Impfungen. Sie überprüft die Impfstoffe bez. Verfallsdatum, zieht sie auf und reicht sie in das Sprechzimmer, wo sie vom Praxisinhaber appliziert werden.

Die STIKO-Impfempfehlungen sehen bei einer Reihe von Expositions- und Erkrankungsrisiken **Indikationsimpfungen** vor, die gelegentlich mit Reiseimpfungen bei bestimmten Personengruppen identisch sind. Dies betrifft Impfungen gegen Hepatitis A und B einzeln oder in Kombination, FSME, Tollwut und Meningokokken-Meningitis. Daher ist es sinnvoll, den Klienten nach **Beruf, Hobby und chronischen Erkrankungen** zu fragen (s. Tab. in Umschlaginnenseite). Eine Kostenersparnis wird der Reisende gerne akzeptieren und den Praxisbesuch positiv erinnern.

Über Erstattungsmöglichkeiten bei Indikationsimpfungen gibt Tabelle 2-3 einen Überblick.

Zwischenzeitlich wurde der Reisende über geeignete Vorkehrungen bei nicht impfpräventablen Risiken, wie z.B. Nahrungsmittel- und Trinkwasserhygiene, Sonnen- und Insektenschutz sowie über eine evtl. nötige medikamentöse Malariaprophylaxe beraten.

Nach applizierten Impfungen mit Dokumentation von Datum, Impfstoff, Chargennummer, Stempel und Unterschrift im Impfpass sowie in der Kartei wird der Impfpass vom Praxisinhaber selbst mit dem Hinweis übergeben, dies sei auch für die Zukunft ein wichtiges Dokument.

Der Beratungsabschluss thematisiert wieder den Blick auf zu erwartende Reiseerlebnisse.

Der positiv belegte Service-Gedanke steht während der gesamten reisemedizinischen Beratung im Vordergrund; das Praxisteam freut sich mit dem Reisenden. Reisemedizin soll zu sorglosem Erleben und Genießen beitragen.

Tabelle 2-3. Hinweise für Erstattungsmöglichkeiten bei Indikationsimpfungen.

Indikationsimpfung aufgrund	**Beispiel**	**Kostenträger: Arbeitgeber**	**Krankenkasse**	**Privat**	**Berufsgenossenschaft**
		Liquidation nach: GOÄ	EBM, GOÄ bei Privatversicherten	GOÄ	UV, GOÄ
beruflicher Exposition (Angestellte)	Arzthelferin	x			
beruflicher Exposition (Selbstständige)	selbstständiger Sanitärinstallateur		x*	x*	
Krankheit/Veranlagung	chronisch Leberkranker; homosexuell aktiver Mann		x		
nicht beruflicher Exposition	Hobbyjäger		x*	x*	
privater Reisetätigkeit	Urlaubsreisender nach Kenia			x	
Geschäftsreise nach China	Produkt-Manager	x			
Berufskrankheit (im Praxisalltag selten)	beruflich bedingter chronisch Hepatitis-B-Kranker				x

* je nach Krankenkasse; GOÄ = Gebührenverordnung für Ärzte; EBM = einheitlicher Bewertungsmaßstab; UV = Unfallversicherung.

Die Liquidation – ein stets brisantes Thema

Zu positiver Urlaubserwartung will eine Liquidation nur schlecht passen, auch wenn der Reisende dem Zahlungsbetrag vorab zugestimmt hat. Hinweise auf die Schutzdauer der Impfungen (Euro pro Wirkjahr) und vergleichbare Unkosten des Alltags positionieren die Liquidation richtig.

Die Bezahlung sollte stets im Rahmen der Konsultation vor Ort erfolgen; hierdurch wird der Verwaltungsaufwand minimiert. Eine Rechung mit Zahlungsbestätigung oder eine gesplittete Rechnung z. B. für Indikationsimpfungen zur Vorlage beim Arbeitgeber oder bei der Steuer wird sofort erstellt. Ein Scheckkartenlesegerät bietet sich für EC-Zahlung an. Personen, die nicht sofort zahlen, wird die Rechnung mit Überweisungsträger mitgegeben.

Für die Liquidation besteht eine klare Rechtslage: Für ärztliche Leistungen ist in Deutschland die Gebührenordnung für Ärzte (GOÄ) als Rechtsverordnung bindend, soweit kein anderes Bundesgesetz z. B. Einheitlicher Bewertungsmaßstab (EBM) dies anders regelt (§1.1). Reisemedizin ist seit 3/98 von der Bundesärztekammer als IGeL (Individuelle Gesundheitsleistung) klassifiziert. Damit gilt die GOÄ.

Da die GOÄ Reisenden oft nur schwer verständlich zu machen ist, haben sich durch Veränderung der Steigerungssätze gerundete Beträge bewährt. Ein Vorschlag hierzu findet sich in Tabelle 2-4.

Erstellt der Arzt selbst Analogziffern, in denen die GOÄ-Position 375 mit dem Impfstoff kombiniert wird (GOÄ §6 Abs. 2 und §10), gelten die gleichen Ausschlusskriterien wie für die reguläre Ziffer 375. Es ist peinlich darauf zu achten, dass der Impfstoff zum Beschaffungspreis in Rechnung gestellt wird, um steuerliche Nachteile zu vermeiden (Abfärbeprinzip mit Gewerbe- und Umsatzsteuerpflicht der gesamten Praxiseinnahmen).

Zivildienstleistende genießen als einzige GKV-Versicherte nach Bundesgesetz das Anrecht, alle reisemedizinischen nötigen Beratungen und Impfungen während ihrer Dienstzeit zu EBM-Sätzen und auf Kassenrezept zu erhalten. Für den Gelbfieber-Impfstoff, nicht die Impfleistung, erhalten sie eine Rechnung, die bei der Zentralstelle in Köln einzureichen ist. Ähnlich wird bei dem nach Deutschland importierten Impfstoff gegen Japanische Enzephalitis verfahren.

Wichtig für die Abrechnung:

- ❑ Hinweis bei Terminvereinbarung und am Impftermin: „Reiseberatung und -impfungen sind keine GKV-Leistungen"
- ❑ IGeL-Liste im Wartezimmer
- ❑ STIKO-Standardimpfungen abprüfen (GKV)
- ❑ Indikationsimpfungen für:
  - beruflich Tätige, z. B. Kindergarten, Pflege ☞

Tabelle 2-4. Berechnungsbeispiele für Beratungen und Leistungen in der reisemedizinischen Praxis.

	€	GOÄ-Ziffer	Punkte	Faktor	Begründung
Beratung < 10 Min.	10	1	30	2,14	nein
Beratung 10–15 Min.	16	1	30	3,43	erhöhter Zeitaufwand
ausführliche Beratung	20	3	150	2,14	nein
Erstimpfung	10	375	80	2,14	nein
Folgeimpfung	6,7	377	50	2,3	nein

- ehrenamtlich Tätige, z. B. Freiwillige Feuerwehr
- Menschen bei Freizeitbeschäftigungen, z. B. Hobbyjäger

❑ Blanko-Formulare bereithalten für:
- Bestätigungen für Arbeitgeber/Steuer
- Rechnungen mit Überweisungsträger

Sofort-Liquidation als Standard

Liquidationspflicht

Die GOÄ als Rechtsverordnung der Bundesbehörden unter Zustimmung des deutschen Bundesrates ist bindend. Eine Verrechnung zu Lasten der Gesetzlichen Krankenversicherung, eine freie Liquidationswahl ohne GOÄ-Bezug, eine Liquidation unterhalb des 1,0-fachen GOÄ-Satzes oder eine kostenfreie ärztliche Tätigkeit sind unrechtmäßig und verstoßen gegen das Gesetz über unlauteren Wettbewerb. Darüber hinaus ist es gegenüber sich korrekt verhaltenden Kollegen unkollegial.

Impfstoffmanagement

Eine Reisemedizin-Schwerpunktpraxis sollte Impfstoff bevorraten. Dies ist höchstrichterlich legitimiert und berührt das Dispensionsverbot von Arzneimitteln nicht, solange damit kein Gewinn erwirtschaftet wird.

Die Vorteile liegen auf der Hand:

❑ Reisende werden in „einem Guss" betreut, der Weg zur Apotheke entfällt,
❑ es kann an Zeiten geimpft werden, zu denen Apotheken geschlossen sind,
❑ Impfstoffengpässe der Apotheke sind für die Praxis ohne Auswirkungen,
❑ Impfstoffe sind seit 1994 nicht mehr preisgebunden. Einzel- und Mengenrabatte sind möglich. Sie müssen aber kostenneutral an die Klienten weitergegeben werden,
❑ günstigere Impfstoffpreise steigern die Attraktivität der Praxis.

Nachteilig sind hingegen:

❑ Impfstoffe für Reiseimpfungen von Privatversicherten müssen klar von GKV-Impfungen getrennt werden, ggf. ist ein zweiter Kühlschrank erforderlich,
❑ Impfstoff bindet Kapital,
❑ Kühlschranktemperatur und Verfallsdaten müssen regelmäßig kontrolliert werden,
❑ möglicher Impfstoffverlust durch Verfall.

Tipp: Einige Impfstoff-Firmen ersetzen auf Anfrage abgelaufene Impfstoffe. Fragen Sie bei der Apotheke nach.

Erinnerungs- und Wiedereinbestellsysteme

Autorisierter/nicht-autorisierter Recall. Zum Abschluss einer Impfberatung wirkt die Frage nach einem Recall-Einverständnis positiv und fürsorglich. Telefonische, besser schriftliche Erinnerung an fällige Impfauffrischungen, ggf. mit Terminvorschlag, werden meist dankend kommentiert und in einem hohen Prozentsatz realisiert. Einige Praxen nutzen das Short Massage System (SMS) oder einen E-mail-Service. Untersuchungen haben gezeigt, dass ohne Erinnerung Impfungen, die einen Abstand von mehr als 4–6 Wochen benötigen, in mehr als der Hälfte der Fälle nicht zeitgerecht aufgefrischt werden.

Eine Impferinnerung ist für den Klienten nicht nur bequem, sondern auch medizinisch sinnvoll. Erfahrungsgemäß unternehmen Fernreisende nahezu jährlich neue weite Reisen.

Rechtlich sind auch ohne Einverständnis Erinnerungsschreiben zulässig, solange sie sachlich informativen und nicht werbenden Charakter haben.

Die meisten Praxiscomputersysteme sehen Eingabefelder für die Recall-Funktion vor, die über eine Serienbrieffunktion das Anschreiben erleichtern.

Einige Pharmafirmen halten Erinnerungsvordrucke bereit, die Praxen für diesen Zweck nutzen können.

Reisemedizin macht Spaß – ein Resümee

- Reisemedizin ist ein interessantes Arbeitsfeld mit geringem apparativem und Kostenaufwand.
- Der reisemedizinische Beratungsbedarf ist immens. Wandeln wir unser Tun vom kurativen zum präventiv denkenden Dienstleister! Zusammen mit den Helferinnen lässt sich nach entsprechender Weiterbildung schnell ein Praxisschwerpunkt etablieren. Ständige Wissensaktualisierung über Kurse, Online-Services und das Internet halten das Praxisteam stets gut informiert.
- Reisemedizin trägt zur sachorientierten Abschätzung möglicher Risiken, deren Prävention und damit zur Sicherheit und letztlich zur Erholung des Reisenden bei. So ist Reisemedizin auch ein Teil einer jeden Reise.
- Ärzten und Ärztinnen bietet Reisemedizin eine Chance zu positiv orientiertem Tun mit „Weitblick", das thematisch interessant und abwechslungsreich ist.
- Dies spüren bald alle in der Praxis, Besucher wie Beschäftigte, das Arbeitsklima profitiert davon, und die Arbeit geht besser von der Hand. ☞
- Was kann einen Arzt mehr motivieren, als positiv belegtes Arbeiten, das zudem leistungsgerecht honoriert wird in Zeiten von weitgehender Budgetierung, Disease-Management-Programmen und allseitigen Leistungskürzungen?

Und: wer viel Reisemedizin macht, fährt oft auch – gedanklich – ein Stück auf der Reise mit.

Weiterführende Literatur

Bahner, B.: Das neue Werberecht für Ärzte, Springer Verlag Berlin, 2003.

Forschungsgemeinschaft Urlaub und Reisen (FUR), Kiel: FUR-Bericht 2005 präsentiert auf der Internationalen Tourismusbörse Berlin, März 2005. www.fur.de

Graneis, R. und M. Erbach (Hrsg.): Die IgeL-Praxis, Reed Business Information GmbH, München, 2003.

Keystone et. al.: Travel Medicine. Mosby, Edinburgh–London, 2004.

Kimmel, L.: MEGO, Gebührenverzeichnis für Individuelle Gesundheitsleistungen, Ausgabe 2003, Ecomed, 2003.

Rybka, S.: Individuelle Gesundheitsleistungen IGeL, Forum Gesundheitsmedien, 2003.

3 Besondere Gesundheitsproblematik bei Migranten

V

ELISABETH FRIES
UND HELMUT SCHERBAUM

... von Mitarbeitern ausländischer Firmen bis zu Kriegsflüchtlingen

Angesichts der weltweit zunehmenden Mobilität stellt die medizinische Betreuung von Menschen unterschiedlicher Herkunftsländer sowie verschiedenartiger ethnischer und kultureller Identität niedergelassene Ärzte vor wichtige Aufgaben. Der Anteil der ausländischen Wohnbevölkerung beträgt durchschnittlich 9% in Deutschland und Österreich sowie 19% in der Schweiz; in manchen Regionen liegt er um ein Vielfaches höher und bestimmt den Praxisalltag sehr wesentlich. Neben Offenheit, Empathie und der Möglichkeit, sich sprachlich zu verständigen, werden für die Betreuung einer sehr heterogenen Gruppe von Klienten und Patienten Kompetenzen auf unterschiedlichen Gebieten benötigt: Kenntnisse möglicher importierter Erkrankungen und krankmachender Faktoren im Zusammenhang mit dem Migrationsprozess ebenso wie ein Verständnis hinsichtlich kulturspezifischer Vorstellungen und Ausdrucksformen von Kranksein.

Als **internationale Migration** wird der Wohnortwechsel von Personen aus dem Ausland ab einer bestimmten Mindestdauer (in Deutschland von 3 Monaten, in der Schweiz von 12 Monaten) bezeichnet. Migrationen erfolgen freiwillig oder gezwungenermaßen, es liegen ihnen unterschiedliche Motivationen zugrunde (z.B. Familienzusammenführung, Verlegung eines Altersruhesitzes, Arbeits- und Bildungsmigration, Fluchtmigration), sie haben unterschiedliche zeitliche und geographische Merkmale. Eine Klassifizierung internationaler Einwanderer nach den Kategorien **permanente Aussiedler**, **Zeitarbeiter**, **Fachleute**, **Flüchtlinge** und **Asylsuchende** sowie **illegale Arbeiter** erlaubt nur eine erste begriffliche Annäherung, kann aber den komplexen Fragen zur Gesundheit von Migranten nicht Rechnung tragen.

Ein aus reisemedizinischer Sicht besonders wichtiges Aufgabengebiet stellt die Beratung und Behandlung von Menschen dar, die wiederholt ins Ausland reisen, sei es als Pilger zu religiösen Stätten oder als Besucher von Freunden und Angehörigen in ihren ehemaligen Heimatländern. Die für die letztgenannte Personengruppe in der reisemedizinischen Literatur häufig verwendete Abkürzung „**VFR**" (visiting friends and relatives) wird auch in diesem Kapitel benützt.

Gesundheitsprobleme von Migranten sind sehr häufig multifaktoriell bedingt

Während der verschiedenen Phasen des Migrationprozesses kommen spezifische Faktoren und Gegebenheiten zum Tragen, die den Gesundheitszustand von Einwanderern nachhaltig beeinflussen. Folgende Faktoren sind hierbei zu berücksichtigen:

- **Phase vor Verlassen** des Herkunftslandes:
  - soziale und ökonomische Bedingungen (Schul- und berufliche Ausbildung, Quelle des Lebensunterhalts),
  - kultureller und religiöser Hintergrund, Minoritätenstatus, traditionelle Praktiken,
  - endemische Erkrankungen (z.B. Malaria, Tbc, HIV, Helminthosen), Mangelernährung,
  - Unfälle und Gewalt im privaten und gesellschaftlichen Umfeld,
  - staatliche und politische Gewalt, auch durch ethnische/religiöse Mili-

zen (Krieg und Bürgerkrieg; Verfolgung, Haft, Vergewaltigung, Folter).

- **„Reisephase"** unterschiedlicher Länge:
  - Abhängigkeit, z. B. von Fluchthelfern; Ausgeliefertsein; Ungewissheit bez. der unmittelbaren und weiteren Zukunft, Kränkungen, Erpressung, Misshandlungen, Lebensbedrohung, Isolierung.
- **Phase nach Ankunft** im Zielstaat:
  - Trennung von Familienangehörigen, eingeschränkte Kommunikationsfähigkeit, soziale Isolation, materieller und Statusverlust,
  - Kulturschock, hoher Anpassungsdruck, Änderung des Selbstbildes und drohender Verlust der kulturellen Identität, weltanschauliche Konflikte, Fremdenfeindlichkeit, Bildung ethnischer Ghettos,
  - Nichtanerkennung fachlicher Qualifikationen, aufgezwungene Untätigkeit, risikoreiche Arbeitsbedingungen, (Nicht-)Erreichen von Migrationszielen,
  - unsicherer Aufenthaltsstatus, Unkenntnis vorhandener Rechtsnormen, Abhängigkeit von Ämtern und Behörden, beengte Wohnverhältnisse, unzureichende soziale und medizinische Dienstleistungen, Gerichtsverfahren, Abschiebeängste.

Bei einer nicht geringen Zahl von Migranten, wie z. B. abgelehnten Asylbewerbern, folgt freiwillig oder unfreiwillig eine **Rückkehrphase**, bei der sie einer Vielzahl weiterer Gefährdungen ausgesetzt sein können, von unangekündigter Deportation, unfreundliche Behandlung durch abschiebende Beamte bis zu Inhaftierung und Folterung im Herkunftsland.

Eine genaue Zuordnung von Gesundheitsproblemen zu einer einzigen Phase des Migrationsprozesses ist in vielen Fällen nicht möglich. Migrationen müssen – ähnlich wie Reisen – als Form der Mobilität gesehen werden, bei der die Grenzen epidemiologisch verschiedenartiger Regionen mit unterschiedlichem Spektrum an Erregern und Vektoren sowie sonstigen Gefährdungen oft im Eiltempo überschritten werden. Im Falle einiger infektiöser Erkrankungen beispielsweise ist die Einschätzung nicht möglich, ob diese vor der ursprünglichen Auswanderung oder während späterer Auslandsaufenthalte erworben wurden.

Im Unterschied zu Reisenden im traditionellen Sinn hat das Überschreiten soziokultureller Grenzen für Migranten, die ihren heimatlichen Kontext für immer verlassen, besonders schwerwiegende Auswirkungen. Mangelnde **Sprachkompetenz**, die je nach Herkunftsland bis in die Folgegeneration anhält, und der Lebensstil stehen der Aufnahme von Beziehungen und einer sozialen Integration im Gastland im Weg. Sie können Ursache für spezifische Versorgungsprobleme sein, wenn diese Gruppe nicht von vornherein als vulnerable Gruppe erkannt wird und entsprechende Berücksichtigung erfährt.

Nachfolgend wird auf Gesundheitsprobleme eingegangen, die sowohl bei der Betreuung von Einwanderern als bei der reisemedizinischen Beratung von Migranten, die Freunde und Angehörige in ihren Heimatländern besuchen, von Bedeutung sind. Nicht außer Acht gelassen werden sollten auch Erkrankungen, die bei Reiserückkehrern europäischer Herkunft selten oder nie (s. Kap. IV.4.14), bei Migranten jedoch zuweilen vorgefunden werden können.

Wichtige transkulturelle Aspekte für die Arzt-Patientenbeziehung und die Betreuung von Migranten

Der Arzt oder Heilkundige genießt in allen Kulturen einen hohen Status. Vielerorts traut man ihm übernatürliche Fähigkeiten zu – im Sinne der Divination (er weiß, was dem Patienten fehlt, ohne ihn untersucht zu haben), oder im Sinne eines Vermittlers zu der spirituellen Welt. Je traditioneller der Patient geprägt ist, umso eher wird er neben dem Vertrauen auch die Scheu vor potentiell schädlichen Praktiken der Heilkundigen, etwa im Sinne des Fetischismus, bewahren. Meist wird aber der westlich geprägten Medizin besonderes Vertrauen entgegengebracht, u. a. weil sich ihre Heilmittel und -methoden als besonders wirksam erwiesen haben.

Konkurrenzlos steht der westliche Arzt dennoch nicht da: Er muss sich messen mit **traditionellen Heilern** der jeweiligen Kulturen, soweit sie dem Patienten zur Verfügung stehen. Bei Muslimen – seien sie als VFR auf Reisen oder hier lebend – wird sehr häufig ein Hodscha (heiliger Mann) zusätzlich konsultiert, ohne dass darüber Mitteilung gemacht wird. Traditionelle Behandlungsmethoden für gängige Leiden, insbesondere für Kinderkrankheiten und Schwangerschaftsbeschwerden gehören in den meisten Kulturen zum überkommenen Wissen und werden vergleichbar mit hiesigen Hausrezepten im Sinne der Selbsthilfe angewendet, ohne dass darüber berichtet wird.

Körperkonzepte und Krankheitsbewältigung – Konsequenzen für Therapien

Angehörigen der meisten außereuropäischen Kulturen ist die westliche, aus der Zeit der Aufklärung stammende Auffassung von der Unterteilung des Individuums in Leib, Seele und Geist fremd. Der Mensch stellt für sie vielmehr eine leibseelische Einheit dar, beeinflussbar durch und durchlässig für Einflüsse aus der spirituellen Welt. Darüber hinaus ist er natürliches Glied der jeweiligen Gemeinschaft, der Großfamilie bzw. der Ethnie und ohne diese nicht vollständig. Vor allem in den Kulturen Afrikas südlich der Sahara ist, wie der Afrikaner John Mbiti ausführlich beschrieb, ein Leben des Individuums unabhängig von der Gemeinschaft des Clans/Stammes unvorstellbar: „I am because you are; and since we are, I am." Nur als ein Glied dieses erweiterten Organismus kann ein Mensch wirklich gesund sein. Entsprechend wird die dauerhafte Loslösung aus der Gemeinschaft für die Person mit einer Schwächung einhergehen, die sich in erhöhter Anfälligkeit für körperliche und psychosomatische Beschwerden äußern kann. Geschieht die Trennung schuldhaft, etwa unter Brechung eines Tabus, können vonseiten des Clans „auf Entfernung" Sanktionen verhängt werden. Die davon Betroffenen sind nicht selten der Überzeugung, unter unheilvollem Einfluss, z.B. der Ahnen, zu stehen und an Vitalität einzubüßen. Sie sehen sich von Gesichtern umgeben, hören Stimmen, die nach ihnen rufen etc., ohne dass es sich um Halluzinationen im Sinne einer psychotischen Erkrankung handelte. So kann der Verlust der körperlichen Integrität des Einzelnen durch Krankheit und Behinderung weniger einschneidend erlebt werden als der Tod einer für den Zusammenhalt des Clans wichtigen Integrationsfigur.

Entsprechend dem ganzheitlichen Gesundheitskonzept werden bewusst oder unbewusst für die Heilung Verfahren und Rituale gesucht, welche die psychophysische Einheit und das spirituelle Element berücksichtigen. Dies schließt eine Compliance mit ärztlichen Behandlungsmethoden gemäß einer naturwissenschaftlich begründeten Medizin nicht aus. Das geschilderte Gesundheitskonzept sollte aber Berücksichtigung finden, wenn ein zufrieden stellendes Ergebnis mit den Methoden der Schulmedizin nicht zu erreichen ist.

> Angesichts der Bedeutung unterschiedlicher kultureller Konzepte von Gesundsein und Kranksein sollte der Patient in jedem Fall ermutigt werden, seine Bedürfnisse zu artikulieren. Es kann dann gemeinsam nach weiteren Hilfsmöglichkeiten – etwa nach einem Arzt aus dem gleichen kulturellen Umfeld wie der Patient; oder nach einer Gemeinde der gleichen Religion, welche Heilungsgottesdienste und -zeremonien anbietet – gesucht werden. Entsprechende Informationen zu Kollegen aus anderen Kulturkreisen können den Ärzteverzeichnissen der Landesärztekammern entnommen werden; hinsichtlich sonstiger Hilfsangebote stehen Ausländer-Beratungsstellen, Asylkreise und die Migrationsbeauftragten der Kirchen zur Verfügung. Der Patient wird seinem Arzt ein diesbezügliches Engagement durch sein Vertrauen danken.

Angesichts der großen Zahl und der Verschiedenheit kulturspezifischer Syndrome wird an dieser Stelle auf die **ethnomedizinische Literatur** verwiesen. Eine ausführliche Beschreibung dieser Krankheitsphänomene und eine Darstellung von Diskrepanzen zu biomedizinisch-wissenschaftlichen Konzepten ist beispielsweise in den „Curare"-Fachzeitschriften der Arbeitsgemeinschaft Ethnomedizin e.V. zu finden. Während es für den Arzt zweifellos wichtig ist, kulturspezifischen Erklärungsmustern genügend Beachtung zu schenken, darf eine voreilige Interpretation einer ausschließlich „kulturbedingten" Ätiologie unter keinen Umständen zu Versäumnissen hinsichtlich adäquater diagnostischer und therapeutischer Maßnahmen führen.

Ablauf der Untersuchung

Erhebung der Vorgeschichte

Für eine vollständige Erhebung mit Dolmetscher sollten 60 bis 90 Minuten veranschlagt werden. Patienten mit Psychotrauma nach Extrembelastung brauchen mehrere Sitzungen und spezielle Vorkenntnisse in Psychotraumatologie, welche im Abschnitt „Flüchtlingstrauma" beschrieben werden. Es ist im Einzelfall zu entscheiden, ob der niedergelassene Arzt die u.U. schwierige Anamneseerhebung bei Angehörigen dieser Gruppe selbst durchführen oder ob er entsprechend geschulte Kollegen – z.B. in den Behandlungszentren für Folteropfer – in Anspruch nehmen will.

In Tabelle 3-1 wird ein Schema für die Erhebung der Anamnese bei Patienten aus einem nicht europäischen Kulturkreis vorgestellt.

Welche Aspekte sind bei der körperlichen Untersuchung zu beachten?

Bei Angehörigen außereuropäischer Kulturen spielen Ehr- und Schamgefühl im Rahmen der ärztlichen Untersuchung eine größere Rolle als hierzulande. Sich völlig zu entkleiden, gilt z.B. für einen Erwachsenen muslimischer Prägung als Erniedrigung und sollte in jedem Fall vermieden werden. Es ist in der Regel möglich, bei fortschreitender Untersuchung immer einen Teil des Körpers bedeckt zu halten.

Der Grundsatz, dass Frauen von Frauen körperlich untersucht werden sollten, behält seine Gültigkeit insbesondere bei muslimischen Patientinnen, während für Männer aus diesem Kulturkreis eine vergleichbare Regel – Männer also nur von männlichen Ärzten untersuchen zu lassen – nicht unbedingt aufgestellt werden kann. Muslimische Frauen aus Ex-Jugoslawien (Bosnien, Kosovo) scheinen in Kleidung und Auftreten zwar angepasster, dennoch bewährt sich der Grundsatz auch hier. Man wird unbefangener ins Gespräch kommen, mehr erfahren und vor allem einem verbreiteten Misstrauen vonseiten männlicher Familienangehöriger bereits im Vorfeld begegnen. Bei gynäkologischen und geburtshilflichen Untersuchungen sowie Untersuchungen von Mädchen sollte die obige Regel ohne Ausnahme beachtet werden. Ist es dennoch unumgänglich, dass ein männlicher Arzt eine muslimische Patientin untersucht, wird die Anwesenheit einer Begleiterin für die Patientin sowie einer weiblichen Person vonseiten der Praxis/Klinik empfohlen. Im Untersuchungsprotokoll sollte dies vermerkt werden.

Besonderheiten im Zusammenhang mit technischen Untersuchungen

Bei Patienten aus vielen Kulturkreisen vermag die apparatetechnische Diagnostik, wie z.B. Röntgen- und Ultraschalluntersuchung, eine zuweilen große Faszination und Gläubigkeit auszulösen. In umgekehrter Weise können Untersuchungen in abgedunkelten Räumen, in beengenden Apparaturen sowie eine EKG- und EEG-Diagnostik erhebliche Verunsicherungen und bei traumatisierten Flüchtlingen auch angstvolle Erinnerungen an Folterungen in Dunkelkammern, Elektroschocks etc. auslösen. Stets sollte vor diesen Untersuchungen eine Aufklärung über anzuwendende Untersuchungsverfahren und Apparaturen in verständlicher Form stattfinden. Dies ist auch vor der Entnahme bzw. der Abgabe von Blut-, Urin- und Stuhlpro-

Tabelle 3-1. Fragen zur Anamnese bei Migranten (in Abwandlung der Vorlage von M. Wiezoreck und H. J. Diesfeld in Burchard, G. D. 1998).

Einführung beim Erstgespräch
- ❑ Namentliche Vorstellung, auch von beteiligten Mitarbeitern
- ❑ „Sie befinden sich in einer (privaten/staatlichen/kirchlichen) Einrichtung/Praxis"
- ❑ „Als Arzt/Ärztin unterliege ich der ärztlichen Schweigepflicht" (evtl. erläutern)
- ❑ Was führt Sie hierher?
- ❑ Welche Sprachen sprechen Sie?
- ❑ Welche Sprache wird zu Hause gesprochen?
- ❑ Brauchen Sie einen Dolmetscher?

Herkunft
- ❑ Wo sind Sie geboren?
- ❑ Zu welcher Volksgruppe/Ethnie/Stamm gehört Ihre Familie?
- ❑ Können Sie den Namen Ihres Geburtsorts/letzten Wohnorts aufschreiben?
- ❑ Können Sie den Geburtsort/letzten Wohnort auf der Karte zeigen?
- ❑ Leben Eltern und Geschwister?
- ❑ Wie viele Geschwister waren Sie zu Hause?
- ❑ Wie viele sind am Leben?
- ❑ Wo stehen Sie in der Geschwisterreihe?
- ❑ Sind Sie bei den Eltern aufgewachsen?
- ❑ Wovon lebte die Familie?
- ❑ Gab es Schwierigkeiten zu Hause?
- ❑ Waren Sie als Kind/Jugendlicher einmal ernsthaft erkrankt?

Schulischer und beruflicher Werdegang
- ❑ Wie viel Jahre haben Sie die Schule besucht? Können Sie lesen und schreiben?
- ❑ Haben Sie einen Schulabschluss?
- ❑ Gab es Schwierigkeiten in der Schule?
- ❑ Als was haben Sie gearbeitet und wo?
- ❑ Haben Sie eine Berufsausbildung?
- ❑ Haben Sie Militärdienst geleistet?
- ❑ Waren Sie als Soldat im Krieg?
- ❑ Gab es Schwierigkeiten bei der Berufsausübung/beim Militär?
- ❑ Haben Sie als Zivilist Krieg oder Bürgerkrieg erlebt?

Familiärer Status
- ❑ Sind Sie verheiratet? Seit wann?
- ❑ Haben Sie Kinder? In welchem Alter?
- ❑ Wo lebt Ihre Familie?
- ❑ Gab oder gibt es schwere familiäre Sorgen (z. B. Krankheit)?

Arbeit/Beruf
- ❑ Haben Sie Arbeit?
- ❑ Haben Sie Beschwerden bei der Arbeit?
- ❑ Gibt es Ärger mit Kollegen/Vorgesetzten am Arbeitsplatz?
- ❑ Besteht eine Minderung der Erwerbsfähigkeit (Art, Ursache und Grad der Behinderung)?

Fortsetzung Tab. 3-1 nächste Seite ▸

Tabelle 3-1. Fragen zur Anamnese bei Migranten (in Abwandlung der Vorlage von M. Wiezoreck und H. J. Diesfeld in Burchard, G. D. 1998). *(Fortsetzung)*

Migration
- ❑ Warum haben Sie Ihr Heimatland verlassen?
- ❑ Wie lange waren Sie unterwegs?
- ❑ Seit wann sind Sie in diesem Land?
- ❑ Weshalb sind Sie gerade in **diesem** Land?
- ❑ Wo leben Sie jetzt? Art der Unterbringung?
- ❑ Haben Sie einen gesicherten Aufenthalt?
- ❑ Gibt es Probleme wegen Ihres Aufenthalts? Welche?
- ❑ Haben Sie in **diesem** Land
  - gute Erfahrungen gemacht? Welche?
  - schlechte Erfahrungen gemacht? Welche?
- ❑ Wie lange sind Sie unterwegs, wenn Sie in Ihren Herkunftsort fahren, und wie oft fahren Sie?

Ressourcen
- ❑ Wofür soll ein Mensch Ihrer Überzeugung nach leben?
- ❑ Woran glauben Sie (religiöser Kontext)?
- ❑ Sind Sie Mitglied einer religiösen Gemeinschaft/Gemeinde?
- ❑ Haben Sie Freunde?
- ❑ Sind Sie Mitglied in einem Verein?
- ❑ Haben Sie eine verantwortliche Position inne?
- ❑ Haben Sie Pläne für die nähere/fernere Zukunft?
- ❑ Jeder Mensch hat starke und weniger starke Seiten – welches sind Ihre starken Seiten?
- ❑ Was tun Sie besonders gut/besonders gern?

Aktuelle Symptome und ihre subjektive Bedeutung
- ❑ Welche Beschwerden haben Sie?
- ❑ Was haben Sie bereits dagegen unternommen?
- ❑ Hat sich dadurch eine Veränderung ergeben?
- ❑ Wie erklären Sie sich Ihr Leiden?
- ❑ Sehen Sie Zusammenhänge zwischen Ihrem Leiden/Ihrer Krankheit und Ihrem Lebenslauf?
- ❑ Ist noch jemand in Ihrer Umgebung krank?
- ❑ Wie sieht Ihre Familie Ihre Krankheit?
- ❑ Welche Unterstützung bekommen Sie von Ihrer Umgebung?
- ❑ Was würde man in Ihrer Heimat für Sie tun?

Psychische Verfassung
- ❑ Gibt es zzt. etwas, das Ihnen Angst macht?
- ❑ Fühlen Sie sich weniger vital als zuvor?
- ❑ Welche Erklärung haben Sie dafür?
- ❑ Fühlen Sie sich am Leben bedroht?
- ❑ Denken Sie manchmal an den Tod?

Tabelle 3-1. Fragen zur Anamnese bei Migranten (in Abwandlung der Vorlage von M. Wiezoreck und H. J. Diesfeld in Burchard, G. D. 1998). *(Fortsetzung)*

Bisherige medizinische Versorgung

- ❑ Haben Sie bereits Ärzte und Therapeuten zu Rate gezogen?
  - in diesem Land?
  - im Herkunftsland?
  - und welche Erfahrungen haben Sie dabei gemacht?
- ❑ Nehmen Sie für dieses Leiden bereits Heilkundige Ihrer eigenen Kultur in Anspruch?
- ❑ Nehmen Sie zzt. traditionelle oder „moderne" Medikamente ein und welche?

Sonstige Betreuung

- ❑ Haben Sie weitere Personen um Hilfe gebeten?
- ❑ Erhalten Sie Hilfe von einer Beratungsstelle, z. B. Ausländer- und Asylberatung, psychosoziale Beratung für (traumatisierte) Flüchtlinge?

ben anzustreben, da Körpersekreten und Ausscheidungen kulturell unterschiedliche Bedeutungen zugewiesen werden und sie teilweise auch erheblichen Tabus unterliegen können.

Gesundheitsprobleme bei Migranten – Psychische und psychosomatische Erkrankungen

Bei der hausärztlichen Betreuung von Migranten (ohne Psychotrauma durch Extrembelastungen wie Misshandlung und Folter, Vergewaltigung, Kriegshandlungen, Lagerhaft etc.) geht es schwerpunktmäßig um Beratung und Behandlung vor dem Hintergrund dreier biographischer Problemfelder:

- ❑ Bearbeitung erlittener Verluste (Familie, Traditionen, Kultur, Status),
- ❑ Auseinandersetzung mit dem neuen Umfeld (Gesellschaft, Normen und Werte im Gastland),
- ❑ soziale Integration (Arbeit, Sprache, Zielsetzungen).

Hierbei kann ein Handlungsbedarf in mehreren Bereichen gleichzeitig bestehen. Zur Bearbeitung dieser Aufgaben ist vonseiten der Betroffenen meist ein erheblicher Aufwand an physischer und psychischer Energie aufzubringen.

Beobachtungen an Migranten, insbesondere an Asylbewerbern, die durch geltende Regelungen vom Arbeitsmarkt ausgeschlossen sind, zeigen gehäuft funktionelle Beschwerdebilder und chronische Krankheitsverläufe. Nicht selten ergeben zusätzliche Untersuchungen kein fassbares Äquivalent, und auch Behandlungsversuche bleiben im Resultat unbefriedigend. Die häufig verwendete Diagnose „**Entwurzelungsdepression**" entspricht in ihrer Unschärfe dem Beschwerdebild. Bei genauerem Hinsehen handelt es sich häufig um **Anpassungsstörungen** (F43.2), **Somatisierungsstörungen** (F45.0) oder **somatoforme Schmerzstörungen** (F45.4). Da nach dem Asylbewerberleistungsgesetz (AsylbewLG) der Sozialhilfeträger in Deutschland Leistungen nur für akute und lebensbedrohliche Erkrankungen sowie für akute Schmerzzustände übernimmt, muss zuweilen um die Finanzierung einer bei diesen Störungen indizierten psychotherapeutischen Behandlung, bei der auch der kulturelle Hintergrund und die Muttersprache Berücksichtigung finden, gerungen werden. Diese Leistungen werden nach Ermessen jedoch dann gewährt, wenn bei diesen chronischen Krankheitsbildern eine akute Verschlechterung bzw. Entwicklung lebensbedrohlicher Zustände (z.B. Suchtentwicklung, Suizidalität) zu befürchten ist.

Trennungen von **Bezugspersonen** sowie Erfahrungen mit neuen Wertsystemen und Normen können besonders bei **Kindern** und **Jugendlichen** „zwischen zwei Kulturen" zu psychischen und psychosomatischen Störungen führen. Identitätskrisen und konfliktträchtige Erwartungen der Eltern vermögen vor allem bei Mädchen neurotische Krankheitsbilder und sogar Suizidversuche auszulösen. Ebenso erweisen sich Probleme des **Suchtmittelmissbrauchs** bei Migranten oft als besonders schwerwiegend. Da eine Abhängigkeit aufgrund kultureller Tabuisierungen lange Zeit geheim gehalten wird, ist der in Deutschland steigende Anteil an Drogentoten mit ausländischer Herkunft alarmierend.

Fehlende Anerkennung im Zielland behindert insbesondere dann eine Inangriffnahme und Bewältigung anstehender neuer Lebensaufgaben, wenn bereits eine traumatische Vorschädigung besteht. Betroffene entwickeln vermehrt chronische, psychische und psychosomatische Erkrankungen und Persönlichkeitsstörungen. Sequentielle Traumatisierung geschieht phasenweise: 1. Diskriminierung; 2. Verfolgung; 3. Trennung/Tod von wichtigen Bezugspersonen; 4. Nichtanerkennung/fehlende Unterstützung nach Beendigung der unmittelbaren Bedrohung. Diese Erkenntnisse, in einer Langzeitstudie an überlebenden jüdischen Kindern und Jugendlichen nach dem Holocaust gewonnen, treffen ebenso auf andere Ethnien und auf Erwachsene zu.

„Flüchtlingstrauma" – für eine adäquate Unterstützung und Nachsorge ist selten gesorgt

Hinter diesem summarischen Begriff verbergen sich sehr unterschiedliche Erfahrungen, die von Diskriminierung, Verfolgung, Haft, Vergewaltigung und Folter aus politischen, ethnischen oder religiösen Motiven im Herkunftsland über traumatische Fluchterlebnisse bis zu Gewalterfahrungen im Exil (rassistische Übergriffe, behördliche Willkür, Abschiebung) reichen. Eine Klärung der Trauma-auslösenden Faktoren rückt ins Zentrum, wenn etwa eine ärztliche Stellungnahme im Rahmen des **Asylverfahrens** erstellt werden soll.

Die in Tabelle 3-2 angeführte Phase A der Stabilisierung setzt voraus, dass Wiederbegegnung mit dem Täter und mit allem, was ihn repräsentiert, ausgeschlossen werden kann. Ein ungesicherter Aufenthalt bietet keinen hinlänglichen Schutz vor einer Retraumatisierung.

Die **neurophysiologischen Veränderungen** können bei Traumatisierten zu einer Fragmentierung des Gedächtnisses führen, so dass zu einem gegebenen Zeitpunkt nur einige, zu einem späteren Zeitpunkt wiederum andere Erinnerungsfragmente zur Verfügung stehen können. Nachhall-Erinnerungen und flash-backs können durch Art und Inhalt der Befragung („wie damals auf der Polizeistation") ausgelöst werden und das Aussageverhalten verändern. Angaben eines Traumatisierten, die sich in mehreren ruhigen Gesprächen mit einem dem Flüchtling vertrauten Arzt wie ein Puzzle zu einem nachvollziehbaren Gesamtbild formen, sind von höherem Wert als solche, die während einer druckvollen und zeitlich eng begrenzten, an ein Verhör erinnernden Situation gewonnen werden.

Im Asylverfahren wird von der prüfenden Behörde regelmäßig die Frage nach der **Glaubhaftigkeit der Aussagen** von Asylbewerbern gestellt. Bei traumatisierten Flüchtlingen führt sie unter Zugrundelegung der behördlichen Kriterien nicht selten zu einer Ablehnung und zu zwangsweiser Rückführung in das Herkunftsland. Die von den Behörden angewandten Kriterien werden jedoch in der neueren psychotraumatologischen Literatur einer kritischen Prüfung auf ihre Anwendbarkeit bei traumatisierten Probanden und Personen aus anderen Kulturkreisen unterzogen. Wird der Arzt um eine Stellungnahme zur Glaubhaftigkeit gebeten, kann er deshalb, anstatt sich auf eine Aussage festzulegen, auf die Notwendigkeit einer forensisch-psychiatrischen Begutachtung verweisen. Auch wird der Hinweis auf ein Kompetenzzentrum wie eines der Behandlungszentren für Folteropfer unter Umständen hilfreich sein.

Tabelle 3-2. Konzepte posttraumatischer Störungen (in Abwandlung der Vorlage des Instituts für Traumatherapie, Berlin).

Ereigniskriterium
kurz- oder langanhaltendes Ereignis oder Geschehen von außergewöhnlicher Bedrohung oder mit katastrophalem Ausmaß das nahezu bei jedem tiefgreifende Verzweiflung auslösen würde

Beispiele für Ereigniskriterien
- man-made disaster
- körperliche Gewalt
- sexueller Missbrauch, Vergewaltigung
- Entführung, Geiselnahme, Terroranschlag
- Krieg, Kriegsgefangenschaft, politische Haft
- Folterung, Konzentrationslager
- andere Ursachen als man-made disaster
- Natur- und technische Katastrophen und Unfälle
- lebensbedrohliche Krankheit

akute Belastungsstörung als unmittelbare Reaktion
- anfängliche Betäubung („numbing")
- Angst, Verzweiflung, Überaktivität
- Rückzug, Depression
- Rückgang der Symptome innerhalb von wenigen Stunden bis zu 3 Tagen nach Entfernung aus dem traumatisierenden Umfeld

Symptomtrias der Posttraumatischen Belastungsstörung (PTBS)
- Nachhallerinnerungen, flash-backs, Wiederholungsalbträume, innere Bedrängnis auf Auslöser (Trigger)
- Vermeidung von Auslösesituationen (Orten, Personen, Themen)
- Amnesie oder anhaltende erhöhte Empfindlichkeit, Übererregung

andauernde Persönlichkeitsänderung nach Extrembelastung: Symptome
- feindliche oder misstrauische Haltung der Welt gegenüber, sozialer Rückzug
- Gefühle der Leere und Hoffnungslosigkeit
- chronische Nervosität wie unter andauernder Bedrohung
- Entfremdung

Zeitkriterien nach ICD-10	**Beginn**	**Dauer**
❑ akute Belastungsreaktion	Ereignis	bis 3 Tage
❑ akute PTBS	4. Tag	bis 3 Monate
❑ chronische PTBS	4. Monat	1 Jahr bis Jahrzehnte
❑ PTBS mit verzögertem Beginn	ab 6. Monat	1 Jahr bis Jahrzehnte
❑ andauernde Persönlichkeitsänderung nach Extrembelastung	mit und ohne PTBS	mindestens 2 Jahre

Kennzeichen bei posttraumatischer Belastungsstörung: Fragmentierung
- Kognitionen und Gedächtnis
- sensorische Eindrücke: Sehen, Hören, Riechen, Schmecken
- Körperempfinden
- Emotionen
- Verhaltensmuster und -impulse

Fortsetzung Tab. 3-2 nächste Seite ▸

Tabelle 3-2. Konzepte posttraumatischer Störungen (in Abwandlung der Vorlage des Institut für Traumatherapie, Berlin). *(Fortsetzung)*

Neurophysiologische Grundlagen der traumatischen Reaktion
- Stress bewirkt eine Kortisolausschüttung.
- Bei Gesunden reguliert sich das System selbst, wobei eine Überproduktion von Kortisol durch Rückkopplung vermieden wird.
- Diese Rückkopplung versagt bei traumatischem Stress mit Überstimulation des limbischen Systems.
- Durch Stress und erhöhte Kortisolspiegel wird langfristig das Amygdala-Hippocampus-System geschädigt und die Regelung dauerhaft beeinträchtigt.
- Bei Patienten mit PTBS wird das System nicht mehr reguliert, sondern überhitzt.
- Es ist in der Folge nicht mehr in der Lage, zusätzliche Ressourcen zu mobilisieren.
- Die Unterscheidung von realer und fiktiver Bedrohung gelingt nicht, die Betroffenen leben in einem Zustand permanenten Alarms.

Phasen der Traumatherapie
A. Stabilisierung
B. Neuverarbeitung
C. Reintegration

Somatische nicht-infektiöse Krankheiten: auch bei Migranten häufigste Todesursachen

Die Gefährdung durch Herz-Kreislauf-Erkrankungen und bestimmte Krebsleiden ist in vielen Herkunftsländern der Migranten niedriger als in Deutschland, so dass gewisse „Gesundheitsvorteile" diese Menschen auch im Gastland über lange Zeit begleiten können. Dennoch führen Veränderungen im Lebensstil und Ernährungsverhalten dazu, dass diese Krankheiten auch in dieser Bevölkerungsgruppe inzwischen zu den häufigsten Todesursachen zählen. Daneben sind aufgrund der Armutssituation, jedoch auch durch ernährungsbedingte Mangelerscheinungen oder Umwelttoxine hervorgerufene Erkrankungen anzutreffen.

Weiterhin besteht bei Migranten eine im Vergleich zur deutschen Bevölkerung deutlich höhere Morbidität und Mortalität im Zusammenhang mit **Unfällen** im Straßenverkehr, am Arbeitsplatz sowie im häuslichen Bereich.

In einigen Fällen können genetische Polymorphismen für das gehäufte Auftreten chronischer Krankheiten in bestimmten Ethnien, wie z. B. die Familiäre Hypercholesterinämie bei Migranten aus dem östlichen Mittelmeerraum verantwortlich gemacht werden.

Bei Zeichen einer Anämie (s. Kap. IV.3.1) sollte stets auch an **Hämoglobinopathien** gedacht werden; diese können sich mit unterschiedlichem klinischen Schweregrad präsentieren. Wichtigste Formen sind die:

- α-Thalassämie (Mittelmeerraum, arabische Halbinsel, Süd-/Südostasien, Westafrika),
- β-Thalassämie (Mittelmeerraum, Naher/Mittlerer Osten, Südostasien),
- (HbSS) Sichelzellanämie (vor allem West-/Zentralafrika, arabische Halbinsel und Indien).

Während ein homozygoter Status bei diesen Hämoglobinopathien meist mit schweren Krankheitszeichen und – bei unzureichender Therapie – mit einer hohen Letalität einhergeht, können bei heterozygoten Genträgern oder bei Kombination verschiedener Anomalien Beeinträchtigungen fehlen oder nur gering ausgeprägt sein.

Bei Migranten aus bestimmten Herkunftsregionen sollte im Falle klinisch-hämatologischer Auffälligkeiten eine Störung der Hämoglobinbildung mittels Hämoglobin-Elektrophorese ausgeschlossen werden. Auch kann im Rahmen von Vorsorgeprogrammen eine DNA-Diagnostik und genetische Beratung angezeigt sein. In der Beratung von VFRs mit Sichelzellsyndrom ist vor Flugreisen (s. Kap. II.3.1.4) und Aufenthalten in größeren Höhen auf das Risiko von Sichelzellkrisen hinzuweisen.

Als Ursache hämolytischer Anämien ist bei Migranten aus dem Mittelmeerraum, dem Nahen Osten, aus Südostasien und Afrika stets ein **Glukose-6-Phosphat dehydrogenase-Mangel** in Betracht zu ziehen. Als Auslöser einer Hämolyse kommen neben bestimmten Nahrungsmitteln eine Vielzahl chemischer Substanzen und Arzneimittel, wie das in der Rezidivprophylaxe bei Malaria tertiana verwendete Primaquin in Frage.

Auch genetisch determinierte Stoffwechselprozesse, welche die Wirksamkeit und Verträglichkeit von Arzneimitteln beeinflussen, können bei Patienten bestimmter ethnischer Abstammung besonders deutlich zum Tragen kommen. Angesichts noch unzureichender Daten sind ethnienspezifische Dosierungsempfehlungen für bestimmte Medikationen bisher jedoch nicht möglich.

Eine detaillierte Beschreibung weiterer **hereditärer Erkrankungen** mit ethnienspezifischer Häufung, wie z. B. das **Familiäre Mittelmeerfieber** und die **Balkanneuropathie** sowie **umweltbedingter Krankheitsbilder**, die in einigen Regionen der Erde vermehrt angetroffen werden, ist der weiterführenden Fachliteratur zu entnehmen.

Infektiöse Erkrankungen: teilweise lange Inkubationszeiten sind zu beachten

Tuberkulose (s. Kap. IV.4.14.5)

Tuberkulose-Erkrankungen werden bei Migranten deutlich häufiger (z. B. in der Schweiz um den Faktor 20) als unter der einheimischen Bevölkerung beobachtet. Die Gründe liegen in einer oft hohen Tuberkulose-Prävalenz in den Herkunftsländern der Migranten sowie in den nicht selten schlechten Lebensverhältnissen dieser Menschen. Neben möglichen HIV-Koinfektionen ist die bei Migranten vergleichsweise höhere Prävalenz extrapulmonaler Tuberkuloseformen zu beachten, die mit einem Befall von Lymphknoten, Abdominalorganen (typische Zeichen: Aszites und abdominale Lymphknotenvergrößerung), des Urogenitalsystems (häufig: therapierefraktäre Harnweginfekte, Sterilität bei der Frau), des Perikards und Skeletts einhergehen können. Da diese Manifestationen ebenso wie eine miliare Aussaat unter der europäischen Bevölkerung relativ selten auftreten, werden diese Tuberkuloseformen oft erst spät in die differenzialdiagnostischen Überlegungen einbezogen.

In jedem Fall sollte die Therapie zunächst mit einer Vierfach-Kombinationstherapie begonnen werden.

Das Risiko von VFRs und deren Kindern, sich während der Aufenthalte in ihren ehemaligen Heimatregionen eine Infektion mit Tuberkulosebakterien zuzuziehen und zu erkranken, ist nicht zu unterschätzen. Nach Rückkehr ist Tbc-verdächtigen Symptomen, wie z. B. einem anhaltenden Husten, Gewichtsverlust und Schwächezuständen sowie bei Migranten vergleichsweise häufigen extrapulmonalen Manifestationen einer Tuberkulose besondere Beachtung zu schenken.

Virushepatitiden (s. Kap. IV.4.6)

In vielen außereuropäischen Regionen werden **Hepatitis-A**-Infektionen zumeist während der ersten 5 bis 10 Lebensjahre mit anschließend lebenslang anhaltender Immunität erworben, während im Erwachsenenalter die **Hepatitis E** die häufigste fäkal-oral übertragene Hepatitis darstellt.

Eine Studie in Großbritannien zeigte, dass in Industriestaaten geborene Migranten und deren Kinder aufgrund einer fehlenden Immunität gegen Hepatitis A bei Besuchen von Freunden und Verwandten in Übersee einem im Vergleich zu europäischen Touristen um das 8-fache höheren Infektionsrisiko ausgesetzt sind. Hierbei sind auch Kinder von VFRs gefährdet, an einer klinisch apparenten Hepatitis A zu erkranken, was auf Ansteckungen mit hoher Erregerdosis im Rahmen einer intensiven Exposition hindeutet. Die in den Niederlanden im Herbst zu beobachtende Zunahme an Hepatitis-A-Erkrankungen bei Kindern marokkanischer und türkischer Abstammung sowie Krankheitsfälle bei niederländischen Erwachsenen sind meist auf Verwandtenbesuche in den Sommerferien zurückzuführen.

Weiterhin spiegelt die unter Migranten oft beträchtliche **Hepatitis-B**- und **Hepatitis-C**-Seroprävalenz und -Erkrankungsrate eine hohe Endemizität dieser Virushepatitiden in den Herkunftsländern dieser Menschen wider.

> Angesichts des erhöhten Infektionsrisikos bei Aufenthalten in Übersee stellt eine Immunisierung gegen Hepatitis A und gegen Hepatitis B für VFRs und deren Kinder, die bisher nur in Mitteleuropa gelebt haben, eine wichtige Prophylaxemaßnahme dar. Bei Migranten, die aus Gebieten mit hoher Hepatitis-B- bzw. Hepatitis-C-Prävalenz stammen, und vor allem bei Personen mit Operationen, Bluttransfusionen oder einem Drogenkonsum in der Vorgeschichte ist eine serologische Abklärung ratsam. Neben erforderlicher Therapiemaßnahmen bei chronisch infizierten Personen sollten im Falle eines HBs-Ag-Trägerstatus Immunisierungen seronegativer Partner/ Partnerinnen eingeleitet werden.

Sexuell übertragbare Erkrankungen und HIV/AIDS (s. Kap. IV.4.7 und 8)

In Regionen, in denen sich die Lebensbedingungen der Menschen in den letzten Jahrzehnten eher verschlechtert haben, wird eine Zunahme sexuell übertragbarer Krankheiten deutlich, die sich in entsprechenden Erkrankungsraten an Gonorrhö, Syphilis und HIV/AIDS bei Einwanderern widerspiegelt. So besteht z. B. bei afrikanischen Immigranten in der Schweiz eine im Vergleich zur einheimischen Bevölkerung 40-fach höhere HIV-Prävalenz. Der Zugang zu einer geeigneten medizinischen Versorgung, wie z. B. das Einleiten einer antiretroviralen Therapie, kann im Gastland vor allem für Personen mit unsicherem Aufenthaltsstatus bzw. unzureichendem Versicherungsschutz erhebliche Schwierigkeiten bereiten.

Ein erhöhtes Ansteckungsrisiko mit sexuell übertragbaren Erregern ist auch bei Besuchern von Freunden und Verwandten in Übersee zu beachten. In einer Studie in Großbritannien gaben 40% der Männer und 20% der Frauen afrikanischer Herkunft sexuelle Kontakte zu Bekanntschaften während solcher Besuche an. Fast die Hälfte dieser Personen hatte ungeschützten Sexualverkehr, ein Drittel war sich eines erhöhten HIV-Infektionsrisikos angeblich bewusst.

Für die Prävention, die frühzeitige Erkennung und Therapie sexuell übertragbarer Erkrankungen und HIV/AIDS kann die ärztliche Beratung von Migranten, in der kulturelle und religiöse Aspekte Berücksichtigung finden sollten, einen wichtigen Beitrag leisten. Ein HIV-Test sollte nur mit Einverständnis der betreffenden Person durchgeführt werden.

> Bei HIV-infizierten Migranten sind neben ubiquitär vorkommenden opportunistischen Erregern regionenspezifische Infektionen, wie z. B. eine viszerale Leish- ☞

maniose, amerikanische Trypanosomiasis, Melioidose etc. zu beachten, die bei fortgeschrittener Immunsuppression zu schweren Komplikationen führen können. Bei VFRs mit HIV-Infektion und erniedrigter CD4-T-Zellzahl ist die Gabe von Lebendimpfungen, wie z. B. eine Immunisierung gegen Gelbfieber, problematisch; für diese Personen gelten die in Kapitel II.6.8 angeführten Empfehlungen der Prophylaxe und Stand-by-Therapie.

Malaria (s. Kap. IV.4.1)

In vielen europäischen Ländern ist die Rate an Malaria-Erkrankungen unter VFRs deutlich höher als unter europäischen Reisenden (z. B. bei Rückkehrern von Verwandtenbesuchen in Westafrika 3- bis 4-mal so hoch); dies ist zurückzuführen auf:

- Fehleinschätzungen bez. des Infektionsrisikos durch Migranten und Ärzte (z. B. Vorstellung einer vermeintlich lebenslang anhaltenden Immunität, Vertrauen auf frühere Erfahrungen und Selbstmanagement-Fähigkeiten des Migranten),
- fehlende Inanspruchnahme reisemedizinischer Beratungen vor Ausreise,
- eine intensivere Exposition bei Besuchen ländlicher Endemiegebiete, in denen Programme der Vektor-Bekämpfung zumeist fehlen,
- gehäufte Reisen während Regenzeiten mit hohem Infektionsrisiko,
- eine seltenere bzw. unzureichende Expositionsprophylaxe, das Nächtigen in einfachen Schlafräumen ohne Klimaanlage und Moskitonetz,
- die seltenere Anwendung einer adäquaten medikamentösen Prophylaxe (aufgrund der Medikamentenkosten oder des Erwerbs gefälschter bzw. unzureichend wirksamer Anti-Malariamittel vor Ort),
- einen erschwerten Zugang zu lokalen medizinischen Diensten im Falle einer Erkrankung.

In der Beratung ausreisender Migrantenfamilien sollte berücksichtigt werden, dass Entscheidungen für oder gegen prophylaktische Maßnahmen zumeist vom Familienoberhaupt allein getroffen werden und von seinem Präventionsverhalten während früherer Reisen abhängig sind. Dies führt z. B. dazu, dass Kinder ohne geeignete prophylaktische Vorkehrungen zur elterlichen Verwandtschaft in Endemiegebieten mitgenommen werden, wodurch sie in hohem Maße gefährdet sind, eine lebensbedrohliche Malara tropica zu entwickeln.

Weiterhin ist zu beachten, dass bei Migranten eine durch wiederholte Malariainfektionen im Endemiegebiet erworbene (Teil-)Immunität aufgrund fehlender Antigenstimuli im Gastland sukzessive verloren geht. Bei kurze Zeit zuvor aus Endemieregionen eingereisten Personen kann eine noch vorhandene Teilimmunität zu verzögert auftretenden bzw. abgeschwächten klinischen Manifestationen einer Malaria, zuweilen mit Sub- oder Afebrilität führen. Während die ersten Zeichen einer importierten Malaria tropica in der Regel kürzere Zeit nach Rückkehr aus dem Endemiegebiet zu erwarten sind, kommt es bei Infektionen mit Plasmodium vivax, Plasmodium ovale und Plasmodium malariae gelegentlich erst nach einer längeren Latenzzeit zum Auftreten von Erkrankungen.

In der Beratung von VFRs sind angesichts des in einigen Endemiegebieten beträchtlichen Malaria-Infektionsrisikos und der besonderen Gefährdung von Kindern Ratschläge einer sorgfältigen Expositions- und medikamentösen Malariaprophylaxe von entscheidender Bedeutung (s. Kap. II.8.2 und II.8.3.1). Nach Rückkehr ist bei malariaverdächtigen Krankheitszeichen eine rasche Abklärung und ggf. Therapie einzuleiten (s. Kap. III.4.1).

Bei Patienten mit fieberhafter Symptomatik ist nach Ausschluss einer Malaria eine Reihe anderer infektiöser und nicht-infektiöser Erkrankungen in die differenzialdiagnostischen Überlegungen einzubeziehen (s. Kap. IV.2.1). Bei gleichzeitiger Hepatosplenomegalie und Panzytopenie sollte bei Migranten aus entsprechenden Endemiegebieten (Mittelmeerraum, Mittlerer Osten, Teile Zentralasiens und Chinas sowie Nordafrikas und Südamerikas) stets auch an eine **viszerale Leishmaniose** (s. Kap. IV.4.13) gedacht werden.

Sonstige parasitäre Erkrankungen

Da einige **parasitäre Infektionen** klinisch inapparent verlaufen können, stellt der Nachweis parasitärer Erreger bei Migranten oft einen Zufallsbefund dar. Nicht selten wird bei einer routinemäßigen Labordiagnostik eine **Eosinophilie** festgestellt, die als häufiges Zeichen einer Wurminfektion den Arzt zu einer entsprechenden Abklärung veranlassen sollte (s. Kap. IV.3.1). Diese Blutbildveränderung kann in der Invasionsphase bestimmter Helminthen (z.B. Leberbefall mit Fasciola hepatica, Lungenpassage intestinaler Nematoden etc.) sehr ausgeprägt sein, im späteren Verlauf jedoch abklingen. Dies gilt auch für eine **Strongyloidiasis**, die zu einer kontinierlichen Autoinfektion und bei Immunschwäche zu einem Hyperinfektionssyndrom mit Disseminierung von Larven in verschiedene Organe einschließlich ZNS sowie zu einer fulminanten Sepsis mit gramnegativen Erregern führen kann. Angesichts dieser lebensbedrohlichen Komplikationen sollte bei Migranten auch vor einer immunsuppressiven Therapie beispielsweise mit Glukokortikoiden eine Strongyloidiasis ausgeschlossen werden.

> Neben der geographischen Verbreitung infektiöser Erkrankungen sind die oft längeren Inkubations- bzw. Präpatenzzeiten einiger infektiöser Erkrankungen zu beachten (s. Kap. IV.1). So können z.B. eine **Schistosomiasis** (s. Kap. IV.4.12.1), **Strongyloidiasis** (s. Kap. IV.4.12.3), einige **Filariosen** (s. Kap. IV.4.12.2), eine **viszerale Leishmaniose** (s. Kap. IV.4.13), **Chagas-Krankheit** (s. Kap. IV.4.14.13) oder eine **invasive Amöbiasis** (s. „Amöbenleberabszess" Kap. IV.4.2.1) erst Monate bis Jahre nach Verlassen des Endemiegebietes klinisch in Erscheinung treten.

In Tabelle 3-3 sind, nach Organmanifestation und Symptomen geordnet, wichtige infektiöse Erkrankungen angeführt, die vor allem bei Migranten aus außereuropäischen Herkunftsländern differenzialdiagnostisch in Betracht zu ziehen sind.

Reisemedizinische Beratung von Migranten

Empfehlungen für VFRs

Die Beratungsinhalte sollten den häufigsten Gesundheitsrisiken gemäß den epidemiologischen Gegebenheiten und den Lebensbedingungen während der Besuche Rechnung tragen. Auch in der Beratung von VFRs sind Maßnahmen der Wasser- und Nahrungsmittelhygiene, des Insektenschutzes und der medikamentösen Malariaprophylaxe, die Prävention sexuell übertragener Krankheiten, spezifische Vorkehrungen für Kinder, Versicherungsschutz, Vorgehensweisen im Krankheitsfall etc. relevante Themen.

Gleichzeitig bietet die reisemedizinische Beratung auch Gelegenheit, Vorsorgeuntersuchungen zu veranlassen, den Impfschutz hinsichtlich der Standardimpfungen gegen Diphtherie, Tetanus und Poliomyelitis zu aktualisieren und Reiseimpfungen anzubieten. Grundsätzlich sollte auf einen Immunschutz gegen Hepatitis A und Hepatitis B Wert gelegt und entsprechend der nationalen Einreisebestimmungen bzw. der individuellen Infektionsrisiken Schutzimpfungen gegen Gelbfieber, Meningokokkenmeningitis und Japanische Enzephalitis angeboten werden. Vor Aufenthalten unter einfachen Lebensbedingungen ist eine Typhusimpfung und – angesichts mangelnder Möglichkeiten einer sicheren Postexpositionsprophylaxe vor Ort – eine Immunisierung gegen Tollwut anzuraten.

Besonderheiten in der Beratung von Pilgern nach Mekka

Jedes Jahr besuchen Millionen Muslime aus der ganzen Welt die heiligen Stätten von Mekka und Medina in Saudi-Arabien. Während dieser 1-monatigen Haj-Periode

Tabelle 3-3. Organmanifestation, Symptome und Vorkommen infektiöser Erkrankungen unter besonderer Berücksichtigung von Parasitosen, die bei Migranten aus außereuropäischen Herkunftsländern differenzialdiagnostisch zu bedenken sind.

	Krankheitsbild	wichtige Symptome, Krankheitszeichen	Hauptverbreitungsgebiete
respiratorische Erkrankungen (s. Kap. IV.2.3) durch	bei chronischen respiratorischen Beschwerden ist neben ubiquitären bakteriellen Infektionskrankheiten, wie **Tuberkulose** und **Q-Fieber** bei Migranten aus Südostasien differenzialdiagnostisch eine **Melioidose** zu bedenken; auch Infektionen mit systemischen Mykosen, wie die weltweit auftretende **Histoplasmose** sowie die vorwiegend in Nord- und Südamerika verbreitete **Blastomykose, Kokzidioidomykose** und **Parakokzidioidomykose** kommen in Frage		
Helminthen	pulmonales Migrationsstadium bei Ascariasis, Hakenwurm-infektionen, Strongyloidiasis	Husten, Bronchialspasmen, evtl. Löffler-Infiltrat im Röntgen	weltweit
❑ Nematoden	viszerales Larva-migrans-Syndrom, Gnathostomiasis, Toxocariasis	Husten, Dyspnoe, Bronchial-spasmen, evtl. thorakale Schmerzen	Südost-/Ostasien, Indien, nördliches Südamerika, weltweit
	tropische pulmonale Eosino-philie bei lymphatischer Filariose	Husten mit mukopurulentem Sputum, evtl. Subfebrilität	Indien, Südostasien
❑ Trematoden	Paragonimiasis	Husten, Dyspnoe, Thorax-schmerzen	Südostasien, Südamerika, West-/Zentralafrika
	pulmonale Schistosomiasis	Dyspnoe, Thoraxschmerz, Cor pulmonale	Gebiete in Afrika, Asien und Südamerika
❑ Zestoden	(zystische) Lungenechinokokkose	oft uncharakteristisch; evtl. Dyspnoe	weltweit

Fortsetzung Tab. 3-3 nächste Seite ▸

Tabelle 3-3. Organmanifestation, Symptome und Vorkommen infektiöser Erkrankungen unter besonderer Berücksichtigung von Parasitosen, die bei Migranten aus außereuropäischen Herkunftsländern differenzialdiagnostisch zu bedenken sind. *(Fortsetzung)*

	Krankheitsbild	wichtige Symptome, Krankheitszeichen	Hauptverbreitungsgebiete
gastrointestinale Erkrankungen (s. Kap. IV.2.2) durch	die meisten viralen und bakteriellen Enteritiden gehen mit akutem, selbstlimitierenden Krankheitsbild einher, während ein **Typhus abdominalis** gehäuft zu protrahierten abdominalen Krankheitszeichen führt; Durchfälle können auch im Rahmen akuter (**Malaria tropica**, **Hepatitis A, E**) und chronischer systemischer Erkrankungen (**Tuberkulose, Histoplasmose**, im Spätstadium einer **Chagas-Krankheit** etc.) in Erscheinung treten		
Protozoen	Amöbiasis	Dysenterie, Bauchschmerzen, Tenesmen	weltweit
	Giardiasis, Cyclosporiasis	Durchfälle, Meteorismus, evtl. Tenesmen	
Helminthen			
❑ Nematoden	Ascariasis, Hakenwurminfektionen	Bauchschmerzen, häufig asymptomatisch	weltweit
	Trichuriasis sowie Strongyloidiasis	Eosinophilie je nach Invasionsgrad	weltweit
❑ Trematoden	Schistosomiasis, vor allem durch S. mansoni und S. japonicum	häufig asymptomatisch, evtl. Dysenterie, Tenesmen	Gebiete Afrikas, Asiens und Südamerikas
❑ Zestoden	Taeniasis, Hymenolepiasis, Diphyllobothriasis	oft asymptomatisch oder uncharakteristische abdominelle Beschwerden	weltweit, nördliche Regionen Europas und Asiens

Tabelle 3-3. Organmanifestation, Symptome und Vorkommen infektiöser Erkrankungen unter besonderer Berücksichtigung von Parasitosen, die bei Migranten aus außereuropäischen Herkunftsländern differenzialdiagnostisch zu bedenken sind. *(Fortsetzung)*

	Krankheitsbild	wichtige Symptome, Krankheitszeichen	Hauptverbreitungsgebiete
Erkrankungen der Leber und der Gallenwege (s. Kap. IV.2.4) durch	unter den Hepatopathien viraler Genese ist vor allem an eine **Hepatitis A, B, C, D** und **E**, eine **infektiöse Mononukleose** und eine **Zytomegalie** zu denken. Als bakteriell bedingte Erkrankungen können eine **Leptospirose, Brucellose**, ein **Typhus abdominalis, Rückfallfieber, Q-Fieber**, eine **Tuberkulose, Lepra lepromatosa, Tularämie, Lues II** und **III** und eine **Melioidose** zu einer Leberaffektion führen. Vergleichsweise seltene Ursachen sind Systemmykosen, wie eine **Histoplasmose, Blastomykose, Kryptokokkose und Kokzidioidomykose**		
Protozoen	Malaria	Fieber, evtl. Ikterus	tropische und subtropische Endemiegebiete
	viszerale Leishmaniose (Kala Azar)	Fieber, Hepatosplenomegalie	Gebiete Afrikas, Asiens und Südamerikas
	Amöbiasis	Fieber, Schmerzen im rechten Oberbauch	gehäuft in Tropen und Subtropen
Helminthen			
❑ Nematoden	(biliäre) Ascariasis, Toxocariasis	oft asymptomatisch; Hepatomegalie, Ikterus, Schmerzen im rechten Oberbauch	weltweit
❑ Trematoden	Faszioliasis, Clonorchiasis	Oberbauchschmerzen, Fieber, evtl. Ikterus	gehäuft in Nordafrika, China, Südamerika, Ost-/Südostasien
	Opisthorchiasis	oft asymptomatisch, evtl. Schmerzen und Ikterus	Russland, GUS
	Schistosomiasis, vor allem durch S. mansoni und S. japonicum	oft uncharakteristische Beschwerden, später Aszites, Ösophagusvarizenblutungen	Gebiete Afrikas, Asiens und Südamerikas
❑ Zestoden	Echinokokkose (zystische und alveoläre)	oft asymptomatisch, Druckgefühl im Oberbauch	weltweit

Fortsetzung Tab. 3-3 nächste Seite ▸

Tabelle 3-3. Organmanifestation, Symptome und Vorkommen infektiöser Erkrankungen unter besonderer Berücksichtigung von Parasitosen, die bei Migranten aus außereuropäischen Herkunftsländern differenzialdiagnostisch zu bedenken sind. *(Fortsetzung)*

	Krankheitsbild	wichtige Symptome, Krankheitszeichen	Hauptverbreitungsgebiete
Erkrankungen der Nieren und der Harnwege (s. Kap. IV.2.6) durch	eine Glomerulopathie kann im Rahmen von Erkrankungen viraler (z. B. **Hepatitis B, Hantavirus, HIV)** und bakterieller Genese (z. B. **Tuberkulose, Lepra, Lues, Leptospirose, Typhus abdominalis)** verursacht werden		
Protozoen	Malaria tropica Malaria quartana	akute Niereninsuffizienz Glomerulonephritis/ Nephrotisches Syndrom	Endemiegebiete in Tropen und Subtropen
Helminthen			
❑ Trematoden	Schistosomiasis, vor allem S. haematobium und S. japonicum	Hämaturie, Pollakisurie	Gebiete Afrikas, des Vorderen Orients und Ostasiens
Erkrankungen des zentralen Nervensystems (s. Kap. IV.4.10) durch	Meningoenzephalitiden können durch eine Vielzahl viraler Erreger hervorgerufen werden, wie z. B. **Herpesviren (EBV, CMV, HSV I, II)**, **Flaviviren (FSME-, Japanische Enzephalitis-, West-Nil-, St.-Louis-Enzepalitis**-Virus), **Adenoviren, Coxsackie-**/ **Echoviren** sowie Infektionen mit **Influenza-, Masern-, Mumps-, Poliomyelitis-**, **Tollwutvirus** und **HIV**; als bakterielle Ursachen kommen Infektionen mit **Meningokokken, Pneumokokken** und **Haemophilus influenzae** sowie eine **Tuberkulose, Listeriose, Brucellose, Lyme-Borreliose, Lues**, ein **Typhus, Rückfallfieber** und verschiedene **Rickettsiosen** in Frage; ZNS-Manifestationen können auch durch septisch-metastatische Absiedelungen (z. B. durch Staphylokokken, E. coli) sowie durch Systemmykosen **(Kryptokokkose, Blastomykose, Histoplasmose)** hervorgerufen werden.		
Protozoen	Malaria tropica	Vigilanzminderung	Endemiegebiete in Tropen und Subtropen
	Toxoplasmose (vor allem bei Immundefizienz)	Konvulsionen	weltweit
	Amöbiasis (Entamoeba histolytica, Acanthamoeba, Naegleria fowleri)	neurologische Herdsymptome, Meningoenzephalitis,	weltweit, gehäuft in Tropen und Subtropen

Tabelle 3-3. Organmanifestation, Symptome und Vorkommen infektiöser Erkrankungen unter besonderer Berücksichtigung von Parasitosen, die bei Migranten aus außereuropäischen Herkunftsländern differenzialdiagnostisch zu bedenken sind. *(Fortsetzung)*

	Krankheitsbild	**wichtige Symptome, Krankheitszeichen**	**Hauptverbreitungsgebiete**
Protozoen (Forts.)	afrikanische Trypanosomiasis (T. gambiense, T. rhodesiense)	Störungen des Schlaf-Wach-Rhythmus, extrapyramidale Zeichen	West-/Zentralafrika, Ostafrika-/südliches Afrika
Helminthen			
❑ Nematoden	Strongyloidiasis, Toxocariasis, Trichinose,	eosinophile Meningoenzephalitis, neurologische Herdsymptome,	weltweit
	Gnathostomiasis	Konvulsionen	Südostasien
	Angiostrongyliasis		Südostasien, Pazifik
❑ Trematoden	Schistosomiasis	Enzephalomeningomyelitis; Herdsymptome und Konvulsionen	Endemiegebiete in Afrika, Asien und Südamerika
	Paragonimiasis		Südostasien, Südamerika, West-/Zentralafrika
❑ Zestoden	Zystizerkose, Echinokokkose	Herdsymptome, Konvulsionen	weltweit

sind die Pilger extrem heißen Klimabedingungen und dem Risiko von Hitzeschäden (s. Kap. II.2 und III.1) ausgesetzt. Durch die Unterbringung in Zelten und den engen Menschenkontakt während der religiösen Aktivitäten wird die Verbreitung von Infektionskrankheiten erleichtert. Neben Durchfallerkrankungen stellt vor allem die aerogene Übertragung von Erregern wie Influenzaviren, Tuberkulosebakterien und Meningokokken eine besondere Gefährdung dar. Nach einer großen Meningitis-Epidemie mit dem Meningokokken-Subtyp A im Jahr 1987 wurde für die Einreise eine entsprechende Schutzimpfung gegen Meningokokkenmeningitis vorgeschrieben. Hierfür sollte der tetravalente Impfstoff A, C, Y, W135 verwendet werden, zumal bei einem Ausbruch in Mekka im Jahr 2000 der Subtyp W135 verantwortlich war und zu importierten Erkrankungen in zahlreichen europäischen Ländern mit nachfolgender Ansteckung von Personen im Verwandtenkreis geführt hatte.

Weiterführende Literatur

Birck, A.: Traumatisierte Flüchtlinge. Wie glaubhaft sind ihre Aussagen? Asanger, 2002.

Burchard, G. D.: Erkrankungen bei Immigranten. Gustav Fischer, Stuttgart 1998.

Fischer, G. und P. Riedesser: Lehrbuch der Psychotraumatologie; Springer, München–Basel, 1998.

Hörbst, V.: Kulturgebundene Syndrome. Ein überholtes Modell der Medizinethnologie? Curare. 20 (1997) 29–43.

Junghanss, T.: How unhealthy is migrating? Tropical Medicine and International Health. 3 (1998) 933–934.

Keilson, H.: Sequentielle Traumatisierung bei Kindern, Enke, Stuttgart 1979.

Loutin, L.: Migrants; in P. Schlagenhauf-Lawler (Ed.): Travelers' Malaria. BC Decker, London 2001.

Mbiti, J. S.: African religion and philosophy. Heinemann Educational Books, 2. Auflg., London 1990.

Razum, O.: Gesundheitsversorgung von Migranten. Deutsches Ärzteblatt, 1010 (2004) 2439–2443.

Wichtige Adressen

Infodienste International
UNESCO International migration and multicultural policies. www.unesco.org/most/migration/general_links.htm

United Nations High Commissioner for Refugees (UNHCR).
www.unhcr.ch/cgi-bin/texis/vtx/contact

European Reintegration Networking.
www.reintegration.net/
International Organization for migration.
www.iom.int/

Population Division.
www.un.org/esa/population/contact.htm

Infodienste Deutschland

Beauftragter der Bundesregierung für Aussiedlerfragen beim Bundesministerium des Inneren.
www.aussiedler-beauftragter.de

Bundesamt für Anerkennung ausländischer Flüchtlinge. www.bafl.de

Bundeszentrale für gesundheitliche Aufklärung, Köln, Info-Dienst Migration und öffentliche Gesundheit der. www.infodienst.bzga.de

Aid-Ausländer in Deutschland.
www.isoplan.de/ aid/index.htm

Arbeitsgemeinschaften und Forschungsstellen

Arbeitsgemeinschaft Ethnomedizin (AGEM),
Zeitschrift Curare
Spindelstraße 3
14482 Potsdam
www.agem-ethnomedizin.de

Europäisches Forum für Migrationsstudien,
Universität Bamberg
Katharinenstr. 1
96052 Bamberg

Forschungsstelle für interkulturelle Studien
Gronewaldstr. 2
50931 Köln

Institut für Migrationsforschung und interkulturelle Studien (IMIS)
Universität Osnabrück
Neuer Graben 19/21
49069 Osnabrück

Beratungs- und Behandlungszentren, Hilfswerke

Ethnomedizinisches Zentrum Hannover
Königstr. 6
30175 Hannover
http://www.ethno-medizinisches-zentrum.de/

Gesundheitszentrum für MigrantInnen
Marsilstein 6
50676 Köln

Internationales Frauenzentrum
Poststr. 8
69115 Heidelberg

Malteser Migranten Medizin Berlin (für Menschen, die keine Krankenversicherung haben)
www.malteser-berlin.de/projekte/mmm/mmm.html

Adressen von psychosozialen Beratungsstellen und Behandlungszentren in Deutschland, Österreich und der Schweiz

Deutschland
www.aktivgegenabschiebung.de/links_psychosozial.html

Österreich
Zentrum zur sozialmedizinischen, rechtlichen und kulturellen Betreuung von Ausländern (Zebra)
Pestalozzistr. 59/II
8010 Graz

Schweiz
Therapiezentrum SRK für Folteropfer
Freiburgstr. 44a
3015 Bern

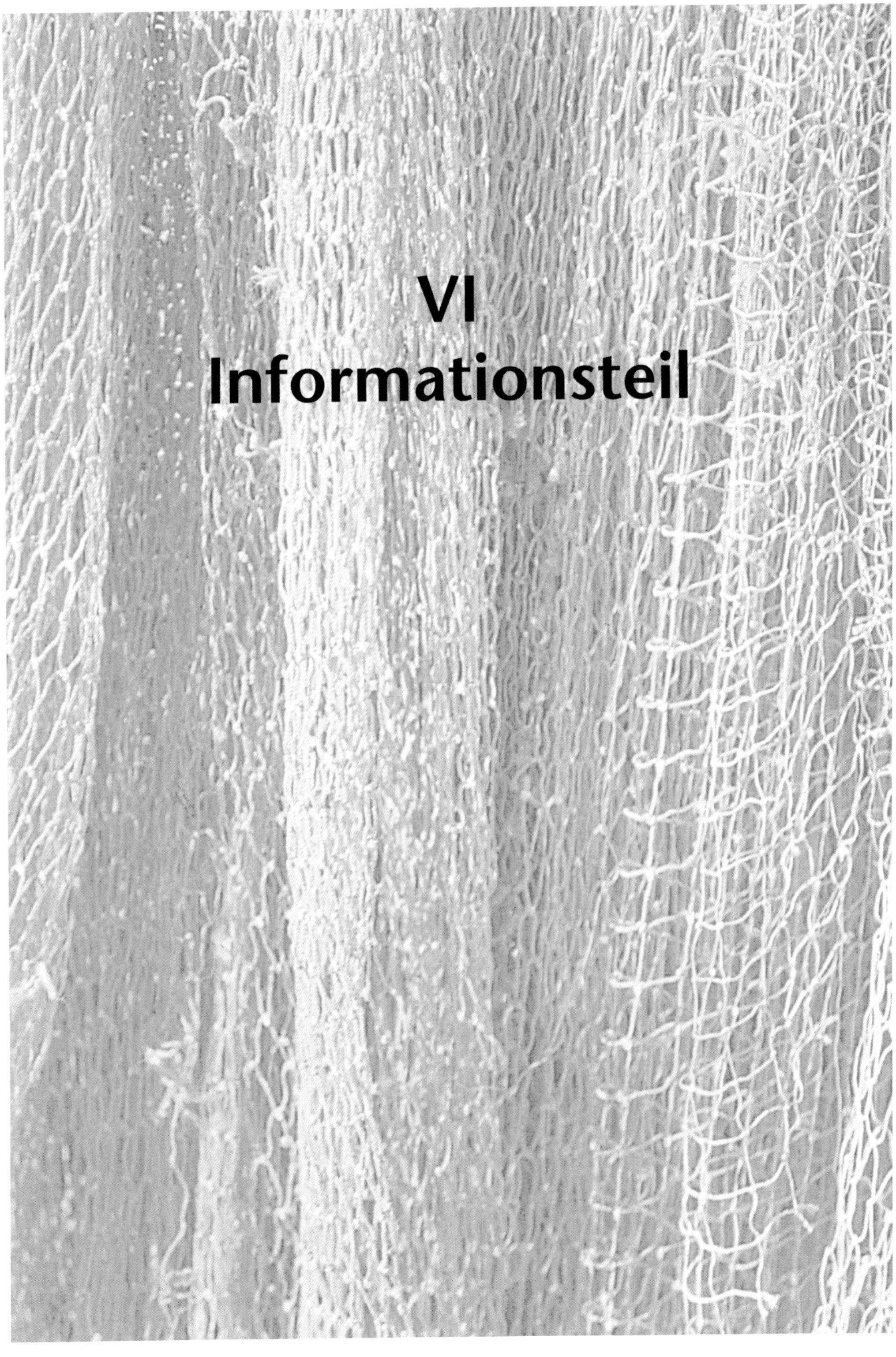

VI
Informationsteil

1 Checklisten für die reisemedizinische Arztpraxis

ALBRECHT VON SCHRADER-BEIELSTEIN

1.1 Kurzcheckliste für die Arzthelferin in der reisemedizinischen Sprechstunde

Haken Sie die Liste nach einer reisemedizinischen Beratung zur Selbstkontrolle ab, so komplettieren Sie Ihr Serviceangebot.

	ja	nein
Ausstattung der Anmeldung		
Anmeldungsumgebung mit Reise-„eyecatcher" (Ansichtskarten, Bilder, Skulpturen, Zertifikate, Aufsteller STIKO u. Ä.)		
neue Impfpässe		
STIKO-Richtlinien		
Impfübersicht mit Mindestalter und Impfabständen		
IGeL-Liste mit Datum		
Liste reiseorientierter TV-Sendungen (Faxpolling Länderreportagen: 01 90-25 25 14)		
Computer mit Internet-Zugang, Farbdrucker		
Reiseimpfprogramm (z. B. Reiserix®)		
Fragebogen/Einverständniserklärung vor reisemedizinischer Beratung		
Formulare zur Impfkostenerstattung bei Steuer		
Formular Recall-Einverständnis		
Aufgaben im Vorfeld		
Telefonhinweis: *„Kommen Sie zur normalen oder zur reisemedizinischen Sprechstunde?"*		
Thematisieren und positive Bestärkung des Reisewunsches: *„Wo geht es denn dieses Jahr hin?" „Nach Thailand möchte ich auch gerne noch mal!"*		
Hinweis auf spezielle Sprechstunden für Reisemedizin: *„Der Doktor hat für die Reisemedizin Sprechstunden außerhalb der hektischen Zeiten vorgesehen!"*		
Hinweis auf Aktualität der Reisemedizininformation: *„Da sind Sie dann wirklich aktuell informiert!"*		
Kontrolle des Impfdokuments standardmäßig bei: ❑ allen neuen Patienten ❑ Gesundheitschecks ❑ Krebsvorsorgen		
Impfschutzdauer vorhandener Impfungen in Kartei/Computerdatei eintragen		

Fortsetzung Checkliste nächste Seite ▸

	ja	nein
zur Reiseberatung		
Terminvereinbarung kurzzeitig: ❑ als Service (Reisende sind Privatpatienten) ❑ wegen häufiger last-minute-Reisen ❑ zu „spezielle Sprechzeiten" ❑ Reiseziel, -zeitpunkt, -dauer und Mitreisende erfragen		
Hinweis Reiseberatung = IGeL-Leistung (Listenaushang)		
Chipkarte einlesen *(„Einige Leistungen sind ja Kassenleistungen!")*		
Fragebogen/Einverständnis an Reisenden aushändigen		
Computerausdruck erstellen (Name, Land, Abreisedatum)		
Internetausdruck zur Aktualität z. B.: ❑ Auswärtiges Amt: www.auswaertiges-amt.de ❑ Reisewetter: www.wetter-online.de ❑ Reiserouten: www.merian.de, o. a.		
Reisemedizin-Handzettel bereitlegen (noch nicht aushändigen!)		
Impfpass ❑ nach STIKO-Standard-Impfungen durchsehen ❑ gültige Impfungen mit Jahr für Auffrischung markieren ❑ Impfschutzdauer in Recall-System übernehmen ❑ nötige Auffrischimpfungen mit Merkzettel für Arzt markieren ❑ ggf. Impfungen in mehreren Impfdokumenten in neuen Pass übertragen		
Recall-Einverständnis vorbereiten		
während reisemedizinischer Beratung		
Impfstoffe ❑ nach Vorgabe herrichten ❑ Verfallsdatum kontrollieren ❑ luftleer aufziehen ❑ neue Kanüle aufsetzen		
Impfpass vorbereiten mit ❑ Impfdatum ❑ Impfung ❑ Chargennummer ❑ Stempel		
nach reisemedizinischer Beratung		
Impfung als Sicherheit für Jahre betonen: *„reicht auch noch für den nächsten Urlaub!"*		
ggf. Erstattungsvordruck komplettieren und übergeben		
Sofort- und Barzahlung anstreben		
Bargeld schnell aus dem Gesichtsfeld nehmen		
Nichtzahlern gleich die Rechnung ausdrucken und mitgeben		

Fortsetzung Checkliste nächste Seite ▸

	ja	nein
Recall mündlich zusichern oder unterschreiben lassen: *„Wir möchten Sie gerne an die Auffrischimpfung erinnern, dann brauchen Sie sich darum nicht zu kümmern. Sind Sie damit einverstanden?"* Recall in Computersystem nach Impfungen aktualisieren Reiseziel-Eintrag in CAVE-Feld		
sonstige Aufgaben Begrüßung nach Rückkehr mit Reisethema *„Und, hat es Ihnen in Kenia gefallen?"* Impfstoff-Verwaltung ❑ Impfstoffbeauftragter benannt ❑ Impfstofflogbuch angelegt ❑ Impfstoff-Kontrollabstände festgelegt ❑ Minimum-Maximum-Thermometer installiert und kontrolliert ❑ Kontrolle der Verfallsdaten ❑ Mengenkontrolle PC-Pool, GKV ❑ Mengenkontrolle Privat-PC-Pool Fortbildung		

1.2 Kurzcheckliste positiver Katalysatoren in der reisemedizinischen Sprechstunde

Haken Sie die Liste nach einer reisemedizinischen Beratung zur Selbstkontrolle ab, so komplettieren Sie Ihr Serviceangebot.

	ja	nein
reisemedizinische Hinweise (Weltkarte, Skulpturen, Fotos, Zertifikate, Hinweis spezielle Spechstunde, IGeL etc.) ❑ Anmeldung ❑ Wartezimmer ❑ Arztzimmer		
Serviceleistung freundliche Begrüßung umgehende Ansprache am Empfang kurzzeitige Terminvergabe, Service als „Privatpatient" positive Bestärkung des Reisewunsches: *„Nach Thailand möchte ich auch gerne noch mal!"* Liquidationshinweis vor Arztkontakt: *„Sie wissen wahrscheinlich, dass Reiseberatung keine Kassenleistung ist."*		
Büro Logo auf allen ausgegebenen Papieren vorhanden Visitenkarte mit Hinweis „Reisemedizin" Hinweisschild „reisemedizinische Sprechstunde" individualisierter Impfplan ausgehändigt Handzettel mit personenspezifischer Markierung (Wertung durch Arzt) ausgehändigt		
ärztliche Tätigkeit Hinweis auf Aktualität der Informationen erfolgt (online, Internet, Fax u.a.): *„Da sind Sie jetzt wirklich aktuell informiert!"* reiserelevante (Internet-)Adressen angeboten z.B. Auswärtiges Amt, Reisewetter Beratung zu Verhaltensregeln als individuelle Sicherheit betont: *„So kann Ihnen kaum etwas passieren!"* Impfung als Sicherheit für Jahre betont: *„...reicht auch noch für den nächsten Urlaub!"* Impfung als Sicherheit auch außerhalb des Urlaubs betont: *„...ist auch in Deutschland ein Thema!"* Impfung als Schutz anderer betonen: *„Sie tun damit auch etwas Gutes für die Volksgesundheit!"* Hinweis auf Rückfragemöglichkeit während des Urlaubs: *„Ich bin auch telefonisch während Ihres Urlaubs für Sie da!"*		

Fortsetzung Checkliste nächste Seite ▸

	ja	nein
Hinweis auf Posttravel-Medizin: *„Wenn nach dem Urlaub etwas ist, dann kommen Sie vorbei!"*		
Impfpass ❑ vom Arzt persönlich übergeben ❑ als „Dokument der Sicherheit" positioniert Bescheinigungen angeboten (Medikation, Endoprothese, Schrittmacher etc.): *„... damit Sie an der Grenze keinen Ärger haben!"* Abschluss der ärztlichen Beratung mit nicht-medizinischer positiver Thematik (z. B. Reiseziele, verschiedene Volksgruppen, tropische Früchte): *„Achten Sie mal auf die verschiedenen Bananensorten, probieren Sie mal die kleinen Essbananen, die sind zuckersüß!"*		
an der Anmeldung nach Beratung und Impfung Recall-Erlaubnis erbeten/unterschrieben: *„Wir möchten Sie gerne an die Auffrischimpfung erinnern, dann brauchen Sie sich darum nicht zu kümmern. Sind Sie damit einverstanden?"* Recall in Computersystem/Karteikartenvorderseite eingetragen		
Liquidation Liquidation getrennt von ärztlicher Beratung (Arzt berät/impft, Helferin kassiert) Erstattungshinweise gegeben (Ehrenämter, Steuer etc.) Erstattungsvordruck ausgefüllt und Reisendem gegeben Sofortliquidation genutzt Rabattmöglichkeit bei Sofortzahlung angeboten, „runde Summe" (über andere GOÄ-Steigerung)		

1.3 Ideencheckliste für passives Marketing

Wo?	Beispiel	Für meine Praxis o. k.?	Wer ist zuständig?
Praxisschild (Schwerpunkt)	❏ Gelbfieberimpfstelle ❏ Praxisschwerpunkt Reisemedizin u. Ä.		
Eingang Empfang	(länderspezifische Dekoration) ❏ z. B. Holzfigur aus Afrika ❏ Fotokalender mit exotischen Motiven		
optische „Appetizer"	❏ Weltkarte ❏ Marker für beratene Destinationen auf der Weltkarte (Klebepunkte, Fähnchen) ❏ Globus ❏ Pinwand für Postkarten und Zeitungsausschnitte zum Thema ❏ Urlaubsfotos ❏ Galerie mitgebrachter Muscheln ❏ Sand in Flaschen mit Namens- und Ortsangabe der „Spender"		
Bürobereich	❏ Piktogramm „Reisemedizinische Beratung" auf Innentür, Empfangstresen ❏ Leistungstafeln ❏ reisemedizinische Beratung ❏ Arbeitsmedizinische Untersuchung vor Tropenaufenthalt ❏ Flugtauglichkeitsuntersuchung ❏ Tauchtauglichkeitsuntersuchung Bildschirmschoner mit reisemedizinischem Thema (z. B. www.yahoo/de/Bildschirmschoner) Logo-Erstellung mit Abbildung auf: ❏ Visitenkarten ❏ Handzetteln ❏ Briefbögen ❏ Praxiszeitung ❏ Stempel für Impfpass Impfpassstempel mit Logo in passender, ovaler Form Stempelkissen nur für Impfpässe in auffälliger Farbe (z. B. grün oder rot) Aufsteller: ❏ Reisemedizinische Sprechstunde jeweils Di. + Do., 16–18 Uhr, o. Ä. ❏ STIKO-Handzettel		

Fortsetzung Checkliste nächste Seite ▸

Wo?	Beispiel	Für meine Praxis o. k.?	Wer ist zuständig?
	❑ Praxiszeitung mit reisemedizinischem Thema, auch mit Berichten von Reisenden aus der Praxis Visitenkarten mit: ❑ spezieller Sprechstunde für Reisemedizin ❑ „Terminvereinbarung für reisemedizinische Beratung erbeten"		
Qualifikations-belege	Zertifikate von Arzt und Personal: ❑ „Impfassistentin" ❑ Teilnahmebestätigung über Fortbildung Arzt/Personal (z. B. DTG-Zertifikat, FRM-Mitglied u. a.) ❑ Gelbfieberimpfzulassung		
Wartezimmer (Reisekataly-satoren)	Reisezeitschriften z. B. Geo, Abenteuer und Reisen, ontour u. a. Kinderweltatlas Fotos ferner Reiseziele Praxiszeitung Beleuchteter Glaskasten mit ❑ reisemedizinischen Handzetteln ❑ Reiseführer (Merian, Lonely planet etc.) ❑ Fotobände ❑ Kristallstruktur o. Ä. Merke: einfach Erhältliches ist unattraktiv! Aushang Reisesendungen im TV (Faxabruf) bunter DIN-A4-Ordner mit Zeitungsausschnitten in Folie zu Reisethemen		
Information	IGeL-Preisliste nicht-erstattungsfähiger Leistungen Computer mit diaartiger Bilderfolge zum Thema Reise (Programme Powerpoint, Freelance u. a.)		

1.4 Ideencheckliste für aktives Marketing

Wo?	Beispiel	Für meine Praxis o. k.?	Wer ist zuständig?
in der Praxis (Mitarbeiter)	Fortbildung zur Impfassistentin z. B. durch Seminare Impfstoff-herstellender Firmen Motivationstraining der Mitarbeiter durch Kompetenzzuweisung ggf. mit Erfolgshonorierung ab einer bestimmten Anzahl von Reiseberatungen/Monat Erfolgskurve der geleisteten Reiseberatungen mit Zielvorgabe und Honorierungsanreiz im Personalzimmer Fachassistentin für Reisemedizin für den Empfang benennen und positionieren; zuständig für: ❑ reisemedizinische Terminvergabe ❑ Hinweis GOÄ-Liquidation ❑ Erstellung Reise-/Impfunterlagen per Computer und ggf. dem Reisenden vorab zufaxen ❑ Eintrag Reiseziel/-zeitpunkt auf Karteikarte/ Computerdatei (Begrüßung nach Rückkehr mit Urlaubsthema) ❑ Recall-System führen und kontrollieren ❑ Recall-Anschreiben (Signalkarten/Aufkleber für Wiederimpftermine oder elektronisches Äquivalent) ❑ auch ohne Anlass Reisemedizin thematisieren und positiv belegen: *„Wo geht es denn dieses Jahr hin?"* ❑ hinweisen auf Posttravel-Medizin Ansprache der Patienten/Klienten: ❑ Impfpass und Impfdokumente von Familienangehörigen mitbringen ❑ Pneumokokken-/Grippeimpfung ❑ Gesundheitsuntersuchung ❑ Krebsvorsorge ❑ Urlaubsabsichten ❑ Recall-Einverständnis		
Arzt/Ärztin	verstärkt: ❑ Reisethema: *„Möchte ich auch gern hin!"* ❑ reisemedizinische Vorsorgeintention: *„Reisen mit Sicherheitsgurt"* ❑ Sicherheitsbedürfnis betont: ❑ Aktualität der Informationen (Email, Internet etc.) ❑ Kompetenz in der Reisemedizin ❑ Langfristigkeit des Impfschutzes		

Fortsetzung Checkliste nächste Seite ▸

Wo?	Beispiel	Für meine Praxis o. k.?	Wer ist zuständig?
	❑ Zuständigkeit während (Telefon) und nach dem Urlaub (Posttravel) vermittelt: ❑ Internet-Adressen zu medizinischen und nicht-medizinischen Reisethemen (s. www-Liste) ❑ Tipps zu Reiseliteratur ❑ Bücher aus eigener Reisebibliothek Beratungsabschluss mit: ❑ positiver Erwartungshaltung: *„Ich glaube, Bali wird Ihnen gefallen!"* ❑ Tipps zu touristischen Spots: *„Besuchen Sie auf jeden Fall die Iguazú-Wasserfälle im Süden Brasiliens!"* ❑ Hinweis zu tropischer Flora und Fauna bei Tropen-Erstreisenden: *„Mit dem kleinen Führer Exotische Früchte aus dem xy-Verlag können Sie die für Sie neuen Früchte zuordnen und auch mal kosten!"*		
Liquidation	IGeL-Liste-Preistafel-Aushang mit Datum: ❑ Empfang ❑ Wartezimmer ❑ Schublade jedes Behandlungszimmers GKV-mögliche STIKO-Impfungen aufspüren: ❑ STIKO-Standard ❑ STIKO-Indikation s. u. Finanzielle Ersparnis durch STIKO-Impfungen betonen Liquidation am Empfang durch Helferin; Arzt wird so mit positiver Reiseerwartungshaltung assoziiert Sofortliquidation: *„... dann ist das für Sie auch erledigt und für uns ist es weniger Verwaltungsaufwand."* Zahlungsmotivation fördern: ❑ „runde Zahlen" ❑ EC-Karten-Lesegerät ❑ Preisnachlass bei Vorauszahlung (über Variation des GOÄ-Steigerungssatzes ist der Betrag veränderbar) Erstattungsmöglichkeiten: ❑ ansprechen (Arbeitgeber: Feuerwehr, Sanitätsdienst u. a.) ❑ steuerliche Absetzbarkeit ansprechen ❑ Bescheinigung anbieten ❑ Bescheinigung sofort ausfüllen und mitgeben		

Fortsetzung Checkliste nächste Seite ▸

Wo?	Beispiel	Für meine Praxis o. k.?	Wer ist zuständig?
	langfristige Schutzwirkung von Impfungen betonen Vergleich Beratungs-/Impfkosten mit Kosten des täglichen Lebens wie Tanken, Essengehen, Kleidung: *„Was hat ihre letzte Tankfüllung gekostet und wie lang hält die?"*		
in der Praxis	Diavorträge von Reisenden in der Praxis mit Ankündigung in der Regionalpresse eigene Vorträge (z. B. Hepatitis A und B) für Exponierte: ❑ Nachbarschaftshilfe ❑ Feuerwehr ❑ Ehrenamtliche Sanitäter etc. ❑ Informationswochen im Herbst zu Pneumokokken- und Grippeimpfung; dabei auch STIKO-Impfungen auffrischen und nach Reiseziel fragen		
außerhalb der Praxis			
Vorträge	❑ Kindergarten (STIKO und Reise) ❑ Schule ❑ Tauchschulen ❑ Reisebüros ❑ Seniorentreffs ❑ Selbsthilfegruppen ❑ Patienteninfostellen ❑ Gesundheitstage bei Krankenkassen ❑ Volkshochschule ❑ Lokalradio (Interview-Sendung) ❑ Vereine (Lions, Rotary u. a.) ❑ Ärztestammtisch/Qualitätszirkel		
Zeitung	❑ Artikel in Kindergartenzeitung ❑ Schülerzeitung ❑ Regionalzeitung, auch Leserbriefe zu Reise-/Impfthemen ❑ regelmäßige Anzeigen in Regionalzeitungen auch ohne Anlass (nach Musterberufsordnung erlaubt) ❑ Artikel in ärztlichen Periodika		
Kooperation	Firmen und Verbände ❑ Firmen mit Auslandstätigkeit ❑ Kleinunternehmen mit Exponierten, z. B. freiberufliche Pflegedienste ❑ Zahntechnikerlabors ❑ Feuerwehr mit Ehrenamtlichen		

Fortsetzung Checkliste nächste Seite ▸

Wo?	Beispiel	Für meine Praxis o. k.?	Wer ist zuständig?
	❑ Sanitätsdienste mit Ehrenamtlichen u. a.		
	Apotheke ❑ Konzept eines „Dr. xy-Reisekit für Fernreisen" ❑ gemeinsame Aktionswochen („Herbst-" und Grippeimpfung, karitative Sammlung für Projekt in der 3. Welt u. a.) ❑ Impfstoffpreisverhandlung für Eigenbedarf ❑ Impfstoffe „in Kommission" (u. a. Abendsprechstunde)		
	Kollegen anderer Fachrichtungen („Impflinge gegen Überweisungen"?)		
	Homepage mit reisemedizinischem Hinweis: interessant für jüngeres Klientel, die per Internet nach reisemedizinischem Schwerpunktarzt suchen; bei der Konzeption (Impfstofffirmen bieten hier oft Hilfe) auf einfache Suchbegriffe achten		

2 Häufigste Reiserouten von Touristen – eine Übersicht

ALBRECHT VON SCHRADER-BEIELSTEIN

Die Tabellen enthalten Hinweise für **Pauschalurlauber** (max. 4 Wochen) und lehnen sich an die Empfehlungen der DTG mit Stand 2004 an. Sie gelten nicht in gleichem Sinne für risikoreichere Unternehmungen von Rucksack- oder Langzeit-/Extremtouristen. Insbesondere bei der **Malariaprophylaxe** muss eine auf die Einzelperson zugeschnittene Empfehlung unter Beachtung der Kontraindikationen erfolgen. Auch sollte bei Aufenthalten unter hygienisch einfacheren Bedingungen die Indikation für eine Schutzimpfung gegen Typhus großzügig gestellt werden. Vor Reisen in Gebiete mit hoher Tollwut-Inzidenz, erhöhter Exposition sowie einer mangelnden Verfügbarkeit einer sicheren, nebenwirkungsarmen Postexpositionsprophylaxe ist an eine präexpositionelle Impfung gegen Tollwut zu denken.

Die Impfung gegen **Japanische Enzephalitis** ist für Routinetouristen i. d. R. nicht indiziert und daher hier nicht aufgeführt; der Impfstoff ist in Deutschland, Österreich und der Schweiz nicht zugelassen.

Gelbfieber findet sich nur in tropischen Regionen Afrikas und in Südamerika sowie Panama. Eine **Choleraimpfung**, die eine eingeschränkte Wirksamkeit besitzt, ist für Urlauber in der Regel nicht indiziert.

Zum Zwecke der Übersichtlichkeit und zum leichteren Verständnis werden in den Rubriken Handelsnamen dort genannt, wo nur ein Produkt auf dem deutschen, österreichischen und Schweizer Markt vorhanden ist. Einzelheiten finden sich im Text des Kapitels II. 8.3.1.

Die gegebenen Empfehlungen bedürfen stets einer auf den Reisenden zugeschnittenen individuellen Wertung.

	Impfungen gegen Gelbfieber	DT	Poliomyelitis	Hepatitis A	Hepatitis B	Typhus	Meningokokkenmeningitis	Malaria (Expositionsprophylaxe)	medikamentöse Malariaprophylaxe	Malaria (standby-Medikation)	Bemerkungen
Asien											
Thailand											
1. Bangkok und/oder 2. nördliche Königsgräber (Chang Mai, Chang Rai, Goldenes Dreieck) und/oder 3. Badeinseln (Phuket, Ko Samui u. a.)	nein	ja	ja	ja	(ja)	(ja)	nein	ja	nein	Malarone® oder Riamet®	typische Touristenroute (malariafrei): 2 Tage Bangkok, 3 Tage Königsgräber, 2–3 Wochen Badeinseln ≥ 90% aller Thailandreisenden
4. Provinzen Tak/Trat (Grenzregion zu Myanmar und Kambodscha)	nein	ja	ja	ja	(ja)	(ja)	nein	ja	> 7 Tage Aufenthalt: Malarone® sonst wie unter 1. + 2.	ohne Prophylaxe wie unter 1. + 2.	Trip zur „Brücke am Quai", sonst keine touristische Routineroute
Myanmar, Kambodscha, Laos	nein	ja	ja	ja	(ja)	(ja)	nein	ja	nein	Malarone® oder Riamet®	Laos (Vientiane, Buddha-Höhlen) und Kambodscha (Angkor Wat) meist nur Teil einer Rundreise

ja = indiziert; (ja) = bei Mehrfachreisenden/Risikoreisenden sinnvoll; nein = nicht indiziert; DT = Diphtherie, Tetanus

	Impfungen gegen										
	Gelbfieber	DT	Poliomyelitis	Hepatitis A	Hepatitis B	Typhus	Meningokokkenmeningitis	Malaria (Expositionsprophylaxe)	medikamentöse Malariaprophylaxe	Malaria (standby-Medikation)	Bemerkungen
Vietnam	nein	ja	ja	ja	(ja)	(ja)	nein	ja	nein	Malarone® oder Riamet®	all-inclusive-Anlagen meist an nördlicher Küste, Mekong-Delta: etwas erhöhtes Malariarisiko
Indonesien 1. Java, Sumatra 2. Bali 3. Lombok (bis 3 Übernachtungen)	nein	ja	ja	ja	(ja)	(ja)	nein	ja	nein	Lariam® oder Malarone® oder Riamet®	Java/Sumatra: meist Teil einer Rundreise Bali: meist Pauschalurlaub 2 Wochen „all inclusive" Lombok: Tauch-Segel-Urlaub, oft auch Tagesausflug mit Flugboot von Bali
4. Irian-Jaya, Flores, Timor und östliche Inseln ab Lombok (bei > 3 Übernachtungen)		ja	ja	ja	(ja)	(ja)	nein	ja	Lariam®, Malarone® oder Doxycyclin	nein	keine Touristenroute

Fortsetzung Tabelle nächste Seite ▸

ja = indiziert; (ja) = bei Mehrfachreisenden/Risikoreisenden sinnvoll; nein = nicht indiziert; DT = Diphtherie, Tetanus

	Impfungen gegen										
	Gelbfieber	**DT**	**Poliomyelitis**	**Hepatitis A**	**Hepatitis B**	**Typhus**	**Meningokokkenmeningitis**	**Malaria (Expositionsprophylaxe)**	**medikamentöse Malariaprophylaxe**	**Malaria (standby-Medikation)**	**Bemerkungen**
China	nein	ja	ja	ja	(ja)	(ja)	nein	ganzjährig: südlich des 25. BG; Monate 5–12: 25.–33. BG	nein	Lariam® (s. Expositionsprophylaxe), Malarone® oder Riamet®	Routinerouten stets mit Übernachtung in Stadthotels, Städte malariafrei, auch in den südlichen Provinzen nur geringes Malariarisiko
Indien											
Norden	nein	ja	ja	ja	(ja)	(ja)	(ja)	ja	nein	Lariam®, Malarone® oder Riamet®	z. B. Rajasthan-Reise: Juli bis November mäßiges Malariarisiko (Monsun + 1 Monat)
Süden	nein	ja	ja	ja	(ja)	(ja)	nein	ja	nein	Lariam®, Malarone® oder Riamet®	z. B. südliche Tempelroute, Wellness in Kerala o. Ä.
Sri Lanka: Westküste	nein	ja	ja	ja	(ja)	(ja)	nein	ja	nein	Lariam®, Malarone® oder Riamet®	Hauptreiseziel: Region um Colombo (Badeurlaub, Ajurveda-Kuren), Ausflüge ins Hinterland (Süden, Kandy etc.) mit gering erhöhtem Malariarisiko

ja = indiziert; (ja) = bei Mehrfachreisenden/Risikoreisenden sinnvoll; nein = nicht indiziert; DT = Diphtherie, Tetanus

	Impfungen gegen									
	Gelbfieber	DT	Poliomyelitis	Hepatitis A	Hepatitis B	Typhus	Meningokokkenmeningitis	Malaria (Expositionsprophylaxe)	medikamentöse Malariaprophylaxe	Malaria (standby-Medikation)	Bemerkungen
Afrika **Nordafrika** Marokko, Tunesien, Libyen und ägyptisches Rotes Meer	nein	ja	ja	ja	(ja)	(ja)	nein	nein	nein	nein	meist Bade- oder Tauchurlaub, weniger Kultururlaube im Hinterland, minimales Malariarisiko in wenigen Oasen-Regionen
Ägypten: Nil und Pyramiden	nein	ja	ja	ja	(ja)	(ja)	nein	nein	nein	nein	Luxor, Pyramiden, Nildampfer bis zu 90%iges Risiko von Durchfällen bei Schifffahrten, Hinweis auf Bilharziose!
Westafrika Gambia, Senegal, Elfenbeinküste, Nigeria, Ghana etc.	ja	ja	ja	ja	(ja)	(ja)	ja	ja	Lariam®, Malarone® oder Doxycyclin	nein	weltweit höchstes Malariarisiko 2,5–3,4% bei 4 Wochen Aufenthalt (für Touristen), höheres Meningokokkenmeningitisrisiko Dezember bis April;

Fortsetzung Tabelle nächste Seite ▸

ja = indiziert; (ja) = bei Mehrfachreisenden/Risikoreisenden sinnvoll; nein = nicht indiziert; DT = Diphtherie, Tetanus

	Impfungen gegen										
	Gelbfieber	DT	Poliomyelitis	Hepatitis A	Hepatitis B	Typhus	Meningokokkenmeningitis	Malaria (Expositionsprophylaxe)	medikamentöse Malariaprophylaxe	Malaria (standby-Medikation)	Bemerkungen
											häufig: Gambia 2 Wochen mit Safari in Senegal (Gelbfieberimpfung Zollvorschrift)
Ostafrika											
Kenia, Tansania einschließlich Sansibar (Strand und Safari)	ja	ja	ja	ja	(ja)	(ja)	ja (bei engem Kontakt zur einheimischen Bevölkerung	ja	Lariam®, Malarone® oder Doxycyclin	nein	Typische Route Kenia: 1 Woche Strand, 1 Woche Safari im Norden; typische Route Tansania: Tiere im südlichen Nationalpark, Sansibar City und Badeurlaub; Zoll verlangt innerafrikanisch die Bescheinigung über Gelbfieberimpfung
Südliches Afrika											
Republik Südafrika (ohne Krügerpark oder bis	nein	ja	ja	ja	(ja)	(ja)	nein	ja (Krügerpark, Grenzgebiet	nein	Krügerpark: Lariam®, Malarone®	Typische Route: Kapstadt, Garden-Wine-Route, 1–2 Tage Krügerpark,

ja = indiziert; (ja) = bei Mehrfachreisenden/Risikoreisenden sinnvoll; nein = nicht indiziert; DT = Diphtherie, Tetanus

	Impfungen gegen Gelbfieber	DT	Poliomyelitis	Hepatitis A	Hepatitis B	Typhus	Meningokokkenmeningitis	Malaria (Expositionsprophylaxe)	medikamentöse Malariaprophylaxe	Malaria (standby-Medikation)	Bemerkungen
maximal 2 Tage Krügerpark)								Mosambik/Botswana)		oder Riamet®; sonst nein	Pretoria, Johannisburg, ggf. Victoriafälle in Zimbabwe; bei > 2 Tagen Krügerpark Prophylaxe wie tropisches Afrika
Republik Südafrika (> 2 Tage Krügerpark)	nein	ja	ja	ja	(ja)	(ja)	nein	ja (Krügerpark, Grenzgebiet Mosambik/Botswana)	Krügerpark: Lariam®, Malarone® oder Doxycyclin	nein	Typische Reise von Tierfreunden, Fotosafari
Namibia	nein	ja	ja	ja	(ja)	(ja)	nein	ja	s. u.	s. u.	Malariarisiko im Norden November bis Juni am höchsten; typische Route: Windhoek–Süden–Skelettküste–Wüstenfahrt–Etosha-Pfanne–Caprivi-Streifen, teils Weiterreise Botswana–Zimbabwe

Fortsetzung Tabelle nächste Seite ▸

ja = indiziert; (ja) = bei Mehrfachreisenden/Risikoreisenden sinnvoll; nein = nicht indiziert; DT = Diphtherie, Tetanus

	Impfungen gegen										
	Gelbfieber	**DT**	**Poliomyelitis**	**Hepatitis A**	**Hepatitis B**	**Typhus**	**Meningokokkenmeningitis**	**Malaria (Expositionsprophylaxe)**	**medikamentöse Malariaprophylaxe**	**Malaria (standby-Medikation)**	**Bemerkungen**
Namibia (mit ≤ 2 Tagen Etosha-Pfanne)	nein	ja	ja	ja	(ja)	(ja)	nein	ja (Etosha-Pfanne, Caprivi-Streifen)	nein	Lariam®, Malarone® oder Riamet®	bei > 2 Tagen Etosha-Pfanne oder Weiterreise Caprivi-Streifen, Okawango-Delta oder Victoriafälle: Prophylaxe wie tropisches Afrika
Namibia (mit > 2 Tagen Etosha-Pfanne/ Caprivi-Streifen	nein	ja	ja	ja	(ja)	(ja)	nein	ja, s. o.	Lariam®, Malarone® oder Doxycyclin	nein	s. o.
Botswana	nein	ja	ja	ja	(ja)	(ja)	nein	ja	Lariam®, Malarone® oder Doxycyclin	nein	erhöhtes Malariarisiko i. d. Regensaison November bis Mai, Haupttourismus im Okawango-Delta mit Kalahari-Wüste im Rahmen einer Rundreise Namibia–Botswana–Zimbabwe–Südafrika

ja = indiziert; (ja) = bei Mehrfachreisenden/Risikoreisenden sinnvoll; nein = nicht indiziert; DT = Diphtherie, Tetanus

	Impfungen gegen										
	Gelbfieber	**DT**	**Poliomyelitis**	**Hepatitis A**	**Hepatitis B**	**Typhus**	**Meningokokkenmeningitis**	**Malaria (Expositionsprophylaxe)**	**medikamentöse Malariaprophylaxe**	**Malaria (standby-Medikation)**	**Bemerkungen**
Zimbabwe	nein	ja	ja	ja	(ja)	(ja)	nein	ja < 1200 m, nein > 1200 m (Hochland)	Lariam®, Malarone® oder Doxycyclin	nein	Sambesital/Victoriafälle sind Hauptreiseziel, ganzjähriges Malariarisiko; Bilharziose-Hinweis!
Amerika/Karibik											amerikanischer Kontinent ist poliofrei
Karibik Dominikanische Republik, Kuba, Jamaika	nein	ja	nein	ja	(ja)	(ja)	nein	nur DR (Hinterland > Küste)	nein	nur DR: Chloroquin (Resochin® u. a.)	Kuba und Jamaika malariafrei
Mittelamerika Mexiko, Guatemala, Costa Rica	nein	ja	nein	ja	(ja)	(ja)	nein	ja, unterhalb 1200 m im tropischen Regenwald	nein	Chloroquin (Resochin® u. a.)	insgesamt geringes Malariarisiko; Mexiko: Yucatan und Küstenregionen; Guatemala: Regenwald um Tikal; Costa Rica Ostküste
Panama	ja	ja	nein	ja	(ja)	(ja)	nein	ja, unterhalb 1200 m im tropischen Regenwald	nein	Lariam®, Malarone® oder Riamet®	

Fortsetzung Tabelle nächste Seite ▸

ja = indiziert; (ja) = bei Mehrfachreisenden/Risikoreisenden sinnvoll; nein = nicht indiziert; DT = Diphtherie, Tetanus

	Impfungen gegen										
	Gelbfieber	DT	Poliomyelitis	Hepatitis A	Hepatitis B	Typhus	Meningokokkenmeningitis	Malaria (Expositionsprophylaxe)	medikamentöse Malariaprophylaxe	Malaria (standby-Medikation)	Bemerkungen
Venezuela Isla Margarita und Küste; Gelbfieber bei nachfolgenden Besuchen anderer Staaten vor Ort	ja	ja	nein	ja	(ja)	(ja)	nein	ja	nein	Lariam®, Malarone® oder Riamet®	Inseln, Städte, zentrale und westliche Küste malariafrei; geringes Risiko im Orinoko-Delta und im Süden; typische Route: Badeurlaub Isla Margarita, ggf. Kurzausflug Festland
Venezuela Orinoko-Delta und/oder Süden (Tafelberge)	ja	ja	nein	ja	(ja)	(ja)	nein	ja	nein	Lariam®, Malarone® oder Riamet®	Tafelberge oft 3- bis 4-tägiger Ausflug mit Bus und dem Kanu von der Küste aus
Andenstaaten											
Ecuador	ja	ja	nein	ja	(ja)	(ja)	nein	ja, in Gebieten unter 1600 m	nein	Lariam®, Malarone® oder Riamet®	typische Route (malariafreie Hochebene): Otavalo, Quito, Baños, Cuenca; Galapagos malariafrei

ja = indiziert; (ja) = bei Mehrfachreisenden/Risikoreisenden sinnvoll; nein = nicht indiziert; DT = Diphtherie, Tetanus

	Impfungen gegen										
	Gelbfieber	DT	Poliomyelitis	Hepatitis A	Hepatitis B	Typhus	Meningokokkenmeningitis	Malaria (Expositionsprophylaxe)	medikamentöse Malariaprophylaxe	Malaria (standby-Medikation)	Bemerkungen
Peru	ja	ja	nein	ja	(ja)	(ja)	nein	ja, östliche Gebiete unter 1600 m	nein	Lariam®, Malarone® oder Riamet®	Typische Route: Lima–Arequipa–Puno–Cuzco–Machu-Picchu mit/ohne Inka-Trail, teils 2-tägiger Ausflug tropisches Puerto Maldonado
Bolivien	ja	ja	nein	ja	(ja)	(ja)	nein	ja, Gebiete unter 1600 m	nein	Lariam®, Malarone® oder Riamet®	Routen meist Hochland: La Paz–Oruro-Salzseen–Sucre–subtropisches Cochabamba–Santa Cruz, ggf. von dort kurzer Bootstrip
Brasilien (ohne entlegene Amazonasprovinzen Amapa, Rondônia, Roraima)	ja	ja	nein	ja	(ja)	(ja)	nein	ja, ausgenommen Ostküste bis Belem	nur in den Provinzen Amapa, Rondônia, Roraima mit Lariam®, Malarone® oder Doxycyclin	Lariam®, Malarone® oder Riamet®	Typische Route: Rio–São Paulo–Wasserfälle Iguazú–Brasilia–Manaus–Amazonasausflug–Salvador de Bahia (Küste); Ostküste malariafrei

ja = indiziert; (ja) = bei Mehrfachreisenden/Risikoreisenden sinnvoll; nein = nicht indiziert; DT = Diphtherie, Tetanus

3 Reiseapotheke

HARALD KRETSCHMER

Für kürzere, gutorganisierte Reisen (Hotels, Clubs etc.)

Neben den ohnehin üblicherweise benötigten Medikamenten und eventuell notwendigen Malariamitteln sollte die Reiseapotheke enthalten:

- Schmerz- und Fiebermittel (z. B. Acetylsalicylsäure, Paracetamol),
- Magen-Darm-Mittel (z. B. Metoclopramid, Antacidum),
- krampflösendes Medikament (z. B. N-Butylscopolaminbromid),
- Durchfallmedikament (z. B. Loperamid, Präparat zur oralen Rehydrierung, ORS),
- leichtes Abführmittel bei Obstipationsneigung,
- Hustenmedikament (z. B. Dicodid),
- Antibiotikum (z. B. Chinolon),
- leichtes Beruhigungs- bzw. Schlafmittel,
- Antihistaminikum als Tablette, Tropfen, Gel; oder Corticosteroidcreme
- Medikament gegen Reisekrankheit,
- antiseptische Wundsalbe oder -lösung,
- abschwellende Augen- und Nasentropfen bzw. Nasenspray,
- sonstiges:
  - Wund- und Heftpflaster verschiedener Größen,
  - Mull- und elastische Binden verschiedener Größen,
  - Fieberthermometer,
  - kleine Schere,
  - Splitterpinzette,
  - Einmalhandschuhe,
  - Einmalspritzen und -kanülen verschiedener Größe,
  - Salbe bei Sportverletzungen,
  - Ersatz- und Sonnenbrille,
  - Sonnenschutzmittel,
  - Insektenschutzmittel.

Für Langzeitreisen oder Reisen unter sehr einfachen Bedingungen

Zusätzlich zu den Medikamenten, die oben aufgeführt sind, werden für Langzeitreisen und/oder Reisen unter sehr einfachen Bedingungen benötigt:

- Mittel zur Trinkwasserdesinfektion (chemische Mittel, Filter),
- zusätzliche Schmerzmittel (z. B. Diclofenac),
- zusätzliche Antibiotika und antiparasitäre Medikamente (z. B. Amoxicillin, Doxycyclin, Erythromycin, Metronidazol, Mebendazol),
- antibiotische Augensalbe,
- Externa gegen Hautpilz.

Ratschläge für Haus- und Reiseapotheke: Arzneimittelhilfe des DIfäM, e-mail: amh@difaem.de

Vorschläge für Reiseapotheken für spezielle Zielgruppen (Kinder, Höhentrekking etc.) sind unter www.hikbik.com zu finden.

4 Übersicht zu Ursachen und Diagnostik von Reisekrankheiten

HARALD KRETSCHMER

4.1 Fieber, Diarrhö, Leberschmerzen/Ikterus und Hämaturie als Leitsymptome wichtiger Reise- und Tropenkrankheiten

	Leitsymptom	Krankheit	Inkubationszeit	geographisches Vorkommen (Hauptregionen)	entscheidende Untersuchung (neben dem klinischen Befund)	Kapitel
Viren	**Fieber** (s. Kap. IV.2.1)					
		Argentinisches Hämorrhagisches Fieber	7–12 Tage	Zentralargentinien	Serologie	
		Bolivianisches Hämorrhagisches Fieber	7–14 Tage	Bolivien	Serologie	
		Chicungunya-Fieber	1–12 Tage	Afrika südlich der Sahara, Südzentralasien, Südostasien	Serologie	
		Dengue-Fieber	3–14 Tage	in den gesamten Tropen mit Schwerpunkt Südostasien, Pazifik, Lateinamerika, Karibik	Serologie	IV.4.11
		Ebola Hämorrhagisches Fieber	4–10 Tage	Afrika, südlich der Sahara	Virusnachweis, Serologie	IV.4.14.3
		FSME/RSSE	3–28 Tage	Österreich, Schweiz, Süddeutschland, Schweden, Osteuropa, Russland		IV.4.5
		Gelbfieber	3–6 Tage	Südamerika und (West-)Afrika	Virusnachweis, Serologie	IV.4.14.1
		Hanta-Virus-Infektion	1–6 Wochen	wahrscheinlich weltweit, gehäuft in Ostasien, amerikanischer Kontinent	Serologie	
		Hepatitis A	2–6 Wochen	weltweit, besonders in Tropen und Subtropen	Serologie	IV.4.6

	Leitsymptom	Krankheit	Inkubationszeit	geographisches Vorkommen (Hauptregionen)	entscheidende Untersuchung (neben dem klinischen Befund)	Kapitel
Viren	*Fieber*	Hepatitis B	1–6 Monate	weltweit, besonders in Tropen und Subtropen	Serologie	IV.4.6
		Hepatitis C	2–26 Wochen	weltweit	Serologie	IV.4.6
		Hepatitis E	etwa 40 Tage	vorwiegend tropische Länder	Serologie	IV.4.6
		HIV/AIDS	2 Wochen bis Jahre	weltweit (zzt. mit Schwerpunkt Afrika und Asien)	Serologie	IV.4.8
		Japanische Enzephalitis	4–14 Tage	Südzentral-, Südost- und Ostasien	Serologie	IV.4.10.2
		Krim-Kongo-Hämorrhagisches Fieber	2–9 Tage	Süd- und Osteuropa, Afrika, Südwest- und Südzentralasien	Virusnachweis, Serologie	IV.4.14.3
		Lassa-Fieber	3–17 Tage	Westafrika	Virusnachweis, Serologie	IV.4.14.3
		Marburg-Hämorrhagisches Fieber	4–10 Tage	Afrika, südlich der Sahara	Virusnachweis, Serologie	IV.4.14.3
		Mononukleose	4–6 Wochen	weltweit	Serologie	
		Pappataci-Fieber	3–6 Tage	Südeuropa, Afrika, Asien, Zentral- und Südamerika	Serologie	
		Poliomyelitis	5–35 Tage	Afrika, Asien	Serologie	
		Rift-Valley-Fieber	3–7 Tage	Afrika, südlich der Sahara, Ägypten, Madagaskar	Serologie	
		Ross-River-Fieber	3–21 Tage	Australien, Neuguinea, Pazifik	Serologie	
		West-Nile-Fieber	3–6 Tage	Südeuropa, Russland, Afrika, Mittlerer Osten, Indien, Indonesien, Nordamerika	Serologie	
		Zytomegalie	3–9 Wochen	weltweit	Serologie	

Fortsetzung Tabelle nächste Seite ▸

	Leitsymptom	Krankheit	Inkubationszeit	geographisches Vorkommen (Hauptregionen)	entscheidende Untersuchung (neben dem klinischen Befund)	Kapitel
Bakterien	*Fieber*	Anthrax	1–7 Tage	weltweit	bakteriologische Untersuchung	
		Bartonellosen	2–4 Wochen	weltweit, besonders Anden-Hochtäler	Nachweis der Bartonellen im Blutausstrich/Serologie	
		Borreliose (Lyme-Disease)	1–180 Tage	weltweit	Serologie, Erregernachweis	IV.4.5
		Brucellose	4 Tage bis 6 Wochen	weltweit	bakteriologische Untersuchung/Serologie	
		Campylobacter-Infektion	2–5 Tage	weltweit	bakteriologische Stuhluntersuchung	IV.4.4
		Chlamydien-Infektionen	3–21 Tage	weltweit	Serologie	IV.4.7
		Legionellose	2–10 Tage	weltweit	Sputumkultur/Serologie/Antigenbestimmung im Urin	IV.4.9.2
		Leptospirose	2 Tage bis 3 Wochen	weltweit	Blutkultur/Serologie	IV.4.14.10
		Listeriose	Wochen bis Monate	weltweit	bakteriologische Untersuchung	
		Lues	9–90 Tage	weltweit	bakteriologisches Direktpräparat/Serologie	IV.4.7
		Melioidose	2 Tage bis Jahre	vorwiegend Südostasien, Neuguinea, Nordaustralien	bakteriologische Untersuchung, Serologie	
		Meningokokkenmeningitis	2–10 Tage	weltweit mit Bevorzugung Afrikas (Sahelzone)	bakteriologische Untersuchung von Liquor cerebrospinalis	IV.4.10.1

	Leitsymptom	Krankheit	Inkubationszeit	geographisches Vorkommen (Hauptregionen)	entscheidende Untersuchung (neben dem klinischen Befund)	Kapitel
Bakterien	*Fieber*	Pest	1–12 Tage	Ost- und Südafrika, Madagaskar, Nord- und Südamerika, Südost- und Ostasien	bakteriologische Untersuchung von Blut oder Eiter	IV.4.14.8
		Rickettsiosen:				IV.4.14.11
		❑ epidemisches Fleckfieber	1–2 Wochen	afrikanisches Hochland, nord- und südamerikanisches Hochland, Balkan	Serologie	
		❑ Rocky Mountain Spotted Fever	1–10 Tage	Nord-, Zentral- und nördliches Südamerika	Serologie	
		❑ Tsutsugamushi-Fieber	1–3 Wochen	Süd- und Ostasien, Pazifik, Australien	Serologie	
		❑ Zeckenbissfieber	3–7 Tage	Mittelmeergebiet, Afrika, Indien	Serologie	
		❑ Q-Fieber	2–4 Wochen	weltweit	Serologie	
		Rückfallfieber	2–18 Tage	weltweit, mit Schwerpunkt in Tropen und Subtropen	mikroskopische Untersuchung dicker und dünner Blutausstriche	IV.4.14.9
		Salmonellosen	8–48 Stunden	weltweit, besonders in Tropen und Subtropen	Stuhlkultur	IV.4.4
		Typhus/Paratyphus	3–60 Tage	weltweit, besonders in Tropen und Subtropen	Blut- und Stuhlkultur	IV.4.3
		Shigellosen	3–5 Tage	weltweit, besonders in Tropen und Subtropen	Stuhlkultur	IV.4.4
		Tuberkulose	4 Wochen bis Jahre	weltweit, besonders in Tropen und Subtropen	bakteriologische Untersuchung/Röntgen	IV.4.14.5

Fortsetzung Tabelle nächste Seite ▸

	Leitsymptom	Krankheit	Inkubationszeit	geographisches Vorkommen (Hauptregionen)	entscheidende Untersuchung (neben dem klinischen Befund)	Kapitel
Bakterien	*Fieber*	Tularämie	2–10 Tage	Nordamerika, Ostasien, Europa, besonders Osteuropa	bakteriologische Untersuchung/Serologie	IV.4.4
		Yersiniose	3–10 Tage	weltweit	bakteriologische Stuhluntersuchung/Serologie	IV.4.4
Protozoen		Amöbenleberabszess	Wochen bis Jahre	weltweit, besonders in Tropen und Subtropen	Serologie/Sonographie	IV.4.2.1
		Babesiose	7–10 Tage	einzelne Erkrankungen auf allen Kontinenten	mikroskopische Untersuchung dicker und dünner Blutausstriche	
		Chagas-Krankheit	2–28 Tage bis Jahre	Süd- und Zentralamerika	parasitologische Untersuchung/Serologie	IV.4.14.13
		Leishmaniasis, viszerale (Kala-Azar)	Wochen bis zu mehreren Monaten	Mittelmeerraum, Asien, Afrika, Zentral- und Südamerika, Karibik	parasitologische Untersuchung von Knochenmark und Blut/Serologie	IV.4.13
		Malaria	1–4 und mehr Wochen bis zu Jahren	weltweit, in Tropen und Subtropen	mikroskopische Untersuchung dicker und dünner Blutausstriche	IV.4.1
		Schlafkrankheit	1 Tag bis Jahre	in begrenzten Gebieten Ost-, Zentral- und Westafrikas	parasitologische Untersuchung von Blut, Liquor und Lymphknotenpunktat/Serologie	IV.4.14.12
		Toxoplasmose	sehr variabel	weltweit	Serologie	
Helminthen		Clonorchiasis	1 Woche bis Jahre	Südost- und Ostasien	parasitologische Untersuchung von Stuhl und Gallenflüssigkeit/Serologie	IV.4.12.3

	Leitsymptom	Krankheit	Inkubationszeit	geographisches Vorkommen (Hauptregionen)	entscheidende Untersuchung (neben dem klinischen Befund)	Kapitel
Helminthen	*Fieber*	Faszioliasis	1–6 Wochen	weltweit	mikroskopische Stuhluntersuchung/Serologie	IV.4.12.3
		Filariosen, lymphatische	1 Monat bis mehr als 1 Jahr	Südzentral- und Südostasien, Pazifik, tropisches Afrika, Karibik, einzelne Herde in Nord-, Zentral- und Südamerika	mikroskopische Blutuntersuchung/Serologie	IV.4.12.2
		Schistosomiasis	3–8 Wochen	Afrika, Südamerika, Ostasien	parasitologische Stuhl- und Urinuntersuchung/Serologie	IV.4.12.1
		Toxokariasis	Wochen bis Monate	weltweit	Serologie/Kernspintomographie	
		Trichinose	2–30 Tage	weltweit	Muskelbiopsie/Serologie	
Pilze		systemische Pilzkrankheiten (z. B. Histoplasmose, Kokzidioidomykose)	1 Woche bis Monate	weltweit	mykologische und serologische Untersuchungen	IV.4.12.3
Viren	**Diarrhö** (s. Kap. IV.2.2)					
		virale Enteritiden verursacht durch:				
		❏ HIV/AIDS	2 Wochen bis Jahre	weltweit (zzt. mit Schwerpunkt Afrika und Asien)	Serologie	IV.4.8
		❏ Noroviren	1–3 Tage	weltweit, besonders in Tropen und Subtropen	labortechnische Sicherung wegen hohen Aufwandes in der Routinediagnostik oft nicht möglich	

Fortsetzung Tabelle nächste Seite ▸

	Leitsymptom	Krankheit	Inkubationszeit (Hauptregionen)	geographisches Vorkommen	entscheidende Untersuchung (neben dem klinischen Befund)	Kapitel
Viren	*Diarrhö*	❑ Rotaviren	1–3 Tage	weltweit, besonders in Tropen und Subtropen	Antigennachweis im Stuhl	
Bakterien		bakterielle Enteritiden verursacht durch:				IV.4.4
		❑ Campylobacter	2–5 Tage	weltweit	bakteriologische Stuhluntersuchung	
		❑ enterotoxigene E. coli	1–2 Tage	weltweit	bakteriologische Stuhluntersuchung/Differenzierung wegen hohen Aufwandes in der Routinediagnostik nicht möglich	
		❑ Salmonellen	8–48 Stunden	weltweit, besonders in Tropen und Subtropen	bakteriologische Stuhluntersuchung	
		❑ Shigellen	3–5 Tage	weltweit, besonders in Tropen und Subtropen	bakteriologische Stuhluntersuchung	
		❑ Yersinien	3–10 Tage	weltweit	bakteriologische Stuhluntersuchung	
		❑ andere pathogene Bakterien (z. B. Aeromonas, Plesiomonas, Vibrio parahaemolyticus)	1–10 Tage	weltweit, besonders in Tropen und Subtropen	bakteriologische Stuhluntersuchung	
		Cholera	1–6 Tage	Asien, Afrika, Süd- und Zentralamerika	bakteriologische Stuhluntersuchung	IV.4.14.7
		Tuberkulose des Darmes	4 Wochen bis Jahre	weltweit, besonders in Tropen und Subtropen	Stuhluntersuchung auf säurefeste Stäbchen	IV.4.14.5

	Leitsymptom	Krankheit	Inkubationszeit	geographisches Vorkommen (Hauptregionen)	entscheidende Untersuchung (neben dem klinischen Befund)	Kapitel
Bakterien	*Diarrhö*	Typhus/Paratyphus	3–60 Tage	weltweit, besonders in Tropen und Subtropen	Blut- und Stuhlkulturen	IV.4.3
Protozoen		Amöbiasis	2–21 Tage	weltweit, besonders in Tropen und Subtropen	parasitologische Stuhluntersuchung/Serologie	IV.4.2.1
		Blastocystis-hominis-Infektion	unbekannt, wahrscheinlich Tage bis Wochen	weltweit	parasitologische Stuhluntersuchung	IV.4.2.4
		Cryptosporidium-parvum-Infektion	3–12 Tage	weltweit, besonders in Tropen und Subtropen	parasitologische Stuhluntersuchung	IV.4.2.3
		Cyclospora-cayetanensis-Infektion	1–11 Tage	weltweit	parasitologische Stuhluntersuchung	IV.4.2.3
		Isospora-belli-Infektion	2–13 Tage	weltweit	parasitologische Stuhluntersuchung	IV.4.2.3
		Lambliasis	4–21 Tage	weltweit, besonders in Tropen und Subtropen	parasitologische Stuhluntersuchung/Antigennachweis im Stuhl	IV.4.2.2
		Malaria	1–4 und mehr Wochen bis zu Jahren	weltweit in Tropen und Subtropen	mikroskopische Untersuchung dicker und dünner Blutausstriche	IV.4.1
Helminthen		Anisakiasis	Stunden bis 1 Woche	weltweit, besonders an europäischen, japanischen und kanadischen Küsten	vorwiegend klinisch/Gastroskopie	II.4.3

Fortsetzung Tabelle nächste Seite ▸

	Leitsymptom	Krankheit	Inkubationszeit	geographisches Vorkommen (Hauptregionen)	entscheidende Untersuchung (neben dem klinischen Befund)	Kapitel
Helminthen	*Diarrhö*	Schistosomiasis mansoni, japonica	3–8 Wochen	Südamerika, Afrika, Ostasien (S. japonicum)	parasitologische Stuhluntersuchung/Serologie	IV.4.12.1
		Strongyloidiasis	ca. 2 Wochen	Tropen und Subtropen, Südeuropa	parasitologische Stuhluntersuchung/Serologie	IV.4.12.3
		Trichuriasis	2–3 Monate	weltweit, besonders in Tropen und Subtropen	parasitologische Stuhluntersuchung	IV.4.12.3
Toxin		Ciguatera	1–6 Stunden	Karibik, Pazifik	ausschließlich klinisch	
Viren	**Leberschmerzen/Ikterus** (s. Kap. IV.2.4)					
		Coxsackie-Virus-Infektion	2–14 Tage	weltweit	Serologie, Virusnachweis im Stuhl	
		Dengue-Fieber	3–14 Tage	in den gesamten Tropen mit Schwerpunkt Südostasien, Pazifik, Lateinamerika und Karibik	Serologie	IV.4.11
		Gelbfieber	3–6 Tage	Südamerika und (West-)Afrika	Virusnachweis, Serologie	IV.4.14.1
		Hepatitis A	2–6 Wochen	weltweit, besonders in Tropen und Subtropen	Serologie	IV.4.6
		Hepatitis B	1–6 Monate	weltweit, besonders in Tropen und Subtropen	Serologie	IV.4.6
		Hepatitis C	2–26 Wochen	weltweit	Serologie	IV.4.6
		Hepatitis E	ca. 40 Tage	vorwiegend tropische Länder	Serologie	IV.4.6
		Herpes simplex	1–26 Tage	weltweit	Serologie	
		Mononukleose	4–6 Wochen	weltweit	Serologie	

	Leitsymptom	Krankheit	Inkubationszeit	geographisches Vorkommen (Hauptregionen)	entscheidende Untersuchung (neben dem klinischen Befund)	Kapitel
	Leberschmerzen/Ikterus	Zytomegalie	3–9 Wochen	weltweit	Serologie	
Bakterien		bakterieller Leberabszess	variabel	weltweit	Sonographie/Punktion und bakteriologische Untersuchung	
		Brucellose	4 Tage bis 6 Wochen	weltweit	bakteriologische Untersuchung/Serologie	
		Leptospirose	2 Tage bis 3 Wochen	weltweit	Blutkultur/Serologie	IV.4.14.10
		Lues	9–90 Tage	weltweit	bakteriologisches Direktpräparat/Serologie	IV.4.7
		Rickettsiosen:				IV.4.14.11
		❑ epidemisches Fleckfieber	1–2 Wochen	afrikanisches Hochland, nord- und südamerikanisches Hochland, Balkan	Serologie	
		❑ Rocky Mountain Spotted Fever	1–10 Tage	Nord-, Zentral- und nördliches Südamerika	Serologie	
		❑ Tsutsugamushi-Fieber	1–3 Wochen	Süd- und Ostasien, Pazifik, Australien	Serologie	
		❑ Zeckenbissfieber	3–7 Tage	Mittelmeergebiet, Afrika, Indien	Serologie	
		❑ Q-Fieber	2–4 Wochen	weltweit	Serologie	
		Rückfallfieber	2–18 Tage	weltweit, mit Schwerpunkt in Tropen und Subtropen	mikroskopische Untersuchung dicker und dünner Blutausstriche	IV.4.14.9

Fortsetzung Tabelle nächste Seite ▸

Leitsymptom	Krankheit	Inkubationszeit	geographisches Vorkommen (Hauptregionen)	entscheidende Untersuchung (neben dem klinischen Befund)	Kapitel
Leberschmerzen/Ikterus	Salmonellosen	8–48 Stunden	weltweit, besonders in Tropen und Subtropen	Stuhlkultur	IV.4.4
	Typhus/Paratyphus	3–60 Tage	weltweit, besonders in Tropen und Subtropen	Blut- und Stuhlkultur	IV.4.3
	Tuberkulose	4 Wochen bis Jahre	weltweit, besonders in Tropen und Subtropen	bakteriologische Untersuchung/Röntgen	IV.4.14.5
Protozoen	Amöbenleberabszess	Wochen bis Jahre	weltweit, besonders in Tropen und Subtropen	Serologie/Sonographie	IV.4.2.1
	Leishmaniasis, viszerale (Kala-Azar)	Wochen bis zu mehreren Monaten	Mittelmeerraum, Asien, Afrika, Zentral- und Südamerika, Karibik	parasitologische Untersuchung von Knochenmark und Blut/Serologie	IV.4.13
	Malaria	1–4 und mehr Wochen bis zu Jahren	weltweit, in Tropen und Subtropen	mikroskopische Untersuchung dicker und dünner Blutausstriche	IV.4.1
Helminthen	Askariasis	2 Monate	weltweit, besonders in Tropen und Subtropen	parasitologische Stuhluntersuchung	IV.4.12.3
	Clonorchiasis	1 Woche bis Jahre	Südost- und Ostasien	parasitologische Untersuchung von Stuhl und Gallenflüssigkeit/Serologie	IV.4.12.3
	Echinokokkose	2 Monate bis Jahre	weltweit (E. granulosus), Deutschland, Österreich, Schweiz, Frankreich, Russland, Nordamerika (E. multilocularis)	bildgebende Verfahren/Serologie	IV.4.12.3
	Faszioliasis	1–6 Wochen	weltweit	mikroskopische Stuhluntersuchung/Serologie	IV.4.12.3

	Leitsymptom	Krankheit	Inkubationszeit	geographisches Vorkommen (Hauptregionen)	entscheidende Untersuchung (neben dem klinischen Befund)	Kapitel
	Leberschmerzen/Ikterus	Opisthorchiasis	1 Woche bis Jahre	Thailand, Laos, Vietnam	parasitologische Stuhluntersuchung	IV.4.12.3
		Schistosomiasis (Katayama-Syndrom)	3–8 Wochen	Afrika, Südamerika, Ostasien	parasitologische Stuhl- und Urinuntersuchung/Serologie	IV.4.12.1
Pilze		systemische Pilzkrankheiten (z. B. Histoplasmose, Kokzidioidomykose)	1 Woche bis Monate	weltweit	mykologische und serologische Untersuchungen	
	Hämaturie (s. Kap. IV.2.6)					
Viren		Hanta-Virus-Infektion	1–6 Wochen	wahrscheinlich weltweit, besonders in Ostasien, amerikanischer Kontinent	Serologie	
Bakterien		Gonorrhö und andere STD	variabel	weltweit	Urethralabstrich/Serologie	IV.4.7
		Tuberkulose des Urogenitaltraktes	4 Wochen bis Jahre	weltweit, besonders in Tropen und Subtropen	bakteriologische Untersuchung/Röntgen	IV.4.14.5
Protozoen		Malaria	1–4 und mehr Wochen bis zu Jahren	weltweit, in Tropen und Subtropen	mikroskopische Untersuchung dicker und dünner Blutausstriche	IV.4.1
Helminthen		Schistosomiasis haematobia	4–7 Wochen bis Jahre	Afrika, Madagaskar, Irak, Arabische Halbinsel	parasitologische Urin- (und Stuhl-)Untersuchung/Serologie	IV.4.12.1
Pilze		genitale Candidiasis	variabel	weltweit	Urinuntersuchung	

4.2 Geographisches Vorkommen verschiedener Reise- und Tropenkrankheiten (ausgenommen ubiquitär und in gemäßigten Klimazonen vorkommende Infektionen)

	geographische Region	Krankheit	Erreger	Übertragungsweg	Hauptverbreitungsgebiete	Kapitel
	Mittelamerika, Karibik und tropisches Südamerika (s. Kap. II.4.2.1)					
Viren		Bolivianisches Hämorrhagisches Fieber	Machupo-Virus	mit Nagetierausscheidungen kontaminierte Lebensmittel; Einatmung von Staub	regional in Bolivien	II.4.2.1
		Dengue-Fieber	Dengue-Virus	Stiche tagaktiver Mücken (Aedes-Arten)	gesamte Region	IV.4.11
		Gelbfieber	Gelbfieber-Virus	Stiche tagaktiver Mücken (Aedes aegypti)	sporadisch in Panama und Südamerika	IV.4.14.1
		St.-Louis-Enzephalitis	SLE-Virus	Mückenstiche (Culex-Arten)	sporadisch in der Karibik (Jamaika!) und in Brasilien	II.4.2.1
		Venezolanische Equine Enzephalomyelitis	VEE-Virus	Mückenstiche (Aedes-, Culex- und Mansonia-Arten)	sporadisch in Mittel- und nördlichem Südamerika	II.4.2.1
		West- und Ostamerikanische Equine Enzephalitis	WEE- und EEE-Virus	Mückenstiche (Culex-Arten)	sporadisch in Mittel- und nördlichem Südamerika, Brasilien, Karibik	II.4.2.1
Bakterien		Bartonellose (Carrión-Krankheit, Oroya-Fieber)	Bartonella bacilliformis	Stiche dämmerungs- und nachtaktiver Schmetterlingsmücken (z.B. Lutzomyia-Arten)	in den Anden Perus, Ecuadors und Südwestkolumbiens (bis 3000 m Höhe)	II.4.2.1
		Cholera	Vibrio cholerae	fäkal-oral	gesamte Region mit Ausnahme der Karibik	IV.4.14.7

	geographische Region	Krankheit	Erreger	Übertragungsweg	Hauptverbreitungsgebiete	Kapitel
Bakterien	*Mittelamerika, Karibik und tropisches Südamerika*	Fleckfieber, epidemisches	Rickettsia prowazekii	Läusebisse	Andenhochland Boliviens, Perus, Ecuadors und Kolumbiens	IV.4.14.11
		Meningokokkenmeningitis	Neisseria meningitidis	Tröpfcheninfektion von Mensch zu Mensch	Brasilien, Karibik	IV.4.10.1
		Pest	Yersinia pestis	Flohstiche oder aerogen von Mensch zu Mensch	umschriebene Pestherde in Brasilien, Bolivien, Peru, Ecuador	IV.4.14.8
		Rocky Mountain Spotted Fever	Rickettsia rickettsii	Zeckenbisse	Mexiko, Kolumbien, sporadisch in Brasilien (São Paulo, Minas Gerais)	IV.4.14.11
Protozoen		Chagas-Krankheit	Trypanosoma cruzi	nächtliche Bisse von Raubwanzen	sporadisch in der gesamten Region außer Karibik	IV.4.14.13
		Leishmaniasis, viszerale (Kala-Azar)	Leishmania donovani	Stiche dämmerungs- und nachtaktiver Schmetterlingsmücken (Phlebotomus- und Lutzomyia-Arten)	sporadisch oder endemisch in Brasilien und Bolivien sowie anderen süd- und mittelamerikanischen Ländern, sporadisches Vorkommen in Guadeloupe und Martinique	IV.4.13
		Leishmaniasis, kutane oder mukokutane	Leishmania brasiliensis, mexicana und peruviana	Stiche dämmerungs- und nachtaktiver Schmetterlingsmücken (Phlebotomus- und Lutzomyia-Arten)	gesamte Region; in der Karibik nur einzelne Herde in Guadeloupe und Martinique	IV.4.13

Fortsetzung Tabelle nächste Seite ▸

	geographische Region	Krankheit	Erreger	Übertragungsweg	Hauptverbreitungs-gebiete	Kapitel
Protozoen	*Mittelamerika, Karibik und tropisches Südamerika*	Malaria	Plasmodium falciparum, Plasmodium vivax (und Plasmodium malariae)	Stiche dämmerungs- und nachtaktiver Mücken (Anopheles-Arten)	gesamte Region; in der Karibik nur in Haiti und der Dominikanischen Republik (P. falciparum)	IV.4.1
Helminthen		Echinokokkose, zystische	Echinococcus granulosus, Echinococcus vogeli	Aufnahme infektiöser Eier mit Lebensmitteln, die durch Kot von Hunden oder anderen Tieren verunreinigt sind	sporadisch in Mexiko, Peru, Bolivien, Brasilien, Kolumbien, Ecuador, Französisch-Guayana; kein Vorkommen in der Karibik	IV.4.12.3
		Filariose, lymphatische	Wuchereria bancrofti	Stiche nachtaktiver Mücken (Aedes-, Anopheles- und Culex-Arten)	Karibik: Hispaniola und Trinidad; Mittelamerika: Costa Rica; Südamerika: Küstengebiete von Guyana, Surinam und Brasilien	IV.4.12.2
		Onchozerkose	Onchocerca volvulus	Stiche tagaktiver Kriebelmücken (Simulium-Arten)	fokal in Südmexiko, Guatemala, Venezuela, Ecuador, Nordbrasilien; kein Vorkommen in der Karibik	IV.4.12.2
		Paragonimiasis	Paragonimus mexicanus	Verzehr roher metazerkarienhaltiger Krustazeen; Zwischenwirt: bestimmte Schneckenarten	sporadisches Vorkommen in der gesamten Region mit Ausnahme der Karibik	IV.4.12.3
		Schistosomiasis	Schistosoma mansoni	Haut- oder Schleimhautkontakt mit Wasser, das Schistosomenlarven (Zerkarien) enthält; Zwischenwirt: bestimmte Schneckenarten	Vorkommen in der Karibik (Antigua, Dominikanische Republik, Guadeloupe, Martinique, Montserrat, Puerto Rico, Saint Lucia);	IV.4.12.1

	geographische Region	Krankheit	Erreger	Übertragungsweg	Hauptverbreitungsgebiete	Kapitel
	Mittelamerika, Karibik und tropisches Südamerika				kein Vorkommen in Mittelamerika, jedoch in drei Ländern Südamerikas (Brasilien, Surinam, Venezuela)	
		Zystizerkose, insbesondere Neurozystizerkose	Taenia solium	Aufnahme infektiöser Schweinebandwurmeier mit der Nahrung	weltweit, jedoch besonders in Mittel-(und Süd-) Amerika	IV.4.12.3
Pilze		Histoplasmose	Histoplasma capsulatum	Einatmung des Erregers mit Staub	gesamte Region	II.4.2.1
		Sporotrichose	Sporothrix schenkii	Inokulation des Erregers ins subkutane Gewebe bei kleinen Verletzungen	gesamte Region einschließlich einiger Hispaniola, Guadeloupe, Martinique, Inseln der Karibik, Kuba	
Viren	**Afrika nördlich der Sahara** (s. Kap. II.4.2.2)					
		Hämorrhagisches Fieber mit renalem Syndrom (HFRS)	Hanta-Viren	Aerosole infektiöser Nagetierausscheidungen	Ägypten, Algerien	II.4.2.2
		Pappataci-Fieber	SF-Virus	Stiche tag- und nachtaktiver Schmetterlingsmücken (Phlebotomus-Arten)	Ägypten, Norden Tunesiens und Marokkos	II.4.2.2

Fortsetzung Tabelle nächste Seite ▸

	geographische Region	Krankheit	Erreger	Übertragungsweg	Hauptverbreitungsgebiete	Kapitel
Viren	*Afrika nördlich der Sahara*	Rift-Valley-Fieber	RVF-Virus	Aerosolinhalation oder Mückenstiche (Aedes- und Culex-Arten)	Ägypten	II.4.2.2
		West-Nile-Fieber	WNF-Virus	Mückenstiche (Culex-Arten)	Ägypten	II.4.2.2
Bakterien		Fleckfieber, epidemisches	Rickettsia prowazekii	Läusebisse	Süden Algeriens	IV.4.14.11
		Fleckfieber, endemisches	Rickettsia mooseri	Flohstiche	nördliche Regionen von Ägypten, Algerien, Marokko und Tunesien	IV.4.14.11
		Meningokokkenmeningitis	Neisseria meningitidis	Tröpfcheninfektion von Mensch zu Mensch	Tunesien, Ägypten, Marokko	IV.4.10.1
		Milzbrand	Bacillus anthracis	Inhalation von Sporen oder Verzehr infizierten Fleisches	sporadisches Vorkommen in Ägypten, Algerien, Marokko, Libyen	II.4.2.2
		Q-Fieber	Coxiella burnetii	Inhalation erregerhaltigen Staubes aus Ausscheidungen von Haustieren; selten durch Zeckenbisse oder über infizierte Milch	weltweites Vorkommen, ausgedehnte Endemiezone in Nordafrika	II.4.2.2
		Rückfallfieber	Borrelia recurrentis, Borrelia duttoni	Läusebisse Zeckenbisse	gesamte Region Marokko sowie Norden von Algerien, Libyen und Ägypten	IV.4.14.9
		Zeckenbissfieber	Rickettsia conorii	Zeckenbisse	Nordägypten, Marokko	IV.4.14.11
Protozoen		Leishmaniasis, viszerale (Kala-Azar)	Leishmania donovani	Stiche dämmerungs- und nachtaktiver Schmetterlingsmücken (Phlebotomus- und Lutzomyia-Arten)	nördliche Regionen von Ägypten, Algerien, Libyen, Marokko, Tunesien	IV.4.13

	geographische Region	Krankheit	Erreger	Übertragungsweg	Hauptverbreitungsgebiete	Kapitel
	Afrika nördlich der Sahara	Leishmaniasis, kutane	Leishmania major, Leishmania infantum	Stiche dämmerungs- und nachtaktiver Schmetterlingsmücken (Phlebotomus-Arten)	nördliche Regionen der Mittelmeeranrainerstaaten	IV.4.13
		Malaria	Plasmodium vivax, Plasmodium malariae	Stiche dämmerungs- und nachtaktiver Mücken (Anopheles-Arten)	sehr sporadisch, Algerien, Marokko	IV.4.1
Helminthen		Echinokokkose, zystische	Echinococcus granulosus	Aufnahme infektiöser Eier mit Lebensmitteln, die durch Hunde- oder Katzenkot verunreinigt sind	selten in Algerien, Marokko und Tunesien, häufiger in Libyen	IV.4.12.3
		Filariose, lymphatische	Wuchereria bancrofti	Stiche nachtaktiver Mücken (Aedes-, Anopheles- und Culex-Arten)	östliches Nildelta Ägyptens	IV.4.12.2
		Schistosomiasis	Schistosoma haematobium	Haut- oder Schleimhautkontakt mit Wasser, das Schistosomenlarven (Zerkarien) enthält; Zwischenwirt: bestimmte Schneckenarten	Niltal und -delta Ägyptens (auch S. mansoni); eng umgrenzte Gebiete Algeriens, Libyens, Marokkos, Tunesiens	IV.4.12.1
	Afrika südlich der Sahara (s. Kap. II.4.2.3)					
Viren		Dengue-Fieber	Dengue-Virus	Stiche tagaktiver Mücken (Aedes-Arten)	zunehmende Ausbreitung in West- und besonders in Ostafrika	IV.4.11
		Ebola-Fieber	Ebola-Virus	Blut, Sekrete, Urin, aerogen (?)	Ost-, Zentral-, Südafrika	IV.4.14.3

Fortsetzung Tabelle nächste Seite ▸

	geographische Region	Krankheit	Erreger	Übertragungsweg	Hauptverbreitungs-gebiete	Kapitel
Viren	*Afrika südlich der Sahara*	Gelbfieber	Gelbfieber-Virus	Stiche tagaktiver Mücken (Aedes aegypti)	epidemische Ausbrüche in west- und ostafrikanischen Ländern; kein Vorkommen im südlichen Afrika	IV.4.14.1
		Lassa-Fieber	Lassa-Virus	Urin, Kot oder Speichel von Ratten	Westafrika	IV.4.14.3
		Marburg Hämor-rhagisches Fieber	Marburg-Fieber	Blut, Sekrete, Urin, aerogen (?)	Ost-, Zentral-, Südafrika (Angola!)	IV.4.14.3
		Rift-Valley-Fieber	RVF-Virus	Aerosolinhalation oder Mücken-stiche (Aedes- und Culex-Arten)	gesamte Region mit Schwerpunkt in Ost- und Südafrika	II.4.2.2
		West-Nile-Fieber	WNF-Virus	Mückenstiche (Culex- und Mansonia-Arten)	sporadisch in der ganzen Region	II.4.2.2
Bakterien		Cholera	Vibrio cholerae	fäkal-oral	besonders West-, aber auch Ostafrika; keine Mel-dungen aus dem südlichen Afrika; Inseln des Indischen Ozeans sind cholerafrei	IV.4.14.7
		Fleckfieber, epidemisches	Rickettsia prowazekii	Läusebisse	ostafrikanisches Hochland; sporadisch auch in Zentral- und Westafrika	IV.4.14.11
		Fleckfieber, endemisches	Rickettsia mooseri	Flohstiche	West-, Zentral- und Ost-afrika	IV.4.14.11

geographische Region	Krankheit	Erreger	Übertragungsweg	Hauptverbreitungsgebiete	Kapitel
Afrika südlich der Sahara	Meningokokken-meningitis	Neisseria meningitidis	Tröpfcheninfektion von Mensch zu Mensch	epidemisches Auftreten während der Trockenzeit in der ganzen Region, vor allem im „Meningitis-Gürtel" der Sahelzone (vorherrschend Serotyp A)	IV.4.10.1
	Pest	Yersinia pestis	Flohstiche oder aerogen von Mensch zu Mensch	hauptbetroffen Madagaskar und Tansania, daneben auch Kenia und alle südlicher gelegenen Länder einschließlich der Republik Südafrika	IV.4.14.8
	Rückfallfieber	Borrelia recurrentis	Läusebisse	Äthiopien, Sudan und sporadisch Zentral- und Westafrika	IV.4.14.9
	Zeckenbissfieber, afrikanisches	Rickettsia conorii	Zeckenbisse	Ostafrika und östliches Südafrika	IV.4.14.11
Protozoen	Leishmaniasis, viszerale (Kala-Azar)	Leishmania donovani	Stiche dämmerungs- und nachtaktiver Schmetterlingsmücken (Phlebotomus-Arten)	Tiefland Äthiopiens, Sudan; Norden und Südosten Kenias, Somalia, Malawi; sporadisch in Gambia, Senegal, Burkina Faso	IV.4.13
	Leishmaniasis, kutane	Leishmania major, Leishmania aethiopica	Stiche dämmerungsaktiver und nachtaktiver Schmetterlingsmücken (Phlebotomus-Arten)	gleiches Verbreitungsgebiet wie viszerale Leishmaniasis	IV.4.13

Fortsetzung Tabelle nächste Seite ▸

	geographische Region	Krankheit	Erreger	Übertragungsweg	Hauptverbreitungsgebiete	Kapitel
Protozoen	*Afrika südlich der Sahara*	Malaria	Plasmodium falciparum, Plasmodium vivax (nicht Westafrika), Plasmodium ovale (Westafrika), Plasmodium malariae (selten)	Stiche dämmerungs- und nachtaktiver Mücken (Anopheles-Arten)	ganze Region mit Ausnahme der Seychellen und des südlichen Südafrikas. In bis zu 90% der Malariaerkrankungen in der Region ist P. falciparum der Erreger	IV.4.1
		Schlafkrankheit	Trypanosoma brucei gambiense Trypanosoma brucei rhodesiense	Stiche der Tsetse-Fliege (Glossina-Arten) Stiche der Tsetse-Fliege (Glossina-Arten)	sporadisch in fast allen Ländern Zentral- und Westafrikas sporadisch in den ostafrikanischen Ländern von Südäthiopien bis Nordbotswana und Nordzimbabwe	IV.4.14.12
Helminthen		Echinokokkose, zystische	Echinococcus granulosus	Aufnahme infektiöser Eier mit Lebensmitteln, die durch Hunde- oder Katzenkot verunreinigt sind	sporadisch in der ganzen Region	IV.4.12.3
		Filariose, lymphatische	Wuchereria bancrofti	Stiche nachtaktiver Mücken (Aedes-, Anopheles- und Culex-Arten)	ausgedehnte Endemiegebiete im westafrikanischen Savannenbereich; sporadisches Vorkommen in Zentralafrika und im Küstengebiet Ostafrikas; von den Inseln im Indischen Ozean ist nur Mauritius filariosefrei	IV.4.12.2

geographische Region	Krankheit	Erreger	Übertragungsweg	Hauptverbreitungsgebiete	Kapitel
Afrika südlich der Sahara	Loiasis	Loa loa	Stiche tagaktiver Bremsen (Chrysops-Arten)	Küstenländer des Golfs von Guinea (südliches Benin bis nördliches Angola)	IV.4.12.2
	Onchozerkose	Onchocerca volvulus	Stiche tagaktiver Kriebelmücken (Simulium-Arten)	West-, Zentral- und Ostafrika (Südgrenze: Angola/Tansania)	IV.4.12.2
	Schistosomiasis	Schistosoma haematobium, Schistosoma mansoni, Schistosoma intercalatum	Haut- oder Schleimhautkontakt mit Wasser, das Schistosomenlarven (Zerkarien) enthält; Zwischenwirt: bestimmte Schneckenarten	ganze Region, besonders große Seen Ostafrikas und Flüsse Westafrikas	IV.4.12.1
Vorder- und Zentralasien (s. Kap. II.4.2.4)					
Viren	Krim-Kongo Hämorrhagisches Fieber	CCHF-Virus	Kontakt mit infektiösem tierischen Blut	ganzes Gebiet	IV.4.14.3
Bakterien	Fleckfieber, endemisches oder murines	Rickettsia mooseri	Flohstiche	sporadisch in Iran, Israel, Syrien, Kuwait	IV.4.14.11
	Meningokokkenmeningitis	Neisseria meningitidis	Tröpfcheninfektion von Mensch zu Mensch	epidemisches Auftreten (Serotypen A und C) in Türkei, Bahrein, Iran, Jordanien, Qatar, Syrien	IV.4.10.1

Fortsetzung Tabelle nächste Seite ▸

	geographische Region	Krankheit	Erreger	Übertragungsweg	Hauptverbreitungsgebiete	Kapitel
Bakterien	*Vorder- und Zentralasien*	Milzbrand	Bacillus anthracis	Inhalation von Sporen oder Verzehr infizierten Fleisches	sporadisches Vorkommen in der gesamten Region	II.4.2.4
Protozoen		Leishmaniasis, viszerale	Leishmania donovani	Stiche dämmerungs- und nachtaktiver Schmetterlingsmücken (Phlebotomus-Arten)	sporadisch in der gesamten Region, außer Inseln des Indischen Ozeans	IV.4.13
		Leishmaniasis, kutane	Leishmania tropica	Stiche dämmerungs- und nachtaktiver Schmetterlingsmücken (Phlebotomus-Arten)	sporadisch in der gesamten Region, außer Inseln des Indischen Ozeans	IV.4.13
		Malaria	Plasmodium vivax, Plasmodium falciparum, (Plasmodium malariae)	Stiche dämmerungs- und nachtaktiver Mücken (Anopheles-Arten)	Türkei (südöstlicher asiatischer Teil), Irak und Syrien nur P. vivax; P. falciparum und P. vivax treten auf in Afghanistan, Tadschikistan, Iran, Irak, Oman, Saudi-Arabien, Vereinigte Arabische Emirate und Jemen	IV.4.1
Helminthen		Echinokokkose, alveoläre	Echinococcus multilocularis	Aufnahme infektiöser Eier in durch Kot von Füchsen kontaminierten Lebensmitteln	ganz vereinzelt in der Türkei, in Nordirak und Nordiran	IV.4.12.3
		Echinokokkose, zystische	Echinococcus granulosus	Aufnahme infektiöser Eier in durch Hunde- oder Katzenkot verunreinigten Lebensmitteln	gesamte Region	IV.4.12.3
		Schistosomiasis	Schistosoma haematobium	Haut- und Schleimhautkontakt mit Wasser, das Schistosomenlarven (Zerkarien) enthält; Zwischenwirt: bestimmte Schneckenarten	sporadisch in den Ländern der Arabischen Halbinsel, im Iran, in der Türkei	IV.4.12.1

geographische Region	Krankheit	Erreger	Übertragungsweg	Hauptverbreitungsgebiete	Kapitel
Vorder- und Zentralasien		Schistosoma mansoni	Haut- und Schleimhautkontakt mit Wasser, das Schistosomenlarven (Zerkarien) enthält; Zwischenwirt: bestimmte Schneckenarten	sporadisch in Oman, Saudi-Arabien, Jemen	IV.4.12.1
Südzentralasien (s. Kap. II.4.2.5)					
Viren	Dengue-Fieber	Dengue-Virus	Stiche tagaktiver Mücken (Aedes-Arten)	in der gesamten Region einschließlich der Malediven, mit Ausnahme von Pakistan	IV.4.11
	Japanische Enzephalitis	JE-Virus	Stiche nachtaktiver Mücken (Culex-Arten)	in den ländlichen Gegenden Indiens (Ausnahme: nordöstliche Provinzen), Nepals, Bangladeschs und Sri Lankas	IV.4.10.2
	Tollwut	Tollwut-Virus	Biss erkrankter oder infizierter Tiere, besonders von Hunden	weltweites Vorkommen starker Häufung auf dem indischen Subkontinent	IV.4.14.2
Bakterien	Cholera	Vibrio cholerae	fäkal-oral	endemisch in der gesamten Region mit Ausnahme der Malediven	IV.4.14.7
	Pest	Yersinia pestis	Flohstiche oder aerogen von Mensch zu Mensch	sporadisch in Indien und Nepal	IV.4.14.8

Fortsetzung Tabelle nächste Seite ▸

	geographische Region	Krankheit	Erreger	Übertragungsweg	Hauptverbreitungsgebiete	Kapitel
Protozoen	*Südzentralasien*	Leishmaniasis, viszerale (Kala-Azar)	Leishmania donovani	Stiche dämmerungs- und nachtaktiver Schmetterlingsmücken (Phlebotomus-Arten)	Nordosten und Nordwesten Indiens, Bangladeschs und sporadisch in Pakistan	IV.4.13
		Leishmaniasis, kutane	Leishmania tropica, Leishmania major	Stiche dämmerungs- und nachtaktiver Schmetterlingsmücken (Phlebotomus-Arten)	sporadisch im Westen Indiens und in Südpakistan	IV.4.13
		Malaria	Plasmodium falciparum, Plasmodium vivax	Stiche dämmerungs- und nachtaktiver Mücken (Anopheles-Arten)	in der gesamten Region mit Ausnahme der Malediven und der über 2000 m hohen Gebiete	IV.4.1
Helminthen		Filariose, lymphatische	Wuchereria bancrofti, Brugia malayi	Stiche verschiedener Mückenarten (Anopheles-, Aedes-, Culex-, Mansonia-Arten)	gesamte Region mit Ausnahme Pakistans	IV.4.12.2
	Südostasien und Pazifik (s. Kap. II.4.2.6)					
Viren		Dengue-Fieber	Dengue-Virus	Stiche tagaktiver Mücken (Aedes-Arten)	gesamte Region (einschließlich Nordosten Australiens)	IV.4.11
		Japanische Enzephalitis	JE-Virus	Stiche nachtaktiver Mücken (Culex-Arten)	gesamte Region mit Ausnahme des Pazifiks	IV.4.10.2
Bakterien		Cholera	Vibrio cholerae	fäkal-oral	alle Länder Südostasiens; der Pazifik ist bis auf Guam und Chuuk cholerafrei	IV.4.14.7
		Pest	Yersinia pestis	Flohstiche oder aerogen von Mensch zu Mensch	herdförmig in Myanmar, Indonesien, Vietnam	IV.4.14.8

geographische Region	Krankheit	Erreger	Übertragungsweg	Hauptverbreitungsgebiete	Kapitel
Südostasien und Pazifik	Tsutsugamushi-Fieber (scrub typhus)	Rickettsia tsutsugamushi	Milbenbisse	fleckförmig in der ganzen Region einschließlich Nordaustralien	IV.4.14.11
Protozoen	Malaria	Plasmodium falciparum, Plasmodium vivax (und Plasmodium malariae)	Stiche dämmerungs- und nachtaktiver Mücken (Anopheles-Arten)	ganze Region mit Ausnahme Singapurs und einiger Pazifik-Inseln	IV.4.1
Helminthen	Filariose, lymphatische	Wuchereria bancrofti, Brugia malayi, Brugia timori	Stiche verschiedener Mückenarten (Anopheles, Aedes, Culex, Mansonia)	gesamte Region	IV.4.12.2
	Opisthorchiasis	Opisthorchis viverrini	Verzehr rohen metazerkarienhaltigen Fisches; Zwischenwirt: bestimmte Schneckenarten	fokal in Thailand, Laos, Kambodscha, Vietnam	IV.4.12.3
	Paragonimiasis	Paragonimus westermani	Verzehr roher metazerkarienhaltiger Krustazeen; Zwischenwirt: bestimmte Schneckenarten	fokal in der ganzen Region mit Ausnahme des Pazifiks	IV.4.12.3
	Schistosomiasis	Schistosoma japonicum, mekongi, malayi	Haut- oder Schleimhautkontakt mit Wasser, das Schistosomenlarven (Zerkarien) enthält; Zwischenwirt: bestimmte Schneckenarten	regional begrenztes Vorkommen auf den Philippinen, in Südlaos und in Kambodscha; isolierte Foci in Indonesien, Malaysia, Thailand	IV.4.12.1

Fortsetzung Tabelle nächste Seite ▸

	geographische Region	Krankheit	Erreger	Übertragungsweg	Hauptverbreitungsgebiete	Kapitel
	polare Zonen (s. Kap. II.4.3)					
Viren		Hämorrhagisches Fieber mit renalem Syndrom (HFRS)	Hanta-Virus	Aerosole infektiöser Nagetierausscheidungen	Alaska, Kanada, Norwegen	II.4.3
Bakterien		Tularämie	Francisella tularensis	Zecken- und Bremsenstiche; Hantieren mit gejagten oder gefangenen Hasen, Lemmingen, Mäusen, Wasserratten	arktische Regionen	II.4.3
Helminthen		Anisakiasis	Anisakis simplex und andere	Verzehr von rohem, larvenhaltigem Salzwasserfisch (z. B. Matjes etc.)	kanadische Küstengebiete	II.4.3
		Diphyllobothriasis	Diphyllobothrium atum	Verzehr roher oder unzureichend gekochter oder geräucherter karnivorer Fischarten (u. a. Regenbogenforelle, Hecht, Barsch)	Alaska, Kanada, Barentsseeregion, Karelien, Sibirien	IV.4.12.3
		Echinokokkose, alveoläre	Echinococcus multilocularis	Aufnahme infektiöser Eier im Kot von Polarfüchsen und Wölfen, z. B. durch Essen kontaminierter Beeren	Alaska, Sibirien	IV.4.12.3
		Echinokokkose, zystische	Echinococcus granulosus	Aufnahme infektiöser Eier in durch Hunde- oder Katzenkot verunreinigten Lebensmitteln	Alaska, Kanada, Sibirien	IV.4.12.3
		Trichinose	Trichinella spiralis	Verzehr unzureichend gebratenen oder gekochten Bären-, Walross- und Seehundfleisches	Alaska, Grönland, Kanada	IV.4.12.3

4.3 Untersuchungsmaterialien zur Diagnostik wichtiger Reise- und Tropenkrankheiten

	Untersuchungsmaterial	Krankheit	Kapitel	Gewinnung und Konservierung	Übersendung an Spezialisten	Untersuchung und Befundmitteilung, Bemerkungen
	Blut (direkter Erregernachweis)					
Viren		Ebola-Fieber	IV.4.14.3	5 ml EDTA-Blut	nur durch zugelassene Gefahrguttransportdienste	umgehende telefonische Befundmitteilung
		Gelbfieber	IV.4.14.1	5 ml EDTA-Blut	mit Boten oder Taxi; Postbeförderung nicht gestattet	umgehende telefonische Befundmitteilung
		Lassa-Fieber	IV.4.14.3	5 ml EDTA-Blut	nur durch zugelassene Gefahrguttransportdienste	umgehende telefonische Befundmitteilung
		Krim-Kongo-Fieber	IV.4.14.3	5 ml EDTA-Blut	nur durch zugelassene Gefahrguttransportdienste	umgehende telefonische Befundmitteilung
		Marburg Hämorrhagisches Fieber	IV.4.14.3	5 ml EDTA-Blut	nur durch zugelassene Gefahrguttransportdienste	umgehende telefonische Befundmitteilung
Bakterien		Rückfallfieber	IV.4.14.9	2 ml EDTA-Blut sowie je ein dünner und dicker Blutausstrich (s. u. bei Malaria)	mit Boten oder Taxi	Untersuchung von gefärbten Blutausstrichen; umgehende telefonische Befundmitteilung
		Typhus/ Paratyphus	IV.4.3	Blutkultur; dreimalige Abnahme innerhalb von 24 Stunden; Probenabnahme direkt in Blutkulturgefäße	mit Boten oder Taxi	sofortige Bebrütung der Blutkulturflaschen und Differenzierung; umgehende telefonische Befundmitteilung

Fortsetzung Tabelle nächste Seite ▸

Protozoen

Untersuchungsmaterial	Krankheit	Kapitel	Gewinnung und Konservierung	Übersendung an Spezialisten	Untersuchung und Befundmitteilung, Bemerkungen
Blut (direkter Erregernachweis)	Chagas-Krankheit	IV.4.14.13	2 ml EDTA-Blut sowie je ein dünner und dicker Blutausstrich (s. u. bei Malaria)	üblicher Postweg	Untersuchung von Frischpräparat und gefärbten Blutausstrichen; die in Deutschland nicht durchgeführte Xenodiagnostik ist sensitiver als die einfache Blutuntersuchung; bei Nachweis von Trypanosomen telefonische Befundmitteilung
	Leishmaniasis, viszerale (Kala-Azar)	IV.4.13	2 ml EDTA-Blut sowie je ein dünner und dicker Blutausstrich (s. u. bei Malaria); Knochenmarkpunktat	üblicher Postweg	Untersuchung von gefärbten Blutausstrichen; bei Nachweis von Leishmanien telefonische Befundmitteilung. Die Untersuchung von Knochenmarkpunktat ist sensitiver als die Blutuntersuchung!
	Malaria	IV.4.1	2 ml EDTA-Blut sowie je ein dünner und dicker Blutausstrich (dicker Tropfen); Blutabnahme jederzeit – auch im fieberfreien Intervall! – möglich; Herstellung dünner und dicker Blutausstriche: ❑ dünner Blutausstrich wie für Differentialblutbild, nur etwas dünner	notfallmäßig mit Boten oder Taxi	**sofortige Untersuchung zu jeder Tages- und Nachtzeit; umgehende telefonische Befundmitteilung an Einsender innerhalb weniger Stunden**

Untersuchungs-material	Krankheit	Kapitel	Gewinnung und Konservierung	Übersendung an Spezialisten	Untersuchung und Befund-mitteilung, Bemerkungen
Blut (direkter Erreger-nachweis)			❑ dicker Blutausstrich: 2–3 Tropfen Blut auf einen Objektträger geben und mit der Ecke eines anderen Objektträgers etwa auf die Fläche eines Cent-Stücks ausbreiten Der dicke Blutausstrich sollte nicht zu dünn und nicht zu dick sein: Gedruckte Schrift sollte gerade noch erkennbar sein: Präparat gut trocknen lassen und unfixiert und ungefärbt einsenden. Liegen bereits gefärbte Objektträger vor, sollten diese zusätzlich mit eingesandt werden!		
	Schlafkrankheit	IV.4.14.12	2 ml EDTA-Blut sowie je ein dünner und dicker Blutausstrich (s. o. bei Malaria)	üblicher Postweg	Untersuchung von Frischpräparat und gefärbten Blutausstrichen; bei Nachweis von Trypanosomen telefonische Befundmitteilung

Fortsetzung Tabelle nächste Seite ▸

	Untersuchungs-material	Krankheit	Kapitel	Gewinnung und Konservierung	Übersendung an Spezialisten	Untersuchung und Befund-mitteilung, Bemerkungen
Helminthen	*Blut (direkter Erreger-nachweis)*	Loiasis und lymphatische Filariosen	IV.4.12.2	2 ml EDTA-Blut sowie je ein dünner und dicker Blutausstrich (s. u. bei Malaria); zusätzliche Anreicherungsverfahren (Mikrohämatokritmethode, Membranfiltrationsmethode, Anreicherung nach Knott); Blutabnahme bei den lymphatischen Filariosen nachts zwischen 22.00 und 2.00 Uhr, bei Loiasis tags zwischen 10.00 und 14.00 Uhr	üblicher Postweg	Untersuchung von Frischpräparat und gefärbten Blutausstrichen; Befundmitteilung per Brief oder Fax
	Serum (Antikörperbestimmungen)					
Viren		Viruskrankheiten	IV.4.6–8 IV.4.10.3 IV.4.11 IV.4.14.1–2 IV.4.14.3	2 ml Serum oder 5 ml Vollblut	mit Boten oder Taxi (Postbeförderung nicht gestattet) nur durch zugelassene Gefahrguttransportdienste	mehrere etablierte serologische Verfahren; Befundmitteilung per Brief oder Fax umgehende telefonische Befundmitteilung
Bakterien		bakterielle Krankheiten	III.6 IV.4.3 IV.4.4 IV.4.7	2 ml Serum oder 5 ml Vollblut	üblicher Postweg	mehrere etablierte serologische Verfahren; Befundmitteilung per Brief oder Fax

Untersuchungs-material	Krankheit	Kapitel	Gewinnung und Konservierung	Übersendung an Spezialisten	Untersuchung und Befund-mitteilung, Bemerkungen
Serum (Antikörperbe-stimmungen)		IV.4.14.10 IV.4.14.11 VI.4.1 (Bakterien)			
Protozoen	Amöbiasis	IV.4.2	2 ml Serum oder 5 ml Vollblut	üblicher Postweg; bei Verdacht auf Amöbenleber-abszess notfallmäßige Übersendung mit Boten	mehrere etablierte serologi-sche Verfahren; Befundmit-teilung per Brief oder Fax. **Bei Verdacht auf Amöben-leberabszess sofortige Un-tersuchung zu jeder Tages- und Nachtzeit; umgehende telefonische Befundmit-teilung an Einsender inner-halb von Stunden**
	Chagas-Krankheit	IV.4.14.13	2 ml Serum oder 5 ml Vollblut	üblicher Postweg	mehrere etablierte serologi-sche Verfahren; Befundmit-teilung per Brief oder Fax
	Leishmaniosen	IV.4.13	2 ml Serum oder 5 ml Vollblut	üblicher Postweg	mehrere etablierte serologi-sche Verfahren; Befundmit-teilung per Brief oder Fax
	Malaria	IV.4.1	2 ml Serum oder 5 ml Vollblut	üblicher Postweg	mehrere etablierte serologi-sche Verfahren; Befundmit-teilung per Brief oder Fax. **Beachte: Serologische Un-tersuchungen auf Malaria sind für die Akutdiagnostik ungeeignet!**

Fortsetzung Tabelle nächste Seite ▸

	Untersuchungs-material	Krankheit	Kapitel	Gewinnung und Konservierung	Übersendung an Spezialisten	Untersuchung und Befund-mitteilung, Bemerkungen
	Serum (Antikörperbe-stimmungen)	Schlafkrankheit	IV.4.14.12	2 ml Serum oder 5 ml Vollblut	üblicher Postweg	mehrere etablierte serologische Verfahren; Befundmitteilung per Brief oder Fax
Helminthen		Echinokokkose	IV.4.12.3		üblicher Postweg	mehrere etablierte serologische Verfahren; Befundmitteilung per Brief oder Fax
		Filariosen	IV.4.12.2	2 ml Serum oder 5 ml Vollblut	üblicher Postweg	mehrere etablierte serologische Verfahren; Befundmitteilung per Brief oder Fax
		Leber- und Lungenegel-infektionen	IV.4.12.3	2 ml Serum oder 5 ml Vollblut	üblicher Postweg	mehrere etablierte serologische Verfahren; Befundmitteilung per Brief oder Fax
		Schistosomiasis	IV.4.12.1	2 ml Serum oder 5 ml Vollblut	üblicher Postweg	mehrere etablierte serologische Verfahren; Befundmitteilung per Brief oder Fax
	Knochenmark					
Protozoen		Leishmaniasis, viszerale (Kala-Azar)	IV.4.13	Punktion und Färbung nach Giemsa; Punktat kann auch ungefärbt versandt werden	üblicher Postweg	mikroskopische Untersuchung; Befundmitteilung per Brief oder Fax; bei Leishmaniennachweis telefonisch; die Knochenmarkuntersuchung ist – neben der in Deutschland unüblichen Untersuchung von Milzpunktaten – die sensitivste Methode des Leishmaniennachweises

	Untersuchungsmaterial	Krankheit	Kapitel	Gewinnung und Konservierung	Übersendung an Spezialisten	Untersuchung und Befundmitteilung, Bemerkungen
Protozoen	*Serum (Antikörperbestimmungen)*	Schlafkrankheit	IV.4.14.12	Punktion und Färbung nach Giemsa; Punktat kann auch ungefärbt versandt werden	üblicher Postweg	mikroskopische Untersuchung; Befundmitteilung per Brief oder Fax, bei Trypanosomennachweis telefonisch
	Liquor					
Viren		virale Meningitiden	IV.4.10.2 und 3	Lumbalpunktion: Nativliquor	mit Boten oder Taxi	Zellkultur; PCR; Antikörpernachweis in Liquor **und** Serum; Befundmitteilung umgehend telefonisch oder per Fax
Bakterien		bakterielle Meningitiden einschließlich Tuberkulose	IV.4.10.1 IV.4.14.5	Lumbalpunktion: Nativliquor	mit Boten oder Taxi	Mikroskopie, Kultur; PCR; umgehende Befundmitteilung telefonisch oder per Fax
Protozoen		Schlafkrankheit	IV.4.14.12	Direktuntersuchung des Liquorsedimentes sowie Giemsa-Färbung des Sedimentes	mit Boten oder Taxi	mikroskopische Untersuchung des Frisch- und gefärbten Präparates; umgehende telefonische Befundmitteilung
Helminthen		Loiasis	IV.4.12.2	Direktuntersuchung des Liquorsedimentes sowie Giemsa-Färbung des Sedimentes	mit Boten oder Taxi	mikroskopische Untersuchung des Frisch- und gefärbten Präparates; bei Vorhandensein von Mikrofilarien von Loa loa im Liquor

Fortsetzung Tabelle nächste Seite ▸

	Untersuchungsmaterial	Krankheit	Kapitel	Gewinnung und Konservierung	Übersendung an Spezialisten	Untersuchung und Befundmitteilung, Bemerkungen
	Liquor					ist mit schweren enzephalitischen Krankheitsverläufen, besonders unter DEC-Therapie, zu rechnen! Umgehende telefonische Befundmitteilung
	Urin					
Bakterien		Tuberkulose	IV.4.14.5	Morgenurin vollständig; mehrfache Einsendung	mit Boten oder Taxi	mikroskopische Untersuchung des auf säurefeste Stäbchen gefärbten Urinsedimentes; Urinkultur auf säurefeste Stäbchen. Befundmitteilung per Brief oder Fax
Helminthen		Schistosomiasis	IV.4.12.1	Direktuntersuchung des Urinsedimentes der letzten Harnportion; zusätzlich Anreicherungsverfahren (Filtration von 24-Stunden-Urin unter Formalinzusatz zur Fixierung der Schistosomeneier)	Direktabgabe des Urins im Speziallabor oder rascher Transport des Untersuchungsmaterials dorthin	mikroskopische Untersuchung des Sedimentes oder des Filters; Befundmitteilung per Brief oder Fax
	Stuhl					
Bakterien		bakterielle Enteritiden	IV.4.3 und 4	sofortiger Ansatz von Stuhlkulturen; zeitliche Verzögerung des Ansatzes verringert die Nachweisbarkeit pathogener Darm-	unmittelbare Weiterleitung von nativen Stuhlproben an ein mikrobiologisches Labor; besser: direkte Abgabe der körperwarmen Stuhlprobe	mikrobiologische Untersuchung von Stuhlkulturen; Befundmitteilung bei positivem Ausfall telefonisch oder per Fax

	Untersuchungs-material	Krankheit	Kapitel	Gewinnung und Konservierung	Übersendung an Spezialisten	Untersuchung und Befund-mitteilung, Bemerkungen
	Stuhl			bakterien – insbesondere von Shigellen – erheblich. **Eine bakteriologische Stuhluntersuchung ist nur aus nicht konserviertem Stuhl möglich**	in einem mikrobiologischen Labor	
Protozoen		Amöbiasis, Blastocystis-infektion, Kokzidieninfektion, Lambliasis	IV.4.2.1 IV.4.2.4 IV.4.2.3 IV.4.2.2	Nativuntersuchung und Untersuchung mit Konservierungs- und Anreicherungsverfahren (MIF-, SAF- oder PVA-Lösung). Eine erfolgreiche Stuhluntersuchung ist von der Frische des Stuhls abhängig; es sollten daher zwei Stuhlröhrchen eingeschickt werden: ein Röhrchen mit Konservierungsflüssigkeit, das andere ohne	Direktabgabe des Stuhls im Speziallabor oder Übersendung der Probe in Versandröhrchen	Untersuchung des Nativ- und des angereicherten Präparates; Färbung mit Jod (Zysten) und Methylenblau (Trophozoiten). Bei **Amöbiasis** zusätzlich serologische Untersuchungen zur Abklärung, ob eine invasive Form (z. B. Amöbenleberabszess) vorliegt. Antigennachweis zur Differenzierung E. histolytica/E. dispar möglich. Bei Verdacht auf **Lambliasis** Untersuchung von Duodenalsaft; Antigennachweis im Stuhl möglich. Bei **Kokzidieninfektionen** zusätzlich u. a. (modifizierte) Ziehl-Neelsen-Färbung. Befundmitteilung per Brief oder Fax

Fortsetzung Tabelle nächste Seite ▸

Untersuchungs-material	Krankheit	Kapitel	Gewinnung und Konservierung	Übersendung an Spezialisten	Untersuchung und Befund-mitteilung, Bemerkungen
Helminthen	intestinale Nematoden-infektion	IV.4.12.3	siehe Protozoeninfektionen; spezielle Anreicherungs-methoden, z. B. auf Stron-gyloideslarven; bei Ver-dacht auf Oxyuriasis Abklatschpräparat von der Analregion	Direktabgabe des Stuhls im Speziallabor oder Übersendung der Probe in Versandröhrchen	Einachweis im Nativ- und angereicherten Material. Bei Verdacht auf Strongyloidiasis Nachweis der Wurmlarven im Anreicherungsverfahren nach Baermann; serologische Untersuchung möglich. Be-fundmitteilung per Brief oder Fax
	Leber-, Darm- und Lungen-egelinfektion	IV.4.12.3	siehe Protozoeninfektionen	Direktabgabe des Stuhls in Speziallabor oder Übersendung der Probe in Versandröhrchen	Einachweis im Nativ- und angereicherten Material; eventuell Nachweis von adulten Würmern; bei Leber-egeln Untersuchung von Gallenflüssigkeit; Befundmit-teilung per Brief oder Fax
	Schistosomiasis	IV.4.12.1	siehe Protozoeninfektionen	Direktabgabe des Stuhls in Speziallabor oder Übersendung der Probe in Versandröhrchen	Untersuchung des Nativ- und des angereicherten Materials (Anreicherungs-verfahren nach Maldonado sowie Mirazidienschlüpfver-such). Befundmitteilung per Brief oder Fax
	Bandwurm-infektionen	IV.4.12.3	siehe Protozoeninfektionen	Direktabgabe des Stuhls in Speziallabor oder Übersendung der Probe in Versandröhrchen	Untersuchung des Nativ-präparates auf Wurmeier und Proglottiden. Befundmittei-lung per Brief oder Fax

	Untersuchungsmaterial	Krankheit	Kapitel	Gewinnung und Konservierung	Übersendung an Spezialisten	Untersuchung und Befundmitteilung, Bemerkungen
Viren	**Sputum**	Virusinfektionen des Respirationstraktes		morgendliche Sputumabgabe; Versand möglichst gekühlt ohne Konservierungsmittel	rascher Transport zum untersuchenden Labor	Virusanzucht; Nukleinsäurediagnostik (PCR-Analyse); Befundmitteilung per Brief oder Fax
		Legionellose	IV.4.9.2	morgendliche Sputumabgabe; Versand ohne Konservierungsmittel	rascher Transport zum untersuchenden Labor	Kultur; PCR-Analyse; Befundmitteilung per Brief oder Fax
Bakterien		Mykoplasmenpneumonie		morgendliche Sputumabgabe; Versand ohne Konservierungsmittel	rascher Transport zum untersuchenden Labor	Kultur; PCR-Analyse; Befundmitteilung per Brief oder Fax
		Tuberkulose	IV.4.14.5	morgendliche Sputumabgabe; Versand ohne Konservierungsmittel	rascher Transport zum untersuchenden Labor	Färbung nach Ziehl-Neelsen; Kultur; PCR; Tierversuch; Befundmitteilung per Brief oder Fax
Protozoen		Pneumocystis-carinii-Pneumonie		morgendliche Sputumabgabe; Versand ohne Konservierungsmittel	rascher Transport zum untersuchenden Labor	parasitologische Färbungen des Präparates (Giemsa, Toluidinblau, Ziehl-Neelsen; Crocott); Befundmitteilung per Brief oder Fax
Helminthen		Echinokokkose	IV.4.12.3	morgendliche Sputumabgabe; Versand ohne Konservierungsmittel	rascher Transport zum untersuchenden Labor	mikroskopische Untersuchung des Sputumsedimentes nach Behandlung mit Salzsäure und Aufkochen; Befundmitteilung per Brief oder Fax

Fortsetzung Tabelle nächste Seite ▸

Untersuchungsmaterial	Krankheit	Kapitel	Gewinnung und Konservierung	Übersendung an Spezialisten	Untersuchung und Befundmitteilung, Bemerkungen
Sputum	Paragonimiasis	IV.4.12.3	morgendliche Sputumabgabe; Versand ohne Konservierungsmittel	rascher Transport zum untersuchenden Labor	Einachweis im Sputumsediment; Befundmitteilung per Brief oder Fax
Punktate, Exzisionen oder **Abstriche** von ❏ Haut- und Schleimhäuten ❏ Lymphknoten ❏ Milz ❏ Leber ❏ Muskel ❏ ZNS ❏ Auge	Gewinnung und Untersuchung von Material ist Spezialisten und Spezialeinrichtungen vorbehalten				

5 Hinweise zu Gelbfieberimpfstellen

HARALD KRETSCHMER

Die Gelbfieberschutzimpfung ist die einzige im internationalen Reiseverkehr vorgeschriebene Impfung. Sie ist bei Einreise in einige Länder Südamerikas und Afrikas erforderlich, in denen die Erkrankung vorkommt. In anderen Ländern wird sie nur gefordert, wenn man direkt aus einem Land mit Gelbfieber, also nicht aus Deutschland, einreist.

Die Gelbfieberschutzimpfung darf nur von besonders lizensierten Zentren und Ärzten durchgeführt und bescheinigt werden. Die aktuelle Adressenliste der lokalen Impfstellen kann in **Deutschland** vom Robert-Koch-Institut (Internetadresse: http://www.rki.de/INFEKT/GF-IMPF.HTM in Berlin erfragt werden. Auch die Stadt-, Kreis- und Landesgesundheitsämter bzw. die Gesundheitsverwaltungen der Kantone geben über die anerkannten Gelbfieberimpfzentren Auskunft.

Die aktuelle Adressenliste ist in **Österreich** über das Bundesministerium für Gesundheit und Frauen (www.bmgf.gv.at) abzurufen unter www.bmgf.gv.at/cms/site/detail.htm?thema=CH0016&doc=CMS1044366736266.

In der **Schweiz** ist die Liste über das Bundesamt für Gesundheit (www.bag.admin.ch) erhältlich unter www.bag.admin.ch/infekt/reise/gelbfieber/d/impfste.htm

6 Tropenmedizinische Institutionen
(nach Postleitzahlen)

HARALD KRETSCHMER

6.1 Deutschland (Vorwahl 0049)

01067 Dresden
Städtisches Klinikum Dresden-Friedrichstadt
Institut für Tropen- und Reisemedizin
Friedrichstraße 39
Tel. 0351/4803801

04103 Leipzig
Fachbereich Infektions- und Tropenmedizin
der Medizinischen Klinik und Poliklinik IV
der Universität
Philipp-Rosenthal-Straße 27
Tel. 0341/9724971

14050 Berlin
Institut für Tropenmedizin
Spandauer Damm 130, Haus 10
Tel. 030/301166

14480 Potsdam
Klinikum Ernst von Bergmann
Infektionsabteilung
In der Aue 59–61
Tel. 0331/241-8343

18057 Rostock
Klinik und Poliklinik für Innere Medizin
der Universität
Abteilung für Tropenmedizin und
Infektionskrankheiten
Ernst-Heydemann-Straße 6
Tel. 0381/494-0 oder -7515

20359 Hamburg
Bernhard-Nocht-Institut für Tropenmedizin
Bernhard-Nocht-Straße 74
Tel. 040/42818-0

40225 Düsseldorf
Universitätsklinikum – Tropen-
medizinische Ambulanz
Moorenstraße 5
Tel. 0211/8117031

53127 Bonn
Institut für Medizinische Parasitologie
der Universität
Sigmund-Freud-Straße 25
Tel. 0228/2875673

69120 Heidelberg
Abteilung Tropenhygiene und Öffentliches
Gesundheitswesen am Hygiene-Institut
der Universität
Im Neuenheimer Feld 324
Tel. 06221/5629-05 oder -99

72074 Tübingen
Institut für Tropenmedizin der Universität
Keplerstraße 15
Tel. 07071/2982365

72076 Tübingen
Tropenklinik Paul-Lechler-Krankenhaus
Paul-Lechler-Straße 24
Tel. 07071/2060

80336 München
Augenklinik der Universität
Abteilung für Präventiv- und Tropen-
ophthalmologie
Mathildenstraße 8
Tel. 089/5160-3824 oder -3826

80802 München
Abteilung für Infektions- und Tropenmedizin
der Universität
Leopoldstraße 5
Tel. 089/21803517

89081 Ulm
Medizinische Universitätsklinik
Sektion Infektionskrankheiten und Tropenmedizin
Robert-Koch-Straße 8
Tel. 0731/50024421

97074 Würzburg
Missionsärztliche Klinik
Tropenmedizinische Abteilung
Salvatorstraße 7
Tel. 09 31/7 91-28 21 oder -0

6.2 Österreich (Vorwahl 0043)

1010 Wien
Impfstelle für Auslandsreisende
Stadt Wien – Magistrat 15
Zelinkagasse 9
Tel. 01/5 3114-8 76 21

1090 Wien
Institut für Spezifische Prophylaxe
und Tropenmedizin
Kinderspitalgasse 15
Tel. 01/42 77-6 48 60

1095 Wien
Klinisches Institut für Hygiene und Medizinische Mikrobiologie
Medizinische Universität
Kinderspitalgasse 15
Tel. 01/4 04 90-7 94 01

1210 Wien
Institut für Parasitologie und Zoologie
Department für Pathobiologie
Veterinärmedizinische Universität
Veterinärplatz 1
Tel. 01/2 50 77-22 01

6020 Innsbruck
Institut für Hygiene und Sozialmedizin
Bereich Hygiene
Medizinische Universität
Fritz-Pregl-Straße 3
Tel. 05 12/5 07-34 01

8010 Graz
Institut für Hygiene – Labor für Medizinische Parasitologie
Medizinische Universität
Universitätsplatz 4
Tel. 03 16/3 80-43 89

6.3 Schweiz (Vorwahl 0041)

4002 Basel
Schweizerisches Tropeninstitut
Socinstrasse 57
Tel. 0 61/2 84 81 11

8006 Zürich
Institut für Sozial- und Präventivmedizin
der Universität (keine Diagnostik und Therapie)
Sumatrastrasse 30
Tel. 01/6 34 46 32

7 Reisemedizinische Fortbildungen für Ärzte und ärztliches Assistenzpersonal

HELMUT SCHERBAUM

7.1 Deutschland

- Deutsche Gesellschaft für Reise- und Touristikmedizin e.V.: 4-tägiger Zertifikatskurs „Diplom in Reise- und Touristikmedizin“ und Auffrischkurse (www.drtm.de/drtm_online/drtm2.html).
- Deutsche Gesellschaft für Tropenmedizin und Internationale Gesundheit e.V. (DTG): Zertifikatskurs „Reisemedizin“ (32 Stunden) und 9-stündige Auffrischfortbildungen alle 3 Jahre (www.dtg.mwn.de/wb/zr/zr_gk.htm).
- Deutsche Akademie für Flug- und Reisemedizin: Zertifikatskurs „Reisemedizin“ (32 Stunden), Fliegerarztlehrgänge und Auffrischkurse (www.flugmed.org).
- Centrum für Reisemedizin (CRM): Basisseminar „Reise- und Tropenmedizin“ (32 Stunden) und 6 ergänzende Module (als Fachlehrgang „Reisemedizin“ insgesamt 120 Stunden) sowie jährliche Auffrisch-Seminare (9 Stunden), Einführungsseminar „Reisemedizin für ärztliches Assistenzpersonal“ sowie Workshops und Intensivkurse (www.crm.de): 2-tägige Basisseminare und 1-tägige Auffrischkurse für Apothekenpersonal.
- Centrum für Reisemedizin (CRM) und Institut für Tropenmedizin Berlin: 2-wöchige Kurse in klinischer Tropenmedizin (2 × jährlich in Tansania, Äthiopien, Indien und Brasilien); 2-wöchiger Kurs in Tropical Dermato-Venerology and Leprosy (1 × jährlich in Tansania)
- Institut für Tropenmedizin, Tübingen: Einführungslehrgang über arbeitsmedizinische Vorsorgeuntersuchungen nach Grundsatz G 35 der Berufsgenossenschaftlichen Grundsätze (für DTG-Zertifikat anerkannt) (www.medizin.uni-tuebingen.de/~webitm/kursg35.html).

7.2 Schweiz

- Schweizer Tropeninstitut, Basel: Fortbildung „Aktuelle Reisemedizin” (2 Nachmittage), Kurs „Travelers Health“ (1 Woche), jährlich 5-tägiger „Travelers Health“-Kurs in englischer Sprache (wird gemeinsam von den Universitäten Basel, Bern, Genf, Lausanne, Zürich und München unter der Schirmherrschaft der WHO durchgeführt) (www.sti.ch/deutsch/kurse).

8 Sonstige wichtige Adressen

HARALD KRETSCHMER

8.1 Rückholorganisationen (nach Postleitzahlen geordnet)

8.1.1 Deutschland (Vorwahl 0049)

50937 Köln
Arbeiter Samariter Bund Deutschland e.V.
Sülzburgstraße 140
Tel. 0221/47605-300 oder -555

51103 Köln
Malteser Hilfsdienst e.V.
Kalker Hauptstraße 22–24
Tel. 0221/9822-333

51107 Köln
Johanniter Unfallhilfe e.V.
Auslandsrückholdienst
Frankfurter Straße 666
Tel. 0221/891033

53227 Bonn
DRK Flugdienst GmbH
Königswinterer Str. 29
Tel. 0228/230023

70794 Filderstadt
Deutsche Rettungsflugwacht e.V.
Raiffeisenstr. 32
Tel. 0711/701070

81373 München
ADAC e.V.
Ambulanzdienst
Am Westpark 8
Tel. 089/767676

8.1.2 Österreich (Vorwahl 0043)

1080 Wien
Austrian Air Ambulance – Ärzteflugambulanz
Assistenz-GmbH
Albertgasse 1 A
Tel. 01/40144

6026 Innsbruck
Tyrol Air Ambulance
Fürstenweg 180
Tel. 0512/22422

6900 Bregenz
Air Rescue Austria (ARA)-Flugrettungs-GmbH
Rathausstr. 21
Tel. 05574/58990

8.1.3 Schweiz (Vorwahl 0041)

8058 Zürich-Flughafen
Schweizer Rettungsflugwacht REGA
Postfach 1414
Tel. 333333333

8.2 Tropen- und reisemedizinische Fachgesellschaften und Arbeitskreise (alphabetisch geordnet)

8.2.1 Deutschland (Vorwahl 0049)

Arbeitsgemeinschaft für Frauengesundheit in der Entwicklungszusammenarbeit (FIDE) e.V.
Wilhelm-Huck-Str. 10
58313 Herdecke
Tel. 02330/890704
e-mail: praxis@dr-zerm.de
www.ag-fide.de

Arbeitsgemeinschaft Tropenpädiatrie in der Deutschen Gesellschaft für Kinderheilkunde und Jugendmedizin e.V.
c/o Prof. Dr. Michael Krawinkel
Institut für Ernährungswissenschaft der Universität
Wilhelmstr. 20
35392 Gießen
Fax: 0641/9939039
e-mail: michael.krawinkel@ernaehrung.uni-giessen.de

Arbeitsgruppe für Epidemiologie, Infektiologie und Tropenophthalmologie Universität München
Mathildenstr. 8
80336 München
Tel. 089/51603824
e-mail: volker.klauss@med.uni-muenchen.de

Arbeitskreis „Psychiatrie und Dritte Welt"
Deutsche Gesellschaft für Psychiatrie, Psychotherapie und Nervenheilkunde
Zentrum für Psychiatrie
Postfach 300
78477 Reichenau
Tel. 07531/977-0
e-mail: k.hoffmann@zfp-reichenau.de
www.ZFP-Reichenau.de

Arbeitskreis Tropenmedizin im Berufsverband Deutscher Internisten e.V.
Friedrich-von-Schiller-Str. 10
95444 Bayreuth
Tel. 0921/13333
e-mail: dr.fritz.seiler@t-online.de

Centrum für Reisemedizin (CRM)
Hansaallee 321
40549 Düsseldorf
Tel. 0211/904290
e-mail: info@crm.de, www.crm.de

Deutsche Akademie für Flug- und Reisemedizin GmbH, Lufthansabasis FRA/PM
60546 Frankfurt
Tel. 069/69691222
e-mail: daf.frankfurt@t-online.de
www.flugmed.org

Deutsche Gesellschaft für Berg- & Expeditionsmedizin (BExMed)
Tumblingerstr. 7
80337 München
Tel. 089/51607546
e-mail: info@bexmed.de
www.bexmed.de

Deutsche Gesellschaft für Luft- und Raumfahrtmedizin e.V. (DGLRM)
Prof. Dr. Helmut Landgraf
Vivantes Klinikum im Friedrichshain
Landsberger Allee 49
10249 Berlin
Tel. 030/42211575
e-mail: helmut.landgraf@vivantes.de
www.dglrm.de

Deutsche Gesellschaft für Polarmedizin und Grenzgebiete e.V. (DGP)
Prof. Dr. Hanns Christian Gunga
Institut für Physiologie der Charité
Arnim-Allee 22
14195 Berlin
Tel. 030/8445-1656
e-mail:hanns-christian.gunga@charite.de
www.polarmedizin.de

Deutsche Gesellschaft für Reise- und Touristik-Medizin e.V. (DRTM)
Alexandrinenplatz 10
18209 Bad Doberan
Tel. 038203/919190
e-mail: sekretariat@drtm.de
www.drtm.de

Deutsche Gesellschaft für Tropenchirurgie e.V. (DTC)
Sekretariat
Von-der-Tann-Str. 6
20259 Hamburg
Tel. 040/6455-3708
e-mail: dtcsekretariat@aol.com
www.tropenchirurgie.de

Deutsche Gesellschaft für Tropenmedizin und Internationale Gesundheit e.V. (DTG)
Sekretariat: c/o Bernhard-Nocht-Institut
Bernhard-Nocht-Straße 74
20359 Hamburg
Tel. 040/42818-478
e-mail: dtg@bni-hamburg.de
www.dtg.mwn.de

Deutscher Fachverband Reisemedizin e.V.
Hansaallee 321
40549 Düsseldorf
Tel. 0211/5202581
e-mail: GS@fachverband-reisemedizin.de
www.fachverband-reisemedizin.de

International Society for Mountain Medicine
Prof. Dr. Peter Bärtsch
Abt. Sportmedizin
Medizinische Universitätsklinik
Im Neuenheimer Feld 410
69120 Heidelberg
Tel. 06221/568100
Fax: 06221/565972
e-mail: peter_baertsch@med.uni-heidelberg.de

Society for Dermatology in the Tropics e.V.
c/o Schriftführer Dr. Stefan Walther
Franz-Ludwig-Mersy-Str. 9
77654 Offenburg
Tel. 0781/9195450
e-mail: tropderm@yahoo.com
www.tropendermatologie.net

8.2.2 Österreich (Vorwahl 0043)

Arbeitsgruppe Ethnomedizin
Institut für Geschichte der Medizin – Josephinum
Medizinische Universität
Währingerstr. 25
1090 Wien
e-mail: armin.prinz@univie.ac.at
www.univie.ac.at/medizingeschichte/ethnomed_lang.htm

Österreichische Gesellschaft für
Alpin- und Höhenmedizin
Olympiastr. 13/4
6094 Axams
Tel. 0664/4368247, Fax: 05234/67357
e-mail: oegahm.sekretariat@aon.at
www.alpinmedizin.org

Österreichische Gesellschaft für Hygiene,
Mikrobiologie und Präventivmedizin (ÖGHMP)
Kinderspitalgasse 15
1095 Wien
Tel. 01/4092666, Fax: 01/409266-99
e-mail: helga.bodor@meduniwien.ac.at
www.oeghmp

Österreichische Gesellschaft für Infektionskrankheiten (ÖGI)
Kaiser Franz Josef-Spital
4. Medizinische Abteilung mit Infektions- und Tropenmedizin
Kundratstr. 3
1100 Wien
Tel. 01/60191-2407, Fax: 01/60191-2419
e-mail: office@oeginfekt.at
www.oeginfekt.at/index.htm

Österreichische Gesellschaft für Reise- und Touristikmedizin
Schriftführer Dr. Martin Haditsch
Hochstraße 6A
4060 Leonding
Tel. 0732/670580
Fax: 0732/670580-64
e-mail: leonding@travelmed.at

Österreichische Gesellschaft für Tropenmedizin
und Parasitologie (ÖGTP)
Schriftführer Dr. Helmut Sattmann
Burgring 7
1014 Wien
Tel. 01/52177-329
Fax: 01/52177-327
e-mail: helmut.sattmann@nhm-wien.ac.at
www.oegtp.at

8.2.3 Schweiz (Vorwahl 0041)

Schweizerische Gesellschaft für Gebirgsmedizin
Hohfurristr. 7
8172 Niederglatt
Tel. 062/8384141 (KSpA)
e-mail: urshefti@bluewin.ch
www.mountainmedicine.ch

Schweizerische Gesellschaft für Tropenmedizin
und Parasitologie
c/o Institut für Parasitologie
Winterthurerstr. 266 a
8057 Zürich
Tel. 01/635801
e-mail: mail@sstmp.ch
www.sstmp.ch

8.3 Staatliche, kirchliche und private Organisationen in Deutschland für medizinische Entwicklungshilfe (alphabetisch geordnet)

Arbeitsgemeinschaft für Entwicklungshilfe e.V.
(AGEH)
Ripuarenstraße 8
50679 Köln
Tel. 0221/88960
e-mail: infoline@ageh.org
www.ageh.de

Bundesverwaltungsamt
Informationsstelle für Auslandtätige
und Auswanderer
50728 Köln
Tel. 0221/7580
e-mail: poststelle@bva.bund.de
www. bundesverwaltungsamt.de

Centrum für internationale Migration und Entwicklung (CIM)
Mendelssohnstr. 75–77
60325 Frankfurt
Tel. 069/7191210
e-mail: cim@gtz.de
www.cimonline.de

Christliche Fachkräfte International e.V. (CFI)
Wächterstr. 3
70182 Stuttgart
Tel. 0711/2106 60
e-mail: info@cfi-stuttgart.de
www.cfi-stuttgart.de

Christoffel-Blindenmission Deutschland e.V. (CBM)
Nibelungenstraße 124
64625 Bensheim
Tel. 06251/1310
e-mail: communications@cbm-i.org
www.christoffel-blindenmission.de

Deutsche Gesellschaft für Technische Zusammenarbeit (GTZ)
Dag-Hammerskjöld-Weg 1–5
65760 Eschborn
Tel. 06196/790
e-mail: postmaster@gtz.de
www.gtz.de

Deutscher Entwicklungsdienst GmbH (DED)
Tulpenfeld 7
53113 Bonn
Tel. 0228/2434-0
e-mail: Z10.28@ded.de
www.ded.de

Deutsches Institut für Ärztliche Mission e.V. (DIFÄM)
Paul-Lechler-Straße 24
72076 Tübingen
Tel. 07071/206512
e-mail: info@difaem.de
www.difaem.de

Evangelischer Entwicklungsdienst
Ulrich-von-Hassell-Str. 76
53123 Bonn
Tel. 0228/81010
e-mail: eed@eed.de
www.eed.de

Hauptverband der gewerblichen Berufsgenossenschaften e.V.
Alte Heerstraße 111
53757 St. Augustin
Tel. 02241/23101
e-mail: info@hvbg.de
www.hvbg.de

Missionsärztliches Institut
Salvatorstraße 7
97074 Würzburg
Tel. 0931/7912900
e-mail: mi.gf@mail.uni-wuerzburg.de
www.uni-wuerzburg.de/missio

8.4 Reise- und tropenmedizinische Netzwerke

ALBRECHT VON SCHRADER-BEIELSTEIN

Weltweit bestehen zahlreiche elektronische Netzwerke zur Erfassung und Überwachung infektiöser Erkrankungen und zur Intervention in Zusammenarbeit mit den örtlichen oder überregionalen Gesundheitsbehörden. Ein Schwerpunkt ist dabei die Datensammlung der Rückkehrermedizin, die Rückschlüsse auf die epidemiologische Situation für Reisende in den häufig frequentierten Zielgebieten geben kann. Hier zwei Beispiele für die Bedeutung dieser Medien:

- 2000/2001 und Ende 2004 häuften sich lokale Malaria-tropica-Erkrankungen in Punta Cana/Dominikanische Republik, die, durch Meldungen in den Netzen bekannt gemacht, zu einer zeitlich begrenzten medikamentösen Malaria-Prophylaxe-Empfehlung für Reisende in dieses Gebiet führten.
- Durch die im Netz gesammelten SARS-Fälle konnte die chinesische Regierung zu einer offenen Informationspolitik und zu aktivem Handeln bewegt werden.

Im Folgenden sind die wichtigsten Netze aufgeführt.

SIMPID = Surveillance importierter Infektionen in Deutschland (www.simpid.de)

Ziel der deutschlandweiten Vernetzung sind die Überwachung importierter Infektionskrankheiten, der Austausch medizinischer und epidemiologischer Informationen und die Erschließung ausreichender Patientenzahlen für klinische und epidemiologische Forschung. Als **Sentinels** dienen meldewillige und am gegenseitigen Informationsaustausch interessierte Kliniken, Praxen und Institutionen mit Kontakt zu erkrankten Tropenrückkehrern oder Immigranten im gesamten Bundesgebiet. Gemeinsame organisatorische, technische und personelle Strukturen mit dem europaweiten Netzwerk **TropnetEurop** erweitern die Vernetzung auf den europäischen Raum.

Zurzeit unterliegen 6 Meldediagnosen (Malaria, Schistosomiasis, Dengue-Fieber, Legionellose, Leishmaniosen und Rickettsiosen) einer systematischen Überwachung. Alle innerhalb des Netzwerks beobachteten Fälle dieser Erkrankungen werden mittels speziell entwickelter Software oder standardisierter Faxvorlagen an die SIMPID-Zentrale gemeldet, wo die gesammelten Daten zeitnah nach klinischen und epidemiologischen Fragestellungen ausgewertet werden. Regelmäßige Berichte informieren die Netzwerkmitglieder über die Ergebnisse der Auswertung. Die Meldung außerhalb des eigentlichen Meldespektrums gelegener Infektionen erfolgt weniger formalisiert über die netzwerkeigene Mailingliste. Diese wird auch als Diskussionsforum und zur Verbreitung externer Information aus anderen Meldesystemen genutzt.

TropnetEurop F= European network on imported infectious disease surveillance (www.tropnet.net)

Das auf Europa begrenzte Netzwerk besteht derzeit aus 46 Mitgliedern. Es realisiert ähnlich dem nationalen und US-dominierten Netz die Überwachung, Meldung und Projektforschung im Zusammenhang mit nach Europa importierten Infektionskrankheiten. Auf standardisierten elektronischen Meldebögen werden derzeit Daten zu Malaria, Schistosomiasis und Dengue-Fieber gesammelt und monatlich über eine Mailingliste den Mitgliedern aufbereitet zur Verfügung gestellt. Ergänzt werden diese Auswertungen durch Fachartikel, Fallberichte und Studienergebnisse. Die Meldebögen können in Form einer Software oder als Faxformblatt heruntergeladen werden. Eine light-Version des gesamten Angebotes ist auch Nicht-Mitgliedern („friends") im Internet zugänglich.

ENIVD = European network for the diagnostics of „imported" viral diseases (www.enivd.de)

Dieses europäische Netzwerk institutioneller Mitglieder hat u.a. zum Ziel, die Virus-Diagnostik **importierter Virus-Erkrankungen** zu etablieren, zu standardisieren, Qualitätskontrollen durchzuführen und Ergebnisse insbesondere bei Verdacht auf virales hämorrhagisches Fieber (VHF) im 24-Stunden-Rahmen zu ermöglichen. Hierzu dienen der regelmäßige wissenschaftliche Austausch und eine „task force on vaccines and viral diseases" in enger Zusammenarbeit mit nationalen und internationalen Organisationen wie WHO und CDC (Centers for Disease Control and Prevention). ENIVD wird von der Europäischen Union finanziell unterstützt.

Promed-Mail (www.promedmail.org)

Über die Homepage der International Society of Infectious Diseases gelangt man zum Promed-Mail-Menü. Nach Anmeldung und Themenauswahl auf dem E-mail-Server erhält man täglich aktualisierte weltweite Meldungen, persönliche Stellungnahmen sowie Links zu infektiologischen Fragestellungen. Im Archiv können zeitgestreute Meldungen zu einem

Thema sowie Karten zur Verbreitung von Infektionskrankheiten abgerufen werden. Hier wurden beispielsweise erste SARS-Fälle beschrieben. Für eine qualifizierte reisemedizinische Beratung ist dieser Service sehr hilfreich und darüber hinaus kostenfrei.

Geosentinal (www.istm.org/geosentinel/main.html)

1995 wurde von der International Society of Travel Medicine (ISTM) und dem staatlichen CDC in Atlanta/USA ein elektronisches Netz für den Austausch von Informationen und für Forschungszwecke initiiert. Es besteht derzeit aus 25 Geosentinal-Sites (Kliniken und Ambulanzen), davon 10 außerhalb der USA, und zahlreichen Mitgliedern des Netzwerkes. Der Austausch erfolgt über E-mail oder Fax. Trends, Ergebnisse, Veröffentlichungen und Warnungen werden in für Mitglieder (Passwort) und Nicht-Mitglieder getrennten Bereichen elektronisch zur Verfügung gestellt, allgemein zugänglich sind Überblicke aktueller regions- und krankheitsspezifischer Informationen. Die Mitgliedschaft in der ISTM ist Voraussetzung für die Teilnahme.

CSR = WHO-communicable disease surveillance and response (www.who.int/csr/en)

Das „network of the networks" sammelt Informationen von regionalen und nationalen WHO-Büros, UN-Schwester-Organisationen, Nicht-Regierungsorganisationen, militärischen Netzwerken und elektronischen Diskussionsforen und stellt diese in Form von Übersichten und aktuellen Meldungen zur Verfügung. Während der SARS-Epidemie hat sich dieses Medium sehr bewährt und den Ruf einer zeitlich verzögerten Berichterstattung abstreifen können.

8.5 Auswahl tropen- und reisemedizinischer Informationsquellen im Internet

CHRISTOPH HATZ UND ALBRECHT VON SCHRADER-BEIELSTEIN

Anbieter reisemedizinischer Informationen in Deutschland, Österreich und der Schweiz (alphabetisch geordnet)

Institution	Internet-Adresse	Service/Bemerkung
Deutschland		
Auswärtiges Amt (Berlin)	www.auswaertiges-amt.de	kurzgefasste, nach Ländern geordnete reisemedizinische Informationen, aktuelle Sicherheitslage, Botschaftsadressen
Centrum für Reisemedizin (Düsseldorf)	www.crm.de	Überblick zu den wichtigsten Themen der Reisemedizin mit Länderinformationen
Deutsche Gesellschaft für Tropenmedizin und Internationale Gesundheit	www.dtg.mwn.de	Empfehlungen zu Reiseimpfungen und zur Malariaprophylaxe, Leitlinien zur Diagnostik und Therapie von Tropenkrankheiten, Fortbildungsangebote, Kongresskalender

Fortsetzung Tabelle nächste Seite ▸

Anbieter reisemedizinischer Informationen in Deutschland, Österreich und der Schweiz (alphabetisch geordnet)

Institution	Internet-Adresse	Service/Bemerkung
Forum Impfen	www.forum.impfen.de	Informationen zum Thema „Impfen". Datenbank. Diskussionsforum, Recherche. Formulare für Atteste. (Kostenlose) Anmeldung erforderlich
Forum Reisen und Medizin	www.frm-web.de	Liste reisemedizinisch fortgebildeter Ärzte, Gelbfieberimpfstellen, Fachinformationen und Fortbildungskalender
Reiserix	www.reiserix.de/ default.asp	für Ärzte, Apotheker etc. Epidemiologische Informationen, Formulare, Länderinformationen, Praxismanagement
Robert-Koch-Institut (RKI) (Berlin)	www.rki.de	infektiologische Grundlagen (Epidemiologie, Therapie etc.), Fax-Service, Emailserver-Dienst; keine reisemedizinischen Informationen!
	www.rki.de/Gesund/ IMPFEN/IMPFEN.htm	aktuelle Empfehlungen der Ständigen Impfkommission (STIKO) am RKI
Tropeninstitut München	www.fit-for-travel.de	länderspezifische Empfehlungen, Malariakarten, Handzettel, Onlineticker, für Reisende (auch für Ärzte von Interesse)
Tropeninstitut Hamburg	www.gesundes-reisen.de	Informationsseite mit Bildergalerie, Ländereinzelberatung, kostenpflichtig
Tropimed	www.tropimed.com	für beratende Ärzte, Apotheker; Spezialausgabe für Unternehmen. Aktuelle epidemiologische Daten, Länderinformationen. Merkblätter, Praxismanagement
Tropenmedicus	www.tropenmedicus.de	Fachmodul für beratende Ärzte, Apotheker etc. Epidemiologische Informationen. Handbücher. Spezialausgabe für Arbeitsmediziner, Praxismanagement
Österreich		
Zentrum für Reisemedizin (Wien)	www.reisemed.at	allgemeine reisemedizinische Themen, Länderinformationen
Schweiz		
Bundesamt für Gesundheit (Bern)	www.bag.admin.ch/ infekt/reise/d/index.htm	aktuelle epidemiologische Informationen, infektiologische Themen, Impfungen, Malariaprophylaxe
Schweizer Arbeitsgruppe für Reisemedizinische Beratung	www.safetravel.ch	allgemeine reisemedizinische Themen, Länderinformationen

Fortsetzung Tabelle nächste Seite ▸

Anbieter reisemedizinischer Informationen in Deutschland, Österreich und der Schweiz (alphabetisch geordnet)		
Institution	**Internet-Adresse**	**Service/Bemerkung**
Internationale Vereinigungen für reisemedizinische Informationen		
Centers for Disease Control and Prevention, (CDC) Atlanta, USA	www.cdc.gov/travel	länder- und krankheitsspezifische Informationen, Übersichten etc.
International Association for Medical Assistance to Travellers (IAMAT)	www.iamat.org	Adressen geeigneter medizinischer Institutionen in Reiseländern
International Society for Infectious diseases	www.isid.org	aktuelle epidemiologische Informationen, Veranstaltungen
International Society of Travel Medicine	www.istm.org	reisemedizinische Institutionen, Fortbildungen, Publikationen
Mara/Arma	www.mara.org	afrikaspezifische Malariadaten und -karten
Travelmed Web	www.travel medicineweb.org	praxisorientierte Artikel namhafter Autoren zu Epidemiologie und Reiseberatung
Weltgesundheitsorganisation (WHO), Genf	www.who.int	Informationen zu Erkrankungen, Kampagnen, Organisationen, keine aktuellen reisemedizinischen Informationen
Wilderness Medical Society	www.wms.org	Fortbildungen, Diskussionsforum, Literatur (für Mitglieder)

9 Kostenübernahme bei Erkrankungen während und nach einer Reise

HARALD KRETSCHMER

Ohne eine zusätzliche **Reisekrankenversicherung** sollte niemand ins Ausland in Urlaub fahren, denn der Schutz der Gesetzlichen Krankenversicherung gilt dort nur eingeschränkt.

Im Rahmen eines EU-Abkommens haben Urlauber zwar in vielen Ländern Anspruch auf die Leistungen der jeweiligen Gesetzlichen Krankenkasse vor Ort, dafür ist jedoch ein spezieller Schein notwendig, der in manchen Ländern erst gegen einen örtlich gültigen Krankenschein ausgetauscht werden muss. Zahlt man selbst, erstattet die Kasse gegen Beleg nur die in Deutschland üblichen Sätze.

Rückholkosten übernimmt die Gesetzliche Krankenversicherung überhaupt nicht. Privatversicherte sind meistens weltweit hinsichtlich ambulanter und stationärer Behandlung sowie notwendiger Rückholung abgesichert.

Die Reisekrankenversicherung übernimmt bei Krankheit und Unfall die Kosten für Arzt, Krankenhaus, Medikamente, Rückreise sowie bei Tod für Bestattung oder Überführung und gilt in der Regel für Reisen bis zu sechs Wochen Dauer.

Zwei Varianten werden angeboten: Die tageweise Versicherung oder Jahresverträge. Bei beiden Varianten ist darauf zu achten, dass der Rückholschutz enthalten ist, wobei die Kostenübernahme uneingeschränkt sein sollte.

Senioren ab 65 Jahren können sich oft nur gegen Aufpreis versichern. Sportler sollten darauf achten, ob bestimmte Sportarten ausgeschlossen sind.

Auch **chronisch Kranke** sollten sich vergewissern, dass die bei ihnen bestehende Erkrankung in den Versicherungsschutz eingeschlossen ist.

Register

A

B

C

D

E

H

J

K

L

M

N

Q

R

S

U

W

X

Y

Z

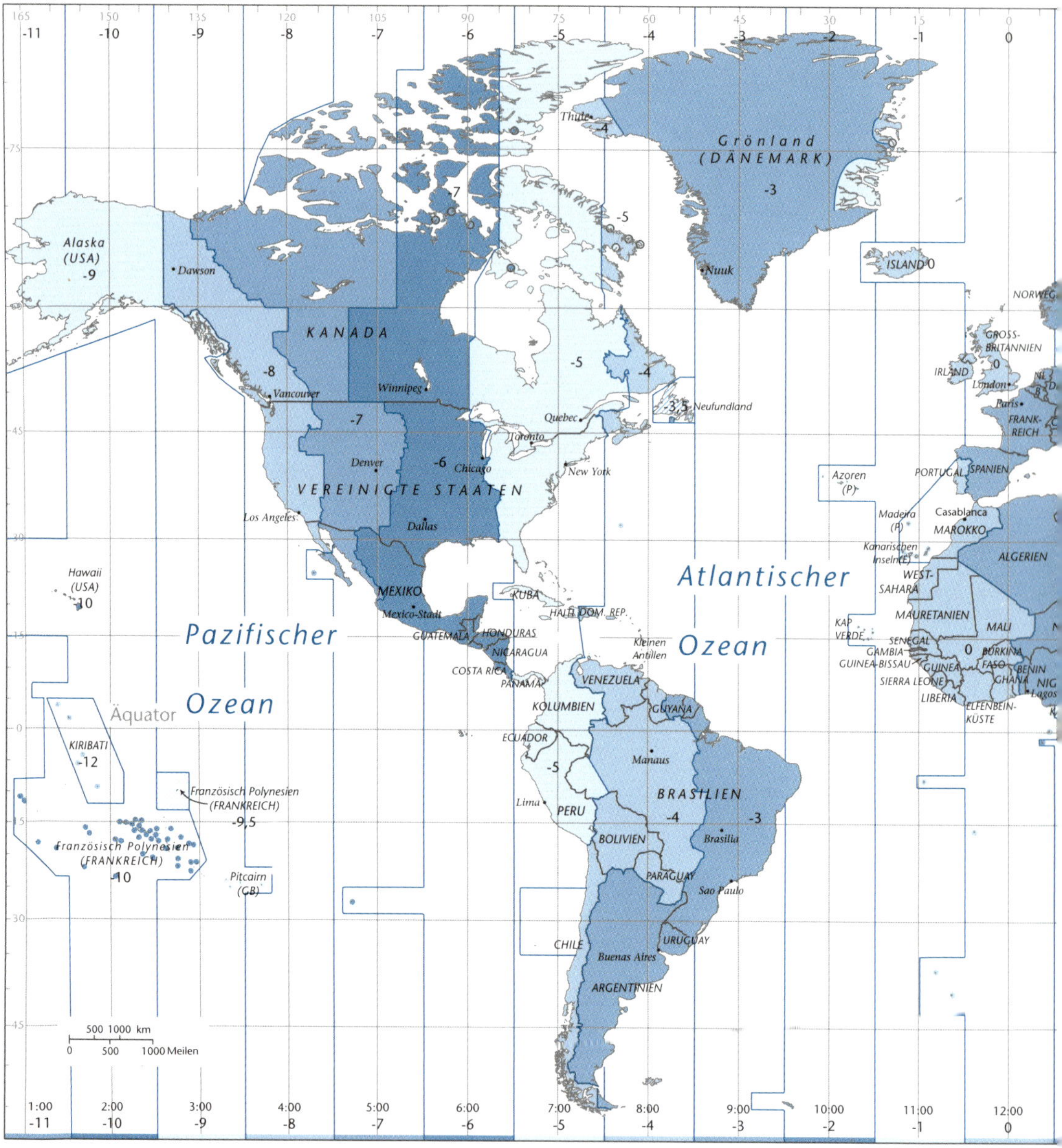

-11
-10
-9
-8
-7
-6
-5
-4
-3
-2
-1
0
Alaska
(USA)
-9
Dawson
KANADA
Vancouver
Winnipeg
Grönland
(DÄNEMARK)
-3
Thule
Nuuk
ISLAND 0
Quebec
Toronto
Neufundland
-3,5
New York
Chicago
Denver
Dallas
Los Angeles
VEREINIGTE STAATEN
MEXIKO
Mexico-Stadt
KUBA
HAITI
DOM. REP.
GUATEMALA
HONDURAS
NICARAGUA
COSTA RICA
PANAMA
Kleinen Antillen
VENEZUELA
KOLUMBIEN
GUYANA
ECUADOR
PERU
Lima
Manaus
BRASILIEN
Brasilia
BOLIVIEN
PARAGUAY
Sao Paulo
CHILE
URUGUAY
Buenas Aires
ARGENTINIEN
Atlantischer Ozean
Pazifischer Ozean
Äquator
Hawaii
(USA)
-10
KIRIBATI
-12
Französisch Polynesien
(FRANKREICH)
-9,5
-10
Pitcairn
(GB)
Azoren
(P)
Madeira
(P)
Kanarischen Inseln (E)
Casablanca
MAROKKO
ALGERIEN
WEST-SAHARA
MAURETANIEN
MALI
KAP VERDE
SENEGAL
GAMBIA
GUINEA-BISSAU
GUINEA
SIERRA LEONE
LIBERIA
ELFENBEIN-KÜSTE
BURKINA FASO
GHANA
BENIN
Lagos
NORWEGEN
GROSS-BRITANNIEN
IRLAND
London
Paris
FRANK-REICH
PORTUGAL
SPANIEN
500 1000 km
0 500 1000 Meilen
1:00
2:00
3:00
4:00
5:00
6:00
7:00
8:00
9:00
10:00
11:00
12:00